Kompendium der Psychotherapie

Tilo Kircher
(*Hrsg.*)

Kompendium
der Psychotherapie

Für Ärzte und Psychologen

Mit 50 Abbildungen und 127 Onlinematerialien

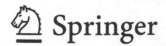 Springer

Herausgeber
Prof. Dr. med. Tilo Kircher
Klinik für Psychiatrie und Psychotherapie
Philipps-Universität Marburg
Rudolf-Bultmann-Straße 8
35039 Marburg

Ergänzendes Material zu diesem Buch finden Sie auf http://extras.springer.com

ISBN 978-3-662-57286-3   ISBN 978-3-662-57287-0 (eBook)
https://doi.org/10.1007/978-3-662-57287-0

Die Deutsche Nationalbibliothek verzeichnet diese Publikation in der Deutschen Nationalbibliografie; detaillierte bibliografische Daten sind im Internet über http://dnb.d-nb.de abrufbar.

Springer
© Springer-Verlag GmbH Deutschland, ein Teil von Springer Nature 2012, 2017, 2019

Umschlaggestaltung: deblik Berlin
Einbandabbildungen: © Jiri Moucka/panthermedia.net

Springer ist ein Imprint der eingetragenen Gesellschaft Springer-Verlag GmbH, DE
und ist ein Teil von Springer Nature
Die Anschrift der Gesellschaft ist: Heidelberger Platz 3, 14197 Berlin, Germany

Vorwort

Die Psychotherapie ist integraler Bestandteil der Behandlung von Patienten mit psychischen Störungen. Es liegen für die meisten Störungen manualisierte Therapien vor, die in Wirksamkeitsstudien ihre Effektivität bewiesen haben. Die Lehrbücher der Psychotherapie enthalten meist nur Hinweise für das allgemeine therapeutische Vorgehen, die sich in der täglichen Arbeit mit dem Patienten nur nach längerer Erfahrung, Fortbildung und dem Erwerb von Hintergrundwissen umsetzen lassen. Die Manuale und die Studienlage sind kaum mehr überschaubar und bieten für die Anwendung im Alltag wenig Orientierung. Hier setzt das »Kompendium der Psychotherapie« an. Es fasst die Kenntnis der psychotherapeutischen Wissenschaft und der klinischen Praxis in einem kompakten Praxisleitfaden zusammen. Für die häufigsten Störungen und Syndrome wurde auf evidenzbasierten, manualisierten Therapien aufgebaut und es wurden leicht verständliche, praxisorientierte Module und Therapieeinheiten ausgearbeitet. Großer Wert wurde darauf gelegt, dass sich diese auch für den Anfänger sofort im klinischen Alltag umsetzen lassen. Um unnötige Überschneidungen mit der bekannten Literatur zu vermeiden und zugunsten einer klaren Praxisorientierung wurde auf umfassende Theorievermittlung bewusst verzichtet. Das »Kompendium« berücksichtigt auch besonders die Belange der stationären psychotherapeutischen Behandlung und integriert die Pharmakotherapie.

Wir danken den Mitarbeiterinnen von Springer für die professionelle Begleitung des Buches, insbesondere Monika Radecki, Anja Herzer, sowie deren externe Lektorin Barbara Buchter.

Die außerordentlich große Akzeptanz und die vielen Rückmeldungen zeigen, dass wir mit dem Konzept des „Kompendiums der Psychotherapie" auf einen großen Bedarf treffen. Die vorliegende zweite Auflage ist komplett neu durchgesehen, verbessert und aktualisiert.

Tilo Kircher
Marburg, im Sommer 2018

Inhaltsverzeichnis

Autorenverzeichnis

Herausgeber:

Prof. Dr. Tilo Kircher
Klinik für Psychiatrie und Psychotherapie
Philipps-Universität Marburg
Rudolf-Bultmann-Straße 8
35039 Marburg

Autoren:

Ademmer, Karin, Dr.
Klinik für Alterspsychiatrie
und Alterspsychotherapie
Klinikum Schloß Winnenden
Schlossstraße 50
71364 Winnenden

Bühring, Mirjam, Dr. med.
Zentrum für Psychosoziale Medizin
Agaplesion Diakonieklinikum Rotenburg
Elise-Averdieck-Str. 17
27356 Rotenburg

Düsel, Peter, Dipl.-Psych.
Universitätsstraße 33
35037 Marburg

Falkenberg, Irina, PD Dr.
Klinik für Psychiatrie und Psychotherapie
Philipps-Universität Marburg
Rudolf-Bultmann-Straße 8
35039 Marburg

Frauenheim, Michael T.
Klinik für Psychiatrie und Psychotherapie Bethel
Evangelisches Klinikum Bethel
Remterweg 69–71
33617 Bielefeld

Kluge, Ina, Dr.
Klinik für Psychiatrie und Psychotherapie
Philipps-Universität Marburg
Rudolf-Bultmann-Straße 8
35039 Marburg

Konrad, Carsten, Prof. Dr.
Zentrum für Psychosoziale Medizin
Agaplesion Diakonieklinikum Rotenburg
Elise-Averdieck-Str. 17
27356 Rotenburg

Kundermann, Bernd, Dr. Dipl.-Psych.
Vitos Klinik für Psychiatrie und
Psychotherapie Gießen
Licher Straße 106
35394 Gießen

Lacourt, Gabriel
Tagesklinik für Erwachsene der Klinik für
Psychiatrie, Psychosomatik und Psychotherapie
Kaiserslautern Pfalzklinikum
Grüner Graben 24
67655 Kaiserslautern

Leube, Dirk Trond, PD Dr.
AWO Psychiatriezentrum Halle
Zscherbener Str. 11
06124 Halle

Losekam, Stefanie, Dr. Dipl.-Psych.
Praxis für Psychotherapie
Am Hallenbad 5
35260 Stadtallendorf

Mattejat, Fritz, Prof. Dr.
IVV Institut für Verhaltenstherapie und
Verhaltensmedizin Marburg
Dürerstr. 30
35039 Marburg

Mehl, Stephanie, Dr. Dipl.-Psych.
Klinik für Psychiatrie und Psychotherapie
Philipps-Universität Marburg
Rudolf-Bultmann-Straße 8
35039 Marburg

Nittel, Karin Silvia, Dipl.-Psych.
Friedrichstraße 30
35037 Marburg

Quaschner, Kurt, Dr. Dipl.-Psych.
Univ.-Klinik für Kinder- und Jugendpsychiatrie
Marburg
Hans-Sachs-Str. 6
35039 Marburg

Röttgers, Hans Onno, Dr. Dipl.-Psych.
Klinik für Psychiatrie und Psychotherapie
Philipps-Universität Marburg
Rudolf-Bultmann-Straße 8
35039 Marburg

Schneyer, Thomas, Dipl.-Psych.
Klinik für Psychiatrie und Psychotherapie
Philipps-Universität Marburg
Rudolf-Bultmann-Straße 8
35039 Marburg

Schu, Ulrich, Dr.
Klinik für Psychiatrie und Psychotherapie
Philipps-Universität Marburg
Rudolf-Bultmann-Straße 8
35039 Marburg

Seipelt, Maria, Dr.
Klinik für Neurologie
Universitätsklinikum Marburg
Baldingerstraße
35043 Marburg

Tennie, Christoph, Dr.
Klinik für Kinder- und Jugendpsychiatrie,
Psychosomatik und Psychotherapie
Universitätsklinikum Marburg
Hans-Sachs-Str. 6
35039 Marburg

Wittbrock, Sabine, Dipl.-Psych.
Klinik für Psychiatrie und Psychotherapie
Philipps-Universität Marburg
Rudolf-Bultmann-Straße 8
35039 Marburg

Arbeiten mit dem „Kompendium der Psychotherapie"

Tilo Kircher

© Springer-Verlag GmbH Deutschland, ein Teil von Springer Nature 2019
T. Kircher (Hrsg.), *Kompendium der Psychotherapie*
https://doi.org/10.1007/978-3-662-57287-0_1

Das „Kompendium der Psychotherapie" ist für Ärzte und Psychologen konzipiert, die sich in Ausbildung befinden oder diese bereits durchlaufen haben und sich fort- und weiterbilden möchten. Die im Kompendium beschriebenen Module können bei stationären, teilstationären oder ambulanten Patienten durchgeführt werden.

Voraussetzungen für die Anwendung der Therapiemodule:

1. Es muss beim Patienten eine diagnostische und differentialdiagnostische Abklärung erfolgt sein (u. a. Anamnese, Fremdanamnese, psychopathologischer Befund, körperliche Untersuchung, technische Untersuchungen – Laborchemie, EKG, EEG, kraniale Bildgebung, Liquor, etc. –, ggf. weitere somatische Abklärung).
2. Die Indikation für die Therapieeinheiten aus dem „Kompendium" muss von einem Facharzt für Psychiatrie und Psychotherapie oder einen Supervisor gestellt werden.
3. Der Therapeut muss psychiatrisches Basiswissen (Gesprächsführung, Anamnese, Symptome, Psychopathologie, Diagnose, Ätiologie, Therapie, Dokumentation, etc.), wie es in den gängigen Lehrbüchern dargestellt ist, beherrschen und praktisch umsetzen können.
4. Die Grundlagen der psychiatrischen Pharmakotherapie müssen beherrscht werden.

Diese Punkte setzen die Wissensaneignung aus der Literatur, den Besuch von Fortbildungen, die kontinuierliche und enge Supervision (z. B. täglich auf Station) durch erfahrene Kollegen voraus. Nach einigen Monaten der Stationsarbeit und der intensiven Selbstweiterbildung (Lesen) sollten die meisten Ärzte und Psychologen sich das psychiatrische Basiswissen in Grundzügen angeeignet haben, dann sollten sie mit der supervidierten Psychotherapie beginnen.

Die im „Kompendium" dargestellten störungsspezifischen Therapien wurden anhand der Kriterien *Evidenzbasierung, Kürze der Durchführung* und *einfache Erlernbarkeit* ausgewählt. Es wurde auf die häufigsten Störungen in psychiatrisch-psychotherapeutisch-psychosomatischen Kliniken fokussiert. Weiterhin wurde auf absolute Praxisnähe abgehoben, daher haben die störungsspezifischen Kapitel Manualcharakter. Es soll so auch dem Anfänger eine praktische Anleitung an die Hand gegeben werden, mit der er sofort einzelne Therapiesitzungen gestalten kann. Auf die theoretischen Grundlagen wurde bewusst verzichtet, diese sind in den Lehrbüchern der Psychotherapie dargestellt und sollten dort nachgelesen werden. Das „Kompendium" erhebt keinen Anspruch auf die vollständige Darstellung aller möglichen Techniken, sondern fokussiert auf evidenzbasierte Praxisnähe. Wer allerdings die hier beschriebenen Ansätze beherrscht, hat sich ein umfangreiches psychotherapeutisches Praxiswissen angeeignet.

Für die einzelnen Kapitel im „Kompendium" gilt, dass die Module hintereinander oder aber auch selektiv durchgeführt werden können. Das heißt, je nach vorherrschendem Problem oder der zur Verfügung stehenden Zeit können bei einzelnen Patienten bestimmte Module selektiv durchgeführt werden. Die Modulabfolge und spezifische Indikationen für einzelne Module sind in den jeweiligen Kapiteln dargestellt. Die Therapieeinheiten sind in 25-Minuten- oder 50-Minuten-Sitzungen aufgeteilt, was den praktischen Möglichkeiten einer stationären Behandlung und der Patientenbelastbarkeit im Einzelfall angepasst werden muss.

Für den Anfänger empfehlen sich idealerweise Patienten, die sozial gut integriert sind (Wohnung, Arbeit, Familie, Freunde vorhanden), nur an einer Störung leiden (insbesondere keine komorbide Suchterkrankung oder Persönlichkeitsstörung), introspektionsfähig (können eigene Gefühle und Gedanken wahrnehmen und verbalisieren) und motiviert sind (möchten Psychotherapie machen). Es sollte nur ein Syndrom behandelt werden, da sich gezeigt hat, dass eine Reihe von komorbiden Syndromen (z. B. depressives Syndrom bei Panikstörung) durch die Therapie der Grunderkrankung (hier: Panikstörung) remittieren.

Üblicherweise ist die Behandlung von Patienten mit Depression und Angststörung am besten geeignet, sich mit den praktischen Ansätzen der störungsspezifischen Psychotherapie vertraut zu machen. Der Therapeut sollte zunächst das ganze Kapitel einschließlich der Arbeitsblätter durcharbeiten und dann erst mit der Therapie beginnen, nur so kann er auch dem Patienten kompetent Vorgehen und Ziele vermitteln. Für die Therapie von Patienten mit Borderline-Persönlichkeitsstörung sollte bereits eine gewisse Erfahrung mit anderen Störungen vorliegen.

Für die Therapie sollten der Patient und der Therapeut sich realistische Ziele setzen. Das heißt, manchmal ist eine komplette Remission der Symptome und volle soziale Funktionsfähigkeit nicht möglich. Dann ist es wichtig, mit dem Patienten zusammen Teilziele zu stecken.

Beispiele für Teilziele:

- Patient mit Agoraphobie: Busfahren und Einkaufen ist wieder möglich. Weiterhin sind längere Urlaubsfahrten nicht möglich.
- Zwangsstörung: Reduktion der Zeit für Zwangsrituale. Somit kann der Patient wieder seinem Studium nachgehen, verwendet aber immer noch rund 30 min. täglich für seine Rituale.
- Patient mit Schizophrenie: Stimmen weiterhin vorhanden, aber diese beschimpfen Patienten nicht mehr, Patient ist nicht mehr emotional involviert.

Jeder Patient sollte sich eine Arbeitsmappe anlegen, worin die Arbeitsblätter und andere Aufzeichnungen abgeheftet werden, auf die er immer wieder zurückgreifen kann.

Die psychotherapeutischen Sitzungen sollten inhaltlich von Besprechungen der Pharmakotherapie und sozialer Maßnahmen getrennt werden. Es hat sich gezeigt, dass sonst ggf. die Diskussion über Medikamente oder soziale Integration die Zeit der spezifischen Psychotherapie verkürzt (u. U. Vermeidung von Veränderung beim Patienten). Für die genaue Besprechung von Behandlungsinhalten, die nicht in einer Therapieeinheit dargestellt sind, sollte ein separates Gespräch mit dem Patienten vereinbart werden, in dem ihm die Gründe für die inhaltliche Trennung erklärt werden. Ausnahmen bilden natürlich Situationen, wo Medikamentenaufklärung und -adhärenz oder Motivation für sozialtherapeutische Maßnahmen Ziele der Therapieeinheit sind.

1.1 Literatur

1.1.1 Basiswissen

Arbeitsgemeinschaft f. Methodik u. Dokumentation in d. Psychiatrie (2018). Das AMDP-System: Manual zur Dokumentation psychiatrischer Befunde. Hogrefe-Verlag, Göttingen
Benkert O, Hippius H (2016) Kompendium der Psychiatrischen Pharmakotherapie. Springer, Berlin, Heidelberg
Ebert D (2016). Psychiatrie systematisch. Uni-Med Verlag, Bremen
Lieb K, Frauenknecht S, Brunnhuber S (2015) Intensivkurs Psychiatrie und Psychotherapie. Urban und Fischer, München, Jena

1.1.2 Verhaltenstherapie – Grundlagen

Linden M, Hautzinger M (2015) Verhaltenstherapiemanual. Springer, Heidelberg
Margraf J, Schneider S (2011, 2018) Lehrbuch der Verhaltenstherapie, Band 1, 2, 4. Springe, Berlin
Wittchen H-U, Hoyer J (2011) Klinische Psychologie und Psychotherapie. Springer, Berlin

Grundlagen

Tilo Kircher

© Springer-Verlag GmbH Deutschland, ein Teil von Springer Nature 2019
T. Kircher (Hrsg.), *Kompendium der Psychotherapie*
https://doi.org/10.1007/978-3-662-57287-0_2

2.1 Psychotherapeutische Verfahren

Beim Blick in die Medien zeigt sich Psychotherapie als ein schillernder Begriff. Hier werden bunt durcheinander gemischt Techniken, Verfahren und Schulen unter diesem Begriff zusammengefasst. Wir wollen uns an einen methodenübergreifenden, wissenschaftlich orientierten Definitionsversuch halten:

Definition

Psychotherapie

Psychotherapie ist ein bewusster und geplanter, interaktionaler Prozess auf Basis einer tragfähigen, emotionalen Bindung zur Beeinflussung von Leiden und Störungen, die in einem Konsens zwischen Patient und Therapeut (und ggf. Bezugsgruppe) als behandlungsbedürftig angesehen werden. Sie erfolgt durch verbale und averbale Kommunikation, in Richtung auf ein definiertes, (nach Möglichkeit) gemeinsam erarbeitetes Ziel (Symptomminimalisierung, Leidensverminderung), mittels lehrbarer Techniken sowie auf der Basis einer Theorie des gesunden und pathologischen Verhaltens, Erlebens und Befindens.

Anhand ihrer zugrunde liegenden Theorien lassen sich folgende psychotherapeutische Ansätze unterscheiden (◘ Tab. 2.1):

Unterstützende Psychotherapie In der unterstützenden Psychotherapie gibt der Therapeut dem Patienten Gelegenheit, sich auszusprechen und seine Gefühle und Probleme offen zu äußern. Der Therapeut begegnet dem Patienten mit Einfühlung, Verständnis und beruhigendem Zuspruch. Er ermutigt ihn, schmerzhafte Gefühle und andere Symptome zu äußern, gibt ihm Ratschläge für die Gegenwart. Dies ist die Form, die bei diagnostischen und therapeutischen – ambulanten wie stationären – Kurzkontakten, bei Kriseninterventionen, in der Visite auf Station sowie bei klärenden Gesprä-

chen als Basistherapie breiteste Anwendung findet. Basis ist eine vertrauensvolle Beziehung, die ein sehr wichtiger therapeutischer Wirkfaktor ist. Durchaus können hier auch einzelne Techniken der psychodynamischen und Verhaltenstherapie eingesetzt werden.

Psychodynamischen Psychotherapie Bei der psychodynamischen Psychotherapie wird davon ausgegangen, dass aktuelle Symptome mit der Verarbeitung vergangener Erfahrungen, vor allem in der Kindheit, zusammenhängen. Unbewusste Gefühle und Motive, die schmerzhaft oder schambesetzt sind, werden durch psychischen Widerstand von der Bewusstwerdung abgehalten. Der Therapeut hilft dem Patienten bei deren Bewusstwerdung.

Verhaltenstherapie In der Verhaltenstherapie geht es dem Therapeuten darum, mit Aufgaben und durch Befragung dem Patienten zu verdeutlichen, wie bestimmte problematische Verhaltensweisen, Denkstile und Ereignisse wiederum das Verhalten, das Denken und das Fühlen wie auch den Körper beeinflussen und die psychische Störung bedingen. Er wird anschließend mit dem Patienten kognitive, emotionale und praktische Übungen ableiten, um eine Veränderung zu bewirken.

Humanistische Therapieverfahren Diese zielen eher darauf ab, psychisch gesunden Menschen zu persönlichem Wachstum und Selbstverwirklichung zu verhelfen. Diese Verfahren weisen bis auf die Gesprächspsychotherapie nach Rogers keine gesicherte empirische Basis auf.

In der Praxis werden, gerade in den letzten Jahren, Elemente der verschiedenen Verfahren auch kombiniert. Neben diesen Verfahren mit Therapeuten gibt es noch Verfahren ohne Therapeuten, nämlich die große Literatur an Patientenratgebern bzw. Selbsthilfeprogrammen. Diese sollten, wenn immer möglich, zusätzlich zur eigentlichen Psychotherapie eingesetzt werden. Weiterhin gibt es Selbsthilfegruppen für Betroffene, die zum Beispiel bei Alkoholabhängigkeit

❏ **Tab. 2.1** Psychotherapeutische Verfahren (adaptiert nach Wittchen u. Hoyer 2006)

Verfahrensgruppe	Beispiele
Unterstützende Psychotherapie	Krisenintervention
Psychoanalytische und tiefenpsychologische Verfahren	Psychoanalyse
	Tiefenpsychologisch fundierte Therapie
	Dynamische Kurzzeittherapie (interpersonale Therapie)
Verhaltenstherapie	Operante Verfahren: – Stimuluskontrolle – Token-Programme – Kontingenzverträge – Neurofeedback
	Konfrontationsverfahren: – Systematische – Desensibilisierung – Angstbewältigungstraining – Reizkonfrontation in vivo – Reizüberflutung („flooding")
	Entspannungsverfahren: – Autogenes Training – Progressive Muskelrelaxation – Angewandte Entspannung – „Cue-control relaxation"

	Kognitiv-behaviorale Verfahren:
	– Kognitive Therapie (A.T. Beck)
	– Rational-emotive Therapie
	  (A. Ellis)
	– Stressimpfungstraining
	– Selbstsicherheitstraining
	– Stressbewältigungs- und
	  Problemlösetrainings

Gesprächspsychotherapie	Gesprächspsychotherapie (Rogers, Tausch)

positiven Einfluss auf die Rückfallrate haben. In den letzten Jahren bekommen Online-Programme zunehmende Bedeutung (z. B. iFight Depression).

2.2 Rahmenbedingungen

2.2.1 Äußere Bedingungen

Bezüglich der Rahmenbedingungen lassen sich ambulante versus stationäre (auch teilstationäre) Behandlung, Einzel- versus Gruppen-

therapie sowie manualisierte versus individualisierte Vorgehensweisen unterscheiden.

Die Dauer der Therapie insgesamt und die Zahl der geplanten Stunden sowie deren Dauer sollte mit dem Patienten vor Beginn der Therapie abgesprochen werden. Im ambulanten Rahmen können dies z. B. „25 Sitzungen à 50 Minuten jeweils eine pro Woche" sein. Im stationären Rahmen wird sich dies nach stationärem Konzept, Schwere des Krankheitsbildes, zeitlichen Möglichkeiten des Therapeuten und Fähigkeiten des Patienten richten. Auf einer psychiatrischen Station wird die Therapiezeit

z. B. 25 oder 50 Minuten ein- bis viermal pro Woche für drei bis sechs Wochen betragen, mit natürlich großer Varianz. Dies wird ergänzt durch psychotherapeutische, psychoedukative und allgemeine Stationsgruppen. Auf einer psychiatrischen Intensivstation bzw. geschützten Station sind die Interventionsmöglichkeiten andere. Hier hat eine unterstützende Psychotherapie den Vorrang. Der Therapeut wird zu Notfallinterventionen, Telefonaten oder Patientenaufnahmen gerufen, die Patienten selbst sind oftmals durch die Schwere der Psychopathologie zu längeren Gesprächen und kognitiven Techniken nicht in der Lage. Es bietet sich hier an, auf ausgewählte Therapieeinheiten aus dem „Kompendium der Psychotherapie" und auf unten genannte Elemente der Gesprächsführung im Rahmen der unterstützenden Therapie zurückzugreifen.

Die Therapie sollte in einem ruhigen, angenehm ausgestatteten, aufgeräumten Zimmer stattfinden, Patient und Therapeut auf gleichen, bequemen Stühlen etwa im 45°-Winkel zueinander sitzen. Diese Anordnung ermöglicht, leicht Blickkontakt aufzunehmen, aber auch – da dies für einige Patienten schwierig sein kann – aneinander vorbeizublicken. Auf einem niedrigen Tischchen, das beide erreichen, können Unterlagen abgelegt werden. Ein Wecker, den Patient und Therapeut einsehen können, der aber nicht auf dem Tisch oder im direkten Blickfeld des Patienten stehen sollte, hilft, die Therapiezeit effektiv einzusetzen. Ein Schild mit der Aufschrift „Bitte nicht stören – Therapiesitzung" außen an der Zimmertür hilft dabei, dass die Sitzung wie geplant ablaufen kann. Ebenso sollte ein Telefon umgeleitet werden.

Durch diesen zeitlich festen, ungestörten Rahmen erhält die psychotherapeutische Sitzung einen Teil der besonderen Beziehungsgestaltung, wobei der Patient das Gefühl hat, der Therapeut ist ausschließlich für ihn da. Dieses Setting kann ihm helfen, auf der Basis einer tragenden Beziehung einen besseren Zugang zu sich zu gewinnen. So unterscheidet sich die therapeutische Beziehung von der gegenüber anderen „Fremden", Freunden und Familienangehörigen und entwickelt ihre eigene, besondere Qualität.

2.2.2 Aus- und Weiterbildung

Psychotherapie ist kein mysteriöser Prozess, die Durchführung erfordert auch keine geheimnisvollen Fähigkeiten. Die Anwendung von Psychotherapie kann ebenso erlernt werden wie andere Fähigkeiten z. B. eine Sportart, eine Fremdsprache oder ein Instrument. Um ein guter Therapeut zu werden, ist jahrelanges Lernen, Trainer, Training und kontinuierliche Weiterbildung notwendig. Die wichtigsten „Trainingselemente" sind im Folgenden aufgeführt:

- Durch *Zusehen bei der Therapie* eines erfahrenen Therapeuten, entweder live oder ähnlich gut auf Videoaufzeichnungen, erfolgt Modelllernen.
- Im *Mikroteaching* werden einzelne therapeutische Skills geübt, die dann in eine komplexe Intervention und Strategie eingebaut werden.
- Den Therapeuten vermitteln *Manuale* – wie das vorliegende „Kompendium" – eine klare Struktur im therapeutischen Vorgehen.
- Durch direktes *Feedback* über konkretes Therapeutenverhalten können Fehler korrigiert und auf Verbesserungen der therapeutischen Interaktion hingewiesen werden, z. B. durch Tonband- und Videoaufzeichnungen der Therapiesitzungen. In Gruppentherapien kann ein *Co-Therapeut* Fertigkeiten abschauen und selbst einüben.
- Eine enge *Supervision* sowohl auf Station als auch ambulant ist im Rahmen der Ausbildung, aber auch später unabdingbar.
- Weiterhin ist eine kontinuierliche *Selbstreflektion* notwendig, z. B. zur Einschätzung der Patientenbeziehung, der eigenen Fähigkeiten und Grenzen und der Planung weiterer therapeutischer Schritte.
- Entscheidend ist die kontinuierliche *Weiterbildung* durch Lesen von Literatur (Lehrbücher, Manuale, Originalliteratur, wissenschaftliche Fachartikel) und die Teilnahme an Theorie- und Praxisseminaren.
- Ein weiterer Pfeiler der Ausbildung ist die *Selbsterfahrung,* wobei hier eine Einzelselbsterfahrung günstiger erscheint, weil

diese auch die übliche dyadische Interaktion in der Therapie am besten abbildet.

- Frühzeitig sollten auch *Entspannungsverfahren* (Autogenes Training, progressive Muskelrelaxation) erlernt werden, da diese Methoden Grundlage für viele störungsspezifische Therapien sind.

Das eine Weiterbildungselement kann nicht das andere ersetzen, hier ist – neben der strukturierten klinischen Ausbildung – auch die Eigeninitiative jedes Therapeuten gefragt.

2.3 Gesprächsführung

Die Gesprächsführung unterscheidet sich, je nachdem, ob Informationsgewinnung in der Anamneseerhebung (diagnostische Exploration) oder die therapeutischen Interventionen im Vordergrund stehen. Bei der Befund- und Anamneseerhebung geht der Therapeut stark direktiv mit klaren Fragen zu aktuellen und anamnestischen Beschwerden, zur Lebensgeschichte etc. vor (Exploration). Das Arbeitsblatt 2-2.3 „Vorlage für Befund- und Anamneseerhebung" bietet eine Vorlage für Punkte, die exploriert werden müssen und psychiatrisch-psychotherapeutische Basisinformation darstellen. Während therapeutischer Interventionen ist die Gesprächsführung variabler.

2.3.1 Therapeutische Haltung

Ein stabiles Vertrauen (Beziehung) zwischen Therapeut und Patient ist wesentliche Voraussetzung für jegliches Handeln im psychiatrisch-psychotherapeutischen Kontext und wichtiger psychotherapeutischer Wirkfaktor (s. auch Kap. 3 *Therapeutische Beziehungsgestaltung*). Beim Aufbau einer solchen können verschiedene, im Folgenden aufgeführte Verhaltensweisen des Therapeuten helfen.

Aktives Zuhören

Um aktiv zuzuhören, werden dem Sprecher vor allem affektive, d. h. emotionale Anteile der ge-

hörten Botschaft wiedergegeben. Dazu sind sowohl nonverbale Aufmerksamkeitsreaktionen als auch verbale Aussagen hilfreich. Es kommt nicht darauf an, die aufgenommene Botschaft eins zu eins wiederzugeben. Zuhörenkönnen ist erlernbar.

Beispiele für aktives Zuhören können sein:

- Ermutigung („Ja", „Gut", „Aha"),
- Mitgehen („Mhm", „Aha"),
- Pausen auffangen (z. B. durch Wiederholen der letzten Worte des Patienten),
- Bitte um Konkretisierung („Können Sie mir das noch genauer sagen?"),
- Beispiele („Können sie mir hier ein Beispiel sagen?").

Nonverbale Verhaltensmuster des Therapeuten zur Unterstützung der therapeutischen Beziehung:

- Ca. ein Meter Abstand zwischen Therapeut und Patient,
- vorwärtsgelehnte Haltung des Therapeuten,
- offene Armhaltung, moderate Armbewegungen,
- offene Beine, wenig Beinbewegungen,
- hohes Maß an posturaler Kongruenz mit dem Patienten,
- flexibler Blickkontakt und Gesten während des Sprechens,
- Lächeln und Kopfnicken.

Diese Signale wirken nur dann, wenn sie nicht schematisch und unecht vorgebracht werden, sondern authentisch sind.

Auch durch kleine unterstützende Techniken können Patienten leichter ihre Anliegen vorbringen und kritische oder peinliche Inhalte verbalisieren.

Unterstützende Techniken sind beispielsweise:

- Offene Fragen („Was ist es, was Sie bedrückt?").
- Gefühle aufnehmen („Das hat Sie traurig gemacht.").
- Pausen zulassen, damit der Patient Zeit findet sich zu sammeln.
- Schwierige Themen von sich aus ansprechen.

Empathie

Empathie heißt, die spezifisch persönlichen Bedeutungen der Mitteilung und der nonverbalen Interaktion des anderen zu erfassen oder zu erschließen. Hierbei muss der Therapeut versuchen zu ergründen, was den Patienten wirklich, auch jenseits der sprachlichen Mitteilung, beschäftigt. Um den Patienten emotional und kognitiv zu erreichen, muss sich der Therapeut unabdingbar in die persönlichen Denk- und Wertsysteme des Patienten hineinversetzen.

Beispiele für empathisches Verhalten des Therapeuten sind:

- Präzises Nachfragen mit offenen Fragen („Wie war das genau für Sie?")
- Kurze Zusammenfassung des letzten Gesprächsabschnittes
- Finden einer gemeinsamen Sprache: Der Therapeut darf nicht in Formeln oder Fachjargon sprechen, sondern sollte die Sprachebene und ggf. Formulierungen des Patienten benutzen. Dies darf aber nicht künstlich wirken, wie z. B. der Versuch der Nachahmung von Dialekten.

Für den Aufbau von Empathie ist „unbedingte Wertschätzung", d. h. ein nicht an Bedingungen geknüpf-tes Akzeptieren und eine emotionale Wärme dem Patienten gegenüber, durch den Therapeuten notwendig. Der Patient soll ohne Vorbehalte so angenommen werden, wie er ist. Dabei muss das Verhalten nicht bedenkenlos hingenommen oder seine Meinungen geteilt werden. Akzeptieren muss mit Verstehen einhergehen. Akzeptanz heißt allerdings nicht Laisser-faire. Problematisches und störendes Verhalten sollte der Therapeut direkt ansprechen, aber verdeutlichen, dass man die Person trotzdem prinzipiell (soweit möglich) wertschätzt und ernst nimmt.

Authentizität (Echtheit)

Das Verhalten des Therapeuten soll offen und echt (kongruent), nicht fassadenhaft, aufgesetzt sein. Der Therapeut soll keine Rolle spielen, sondern er selbst sein. Bei Unechtheit sind die oben genannten Verhaltensweisen wirkungslos.

Häufige Fehler bei der Gesprächsführung:

- Geschlossene Fragen stellen, den Patienten nicht einbeziehen (Dozentenstil).
- Voreilige Ratschläge geben.
- Voreilige Diagnosen mitteilen.
- Fachsimpeln und Fachausdrücke verwenden.
- Unverständliche Erklärungen abgeben in zu langen Sätzen.
- Bagatellisieren („So schlimm ist das auch wieder nicht ...").
- Distanzverlust.
- Plaudern.

2.3.2 Grundprinzipien verhaltenstherapeutischer Gesprächsführung

Die folgenden Punkte beziehen sich auf Prinzipien, die in den therapeutischen Gesprächen mit dem Patienten angewandt werden. Sie beruhen auf therapeutischem Erfahrungswissen.

Selektive Transparenz

Ein Grundprinzip der Verhaltenstherapie ist der aufgeklärte Patient. Es werden daher alle Behandlungsschritte offengelegt, diagnostische und therapeutische Verhaltensweisen erklärt, ebenso Übungen und Hausaufgaben. Klare Auskünfte über die Ausbildung des Therapeuten, Inhalt, Dauer, Frequenz und Kosten der Therapie dienen weiter der Transparenz.

Andererseits beantwortet der Therapeut nicht immer alle Fragen unreflektiert (selektive Transparenz). Er wird dem Patienten nicht alle seltenen Nebenwirkungen von Pharmaka berichten, weil dies ggf. die Non-Adhärenz fördern würde, sondern nur häufige oder besonders wichtige (z. B. Symptome der Leukopenie bei Clozapin). Oder will ein Patient am Anfang der Therapie von Zwangssymptomen genau wissen, wie nun die Reizkonfrontation genau aussieht, so ist es die Aufgabe des Therapeuten, genau zu explorieren, wieso der Patient diese Frage stellt. Wenn der Patient Befürchtungen hat, dass ihn diese Therapie überfordert, sollte sich die Antwort des Therapeuten auf diesen Punkt beziehen und nicht schon die gesamte Erklärung zur Reizkonfrontation vorwegnehmen.

Struktur

Die einzelne Therapieeinheit sowie der gesamte Therapieablauf müssen eine für den Patienten vorhersagbare und zielgerichtete Struktur haben, um potentielle Verunsicherung zu reduzieren und positive Behandlungserwartung und Motivation zu fördern. Zu Beginn der Therapie und zwischendurch werden die nächsten Therapieschritte mit dem Patienten kurz besprochen.

Mit dem Patienten sollte von Beginn an eine feste Sitzungsstruktur besprochen werden. Diese sollte nach Möglichkeit bei jeder Therapiesitzung eingehalten werden, wodurch dem Patienten Stabilität und Verlässlichkeit vermittelt wird. Strukturierung und Regelmäßigkeit stellen wichtige Behandlungsschwerpunkte in der Therapie dar. Bei Krisen und Notfällen des Patienten müssen sie natürlich unbedingt bedarfsgerecht angepasst und nicht rigide weitergeführt werden. Dies schließt auch extra Sitzungen zur Krisenintervention ein (s. Kap. 5 *Trauerreaktion, Krisenintervention, Suizidalität*). Die einzelnen Therapieeinheiten sollten an den psychopathologischen Befund und hier insbesondere die Aufmerksamkeitsspanne des Patienten angepasst werden. Wir empfehlen Therapieeinheiten von ca. 25–50 Minuten. Mit dem Patienten sollten ein bis zwei feste Termine pro Woche vereinbart und diese in den Wochenplan eingetragen werden.

> Die typische Sitzungsstruktur sieht folgendermaßen aus:
> - 1. Kurzes Erfragen aktueller Probleme, z. B. „Wie geht es Ihnen heute?", „Gibt es ganz dringende Dinge zu besprechen?".
> - 2. Anknüpfen an die letzte Sitzung, z. B. „Sind noch Fragen zu den Themen der letzten Sitzung?" „Beschäftigt Sie noch etwas, was wir beim letzten Mal besprochen haben?".

> - 3. Wenn kontinuierliche Protokolle (Stimmungsverlauf, Panikattacken, Halluzinationen, etc.) erhoben werden, kurzes Besprechen derselben: „Gemeinsam möchte ich nun gerne mit Ihnen das Stimmungstagebuch seit der letzten Sitzung besprechen, um zu schauen, ob und wie sich Stimmung, Antrieb und Schlaf verändert haben."
> - 4. Besprechung der Hausaufgaben.
> - 5. Themen/Problembereiche für die heutige Sitzung festlegen, z. B. „Folgende Themen würde ich gerne heute mit Ihnen besprechen.", „Was wollen wir heute besprechen?".
> - 6. Durchführung der Interventionsbausteine (dies nimmt deutlich die meiste Zeit der Sitzung in Anspruch).
> - 7. Neue Hausaufgaben absprechen.
> - 8. Zusammenfassung der Sitzung und Rückmeldung des Patienten einholen, z. B. „Nun würde ich sie gerne bitten, das heute Besprochene mit eigenen Worten zu wiederholen.", „Was haben Sie heute für sich dazu gelernt?", „Haben Sie noch Fragen?", „Wie ging es Ihnen heute in unserer Sitzung?", „Was war schwierig?", „Was hat geholfen?".

Konkretisieren

Patienten befinden sich gelegentlich in einem Chaos der Gefühle und Gedanken, von denen sie überwältigt sind. Hier hilft es, die einzelnen übergeneralisierenden und katastrophisierenden Bewertungen genau zu explorieren (◘ Tab. 2.2). So können aus dem „großen Chaos" einzelne Punkte herausgelöst und ggf. bereits angegangen werden. Weiterhin erfolgt durch die gezielte Exploration ein erstes differenziertes Lernen.

Lob, soziale Verstärkung

Lob ist ein wichtiger verhaltenstherapeutischer Verstärkungsprozess. Das Lob des Therapeuten sollte dabei abhängig von der Anstrengung erfolgen, d. h. schwere Aufgaben für den Patien-

◨ Tab. 2.2	Beispiele für Konkretisieren im Therapiegespräch
Fallbeispiel 1	Pat: Ich halte das alles nicht mehr aus, es wird mir alles zu viel. Th: Können Sie mir hier ein Beispiel nennen?
Fallbeispiel 2	Pat: Mir geht es heute ganz schlecht. Th: Was ist heute anders als gestern? oder: Was ist heute besonders schlecht?
Fallbeispiel 3	Pat: Ich habe doch schon alles ausprobiert, nichts hat geholfen. Th: Bitte zählen Sie doch für mich im Einzelnen auf, was Sie schon alles ausprobiert haben.

ten sollten entsprechend intensiver verstärkt (= gelobt) werden. Dies muss allerdings glaubhaft (= authentisch) sein und kann nicht nur verbal, sondern auch indirekt durch Lächeln, Gesten und Nicken erfolgen.

Zusammenfassen und Rückmelden

Die Therapie dient der Vermittlung neuer Informationen oder einer neuen Perspektive für den Patienten. Möglicherweise erlebt der Patient die Therapie anders als der Therapeut. Oft ist das Ausmaß an Missverständnissen auch bei scheinbarer Übereinstimmung zwischen Therapeut und Patient erstaunlich hoch. Zusammenfassungen sowohl durch den Therapeuten als auch durch den Patienten und wechselseitige Rückmeldungen sind deshalb zentrale Bausteine jeder therapeutischen Sitzung.

Fragen des Therapeuten am Ende einer Sitzung könnten sein:

— „Wie würden Sie das Wichtigste des heutigen Gespräches aus Ihrer Sicht zusammenfassen?"

— „Was sind die Punkte die Ihnen heute besonders wichtig waren?"

— „Welche Folgerungen für die Zukunft ergeben sich für Sie aus dem heutigen Gespräch oder dieser Übung?"

Weiterhin bieten Zusammenfassungen einen Ausweg, wenn der Therapeut mal stecken bleiben sollte oder schwierigen Argumenten oder Problemen begegnet. Sie geben nicht nur wertvollen Zeitgewinn, sondern strukturieren das bisher Geschehene/Gesagte und bieten so i. d. R. sinnvolle Ansätze für Lösungen.

Stringenz

Stringenz bedeutet, dass der Patient sich darauf verlassen können muss, dass das besprochene Vorgehen durch den Therapeuten auch eingehalten wird. Wenn der Patient z. B. die Erfahrung macht, dass der Therapeut unvorbereitet in die Sitzung kommt und vergessen hat, welche Übungen vereinbart wurden, wird er den Wert solcher Aufgaben als fragwürdig einordnen und zukünftig weniger motiviert sein, sie zu bearbeiten. Andererseits ist es wichtig, dass sich der Patient sicher sein kann, dass seine weitschweifigen oder undeutlichen Beschreibungen und Vermeidungsstrategien durch konkretisierende Fragen geklärt und dann beantwortet werden. Dann wird sich der Patient bezüglich dieses Problemverhaltens ändern.

Geleitetes Entdecken

Gerade bei der kognitiven Therapie besteht die Gefahr, dass der Therapeut dem Patienten als „Besserwisser" erscheint, der nur darauf aus ist, ihm ständig neue Denkfehler nachzuweisen, und der immer Recht hat. Dies ist natürlich für eine gute Beziehung nicht gerade förderlich. Wie kann dies vermieden werden? Besser ist es, wenn die Patienten durch gezielte Fragen dazu angeleitet werden, selbst zu entdecken, wo sie falsche Annahmen oder unüberprüfte Schlussfolgerungen machen. Dieses als „geleitetes Entdecken" bezeichnete Vorgehen steht im Kontrast zum Frontalunterricht, bei dem den Patienten die relevanten Inhalte direkt vorgetragen werden. Das sogenannte Teufelskreis-Modell und dessen Vermittlung bei der Aufrechterhaltung der Panikstörung ist ein Beispiel für dieses Vorgehen (s. Kap. 10 *Angststörungen*).

2.4   Umgang mit Widerstand

Widerstand sind alle Verhaltensweisen und Einstellungen des Patienten die sich bewusst oder unbewusst gegen das Fortschreiten der Therapie richten. Widerstand ist nur dann gegeben, wenn die Therapie bei guter Beziehung lege artis durchgeführt wurde!

Erscheinungsformen des Widerstandes:
- Vermeiden, Ausweichen, weitläufiges Umschreiben wichtiger Themen
- Smalltalk
- Langes Schweigen
- Vermeiden durch Nachdenklichkeit, d. h. oberflächliches Gerede
- Auseinanderklaffen von Inhalt und Affekt
- Gebrauch von Klischees um emotionale Beteiligung zu vermeiden
- Vergessen
- Gehen
- Gähnen
- Äußerungen zwischen Tür und Angel am Sitzungsende („Türpostenbemerkungen")
- Zu spät kommen
- Versäumen von Sitzungen
- Nichterledigen von Hausaufgaben

Wenn oben genannte Phänomene in der Therapie auftreten sollten, muss der Therapeut sich zunächst fragen, ob er sein Vorgehen an den Patienten angepasst hat oder „am Patienten vorbeitherapiert" wurde (zu schnelles Vorgehen, Nichtbeachtung von Komorbiditäten, unzureichende Beziehung, u.v.a.m.).

Es gibt mehrere Gründe für Widerstand. Eine Möglichkeit ist, dass dahinter die Motivation zur Erhaltung eigener Freiheitsspielräume des Patienten stecken. Weiterhin könnte der Patient einen Annäherungs-Vermeidungskonflikt gegenüber den Therapiezielen haben, da die Symptome/Beschwerden nicht nur Leidensdruck, sondern auch sekundären Krankheitsgewinn mit sich bringen. Sie sind pathologische Teillösungen und haben den Vorteil, dass

sie bekannt sind. Therapeutische Änderungen sind mit Aufwand verbunden, ihr Ergebnis ist ungewiss, wenig vertraut und kann Angst hervorrufen.

Für den Therapeuten ist es nun wichtig, die ungenügende Kooperation nicht einfach als gegeben hinzunehmen und zu interpretieren, sondern die Ursachen sehr sorgfältig durch genaues Erfragen zu untersuchen. Die Widerstände können zu Machtkämpfen zwischen Therapeuten und Patienten führen und damit erst recht Reaktanz und aversive Gefühle auf beiden Seiten hervorrufen. Neben allgemeinen Prinzipien der Verhaltenstherapie wie Transparenz, Hilfe zur Selbsthilfe, explizite Zielvereinbarungen usw. helfen die im Folgenden dargestellten konkreten Maßnahmen zur Widerstandsminimierung.

2.4.1 Trennung von Entdecken und Verändern

Manchmal äußert sich der Widerstand dadurch, dass die Patienten an sich zutreffende Erklärungen nicht akzeptieren, um so auch zu vermeiden, die verändernden Maßnahmen einzuleiten, da diese eine, wenn auch im Moment suboptimale, doch im aktuellen Lebenszusammenhang des Patienten günstige Lösung darstellen (inkl. sekundärem Krankheitsgewinn). Hier sollten das Aufdecken von Zusammenhängen und die Erklärungen der daraus folgenden therapeutischen Maßnahmen abgetrennt behandelt werden. Es werden also zunächst ausschließlich Fehlinterpretationen aufgedeckt, Zusammenhänge erarbeitet und aufrechterhaltende Bedingungen analysiert. Der Therapeut verlangt von dem Patient noch nicht, etwas an Einstellungen und Verhalten zu verändern. Dies wäre erst Gegenstand einer späteren Phase der Therapie. Dies wird im Kapitel Panikstörung beispielhaft durchgeführt (s. Kap. 10 *Angststörungen*).

2.4.2 **Ermutigen von Fragen und Zweifeln**

Das zentrale Ziel der Therapie ist, zu überzeugen, nicht zu überreden. Manchmal überrollt der Therapeut geradezu den Patienten mit seinen Argumenten. Patienten, die dann der geballten Argumentationskraft des Therapeuten nichts entgegenzusetzen haben, fallen erst auf dem Nachhauseweg Gegenargumente ein. Dies ist ein Effekt, den vielleicht mancher Leser aus eigener Erfahrung im Umgang mit geschickten Diskussionspartnern kennt. Da nicht davon ausgegangen werden kann, dass alle Patienten von sich aus Zweifel ansprechen, ist es eine wichtige Aufgabe des Therapeuten, ein Gesprächsklima zu schaffen, in dem der Patient alle Fragen ansprechen kann. Wichtig hierbei ist, dass im Verlauf der Behandlung immer wieder, am besten in jeder Sitzung, mögliche Zweifel oder Befürchtungen angesprochen werden.

Als allgemeines Hilfsmittel können Therapiesitzungen auf Audioträgern aufgenommen und von dem Patienten zu Hause wieder abgehört werden. Die dann auftauchenden Fragen können zu Beginn der nächsten Therapiesitzung gemeinsam abgehandelt werden. Dies kann bei allen Patienten durchgeführt werden, unabhängig vom Widerstand.

Eine weitere Möglichkeit bietet das Rollenspiel zur Ermutigung von Zweifeln oder Fragen. Hierbei spielt der Patient sich selbst und der Therapeut einen guten Freund, der den Patienten über seine Therapie ausfragt. Dies gibt dem Therapeuten Gelegenheit kritische Punkte in spielerischer Form durchzugehen ohne redundant, ermüdend oder schulmeisterlich zu wirken.

❶ **Cave**
Das Ausmaß von Missverständnissen zwischen Therapeuten und Patienten ist oftmals erstaunlich groß, ohne dass die beiden sich dessen bewusst sind. Gerade bei solchen Patienten ist dies häufig der Fall, die besonders gut mitarbeiten wollen und daher keine Rückfragen stellen. Zunächst scheint hier eine gute thera-

peutische Beziehung vorzuliegen, da keine offenen Konflikte auffallen. Erst durch ein Rollenspiel und Diskussion der Tonbaufnahmen werden die Kommunikationsprobleme aufgedeckt und können bearbeitet werden.

2.5 **Risiken, Nebenwirkungen und Kunstfehler**

Seit 2003 sind Ärzte und psychologische Psychotherapeuten rechtlich verpflichtet, ihre Patienten vor jeder Behandlung mündlich aufzuklären. Dies beinhaltet auch eine Aufklärung über die möglichen Nebenwirkungen und Risiken, die eine Psychotherapie mit sich bringen kann. Prinzipiell würde man davon ausgehen, dass jede Therapie mit Effekten auch Nebenwirkungen hat, wie z. B. in der Pharmakotherapie. Allerdings ist sowohl das Bewusstsein unter Therapeuten als auch die empirische Studienlage extrem dünn in Bezug auf Nebenwirkungen von Psychotherapie, was zunächst überraschen mag. Möglicherweise sind wenig reflektierte Einstellungen an der mangelnden Beschäftigung mit diesem Thema beteiligt: 1) Psychotherapie ist generell unwirksam, hat also auch keine negativen Effekte. Oder 2) Psychotherapie kann nur Gutes tun und hat daher keine unerwünschten Wirkungen. Aufgrund der empirischen Wirksamkeitsforschung kann die erste Aussage als obsolet betrachtet werden. Bezüglich der zweiten Aussage könnte es möglich sein, dass dies (ein unbewusster) Grund sein könnte, vielleicht in Verbindung mit dem Glauben, dass Nebenwirkungen und Kunstfehler nicht erforscht werden und vor allem bei Vertretern von Therapieschulen vorkommen, zu denen man sich selbst nicht zählt.

Es gibt zu Nebenwirkungen von Psychotherapie erst wenige empirische Befunde, im Folgenden seien einige erwähnt.

Partnerprobleme   Psychotherapie basiert auf einer dyadischen Vertrauensbeziehung zwischen Therapeut und Patient. So wurde immer wieder vermutet, dass eine allzu enge oder unkritische dyadische Verstrickung zu Schäden bei Drittpersonen (z. B. dem Partner) führen kann. Weiterhin kann es durch Änderung von Lebensgewohnheiten seitens des Patienten bei Bezugspersonen zu ungünstig wahrgenommenen Veränderungen kommen.

Unrealistische Therapieziele Unklare oder implizite Ziele können Missverständnisse hervorrufen. Patienten könnten einer allumfassenden Glücksidee zugeneigt sein, der zufolge nach der Therapie alle Probleme beseitigt seien und ein endlos glückliches Leben geführt werden könne.

Vorübergehende Begleiterscheinungen Hierunter fallen passagere Zustände, die als möglicherweise häufige Begleiterscheinungen einer angemessenen Therapie auftreten. Ein Beispiel wäre erhöhte Tagesmüdigkeit aufgrund einer verhaltenstherapeutischen Insomniebehandlung, bei der zunächst eine Schlafrestriktion eingeführt wird.

Unterschiedliche kulturelle Gegebenheiten Menschen aus verschiedenen Kulturkreisen haben unter Umständen unterschiedliche Erwartungen an die Therapie.

Sexuelle Übergriffe (Kunstfehler) Auch hier ist die Studienlage dünn und mit einer gewissen Unsicherheit verbunden. Es kann davon ausgegangen werden, dass sexuelle Kontakte bei 1–14 % der männlichen (median 6 %) und 0,2–8 % der weiblichen Therapeuten (median 2 %) während der Therapie erfolgen. Sexuelle Beziehungen zwischen Therapeut und Patient haben ausgeprägt negative Folgen, wie Ambivalenz, kognitive Dysfunktion, emotionale Labilität, Leeregefühle, Suizidalität, massiver Vertrauensverlust und andere. Standes-, zivil- und strafrechtlich ist klar, dass sexuelle Handlungen mit Abhängigen verboten sind und mit Sanktionen belegt werden, dies gilt explizit auch für den Bereich der Psychotherapie. Dieses Abstinenzverbot gilt über das Ende der Psychotherapie hinaus, sofern noch eine Abhängigkeit oder Behandlungsbedürftigkeit besteht.

In Anlehnung an die Darstellung von Simon (1995) kann der im Folgenden dargestellte Ablauf prototypisch für eine Annäherung zwischen Therapeut und Patient angesehen werden.

> **Die Neutralität erodiert bei kleinen Dingen**
> - Therapeut und Patient duzen sich.
> - Therapiesitzungen werden weniger klinische als soziale Ereignisse.
> - Der Patient wird „besonders" oder als Vertrauensperson behandelt.
> - Der Therapeut berichtet von persönlichen Dingen, typischerweise persönlichen Problemen und sexuellen Phantasien über die Patientin.
> - Der Therapeut beginnt die Patientin zu berühren, schreitet fort zu Umarmungen.
> - Der Therapeut gewinnt Kontrolle über die Patientin, typischerweise durch Manipulation von Übertragung oder Medikation.
> - Kontakte außerhalb des Therapiesettings treten auf.
> - Therapiesitzungen werden auf das Ende des Tages umgelegt.
> - Der Therapeut stellt keine Honorare mehr in Rechnung.
> - Therapeut und Patientin gehen nach den Sitzungen miteinander aus Verabredungen beginnen.
> - Sexuelle Aktivitäten werden aufgenommen.

Ein Selbstbeurteilungsinstrument, mit dessen Hilfe Therapeuten frühzeitig die schiefe Bahn zunehmender Grenzüberschreitungen erkennen und einem weiteren Abgleiten vorbeugen können, ist das „Frühwarnsystem für Grenzüberschreitungen" (modifiziert nach Epstein u. Simon 1990).

**Frühwarnsystem für Grenzüber-
schreitungen**

- Erzählen Sie Patienten persönliches
  über sich selbst, um sie zu beeindru-
  cken?
- Sind Sie stolz darauf, dass so eine at-
  traktive, wohlhabende, mächtige oder
  wichtige Patientin Ihre Hilfe sucht?
- Erzählen Sie sensationelle Aspekte aus
  dem Leben Ihres Patienten weiter
  (auch wenn Sie die Identität des
  Patienten nicht preisgeben)?
- Akzeptieren Sie Geschenke oder Ver-
  mächtnisse von Patienten?
- Haben Sie sich an irgendwelchen Aktivitäten des Patienten beteiligt, mit denen eine dritte Partei getäuscht oder
  betrogen wurde (z. B. Versicherung)?
- Benutzen Sie jemals Informationen
  von Patienten wie etwa Geschäftstipps
  oder politische Informationen für Ihren eigenen finanziellen oder Karriere-
  vorteil?
- Machen Sie Ausnahmen für Ihren Patienten, wie etwa spezielle Terminab-
  sprachen oder niedrigere Honorare,
  weil Sie sie oder ihn attraktiv, anzie-
  hend oder beeindruckend finden?
- Machen Sie Ausnahmen für Ihren
  Patienten, weil Sie fürchten, er könnte
  sonst extrem ärgerlich oder selbst-
  destruktiv reagieren?

Sollte ein Therapeut bei sich Hinweise für beginnende Grenzüberschreitungen feststellen,
muss dies in der Supervision angesprochen
werden. Hier sollte dann eine Unterscheidung
zwischen erotischer Anziehung und einer manifesten Grenzüberschreitung besprochen
werden. Gegebenenfalls muss die Therapie abgebrochen werden.

Von sexuellen Beziehungen und Übergriffen
klar abzugrenzen ist eine leichte Anziehung zwischen Therapeut und Patient. Diese tritt in vielen
Abstufungen und Schattierungen gar nicht so
selten auf. Die eigenen Fantasien und Ideen müssen immer vom Therapeuten reflektiert und in
der Supervision angesprochen werden. Sie sind,
wenn klar reflektiert und ohne weiteren Einfluss
auf die Therapie, nicht problematisch. Bemerkungen oder Verhaltensweisen (aufreizende
Kleidung, Fragen nach dem eigenen Aussehen
seitens des Patienten, etc.) müssen ebenfalls im
Gespräch mit dem Patienten an- und in der Supervision besprochen werden.

**Manipulation des Patienten zum Nutzen des
Therapeuten (Kunstfehler)** Diese kann z. B.
die Beförderung der Karriere des Therapeuten,
finanzielle Vorteile wie Geschenke oder Ver-
mächtnisse oder auch nur narzisstische Bedürfnisse zum Gegenstand haben.

Abhängigkeit, Bevormundung (Kunstfehler)
Die Idee einer lebenslangen Therapie oder die
Abhängigkeit vom Therapeuten („Woody-Al-
len-Syndrom") ist absolut unangemessen.

2.6   Literatur

Brakemeier E-L, Nestoriuc Y, Jacobi F (2017) Neben-
    wirkungen von Psychotherapie. In: Brakemeier E-L,
    Jacobi F (Hrsg), Verhaltenstherapie in der Praxis.
    Beltz, Weinheim
Epstein RS, Simon RI (1990) The Exploitation Index: an
    early warning indicator of boundary violations in
    psychotherapy. Bulletin of the Menninger Clinic, 54:
    450–465
Herpertz S, Caspar F, Mundt Ch (2003) Störungsorien-
    tierte Psychotherapie. Urban und Schwarzenberg,
    München
Margraf J, Schneider S (2008, 2011) Lehrbuch der Ver-
    haltenstherapie, Band 1, 2, 4. Springer, Berlin, Hei-
    delberg
Simon RI (1995) The natural history of therapist sexual
    misconduct: identification and prevention. Psychia-
    tric Annals, 25:90–94
Wittchen H-U, Hoyer J (2011) Klinische Psychologie und
    Psychotherapie. Springer, Berlin, Heidelberg

2.6.1   Folgende Arbeitsblätter finden Sie auf http://extras.springer.com

Arbeitsblatt 2-2.3 „Vorlage für Befund- und
Anamneseerhebung"

Therapeutische Beziehungsgestaltung

Karin Silvia Nittel, Thomas Schneyer

© Springer-Verlag GmbH Deutschland, ein Teil von Springer Nature 2019
T. Kircher (Hrsg.), *Kompendium der Psychotherapie*
https://doi.org/10.1007/978-3-662-57287-0_3

3.1 Grundlagen der Beziehungs-gestaltung und Gesprächs-führung zwischen Therapeut und Patient

Trotz aller Aufklärung über psychische Erkrankungen macht es für einen Betroffenen einen Unterschied, ob er sich an eine psychiatrisch-psychotherapeutisch-psychosomatische oder an eine andere medizinische Einrichtung wendet. Der Beziehung zum Therapeuten kommt hier eine besonders bedeutsame Funktion zu.

Die Patienten sind oft Personen, die sich nicht (mehr) verstanden, abgelehnt oder unter Druck gesetzt fühlen. Der Kontakt zur Umwelt ist gestört und die emotionalen Bindungen stark beeinträchtigt. Nicht selten beginnen Patienten mit Sätzen wie: „Helfen Sie mir, ich weiß nicht, was mit mir los ist." Eine Reaktion des Therapeuten kann lauten: „Nehmen wir uns Zeit und machen wir uns die Mühe zu verstehen, was in Ihnen vorgeht und wie es dazu gekommen ist. Ich kenne viele Menschen, denen es so wie Ihnen erging und den meisten konnten wir helfen. Es braucht allerdings hierzu Ihre Mitarbeit."

Mit dieser beispielhaften Äußerung signalisiert der Therapeut, dass er Verständnis aufbringt, bereit ist zu helfen und über die nötige Kompetenz hierzu verfügt, sodass sich der Patient aufgehoben fühlen kann. Gleichzeitig wird auch angesprochen, dass nicht von selbst eine Besserung eintreten wird, sondern eine konstruktive Zusammenarbeit von Patient *und* Therapeut notwendig ist.

Im psychiatrisch-psychotherapeutischen Kontext ist jedes Gespräch zugleich auch Diagnostik und Therapie. Die Gesprächsführung stellt eine grundlegende Bedingung für die Beziehungsgestaltung dar, die wiederum ein entscheidender Wirkfaktor des späteren Therapieerfolges ist. Die von Rogers postulierten Grundeinstellungen des Therapeuten sind Basis jeder Interaktion zwischen Therapeut und Patient:

Kongruenz bedeutet, mit allen Sinnen auf den Patienten voll konzentriert zu sein und die Anamnese aus seiner Sicht zu verstehen. In die-sem Sinn stellt jedes Symptom einen Versuch dar, aus einer quälenden Situation herauszukommen. Ein Borderline-Kranker z. B. „braucht" möglicherweise die Selbstverletzung, um seine massiven diffusen Unruhezustände zu lindern, damit er sich nicht zu suizidieren braucht. *Bedingungslose Wertschätzung* ist ebenfalls unabdingbar, auch in den Aspekten, die mit den eigenen Wert- und Normorientierungen des Therapeuten nicht übereinstimmen, damit der Patient sich öffnen kann, um intime Details, die diagnose- und therapierelevant sind, anzusprechen. Auch die *ethische Selbstverpflichtung*, die Selbstöffnung des Patienten nicht zu missbrauchen und ihn nach bestem Wissen zu behandeln, gehört dazu. Der Patient soll hypothesengeleitet aus diagnostischen Überlegungen zu seinen teils äußerst persönlichen Angelegenheiten befragt werden. Diese Daten unterliegen der strengen Schweigepflicht und dürfen nie gegen ihn verwandt werden. Im Extremfall müssen auch die Panikattacken eines Kriminellen (wie z. B. im Film „Reine Nervensache" mit Robert de Niro) professionell behandelt werden.

Bei der therapeutischen Beziehungsgestaltung ist zu beachten, dass der Therapeut mit seiner individuellen Persönlichkeit möglichst im Hintergrund bleibt, damit er wie ein Spiegel der Sichtweisen und des Erlebens des Patienten fungieren kann. In der Psychotherapie soll der Patient sich selbst verstehen lernen, d. h. den Kern seiner Erkrankung hinsichtlich Entstehung und Aufrechterhaltung von Erlebens- und Verhaltensweisen erkennen können.

Fallbeispiel Herr W.

Ein 53-jähriger Patient mit erster manifester depressiver Episode quälte sich über längere Zeit mit diffusen Empfindungen und wurde immer dünnhäutiger und gereizter, bis er lebensmüde Gedanken bekam, obwohl er keine triftigen Gründe erkennen konnte. In der Therapie lernte er seine Gefühle benennen und erkannte, dass er als Kind unter vielen Geschwistern kaum beachtet wurde und sehr emotional verschlossen aufwuchs, immer bemüht, nicht aufzufallen, sondern zu funktionieren. Konkret versuchte der Therapeut, dem Patienten Worte für Emotionen anzubieten und den emotionalen Erlebnisinhalt seiner Äußerungen zu verbalisieren (paraphrasieren). Für diesen Patienten erwies es sich als äußerst wichtig, über sich sprechen zu lernen, insbesondere seine Gefühle verbalisieren zu können. Hierdurch erlangte er sein inneres Gleichgewicht wieder und seine angespannte Ehebeziehung wurde lebendiger. Es wurde ihm möglich, seine Anliegen zu formulieren, anstatt aggressiv zu werden oder aus der Situation zu flüchten.

Ein Dialog könnte beispielsweise folgendermaßen aussehen:
Pat.: Heute Morgen geht es mir gar nicht gut, ich wäre am liebsten im Bett geblieben. Das kenne ich bei mir sonst nicht.
Th.: Sie kennen sich sonst anders und fragen sich ängstlich besorgt, was mit Ihnen los ist. Dieser Zustand erschüttert Sie, Sie möchten innerlich ruhig und ausgeglichen sein. Das gelingt Ihnen im Moment nicht (paraphrasieren). Ich verstehe Ihre Besorgnis. Lassen Sie uns in Ruhe darüber nachdenken, was es sein könnte.

Es kommt häufig vor, dass z. B. depressive Patienten frühe Anzeichen ihrer Erkrankung nicht erkennen, da ihre Gefühlsäußerungen in ihrer Umwelt weder kommuniziert noch thematisiert wurden. Sie wurden somit auch nicht validiert, es gab keine Rückmeldung, dass die Äußerungen in Inhalt und Bedeutung verstanden und als derzeit einzig mögliche Ausdrucksweise respektiert werden. Manchmal ist es auch zusätzlich günstig, zentrale Satzteile des Patienten in der Antwort zu wiederholen. Damit drückt der Therapeut seine Wertschätzung für die verbale Ausdrucksweise des Patienten aus und es dient als positive Verstärkung für seine Kooperation. Der Therapeut bietet ein alternatives Modell zum bisher Erlebten. Es stellt eine korrigierende Erfahrung für den Patienten dar, wenn jemand nicht entwertend oder negierend mit Schwächen und Defiziten umgeht, sondern Hilfestellung zur Bewältigung unter Wahrung von Autonomiewünschen anbietet und die individuellen Voraussetzungen (bio-psycho-soziale Situation) berücksichtigt. Bei psychisch Erkrankten fehlt oft eine liebevolle und wohlwollende Instanz, vor der sie nichts verstecken und verleugnen müssen. Diese Position kann der Therapeut einnehmen. Die Kommunikationsweise wird dann vom Patienten im Laufe der Therapie verinnerlicht und zur eigenen adaptiert. Er kann sich und kritische Situationen in seinem Leben zukünftig hinterfragen, wie er es beim Therapeuten erlebt hat. Oft sind es nach Therapieende einzelne Sätze, die im Gedächtnis geblieben sind und einen Ankerreiz zur Problembewältigung bieten.

Hilfreiche Fragen für eine tragfähige therapeutische Kommunikation:
- „Schauen wir uns das doch mal genauer an."
- „Wie wirkt das auf Sie?"
- „Wie haben Sie sich in ähnlichen Situationen verhalten?"
- „Nehmen Sie sich die Zeit, die Sie brauchen, oft kommt dann eine gute Idee."

Nicht selten geschieht es, dass der Patient den vorgegebenen Zeitrahmen erweitern will, da die Gelegenheit, dass jemand ihm interessiert zuhört, bislang selten war und ein immenses Bedürfnis besteht, sich alles von der Seele zu reden. Es hat sich diagnostisch und therapeutisch als wirksam erwiesen, dem Patienten vorher die zur Verfügung stehende Zeit mitzuteilen und dann auch klar einzuhalten. Ansonsten läuft der Therapeut Gefahr, dass Phänomene wie Strukturverlust, etwa durch Verlieren im Detail, oder ungewollte Regressionsförderung, d. h. der Patient gebärdet sich (kindlich-)abhängiger und hilfloser als es seiner kognitiv-emotionalen Entwicklung und seinem Alter angemessen ist, auftreten oder auf Seiten des Therapeuten Konzentration und Aufmerksamkeit nachlassen. Ein Abgleiten ins Plaudern oder Verlieren in biografische Details hat einen Steuerungsverlust für den Therapeuten und die Gefahr einer affektiven Überflutung mit dem Gefühl von Kontrollverlust beim Patienten zur Folge.

Beispiel „Umgang bei Zeitrahmenüberschreitung"

Th.: Frau F., mir wird deutlich, wie stark Sie unter diesem Problem leiden und welche Einzelheiten da mit hereinspielen. Ich schlage Ihnen trotzdem vor, für heute unser Gespräch zu beenden und uns am Donnerstag (neuer Termin) weiter damit zu beschäftigen. So können wir uns beide bis dahin Gedanken machen, wie wir Ihre Schilderung therapeutisch nutzen können. Ich empfehle Ihnen jetzt, sich vorzustellen, Sie wären im Kino und der Film geht zu Ende. Überlegen Sie sich nun, was Sie tun können, um Abstand zu bekommen. Sollte es Ihnen nicht gelingen, können Sie Kontakt mit unserem Pflegeteam aufnehmen, die unterstützen Sie mit Vorschlägen zur Entspannung und Ablenkung.

Wichtig ist in diesem Zusammenhang, den Patienten in Form eines empathischen Hilfs-Ich vor Überforderung zu schützen. Bei dieser aus der psychodynamischen Therapie stammenden Interventionen formuliert der Therapeut stellvertretend für den Patienten die Empfindungen und Bedürfnisse, die dieser selbst krankheitsbedingt zu diesem Zeitpunkt noch nicht äußern kann. Dem Patienten wird hierdurch auch der Unterschied eines therapeutischen Gespräches zu dem mit einem Angehörigen deutlich. Der Therapeut spricht explizit aus, dass er den Leidensdruck spürt und den Wunsch, alles schnell los zu werden, verständlich findet. Die Begrenzung dient dazu, Zeit zur Verarbeitung zu geben, denn alles erzählen kann man auch seinen besten Freunden. Würde dies allein helfen, wäre kein professioneller Therapeut vonnöten. Ihn „zuzutexten" gilt als eine Form der Vermeidung des genaueren Hinschauens. Es verhindert das Analysieren der bestehenden Problematik, der Patient verbleibt so in der Position des hilflosen Opfers.

Beispiel „Begrenzung"

Th.: Entschuldigung, könnten wir jetzt einen Moment innehalten. Mir wird es sonst zu kompliziert und ich komme nicht mehr mit. Und ich will Ihnen doch folgen können. Ich versuche zusammenzufassen, was ich verstanden habe.
Pat.: Aber ich habe Ihnen doch noch gar nicht alles erzählt.
Th.: Wir werden anschließend darauf zurückkommen. Sollte ich es vergessen, dann erinnern Sie mich bitte daran.

Für den Anfänger ist es oft eine Mutprobe, den Patienten zu begrenzen. Es wird manchmal eine Laissez-faire-Haltung mit Empathie verwechselt. Der Therapeut ist vielleicht stolz, dass der Patient so schnell Vertrauen gefasst hat. Übersehen wird dabei allerdings leicht, dass das viele Reden eine subtile Art ist, sich gerade nicht auf ein Gespräch einzulassen. Der Patient kann vom zeitintensiven Einsatz des Therapeuten nicht profitieren, da kein Dialog zustande kommt und er ins Leere re-det, ohne dem Interaktionspartner etwas mitzuteilen.

Drei wesentliche Dinge sollte jeder Patient aus der therapeutischen Beziehung in seinen Alltag nach der Therapie mitnehmen: Erstens sollte er die positiven wie die kritischen Anteile seiner Person und seines Verhaltens realistischer wahrnehmen, zweitens sich selbst akzeptieren und drittens sich in kritischen Situationen beruhigen und ermutigen können.

Zum ersten Punkt: Ein depressiver Patient sieht sich oft nur negativ und vergisst dabei, dass andere ihn ganz anders wahrnehmen. Seine bisherigen Fähigkeiten und Ressourcen erscheinen ihm klein und banal. Wichtig ist es, die Differenz von Selbst- und Fremdwahrnehmung zu realisieren und den Rückmeldungen anderer zu vertrauen, um sie später in das Selbstbild zu integrieren und zur Stimmungsstabilisierung und zum Selbstvertrauen nutzen zu können.

Zum zweiten Punkt: Eine Person, die temperamentvoll ist, kann zwar leichter ihr Gefühl äußern, jedoch kann hierdurch ihr Gegenüber auch leichter überfordert bzw. verletzt werden. Ein Behandlungsfokus könnte in dieser Therapie die Förderung von Empathie und die Emotionsregulation sein.

Fallbeispiel

Eine 30-jährige PatientIn hatte enorme Selbstwertprobleme und erwartete von ihrem Partner, dass er täglich seine Zuneigung nicht nur durch Gesten zeigte, sondern auch noch durch verbale Liebeserklärungen bekräftigte. Waren diese nicht stark genug, geriet sie spontan in Zornesausbrüche, gefolgt von Selbstzweifeln bis Selbsthass. Die primär gute Fähigkeit, sich Rückmeldung einzuholen, verkehrte sich ins Gegenteil durch Intensität und Häufigkeit. Der Partner wurde funktionalisiert, um ihre Selbstzweifel zu beschwichtigen, ohne dass seine Bedürfnisse berücksichtigt wurden.

Zum dritten Punkt: Der Erfolg einer Therapie bemisst sich daran, wie gut ein Patient selbstständig in seinem Umfeld wieder zurechtkommt und möglichst symptomfrei ein selbstbestimmtes Leben führen kann. Es sollte möglich sein, dass in kritischen Situationen Inhalte (Erfahrungen, konkrete Verhaltensweisen, hilfreiche Sätze) erinnert und genutzt werden können. Hilfreich ist es, Patienten nach überlieferten Merksätzen von früheren Bezugspersonen zu fragen, beispielsweise: „Wie ist ihre wichtigste Bezugsperson auf sie eingegangen, wenn sie als Kind Kummer oder Schmerzen hatten?"

Fallbeispiel

Eine vormals sehr unsichere 50-Jährige Patientin hatte direkt nach der Entlassung aus der stationären Therapie ein entscheidendes Gespräch mit den Vorgesetzten, bei dem es darum ging, ob man ihr die bisherige Tätigkeit in vollem Umfang weiter zutrauen könne oder sie sich mit einer Kürzung des Arbeitsvertrages abfinden müsste. Sie berichtete später, dass ihr zum Erfolg verholfen habe, sich an die Rollenspiele zu erinnern, und dass sie vor allem einzelne Sätze der Therapeutin im inneren Ohr begleiteten.

Zusammenfassung

Um Patienten mit einer psychischen Störung gerecht zu werden, ist es erforderlich, neben dem Fachwissen auch therapeutische Grundhaltungen zu wahren. Jeder Kontakt ist Diagnostik und Therapie zugleich. Die Kommunikation und Interaktion ist der entscheidende Wirkfaktor. Ziel der Therapie ist es, dass der Patient befähigt wird, seine Erkrankung zu verstehen und Bewältigungsmöglichkeiten zu etablieren.

3.2 Besonderheiten des Erstkontakts

Beim ersten Zusammentreffen von Therapeut und Patient wird die Basis für die therapeutische Beziehung gelegt. Es kann hier Vertrauen geschaffen, aber es können hier auch Erwartungen geweckt werden, die den gesamten therapeutischen Prozess belasten. In der Regel dürfte der Kontakt von beiden Seiten gewollt sein. Ausnahmen sind Patienten, die sich nicht krank fühlen, aber es dennoch sind, wie z. B. einige Patienten mit Schizophrenie oder Manie. Bei diesen Menschen ist besonders viel Feingefühl und Geduld gefragt, da sie sich und andere anders erleben und schnell in einen Zustand existenzieller Angst und Bedrohung geraten können, aus dem heraus sie sich und andere in Gefahr bringen können (s. Kap. 5 „Trauerreaktion, Krisenintervention, Suizidalität").

Ein therapeutisches Gespräch findet in der Regel in einem dafür vorgesehenen Raum in möglichst angenehmer Atmosphäre statt. Konventionell dauert ein Erstgespräch zwischen 60 und 90 Minuten, muss aber an der Belastbarkeit des jeweiligen Patienten orientiert sein. Oft ist es auch vorteilhaft, wenn das Erstgespräch in zwei bis drei kürzere Termine aufgeteilt wird, da der Therapeut so den Patienten zu unterschiedlichen Zeitpunkten sieht und die Symptomatik facettenreicher erfasst werden kann. Beispielsweise leidet ein depressiver Patient unterschiedlich stark an den klassischen Beschwerden wie Antriebslosigkeit und Stimmungstief zu unterschiedlichen Tageszeiten. Widersprüche in der Anamnese lassen sich bei mehreren Kontakten besser erkennen und klären.

Hilfreiche Fragen für eine offene Gesprächseröffnung sind:

- „Was führt Sie zu uns?"
- „Was kann ich/können wir für Sie tun?"
- „Wie können wir Ihnen helfen?"

Diese Eingangsfrage betont die aktive Position des Patienten am Zustandekommen des Kontakts und lässt den weiteren Gesprächsverlauf zunächst relativ offen. Sie legt den Fokus direkt auf die Probleme/die Erkrankung des Patienten, induziert gleichzeitig, dass der Therapeut bereit ist, seine Professionalität einzusetzen, um dem Patienten zu helfen, vermittelt aber auch, dass der Patient einer externen Hilfe bedarf und weist ihm damit die Rolle eines Hilfesuchenden zu.

Zusammenfassung
Wichtig ist es, Erwartungen und Ziele zu formulieren. Die Krankheitseinsicht und die Kooperation sind wesentliche Bestandteile des therapeutischen Prozesses. Eine psychotherapeutische Therapie läuft nach klaren Strukturen und Regeln ab, die eine Orientierung und Stütze für den Patienten sein sollen. Von großer Bedeutung ist es, dem Patienten vertrauenswürdig zu erscheinen und ihn „dort abzuholen, wo er dem Therapeuten entgegen kommt." Die räumliche Atmosphäre und die Umgangsformen des Therapeuten sollten dem Patienten vermitteln, dass er willkommen ist und der Therapeut ein Bündnispartner gegen seine Erkrankung ist.

3.2.1 Der Erste Eindruck

Der Erste Eindruck ist seit Argelander ein feststehender Begriff, der als komplexes Konstrukt die theoretische mit der praktischen Ebene verknüpft. Der Therapeut hat in diesem Modell die Aufgabe über das Verbale hinaus die gestische und mimische Ausdruckweise sowie die interaktionellen Aspekte in der ersten Begegnung zu integrieren. Argelander prägte auch den Begriff des *szenischen Verstehens*. Mit diesem erfasst der Therapeut, warum der Patient etwas sagt, wie er es sagt und welche unbewussten Informationslücken beim Patienten

vorzuliegen scheinen, oder auch, wo Widersprüche, unlogische Verbindungen in der Anamnese stecken. Dies erfordert, dass der Therapeut gleichzeitig zwei Dialogstränge im Auge behält. Er spricht mit dem Patienten (= *horizontale Dialogebene*) *und* er ruft innerlich sein Erfahrungswissen ab und reflektiert die psychodynamische Wirkung des Patienten auf seine Person (= *vertikale Dialogebene*). Bei Letzterem muss der Therapeut versuchen, seine Gefühle und Fantasien, die ihm ohne aktiv nachzudenken während der Exploration in den Sinn kommen, wahrzunehmen. Diese können Hinweise auf unausgesprochene Emotionen und Gedanken des Patienten sein. Das Ineinandergreifen der beiden Dialogebenen führt zu tieferem Verstehen, worunter der Patient leidet und was er vom Therapeuten, auch unbewusst, will bzw. erwartet. Die klinische Erfahrung lehrt, dass hinter Auslassungen in der Problemschilderung Schuld- oder Schamgefühle, vielleicht auch Wut, Enttäuschung oder Angst vor der Wiederbelebung traumatischer Erinnerungen liegen.

Beispiel „Ansprechen peinlich empfundener Inhalte"
Th.: Ich kann gut verstehen, dass es Ihnen peinlich ist, offen auszusprechen, was sie indirekt andeuten. Vielleicht brauchen sie noch mehr Vertrauen in unsere Zusammenarbeit. Es könnte für Sie eine Befreiung werden, wenn Sie das Schweigen beenden, damit wir das Problem besser verstehen und darauf in der Therapie besser eingehen können.

Der Therapeut signalisiert damit, dass er es dem Patienten völlig frei lässt, sich zu öffnen oder beim Verschweigen zu bleiben und bekräftigt gleichzeitig die therapeutische Wirkung von Vertrauen.

Beispiel „Ansprechen verborgener Emotionen":
Th.: Ich spüre Enttäuschung oder Wut in Ihnen. Solange Sie nicht darüber sprechen, bleibt es ein Eindruck von mir und wir können uns nicht zusammen anschauen, ob wir für Sie

etwas ändern können, damit Sie dieses Gefühl loswerden.

Es kann die Allianz zwischen Therapeut und Patient stärken, wenn der Therapeut diese unausgesprochenen Gefühle offen thematisiert.

Fallbeispiel Herr P.
Ein 49-jähriger Patient schilderte immer wieder seine permanente Müdigkeit, für die er keine Erklärung hatte und für die kein somatischer Befund vorlag. Erst die Klärung, was er von der Therapie erwartete, und das Ansprechen seiner länger andauernden Resignation und Enttäuschung, dass bislang niemand auf seine Hilfsappelle eingegangen war, ermöglichte es ihm, über seine Konfliktsituation am Arbeitsplatz zu sprechen. Es zeigte sich, dass das Symptom Müdigkeit die einzige noch verfügbare Verhaltensstrategie war, seine täglich aufkeimende Wut und Enttäuschung weniger zu spüren, und vor allem als Schutz vor unüberlegten emotionsgesteuerten Handlungen diente. Mit dem Patienten wurde die zum Teil auch protektive Funktionalität seines Verhaltens klärend erörtert und ihm hierdurch vermittelt, dass er durchaus verstanden werden kann, wenn er sich äußert und nicht abgewiesen oder „schulmeisterlich belehrt" wird. Dies kann wiederum sein Selbstvertrauen aufbauen, weil er mit dem Aussprechen etwas mitteilen kann, was ihn aus der sozio-emotionalen Isolation führt. Es wurde ihm so auch verständlich, was ihn schon früher zum oppositionellen Schweigen gebracht hatte und er erkannte die Ähnlichkeit der aktuellen Situation mit einem Ereignis aus seiner Schulzeit, als er wegen einer massiven Kränkung das Gymnasium abbrach und seine Begabung und Neigung nicht verwirklichen konnte. Der Umgang mit Kränkungen wurde somit zum zentralen Thema.

Nicht allein das reine Erzählen der Lebensgeschichte hat eine therapeutische Wirkung, sondern die wiederhergestellte Verknüpfung von traumatisch erlebten Ereignissen und den erlebten, aber verschollenen Emotionen. Psycho-therapie bedeutet eine Zusammenführung von Erinnerung und *affektiver Resonanz*, d. h. die Integration von semantischen und szenisch-bildhaften Gedächtnisinhalten. Insofern besteht die Aufgabe während der gesamten Therapie darin, jegliche Kommunikation hinsichtlich ihres Gehaltes und ihrer Bedeutung zu verstehen und das bislang Unaussprechliche verbalisationsfähig zu machen, damit es in einen Verarbeitungsprozess einbezogen und in die Handlungsebene transformiert werden kann.

Zusammenfassung
Psychotherapie erfordert, dass Themen und Gefühle zur Sprache kommen, die sonst vom Patienten verschwiegen werden. Nicht das Erzählen alleine ist therapeutisch wirksam, sondern erst die Rekonstruktion von Entstehung und Verarbeitung, d. h. die Klärung, welche Situation die krank machende Reaktion mit welcher Konsequenz auslöste. Das szenische Verstehen bietet einen Leitfaden für die Exploration.

3.3 Literatur

Argelander H (1970) Das Erstinterview in der Psychotherapie. Wissenschaftliche Buchgesellschaft, Darmstadt
Finke J (1999) Beziehung und Intervention. Thieme, Stuttgart
Lammers C-H (2017) Therapeutische Beziehung und Gesprächsführung. Beltz, Weinheim
Rogers C (1983) Therapeut und Klient. Fischer, Frankfurt
Sachse R (2015) Therapeutische Beziehungsgestaltung. Hogrefe, Göttingen

Fallkonzeptualisierung

Fritz Mattejat, Kurt Quaschner

© Springer-Verlag GmbH Deutschland, ein Teil von Springer Nature 2019
T. Kircher (Hrsg.), *Kompendium der Psychotherapie*
https://doi.org/10.1007/978-3-662-57287-0_4

4.1   Definitionen und heuristische Arbeitsmodelle

In der Psychotherapie steht uns ein sehr großes Spektrum von empirisch validierten Interventionsmethoden zur Verfügung. In jeder einzelnen Psychotherapie werden meist mehrere verschiedene Interventionsmethoden miteinander kombiniert; die psychotherapeutischen Methoden werden außerdem durch andere Interventionsformen – z. B. Medikation, Übungsbehandlungen, umfeldbezogene Maßnahmen – ergänzt. Damit die verschiedenen Methoden im Einzelfall nicht einfach unsystematisch aneinandergereiht werden, sondern in koordinierter, aufeinander abgestimmter und zielgerichteter Weise genutzt werden können, benötigt jede einzelne Therapie ein individuelles Gesamtkonzept bzw. einen „roten Faden", an dem sich der Therapeut orientieren kann. Die Fallkonzeptualisierung hat die Aufgabe, einen solchen „roten Faden" für die Therapie zu entwickeln.

Im vorliegenden Artikel werden zunächst die für eine Fallkonzeption zentralen Konzepte angeführt und es wird erläutert, warum ein individuelles Fallkonzept notwendig ist. Im Anschluss daran wird ausgeführt, wie ein Fallkonzept praktisch erstellt wird. Die vorliegende Darstellung bezieht sich dabei primär auf verhaltenstherapeutische Modelle, da die Methoden, die zum kognitiv-behavioralen Ansatz gerechnet werden, am besten empirisch validiert sind.

Definition

Fallkonzeptualisierung

Die Fallkonzeptualisierung ist die Erstellung einer Fallkonzeption (synonym: Fallkonzept/Fallformulierung). Eine psychotherapeutische Fallkonzeption umfasst:

- eine *Kurzzusammenfassung* der Diagnostik (z. B. Diagnosen nach ICD),
- eine *Problemanalyse auf der Makroebene* mit ätiologischen Hypothesen zur Entstehung und Aufrechterhaltung der vorliegenden psychischen Störung und ihrer möglichen Bewältigung (disponierende,
---

auslösende, aufrechterhaltende Faktoren; Risikofaktoren, Schutzfaktoren etc.),
- eine *Problemanalyse auf der Mikroebene*, durch die einzelne konkrete Problemverhaltensweisen, die in der Therapie verändert werden sollen, funktional erklärt werden. Kernstück der Mikroanalyse ist in der Verhaltenstherapie die funktionale Verhaltensanalyse nach dem SORKC-Schema; die SORKC-Analyse kann durch weitere Analysen (z. B. Schemaanalyse, Plananalyse) ergänzt werden.
- Die Fallkonzeptualisierung wird abgerundet durch die *Therapieplanung*, durch die die Frage beantwortet werden soll, ob eine Psychotherapie angezeigt (= indiziert) ist, unter welchen Rahmenbedingungen die Therapie stattfinden soll, welche Ziele für den individuellen Fall vorgesehen sind und mit welchen Methoden diese Ziele erreicht werden sollen.

Voraussetzung für eine fundierte Fallkonzeptualisierung ist eine umfassende und qualifizierte Diagnostik. Kernstück einer Fallkonzeption ist die Problemanalyse auf der Makroebene, in der ein Erklärungsmodell für die psychische Störung erarbeitet wird. Aus der Makroanalyse lässt sich bereits eine Grundorientierung für die Therapie ableiten (z. B. über die sinnvollen Rahmenbedingungen der Therapie). Das zweite Kernstück der Fallkonzeption ist die Mikroanalyse, in der die spezifischen Verhaltensweisen, die im Rahmen der Therapie verändert werden sollen, genauer betrachtet werden. Die Mikroanalyse liefert Hinweise darüber, welche spezifischen Methoden in der Therapie zum Einsatz kommen können. Ausgehend von der Makroanalyse und der Mikroanalyse kann in einem nächsten Schritt die Planung und Durchführung der Therapie erfolgen. Durch die Fallkonzeptualisierung wird somit die Verbindung von Diagnostik und Therapie hergestellt.

4.1.1 Grundlage für die Makroanalyse: das allgemeine bio-psycho-soziale Modell

Bei der **Problemanalyse auf der Makroebene** – in der es um die Ätiologie und mögliche Bewältigung der psychischen Störung geht – können wir uns an einem Ansatz orientieren, der unter Bezeichnungen wie „bio-psycho-soziales Modell" oder „Vulnerabilitäts-Stress-Modell" bekannt geworden ist. Es handelt sich hierbei nicht um eine spezifische Theorie, sondern um

ein sehr allgemeines heuristisches Modell, das für jedes einzelne Störungsbild konkretisiert und für jeden einzelnen Patienten spezifisch ausformuliert werden kann. Im Bereich der Psychiatrie und Psychotherapie des Kindes- und Jugendalters wird für diesen Ansatz häufig der Begriff „Entwicklungspsychopathologie" verwendet. Ein wesentliches Merkmal dieses heuristi-schen Modells besteht darin, dass zwischen verschiedenen Erklärungsfaktoren unterschieden wird (◘ Abb. 4.1):

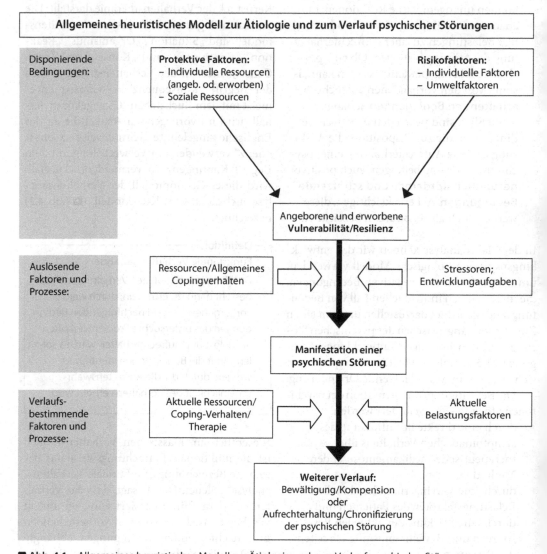

◘ **Abb. 4.1**   Allgemeines heuristisches Modell zur Ätiologie und zum Verlauf psychischer Störungen

- Zu den **disponierenden Bedingungen** können genetische, somatische psychische und soziale Merkmale gerechnet werden, die das Auftreten einer bestimmten psychischen Störung wahrscheinlicher machen bzw. die Vulnerabilität für eine psychische Störung erhöhen.
- Wenn die Vulnerabilität für eine bestimmte Störung vorhanden ist, können **auslösende Bedingungen** (wiederum somatische, psychische oder soziale Faktoren) zu einer Manifestation der Störung führen.
- Wenn eine psychische Störung besteht, können unangemessene Reaktionen, inadäquate Bewältigungsversuche oder sonstige Belastungen zu einer Aufrechterhaltung der Störung beitragen. Ob eine psychische Störung bewältigt werden kann, ist somit von den vorhandenen **aufrechterhaltenden Bedingungen** abhängig.
- Schließlich sind neben den negativen Bedingungen, die zur Disposition, die Auslösung und die Aufrechterhaltung einer psychischen Störung beitragen, auch positive **gesundheitsfördernde und schützende Bedingungen** zu berücksichtigen; diese werden auch als **Ressourcen** bezeichnet.

In der Makroanalyse können wir das entwicklungspsychopathologische Modell verwenden, um die positiven und negativen Bedingungen, die im jeweiligen individuellen Fall von Bedeutung sind, geordnet darzustellen und um einen Zusammenhang zwischen der psychischen Störung und den jeweiligen Entwicklungsbedingungen herzustellen. Für die Therapie ergibt sich aus diesem Modell folgende Orientierung:

Die Bewältigung/Kompensation der psychischen Störung kann gefördert werden:

- durch eine direkte Beeinflussung des symptomatischen Verhaltens über psychotherapeutische/medikamentöse/andere Methoden,
- durch eine Verringerung der aktuellen Belastungsfaktoren des Patienten und
- durch eine Stärkung der aktuellen Ressourcen und Bewältigungsmöglichkeiten des Patienten.

Alle drei Aspekte sind bei der Therapieplanung gleichermaßen zu berücksichtigen.

4.1.2 Grundlage für die Mikroanalyse: das klassische funktionale Bedingungsmodell

Bei der **Problemanalyse auf der Mikroebene** – in der es um die Erklärung von spezifischen Verhaltensweisen geht, die in der Therapie verändert werden sollen – können wir das „funktionale Bedingungsmodell" verwenden, das ein Kernstück der Verhaltenstherapie darstellt. Die zentralen Begriffe im klassischen Verhaltensmodell sind „Situation", „Organismus", „Reaktion", „Kontingenz" und „Konsequenz" (engl. Consequence: In der Verhaltenstherapie wird der Begriff „Konsequenz" = „Consequence" meist mit dem Buchstaben „C" abgekürzt; deshalb wird im vorliegenden Artikel die an das Englische angelehnte Schreibweise „Consequenz" verwendet, um Verwechslung mit dem Begriff Kontingenz zu vermeiden.). Deshalb wird dieses Grundmodell der Verhaltensanalyse auch als „S-O-R-K-C-Modell" (◘ Abb. 4.2) bezeichnet.

> **Definition**
>
> **Funktionale Verhaltensanalyse**
>
> Das Ziel der funktionalen Verhaltensanalyse besteht darin, zu ermitteln, durch welche vorhergehenden und nachfolgenden Bedingungen das untersuchte Problemverhalten ausgelöst und aufrechterhalten wird. Es sollen somit die Bedingungen identifiziert werden, durch die die Auftretenswahrscheinlichkeit des Verhaltens erhöht wird.

Wesentlich am klassischen Verhaltensmodell ist die funktionale Betrachtungsweise aus der sich die Bezeichnung „funktionale Verhaltensanalyse" ableitet. Dies besagt, dass das Verhalten (R) daraufhin analysiert wird, ob und in welcher Hinsicht es von den vorhergehenden und nachfolgenden Bedingungen abhängig ist. D. h. das Verhalten wird als Funktion der

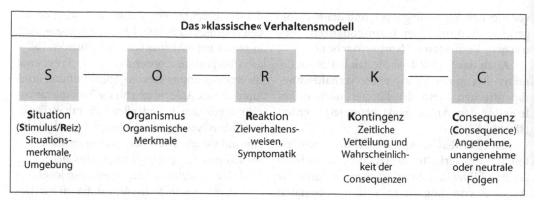

Abb. 4.2 Das „klassische" Verhaltensmodell

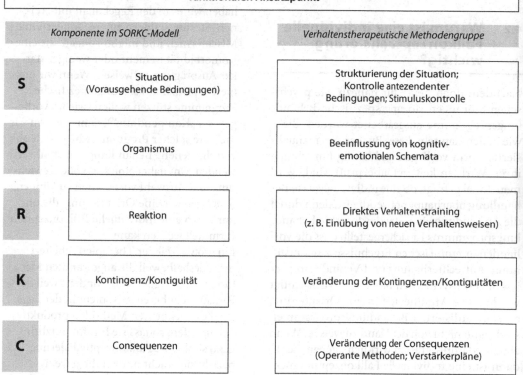

Abb. 4.3 Verhaltenstherapeutische Interventionsmöglichkeiten, differenziert nach ihrem funktionalen Ansatzpunkt

vorangehenden Bedingungen und der nachfolgenden Bedingungen (Consequenzen) betrachtet: **Verhalten = f (vorher/nachher)?**

Auch das S-O-R-K-C-Modell hat einen direkten Bezug zur Therapie: Die verhaltenstherapeutischen Methoden können nach ihrem funktionalen Ansatzpunkt gruppiert werden (◯ Abb. 4.3).

Die S-O-R-K-C-Analyse, die den wichtigsten Teil der verhaltenstherapeutischen Mikroanalyse bildet, kann ergänzt werden durch die Analyse von kognitiven und emotionalen Schemata und durch störungsspezifische Modelle. Dies wird im Abschnitt zur praktischen Erstellung einer Fallkonzeption noch genauer erläutert.

4.2 Warum ist eine individuelle Fallkonzeptualisierung wichtig?

Nachdem doch heute für nahezu alle psychischen Störungen störungsspezifische Behandlungsprogramme ausgearbeitet wurden, die – wie in den Kapiteln dieses Buches – in manualisierter Form vorliegen und häufig hinsichtlich ihrer Wirksamkeit gut überprüft sind, wird manchmal gefragt, ob eine individualisierte Behandlung überhaupt notwendig ist, denn durch die Anwendung eines standardisierten Behandlungsprogramms ist sichergestellt, dass die vorhandenen empirischen Ergebnisse zur Entstehung, Aufrechterhaltung und Veränderung der jeweiligen psychischen Störung berücksichtigt werden. Die Argumente für eine Orientierung an standardisierten Behandlungsprogrammen sind somit nicht von der Hand zu weisen: Wenn ein Standardprogramm wirklich „genau passt", dann ist eine individuelle Fallkonzeption nicht notwendig; vielmehr kann das im Standardprogramm geschilderte Störungskonzept einfach übernommen werden.

Trotzdem gibt es einige wichtige Argumente, die für eine individuelle Fallkonzeptualisierung sprechen. Zunächst einmal ist es notwendig, genau zu überprüfen, ob das im standardisierten Programm verwendete Störungskonzept und

das dazugehörige Programm auch wirklich auf den Patienten zutreffen; d. h. es ist immer – auch in einem unproblematisch erscheinenden Fall – die Überprüfung notwendig, ob ein Programm für eine bestimmte Person geeignet ist und ob es hinreichende Anleitungen für die Therapiedurchführung für den individuellen Fall enthält. Darüber hinaus sprechen noch weitere Gründe dafür, eine individuelle Fallkonzeption zu erstellen:

— Für manche spezifischen psychischen Störungen gibt es noch keine hinreichend differenzierten Manuale, auf die wir bei der Behandlungsplanung zurückgreifen können. Bei weniger häufigen Problemkonstellationen sind wir deshalb auf eine Einzelfall-Konzeption angewiesen.

— In der klinisch-therapeutischen Praxis haben wir es in der Regel nicht mit „reinen" Störungsbildern zu tun, sondern mit Mischformen und mit Störungen, die eine Komorbidität in mehr oder weniger starker Ausprägung aufweisen. Wenn wir uns hierbei primär auf störungsspezifische Programme stützen wollen (wie im vorliegenden „Kompendium"), dann müssen wir mehrere solcher Programme bzw. Teile aus verschiedenen „Behandlungspaketen" verwenden. Um dabei eine sinnvolle Gewichtung und Auswahl vornehmen zu können, benötigen wir eine Orientierung, die uns nur durch eine individuelle Fallkonzeption vermittelt werden kann.

— Ein großer Teil der Therapien scheitert nicht deshalb, weil die angewandten Methoden ungeeignet sind, sondern weil der Patient nicht bereit bzw. nicht in der Lage ist, die angebotenen Methoden produktiv aufzugreifen, sodass sie für ihn nutzbringend sind. Eine Fallkonzeptualisierung bezieht sich nicht nur auf die jeweilige Diagnose, sondern kann auch eine Reihe von solchen begleitenden Variablen berücksichtigen, die für eine erfolgreiche Therapie sehr wichtig sind, aber keinen direkten Bezug zur Diagnose aufweisen.

— Ein Fallkonzeptions-Ansatz kann darüber hinaus ein Konzept vermitteln, durch das die Probleme der Patienten (die zur Vorstellung geführt haben) und mögliche Probleme bei der therapeutischen Beziehungsgestaltung aufeinander bezogen werden können. Durch eine Fallkonzeption kann z. B. aufgezeigt werden, dass die therapeutischen Beziehungsprobleme dieselbe Grundlage haben wie die präsentierte Problematik.

— Schließlich kann eine individuelle Fallkonzeption auch hilfreich sein, um den Therapieprozess besser zu verstehen und mit Veränderungswiderständen umzugehen.

Vor dem Hintergrund solcher Argumente hat sich die Kontroverse um standardisierte versus individualisierte Behandlungskonzepte heute weitgehend aufgelöst: Die Nutzung von standardisierten Behandlungsprogrammen und die Erstellung eines individuellen Fallkonzeptes werden nicht als Alternativen gesehen. Der hohe Informationsgehalt und praktische Nutzen von standardisierten Behandlungsprogrammen kann nicht ernsthaft bestritten werden; gleichzeitig ist klar, dass sie eine individuelle Fallkonzeption nicht ersetzen können.

Vor dem Hintergrund dieser Überlegungen können wir den oben definierten Begriff der Fallkonzeptualisierung noch etwas genauer erläutern:

1. Zielsetzung: Die Fallkonzeptualisierung verfolgt das Ziel, die klinische Komplexität in adäquater Weise zu reduzieren, um eine Orientierung für die therapeutische Arbeit zu vermitteln.
2. Standardisierung und Individualisierung: Bei der Erstellung eines Fallkonzeptes sollte das aktuelle störungsbezogene Wissen, das in Leitlinien und störungsbezogenen Manualen zusammengefasst ist, unbedingt genutzt werden. Soweit möglich, sollten empirisch überprüfte standardisierte Behandlungsprogramme auch in der Therapie verwendet werden. Der Rückgriff auf standardisierte Programme ist aber in der Regel nicht hinreichend.
3. Therapiekonzept und einzelne Methode: Eine einzelne Therapiemethode für sich genommen macht noch keine Therapie

aus. Die Durchführung von Interventionen bzw. die Anwendung von mehreren Methoden wird erst dadurch zu einer Therapie, dass die verwendeten Konzepte und die eingesetzten Methoden einen inneren Zusammenhang aufweisen; ob eine Methode therapeutisch sinnvoll eingesetzt werden kann oder nicht, ob sie nützlich oder schädlich ist, ergibt sich erst aus dem Gesamtzusammenhang der Behandlung. Dieser Zusammenhang wird durch die Fallkonzeptualisierung und Therapieplanung vermittelt.

4.3 Wie wird eine Fallkonzeption praktisch erstellt?

Eine schriftliche Fallkonzeption umfasst:
1. eine Kurzzusammenfassung der Diagnostik-Ergebnisse,
2. die Problemanalyse auf der Makroebene,
3. die Problemanalyse auf der Mikroebene und
4. die Therapieplanung.

Hinweise

— Die Fallkonzeption kann auf Arbeitsblatt 4-4.3 „Arbeitsblatt zur Fallkonzeptualisierung und Therapieplanung" dargestellt werden.
— Am Ende dieses Kapitels findet sich ein vollständiges Beispiel für eine Fallkonzeption bei einer 33-jährigen Patientin mit einer depressiven Episode, sodass man dort die einzelnen Schritte exemplarisch nachvollziehen kann (◘ Abb. 4.8).

Auf der ersten Seite des Arbeitsblattes zur Fallkonzeptualisierung ist die *Kurzzusammenfassung der Diagnostik-Ergebnisse* vorgesehen. Es folgt die *Problemanalyse auf der Makroebene*, die mit einer stichpunktartigen Darstellung der Entwicklungsgeschichte der psychischen Störung beginnt und – auf der zweiten Seite des Arbeitsblattes – die relevanten aktuellen Fakto-

▣ Tab. 4.1	Bestandteile einer Fallkonzeptualisierung und Therapieplanung
1.	**Kurzzusammenfassung der Diagnostik-Ergebnisse**
a)	ICD-Diagnosen und Funktionsniveau
b)	Relevante störungsspezifischen Leitlinien und Manuale mit spezifischen Störungsmodellen
2.	**Problemanalyse auf Makroebene (Makroanalyse)**
a)	*Entwicklungsgeschichte der psychischen Störung*: Was sind die wichtigsten disponierenden, auslösenden und verlaufsbestimmenden Faktoren bei der Entwicklung der psychischen Störung?
b)	*Relevante aktuelle Faktoren:* – Was sind die wichtigsten aktuellen Faktoren, die zur Aufrechterhaltung der psychischen Probleme beitragen? – Welche aktuellen Ressourcen können eventuell zur Bewältigung der psychischen Störung beitragen oder für die Therapie genutzt werden? – Grafisches Modell zur Aufrechterhaltung der wichtigsten Probleme, die in der Therapie verändert werden sollen.
3.	**Problemanalyse auf Mikroebene (Mikroanalyse)**
a)	Auswahl und Beschreibung der problematischen Verhaltensweisen, die in der Therapie verändert werden sollen.
b)	Funktionales Bedingungsmodell (SORKC-Modell) exemplarisch für ein bestimmtes Problemverhalten.
c)	Schemaanalyse (kognitive Analyse/Plananalyse).
d)	Ergänzend: spezifisches Störungsmodell.
4.	**Therapieplanung**
a)	Wie sind Behandlungsmotivation (Leidensdruck) und Kooperationsfähigkeit einzuschätzen?
b)	Unter welchen Rahmenbedingungen ist die Therapie durchzuführen? – In welcher Modalität/mit welchem Setting sollte die Behandlung durchgeführt werden? – Sollte die Psychotherapie mit einer medikamentösen Behandlung oder anderen Behandlungsansätzen kombiniert werden? – Wer ist in die Therapie mit einzubeziehen (andere Professionelle, Angehörige)? – Welche möglichen Probleme können auf der Therapeutenseite sind zu berücksichtigen (Erfahrung, Therapeutenpersönlichkeit)?
c)	Was sind die Behandlungsziele und wie ist die Therapieprognose?
d)	Welche Interventionen/Methoden können genutzt werden und wie ist deren Abfolge?

ren darstellt. Auf der dritten Seite wird die *Problemanalyse auf der Mikroebene* dargestellt und auf der vierten Seite wird die *Therapieplanung* eingetragen. Im Folgenden werden die einzelnen Abschnitte der Fallkonzeptualisierung und Therapieplanung noch etwas genauer erläutert (▣ Tab. 4.1).

Fallkonzeptualisierung und Therapieplanung liegen zunächst einmal im Aufgabenbe-reich des zuständigen Therapeuten, der ein fachlich fundiertes Konzept für die Therapie zu entwickeln hat. Doch es ist wünschenswert, den Patienten und ggf. seine Angehörigen auch schon in der diagnostischen und Planungs-phase möglichst aktiv zu beteiligen:

- Die Verhaltenstherapie zeichnet sich durch ein möglichst offenes und transparentes Vorgehen aus; dazu gehört, dass der Patienten umfassend informiert wird, dass Therapeut und Patient sich auf eine *gemeinsame Problemdefinition* einigen und dass dem Patienten ein *plausibles individuelles Störungsmodell* vermittelt und daraus ein überzeugendes individuelles Therapiekonzept abgeleitet wird. Je klarer der Therapeut seine Fallkonzeptualisierung „vor Augen" hat, umso leichter wird es ihm fallen, diese in einfacher und allgemein verständlicher Weise zu erläutern: Das dem Patienten vermittelte individuelle Störungsmodell ist nichts anderes als eine vereinfachte und in allgemeinverständliche Worte gefasste Fallkonzeptualisierung.

▬ In der Verhaltenstherapie wird außerdem eine aktive und eigenverantwortliche Beteiligung des Patienten angestrebt, um sein Selbsthilfepotenzial zu aktivieren; dies gilt schon für die Vorbereitung der Therapie: Die Fallkonzeptualisierung kann umso fruchtbarer werden, je mehr der Patient schon daran aktiv beteiligt ist. Je mehr dies gelingt, umso mehr kann der Patient die Therapie als eigene Aktivität begreifen, zu deren Erfolg er selbst wesentlich beitragen kann. Die Erfolgschancen für die Therapie können somit dadurch gesteigert werden, dass der Patient möglichst aktiv an der Fallkonzeptualisierung mitarbeitet.

4.3.1 Kurzzusammenfassung der Diagnostik-Ergebnisse

Im ersten Abschnitt der Fallkonzeptualisierung können die ICD-Diagnosen (alternativ DSM-Diagnosen) eingetragen werden; außerdem ist es sinnvoll, ergänzend das Funktionsniveau als Indikator für den Schweregrad der Störung und die Therapienotwendigkeit festzuhalten. Neben der Kurzzusammenfassung der Diagnostik-Ergebnisse können auf dem Arbeitsblatt Leitlinien und Manuale eingetragen werden, die für den jeweiligen Fall relevant sind. Es ist sinnvoll, ausgehend von den gestellten Diagnosen, entweder das geeignete störungsspezifische Kapitel oder Modul aus dem „Kompen-

dium" herauszusuchen oder ein anderes störungsspezifisches Manual/Behandlungsprogramm zu wählen, an denen sich die weitere Fallkonzeptualisierung orientieren kann. Insbesondere therapeutische Anfänger können durch Leitlinien und Behandlungsprogramme eine wichtige Hilfestellung erfahren, ohne dabei allerdings dem Trugschluss zu verfallen, dass diese eine individuelle Fallkonzeption ersetzen könnten.

4.3.2 Problemanalyse auf der Makroebene

■ ■ a) Entwicklungsgeschichte der psychischen Störung

Bei der Analyse der Entwicklungsgeschichte sollten alle die Faktoren festgehalten werden, die wahrscheinlich zur Störung disponiert haben. Zu diesen Faktoren zählen sowohl biologische Variablen als auch psychologische und psychosoziale Risiken. In den aktuellen psychiatrischen Lehrbüchern finden sich umfassende Auflistungen von Faktoren, die als mögliche Risikofaktoren für psychische Erkrankungen betrachtet werden können. Wir verfügen heute außerdem über sehr differenzierte Darstellungen, wie sich Risiken und mögliche Schutzfaktoren bei bestimmten Problemkonstellationen darstellen, z. B. in Familien mit einem psychisch kranken Elternteil (s. Wiegand-Grefe et al. 2011), die uns bei der Fallkonzeptualisierung als Anregung dienen können.

Beispiele für Risikofaktoren
Biologische Risiken:
- Genetische Belastung in der Familie
- Belastungen mit psychischen Erkrankungen in der Adoleszenz
- Perinatale Komplikationen
- Hirnschädigungen

Psychologische Risiken:
- Ungünstige Temperamentsmerkmale
- Teilleistungsstörungen

Psychosoziale Risiken:
- Psychopathologische Auffälligkeiten der Eltern
- Längere Trennung von den Eltern in der frühen Kindheit
- Abwesenheit eines Elternteils
- Umzug
- Trennung oder Verlust einer nahestehenden Person
- Arbeitslosigkeit
- Chronische Spannungen in Familie oder Arbeitsplatz

Weiterhin werden in diesem ätiologischen Abschnitt der Fallkonzeptualisierung die Faktoren festgehalten, die vermutlich zur Auslösung beigetragen haben, und die Faktoren, die wahrscheinlich dazu geführt haben, dass sich die Störung verfestigt hat.

■ ■ b) Relevante aktuelle Faktoren
Die Analyse der Ätiologie der psychischen Störung ist die unabdingbare Basis der Fallkonzeptualisierung, denn sie liefert uns z. B. wichtige Hinweise zur Prognose der Störung.

Noch wichtiger für die Therapieplanung ist aber die Untersuchung der Frage, durch welche Faktoren die aktuellen Probleme aufrechterhalten werden und welche Ressourcen für die Therapie genutzt werden können. Individuelle Merkmale wie eine hohe Intelligenz, eine gute soziale Kompetenz oder spezielle Begabungen sind dabei ebenso zu berücksichtigen wie die aktuellen Belastungen und Ressourcen im familiären Bereich. Auf der Suche nach möglichen Ressourcen können die im Rahmen der entwicklungspsychopathologischen Forschungen thematisierten „protektiven Faktoren" hilfreich sein. Für die klinische Praxis ist eine Gegenüberstellung von Stärken und Schwächen nützlich (◘ Abb. 4.4).

Die Aufrechterhaltung der Probleme kann außerdem bildlich veranschaulicht werden. Hierzu können wir uns an einer grafischen Darstellungsform orientieren, so wie sie in der multisystemischen Therapie entwickelt wurde:

Die wichtigsten Faktorenkomplexe, die aktuell für die Aufrechterhaltung der Hauptprobleme bedeutsam sind, werden aufgezeichnet und der hypothetisch angenommene Zusammenhang zwischen ihnen wird durch Verbindungslinien und Pfeile veranschaulicht (◘ Abb. 4.5).

4.3.3 Problemanalyse auf der Mikroebene

Nachdem in der Problemanalyse auf der Makroebene ein Verständnis dafür gewonnen wurde, was die wichtigsten Faktoren sind, die zur psychischen Störung beigetragen haben, durch welche Faktoren sie aufrechterhalten wird und welche Faktoren eventuell für eine Therapie genutzt werden können, kann im nächsten Schritt überlegt werden, wie die Verhaltenstherapie im Einzelnen durchzuführen ist. Hierzu verändern wir den Betrachtungswinkel von einer Gesamtschau auf der Makroebene hin zu einer sehr viel genaueren Betrachtung von einzelnen Verhaltensweisen.

Die Mikroanalyse beginnt damit, dass wir zunächst einmal die konkreten Verhaltensweisen (Zielverhaltensweisen) auswählen, die im Fokus der Therapie stehen sollen. Hieran ansetzend kann eine Verhaltensanalyse nach dem klassischen funktionalen Bedingungsmodell (Verhalten in Situationen) erfolgen(s. Arbeitsblatt 4-3.3 „Anleitungsblatt zum S-O-R-K-C-Modell"; ◘ Abb. 4.6; ◘ Tab. 4.2). Die Auswahl von Zielverhaltensweisen steht in einem engen Zusammenhang mit den Zielformulierungen der Therapie und sie ergibt sich nicht immer von selbst. Relativ einfach stellt sie sich bei klar abgrenzbaren Problemen wie z. B. umschriebenen Phobien oder umschriebenen Zwangsstörungen dar; keineswegs trivial ist sie aber bei komplexen Störungsbildern wie Depressionen, Hyperkinetischen Störungen, Anorexien oder Borderline-Störung, bei denen es um die Auswahl mehrerer Zielverhaltensweisen geht, die auch noch zu gewichten sind.

Analyse auf der Makroebene: Relevante aktuelle Faktoren

Beispiel einer 18-jährigen Patientin mit einer Störung des Sozialverhaltens (F 91.2)

Belastungen/Schwächen	Ressourcen/Stärken
Individuell:	
– Begrenzte prosoziale Aktivitäten – Drückt ihre Bedürfnisse nicht aus – Läuft weg – Stiehlt	– Wunsch, die Schule zu besuchen – Fleißig und unabhängig – Freundlich und gute Manieren – Intelligent – Sportlich (Fußball) – Hilft bei Versorgung der Geschwister
Familie/Bezugspersonen:	
– Finanzielle Schwierigkeiten – Eheliche Kommunikationsprobleme – Depressivität der Mutter – Keine Regeln/keine Consequenzen – Mutter durch Kinderbetreuung überfordert und überbeansprucht	– Mutter betreut die Patienten seit früher Kindheit – Vater hat gute Arbeit – Eltern sind emotional zugewandt – Großmutter und erweiterte Familie engagiert
Schule/Studium/Beruf:	
– Probleme in Mathematik – Verhaltensprobleme: geringe Aufmerksamkeitsspanne, Disziplinprobleme	– Schule hat gute Beziehung zu den Eltern – Patientin macht selbstständig Hausaufgaben – Leistungen gut bis hinreichend
Soziale Kontakte/sonstige Umfeldfaktoren:	
– Kontakt mit antisozialen Kindern – Hohe Kriminalitäts- und Drogenmissbrauchsrate im Wohnviertel	– Beliebt bei Kindern in der Nachbarschaft – Prosoziale Cousins in der Nachbarschaft

■ **Abb. 4.4**　Analyse auf der Makroebene: Relevante aktuelle Faktoren

Analyse auf der Makroebene: Grafisches Modell zur Aufrechterhaltung der wichtigsten Probleme

Beispiel einer 13-jährigen Patientin mit Schulverweigerung auf der Grundlage einer Trennungsangststörung (F 93.0)

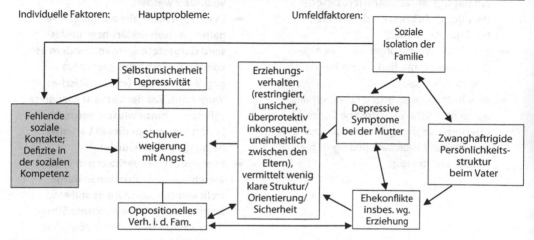

■ **Abb. 4.5**　Beispiel für eine Makroanalyse

◻ Tab. 4.2   Analyse auf der Mikroebene: S-O-R-K-C-Modell

Ein einfaches Beispiel von einem 28-jährigen Patienten mit einer Zwangsstörung (F 42.1)		
S	Kehrt vom draußen (vom Einkaufen oder von der Universität) nach Hause in seine Wohnung zurück	
O	Grübelneigung, Neigung sich viele Sorgen zu machen, geringe soziale Kompetenz	
R	R_{kog}:	„Der … hat mich berührt. Ich bin jetzt wieder verschmutzt. Vielleicht hat er mich angesteckt."
	R_{emot}:	Angst, starke Beunruhigung
	$R_{physiol}$:	Anspannung, Unruhe
	R_{mot}:	Wäscht sich die Hände ausgiebig.
K	Die unten genannten Consequenzen (C) erfolgen mit sehr hoher Wahrscheinlichkeit.	
C	Kurzfristig:	
	$C-$	Erleichterung unmittelbar nach dem Waschen; unmittelbare Reduktion der Angst.
	Langfristig:	
	$C+$	Reduktion der Außenkontakte.
	$C-$	Weitere Verschärfung der Zwangsgedanken und -handlungen.

Schrittweises Vorgehen bei der funktionalen Verhaltensanalyse:
- **1. Schritt:** Auswahl/Eingrenzung des Problemverhaltens R (exemplarisches Verhalten); es ist auch möglich mehrere Verhaltensanalysen (für mehrere Verhaltensweisen) zu erstellen.
- **2. Schritt:** Antezedente Bedingungen S: Wann ist es am wahrscheinlichsten, am häufigsten, am stärksten, besonders deutlich. Wann wird es stärker, häufiger, deutlicher?
- **3. Schritt:** Welche organismischen Bedingungen O machen das Verhalten R wahrscheinlicher?
- **4. Schritt:** Consequenzen C: Was erhält aufrecht? Wichtig: Kurzfristige Consequenzen (langfristige Consequenzen sind für das funktionale Bedingungsmodell zweitrangig).

❯ **Was das funktionale Bedingungsmodell leisten soll und was es nicht leisten muss:**
- Es muss nicht die psychische Störung erklärt werden; vielmehr werden klar definierte Verhaltensweisen in ihrem Bedingungszusammenhang dargestellt.
- Das im funktionalen Bedingungsmodell analysierte Verhalten soll therapiebezogen sein, d. h. es soll in der Therapie verändert werden.
- Es müssen nicht alle auffälligen Verhaltensweisen erklärt bzw. umfassend dargestellt werden, sondern es können typische Beispiele herausgegriffen werden (exemplarisches Vorgehen). Vor der Verhaltensanalyse soll darauf hingewiesen werden (mit Erklärung, warum dieses Verhalten herausgegriffen wurde).
- Es soll nicht das Verhalten in vielen verschiedenen Situationen dargestellt werden, sondern es soll eine bestimmte typische konkrete Situation exemplarisch herausgegriffen werden.

Anleitungsblatt zum S-O-R-K-C-Modell
© Mattejat & Quaschner 2012
(orientiert am GKV-Muster-»Informationsblatt zum Erstellen des Berichtes für Verhaltenstherapie«
(http://www.gkv-spitzenverband.de/upload/Mustersammlung-Vordrucke-Psychotherapie_4984.pdf)

Ausgangspunkt ist ein »problematisches Verhalten«, dessen kontrollierende Bedingungen analysiert werden sollen nach dem Muster: **Verhalten = f (vorher/nachher).**

Grundkomponenten:
S	ituation: Situation, die das problematische Verhalten kontrolliert (beeinflusst/auslöst)
O	rganismus: Biologisch-physiologische (z. B. Ermüdung, Hirnfunktionsstörung, Intoxikation), psychologische (subjektiv-kognitive) Variablen (z. B. personspezifische Schemata, Einstellungen/Überzeugungen, Kompetenzen/Defizite, Dispositionen). Diese O-Variablen stellen die Schnittstelle zur Schemaanalyse/ kognitiven Analyse (vertikale Verhaltensanalyse) dar.
R	eaktion: Problematisches Verhalten
K	ontingenz: Zeitliche Verteilung und Wahrscheinlichkeit der Consequenzen
C	onsequenz: Alle dem problematischen Verhalten nachfolgenden Consequenzen, die Einfluss auf das problematische Verhalten haben.

Beschreibungsebenen für R:

- R_{kog} (Kognitionen)

- R_{emot} (Emotionen)

- $R_{physiol}$ (Physiologie)

- R_{mot} (Motorik = beobachtbares Verhalten)

Arten von Consequenzen:

C+ positive Consequenz

C− negative Consequenz

$\not{C}$− Wegfall einer negativen Consequenz

$\not{C}$+ Wegfall einer positiven Consequenz

Zeitliche Differenzierung:
C_k Kurzfristige Consequenzen
C_l Langfristige Consequenzen

Wichtige praktische Hinweise:
- Die SORKC-Analyse ist keine Darstellung der psychischen Störung, sondern die Analyse eines speziellen, klar umgrenzten ausgewählten Problemverhaltens.

- Zunächst wird R beschrieben, dann S, O, K und C. Beginne immer mit R!

- Für die Aufrechterhaltung von R sind die kurzfristigen Consequenzen bedeutsam! Bei den kurzfristigen Consequenzen ist besonders nach C− und C+ zu suchen.

◻ **Abb. 4.6** Anleitungsblatt zum S-O-R-K-C-Modell

— Es sollen nicht alle Bedingungen dargestellt werden, sondern nur die auslösenden und die aufrechterhaltenden Bedingungen, d. h. solche Bedingungen, die das Auftreten des Verhaltens wahrscheinlicher machen.
— Das funktionale Bedingungsmodell kann ein Verhalten nicht vollständig erklären; das funktionale Bedingungsmodell soll das Auftreten bzw. die Aufrechterhaltung des Verhaltens erklären und Hinweise dafür geben, „an welcher Stelle" die Therapie eingreifen kann.

Analyse auf der Mikroebene: Ergänzung des SORKC-Modells durch eine kognitive Analyse

Beispiel einer Plananalyse bei einer 22-jährigen Patientin mit der Diagnose Anorexia nervosa (F 50.0)

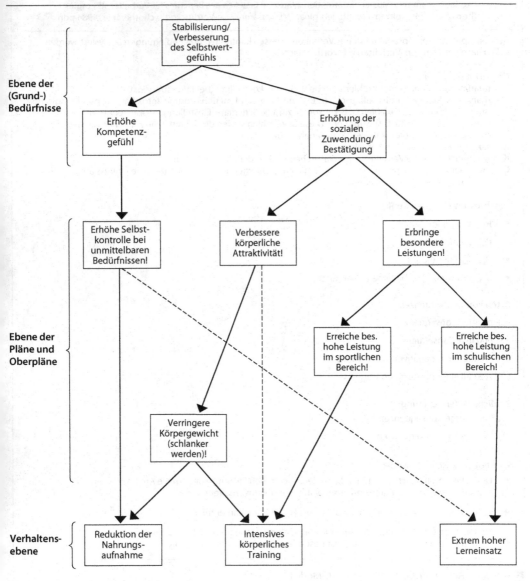

Abb. 4.7   Beispiel für eine Mikroanalyse

In vielen Fällen ist es sinnvoll, die klassische S-O-R-K-C-Analyse durch eine Analyse von kognitiv-emotionalen Schemata zu ergänzen (■ Abb. 4.7). Hierbei wird die hierarchische Strukturierung des Verhaltens genauer untersucht. Ein bekanntes Beispiel für die Analyse von kognitiv-emotionalen Schemata ist die entwickelte Plananalyse. Dabei werden beobachtbare Verhaltensweisen als Mittel bzw. Methoden verstanden, um ein bestimmtes Ziel zu erreichen; einzelne Ziele wiederum können auf übergeordnete Ziele zurückgeführt werden; an der höchsten Stelle in diesem hierarchischen Aufbau stehen menschliche Bedürfnisse. Die dabei untersuchten Ziel-Mittel-Verbindungen werden „Pläne" genannt; hieraus leitet sich der Ausdruck „Plananalyse" ab. Neben der Plananalyse wurden in der kognitiven Verhaltenstherapie noch weitere interessante Modelle entwickelt, in denen der Zusammenhang zwischen dem Problemverhalten und zugrunde liegenden Kognitionen genauer betrachtet wird (siehe hierzu die Literatur am Ende des Kapitels).

4.3.4 Therapieplanung

Die Therapieplanung kann auf die pragmatische Frage reduziert werden: Was sollten wir wann tun? Therapietechnisch umgesetzt heißt das, welche therapeutischen Methoden und Techniken können aufgrund der vorgenommenen Fallkonzeptualisierung vorgeschlagen werden und wie ist deren Abfolge. Konkrete Fragen können sich beispielsweise auf die vorgesehenen Zeitspannen richten oder darauf, wer in die Behandlung mit einzubeziehen ist. Diese zum Teil sehr konkreten und praktischen Entscheidungen sind einzubetten in die therapeutische Gesamtstrategie, die sich aus der Makroanalyse ableiten lässt.

■■ a) Behandlungsmotivation und Kooperationsfähigkeit

Mehr als bei anderen Maßnahmen der Krankenversorgung sind in der Psychotherapie die Kooperationsmöglichkeiten von entscheidender Bedeutung. Die Frage der Therapiemotivation bis hin zur Frage der Freiwilligkeit einer Behandlung sind im Vorfeld abzuklären. Insbesondere im ambulanten Setting ist die Therapiemotivation (Kooperationsbereitschaft, Kooperationsfähigkeit) von grundlegender Bedeutung. Die Frage der Freiwilligkeit einer Behandlung wird im stationären Setting relevant, wenn es etwa im Falle von Suizidalität oder aber auch bei lebensbedrohlichem Untergewicht im Rahmen einer Essstörung um eine richterliche Einweisung geht. Manchmal werden Erwartungen auch durch bestimmte Vorerfahrungen geprägt. Besondere Beachtung verdienen negative Vorerfahrungen wie Unzu-

friedenheit mit dem vorbehandelnden Therapeuten und seiner Methode. Häufig kann bereits zu Beginn des diagnostisch-therapeutischen Prozesses ein vorläufiger Behandlungsauftrag identifiziert werden. Im weiteren Verlauf dieses Prozes-ses geht es aber darum, die Stichhaltigkeit und Dauerhaftigkeit des anfänglichen Auftrages zu überprüfen.

■■ b) Rahmenbedingungen

Aus den Hypothesen zur Genese und zur Aufrechterhaltung der aktuellen Probleme, den wichtigsten Ressourcen und den Kooperationsmöglichkeiten ergeben sich die Indikationsüberlegungen zum allgemeinen Rahmen der Behandlung, zu den wichtigsten Behandlungskomponenten und zum allgemeinen Behandlungskonzept. Auch mögliche Probleme, die auf Therapeutenseite auftreten können (z. B. aufgrund von Alter und Geschlecht des Therapeuten), sind hier zu nennen. Unter Umständen können auch schon darüber hinausgehende positive oder negative Auswirkungen der Therapeutenpersönlichkeit bedacht werden. Bei den Indikationsüberlegungen sollten insbesondere folgende Fragen mitbedacht werden:

- Wie dringend ist die Notwendigkeit zu einer Therapie oder zu anderen Interventionen?
- Welche Behandlungsmodalität (stationär, teilstationär, ambulant) ist zu empfehlen?
- Welche Komponenten sollte die Behandlung/Hilfestellung umfassen (Medikation, funktionelle Übungsbehandlungen, individuelle Psychotherapie, familienbezogene Interventionen, Maßnahmen der Jugend- und Sozialhilfe, Schul- und arbeitsplatzbezogene Maßnahmen)?
- Wo sollte der inhaltliche und methodische Schwerpunkt der Behandlung liegen (individueller Patient vs. Umfeld; Kompetenzerwerb vs. Motivationsklärung)?

■■ c) Behandlungsziele und Therapieprognose

Die Zielformulierung im Rahmen des diagnostisch-therapeutischen Prozesses wird insofern oft unterschätzt, wenn sie nur als Formulierung

Beispiel: Fallkonzeptualisierung und Therapieplanung für Maria Z.

Name des Therapeuten :   *N.N.* _____   Datum: *30. Mai 2011*

Name des Patienten :   *Maria Z.* _____   Alter   *33 J.*   Geschlecht   m ☐   w ☑

1. Kurzzusammenfassung der Diagnostik-Ergebnisse

a) ICD-Diagnosen und Funktionsniveau:

Diagnose nach ICD-10: Mittelgradige depressive Episode mit somatischem Syndrom (ICD F 32.11) mit folgenden Hauptsymptomen:

Durchgängig depressive Stimmung, Interessenverlust, Aktivitätseinschränkung, Freudlosigkeit, Antriebsverminderung, Appetitverlust mit Gewichtsverlust, Libidoverlust, Schlafstörungen (Früherwachen) und Morgentief. Weiterhin unbegründete Selbstvorwürfe und eine erhebliche Beeinträchtigung des Selbstwertgefühls.

Funktionsniveau nach GAF: Rating 31 = Starke Beeinträchtigung in mehreren Bereichen, z. B. Arbeit, familiäre Beziehungen, Aktivitäten und Stimmung.

b) Relevante störungsspezifische Leitlinien und standardisierte Manuale mit Störungsmodellen:

Siehe z. B.:
- Losekam S, Konrad C (2012) Depression. In: Kircher T (Hrsg.): Kompendium der Psychotherapie. Berlin: Springer
- Hautzinger M, Stark W, Treiber R (2003) Kogniti ve Verhaltenstherapie bei Depressionen. Weinheim: Beltz

2. Problemanalyse auf Makroebene

a) Entwicklungsgeschichte der psychischen Störung:

– Welche Faktoren haben zu der Störung disponiert?
– Welche Faktoren/Entwicklungsaufgaben haben zur Auslösung der Störung beigetragen?
– Welche Faktoren haben dazu beigetragen, dass sich die Störung verfestigt hat?

Als disponierende Faktoren sind zu erkennen: Primär ängstlich-zurückhaltende Temperamentseigenschaften; früher Verlust der leiblichen Mutter im 3. Lebensjahr. Bei stark schwankender elterlicher Zuwendung (überwiegend desinteressierte Stiefmutter; alkoholkranker Vater) war Frau Z. in der Schul- und Jugendzeit sehr selbstunsicher und versuchte durch besonders »braves« und angepasstes Verhalten die Zuwendung der Eltern zu gewinnen. Dieses Muster setzte sich auch im Berufsleben und in der Partnerschaft weiter fort. Selbstbewusstsein und Fähigkeit zur sozialen Durchsetzung waren bei Frau Z. gering ausgeprägt. Durch hohes Engagement an ihrem Arbeitsplatz als Sekretärin gewann sie die Anerkennung ihres Chefs, der sie tendenziell ausnützte.

Die Störung wurde ausgelöst durch eine von Frau Z. nicht erwartete betrieblich bedingte Entlassung mit n achfolgender Arbeitslosigkeit.

Die extrem kritischen und abwertenden Reaktionen ihres Ehemanns haben wahrscheinlich zu einer Verschärfung der depressiven Symptomatik beigetragen.

◨ **Abb. 4.8**   Beispiel einer Fallkonzeptualisierung und Therapieplanung

2. Problemanalyse auf Makroebene (Fortsetzung)

b) Relevante aktuelle Faktoren:

Belastungen (Schwächen) Was sind die wichtigsten aktuellen Faktoren, die zur **Aufrechterhaltung** der psychischen Störung beitragen?	Ressourcen (Stärken) Welche aktuellen Ressourcen können eventuell zur **Bewältigung** der psychischen Störung beitragen oder für die Therapie genutzt werden?

Soziale Kontakte/sonstige Umfeldfaktoren:

Sehr geringes Selbstbewusstsein; Unfähigkeit zu assertiven Verhaltensweisen.	*Ausgeprägte prosoziale Verhaltenstendenzen; hohe berufliche Kompetenz.*
Gravierende finanzielle Probleme in der Familie aufgrund der Arbeitslosigkeit; erhebliche sexuelle Probleme in der Ehe; ausgeprägte Kritik und Vorwürfe des Ehemannes; Forderung, sie solle sich endlich »zusammenreißen«. Drohung des Ehemannes, sich trennen zu wollen. Starke Sorgen bezüglich der Betreuung des 3-jährigen Sohnes.	*Gute Unterstützung durch ihre Geschwister (Kinderbetreuung). Unproblematisches Kind (Freude am Kind)*
Fehlende berufliche Tätigkeit aufgrund Arbeitslosigkeit.	*Angebot des Arbeitsamtes und einer neuen Firma zu einer Eingliederungsmaßnahme*
Krankheitsbedingt: Völliger Verlust der vorher vorhandenen Freundschaftskontakte	*Aktive Unterstützung durch die Kirchengemeinde*

Grafisches Modell zur Aufrechterhaltung der Hauptprobleme, die in der Therapie verändert werden sollen:

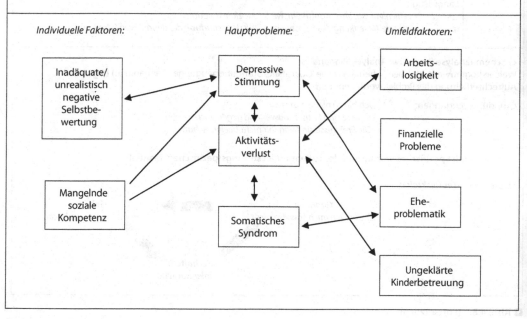

□ **Abb. 4.8** (Fortsetzung)

3. Problemanalyse auf Mikroebene

---

a) Problemverhalten: Auswahl und Beschreibung der problematischen Verhaltensweisen, die in der Therapie verändert werden sollen

Verhaltensdefizite:	*Vermeidung sozialer Kontakte*
	Vermeidungsverhalten bezüglich Arbeitsplatzerprobung
	Geringe körperliche Aktivität
Verhaltensexzesse:	*Selbstvorwürfe bezüglich Arbeitsplatzverlustes (ist meine eigene Schuld)*
	Grübeln bezüglich Familie, Kinderbetreuung, Zukunft

---

b) Funktionales Bedingungsmodell (SORKC-Modell) exemplarisch für ein bestimmtes Problemverhalten

S	*Einladung von einer Freundin, zu ihrer Geburtstagsfeier zu kommen*	
O	*Geringe soziale Kompetenz; Selbstunsicherheit; depressive Stimmungslage; geringes Selbstwertgefühl.*	
R	R_{kog}:	*»Ich bin sowieso eine schlechte Gesellschafterin; die interessieren sich nicht für mich. Die machen das nur aus Mitleid.«*
	R_{emot}:	*Versagensangst*
	$R_{physiol}$:	*Anspannung, Schwitzen, Appetitverlust*
	R_{mot}:	*Sagt Teilnahme ab; entschuldigt sich mit einer Ausrede (Vermeidungsverhalten); ruft Schwester an und klagt.*
K	*Die unten genannten Consequenzen (C) erfolgen mit sehr hoher Wahrscheinlichkeit.*	
C	Kurzfristig:	
	$C+$	*Schwester tröstet sie.*
	$\cancel{C}-$	*Erleichterung nach der Absage (Vermeidungsverhalten); Reduktion der Anspannung (negativen Consequenz)*
	Langfristig:	
	$C+$	*Fehlen von sozialen Kontakten; weitere soziale Isolation.*
	$\cancel{C}-$	*Weitere Absenkung des Selbstwertgefühls; Verschärfung der depressiven Stimmung*

---

c) Schemaanalyse (kognitive Analyse/Plananalyse)
Welche kognitiv-emotionalen Schemata/Pläne/Oberpläne/Grundüberzeugungen/-annahmen) tragen zur Aufrechterhaltung des Problemverhaltens bei?

Grundüberzeugungen:	*»Ich bin zu nichts nütze.«*
	»Andere sind kritisch-abwertend gegen mich.«
	»Die Ereignisse sind von mir nicht beeinflussbar.«

d) Ergänzend: Spezifisches Störungsmodell (orientiert an störungsspezifischem Manual)

Depressiver »Teufelskreis«:

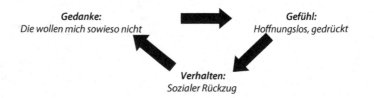

> **Gedanke:**
> Die wollen mich sowieso nicht
>
> **Gefühl:**
> Hoffnungslos, gedrückt
>
> **Verhalten:**
> Sozialer Rückzug

◘ **Abb. 4.8**   (Fortsetzung)

4. Therapieziele und Behandlungsplan

---

a) Wie sind die **Behandlungsmotivation** und die **Kooperationsfähigkeit** einzuschätzen?
Behandlungsmotivation und Kooperationsfähigkeit sind relativ hoch; extrem hoher Leidensdruck.

---

b) Unter welchen **Rahmenbedingungen** ist die Therapie durchzuführen?
- In welcher Modalität/mit welchem Setting sollte die Behandlung durchgeführt werden?
- Sollte die Psychotherapie mit einer medikamentösen Behandlung oder anderen Behandlungsansätzen kombiniert werden?
- Wer ist in die Therapie mit einzubeziehen (andere Professionelle, Angehörige)?
- Welche möglichen Probleme auf der Therapeutenseite sind zu berücksichtigen (Erfahrung, Therapeutenpersönlichkeit)?

■ *Aufgrund des Schwergrades der Symptomatik zunächst stationäre Behandlung, flankiert durch Kinderbetreuungsmaßnahme; evtl. Absprache mit Schwester. Dann ambulante Psychotherapie.*
■ *Medikamentöse Behandlung aufgrund des Schweregrades indiziert.*
■ *Es ist von zentraler Bedeutung für den Therapieerfolg, wie gut es gelingt, den Ehemann mit einzubeziehen; ggf. Angebot einer Paartherapie.*
■ *Unterstützung der Patientin bei Absprache mit dem zukünftigen Arbeitgeber (schrittweise Belastung).*

---

c) Was sind die **Behandlungsziele** und wie ist die **Therapieprognose**?
- Unmittelbar: die nächsten Termine
- Kurzfristig: die kommenden 2–3 Monate
- Mittelfristig: das nächste halbe Jahr
- Langfristig: gesamte Therapie

Zunächst: Akzeptanz des stationären Aufenthaltes durch Patientin und Ehemann. Entwicklung eines rudimentären Störungsmodells.

Kurz- und mittelfristig (zunächst stationär, dann in der ambulanten Nachbetreuung):
(a) Aktivitätsaufbau; (b) Verbesserung der somatischen Verfassung; (c) Reduktion der depressiven Stimmung; (d) Wiederaufnehmen der sozialen Kontakte; (e) Klärung der ehelichen Beziehung; (f) Reintegration in die Berufstätigkeit.

Langfristig: Stabilisierung und Umorientierung im Sinne einer adäquateren Balance zwischen eigenen Bedürfnissen und Anforderungen der Umwelt. Stabilisierung eines positiven Selbstwertgefühls.

Prognose: Die relativ hohe Therapiemotivation spricht für eine günstige Prognose; die chronische Selbstwertminderung und die negativen ehelichen Interaktionsmuster dagegen stellen prognostisch ungünstige Faktoren dar.

---

d) Welche **Interventionen/Methoden** können genutzt werden und wie ist deren Abfolge?

Zunächst: Intensive Psychoedukation mit Patientin und Ehemann; ggf. auch Einbeziehung der Schwester zur Klärung familienorganisatorischer Fragen.

Kurz- und mittelfristig: Geplanter und stufenweiser Aufbau von Aktivitäten; Selbstbeobachtungs- und Selbstkontrollmethoden, Teilnahme an Sportgruppe. Reattribution der körperlichen Beschwerden; Abbau von Schonverhalten. Entspannungstraining; Stimuluskontrolle; detaillierte Wochenplanung; kognitive Methoden; soziales Kompetenztraining; strukturierte Eingliederung ins Arbeitsleben; evtl. Paartherapie.

Langfristig: Infragestellung dysfunktionaler Schemata, Aufbau von Alternativen i.S. eines schematherapeutischen Vorgehens.

◘ **Abb. 4.8** (Fortsetzung)

eines „Endzustandes" bzw. „Soll-Zustandes" gesehen wird. Ein Aspekt, der bei der Einschätzung der Zielformulierung häufig zu kurz kommt, ist darin zu sehen, dass die Zielformulierung ein hervorragendes Mittel zur Strukturierung des Therapieablaufs ist. Gerade in der Ausbildungssituation herrscht aber häufig trotz aller Übungen in Therapieplanung große Unsicherheit darüber, wann welcher Schritt bzw. welche Maßnahme zu tun und durchzuführen ist. Diese Einschätzung kann man das „Timing" der Therapie nennen. Timing-Fragen ergeben sich in der Praxis häufig dadurch, dass die in der Planung vorstrukturierten Schritte und Techniken durch neu auftretende Probleme und Strukturen verändert und daran angepasst werden müssen. Diese Probleme sind meist durch die Re- bzw. Neuformulierung und Anpassung von Therapiezielen zu lösen. Die Neubewertung der Ziele bildet dann erst die Voraussetzung für die Anpassung der Techniken bzw. der Gesamtstrategie an die veränderte Situation. Mit anderen Worten: „Erst, wenn ich weiß, wo ich hin will, kann ich mir (erneut) Gedanken über die Mittel und Wege machen, die dort hinführen." Bei der Zielformulierung sind folgende Gesichtspunkte zu beachten.

1. Bewertung: Bei der Entscheidung darüber, ob die vom Patienten gewünschten Zielzustände (siehe Therapieauftrag) vom Therapeuten akzeptiert werden können, sind zwei ethische Prinzipien maßgebend. Zum einen sollten die vom Patienten formulierten Ziele nicht gesellschaftlichen oder juristischen Normen widersprechen. Zum zweiten sollte sich der Therapeut daran orientieren, was den bestmöglichen Nutzen für den Patienten bringt und vor allem aber, was die Vermeidung von Schaden für den Patienten oder andere Personen (Prima nihil nocere!) gewährleistet. Abgesehen von diesen grundlegenden und sehr allgemeinen normativen bzw. ethischen Prinzipien spielen normative Aspekte auch bei ganz konkreten, alltäglichen therapeutischen Fragen eine Rolle. Beispielsweise ist zu entscheiden, was im Falle einer Essstörung unter „normalem"

Essverhalten zu verstehen ist oder bei einer Sozialverhaltensstörung unter „angemessenem bzw. akzeptablem Verhalten".

2. Der zweite Aspekt ist die Prüfung auf Realisierbarkeit, d. h., es geht um die Frage, ob die gewünschten Zielzustände realistisch, d. h. prinzipiell erreichbar erscheinen. Da in der Regel mehrere Ziele formuliert werden, ist darauf zu achten, wie gut sie miteinander vereinbar sind.

3. Schließlich ist darauf zu achten, dass die Ziele möglichst konkret formuliert werden, am besten gemeinsam mit dem Patienten. Je konkreter die Ziele operationalisiert sind, umso klarer wird der einzuschlagende Weg und umso besser lässt sich der Erfolg der Therapie überprüfen.

4.4   Literatur

Kanfer FH, Reinecker H, Schmelzer D (2006) Selbstmanagement-Therapie. Ein Lehrbuch für die klinische Praxis. 4. Aufl. Springer, Berlin, Heidelberg

Margraf J, Schneider S (Hrsg) (2009) Lehrbuch der Verhaltenstherapie. Springer, Berlin, Heidelberg

Mattejat F, Quaschner K (2006) Problemanalyse, Fallkonzeptualisierung und Therapieplanung. In: Mattejat F (Hrsg) Verhaltenstherapie mit Kinder, Jugendlichen und ihren Familien. Lehrbuch der Psychotherapie. Band 4, S 171–196. CIP-Verlag, München

Remschmidt H, Schmidt MH, Poustka F (2006) Multiaxiales Klassifikationsschema für psychische Störungen des Kindes- und Jugendalters nach ICD-10 der WHO mit einem synoptischen Vergleich von ICD-10 und DSM-IV. 5. Aufl. 2006. Huber, Bern.

Ubben B (2010) Planungsleitfaden Verhaltenstherapie. Sitzungsaufbau, Probatorik, Bericht an den Gutachter. Beltz, Weinheim

Wiegand-Grefe, S, Mattejat, F, Lenz A (2011) Kinder mit psychisch kranken Eltern. Klinik und Forschung. Vandenhoeck & Ruprecht, Göttingen

Zarbock G (2008) Praxisbuch Verhaltenstherapie. Grundlagen und Anwendungen biografischsystemischer Verhaltenstherapie. Pabst Science Publishers, Lengerich

4.4.1 Folgende Arbeitsblätter finden Sie auf http://extras.springer.com

Arbeitsblatt 4-3.3 „Anleitungsblatt zum S-O-R-K-C-Modell"
Arbeitsblatt 4-4.3 „Arbeitsblatt zur Fallkonzeptualisierung und Therapieplanung"

Trauerreaktion, Krisenintervention, Suizidalität

Stephanie Mehl, Stefanie Losekam

© Springer-Verlag GmbH Deutschland, ein Teil von Springer Nature 2019
T. Kircher (Hrsg.), *Kompendium der Psychotherapie*
https://doi.org/10.1007/978-3-662-57287-0_5

5.1 Besonderheiten in der Interaktion/Beziehung

Im stationären Alltag kommen Krisensituationen häufig vor, seltener, aber doch von erheblicher Relevanz auch in der ambulanten Therapie. Typische Belastungssituationen sind psychosoziale, unerwartete oder einschneidende Lebensereignisse, beispielsweise Auseinandersetzungen oder Konflikte mit dem Partner, der Familie oder Mitpatienten, Trennungen, Verlust des Arbeitsplatzes, Krankheit oder Tod einer nahestehenden Person, aktuelle Anforderungen durch die Umwelt (z. B. Familienfeier, Semesterbeginn, Vorstellungsgespräch). Daneben können auch Aspekte der gegenwärtigen Therapie zu Belastungsreaktionen beim Patienten führen, wie z. B. Substanzentzug, Konfrontation, Urlaub des Therapeuten usw. Reaktionen auf eine akute Belastungssituation sind zum Teil störungsabhängig. Eine Patientin mit einer Borderline-Persönlichkeitsstörung hat in einem Krisenzustand ein erhöhtes Risiko, zu dissoziieren oder sich selbst zu verletzen; Patienten mit Angststörungen reagieren häufig mit einer Aggravierung panikähnlicher Symptome; depressive Patienten ziehen sich eventuell eher zurück und verschließen sich. Im schlimmsten Fall kann es während einer akuten Belastungssituation zu einer Zunahme lebensmüder Gedanken bis hin zu akuter Suizidalität kommen.

Um den Patienten während einer Belastungssituation stützend beraten zu können, ist eine tragfähige und vertrauensvolle therapeutische Beziehung essenziell. Es empfiehlt sich deshalb, den Patienen bereits zum Aufnahmezeitpunkt, z. B. im Rahmen eines schriftlichen Therapievertrags, und im Therapieverlauf immer wieder darauf hinzuweisen, dass er sich in einer für ihn belastenden Krisensituation jederzeit an seinen Therapeuten, seinen Bezugspfleger oder den Dienstarzt wenden darf, dass belastende, selbstverletzende oder suizidale Kommunikation unter den Mitpatienten jedoch zu unterlassen ist.

Fallbeispiel Frau O.

Frau O. (21 Jahre, arbeitssuchend) hatte von ihrer Mitbewohnerin aus der WG einen Anruf erhalten, dass ihr Ex-Freund wieder einmal in ihrer Wohnung aufgetaucht sei und dort randalieren würde. Sie klopfte zitternd und weinend an die Bürotür ihres Therapeuten, um sich von der Station abzumelden, da sie dringend ihre Mitbewohnerin unterstützen müsse. Außerdem wolle ihre Bettnachbarin Frau P. sie begleiten. Frau P. wisse alles über den Ex-Freund und habe sich sofort bereit erklärt, mitzukommen. Der Therapeut bat Frau P., zurück in die Ergotherapie zu gehen, da er mit Frau O. allein sprechen wolle. Im Gespräch mit Frau O. stellte sich heraus, dass diese nach dem Anruf der Mitbewohnerin bereits eine Panikattacke erlitten hatte und sich dem Therapeuten gegenüber sehr verzweifelt äußerte, dass sie sich kaum in der Lage sehe, den Ex-Freund zu stoppen, zumal dieser sie immer wieder belästige. Der Therapeut kontaktierte die Mitbewohnerin, die ihm mitteilte, dass sie bereits die Polizei verständigt habe. Anschließend schlug er Frau O. vor, zunächst auf Station zu bleiben. Er sehe durchaus die Dringlichkeit, auf die Übergriffe des Ex-Freundes zu reagieren, und werde sich deshalb mit dem Sozialarbeiter der Klink beraten, wie sie gemeinsam eine Entlastung für die Patientin erreichen können.

Wie im Fallbeispiel beschrieben, ist es notwendig, dass der Therapeut ebenfalls eine Einschätzung der Belastungssituation vornimmt (z. B. indem er die Mitbewohnerin anruft), die aktuelle Befindlichkeit der Patientin exploriert (hier: Panikattacken, Verzweiflung, körperliche Erregung) und anschließend eine Entscheidung gemeinsam mit oder ggf. eigenständig für die Patientin trifft (z. B. auf Station zu bleiben, keine Begleitung durch die Mitpatientin). Oberstes Ziel in der Interaktion mit Patienten in Krisenzuständen ist deren *emotionale Entlastung*, die im Fallbeispiel durch das Verständnis für die Dringlichkeit einer Handlung sowie durch das Angebot der Hinzunahme multiprofessioneller Hilfsmöglichkeiten (z. B. durch den Sozialarbeiter) signalisiert wird. Im Zusammenhang mit Krisen und Belastungen sollte immer die Suizidalität abgeklärt (s. Therapieeinheit 5.3.1) und ggf. der Oberarzt oder Supervisor hinzugezogen werden.

Zusammenfassung
- Belastungssituationen sind vielfältig.
- Reaktionen auf akute Belastungen sind z. T. störungsspezifisch.
- Supportive Kurzkontakte außerhalb therapeutischer Einzelgespräche anbieten, dieses schriftlich in einem Therapievertrag fixieren.
- Emotionale Entlastung schaffen.
- Weitere Berufsgruppen hinzuziehen, z. B. Sozialdienst.
- Keine krisenbelastete, suizidale Kommunikation unter Mitpatienten.
- Suizidalität abklären.

5.2 Psychotherapeutisch relevantes Modell zur Entstehung und Aufrechterhaltung

5.2.1 Krisen und Belastungssituationen

Als allgemeines, störungsunspezifisches Modell zur Entstehung von Belastungsreaktionen kann das **Vulnerabilitäts-Stress-Modell** herangezogen werden, demzufolge das Zusammenwirken biologischer und genetischer Faktoren einerseits (Vulnerabilität) und äußerer Faktoren, wie z. B. einschneidende Lebensereignisse, andererseits (Stress) die Anpassungsleistung des Patienten erschwert und zu einer subjektiven Krise führen kann. Darüber hinaus können Krisenzustände aber auch vor dem Hintergrund störungsspezifischer Modelle erklärt werden: Das **neurobehaviorale Entstehungsmodell der Borderline-Persönlichkeitsstörung** (s. Kap. 14 *Borderlinestörung*, Abschnitt 14.2) berücksichtigt beispielsweise die Störung der Affektregulation beim emotionalen Aufschaukelungsprozess im Rahmen einer für den Patienten belastenden Situation. Bei Patienten mit Depression kann die Depres-

sionsspirale (s. Arbeitsblatt 7-5.1-3 „Die Depressionsspirale") auf der Grundlage des **Teufelskreises der Depression** (s. Kap. 7 *Depression*, Abschnitt 7.2) als Erklärung für die Entstehung einer Belastungsreaktion des Patienten herangezogen werden.

5.2.2 Trauer

Es existieren unterschiedliche Modelle zur Erklärung (komplizierter) Trauerreaktionen. Dem **Phasen-Modell** (Freud 1917) zufolge besteht die Bewältigung eines Verlustes aus folgenden Sequenzen:
a) Realisieren und Akzeptieren des Verlusts und Bewältigen der Umstände, die mit dem Verlust verbunden sind.
b) Trauern, Auflösung der emotionalen Bindung.
c) Wiederaufnehmen des emotionalen Lebens, z. B. durch eine neue, enge Beziehung.

Empirische Belege für diesen phasischen Trauerprozess gibt es nicht, jedoch können sich Phasen-Modelle als heuristisch wertvoll im Rahmen der Therapie erweisen, z. B. während der Psychoedukation.

5.2.3 Suizidalität

Suizidalität ist ein heterogenes und komplexes Geschehen und kann bei allen psychischen Störungen auftreten. Sie kann zum Beispiel im Rahmen zunehmender Hoffnungslosigkeit und Verzweiflung (s. Kap. 7 *Depression*, Abschnitt 7.2 *Teufelskreis der Depression*) oder als extreme Form der Selbstschädigung (s. Kap. 14 *Borderlinestörung*, Abschnitt 14.2 *Neurobehaviorales Entstehungsmodell der Borderline-Persönlichkeitsstörung*) entstehen. Das **Präsuizidale Syndrom** (Ringel, 1953) mit den drei Phasen *Einengung, Aggressionsumkehr* und *Suizidfantasien* kann – muss aber keinesfalls – der Suizidhandlung vorausgehen. *Einengung* beschreibt eine situative, gedankliche und emotionale Einengung, Rückzug aus sozialen Kontakten bis hin zur Isolation sowie Wertlosigkeitsempfinden. In dieser Phase erlebt sich der Patient als ohnmächtig und ausgeliefert und seine Lebensumstände als bedrohlich und unveränderbar. Mit *Aggressionsumkehr* wird eine aggressive Wendung gegen das Selbst beschrieben, die sich bis hin zu *Suizidfantasien* steigern kann, während derer sich der Patient zunächst vage, im Verlauf aber immer konkreter mit suizidalen Handlungsabsichten beschäftigt, bis diese sich ihm immer wieder aufdrängen und letztendlich zum Suizid führen. Suizidalität kann jederzeit in einem therapeutischen Prozess auftreten und sollte immer wieder durch einfühlsames Nachfragen abgeschätzt werden. Eine standardisierte Behandlungsempfehlung suizidaler Krisen kann es nicht geben. Dafür sind die Umstände und Patientenmerkmale zu individuell. Auf jeden Fall sollte die suizidale Krise als Notfall behandelt werden und notwendige Schritte (gegebenenfalls Unterbringung auf einer geschützten Station) sofort eingeleitet werden. Das unter Modul 5.3 beschriebene strukturierte Vorgehen ist also nur als Orientierungshilfe gedacht.

5.3 Evidenzbasierte Grundlagen zur Auswahl der Therapiemodule

Im Rahmen akuter Krisen- und Belastungssituationen bei Borderline-Patienten haben sich Interventionen der Dialektisch-Behaviouralen Therapie (DBT, Linehan et al. 1993) wie beispielsweise die validierende Grundhaltung des Therapeuten gegenüber dem Patienten und der Einsatz von Skills zur Reduktion von emotionalen Anspannungszuständen als empirisch belegt wirksam erwiesen. Zur Therapie komplizierter Trauerreaktionen werden sowohl die Interpersonelle Psychotherapie (Schramm 2010) als auch Kognitive Verhaltenstherapie (Beck 2013) als wissenschaftlich anerkannte Verfahren eingesetzt. Die hier dargestellten Module sind als praktische Anleitung gedacht, folgen einer festen Struktur und sind hauptsächlich für das statio-

näre Therapiesetting ausgewählt worden. Wichtig ist immer eine sehr engmaschige (tägliche, ggf. mehrmals tägliche) Rücksprache bzw. Supervision durch einen erfahrenen Therapeuten gerade in suizidalen Krisen.

5.4 Psychotherapierelevante Dokumentation

Im Folgenden werden das Zustandsbarometer und die „Diary Card" als psychotherapierelevante Dokumentationsformen näher beschrieben. Beide Verfahren können ab dem Beginn einer stationären Therapie während des gesamten Therapieverlaufs eingesetzt werden.

5.4.1 Das Zustandsbarometer

Das Zustandsbarometer (s. Kap. 7 *Depression*, Arbeitsblatt 7-4.1 „Das Zustandsbarometer") ist ein strukturiertes Protokoll, das in der stationären Behandlung beispielsweise für Patienten mit Depression, komplizierter Trauerreaktion oder Angststörungen wöchentlich ausgeteilt und auf das im Rahmen der Visiten oder Einzelkontakte Bezug genommen werden kann. Der Patient schätzt für einen einwöchigen Zeitraum für jeden Wochentag morgens, mittags und abends seine Stimmung auf einer Skala von 0 = „sehr schlecht" bis 10 = „sehr gut" ein. Zusätzlich zur Stimmung können auch weitere relevante Symptome bewertet werden, beispielsweise Suizidalität. Bei Stimmungseinbrüchen und einer Zunahme lebensüberdrüssiger Gedanken kann der Patient außerdem einen Auslöser eintragen, z. B. „Erhalt der Kündigung" oder „Gedanken an meine verstorbene Mutter". Das Zustandsbarometer erleichtert es vor allem zurückhaltenden Patienten, ihre Belastungen gegenüber dem Therapeuten zu kommunizieren.

Fallbeispiel Herr K. – Montag, Visite
Th.: Wie ging es Ihnen denn während der Belastungserprobung am Wochenende?
Pat.: Naja, es ging einigermaßen.

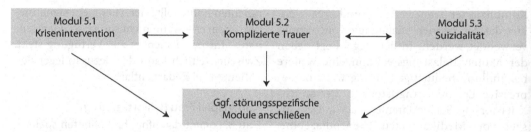

Abb. 5.1   Möglicher Einsatz der Therapiemodule

Th.: Darf ich mal einen Blick auf Ihr Zustandsbarometer werfen?

Pat.: zeigt das Zustandsbarometer

Th.: Gestern Mittag haben Sie eine Null eingetragen und dazu geschrieben „War am Grab meines Bruders". Da scheint es Ihnen sehr schlecht gegangen zu sein.

Pat.: Ja. Ich hatte selbst gar nicht damit gerechnet, dass es mich auch dem Friedhof wieder so umhaut und ich so traurig werde. Mein Bruder ist ja immerhin schon fünf Jahre tot.

Th.: Danach haben Sie Ihre Stimmung zwischen zwei und drei eingeschätzt. Ich habe den Eindruck, dass es Sie noch weiter beschäftigt hat, dass Sie am Grab Ihres Bruders waren. Wie ist das jetzt für Sie, dass ich die Situation noch mal anspreche, die Sie in Ihr Zustandsbarometer eingetragen haben?

Pat.: Ich glaube, dass Sie damit Recht haben, dass mich die Situation belastet.

Nachfolgend kann die Belastung *supportiv* aufgegriffen und bearbeitet werden (s. auch Modul 5.2 *Unterstützende Interventionen bei komplizierter Trauer*).

Zusammenfassung: Zustandsbarometer
- Differenzierte Darstellung akuter Belastungen.
- Einsatz v. a. bei Patienten mit Depression, komplizierter Trauer, Angst- und Zwangsstörungen.
- Erleichtert zurückhaltenden Patienten die Kommunikation mit dem Therapeuten.
- Liefert Hinweise für Modulauswahl.

5.4.2 Diary Card

Bei der Therapie von Patienten mit einer Borderline-Persönlichkeitsstörung (s. Kap. 14 *Borderlinestörung*) kann die Diary Card (s. Arbeitsblatt 14-4.1 „Diary Card") wöchentlich ausgeteilt und ebenso wie das Zustandsbarometer (s. Arbeitsblatt 7-4.1 „Das Zustandsbarometer") in den Visiten oder Einzelkontakten zur Exploration von Krisen und Belastungssituationen genutzt werden. Im Gegensatz zum Zustandsbarometer werden mithilfe der Diary Card mögliche Problemverhaltensweisen zur Bewältigung der Belastungssituationen explizit erfasst: das Ausmaß an suizidalen Ideen, das Ausmaß des Drangs zu parasuizidalen Handlungen (z. B. Schneiden) sowie Art und Menge des Konsums von Alkohol- und Drogen. Die Diary Card liefert Hinweise auf das anzuschließende Modul zur Krisenbewältigung (z. B. Modul 5.1 *Krisenintervention* oder Modul 5.3 *Suizidalität*).

Zusammenfassung: Diary Card
- Einsatz v. a. bei Patienten mit einer Borderline-Persönlichkeitsstörung.
- Differenzierte Darstellung von Belastungssituationen und darauffolgenden Problemverhaltensweisen.
- Liefert Hinweise für Modulauswahl.

5.5 Praktische Therapiedurchführung

Die im Folgenden beschriebenen Therapiemodule stellen stützende Interventionen im Rahmen von a) Krisen und Belastungen, b)

Komplizierter Trauerreaktion und c) Suizidalität dar. Sie können unabhängig voneinander verwendet werden. In der Regel liegt neben der akuten Belastungsreaktion eine weitere behandlungsbedürftige Störung wie eine depressive Episode, Angststörung, Persönlichkeitsstörung, Schizophrenie, u. a. vor. Der Einsatz von Medikamenten (Benzodiazepine, Antipsychotika, Antidepressiva, Stimmungsstabilisierer) und weiterer störungsspezifischer Therapiemodule wird deshalb in den meisten Fällen notwendig sein. Abbildung 5.1 schlägt eine Übersicht der nachfolgenden näher dargestellten Module und deren Einsatz vor (◘ Abb. 5.1).

5.5.1 Modul 5.1: Krisenintervention (wiederholt 10 Min.)

Indikation: Bei Patienten in akuten Belastungssituationen, bei hoher emotionaler Anspannung und Handlungsunfähigkeit, welche den Therapieprozess behindern oder verzögern.

Ziel: Emotionale Entlastung, Wiederherstellung der Entscheidungs- und Handlungsbereitschaft des Patienten, Wiederherstellung der Fähigkeit zur Therapieteilnahme.

Fallbeispiel Frau B.
Frau B. (18 Jahre, Schülern) ist aufgrund einer Angststörung mit komorbider schwerer depressiver Episode in stationärer Behandlung. Das Pflegeteam informiert den Therapeuten darüber, dass es Frau B. schlecht gehe, und er bitte schnellstmöglich das Gespräch mit ihr suchen solle.

Wird der Therapeut durch den Patienten selbst oder das Stationsteam über eine Krise in Kenntnis gesetzt, sollte er möglichst zeitnah den Kontakt zum Patienten aufnehmen. Das ist nicht immer unmittelbar möglich. Da der Patient im Rahmen einer Krise oder Belastung einem aversiven emotionalen Zustand ausgesetzt ist und auf supportive Entlastung durch den The-

rapeuten hofft, sollte der Therapeut signalisieren, wann er – wenn nicht sofort, so doch zeitnah – für den Patienten zur Verfügung steht. Zwischenzeitlich kann der Bezugspfleger den Patienten bei Bedarf entlasten.

Fallbeispiel Frau B. (Fortsetzung)
Frau B. kommt daraufhin fünf Minuten später in das Büro des Therapeuten und berichtet aufgelöst, dass sie sich gerade heftig mit ihren Eltern gestritten habe. Sie zittert, bewegt sich unruhig auf dem Stuhl hin und her und kaut auf den Fingernägeln.

Wenn Patienten sich in einer für sie schwierigen Situation befinden, muss der Therapeut die emotionale Beteiligung des Patienten beachten, ohne diese noch zusätzlich zu verstärken. Er kann das tun, indem er *empathisch* (einfühlend) und *validierend* (d. h. nachvollziehend) auf den Patienten eingeht und gleichzeitig signalisiert, dass er dem Patienten *entlastend* und kompetent zur Seite steht.

Fallbeispiel Frau B. (Fortsetzung)
Th.: Ich merke, dass Sie die Auseinandersetzung mit Ihren Eltern ziemlich beschäftigt. Bei allem, was Sie mir bisher über das Verhältnis zwischen Ihnen und Ihren Eltern berichtet haben, kann ich das gut nachvollziehen (*validieren*). Es ist gut, dass Sie sich melden, wenn Sie sich allein damit überfordert sehen (*lösungsorientiertes Handeln fördern*). Ich möchte Sie gern unterstützen (*Entlastung signalisieren*). Deshalb möchte ich mir jetzt ein Bild davon machen, was passiert ist.

Patienten in Belastungssituationen benötigen Strukturierungshilfen des Therapeuten durch gezieltes Nachfragen, was passiert ist und wie es dem Patienten geht. Nur so kann der Therapeut das Problem besser nachvollziehen. W-Fragen erweisen sich dabei als hilfreich.

▪▪ **W-Fragen zur strukturierten Erfassung von Krisen und Belastungssituationen:**
- „Was ist passiert?"
- „Wann ist es passiert?"

- „Wo ist es passiert?"
- „Wer ist involviert?"
- „Wie kam es dazu?"

Am Ende dieser kurzen Exploration sollte der Therapeut noch einmal zusammenfassen, was er verstanden hat und gegebenenfalls Verständnisfragen klären.

Fallbeispiel Frau B. (Fortsetzung)
Th.: Ich fasse noch einmal zusammen, was Sie mir gerade berichtet haben, Frau B. Sie hatten Ihre Mutter vor einer Viertelstunde angerufen und gebeten, nächste Woche zu einem Angehörigengespräch zu uns zu kommen.
Pat.: Ja, das hatten wir ja zusammen so überlegt.
Th.: Ihre Mutter hat daraufhin gesagt, dass sie auf keinen Fall kommen wird, und hat einfach aufgelegt.
Pat.: Ja genau. Das ist wieder zu typisch (*Denkfalle: Verallgemeinerung*). Ich habe das Gefühl, dass sie mir alles wieder kaputtmacht, was ich mir hier erarbeite (*Denkfalle: negatives Denken*). Sie will mir einfach nicht helfen.

Unter Stress können dysfunktionale Denk- und Verhaltensmuster verstärkt auftreten und es dem Patienten erschweren, aus seinem aversiven Gefühlszustand eigenständig auszubrechen. Im oben genannten Fallbeispiel steigert sich die Patientin unbeabsichtigt in depressionsfördernde Denkfallen (s. Kap. 7 *Depression*, Modul 5.3 *Denkfallen*) hinein. Der Therapeut muss jetzt die Patientin im „Hier und Jetzt" halten, z. B. indem er sie bittet, Blickkontakt zu ihm aufzunehmen, sich zu vergegenwärtigen, dass sie jetzt in seinem Büro sitzt, und dass er ihr helfen wird.

Fallbeispiel Frau B. (Fortsetzung)
Th.: Atmen Sie einmal ganz tief ein und aus.
Pat.: atmet...
Th.: Und jetzt schauen Sie mich wieder an. Ich bin für Sie da und werde Ihnen helfen.
Pause
Th.: Wie geht es Ihnen jetzt?
Pat.: Etwas besser.

Th.: Unser nächstes Einzelgespräch ist morgen um 13 Uhr. Dann werden wir uns gründlich damit auseinandersetzen, wie wir damit umgehen, dass Ihre Mutter Ihre erste Einladung zu einem Angehörigengespräch zunächst ausgeschlagen hat.
Pat.: Ok. Jetzt wäre ich dazu wahrscheinlich eh nicht in der Lage.
Th.: Wie gehen Sie jetzt aus unserem Kurzkontakt? Brauchen Sie noch etwas von mir?
Pat.: Ich bin froh, dass Sie gleich Zeit hatten. Jetzt geht es etwas besser. Es würde mir helfen, wenn ich mich nochmal melden darf, falls meine Mutter nochmal anruft.
Th.: Das könne Sie machen. Entweder bei mir oder beim Stationsteam.

Der Therapeut sollte den Kontakt in der Krisenintervention eher supportiv gestalten, d. h. Hilfestellung signalisieren, das nächste Einzelgespräch ankündigen und den Patienten nach seinem Empfinden nach der Kurzintervention fragen. Im darauffolgenden Einzelgespräch können dann störungsspezifische Module angeschlossen werden, z. B. *Problemlösen* (s. Kap. 7 *Depression*, Modul 5.8), *Denkfallen* (s. Kap. 7 *Depression*, Modul 5.3), *Skillstraining* (s. Kap. 14 *Borderlinestörung*, Therapieeinheit 5.3.7.2) usw.

❗ **Cave**
Während der Krisenintervention erschwert die emotionale Beteiligung komplexere kognitive Interventionen. Diese sollten erst außerhalb der akuten Belastung durchgeführt werden, da der Patient sonst nicht folgen kann und durch diese Frustration noch mehr Belastung erlebt.

Zusammenfassung: Krisenintervention
- Zeitnahe Kontaktaufnahme signalisieren.
- Bezugspflege hinzuziehen.
- Empathie zeigen und validierende Grundhaltung einnehmen.
- Problem erfragen (W-Fragen verwenden) und zusammenfassen.
- Den Patienten im Hier-und-Jetzt halten.

— Den nächsten Einzelkontakt planen und vergegenwärtigen.

— Kurzkontakt beenden.

— Anschluss störungsspezifischer Module im nächsten Einzelgespräch.

■ ■ **Mögliche Probleme und Lösungen**

■ **Situation 1:**

Problem: Der Patient kann auch durch eine kurze Krisenintervention nicht beruhigt werden und verharrt in einem aversiven Anspannungszustand.

Lösung: Hier kann die Gabe einer anspannungslösenden Bedarfsmedikation sinnvoll sein (sedierendes Antipsychotikum, Benzodiazepin). Diese ist mit dem Patienten zu besprechen.

■ **Situation 2:**

Problem: Der Patient signalisiert dauerhafte Anspannung, täglich viele Krisen und möchte häufige und tägliche Kontakte.

Lösung: Vereinbarung von festen Kurzkontakten (5–10 Min.) ein oder zweimal täglich mit dem Therapeuten, statt Ad-hoc-Krisenintervention. Vereinbarung von festen Kurzkontakten (5–10 Min.) ein- oder zweimal täglich mit dem Bezugspfleger. Bei Nachfrage des Patienten dann auf die festen Kurzkontakttermine verweisen. Anpassung der fest angesetzten Medikation. Ein derartiges Vorgehen muss mit dem Oberarzt, dem Stationsteam und dem Patienten vorher abgesprochen werden.

5.5.2 Modul 5.2: Unterstützende Interventionen bei komplizierter Trauer

Modul 5.2 beinhaltet vier Therapieeinheiten, die im Folgenden dargestellt sind (◘ Tab. 5.1).

Indikation: Bei einfacher und komplizierter Trauer, verzögerter Trauer, bei Symptomen einer posttraumatischen Belastungsstörung, die durch einen Trauerprozess ausgelöst wurden,

◘ **Tab. 5.1**   Übersicht über die Therapieeinheiten in Modul 5.2

Therapieeinheit 5.2.1	Sammlung von mit dem Verlusterlebnis verbundenen Emotionen
Therapieeinheit 5.2.2	Analyse der Beziehung mit dem Verstorbenen
Therapieeinheit 5.2.3	Ein inneres Bild des Verstorbenen entwickeln
Therapieeinheit 5.2.4	Leben nach dem Verlust

bei einem depressiven Syndrom, das im Zusammenhang mit einem problematischen Trauerprozess steht. Das Modul kann in diesem Fall mit Modulen aus der Depressionsbehandlung kombiniert werden.

Ziel: Entlastung des Trauernden; Zugang zu positiven unterstützenden Ressourcen fördern, um den verzögerten Prozess der Trauer zu fördern; dem Trauernden dabei helfen, Interessen und Beziehungen wieder aufzunehmen, um den Verlust abzufangen.

Diagnose einfacher oder komplizierter Trauer

Einfache Trauerreaktion

Die einfache Trauerreaktion hat die Symptome eines leichten depressiven Syndroms: Traurigkeit, Interessenverlust, Konzentrationsstörungen, Schlafstörungen, Unruhe und kurzzeitige Probleme bei der Alltagsbewältigung (über mehrere Tage) können auch bei Trauernden auftreten. Bei normaler Trauer ist die Symptomatik generell leicht ausgeprägt, der Alltag kann bewältigt werden. Die Symptome verschwinden nach einigen Wochen bis einem Jahr spontan wieder, sie beginnen mit dem Verlust einer nahestehenden Person und es ist keine psychiatrisch-psychotherapeutische Hilfe notwendig.

Komplizierte Trauer

Hinweise auf komplizierte Trauer sind ein zeitlich besonders langer (über ein Jahr andauernder) Trauerprozess oder ein Trauerprozess, der sehr intensiv durchlebt wird. Den Betroffenen ist es nicht mehr möglich, ihr Leben vor der Trauerphase wiederaufleben zu lassen und am üblichen gesellschaftlichen Leben teilzunehmen, psychosoziale Funktionseinbußen bleiben bestehen. Bei der „verzögerten Trauer" werden komplizierte Trauerprozesse erst nach Jahren durch bestimmte Auslöser (z. B. einen weniger bedeutenden anderen Verlust, Erreichen des Lebensalters des Toten) getriggert.

Bei den Betroffenen können Intrusionssymptome auftreten (wiederkehrende Erinnerungen an den Verstorbenen, Gefühlsüberflutung, starke Sehnsucht nach der Person), aber auch Vermeidungsverhalten (Vermeidung von Aktivitäten, die an Verstorbenen erinnern; Vermeidung einer Anpassung der Umgebung an die neue Situation, der Betroffene hebt z. B. alle Gegenstände des Verstorbenen auf). Depressive Symptome (Traurigkeit, Verzweiflung, Interessensverlust, innere Leere, Appetitverlust, Schuldgefühle, Verlust des Selbstwerts, sozialer Rückzug und Vereinsamung) sind häufig, ebenso Angstsymptome, z. B. die Angst, selbst zu erkranken und zu sterben. Ein weiterer Hinweis ist eine Verschlechterung der Symptomatik zu relevanten Zeitpunkten (z. B. dem Todestag) (nach Schramm et al. 2010).

Therapieeinheit 5.2.1:
Sammlung von mit dem Verlusterlebnis verbundenen Emotionen und Rekonstruktion der Beziehung mit dem Verstorbenen (2 x 50 Min)

In der Intervention wird das Verlusterlebnis des Trauernden zunächst genau analysiert. In einem ersten Schritt soll der Trauernde die Person, um die er trauert, beschreiben, ihre Eigenschaften, ihre Stärken und Schwächen. Die Eigenschaften, Stärken und Schwächen werden auf einem Blatt gesammelt. Danach wird der Trauernde gebeten, die Lebensgeschichte der Person sowie wichtige gemeinsame Erinnerungen anhand einer Zeitleiste zu sammeln. Zu diesem Zweck kann auch das Arbeitsblatt 5-5.2-1 „Lebensgeschichte" verwendet werden. Im nächsten Schritt soll der Trauernde die Ereignisse vor und nach dem Tod der Person genau in ihrem Ablauf und ihrer Wirkung auf seine Person beschreiben. Für die Schilderung der Erlebnisse um den Tod der Person sollten sich Therapeut und Patient mindestens eine Stunde lang Zeit nehmen. Mit dem Patient sollte vorher verabredet werden, dass er die Schilderung jederzeit unterbrechen kann, falls er dadurch zu belastet ist. Während der Schilderung der Erlebnisse sollte der Therapeut direkt nach den mit der Situation verbundenen Gefühlen fragen. Dabei sollten positive Gefühle (Erleichterung) wie negative Gefühle (Trauer, Angst, Schuld) erfragt werden.

Fragen nach Emotionen sind beispielsweise:

- „Wie haben Sie sich in dieser Situation gefühlt?"
- „Gab es auch andere Gefühle in der Situation?"
- „Gab es auch positive Gefühle, waren Sie z. B. erleichtert, als es vorbei war?"

In einem letzten Schritt sollte mit dem Trauernden erarbeitet werden, darüber nachzudenken, was der Verlust für sein weiteres Leben bedeutet. Die Ergebnisse sollte der Therapeut gemeinsam mit dem Patienten schriftlich auf einem Blatt sammeln. Des Weiteren kann auf diesem Blatt gesammelt werden, was es für den Patienten und sein Leben bedeutet, die Person getroffen zu haben, was er von der Begegnung mitnimmt, was er gelernt hat.

Fragen zu den Konsequenzen des Verlustes sind beispielsweise:

- „Was bedeutet der Verlust für Ihr weiteres Leben?"
- „Was bedeutet es für Ihr Leben, dass Sie den Gestorbenen getroffen haben?"
- „Was haben Sie von ihm/ihr gelernt?"

Zusammenfassung: Sammlung von mit dem Verlusterlebnis verbundenen Emotionen
- Eigenschaften des Verstorbenen und gemeinsame Lebensgeschichte werden gesammelt.
- Mit dem Verlusterlebnis verbundene positive und negative Emotionen werden erarbeitet.
- Mit dem Trauernden herausarbeiten, was der Verlust für sein weiteres Leben bedeutet, aber auch analysieren, wie die Begegnung mit der Person das Leben des Trauernden geprägt hat.

■■ **Mögliche Probleme und Lösungen:**
■ **Situation 1:**
Problem: Der Trauernde möchte über den Verlust nicht sprechen.

Lösung: Dem Trauernden verdeutlichen, dass das Sprechen über den Verlust den Trauerprozess fördert. Den Trauernden motivieren, im geschützten Rahmen der Therapie über den Verlust zu sprechen. Die Befürchtungen des Trauernden erfragen und überprüfen (s. Exkurs „Trauerstunde").

■ **Situation 2:**
Problem: Der Trauernde vermeidet es, mit dem Therapeuten über den Verlust und gemeinsame Erinnerungen zu sprechen, da er Angst hat, dass dies dazu führt, dass er „nie wieder aufhört zu trauern":

Lösung: Den Trauernden darüber informieren, dass dies eine weit verbreitete Angst ist, dass dies nicht passieren wird, da es den Körper zu viel Energie kosten würde, unendlich lange zu trauern. Mit dem Trauernden über andere Verluste sprechen (z. B. Trennungen), die er erfolgreich betrauert hat und bei denen er auch am Anfang dachte, er kann den Schmerz nicht ertragen. Die Befürchtung, dass der Trauernde nie wieder aufhören wird zu trauern, kann der Trauernde in einer Trauerstunde überprüfen (s. Exkurs: Trauerstunde).

■■ **Exkurs: Trauerstunde**
Bei Bedarf und bei sehr starker Trauer kann es an dieser Stelle wichtig sein, eine „Trauerstunde" durchzuführen. Ziel der Stunde ist es

ebenfalls, den Trauerprozess zu fördern. Der Trauernde sollte anlässlich dieser Stunde Fotos und Gegenstände der Person mitbringen, über deren Verlust er trauert. Aufgabe des Therapeuten ist es, dem Trauernden in der Trauer beizustehen. Im Verlauf der oben beschriebenen Intervention sollte der Therapeut immer wieder auch sog. evokative Sätze einfließen lassen, die den Trauernden auf die Realität des Verlusterlebnisses hinweisen (z. B. „Sie haben jemanden verloren" oder „Ihr Vater ist gestorben"), um die Akzeptanz des Verlustes und die Auseinandersetzung mit dem Verlust zu fördern.

Zusammenfassung: Trauerstunde
- Ziel: Trauerprozess fördern, Akzeptanz des Verlustes fördern.
- Dem Trauernden in der Trauer beistehen, aber auch evokative Sätze einfließen lassen („Sie haben jemanden verloren").

■■ **Exkurs: Dysfunktionale Konzepte und belastende Schuldgefühle**
Häufig sind in Bezug auf den Todesfall dysfunktionale Konzepte entstanden, wie z. B. Schuld oder Scham darüber, das Ereignis nicht abgewendet oder verzögert zu haben, die Person nicht gerettet zu haben, oder Wut auf die Person, die einen verlassen hat (häufig bei Kindern) und Schuldgefühle darüber, dass man selbst noch am Leben ist. Es ist wichtig, die dysfunktionalen Konzepte und Gefühle aufzugreifen und einer genauen Realitätsprüfung zu unterziehen. Zunächst sollte der Therapeut den Trauernden genau über das Gefühl befragen, wie oft es auftritt und was der Auslöser für das Gefühl ist. In einem nächsten Schritt sollten die mit dem Verlust verbundenen Gefühle zunächst *entpathologisiert* werden, indem dem Trauernden vermittelt wird, dass es normal ist, bei dem Verlust einer nahestehenden Person auch nicht sozial akzeptierte Gefühle zu haben (Erleichterung, Wut), und dass es bei Trauer keine richtigen oder falschen Gefühle gibt. Starke übertriebe Schuldgefühle sollten bereits in dieser Phase einer Realitätsprüfung unterzogen werden. Zunächst sollten die Gründe für die Schuldgefühle schriftlich gesammelt werden. In einem nächsten Schritt ist es wichtig,

in einer kognitiven Intervention die Annahmen des Trauernden hinsichtlich ihrer Validität zu prüfen (s. Kap. 7 *Depression*, Modul 5.3 *Denkfallen*). Geeignet ist ebenfalls, den Trauernden im Rahmen eines Perspektivwechsels zu fragen, welche Ansicht der Verstorbene denn über seine Schuldgefühle gehabt hätte.

Beispiel: Validitätsprüfung und Perspektivwechsel

Pat.: Ich mache mir solche Vorwürfe, weil ich auf meinen Vater nicht richtig aufgepasst habe. Wir wussten doch alle, dass er es am Herzen hat. Ich hätte die ganze Zeit bei ihm bleiben sollen!

Th.: Frau P., das ist ein Gedanke, den Sie schon öfter in Bezug auf den Tod ihres Vaters geäußert haben. Ist es in Ordnung, wenn wir uns diesen Gedanken einmal genauer ansehen, wenn wir schauen, ob der Gedanke eigentlich angemessen ist?

Pat.: Ich weiß nicht, was Sie meinen.

Th.: Der belastende Gedanke ist ja: „Ich hätte die ganze Zeit bei meinem Vater bleiben sollen." Ist das denn möglich, dass Sie Tag und Nacht bei ihm geblieben wären?

Pat.: Ja, klar. Ich hätte zu diesem Zeitpunkt ja nicht unbedingt meiner Freundin ihre CD zurückbringen müssen. Dann hätte ich meinen Vater retten können.

Th.: Ich meine, ist es Ihnen denn wirklich möglich, die ganze Zeit bei ihrem Vater zu bleiben? Sie hatten ja auch andere Aufgaben, mussten zur Schule, Schlaf braucht man ja auch immer.

Pat.: Ja, ok, in die Schule musste ich gehen. Da hätte auch mein Vater etwas dagegen gehabt, wenn ich da nicht mehr hingegangen wäre.

Th.: Ja, sonst wäre Ihr Abschluss in Gefahr gewesen. Und außerhalb der Schule, konnten Sie da denn 24 Stunden lang achtgeben, dass Ihrem Vater nichts passiert?

Pat.: Na ja schon, eigentlich ja …

Th.: Wie hätten Sie das denn gemacht, Sie mussten ja schlafen?

Pat.: Nein, das wäre nicht gegangen. Selbst wenn ich wach geblieben wäre, das hält man ja nicht lange aus.

Th.: Also wäre es möglich gewesen, die ganze Zeit bei Ihrem Vater zu bleiben?

Pat.: Nein, leider nicht.

Th.: Frau P., zusammengefasst müssen wir festhalten, dass es Ihnen nicht möglich war, 24 Stunden bei ihrem Vater zu bleiben. Ich würde Sie gerne noch eine weitere Sache fragen: Was meinen Sie denn, wie würde das ihr Vater sehen, dass Sie sich so große Vorwürfe machen, weil Sie damals die CD weggebracht haben und er zu diesem Zeitpunkt einen Herzinfarkt hatte?

Pat.: Mein Vater, wie der das sehen würde?

Th.: Ja, wenn Sie sich vorstellen, Ihr Vater würde z. B. hier auf diesem leeren Stuhl sitzen. Was würde er dazu sagen, wenn er hier wäre.

Pat.: Naja, der würde sagen, dass ich spinne. Dass er nicht wollen würde, dass ich 24 Stunden auf ihn aufpasse. Er würde sagen, dass das Schicksal war und dass ich nichts dafür kann. Er würde sagen, dass ich nicht schuld bin und dass ich mich beruhigen sollte.

Th.: Ok, das schreiben wir einmal auf. Frau P., Ihr Vater würde das also ganz anders sehen als Sie selbst.

Pat.: Ja, er wäre bestimmt ganz schön sauer, dass ich mir so viele Gedanken mache und es mir so schlecht geht.

Th.: Was würde Ihr Vater denn erwarten, was Sie jetzt tun?

Pat.: Er würde erwarten, dass ich schon traure, aber auch, dass ich mich wieder beruhige und mich auch wieder schönen Dingen widme. Es wäre sehr belastend für ihn, mich so zu sehen, so schlecht wie es mir geht.

Th.: Frau P., was halten Sie davon, wenn Sie sich das, was wir jetzt hier aufgeschrieben haben und was ihr Vater sagen würde, ins Gedächtnis rufen, wenn Sie erneut denken, dass Sie schuld an seinem Tod sind?

Pat.: Ok, das kann ich machen.

Eine weitere Möglichkeit kann es sein, den Trauernden zu bitten, sich vorzustellen, dass er selbst gestorben wäre und zu erarbeiten, wie er eine ähnliche Situation sehen würde, in der sich ein Angehöriger Vorwürfe in Bezug auf den Tod des Trauernden macht. Dies bietet sich insbesondere an, wenn die Beziehung zu dem Verstorbenen (Elternteil) problematisch war, es aber andere Menschen im Leben des Trauernden gibt, zu denen er eine positive Beziehung hat, oder wenn der Trauernde eigene Kinder hat. Weiterhin kann der Trauernde gefragt werden, ob er denn eine Wahl hatte und mit Absicht Schuld auf sich geladen hat. Mit dem Trauernden kann erarbeitet werden, dass er nicht mit Absicht gehandelt hat und dass Schuld ja beinhaltet, absichtsvoll zu handeln.

Zusammenfassung: Belastende Schuldgefühle bearbeiten
- Erarbeitung und Entpathologisierung der Emotionen.
- Bei Schuldgefühlen: Gründe für Schuldgefühle zunächst schriftlich sammeln.
- Kognitive Umstrukturierung von Schuldgefühlen durch Validierung und Perspektivwechsel.

■■ **Mögliche Probleme und Lösungen**
■ **Situation 1:**
Problem: Die Beziehung zu dem Verstorbenen ist problematisch und dieser hätte den Trauernden nicht von seiner Schuld freigesprochen oder hätte eventuell hohe Erwartungen an das Verhalten des Trauernden gehabt, die der Trauernde nicht erfüllen kann oder sollte.

Lösung: Zunächst überlegen, ob bei dem Trauernden andere funktionalere Beziehungen existieren, z. B.: zu seinen Kindern. Dann kann der Therapeut den Trauernden bitten, sich stattdessen vorzustellen, dass er selbst gestorben wäre und zu erarbeiten, wie er eine ähnliche Situation sehen würde, in der sich ein Angehöriger Vorwürfe in Bezug auf den Tod des Trauernden macht.

■ **Situation 2:**
Problem: Trauernde berichten manchmal von mit der Trauer in Zusammenhang stehenden ungewöhnlichen Wahrnehmungen wie z. B. Pseudohalluzinationen des Verstorbenen.

Lösung: Der Therapeut sollte die Pseudohalluzinationen entpathologisieren, in dem er den Trauernden darüber informiert, dass diese bei vielen Trauernden auftreten.

Therapieeinheit 5.2.2:
Analyse der Beziehung zu dem Verstorbenen (mind. 50 Min)
Ziel dieser Intervention ist es, den Verstorbenen und die Beziehung möglichst realistisch zu sehen und sich auf eine funktionalere Art an ihn erinnern zu können. Zunächst sollte die Beziehung des Trauernden mit dem Verstorbenen genau erfragt und analysiert werden, da ein intensives Nachdenken über die Beziehung oft vermieden wird. Im Rahmen der Intervention wird einerseits die Beziehung vor dem Tod, aber auch die aktuelle Beziehung betrachtet. Der Therapeut fragt den Trauernden genau, wie dieser die Beziehung sieht, welche positiven Aspekte die Beziehung hatte und welche negativen Aspekte. Die Ergebnisse werden auf einem Blatt gesammelt. Es ist wichtig, zunächst sehr vorsichtig nach den Emotionen gegenüber dem Verstorbenen zu fragen und den Trauernden zu ermutigen, diese im geschützten therapeutischen Rahmen auszusprechen. Dabei sollte dem Trauernden vermittelt werden, dass auch Wut und feindselige Gefühle bei einem Verlust etwas ganz Normales sind. Wichtig ist es auch, den Trauernden nach der eigenen Einstellung gegenüber dem Verstorbenen zu fragen, was er an ihm gemocht und was er nicht an ihm gemocht hat. Hilfreich für die Intervention sind ebenfalls Bilder oder Gegenstände des Verstorbenen, die das Erinnern erleichtern können und die der Trauernde mitbringen kann.

Zusammenfassung: Analyse der Beziehung zu dem Verstorbenen
- Positive Aspekte und negative Aspekte der Beziehung zu dem Verstorbenen erfragen.
- Die Beziehung vor dem Tod und die aktuelle Beziehung betrachten.
- Nach Emotionen in Bezug auf den Verstorbenen fragen und diese entpathologisieren.

■■ **Mögliche Probleme und Lösungen**
Problem: Die aktuelle Beziehung ist davon geprägt, dass der Trauernde Wut gegenüber der

verstorbenen Person empfindet (z. B. weil der Verstorbene ihn „verlassen" hat) oder aggressive Gefühle unterdrückt.

Lösung: Dem Trauernden vermitteln, dass auch Wut ein normales Gefühl ist. Ihm gleichfalls vermitteln, dass die Unterdrückung der Wut die Verarbeitung des Verlustes behindern kann. Den Trauernden genau nach Gründen für die Wut fragen und diese validieren. Eventuell kann an dieser Stelle auch die Intervention „Perspektivwechsel" erneut eingesetzt werden. Dabei wird der Trauernde befragt, wie er selbst es als Verstorbener sehen würde, wenn Personen wütend auf ihn sind, die er „verlassen hat". Meist haben die Trauernden selbst sehr viel Verständnis für andere Personen.

■ ■ Exkurs: Unerledigte Anliegen gegenüber Verstorbenen

Häufig treten bei Personen mit komplizierter Trauer in der Beziehung Probleme oder unerledigte Dinge auf, die mit dem Verstorbenen nicht mehr besprochen werden konnten. Eine mögliche Intervention, die mit dem Trauernden gut durchgeführt werden kann, ist es, den Trauernden in einem ersten Schritt zu bitten, zu formulieren, welche Dinge der Trauernde dem Verstorbenen gerne noch sagen würde. Die vom Trauernden angesprochenen Punkte können auf einem Blatt notiert werden. In einem nächsten Schritt wird der Trauernde gebeten, sich vorzustellen, dass der Verstorbene auf einem im Raum befindlichen leeren Stuhl sitzen würde. Der Trauernde wird gebeten, seine Anliegen in direkter Rede dem Verstorbenen gegenüber zu äußern. Danach wird ihm vorgeschlagen, sich vorzustellen, wie der Verstorbene auf jedes einzelne Anliegen reagiert hätte. Die Reaktionen des Verstorbenen werden ebenfalls auf einem Blatt gesammelt. Danach wird der Trauernde gefragt, ob er mit der Reaktion des Verstorbenen so zufrieden ist oder es weitere Dinge gibt, die unerledigt sind. Abschließend kann er als Hausaufgabe einen Brief an den Verstorbenen schreiben, in dem er die nicht adressierten Anliegen noch einmal loswerden kann.

Beispiel: Unerledigtes Anliegen im Stuhldialog besprechen

Pat.: Ok, dann fange ich mal an. (*spricht zum leeren Stuhl*). Papa, ich fand das damals richtig schlimm, dass Du meinen ersten Freund so gemein behandelt hast, Du hast einfach gesagt: „Der taugt nichts." Dabei war ich verliebt und glücklich. Und dann sagst Du auch noch, dass ich Dich enttäuscht habe. Ich habe da so sehr darunter gelitten. Und wir konnten es eigentlich nie wieder besprechen, weil du immer auf „stur" geschaltet hast. Wie kann man nur so rechthaberisch sein! Du kannst froh sein, dass ich immer noch zu Deinen Geburtstagen gekommen bin!

Th.: Das machen Sie sehr gut. Wie geht's Ihnen denn damit, dass Sie das jetzt gesagt haben?

Pat.: Das war gut. Meine Güte, das ist wirklich unfassbar, ich war damals 17, wie konnte der mich so behandeln. Sagt einfach "der taugt nichts" und sagt mir dann noch, dass ich ihn enttäuscht habe. Was sollte ich denn da noch machen? Und so ein Schwarz-Weiß-Denken, das ist doch unglaublich.

Th.: Was hätte denn Ihr Vater gesagt?

Pat.: Hm, also der hätte sich voll aufgeregt. Das war überhaupt nicht möglich, dass der mal gesagt hätte: „Ja, Du hast recht, ich war zu hart zu Dir. So schlimm ist Dein Freund ja gar nicht, der hat auch gute Seiten." Er konnte das einfach nicht, da hätte er sein Gesicht verloren.

Th.: Meinen Sie denn, er hat das vielleicht auch gesehen, dass er nicht ganz recht hatte.

Pat.: Ich habe meinen damaligen Freund ja dann ziemlich schnell geheiratet. Er hatte ja auch wirklich viele schlechte Seiten, er hatte ein Alkoholproblem. Aber er war ein toller Vater für meine Kinder. Könnte schon sein, dass das mein Vater gesehen hat. Aber er hätte eher seine Schuhe gegessen, als das mir gegenüber zuzugeben.

Th.: Frau M., das ist klasse, dass Sie das so formulieren können. Ich halte das auch für wahrscheinlich. Vielleicht hätte sich ihr Vater sogar gewünscht, mit Ihnen darüber sprechen zu können, aber er konnte nicht über seinen Schatten springen. Das tut mir sehr leid, dass Sie das nicht mehr mit ihm klären konnten.

Pat.: Tja, da muss ich mich wohl mit abfinden. Aber der Gedanke, dass mein Vater vielleicht manchmal dachte, dass er Unrecht hatte, ist echt interessant. Ich sollte noch einmal meine Mutter fragen, was sie meint, ob das so war. Ganz unwahrscheinlich ist es nicht.

Zusammenfassung: Unerledigte Anliegen gegenüber Verstorbenen

- Den Trauernden dabei unterstützen, unerledigte Anliegen oder unausgesprochene Probleme gegenüber dem Verstorbenen zu formulieren.
- In einem Stuhldialog kann der Trauernde die Anliegen direkt an den Verstorbenen adressieren.
- Danach kann im Rahmen eines Perspektivwechsels erarbeitet werden, wie der Verstorbene darauf reagiert hätte.
- Bei unauflösbaren Konflikten: beide Sichtweisen akzeptieren.

■■ Mögliche Probleme und Lösungen
■ Situation 1:
Problem: Der Trauernde nimmt (häufig zu Recht) an, dass der Verstorbene ungünstig auf seine Äußerungen reagiert hätte.

Lösung: An dieser Stelle kann der Therapeut darauf hinweisen, dass der Trauernde gute Gründe hatte, das Anliegen zu Lebzeiten des Verstorbenen nicht zu äußern oder den Konflikt nicht anzusprechen. In einem nächsten Schritt ist es wichtig, sich noch einmal die Ansicht des Trauernden und die hypothetische Sichtweise des Verstorbenen anzusehen und nebeneinander stehenzulassen und festzustellen, dass keine Einigung erzielt werden kann. Resultat der Intervention sollte es sein, dass der Trauernde Verständnis für die Perspektive des Verstorbenen entwickelt, aber auch seine eigene Perspektive neben der Sichtweise des Verstorbenen stehen lassen kann und zu akzeptieren lernt, dass manche Konflikte nicht geklärt werden können.

■ Situation 2:
Problem: Im Rahmen der Analyse der Beziehung treten Hinweise darauf auf, dass der Trauernde traumatisierende Erfahrungen mit dem Verstorbenen gemacht hat.

Lösung: In einer genauen Diagnostik sollte zunächst analysiert werden, ob der Trauernde Symptome beschreibt, die auf eine posttraumatische Belastungsstörung hindeuten. In diesem Fall sollten Interventionen zur Behandlung einer posttraumatischen Belastungsstörungen mit in die Therapieplanung aufgenommen werden. Dem Patienten sollte ebenfalls eine ambulante oder stationäre auf Traumabehandlung fokussierte Psychotherapie empfohlen werden.

Therapieeinheit 5.2.3: Ein inneres Bild des Verstorbenen entwickeln (50 Min)

Ziel der Therapieeinheit ist es, ein neues, inneres Bild des Verstorbenen zu etablieren. Zunächst werden die Erkenntnisse und die erarbeiteten Materialien aus den vorherigen Therapieeinheiten noch einmal wiederholt, insbesondere die Analyse der Beziehung zu dem Verstorbenen. In einem nächsten Schritt wird mit dem Trauernden thematisiert, was er von dem Verstorbenen gelernt hat und vielleicht in seinem eigenen Leben umsetzen möchte, dabei werden die einzelnen Punkte schriftlich gesammelt. Mit dem Trauernden kann erarbeitet werden, wie er in seinem weiteren Leben mit dem Verstorbenen in Kontakt bleiben möchte, dabei kann dem Trauernden die Möglichkeit vorgeschlagen werden, den Verstorbenen als inneren Begleiter oder inneres Bild weiter in seinem Leben zu bewahren. Der Trauernde kann in einem nächsten Schritt darin unterstützt werden, in einen ersten Dialog mit dem inneren Ratgeber zu treten, z. B. mit Hilfe eines Stuhldialoges. Bei dieser Intervention stellt sich der Trauernde vor, dass der Verstorbene auf einem leeren Stuhl sitzt und der Trauernde spricht wichtige Fragen an, richtet diese in direkter Rede an den Stuhl. In einem nächsten Schritt wird der Trauernde darin unterstützt, sich vorzustellen, was der Verstorbene ihm antworten würde.

Zusammenfassung: Inneres Bild des Verstorbenen entwickeln

- Rekapitulation der Beziehung mit dem Verstorbenen.
- Erarbeiten, was der Trauernde von dem Verstorbenen gelernt hat und in seinem eigenen Leben umsetzen möchte.
- Möglichkeiten sammeln, wie der Trauernde den Verstorbenen als inneres Bild oder inneren Ratgeber in sein Leben integrieren kann.

Therapieeinheit 5.2.4: Leben nach dem Verlust (50–100 Min)

In diesem Modul kann der Trauernde dazu angeleitet werden, vor dem Verlust vorhandene Ressourcen wieder neu zu aktivieren. Dazu gehören die Aktivierung sozialer Kontakte und die Wiederaufnahme positiver Aktivitäten/Interessen, die der Trauernde vernachlässigt hat. An dieser Stelle kann der Trauernde gebeten werden, die Perspektive zu wechseln und sich zu überlegen, was der Verstorbene wohl von ihm erwarten würde, wie es im Leben des Trauernden weitergehen sollte. Die benannten Punkte oder Aktivitäten werden schriftlich festgehalten. An dieser Stelle wird der Trauernde insbesondere bei einer funktionalen Beziehung zu dem Verstorbenen vermutlich formulieren, dass der Verstorbene erwartet, dass der Trauernde seine Erinnerung bewahrt, aber auch, dass der Trauernde irgendwann ins Leben zurückkehrt. Mit dem Trauernden kann in einem nächsten Schritt überlegt werden, wie er das erreichen kann. Danach wird mit dem Trauernden gesammelt, welche Aktivitäten oder Interessen er gerne verwirklichen würde und in letzter Zeit vernachlässigt hat. In einem nächsten Schritt wird der Trauernde gebeten, einen Wochenplan (s. Kap. 7 *Depression*, Modul 5.2 *Aktivitätenaufbau und Tagesstrukturierung*; s. Arbeitsblatt 7-5.2-2 „Wochenplan") zur Hand zu nehmen und sich zu überlegen, welche der vernachlässigten Aktivitäten er in der nächsten Woche verwirklichen möchte. In einem nächsten Schritt kann gemeinsam mit dem Trauernden gesammelt werden, welche sozialen Kontakte in seinem Leben bestehen, diese können auf einem Arbeitsblatt festgehalten werden (s.

Arbeitsblatt 5-5.2-2 „Mein soziales Netzwerk"). Gute Freunde und Familienmitglieder sind dabei in den eher inneren Kreisen, Bekannte eher weiter außen. Anschließend wird mit dem Trauernden reflektiert, welche Freunde oder Bekannte der Trauernde aufgrund der Trauer vernachlässigt hat. Mit dem Trauernden wird danach geplant, wie und wann er den Kontakt zu den Bekannten oder Freunden wiederaufleben lassen möchte. Parallel dazu kann gemeinsam mit dem Trauernden erarbeitet werden, die Trauer für den Verstorbenen in ritualisierter und positiver Form weiterzuführen. Dazu kann mit dem Trauernden über Trauerrituale aus anderen Kulturen gesprochen werden. Man kann gemeinsam mit dem Trauernden überlegen, wann dieser im Alltag Gelegenheit hat, an den Verstorbenen zu denken und um ihn zu trauern. Trauerrituale können Friedhofsbesuche sein, das Pflanzen eines Erinnerungsbaumes, Blumen oder ein Kreuz aufstellen, Bilder anzusehen oder auch gemeinsame Musik zu hören und mit anderen über den Verstorbenen zu sprechen, um ihn nicht zu vergessen.

Zusammenfassung: Leben nach dem Verlust

- Perspektivwechsel: Trauernde fragen, welche Erwartungen der Verstorbene an ihn hat (in Bezug auf seine weitere Lebensgestaltung.
- Aktivitäten oder Interessen sammeln, die der Trauernde vernachlässigt hat oder die er neu verwirklichen möchte.
- Neue Aktivitäten in Tages- oder Wochenplan einplanen.
- Diagnostik des sozialen Netzwerks.
- Erarbeiten, welche Kontakte intensiviert werden sollen und genaue Planung.

▪▪ Mögliche Probleme und Lösungen:

Problem: Der Trauernde hat wenig soziale Kontakte.

Lösung: Der Therapeut kann mit dem Trauernden genau planen, wie und wo er neue Bekannte oder Freunde kennenlernen könnte.

○ **Tab. 5.2** Übersicht über die Therapieeinheiten in Modul 5.3

Therapieeinheit 5.3.1	Suizidrisiko abklären
Therapieeinheit 5.3.2	Situationsanalyse
Therapieeinheit 5.3.3	Funktionalität der Suizidgedanken erarbeiten
Therapieeinheit 5.3.4	Gründe für das Leben sammeln
Therapieeinheit 5.3.5	Non-Suizid-Vertrag

5.5.3 Modul 5.3: Umgang mit Suizidalität

Modul 5.3 beinhaltet vier Therapieeinheiten, die im Folgenden dargestellt sind (○ Tab. 5.2).

Indikation: Bei Patienten mit akuter Suizidalität.

Ziel: Abklärung des individuellen Suizidrisikos, Reduktion suizidalen Verhaltens.

Das Vorgehen in diesem Modul ist wesentlich flexibler zu handhaben als im manualisierten Vorgehen der anderen, störungsspezifischen Kapitel dieses Kompendiums, es muss individualisiert, ggf. spontan und flexibel der Situation und dem Patienten im Gespräch angepasst werden. *Die psychiatrische Grunderkrankung sollte medikamentös und nach Abklingen der Suizidalität psychotherapeutisch behandelt werden (siehe die vorliegenden Module).* Zusätzlich dazu ist die Gabe von Anxiolytika und Antipsychotika indiziert (s. Benkert u. Hippius 2016).

Therapieeinheit 5.3.1: Suizidrisiko abklären

Zunächst ist abzuklären, ob überhaupt eine akute Suizidgefährdung vorliegt. Es ist dabei sehr wichtig:
- über die Möglichkeit des Suizids mit den Patienten offen zu sprechen,
- wertende Erklärungen von suizidalem Verhalten und Motiven zu vermeiden (z. B. auch das Wort „Selbstmord" oder „Freitod"),
- direkt, offen und nichtwertend nachzufragen,
- eine ruhige, angstfreie Gesprächsatmosphäre herzustellen.

■ **Fragen zur Abklärung des Suizidrisikos sind beispielsweise:**
- „Haben Sie in letzter Zeit einmal daran gedacht, nicht mehr leben zu wollen oder alles zu beenden?"
- „Haben Sie daran gedacht, sich etwas anzutun?"
- „Hatten Sie eine konkrete Möglichkeit im Kopf, wie Sie Ihr Leben beenden würden?"
- „Wie oft und wie lange sind die Suizidgedanken da? Wie viel Prozent des Tages sind Sie mit solchen Gedanken beschäftigt?"
- „Wüssten Sie schon, wie Sie es angehen würden?"
- „Gibt es denn auch Dinge, die Sie noch am Leben halten?"
- „Haben Sie schon mit jemanden über ihre Todes- oder Suizidgedanken gesprochen?"
- „Was macht es wahrscheinlicher oder unwahrscheinlicher, dass Sie sich etwas antun?"
- „Wie nahe sind Sie daran, nach den Suizidgedanken zu handeln?"

Es ist wichtig, auch Angehörige oder andere Vertrauenspersonen des Patienten hinsichtlich des Suizidrisikos zu befragen, vor allem, wenn der Patient die Suizidideen eher herunterspielt. Andererseits kann der Therapeut sich nicht auf die Aussagen dieser Personen verlassen und muss immer alle vorhandenen Informationen in seinem Urteil abwägen! Im stationären Setting sollte das gesamte Behandlungsteam dazu befragt werden und sofort über das Risiko aufgeklärt werden, sodass das Team den Patienten gemeinsam überwachen kann und für die Problematik sensibilisiert ist.

Generell bestehen keine eindeutigen Kriterien zur Einschätzung des Suizidrisikos. Eine erhöhte Suizidwahrscheinlichkeit besteht insbesondere bei Männern über 45 Jahre, das Risiko ist hier 10-mal höher als bei Frauen, zum Zeitpunkt des Endes einer Partnerschaft, bei bestehender Arbeitslosigkeit, bei Personen, die allein leben und einsam, isoliert oder kontaktgehemmt sind, bei bestehenden körperlichen und psychischen Krankheiten (Depression, Sucht, Schizophrenie, Persönlichkeitsstörungen, Angststörungen), bei älteren Menschen und bei Hoffnungslosigkeit, Auswegslosigkeit und mangelnder Problemlösefähigkeit. Weitere Hinweise auf ein erhöhtes Risiko sind, wenn der Suizid bereits angekündigt wurde, wenn der Patient früher bereits Suizidversuche durchgeführt hat, wenn in der Familie bereits Suizidversuche oder Suizide begangen wurden und wenn der Patient den Suizid bereits konkret geplant hat, Materialen dafür besorgt hat oder einen Abschiedsbrief geschrieben hat. Ein erhöhtes Risiko besteht auch, wenn der Patient bereits Kontakte abgebrochen hat. Es ist sehr wichtig, alle Risikomerkmale bei dem Patienten zu explorieren.

Für die Einschätzung des Suizidrisikos ist eine genaue Diagnostik der psychiatrischen Erkrankung inklusive *aller komorbiden Erkrankungen* (insbesondere einer depressiven Störung oder einer Persönlichkeitsstörung) ebenfalls sehr wichtig. Diese sollte möglichst unter Hinzuziehen aller vorliegenden Informationen (Arztbriefe sowie Einschätzung von Vorbehandlern, Einschätzung des Behandlungsteams) und in Rücksprache mit einem Supervisor/ Oberarzt/Vorgesetzten erfolgen.

■ ■ Suizidalität im Rahmen einer depressiven Störung

Suizidgedanken und Suizidalität im Rahmen einer depressiven Episode treten häufig über einen längeren Zeitraum auf (Tage bis Wochen), meist besteht kein konkreter Anlass und die Suizidgedanken sind als Symptome im Rahmen der depressiven Episode zu werten. Patienten erhoffen sich durch den Suizid einen Ausweg aus der hoffnungslosen und belastenden Depressivität. Die Suizidgedanken treten im Rahmen von Grübeln auf, der Patient malt sich

den Suizidversuch häufig gedanklich genau aus. Ein klarer Suizidentschluss wirkt meist entlastend auf einen depressiven Patienten, sodass er relativ ruhig und gefasst wirken kann.

■ ■ Suizidalität im Rahmen schizophrener Störungen/Psychosen

Bei Patienten mit schizophrenen Störungen können Suizidgedanken aufgrund quälenden Stimmenhörens auftreten, das diese nicht mehr aushalten können. Gelegentlich bestehen bei den Patienten auch imperative Stimmen, die einen Suizid des Patienten fordern. Möglich sind auch Suizidimpulse im Rahmen von Beeinträchtigungserleben, psychotischen Ängsten oder depressivem Syndrom bei Schizophrenie. Es ist sehr wichtig, eine empathische Beziehung zu den Patienten aufzubauen und alle Äußerungen hinsichtlich der Suizidalität positiv zu verstärken ("Herr S., das ist sehr gut, dass Sie mit mir darüber sprechen, nur dann kann ich Ihnen helfen."), da die Stimmen den Patienten auffordern können, nicht mit dem Therapeuten über die Suizidpläne zu sprechen. Suizidgedanken können jedoch auch nach einer akuten Episode der schizophrenen Erkrankung auftreten, z. B., da die Patienten aufgrund der Erkrankung, des Psychiatrieaufenthaltes, der stigmatisierenden Diagnose, möglicherweise dem niedrigen Funktionsniveau, wahrgenommenen Defiziten und mangelnder beruflicher Perspektive, eine depressive Episode oder eine postschizophrene Depression entwickeln (Neu 2016).

■ ■ Suizidalität im Rahmen von Persönlichkeitsstörungen

Bei einer Borderline-Persönlichkeitsstörung treten häufig komorbide depressive Episoden auf, die das Suizidrisiko der Patienten deutlich erhöhen. Des Weiteren erleben die Patienten starke emotionale Anspannungssituationen, in deren Rahmen Suizidgedanken auftreten können. Die Funktion der Suizidgedanken besteht häufig darin, die erhöhte Anspannung und die mit ihr verbundenen negativen Emotionen zu regulieren. Die Patienten wünschen sich, die Anspannungszustände nicht mehr zu erleben, und nicht unbedingt die Beendigung ihres Lebens. Häufig weisen die Patienten auch selbstverletzendes Verhalten auf, dessen Abgrenzung zu suizidalen Handlungen ggf. schwierig ist. Eine Exploration der Gründe für das selbstverletzende Verhalten ist wichtig, um zu erfahren, ob dieses in suizidaler Absicht geschah, oder um die eigene Anspannung zu reduzieren.

Bei Patienten mit narzisstischer Persönlichkeitsstörung werden durch persönliche Kränkungssituationen suizidale Krisen ausgelöst (Trennung, Verlassen werden, Verlust des Berufs). Es ist bei dieser Patientengruppe besonders wichtig, fremdanamnestische Informationen zu erhalten, da die Patienten häufig die Gründe für den Suizidversuch herunterspielen, z. B. um eine schnelle Entlassung aus der stationären Behandlung zu erreichen und ihren Suizidplan verwirklichen zu können (Neu 2010).

Zusammenfassung: Abklärung des akuten Suizidrisikos

- Mit dem Patienten offen über die Möglichkeit des Suizids sprechen.
- Einschätzung aller Mitglieder des Behandlungsteams und Angehöriger erfragen.
- Risikokriterien mitbeachten:
  - Alter über 45,
  - männliches Geschlecht,
  - Ende einer Partnerschaft,
  - bestehende Arbeitslosigkeit,
  - allein lebende Personen,
  - Isolation und Kontakthemmung,
  - körperliche oder psychische Erkrankungen,
  - Hoffnungslosigkeit, Ausweglosigkeit und mangelnde Problemlösefertigkeiten,
  - Suizidankündigung,
  - frühere Suizide,
  - Suizide in der Familie.

▪▪ Exkurs: Im ambulanten Setting Patienten zur stationären Aufnahme motivieren

Im ambulanten Setting kann der behandelnde Arzt oder Psychotherapeut einen Patienten mit akuter Suizidalität in die Klinik einweisen oder in Kontakt mit dem behandelnden Facharzt für Psychiatrie oder dem Hausarzt treten und mit ihm die stationäre Einweisung des Patienten besprechen. Mit dem Patienten sollte die Möglichkeit einer stationären Aufnahme zur Krisenintervention offen besprochen werden und er sollte möglichst zu einer freiwilligen Aufnahme motiviert werden. Dem Patienten kann erklärt werden, dass eine freiwillige Aufnahme z. B. nicht bedeutet, dass er dann in der Psychiatrie „eingesperrt" wird, sondern dass er in der Regel nach Abklingen des suizidalen Zustands die Klinik verlassen kann. Wenn der Patient sich für eine stationäre Aufnahme entscheidet, ist es bei akuter Suizidalität wichtig, den Patienten dorthin zu begleiten oder einen Krankentransport dorthin zu organisieren (der Patient sollte bei akuter Suizidalität nicht allein gelassen werden). Ist der Patient nicht zu einer freiwilligen Aufnahme zu bewegen oder verlässt sogar die ambulante Einrichtung, ist es dringend notwendig, die Polizei zu alarmieren und eine Fahndung auszugeben. Wenn die Suizidgefahr nicht akut ist und keine stationäre Aufnahme erfolgen soll, ist es im ambulanten Setting wichtig, einen Non-Suizidvertrag abzuschließen, regelmäßige Termine in kurzen zeitlichen Abständen zu vereinbaren und einen Notfallplan mit dem Patienten zu erstellen.

▪▪ Umgang mit akuter Suizidalität im stationären Setting

Im stationären Setting ist es wichtig, bei Suizidverdacht das gesamte Behandlungsteam und die Vorgesetzten zu informieren. Das weitere Vorgehen sollte mit dem gesamten Behandlungsteam abgestimmt werden. Dabei sollten sich alle Professionellen klarmachen, dass die Gefahr eines Suizids selbst bei Ergreifung aller möglichen Maßnahmen nicht in allen Fällen auszuschließen ist. Es ist z. B. nicht immer möglich, aktuelle Suizidalität immer sicher zu erkennen, besonders wenn der Patient diese verheimlicht. Neben der Einschätzung der aktuellen Suizidalität, die in regelmäßigen Abständen vom gesamten Behandlungsteam erfolgen sollte, ist auch die Einschätzung der aktuellen *Absprachefähigkeit* des Patienten wichtig. Einerseits sollten Überwachungsmaßnahmen immer wieder neu an die aktuelle

Situation des Patienten angepasst werden, andererseits sollte der Patient, sobald dies möglich ist, wieder mehr Selbstständigkeit erhalten, um die psychiatrische Grunderkrankung angemessen behandeln zu können und um den Patienten nicht zu hospitalisieren. Determinanten der Absprachefähigkeit des Patienten sind z. B. der Grad seiner Einsichtsfähigkeit in die aktuelle Problematik und die Grunderkrankung, die aktuelle Stimmung (problematisch z. B. gereizt, hoffnungslos), starke autoaggressive Tendenzen beim Suizidversuch sowie aktuell bestehende selbst- und fremdgefährdende Tendenzen oder Aggressionen. Zur Einschätzung der Absprachefähigkeit empfiehlt es sich, möglichst viele Informationen über den Patienten (Fremdanamnese, Informationen der Vorbehandler) zusammenzutragen und diese mit dem gesamten Behandlungsteam sowie Oberarzt/Vorgesetzten/Supervisor einzuschätzen.

Es muss darauf geachtet werden, dass die Dokumentation der Behandlung, der Psychopathologie, der Überlegungen im Therapieteam über die Einschätzung der Suizidalität und der sich daraus ergebenden konkreten Maßnahmen (Ausgangsbegrenzung, Einzelbetreuung, 24-Stunden-Sitzwache, Überwachungszimmer, Durchsuchen der Habseligkeiten des Patienten etc.) genau erfolgt. Es ist immer wichtig, medikamentöse Behandlungsmaßnahmen zu modifizieren. Weiterhin sollten zusätzliche therapeutische Termine und Kurzkontakte angeboten werden, wie im Modul 5.1 *Krisenintervention* beschrieben. Es ist zu beachten, *regelmäßige Gesprächskontakte* zu verabreden und nicht nur Kurzkontakte anzubieten, wenn der Patient eine erneute suizidale Äußerung macht, um den Patienten nicht zu zwingen, Zuwendung nur über suizidale Äußerungen zu erlangen.

Zusammenfassung: Umgang mit akuter Suizidalität im stationären Setting

- Weiteres Vorgehen mit dem gesamten Behandlungsteam absprechen.
- Suizidalität und Absprachefähigkeit mit dem gesamten Behandlungsteam möglichst täglich neu einschätzen.

- Eigene Möglichkeiten nicht überschätzen.
- Genaue Dokumentation der Behandlung.
- Regelmäßige therapeutische Kontakte unabhängig von Suizidalität.

■■ Mögliche Probleme und Lösungen
■ Situation 1:
Problem: Der Patient sagt, er sei nicht mehr suizidal.

Lösung: Den Patienten genau beobachten und genau befragen und alle Mitglieder des Behandlungsteams um ihre Einschätzung bitten.

■ Situation 2:
Problem: Suizidale Kommunikation: der Patient macht suizidale Andeutungen bei anderen Patienten, um Aufmerksamkeit und Zuwendung zu erhalten

Lösung: Zunächst müssen *alle* suizidalen Äußerungen ernst genommen und genau exploriert werden (siehe vorherige Ausführungen). Wenn kein akutes Suizidrisiko besteht, sollte die suizidale Kommunikation thematisiert werden. Mit dem Patienten sollten die Gründe und Ziele der suizidalen Kommunikation erarbeitet werden und mit ihm gemeinsam überlegt werden, ob er diese Ziele (Aufmerksamkeit) auch mit alternativen Verhaltensweisen erreichen kann. Es sollte ein Therapievertrag aufgesetzt werden, in dem klar vereinbart wird, dass der Patient sich sofort beim Therapeuten/Stationsteam und nicht bei anderen Patienten meldet, wenn er Suizidgedanken hat und befürchtet, sich gegen suizidale Impulse nicht mehr wehren zu können. Es sollten Konsequenzen im Vertrag festgeschrieben werden, die eintreten, falls der Patient erneut suizidal kommuniziert, um die anderen Patienten vor Überlastung und Loyalitätskonflikten zu schützen (keine Teilnahme an Therapien, ggf. Entlassung, u. a.).

Therapieeinheit 5.3.2: Situationsanalyse

Zunächst ist es wichtig, eine genaue Analyse der Situation durchzuführen, dabei sind aktuelle Gedanken und Emotionen des Patienten, aktuell bestehende Probleme sowie Auslöser des Suizidwunsches genau mit dem Patienten zu erarbeiten.

In der Interaktion mit dem Patienten ist es wichtig, Validierungsstrategien gezielt einzusetzen. Zu diesen gehört wertfreies, empathisches, achtsames, unvoreingenommenes und flexibles Zuhören, Zusammenfassen und Reformulieren von Gefühlen, Gedanken und Verhalten des Patienten.

Beispiel: Validierungsstrategien
Pat.: Ich denke einfach jeden Tag an den Tod. Das ist so ein beruhigender Gedanke, dass dann alles zu Ende ist und ich nicht mehr leiden muss.
Th.: Ich finde es sehr gut, dass Sie mir das so genau beschreiben, Herr M. (*positive Verstärkung von Kommunikation über die Suizidalität*). Das klingt auch ein bisschen nach einem befreienden Gefühl? (*Validierung, Hypothesen überprüfen*)
Pat.: Ja, absolut.

Die genaue Bedeutung des Suizidplans sollte erfragt werden. Gründe können z. B. sein, das eigene Leiden zu beenden, Ruhe zu erlangen, eine verstorbene Person wieder zu treffen, Rache zu nehmen oder jemanden zu bestrafen oder zu erpressen. Aktuell bei dem Patienten bestehende konkrete Probleme, die die suizidale Krise auslösten, sollten möglichst geklärt werden (Finanzprobleme, Wohnungsprobleme), dazu kann z. B. das Modul Problemlösen eingesetzt werden (s. dazu Kap. 7 *Depression*, Modul 5.8). Wenn der Patient schon einmal in seinem Leben eine suizidale Krise hatte, ist es wichtig, zu erarbeiten, was die damaligen Gründe und Umstände waren und was ihm damals geholfen hat und aktuell auch helfen würde. Dazu gehören Ressourcen des Patienten, aber auch unterstützende soziale Beziehungen. Die Ressourcen sollten schriftlich festgehalten werden und danach mit dem Patienten geplant werden, wie und wann er diese in der aktuellen Situation einsetzen kann. Dem Patienten sollte vermittelt werden, dass Suizid-

gedanken bei verschiedenen psychischen Störungen wie z. B. Depressionen ein vorübergehendes Symptom der Krankheit sind und später von den Betroffenen gar nicht mehr nachvollzogen werden können.

Zusammenfassung: Situationsanalyse
- Aktuelle Probleme des Patienten und Gründe für den Suizidversuch unvoreingenommen erfragen.
- Validierungsstrategien gezielt einsetzen.
- Ressourcen des Patienten erfragen und den Einsatz gezielt planen.

■■ **Mögliche Probleme und Lösungen:**
Problem: Der Patient nennt Gründe für den Suizid, die der Therapeut nicht nachvollziehen kann.

Lösung: Es ist wichtig, die Gründe für den Suizid nicht moralisch zu werten, sondern zu validieren (d. h. durch Exploration der Gedanken-, Gefühls- und Lebenswelt nachzuvollziehen, was den Patienten bewegt und wie er zu seinen Einschätzungen kommt). Der Patient hat ein anderes Glaubens- und Wertesystem und es ist nicht Aufgabe des Therapeuten, das Glaubens- und Wertesystem des Patienten zu verändern. Wichtig ist es hingegen, zu hinterfragen, ob der Patient mit dem Suizid das anvisierte Ziel erreichen kann (s. Therapieeinheit 5.3.3 *Funktionalität der Suizidgedanken erarbeiten*).

Therapieeinheit 5.3.3: Funktionalität der Suizidgedanken erarbeiten

In einem nächsten Schritt sollte mit dem Patienten gemeinsam die Funktionalität der Suizidgedanken in der aktuellen Situation kritisch geprüft werden. Suizidgedanken haben meist zunächst kurzfristig eine entlastende und befreiende Funktion. Langfristig führt jedoch eine intensive Beschäftigung mit Suizidfantasien zu einer Einengung des gedanklichen Spielraums auf den Suizid hin, andere aktivere Lösungsmöglichkeiten für die aktuelle Problematik werden nicht mehr gesucht oder betrachtet. Das Denken engt sich dadurch immer mehr auf die extreme Lösung des Suizids ein. Um dem Patienten die Funktionalität zu vermitteln, sollte der Therapeut gute Vergleiche benennen (z. B. sich nie auf die Stadt, in der man gerade wohnt, einlassen, weil man immer darüber nachgrübelt, ob eine andere Stadt mehr Lebensqualität bietet).

In einem nächsten Schritt kann mit dem Patienten erarbeitet werden, ob er durch den Suizid wirklich sein anvisiertes Ziel erreichen kann oder ob andere Möglichkeiten dazu geeigneter sind. Die Ergebnisse sollten schriftlich gesammelt und festgehalten werden.

Beispiel: Funktionalität von chronischen Suizidgedanken erarbeiten

Th.: Wissen Sie, Frau B., was eigentlich passiert, wenn Sie immer wieder denken: „Oder ich schmeiße alles hin oder ich bringe mich um"?
Pat.: Nein, das ist doch eine sehr beruhigende Vorstellung.
Th.: Das kann ich gut verstehen, das ist kurzfristig eine Befreiung. Aber das ist so ein bisschen, wie wenn man in einer Beziehung ist und immer wieder denkt: „Oder ich nehme doch den anderen Typen, der sieht auch besser aus". Was passiert dann mit der Beziehung?
Pat.: Wahrscheinlich wird sie schlechter. Man ist ja nicht richtig dabei.
Th.: Ja, absolut. Man lässt sich nicht richtig ein, man klärt die Konflikte nicht mit dem aktuellen Partner, weil man immer denkt: „Wieso noch Energie investieren, vielleicht überlege ich es mir morgen schon anders". Dieser Gedanke: „Vielleicht überlege ich es mir morgen schon anders", was hat der für eine Funktion?
Pat.: Man hat so eine innere Distanz und löst dann eigentlich keine Probleme, weil man sich nicht festlegt.
Th.: Ist das denn bei ihren Suizidgedanken nicht vielleicht auch ähnlich?
Pat.: Ja, ich denke immer: „Oder ich lasse es." Das ist ziemlich beruhigend, aber vielleicht verliert man dann langfristig die Beziehung zum Leben, man hat ganz viel Distanz.
Th.: Ja, genau.

Zusammenfassung: Funktionalität der Suizidgedanken erarbeiten

— Kurzfristige beruhigende Wirkung und langfristig negative Wirkung der Suizidgedanken erarbeiten.
— Kritisch prüfen, ob der Patient mit einem potenziellen Suizid sein Ziel erreichen kann.

■ ■ Mögliche Probleme und Lösungen
Problem: Der Patient befindet sich in einer ausweglosen Situation und ist fest davon überzeugt, dass er sein Ziel („endlich Ruhe") nur durch Suizid erreichen kann.

Lösung: Dem Patienten verdeutlichen, dass sein eigentliches Ziel ja nicht unbedingt Ruhe ist, sondern dass seine Probleme gelöst sind, seine Depressionen behandelt werden, seine Ängste sich reduzieren. In einem nächsten Schritt sollten dem Patienten Behandlungsmöglichkeiten aufgezeigt werden (Medikamente, Psychotherapie, EKT).

Therapieeinheit 5.3.4: Gründe für das Leben sammeln

In einer Intervention können Therapeut und Patient schriftlich gemeinsam Gründe sammeln, die dafür sprechen, dass der Patient am Leben bleiben sollte. An dieser Stelle sollten intensiv alle Ressourcen des Patienten herausgearbeitet werden. Gründe, am Leben zu bleiben, können z. B. sein, dass der Patient sehen möchte, wie seine Kinder groß werden. Der Therapeut kann an dieser Stelle gemeinsam mit dem Patienten überlegen, welche Auswirkungen es auf die Familie des Patienten hätte, wenn der Patient sich suizidiert. Es kann auch darauf hingewiesen werden, dass ein Suizid in der Familie die Wahrscheinlichkeit dafür erhöht, dass die Kinder ebenfalls einen so extremen Ausweg wählen. Ein weiterer Grund können wichtige Freundschaften oder die Beziehung sein, die der Patient gerne weiter führen würde. Hier kann der Therapeut mit dem Patienten gemeinsam überlegen, welche Auswirkungen es auf die Freundschaft hätte, wenn er Suizid begehen würde. Auch kann der Therapeut mit dem Patienten reflektieren, welche Orte er noch sehen möchte und noch nicht gesehen hat, oder welche Aktivitäten oder Sportarten der Patient noch erlernen möchte oder wie sich der Patient noch beruflich weiterentwickeln möchte.

Zusammenfassung: Gründe für das Leben sammeln

- Gründe sammeln, die dafür sprechen, am Leben zu bleiben.
- Sich die Auswirkungen eines Suizids auf das soziale Netzwerk des Patienten realistisch vorstellen (auf die Familie und Freunde).

■■ **Mögliche Probleme und Lösungen**

Problem: Der Patient ist so depressiv, dass ihm kein Grund für das Leben einfällt.

Lösung: Den Patienten fragen, ob es Zeiten in seinem Leben gab, in denen das depressive Gefühl nicht so stark war. Den Patienten fragen, welche Gründe ihn damals am Leben gehalten haben.

Therapieeinheit 5.3.5: Non-Suizid-Vertrag

Das Aufsetzen eines Non-Suizid-Vertrags ist eine Methode, bei einer akuten suizidalen Krise den Patienten darauf festzulegen, sich für das Leben zu entscheiden. In einem ersten Schritt sollte mit dem Patienten erarbeitet werden, was er zunächst selbst tun kann, wenn der Suizidimpuls stärker wird. Sollte der Patient noch nicht über entsprechende Therapiestrategien verfügen, sollten diese mit ihm vor Abschluss des Non-Suizid-Vertrages erarbeitet werden. Bei Patienten mit depressiven Störungen kann z. B. das Modul 5.2 *Aktivitätenaufbau und Tagesstruktur* (s. Kap. 7 *Depression*) eingesetzt werden und genau die Tagesstruktur für die nächsten Tage verabredet werden. Zusätzlich kann man mit dem Patienten erarbeiten, welche Aktivitäten er einsetzen kann, um Suizidgedanken zu reduzieren (Grübeln unterbrechen, das Gespräch mit anderen suchen, am Sportprogramm teilnehmen, Musik hören). Mit Patienten mit Borderline-Persönlichkeitsstörung wird thematisiert, welche Alternativfertigkeiten („Skills": s. Kap. 14 *Borderline-Stö-*

rungen, Modul 5.7 *Aufbau von Alternativfertigkeiten*) sie einsetzen können (kalt duschen, Kühlakkus auf die Haut legen, boxen, etc.), um sich von Suizidgedanken abzulenken.

Danach wird im Vertrag genau schriftlich festgehalten, was der Patient zunächst selbst tun kann, um Suizidgedanken zu reduzieren. In einem weiteren Schritt wird festgeschrieben, was der Patient genau machen kann, wenn der Suizidimpuls stärker wird (z. B. kann der Patient sich im Stationszimmer melden und um ein entlastendes Gespräch bitten). Dabei ist es wichtig, die gegenseitige Vertrauensbasis zu betonen, auf die der Vertrag fußt. Geeignet ist es auch, sich die Vereinbarung durch einen Handschlag des Patienten versichern zu lassen. Bei Vertragsabschluss sollte der Patient für die Absichtserklärung positiv verstärkt werden, der Therapeut sollte ihm zu seinem Entschluss gratulieren und seine Freude darüber zum Ausdruck bringen.

Der Patient sollte ebenfalls eine realistische Vorstellung davon erhalten, was nach einem Suizid passiert. Der Therapeut kann dem Patienten z. B. sagen, dass er zwar traurig sein wird, aber auch enttäuscht und wütend, da der Patient nicht auf die Behandlung vertraut hat. Der Therapeut kann betonen, dass sein Leben weitergehen wird.

Zusammenfassung: Non-Suizid-Vertrag

- Zeitraum festlegen, in dem der Patient am Leben bleiben möchte.
- Schriftlich festhalten, was der Patient tun sollte, wenn der Suizidimpuls stärker wird.
- Therapeut oder Klinik sollten sich ebenfalls zu Zugeständnissen verpflichten (regelmäßige Termine).
- Gegenseitige Vertrauensbasis betonen, auf der der Vertrag fußt.

■■ **Mögliche Probleme und Lösungen**

Problem: Der Patient möchte keinen Vertrag machen.

Lösung: Den Patienten motivieren, sich zumindest mündlich gegenüber dem Therapeuten für das Leben zu entscheiden. Die vorangegangenen Interventionen noch einmal wiederholen.

▪▪ Wenn ein Suizid erfolgt ist

Rund 15 % der Patienten mit depressiver oder schizophrener Störung sterben durch Suizid. Jeder Therapeut wird daher vermutlich im Laufe seines Berufslebens den Suizid eines oder mehrerer seiner Patienten erleben. Beim Suizid eines Patienten ist es für den Therapeuten zunächst sehr wichtig, sich Unterstützung durch Kollegen, Supervisoren und Vorgesetzte zu suchen und stabilisierende Maßnahmen für sich selbst zu ergreifen. Dabei ist zu beachten, dass in dieser Situation auch Ärger, Lähmungsgefühle und aggressive Impulse üblich sind, da der Patient im Prinzip nicht auf die Behandlung vertraut hat. Der Therapeut sollte sich im beruflichen Kontext möglichst nicht zurückziehen. Dies könnte die anderen Patienten verunsichern, die aktuell ebenfalls zusätzliche Unterstützung benötigen.

Es ist wichtig, die Angehörigen des Patienten möglichst sachlich und ausführlich zu informieren, am besten in einem persönlichen Gespräch. Die Leitung des Gesprächs sollte unbedingt ein Kollege oder der Vorgesetzte übernehmen, da die Gefahr besteht, dass man aufgrund der eigenen emotionalen Situation Dinge sagt, die problematisch sind (sich z. B. zu Unrecht die Schuld am Geschehen gibt). Auch sollte auf die über den Tod des Patienten hinweg bestehende Schweigepflicht geachtet werden.

Bevor sich Gerüchte in der Klinik ausbreiten, sollten die Patienten auf einer Stationsversammlung unmittelbar nach dem Ereignis kurz und sachlich über den Suizid informiert werden. Danach sollte mit allen Patienten Einzelgespräche durchgeführt werden. In diesen sollte der Therapeut darauf hinweisen, dass bei psychiatrischen Erkrankungen Suizide vorkommen, dass dies aber äußerst selten passiert. Der Therapeut sollte auf die negativen Folgen des Suizides hinweisen (Leid der Familie, Konflikte konnten nicht bearbeitet und die Krankheit nicht behandelt werden). Mit besonders gefährdeten Patienten sollten in der nächsten Zeit häufiger Gespräche geführt werden.

Es ist in dieser Phase nötig, auch das eigene Verhalten als Therapeut und als Behandlungsteam kritisch zu prüfen. Dies kann z. B. im Rahmen eines Qualitätszirkels oder auf einer Teamsitzung der Station erfolgen. Wichtig ist, dass offen mit der Situation umgegangen wird. Dabei sollte man nicht in Schuldzuweisungen geraten, sondern selbstkritisch und realistisch prüfen, welche Dinge man in der nächsten ähnlichen Situation besser machen und was man aus der Situation lernen kann. Wichtig ist es, eine kritische Situationsanalyse nicht allein vorzunehmen, sondern auch einen Supervisor, Kollegen, Co-Therapeuten und Vorgesetzte hinzuzuziehen, um aus der Situation zu lernen.

Bei Kontaktaufnahme durch die Polizei oder Versicherungen sollte stets der vorgesetzte Oberarzt hinzugezogen werden. Weiterhin ist es sehr wichtig, eine ausführliche Dokumentation zu erstellen. Wenn der Patient den Suizidversuch überlebt, ist es günstig, den Kontakt zu dem Patienten wieder aufzunehmen und ihn zu fragen, ob er die Therapie fortsetzen möchte. Wenn der Patient die Therapie nicht fortsetzen möchte, sollte ein Abschlussgespräch durchgeführt werden und eventuell ein Wechsel zu einem anderen Therapeuten in die Wege geleitet werden.

Zusammenfassung: Umgang mit einem Suizid

- Unterstützung durch Kollegen, Supervisoren und Vorgesetzte einholen.
- Stabilisierende Maßnahmen für sich selbst ergreifen.
- Sich nicht zurückziehen.
- Im Gespräch mit Angehörigen Kollegen als Unterstützung hinzuziehen.
- Das eigene Verhalten kritisch prüfen.
- Genaue Dokumentation der Ereignisse.

5.6   Literatur

Beck JS (2013) Praxis der kognitiven Verhaltenstherapie.
    Beltz, Weinheim
Benkert O, Hippius H (2016) Kompendium der psychia-
    trischen Psychopharmakotherapie. Springer, Berlin
Freud S (1917) Trauer und Melancholie. G. W. Bd 10,
    S 427–446
Hautzinger M (2013) Kognitive Verhaltenstherapie der
    Depression. Beltz, Weinheim
Jacob G, Lieb K, Berger M (2016) Schwierige Gesprächs-
    situationen in Psychiatrie und Psychotherapie.
    Urban & Fischer, München
Linehan MM (2016) Dialektisch-Behaviorale Therapie
    der Borderline-Persönlichkeitsstörung. CIP-Medien,
    München
Neu P (2016) Akutpsychiatrie. Das Notfall-Manual.
    Schattauer, Stuttgart
Ringel E (1953) Der Selbstmord. Abschluss einer krank-
    haften Entwicklung. Maudrich, Wien, Düsseldorf
Schramm E (2010) Interpersonelle Psychotherapie. 2nd
    ed. Schattauer, Stuttgart

5.6.1   Folgende Arbeitsblätter finden Sie auf http://extras.springer.com

Arbeitsblatt 5-5.2-1 „Lebensgeschichte"
Arbeitsblatt 5-5.2-2 „Mein soziales Netzwerk"

Medikamentenadhärenz

Irina Falkenberg

© Springer-Verlag GmbH Deutschland, ein Teil von Springer Nature 2019
T. Kircher (Hrsg.), *Kompendium der Psychotherapie*
https://doi.org/10.1007/978-3-662-57287-0_6

6.1 Besonderheiten in der Interaktion/Beziehung

Adhärenz bezeichnet das Ausmaß, zu welchem das Verhalten eines Patienten mit den Therapieempfehlungen seines Arztes/Therapeuten, z. B. hinsichtlich der Medikamenteneinnahme, bestimmter Diätmaßnahmen oder Lebensstilveränderungen übereinstimmt. Der Begriff der Adhärenz wird inzwischen bevorzugt gegenüber dem früher häufiger verwendeten Begriff der *Compliance* verwendet. Der Begriff der Compliance, übersetzt „Folgsamkeit", enthält eine unangebrachte Wertung, v. a. wenn von Non-Compliance die Rede ist, da hier der Eindruck erweckt wird, es sei die Schuld des Patienten, wenn er die Therapieempfehlungen nicht umsetzen kann. Daneben impliziert der Begriff Compliance eine Hierarchie in der Beziehung zwischen Therapeuten (als alleinigem Entscheidungssouverän) und Patienten (dem die passiv-abhängige Rolle zukommt), die mit dem geltenden Prinzip des „Shared Decision Making" nicht in Einklang zu bringen ist. Demgegenüber betont der Begriff der Adhärenz eine aktivere Rolle des Patienten, der mit dem Therapeuten zusammen ein für beide akzeptables Therapieregime erarbeitet und die Empfehlungen aufgrund eigener Entscheidung umsetzt (Meichenbaum u. Turk 1987). Somit teilen Patient und Therapeut die Verantwortung für die Therapieadhärenz, bei welcher es sich in der Regel nicht um ein „Alles oder Nichts"-Phänomen handelt sondern zumeist um ein Spektrum von Verhaltensweisen. Im klinischen Alltag trifft man entsprechend auf Patienten, die entweder keine, einen Teil oder ihre gesamte Medikation verordnungsgemäß nehmen.

Welche Position der einzelne Patient in diesem Spektrum einnimmt, hängt dabei entscheidend von der Gestaltung der Beziehung zwischen Patient und Therapeut ab. Da eine eingeschränkte Medikamentenadhärenz bei psychischen Erkrankungen die Zeitdauer bis zur Remission verlängert sowie die Wiedererkrankungshäufigkeit, Suizid- und Rehospitalisierungsraten erhöht, sollte die therapeutische Beziehung genutzt werden, um dem Patienten eine größtmögliche Medikamentenadhärenz zu ermöglichen.

Hierzu ist es erforderlich, dem Patienten offen, freundlich und respektvoll zu begegnen. Der Patient muss die Möglichkeit haben, seine Fragen und Befürchtungen im Bezug auf die medikamentöse Behandlung anzubringen und in den Entscheidungsprozess über die zu wählende Behandlung eingebunden werden. Um dies zu erreichen, sollten einige grundlegende Kommunikationsregeln beachtet werden. So muss es z. B. selbstverständlich sein, sich einem Patienten immer namentlich vorzustellen. Während des Gesprächs sollte der Therapeut mit dem Patienten Blickkontakt halten, deutlich sprechen, Fachjargon vermeiden, auf gleicher Höhe wie der Patient sitzen und keine Barrieren, z. B. in Form eines Schreibtisches zwischen sich und dem Patienten aufbauen. Der Therapeut sollte sich ausreichend Zeit für das Gespräch mit dem Patienten nehmen, dem Patienten mitteilen, wie viel Zeit für das Gespräch zur Verfügung steht und ihm nicht den Eindruck vermitteln, er sei in Eile (z. B. durch häufiges auf die Uhr sehen). Störungen des Gespräches durch Telefonanruf, hereinkommende Personen (z. B. Pflegepersonal) oder gleichzeitiges Blättern in Unterlagen sollten ebenfalls vermieden werden. Der Therapeut sollte dem Patienten offene Fragen nach seinem Befinden stellen und ihn ermuntern, seine Beschwerden und Vermutungen über deren Ursachen in eigenen Worten darzustellen. Er sollte den Patienten auch aktiv zu dessen allgemeiner Haltung gegenüber Medikamenten befragen und nicht davon ausgehen, dass der Patient schon alles äußern werde, was ihn beschäftigt. Es ist z. B. möglich, dass der Patient der Meinung ist, man könne von den Medikamenten abhängig werden, sich aber nicht traut, den Therapeuten danach zu fragen, damit dieser ihn nicht für dumm hält. Stattdessen wird er möglicherweise seine Angst vor Abhängigkeit reduzieren, indem er die Medikamente nicht nimmt. Darüber hinaus sollte der Therapeut eine empathisch-verständnisvolle Grundhaltung dem Patienten gegenüber einnehmen und eine moralisierende oder gar verurteilende

Haltung bei therapieabweichendem Verhalten des Patienten vermeiden.

6.1.1 Mögliche Ursachen für Non-Adhärenz

Für Außenstehende und selbst für den Therapeuten ist es oftmals schwer nachzuvollziehen, wenn Patienten, die doch an einer Erkrankung leiden und durch Symptome beeinträchtigt werden, sich nicht an das verordnete Therapieregime halten, obwohl dies ihren Zustand verbessern könnte. Dieses unlogisch erscheinende Verhalten der Patienten kann beim Therapeuten Unverständnis und Frustration auslösen. Schließlich bemüht er sich, dem Patienten eine optimale Therapie zur Verfügung zu stellen und investiert hierfür seine eigene Zeit, Energie und die Ressourcen des Gesundheitssystems. Vor diesem Hintergrund kann es von Seiten des Therapeuten zu einer Verurteilung des Patienten für dessen Non-Adhärenz kommen, d. h. er vermutet ein Defizit des Patienten (z. B. Desinteresse, mangelnde Motivation, Bequemlichkeit, Vergesslichkeit, mangelnde Willensstärke oder mangelnde intellektuelle Fähigkeiten) als alleinige Ursache für dessen Non-Adhärenz. Dieser Reaktion liegt die Annahme zugrunde, dass alleine die Therapieadhärenz eine adäquate Reaktion auf eine Erkrankung darstellt und davon abweichendes Verhalten als nicht adaptiv gewertet werden kann. Dabei wird jedoch übersehen, dass auch die Non-Adhärenz zur verordneten Therapie aus Sicht des Patienten ein adaptives Verhalten darstellen kann. So ist es beispielsweise möglich, dass die Non-Adhärenz gegenüber der verordneten Therapie dem Patienten zumindest teilweise wieder ein Gefühl von Kontrolle über seinen Zustand zurückgibt. Des Weiteren kann sich ein Patient auch zur Non-Adhärenz entscheiden, da die Nachteile einer dauerhaften Medikamenteneinnahme in seiner subjektiven Kosten-Nutzen-Analyse gegenüber den Vorteilen überwiegen (z. B. Fortführung einer antidepressiv wirksamen Medikation im symptomfreien Intervall, die zu erheblicher Gewichtszunahme führt). Vorstellbar

ist auch, dass der Patient seine Erkrankung noch nicht akzeptieren kann und deswegen verleugnet, um z. B. einer Stigmatisierung zu entgehen oder den Wunsch hat, „es alleine zu schaffen"". Hier besteht die Gefahr, dass der Therapeut den Patienten zur Akzeptanz seiner Erkrankung und Behandlungsbedürftigkeit drängt, ohne ihm ausreichend Zeit zur Auseinandersetzung mit den zu erwartenden Lebensveränderungen zu geben und Hilfestellung dabei anzubieten. Genauso kann Non-Adhärenz aber auch auf einer mangelnden Informationsvermittlung durch den Therapeuten oder durch Missverständnisse bei der Umsetzung der Behandlungsempfehlungen beruhen.

6.1.2 Kombination von Pharmakotherapie und psychotherapeutischen Maßnahmen

Grundsätzliche Überlegungen zur Kombination von medikamentöser Therapie und kognitiver Verhaltenstherapie sollten den Schweregrad der Erkrankung und das Erkrankungsstadium berücksichtigen. In der akuten Anfangsphase der Erkrankung ist oftmals eine alleinige Pharmakotherapie notwendig, um die Akutsymptome zu reduzieren und eine Stabilisierung des Patienten zu erreichen. Erst wenn eine ausreichende Kontrolle der Akutsymptome erlangt ist, wird der Patient weiterführenden psychotherapeutischen Maßnahmen zugänglich sein. Zu Beginn der psychotherapeutischen Behandlung durch Arzt oder Psychologen sollte in jedem Fall mit dem Patienten das gesamte Spektrum der therapeutischen Möglichkeiten angesprochen werden, zu welchem immer auch die grundsätzliche Möglichkeit einer medikamentösen Behandlung zählt. Erfolgt dieser Hinweis erst im Verlauf der Therapie, könnte dies einen ungünstigen Einfluss auf die therapeutische Beziehung haben (Kapfhammer 2007), da der Patient sich durch den unerwarteten Vorschlag des Therapeuten, eine Medikation einzuführen, verunsichert fühlen und z. B. annehmen könnte, dieser sehe ihn als „hoffnungslosen Fall" an, dem nur noch mit Medikamenten zu helfen sei. Des Weiteren könnte der Patient zu der Annahme verleitet werden, der Therapeut schlage den Beginn der medikamentösen Therapie vor, weil ihm selbst die Kompetenz fehlt, um dem Patienten ausreichend zu helfen. Gerade dann besteht die Gefahr, den rein pharmakologisch arbeitenden Arzt zu idealisieren und den Psychotherapeuten zu entwerten oder auch jede Symptomverbesserung dem Medikament und nicht der Selbstwirksamkeit zuzuschreiben (Zwanzger u. Diemer 2009). Aus diesem Grund ist, neben dem frühzeitigen Hinweis auf pharmakologische Behandlungsoptionen, eine enge Zusammenarbeit und gute Absprache zwischen den pharmakologisch und psychotherapeutisch arbeitenden Kollegen besonders wichtig, falls die psychotherapeutische und medikamentöse Behandlung nicht in einer Hand liegen. Ärzte und Psychologen müssen über ähnliches Wissen verfügen, sowohl in Bezug auf Pharmako- als auch Psychotherapie!

Die möglichen Gründe für mangelnde Adhärenz sind also vielfältig und es obliegt dem Therapeuten dem Patienten verständliche Informationen über die Entstehung und Aufrechterhaltung seiner Erkrankung sowie die empfohlene Behandlung zu geben (▶ Abschn. 6.5.2, Modul 5.2 *Psychoedukation*), Gründe für Non-Adhärenz zu identifizieren (▶ Abschn. 6.4.1 und ▶ Abschn. 6.4.2) und zusammen mit dem Patienten Lösungsmöglichkeiten zu erarbeiten (s. Modul 6.5.3 *Arbeit mit Kognitionen*).

Zusammenfassung: Therapiebeziehung
- Non-Adhärenz kann vielseitige Gründe haben.
- Non-Adhärenz kann aus Sicht des Patienten ein adaptives Verhalten sein.
- Die therapeutische Beziehung ist der wichtigste Faktor für das Erreichen von Adhärenz.
- Die medikamentöse und psychotherapeutische Behandlung sollte jeweils zu Beginn einer Therapie besprochen werden.
- Während einer Akutphase ist eine medikamentöse Behandlung unumgänglich und ermöglicht im weiteren Verlauf überhaupt oft erst das Ansprechen auf psychotherapeutische Interventionen.

6.2 Psychotherapeutisch relevantes Modell zur Entstehung und Aufrechterhaltung

Zum Entstehen von Non-Adhärenz tragen nicht nur psychotherapeutisch relevante Faktoren bei. Auch vom Patienten unabhängige Gründe, die eher mit den Charakteristika des Therapieschemas oder des Behandlungssettings zu tun haben, müssen berücksichtigt werden, zumal diese im Allgemeinen auch leicht verändert werden können (z. B. Verteilung der Medikation auf wenige Einnahmezeitpunkte). Bei anderen (z. B. mangelnde Krankheitseinsicht) bedarf es einer umfassenderen Auseinandersetzung mit den Gründen für Non-Adhärenz und möglichen Lösungen (siehe Module 6.5.3 und 6.5.4).

Allgemein lassen sich die Ursachen für Non-Adhärenz in fünf Kategorien unterteilen, die sich jedoch nicht gegenseitig ausschließen, sondern teilweise auch überschneiden (Julius et al., 2009; Meichenbaum u. Turk 1987).

Mögliche Ursachen für Non-Adhärenz:
a) Charakteristika des Behandlungsregimes (z. B. Polypharmazie, häufige Einnahmezeitpunkte, Nebenwirkungen).
b) Charakteristika des klinischen Settings (z. B. mangelnde Behandlungskontinuität, unfreundliches Personal, lange Wartezeiten).
c) Charakteristika der Erkrankung (z. B. mangelnde Krankheitseinsicht, chronischer Verlauf mit eher geringer Symptomausprägung).
d) Patientencharakteristika (z. B. Vergesslichkeit, sensorische Defizite wie Sehstörungen, Leugnen der Erkrankung).
e) Charakteristika der Beziehung zwischen Patient und Therapeut (z. B. mangelnde Information durch den Therapeuten, Unzufriedenheit des Patienten).

Psychotherapeutisch relevant sind dabei v.a. Faktoren, die in die Kategorien c), d) und e) eingeordnet werden können.

So begegnet man im klinischen Alltag immer wieder Patienten, die angeben, sich von den

Symptomen ihrer Erkrankung kaum beeinträchtigt zu fühlen bzw. überhaupt nicht das Gefühl haben, krank zu sein. Folglich empfinden diese Patienten eine Medikation auch als unnötig. Demgegenüber berichten aber z. B. Angehörige von erheblichen Einschränkungen des Patienten in seiner Alltagsroutine oder bei der Arbeit und auch der Therapeut hat den Eindruck, dass der Patient unter den Symptomen seiner Erkrankung leidet. Eine solche Diskrepanz in der Einschätzung von Patient und Außenstehenden weist darauf hin, dass es dem Patienten aktuell noch schwer fällt, seine Erkrankung zu akzeptieren, und er sie deswegen *bagatellisiert* oder *leugnet*. Hintergrund dessen ist, dass Patienten sich einer veränderten Lebenssituation gegenübersehen, die eine erhebliche Anpassungsleistung erfordert und dadurch Angst auslöst. Wright et al. (2009) vergleichen die Stadien der Anpassung an solche Lebensveränderungen mit den Phasen der Trauer als Reaktion auf einen Verlust nach Kübler-Ross (1974). Hier stellt die erste Phase eine Reaktion der *Verleugnung* und des *Nicht-Wahrhaben-Wollens* dar. Entsprechend kann es auch bei Patienten mit psychischen Störungen zunächst zu einer Leugnung des Verlustes der psychischen Gesundheit kommen.

Fallbeispiel Herr W.
Der 43-jährige Herr W. ist selbstständiger Schreinermeister mit eigenem Betrieb und zehn Angestellten. Im letzten Jahr hat er ein deutliches Nachlassen seiner Konzentrationsfähigkeit bemerkt, auch Schlafstörungen waren aufgetreten und es fiel ihm immer schwerer, seiner Arbeit nachzugehen. So gelang es ihm zum Beispiel immer weniger, Aufträge zu akquirieren, wodurch der Betrieb zunehmend in finanzielle Schwierigkeiten geriet. Zuvor sei er immer ein sehr aktiver Mensch gewesen und habe nie berufliche Schwierigkeiten gehabt. Er sei im Gegenteil immer sehr stolz auf seinen beruflichen Erfolg und seine Leistungen gewesen. Vor wenigen Tagen eröffnete ihm sein Stellvertreter jedoch, dass er in Zukunft nicht mehr bei ihm arbeiten wolle. Am Abend desselben Tages kam es dann noch zu einem Streit

mit seiner Ehefrau, die ihm vorwarf, sich nicht mehr genug für die Familie zu engagieren. Herr W., dem in diesem Moment „alles zu viel wurde", nahm daraufhin in suizidaler Absicht eine große Menge Alkohol zusammen mit einer halben Packung Schmerztabletten zu sich. Aus Angst informierte er dann jedoch seine Ehefrau, die ihn in die Klinik brachte. Dort wurde eine depressive Episode diagnostiziert und im Verlauf mit Herrn W. vereinbart, eine medikamentöse Therapie mit Venlafaxin zu beginnen. Herr W. stand dieser Behandlung jedoch eher ambivalent gegenüber und äußerte, er wolle anstatt Medikamente zu nehmen, in Zukunft lieber weniger arbeiten. So schlecht gehe es ihm nämlich nicht und er sei sich sicher, „es auch alleine schaffen zu können".

Verwandt mit dem Problem der Leugnung der Erkrankung durch den Patienten ist auch die mangelnde *Krankheitseinsicht*, die zu Non-Adhärenz führen kann. Mangelnde Krankheitseinsicht kann prinzipiell bei allen psychischen Erkrankungen auftreten, besonders häufig aber bei Patienten mit dementiellen Syndromen (z. B. erkennbar daran, dass die Patienten trotz Verbotes aufgrund kognitiver Einschränkungen weiterhin alleine Auto fahren), bei Patienten mit Anorexia nervosa (z. B. kann man dort häufig Versuche der Patienten beobachten, die vereinbarten Ernährungspläne zu umgehen, oder auch Manipulationen an Sonden bei parenteraler Ernährung) und bei Patienten mit Schizophrenie.

Fallbeispiel Frau M.
Frau M. ist eine 23-jährige gelernte Krankenschwester. Seit einiger Zeit hat sie das Gefühl, im Fernsehen werde über sie berichtet und es bezögen sich auch viele Zeitungsartikel auf sie und ihre Lebensumstände. Frau M. wird zunehmend misstrauisch und fühlt sich beobachtet. Sie beginnt, ihre Wohnung nach Wanzen und versteckten Kameras abzusuchen. Ihr Mann informiert den Hausarzt, der eine stationäre Behandlung in einer psychiatrischen Klinik empfiehlt. Frau M. ist jedoch damit nicht einverstanden und fühlt sich in ihrer Annahme

bestätigt, dass eine Intrige gegen sie im Gange sei, und befürchtet, man wolle ihr durch Medikamente weiteren Schaden zufügen.

Allerdings müssen sich hinter einer eingeschränkten Medikamentenadhärenz nicht immer ein Leugnen der Erkrankung oder eine mangelnde Krankheitseinsicht verbergen. Mitunter lehnen Patienten eine Medikation auch ab, weil sie generell nicht gerne Medikamente nehmen und insgesamt geringe Erwartungen an deren Nutzen haben. Dies trifft nicht nur für Patienten mit psychischen Störungen zu, sondern findet sich auch bei Patienten mit somatischen Erkrankungen (Patienten mit psychischen Störungen weisen keine geringeren Adhärenzraten auf als Patienten mit somatischen Erkrankungen; vgl. Dolder et al. 2005). Für den Therapeuten ist dies jedoch zumeist nicht verständlich, da er davon ausgeht, dass die Diagnose einer Erkrankung bei einem Patienten auch zwangsläufig zum Wunsch nach einer entsprechenden Behandlung führen müsse. Eine Abweichung hiervon wird daher als Zeichen für mangelnde Krankheitseinsicht und somit als pathologisch angesehen, obwohl sie eher durch die *persönliche Präferenz* des Patienten zu erklären sein kann (vgl. Wright et al. 2009).

Weiterhin relevant für die psychotherapeutische Unterstützung bei der Medikamentenadhärenz ist auch die *Haltung wichtiger Bezugspersonen* des Patienten gegenüber seiner Erkrankung und der Therapie. Der Therapeut muss sich darüber im Klaren sein, dass die Informationen, die er dem Patienten über seine Erkrankung und die Therapie gibt, nur eine unter vielen Quellen ist, aus denen sich der Patient ein Urteil bildet. Daneben kann für die Entscheidung eines Patienten, eine Medikation verordnungsgemäß einzunehmen oder nicht, auch die Haltung der Angehörigen eine wichtige Rolle spielen und einerseits die Medikamentenadhärenz fördern oder aber auch behindern. Es kann daher entscheidend für die Therapieadhärenz sein, auch die Angehörigen des Patienten in psychoedukative Maßnahmen mit einzubeziehen.

Fallbeispiel Frau G.
Frau G. ist eine 55-jährige ehemalige Büroangestellte, die seit über dreißig Jahren an einer bipolaren Störung leidet. Frau G. ist seit zehn Jahren geschieden und hat seit ca. einem halben Jahr einen neuen Partner, den sie während einer hypomanen Phase kennengelernt hat. Da sie viele Jahre alleine gelebt hat, ist ihr sehr viel an dieser neuen Partnerschaft gelegen. Der Partner weiß zwar von ihrer Erkrankung, ist aber bezüglich ihrer Medikamente sehr skeptisch. Frau G. berichtet, dass der Partner der Meinung sei, die Medikamente würden sie verändern und er bevorzuge es, wenn sie so guter Stimmung sei, wie damals, als sie sich kennengelernt hätten. Frau G. befürchtet, dass der Partner sich von ihr abwenden könnte, wenn sie „normal" gestimmt sei.

Zusammenfassung: Entstehung von Non-Adhärenz
- Non-Adhärenz kann durch Faktoren entstehen, die nicht primär mit dem Patienten zu tun haben (z. B. ärztlich verordnete Polypharmazie).
- Patientenfaktoren als Ursachen für Non-Adhärenz können sein: Leugnen der Erkrankung, Nicht-Wahrhabenwollen, mangelnde Krankheitseinsicht, Haltung wichtiger Bezugspersonen.
- Nur Patientenfaktoren sind psychotherapeutisch relevant. Alle anderen Faktoren müssen durch den Therapeuten verändert bzw. akzeptiert werden (wenn der Patient aufgrund persönlicher Präferenzen keine Medikation wünscht und keine Indikation für eine Behandlung gegen seinen Willen vorliegt).

6.3   Evidenzbasierte Grundlagen zur Auswahl der Therapiemodule

Zur Förderung der Medikamentenadhärenz wird v. a. die Psychoedukation, d. h. die Informationsvermittlung an den Patienten bezüglich der auslösenden und aufrechterhaltenden Bedingungen für seine Erkrankung sowie der möglichen Behandlungsansätze verwendet. Die zugrunde liegende Vorstellung ist, dass ein ausreichend informierter Patient auch adhärent sein wird. Auch wenn die Psychoedukation eine wichtige Rolle spielt und der Patient natürlich das Recht hat, über seine Erkrankung umfassend informiert zu werden, darf nicht außer Acht gelassen werden, dass psychoedukative Maßnahmen alleine die Medikamentenadhärenz nicht signifikant verbessern (Byerly et al. 2007; Dolder et al. 2003; Lincoln et al. 2007). Ein Grund hierfür ist die oftmals sehr fakten- oder sogar Pathophysiologie-orientierte Vorgehensweise, die in der Psychoedukation häufig angewendet wird. Dagegen wird z. B. der Aspekt der Veränderungen im Alltag und den Gewohnheiten des Patienten durch die Medikation zumeist ausgeklammert. Auch die Frage nach der Einstellung des Patienten gegenüber seiner Erkrankung und Medikation im Allgemeinen, seine mögliche Angst vor Nebenwirkungen oder Abhängigkeit etc. werden meist nicht berücksichtigt. Wenn diese Aspekte zusätzlich zur reinen Informationsvermittlung beachtet werden, können kognitiv-verhaltenstherapeutische Interventionen die Medikamentenadhärenz verbessern und ein zu frühes Absetzen verhindern (Marcus et al. 2007; Paykel 1995; Gray et al. 2016) sowie die Wahrscheinlichkeit eines Rezidivs vermindern (Kay 2001). Entsprechend basieren die unter Abschnitt 6.5.3 aufgeführten Therapiemodule auf den Methoden der kognitiven Verhaltenstherapie (Meichenbaum u. Turk 1987; Wright et al. 2009).

6.4 Psychotherapierelevante Dokumentation

Grundsätzlich muss unterschieden werden zwischen Methoden zur Diagnostik von Non-Adhärenz und Methoden zur Diagnostik von deren Ursachen.

6.4.1 Diagnostik von Non-Adhärenz

Um das Ausmaß von Adhärenz bzw. Non-Adhärenz bei einzelnen Patienten abschätzen zu können, ist es erforderlich, sowohl beim Erstkontakt die Adhärenz des Patienten zu vorangegangenen Therapien zu erfragen, als auch die Adhärenz im Verlauf der Therapie immer wieder zu erfragen. Um Therapieadhärenz zu erheben, werden unterschiedliche Methoden verwendet. Die einfachste ist dabei sicherlich, die Patienten oder ggf. auch Angehörige direkt zu befragen, ob und wenn ja wie häufig die Medikamente eingenommen worden sind und dies in den eigenen Unterlagen zu dokumentieren. Darüber hinaus können z. B. frühere Therapeuten kontaktiert und befragt werden. Auch können im Verlauf der Therapie die Anzahl der abgeholten Rezepte (wenn der Patient vom Therapeuten ambulant (weiter-) behandelt wird), die Anzahl der nicht verbrauchten Tabletten aus einer Packung, die Evaluation des Behandlungsergebnisses (d. h. das Eintreten oder Ausbleiben des gewünschten Behandlungsergebnisses, Klagen über typische Nebenwirkungen) oder eine Blutspiegelbestimmung der verschriebenen Substanzen als Maße für die Medikamentenadhärenz herangezogen werden. Alle diese Methoden sind natürlich mit spezifischen Nachteilen behaftet, wie z. B. mangelnde Reliabilität oder hohe Kosten und es existiert bislang kein Goldstandard zur Messung der Medikamentenadhärenz. Vielmehr wird in der klinischen Praxis weiterhin auf Einzelfallbasis entschieden werden müssen, ob und wenn ja welche Methoden am besten zur Einschätzung der Adhärenz geeignet sind.

Zusammenfassung: Ausmaß von Non-Adhärenz

Therapieadhärenz kann abgeschätzt werden:
- Durch Befragen des Patienten, seiner Angehörigen oder seiner früheren Therapeuten.
- Anhand der Zahl der abgeholten Rezepte und der verbrauchten Tabletten aus einer Packung.

- Anhand des Behandlungsergebnisses bzw. des Auftretens von Nebenwirkungen,
- Mithilfe von Blutspiegelbestimmungen.

Mit keiner dieser Methoden kann jedoch absolute Sicherheit erzielt werden, sie liefern lediglich Anhaltspunkte für die Gesamtbeurteilung der Adhärenz (Velligan et al. 2006).

6.4.2 Diagnostik der Gründe für Non-Adhärenz

Liegt Non-Adhärenz vor, können mit Hilfe des *Kognitiven Modells* deren Ursachen ergründet und Lösungsmodelle erarbeitet werden. Die der Non-Adhärenz zugrunde liegenden dysfunktionalen Kognitionen und deren Einfluss auf das Fühlen und Verhalten des Patienten werden dabei identifiziert und durch funktionale Kognitionen ersetzt (▶ Abschn. 6.5.3 und Kap. 7 *Depression*). Die Bedeutung, die ein Patient seiner Erkrankung und der Behandlung z. B. im Hinblick auf seine aktuelle Lebenssituation und seine Zukunftspläne beimisst, hat einen direkten Einfluss auf seine Bemühungen um Symptomkontrolle und Zusammenarbeit mit dem Therapeuten. Um diese Grundeinstellungen des Patienten zu erheben, können z. B. die im Folgende aufgeführten Fragen gestellt werden (vgl. Wright et al. 2009).

Hilfreiche Fragen zur Exploration der Gründe von Non-Adhärenz
Beispielfragen zu Selbstbild:
- „Was bedeutet es für Sie, an einer seelischen Erkrankung zu leiden?"
- „Welche Auswirkungen hatte die Diagnose auf Ihre Meinung von sich selbst?"
- „Wie würden Sie einen Menschen beschreiben, der so eine Erkrankung hat wie Sie?"

Beispielfragen zur Sicht anderer:
- „Was denken Sie, wie andere Sie jetzt sehen?"

- „Wie denkt Ihre Familie über Ihre Erkrankung und Ihre Behandlung?"
- „Welchen Einfluss hat Ihre Erkrankung auf das Bild, das andere von Ihnen haben?"
- „Wie geht man mit Menschen, die ähnliche Probleme haben wie Sie, im Allgemeinen um?"

Beispielfragen zu Zukunftsplänen:
- „Welche Pläne haben Sie für die Zukunft?"
- „Wie passt Ihre Erkrankung in Ihre Zukunftspläne?"
- „Können Sie sich vorstellen, dass sich Ihre Therapie mit ihren Zukunftsplänen vereinbaren lässt?"

Wenn die entsprechenden dysfunktionalen Kognitionen als Ursache für Non-Adhärenz identifiziert wurden, sollte direkt mit der Umstrukturierung, wie im Modul 5.3 dargestellt, begonnen werden.

Zusammenfassung: Gründe für Non-Adhärenz
- Dysfunktionale Kognitionen sind häufige Ursachen für mangelnde Therapieadhärenz, da diese das Fühlen und Verhalten des Patienten beeinflussen (Kognitives Modell").
- Mit Hilfe der kognitiven Umstrukturierung, d. h. das Ersetzen der dysfunktionalen Kognitionen durch funktionale kann die Therapieadhärenz verbessert werden.

6.5 Praktische Therapiedurchführung

Im Folgenden werden verschiedene psychoedukative und psychotherapeutische Module sowie ein Modul, welches der Therapeut ohne Mitarbeit des Patienten durchführt, als Beispiele für die konkrete Umsetzung in der Therapie vorgestellt. Die Reihenfolge der Module wie sie hier aufgeführt wird, entspricht auch der empfohlenen Reihenfolge in der Praxis, wobei im klinischen Alltag sicher nicht bei jedem

◼ Tab. 6.1 Übersicht über die Therapieeinheiten in Modul 5.1

Teilmodul 5.1.1	Patientenfähigkeiten zur Einhaltung des Therapieregimes abschätzen
Teilmodul 5.1.2	Charakteristika des Therapieregimes und Berücksichtigung von Nebenwirkungen
Teilmodul 5.1.3	Instruktion des Patienten

Patienten alle Module durchgeführt werden müssen.

6.5.1 Modul 5.1: Allgemeine Strategien zur Adhärenzförderung

Modul 5.1 beinhaltet drei Therapieeinheiten, die im Folgenden dargestellt sind (◼ Tab. 6.1).

Indikation: Das Modul 6.5.1 richtet sich an den Therapeuten, eine Aktivität von Seiten des Patienten ist nicht erforderlich. Der Therapeut wendet das Modul außerhalb der Kontakte mit dem Patienten, unter Zuhilfenahme der im Patientenkontakt und im Austausch mit anderen Berufsgruppen (z. B. Ergotherapie) und ggf. mit den Angehörigen gewonnenen Informationen, an. Das Modul umfasst Aspekte, die im Zusammenhang mit einer Medikamenteneinstellung vom Therapeuten berücksichtigt werden müssen.

Ziel: Gewährleistung der Adhärenz durch Reflexion vermeidbarer Fehler in den allgemeinen Therapiestrategien.

Teilmodul 5.1.1: Patientenfähigkeiten zur Einhaltung des Therapieregimes abschätzen

Bei Erstellung eines Therapieregimes, welches der Patient zu Hause selbstständig fortführen soll, muss beurteilt werden, ob der Patient

überhaupt in der Lage ist, dieses Regime einzuhalten. Insbesondere bei älteren Patienten können kognitive Einschränkungen zu einer inkorrekten Medikamenteneinnahme führen. Auch können sensorische und motorische Defizite, wie sie vor allem im Alter auftreten, die Medikamenteneinnahme erschweren, z. B. wenn der Patient sehr kleine Tabletten aufgrund einer Sehschwäche nicht richtig abzählen kann oder etwa Feinmotorikstörungen das Öffnen einer Medikamentenflasche oder das Herausnehmen von Tabletten aus einer Packung behindern. Aber auch bei jüngeren Patienten kann die Einhaltung des Therapieregimes aus Gründen, die in der Erkrankung liegen, erschwert sein. So ist z. B. vorstellbar, dass ein Patient mit einer Schizophrenie aufgrund von Desorganisiertheit nicht in der Lage ist, sich Rezepte oder Medikamente zu besorgen. Ähnliches gilt für Patienten, bei denen komorbid eine Abhängigkeitserkrankung oder ein Substanzmissbrauch bestehen. Die Wahrscheinlichkeit für das Eintreten solcher Hinderungsgründe lässt sich schon während eines stationären Aufenthaltes aus der Beobachtung des Patienten (durch Therapeuten, Pflegepersonal, Ergotherapeuten) und seines Umgangs mit der Medikation abschätzen, sodass ggf. frühzeitig Abhilfe geschaffen werden kann. Hilfreich kann es hier z. B. sein, wenn der Patient mit dem Pflegepersonal das Stellen der Medikamente übt und der Therapeut den Patienten anschließend befragt, ob dieser mit der Anzahl, Größe, Verpackung der Medikamente zurechtgekommen ist. Falls möglich, können z. B. Angehörige einbezogen werden, es können Hilfsmittel wie z. B. Wochendispenser für Tabletten besorgt werden oder, falls erforderlich, Medikamentendienste für den ambulanten Bereich installiert werden.

Zusammenfassung: Patientenfähigkeiten
- Das Therapieregime muss so gestaltet sein, dass der Patient es auch umsetzen kann.
- Um herauszufinden, ob der Patient in der Lage ist, das verordnete Therapieregime umzusetzen, sind z. B. Verhaltensbeobachtungen im Stationsalltag durch Therapeut, Pflegepersonal oder Ergotherapeuten sowie

Befragung von Patient und Angehörigen hilfreich.

- Mögliche Hilfen zur Umsetzung des Therapieregimes können Angehörige, Wochendispenser für Tabletten oder ambulante Medikamentendienste sein.

Teilmodul 5.1.2: Charakteristika des Therapieregimes und Berücksichtigung von Nebenwirkungen

Generell ist ein möglichst einfaches Therapieregime anzustreben, welches Polypharmazie soweit wie möglich vermeidet und die Einnahmezeitpunkte auf ein Miminum beschränkt. Dadurch wird sowohl das Risiko für nicht steuerbare Arzneimittelinteraktionen, die auch zu vermehrten Nebenwirkungen führen können, wie auch das Risiko, einen Einnahmezeitpunkt zu vergessen, verringert. Günstig wirken sich darüber hinaus eine schriftliche Darstellung des Medikamentenschemas sowie die Verbindung der Einnahmezeitpunkte mit anderen markanten Tagesaktivitäten auf die Adhärenz aus. So kann z. B. die Medikamenteneinnahme „vor dem Schlafengehen" oder „nach dem Aufstehen" angeordnet werden. Der Therapeut händigt dem Patienten dann ein schriftliches Einnahmeschema aus, das z. B. wie in Tabelle 6.2 dargestellt aussehen könnte (◘ Tab. 6.2).

Auch sollte bei der Erstellung des Therapieregimes der Alltag des Patienten sowie die Frage, inwieweit sich die Medikamenteneinnahme darin integrieren lässt bzw. realistisch ist, berücksichtigt werden. Es ist z. B. nicht sinnvoll, eine Medikamenteneinnahme „zum Mittagessen" anzuordnen, wenn der Patient gar nicht regelmäßig zu Mittag isst.

■ ■ **Hilfreiche Fragen zu den Lebensgewohnheiten des Patienten:**

- „Sind Sie morgens, wenn Sie aufstehen und zur Arbeit gehen, sehr in Eile? Bleibt Zeit für ein Frühstück und Ihre Medikamente?"

- „Haben Sie eine regelmäßige Mittagspause? Wissen Ihre Kollegen, dass Sie Medikamente zum Mittagessen einnehmen sollen? Ist es Ihnen unangenehm, wenn jemand mitbekommt, dass Sie Medikamente nehmen?"

- „Gehen Sie immer ungefähr zur selben Zeit schlafen? Übernachten Sie oft auswärts?"

Falls für das jeweilige verordnete Präparat erhältlich und vom Patienten gewünscht, kann auch eine Depotmedikation, d. h. die intramuskuläre Verabreichung eines Medikamentes (z. B. Risperidon) in regelmäßigen Abständen erwogen werden. Depotmedikamente erleichtern einerseits die Medikamentenadhärenz und andererseits ist eine Non-Adhärenz leicht festzustellen, z. B. wenn der Patient nicht zur Depotgabe erscheint, sodass frühzeitig Maßnahmen ergriffen werden können, um die Adhärenz wiederherzustellen. Möglicherweise hat der Patient den Termin lediglich vergessen und erscheint nach telefonischer Kontaktaufnahme. Es könnte aber auch z. B. notwendig sein, Angehörige oder evtl. vorhandene gesetzliche Betreuer zu informieren und um Unterstützung zu bitten. Möglicherweise hat der Patient auch seine Haltung gegenüber der Depotmedikation verändert und möchte diese nicht mehr einnehmen, ohne dass er dies dem Therapeuten jedoch mitgeteilt hätte. In diesem Fall sollten im Gespräch mit dem Patienten die Vor- und Nachteile der Medikation abgewogen werden

◘ **Tab. 6.2**   Schriftliches Einnahmeschema

Medikament	Nach dem Aufstehen	Zum Mittagessen	Beim Schlafengehen
Citalopram 20 mg	1	0	0
Mirtazapin 15 mg	0	0	1

und die Medikation ggf. verändert werden (s. Modul 5.4). Es empfiehlt sich jedoch nicht, eine Einstellung auf ein Depotmedikament vorzunehmen, ohne zuvor die Gründe für die Non-Adhärenz gegenüber der oralen Medikation mit dem Patienten erörtert und Lösungsmöglichkeiten hierfür entwickelt zu haben (s. Modul 5.3).

Des Weiteren sollte sowohl bei einer oralen als auch bei einer Depotmedikation die Dosierung so titriert werden, dass Nebenwirkungen so gering gehalten werden, dass sie für den Patienten tolerierbar sind, zugleich aber noch eine gute Effektivität der Medikation gegeben ist, d. h. der Patient eine für ihn zufriedenstellende Besserung seiner Beschwerden angeben kann, welche sich auch mit dem klinischen Eindruck des Therapeuten deckt.

Zusammenfassung: Therapieregime
- Therapieregime so einfach wie möglich halten, Polypharmazie möglichst vermeiden.
- Das Therapieschema muss zu den Lebensgewohnheiten des Patienten passen.
- Patienten bekommen das Therapieschema in schriftlicher Form ausgehändigt.
- Depotmedikamente können, falls angezeigt, zur Verbesserung der Therapieadhärenz beitragen.

■ ■ Mögliche Probleme und Lösungen
Problem: Der Patient erhält bei einer Dosisänderung seines Medikamentes einen neuen schriftlichen Medikamentenplan, verwechselt diesen aber mit dem alten, den er noch zu Hause hat.

Lösung: Der Patient sollte zu jedem ambulanten Termin seinen Medikamentenplan mitbringen, damit dieser direkt ausgetauscht und der alte Plan vernichtet werden kann.

Teilmodul 5.1.3:
Instruktion des Patienten

Ein Teil der Non-Adhärenz, der wir bei Patienten begegnen, ist darüber hinaus verursacht durch Unklarheiten bezüglich dessen, was der Patient bei der Medikamenteneinnahme kon-

kret tun soll. Hier sollte der Therapeut darauf achten, dass Instruktionen klar und verständlich sind und das gesamte Regime möglichst einfach gehalten wird (s. Teilmodul 5.1.2). Im Folgenden soll anhand einiger Beispiele illustriert werden, welche Unklarheiten durch ungenaue Therapieinstruktionen entstehen können (vgl. Zola 1981).

Beispiele für unklare und klare Instruktionen zur Medikamenteneinnahme
Beispiel 1:
Unklar: „Nehmen Sie die Medikamente viermal täglich ein." Soll der Patient die Medikamente also alle sechs Stunden einnehmen? Auch nachts? Was soll der Patient tun, wenn er die Einnahme einmal vergisst? Soll er die vergessenen Medikamente beim nächsten Einnahmezeitpunkt nachnehmen?
Verständlich: „Nehmen sie jeweils eine Dosis nach dem Aufstehen, eine zum Mittagessen, eine am Nachmittag um 16.00 Uhr und eine vor dem Schlafengehen. Falls Sie einmal eine Einnahme vergessen sollten, nehmen Sie bitte nicht beim nächsten Einnahmezeitpunkt die doppelte Menge, sondern lassen sie die vergessene Dosis aus."

Beispiel 2:
Unklar: „Nehmen Sie diese Tabletten bei Bedarf ein." Was bedeutet „bei Bedarf"? Woran erkennt der Patient, dass ein Bedarf besteht? Wie oft und in welcher Dosierung kann er die Tabletten maximal einnehmen?
Verständlich: „Das Medikament A, das sie regelmäßig einnehmen, wird nach einiger Zeit dafür sorgen, dass die Unruhe, die sie beschrieben haben, verschwinden wird. Allerdings benötigen sie dafür etwas Zeit. Sollten Sie also in den nächsten ein bis zwei Wochen wieder starke Unruhe verspüren und die Maßnahmen, die wir besprochen hatten, also z. B. die Ablenkung durch angenehme Tätigkeiten, Ihnen nicht helfen, dann können Sie ein Milligramm dieses sogenannten Bedarfsmedikaments B nehmen. Sie sollten aber nicht mehr als insgesamt 5 mg pro Tag davon nehmen. Bitte nehmen Sie B auch nicht öfter als an drei aufeinan-

derfolgenden Tagen. Sollten Sie B an mehr als drei aufeinanderfolgenden Tagen benötigen, rufen Sie mich bitte an oder kommen vorbei. Das könnte nämlich ein Zeichen dafür sein, dass die Dosis Ihres fest angesetzten Medikaments A noch einmal verändert werden sollte. Das müssten wir dann gegebenenfalls noch einmal besprechen."

Beispiel 3:
Unklar: „Nehmen Sie diese Tabletten nur dann, wenn Sie die Unruhe gar nicht mehr aushalten können." Was ist mit „gar nicht mehr aushalten können" gemeint? Wie lange soll der Patient versuchen, die Unruhe auszuhalten? Ist das Einnehmen dieser Tabletten ein Zeichen von Schwäche?
Verständlich: „Wir haben ja nun schon viele Techniken besprochen, die Sie bei Unruhe anwenden können und Sie haben sie ja auch sehr gut eingeübt und mir berichtet, dass sie Ihnen auch recht gut geholfen haben. Es kann nun natürlich auch einmal so sein, dass die Unruhe so stark wird, dass Ihnen Ihre Techniken nicht helfen. Das kann vorkommen, auch wenn man die Techniken sehr gut eingeübt hat, und hat einfach mit Ihrer Erkrankung zu tun. Sollte dies einmal der Fall sein und sie bemerken, dass Sie mit den Techniken, die Sie sonst anwenden, nicht weiterkommen, müssen Sie das nicht aushalten, sondern können eine bis maximal drei dieser Tabletten am Tag einnehmen."

Beispiel 4:
Unklar: „Kommen Sie vorbei, wenn das Medikament Komplikationen verursacht." Was ist eine Komplikation? Woran merkt der Patient, dass die Komplikation mit dem Medikament zu tun hat und nicht mit der Erkrankung? Ist der Patient für die Komplikation selbst verantwortlich, weil er etwas falsch gemacht hat?
Verständlich: „Jedes Medikament kann Nebenwirkungen verursachen. Das Medikament A, das ich Ihnen verschrieben habe, ist allgemein sehr gut verträglich und verursacht wenige Nebenwirkungen, wie zum Beispiel leichte Müdigkeit oder manchmal auch Schwindel. Diese Nebenwirkungen vergehen meist nach

ein bis zwei Wochen, sodass man da nichts weiter unternehmen muss. Es gibt aber ein paar wichtige Nebenwirkungen, die Sie kennen müssen, auch wenn sie sehr selten sind, und das sind plötzlich auftretendes Fieber, Halsschmerzen oder Infektionen der Mundschleimhaut. Sollten Sie eine dieser Nebenwirkungen bemerken, kommen Sie bitte gleich vorbei."

Es ist leicht vorstellbar, dass sich diese Unklarheiten weiter verstärken, wenn mehrere Medikamente eingenommen werden sollen. Daher sind klare Instruktionen an den Patienten bezüglich des Beginns, der Häufigkeit und der Dauer der Medikamenteneinnahme (d. h. der Patienten muss z. B. auch darauf hingewiesen werden, dass die Behandlung nicht beendet ist, wenn die Tablettenpackung leer ist), am besten in schriftlicher Form, und eine genaue Aufklärung über zu erwartenden Wirkungen und Nebenwirkungen (s. Modul 5.2) essenziell, damit der Patient nicht durch komplexe und unklare Anweisungen überfordert ist und die Einnahme vergisst, falsch ausführt oder vermeidet.

Zusammenfassung: Instruktion des Patienten
- Die Instruktionen zur Medikamenteneinnahme sollten in einfacher, verständlicher Form und am besten schriftlich gegeben werden.
- Je einfacher das Therapieschema, desto besser verständlich für den Patienten.

6.5.2 Modul 5.2: Psychoedukation zur Medikamenteneinnahme

Modul 5.2 beinhaltet fünf Therapieeinheiten, die im Folgenden dargestellt sind (◘ Tab. 6.3).

Indikation: Das Psychoedukations-Modul zur Medikamenteneinnahme soll zu Beginn einer Pharmakotherapie mit allen Patienten durchgeführt werden. Alle Therapieeinheiten dieses Moduls können nacheinander im Rahmen eines 25-minütigen Kontakts durchlaufen werden. Bei Änderung der Medikation sollte das Modul erneut aufgegriffen werden.

◘ Tab. 6.3 Übersicht über die Therapieeinheiten in Modul 5.2

Therapieeinheit 5.2.1	Benennen und Beschreiben der Medikation
Therapieeinheit 5.2.2	Dosierungsschema
Therapieeinheit 5.2.3	Erinnerungshilfe
Therapieeinheit 5.2.4	Verständnisprüfung
Therapieeinheit 5.2.5	Aufklärung über Nebenwirkungen

Ziel: Information des Patienten über Art der Medikation, das Therapieregime und dessen Auswirkungen auf seinen Alltag, Wirkungen und Nebenwirkungen der Medikamente. Identifikation von Adhärenz-verhindernden Faktoren sowie ggf. deren Lösung. Sicherstellen, dass der Patient das Therapieregime versteht und umsetzen kann.

Therapieeinheit 5.2.1: Benennen und Beschreiben der Medikation (10 Min)

Die erste Therapieeinheit innerhalb des Moduls zur Medikamenteneinnahme wird durchgeführt, nachdem der Patient über seine Diagnose und die zu seiner Erkrankung gehörenden Symptome bereits aufgeklärt wurde. Die einzelnen Einheiten werden hier am Beispiel der Psychoedukation bei geplanter Lithiumeinstellung bei einer bipolaren Störung erläutert. Die Therapieeinheit 5.2.1 dient zunächst dazu, dem Patienten die Sicherheit zu vermitteln, dass seine Erkrankung behandelbar ist. Des Weiteren wird der Name bzw. der Wirkstoff des gewählten Medikamentes genannt und dem Patienten erläutert, auf welche seiner Symptome die Medikation Einfluss nehmen kann. Darüber hinaus kann der Therapeut dem Patienten an dieser Stelle mitteilen, dass dieser insgesamt mit einer allmählichen Verbesserung seines Zustandes rechnen sollte, auch wenn sich möglicherweise einige Beschwerden recht rasch verbessern, andere dagegen evtl. auch persistieren könnten.

Außerdem weist der Therapeut den Patienten darauf hin, dass die Medikamenteneinnahme sowohl an guten als auch an schlechten Tagen kontinuierlich erfolgen sollte. Es können hierfür z. B. Formulierungen, wie im Folgenden für das Beispiel „Lithiumeinstellung" dargestellt, verwendet werden (s. dazu auch Meichenbaum u. Turk 1987).

Beispiel „Psychoedukation bei Lithiumeinstellung"

Th.: Wir haben ja schon besprochen, dass bei Ihnen eine sogenannte bipolare Störung vorliegt. Bipolare Störungen kann man mit einem Medikament namens Lithium behandeln. Lithium ist ein sehr gut wirksames Medikament, das bei den meisten Patienten kaum Nebenwirkungen verursacht. Falls doch einmal Nebenwirkungen auftreten sollten, kann man die meistens gut in den Griff bekommen. Allerdings ist es dafür sehr wichtig, dass Sie das Lithium genauso einnehmen, wie wir es Ihnen verschreiben. Ich erkläre Ihnen nun, welche Verbesserungen wir durch die Behandlung mit Lithium erwarten können, damit Sie die Veränderungen selbst besser mitverfolgen können. Dadurch helfen Sie uns, ein möglichst optimales Behandlungsschema für Sie zu finden. Das Lithium wird Sie auf längere Sicht vor den manischen und depressiven Phasen, von denen Sie berichtet haben, schützen. Lithium verändert allerdings nicht die ganz normalen emotionalen Reaktionen, d. h., Sie können sich auch weiter traurig fühlen, wenn etwas Trauriges passiert, oder sich freuen, wenn etwas Schönes passiert. Die ganz extremen Schwankungen, wie bei der Manie oder der Depression, werden aber durch das Lithium verhindert. Diese Stimmungsschwankungen sind ja auch das Symptom, das Patienten am meisten belastet. Viele versuchen dann z. B., sich mit Alkohol oder Drogen zu helfen. Sie können sich sicher vorstellen, dass das keine gute Strategie ist, denn davon kann man natürlich abhängig werden. Beim Lithium besteht diese Gefahr einer Abhängigkeit aber glücklicherweise nicht.

Zusammenfassung: Benennen und Beschreiben der Medikation

- Diagnose und Name des Medikamentes nennen.
- Beschreiben, was das Medikament bewirken soll.
- Erläutern, was das Medikament nicht macht: die Persönlichkeit verändern, Abhängigkeit verursachen.

Therapieeinheit 5.2.2: Dosierungsschema (10 Min)

Bei der Besprechung des Dosierungsschemas mit dem Patienten soll ein genauer schriftlicher Einnahmeplan erstellt werden (s. Tab. 6.3), der auf den Tagesablauf und die Gewohnheiten des Patienten Rücksicht nimmt (s. Teilmodul 5.1.2).

Beispiel „Dosierungsschema"
Th.: Wenn man ein Medikament über längere Zeit regelmäßig einnehmen soll, ist es natürlich besonders wichtig, dass dadurch der Tagesablauf nicht zu sehr gestört wird und das Medikament zu den Lebensgewohnheiten passt. Beim Lithium ist es am Anfang am besten, es vor dem Schlafengehen einzunehmen. Wann gehen Sie denn normalerweise zu Bett?
Pat.: Meistens gehe ich so gegen 22.00 Uhr schlafen, manchmal auch um 22.30 Uhr.
Th.: Gut, dann würde ich sagen, Ihre erste Dosis heute Abend nehmen Sie um 22.00 Uhr ein und führen das dann auch über die nächste Woche so fort. Wenn Sie das Medikament gut vertragen, werden wir die Dosis nächste Woche auf zweimal täglich erhöhen, und dann eventuell noch weiter. Meistens liegt die optimale Dosis zwischen drei und fünf Tabletten am Tag. Am einfachsten ist es, wenn man Medikamente immer zur gleichen Zeit einnimmt. Wann stehen Sie denn normalerweise auf?
Pat.: Ich stehe eigentlich immer um 7.00 Uhr auf.
Th.: In Ordnung, dann sollten Sie die zweite Tablette, die in einer Woche dazukommt, am besten direkt nach dem Aufstehen um 7.00 Uhr einnehmen. Was halten Sie von der Idee, eine Tablette vor dem Schlafengehen und später noch eine gleich nach dem Aufstehen ein-

zunehmen? Können Sie sich vorstellen, das regelmäßig so einzuhalten?
Pat.: Ja, das ist ja recht einfach. Ich denke, das bekomme ich hin.
Th.: Sehr schön. Nach der ersten Woche würde ich gerne von Ihnen erfahren, wie Sie mit dem Medikament zurechtgekommen sind. Denken Sie bitte daran, dass Sie das Lithium auch dann einnehmen müssen, wenn es Ihnen gut geht, denn nur wenn Sie das Medikament regelmäßig einnehmen, kann es verhindern, dass Ihre starken Stimmungsschwankungen wiederkommen.

Zusammenfassung: Dosierungsschema

- Lebensumstände, die für die Medikamenteneinnahme von Belang sein könnten, erfragen und berücksichtigen.
- Einnahmeschema schriftlich fixieren.
- Notwendigkeit der lückenlosen Medikamenteneinnahme betonen.

■■ **Mögliche Probleme und Lösungen**
Problem: Der Patient hat keinen regelmäßigen Tagesrhythmus, d. h. er geht zu unterschiedlichen Zeiten zu Bett und steht zu unterschiedlichen Zeiten auf.

Lösung: Die Medikamenteneinnahme kann auf die Tageszeit verlegt werden, bei der die größte Regelmäßigkeit besteht (z. B. der Patient holt immer um 12.00 Uhr seine Tochter aus dem Kindergarten ab und könnte kurz vorher seine Medikation nehmen. Angehörige können zur Sicherstellung der Medikamenteneinnahme mit einbezogen werden. Technische Hilfsmittel (Wecker, elektronische Kalender mit Alarmfunktion im Mobiltelefon) können zum Einsatz kommen.

Therapieeinheit 5.2.3: Erinnerungshilfe (10 Min)

In dieser Einheit spricht der Therapeut das mögliche Vergessen der Medikamenteneinnahme an, um schon im Vorfeld Erinnerungshilfen auszuloten. Es kann vorkommen, dass der Patient zwar während der Therapiesitzung die Wichtigkeit der regelmäßigen Medikamenteneinnahme versteht und sich auch motiviert zeigt, diese zu Hause fortzuführen, dann aber aus verschiedenen Gründen (▶ Abschn. 6.2 und ▶ Abschn. 6.4.2) zu Hause doch keine ausreichende Adhärenz erreicht. In diesem Fall erarbeiten Therapeut und Patient Strategien, die als Erinnerungshilfen an die Bedeutsamkeit der regelmäßigen Medikamenteneinnahme genutzt werden können. Beispielsweise kann sich der Patient eigenständig Karteikarten gestalten, auf denen er die wichtigsten Gründe für Medikamentenadhärenz notiert oder sich selbst Handlungsanweisungen gibt.

Beispiele für Karteikarten

Karteikarte 1: Gründe für Medikamenteneinnahme
Es ist wichtig, dass ich meine Medikamente regelmäßig einnehme, weil:
- sie mir helfen, in einer ausgeglichenen Stimmung zu bleiben,
- ich dann wieder meiner Arbeit nachgehen kann,
- sie verhindern, dass ich wieder in die Klinik muss.

Karteikarte 2: Handlungsanweisung
- Medikamente immer beim Zähneputzen einnehmen!

Karteikarte 3: Erinnerung
- Habe ich heute meine Medikamente genommen?

Der Patient kann dann die Karteikarten an Stellen aufbewahren, auf die er häufig einen Blick wirft, z. B. im Portemonnaie (Karteikarte 1), am Badezimmerspiegel (Karteikarte 2) oder an der Haustüre bzw. auf dem Nachttisch (Karteikarte 3). Auch weitere Erinnerungshilfen, wie z. B. das Deponieren der Medikamente an bestimmten Orten, auf die der Patient leicht Zugriff hat, sollten angesprochen werden. Alle Punkte, die den Patienten an die regelmäßige Medikamenteneinnahme erinnern, sollten dann schriftlich festgehalten werden, z. B. auf dem Arbeitsblatt 6-5.2 „Erinnerung an meine Medikamente".

Auch sollte in dieser Therapieeinheit besprochen werden, was der Patient machen soll, wenn er einmal eine Medikamenteneinnahme vergessen hat. Außerdem sollten in dieser Therapieeinheit mögliche andere Hinderungsgründe für die Medikamentenadhärenz erfragt werden.

Beispiel „Erinnerungshilfen"

Th.: Jeder vergisst ja hin und wieder Dinge, die er eigentlich tun sollte, und natürlich kann es auch einmal vorkommen, dass man seine Medikamente vergisst. Das ist ja auch ganz normal. Ich habe Ihnen nun ja schon gesagt, dass es wichtig ist, das Medikament regelmäßig einzunehmen und es eben möglichst nicht zu vergessen. Lassen Sie uns deshalb gemeinsam überlegen, was Sie machen könnten, um sich an Ihr Medikament zu erinnern. Vielleicht haben Sie ja auch schon eine Idee?

Pat.: Naja, wenn ich die Medikamente also immer vor dem Schlafengehen und gleich nach dem Aufstehen einnehmen soll, ist es wahrscheinlich am besten, wenn ich sie gleich beim Zähneputzen einnehme.

Th.: Ja, das ist eine sehr gute Idee. Das Zähneputzen ist ja eine Routine und wenn sie die mit der Medikamenteneinnahme kombinieren, ist es viel leichter, an die Medikamente zu denken. Nehmen Sie doch bitte einmal Ihr Arbeitsblatt zur Hand und tragen dort gleich ein, dass Sie Ihre Medikamente beim Zähneputzen einnehmen wollen.

Es kann natürlich trotzdem immer noch vorkommen, dass man mal eine Tablette vergisst. Das ist auch nicht so schlimm, solange es nur ganz selten vorkommt. Wichtig ist dann aber, dass Sie nicht beim nächsten Mal die doppelte Dosis nehmen. Machen Sie einfach mit der normalen Dosis weiter und lassen die eine vergessene Tablette weg. Das sollten Sie sich bitte auch auf dem Arbeitsblatt notieren. Haben Sie bis hierher Fragen an mich? Oder fällt Ihnen vielleicht noch etwas ein, was einer regelmäßigen Medikamenteneinnahme im Weg stehen könnte?

Pat.: Eigentlich nicht, ich denke, ich werde mich an die Medikamente erinnern, wenn ich sie immer beim Zähneputzen nehme. Jeden-falls wenn ich zu Hause bin. Ich verreise aber sehr gerne und wenn man im Urlaub ist, ist der Tagesablauf ja oft anders als zu Hause. Ich hof-fe, dass ich da dann auch an die Medikamente denken kann ...

Th.: Ja, das ist ein sehr wichtiger Punkt. Viele Patienten haben mir schon berichtet, dass sie zum Beispiel im Urlaub Probleme hatten, an die Medikamente zu denken. Eine Patientin hat mir erzählt, dass sie deswegen immer eine Reservepackung in ihrem Reisekoffer lässt, um sicher zu gehen, dass sie immer genügend Me-dikamente dabei hat. Ich finde, das ist eine hervorragende Idee. Vielleicht hilft Ihnen das ja auch.

Pat.: Ja, das ist wirklich eine gute Idee. Am besten deponiere ich noch eine zweite Re-servepackung in meiner Sporttasche, die neh-me ich nämlich immer mit auf Reisen. Dann habe ich meine Medikamente ganz sicher, auch wenn mal eine Packung verlorengehen sollte.

Th.: Das klingt sehr gut. Auch das können Sie sich jetzt gleich auf Ihrem Arbeitsblatt notie-ren. Können Sie sich noch irgendwelche ande-ren Schwierigkeiten bei der Medikamenten-einnahme vorstellen?

Pat.: Nein, ich denke, das sollte dann kein Problem sein.

Zusammenfassung: Erinnerungshilfen
- Mit dem Patienten Erinnerungshilfen für die Medikamenteneinnahme erarbeiten.
- Schriftlich fixieren (Karteikarten, Arbeits-blatt).

Therapieeinheit 5.2.4: Verständnisprüfung (10 Min)

An dieser Stelle sollte nochmals überprüft wer-den, ob der Patient sich den Namen des Medi-kamentes, die Dosierung und das Einnahme-schema merken konnte. Falls Unklarheiten bestehen sollten, können diese dann leicht aus-geräumt werden. Zusätzlich zur mündlichen Wiederholung sollte dem Patienten das Ein-nahmeschema (s. Teilmodul 5.1.2) und ggf. zusätzliche Informationen auch schriftlich ge-

geben werden. Viele Krankenkassen und Phar-mafirmen bieten detaillierte Informationen in für Patienten leicht verständlicher Form als kostenfreie Informationsbroschüren oder zum Download an.

Beispiel „Verständnisprüfung"

Th.: Lassen Sie uns nun das Einnahmeschema nochmals durchgehen. Können Sie sich erin-nern, wie Sie Ihre Medikamente ab heute ein-nehmen sollen?

Pat.: Ja, Sie haben gesagt, dass ich heute Abend mit einer Tablette anfangen soll. Die nehme ich dann kurz vor dem Schlafengehen ein.

Th.: Ganz genau. Wissen Sie auch noch, wie es ab nächster Woche weitergeht und wie dann Ihr Einnahmeplan aussehen wird?

Pat.: Sie wollten nächste Woche mit mir be-sprechen, ob ich das Lithium gut vertrage. Wenn ich keine Probleme damit habe, wird die Dosis verdoppelt, und ich nehme zusätzlich noch eine Tablette nach dem Aufstehen.

Th.: Sehr gut, Sie haben sich ja alles hervorra-gend gemerkt. Ich habe Ihnen trotzdem hier einen Medikamentenplan vorbereitet, auf dem das Einnahmeschema und einige andere Infor-mationen zum Lithium zusammengestellt sind. Schauen Sie sich den Plan einmal an und wenn Sie Fragen dazu haben sollten, können wir die auch direkt besprechen.

Zusammenfassung: Verständnisprüfung
- Patienten bitten, zu wiederholen, wie seine Medikamente heißen, wie er sie einnehmen soll und was er beachten muss.
- Vergessene Informationen nochmals auf-greifen.
- Patient zu Fragen ermuntern.
- Schriftliche Informationen (Einnahmeplan, Infobroschüren zu Medikamenten) aushän-digen.

Therapieeinheit 5.2.5: Aufklärung über Nebenwirkungen (10–25 Min)

Eine genaue Aufklärung über mögliche Neben-wirkungen vor Beginn der Medikation ist es-sentiell, damit der Patient durch diese, sollten sie später auftreten, nicht überrascht und verängstigt wird und dann seine Medikation selbstständig absetzt. Darüber hinaus kann durch eine frühzeitige Aufklärung durch den Therapeuten einer Fehlinformation des Patienten über Nebenwirkungen aus anderen Quellen (z. B. Internet) eher vorgebeugt werden. Es bietet sich dann dem Therapeuten außerdem die Gelegenheit, Ängste und Befürchtungen des Patienten aufzugreifen und frühzeitig abzumildern. Es sollte in jedem Fall darauf geachtet werden, den Patienten durch die Aufklärung über Nebenwirkungen nicht zusätzlich zu verunsichern oder zu überfordern, sondern ihm Rückversicherung zu geben, dass Nebenwirkungen zwar unangenehm sein können, jedoch im Allgemeinen nicht gefährlich sind, und dass darüber hinaus auch immer Alternativen zur vorgeschlagenen Behandlung existieren, die im Bedarfsfall ausgeschöpft werden können.

Beispiel „Aufklärung über Nebenwirkungen"

Th.: Wie alle Medikamente hat auch das Lithium nicht nur eine bestimmte Wirkung, sondern es können natürlich auch Nebenwirkungen auftreten. Ich fasse zunächst für Sie zusammen, welche Nebenwirkungen eher am Anfang der Behandlung auftreten können, und dann, auf welche Sie im längerfristigen Verlauf achten sollten. Wenn man mit der Lithium-Therapie beginnt, kann es in den ersten ein bis zwei Wochen zu einer vermehrten Urinausscheidung kommen. Das hat damit zu tun, dass Lithium über die Nieren ausgeschieden wird. Nach zwei bis drei Wochen normalisiert sich die Urinausscheidung dann aber wieder. Außerdem kann es sein, dass Sie sich in den ersten Tagen häufiger müde fühlen als sonst. Deswegen sollen Sie das Medikament ja auch zuerst am Abend nehmen, dann sollte die Müdigkeit tagsüber kein allzu großes Problem darstellen. Man wird Ihnen auch nicht anmerken, dass Sie ein Medikament einnehmen. Was manche Patienten am Anfang außerdem berichten, ist ein etwas metallischer Geschmack im Mund, aber die meisten gewöhnen sich schnell daran und er verschwindet dann wieder.

(Analog können dann noch weitere potenzielle Anfangsnebenwirkungen angesprochen werden, wie Übelkeit, abdominelle Beschwerden u. Ä.).
Th.: Wenn man die Lithiumtherapie gut überwacht, sind längerfristige Nebenwirkungen ausgesprochen selten. Zur Überwachung gehört, dass wir regelmäßige Blutspiegelkontrollen durchführen und dass Sie mir regelmäßig berichten, wie es Ihnen mit der Therapie geht. Die Nebenwirkungen sind zwar insgesamt selten, aber weil ja jeder Mensch anders ist, benötige ich Ihre Mitarbeit bei der Einschätzung der Verträglichkeit und Sie müssen mir vor allem berichten, ob irgendetwas Ungewöhnliches passiert, z. B. Durchfälle oder ein Zittern der Hände. Wenn so etwas auftreten sollte, sollten Sie mir schnellstmöglich Bescheid geben. Dann messen wir den Lithiumspiegel und verändern eventuell die Dosis oder wechseln zu einem anderen Medikament. Abschließend möchte ich noch einen wichtigen Punkt erwähnen: Manche Medikamente, die z. B. der Hausarzt verschreibt, vertragen sich nicht mit Lithium. Wenn Sie also aus irgendwelchen anderen Gründen weitere Medikamente benötigen sollten, sollten Sie dem Arzt immer sagen, dass Sie Lithium einnehmen. Dann ist sichergestellt, dass sich Ihre neuen Medikamente auch damit vertragen.

Zusammenfassung: Aufklärung über Nebenwirkungen
- Häufigste Nebenwirkungen nennen, damit der Patient nicht von ihnen überrascht wird.
- Falls gefährliche Nebenwirkungen auftreten können, auch diese nennen.
- Patienten mitteilen, dass Nebenwirkungen im Allgemeinen nicht gefährlich sind, sondern lediglich unangenehm, und meistens nach einiger Zeit vergehen.

■ ■ Mögliche Probleme und Lösungen
- **Situation 1:**
Problem: Der Patient möchte den Beipackzettel des Medikamentes ausgehändigt bekommen.

Lösung Der Patient hat natürlich ein Recht darauf, den Beipackzettel des Medikamentes, das er einnehmen soll, einzusehen. Die umfassenden Angaben zu unerwünschten Wirkungen, die ein Beipackzettel enthalten kann, können jedoch für erhebliche Verunsicherung des Patienten sorgen. Daher sollte, wenn der Patient Einsichtnahme in den Beipackzettel wünscht, dies im Rahmen einer Einzelsitzung zusammen mit dem Therapeuten erfolgen, damit die Angaben im Beipackzettel direkt besprochen und in den richtigen Kontext eingeordnet werden können.

- **Situation 2:**

Problem: Der Patient tauscht sich mit anderen Patienten über seine Medikation aus und erhält von einem Mitpatienten die Information, dass dieselbe Medikation diesem „überhaupt nicht geholfen und alles noch viel schlimmer gemacht habe".

Lösung: Besprechen Sie mit dem Patienten, dass man dieselben Medikamente bei unterschiedlichen Erkrankungen und Beschwerden geben kann und dass seine Situation nicht unbedingt mit der des Mitpatienten zu vergleichen ist. Machen Sie den Patienten darauf aufmerksam, dass Sie ihm keine Details über den Erkrankungs- und Behandlungsverlauf des Mitpatienten geben dürfen und es deswegen nicht möglich ist, in allen Einzelheiten zu besprechen, warum der Mitpatient das Medikament als ungeeignet empfunden haben mag. Versichern Sie dem Patienten aber, dass die Auswahl seines Medikamentes sehr sorgfältig erfolgt ist und es bei seinem Erkrankungsbild erfahrungsgemäß gut wirksam und gut verträglich ist.

- **Situation 3:**

Problem: Der Patient hat Angst vor den Nebenwirkungen, über die Sie ihn aufgeklärt haben, und möchte deswegen das Medikament lieber nicht nehmen, obwohl es gut für ihn geeignet wäre.

Lösung: Äußern Sie Verständnis für die Befürchtungen des Patienten, betonen Sie aber nochmals, dass die Nebenwirkungen nicht gefährlich und zudem sehr selten sind (wenn dies auch tatsächlich der Fall ist). Schlagen Sie ihm vor, es einmal mit dem empfohlenen Medikament zu versuchen, dies aber zu verändern, sollten 1.) tatsächlich Nebenwirkungen auftreten, die 2.) nicht nach einem Intervall von ein bis zwei Wochen wieder verschwinden und 3.) für den Patienten nicht tolerierbar sind. Sollte der Patient dennoch das Medikament nicht wünschen, zeigen Sie ihm Alternativen auf. Die Erfahrung zeigt im Übrigen, dass Patienten, die über Nebenwirkungen aufgeklärt werden, seltener ihre Medikamente selbstständig absetzen, als diejenigen, die von den Nebenwirkungen überrascht und dadurch beunruhigt wurden. Die Aufklärung über Nebenwirkungen führt also nicht dazu, dass Patienten Medikamente häufiger ablehnen.

6.5.3 Modul 5.3: Arbeit mit Kognitionen

Modul 5.3 beinhaltet zwei Therapieeinheiten, die im Folgenden dargestellt sind (◘ Tab. 6.4).

Indikation: Das Modul „Arbeit mit Kognitionen" soll zu Beginn einer Medikamenteneinstellung und beim Auftreten von Adhärenzschwierigkeiten eingesetzt werden.

Ziel: Erhebung der Adhärenzanamnese, Exploration des Patientenmodells zur Krankheitsentstehung und Identifikation und Umstrukturierung dysfunktionaler Kognitionen bzgl. Erkrankung und Medikamenteneinnahme.

◘ Tab. 6.4 Übersicht über die Therapieeinheiten in Modul 5.3	
Therapieeinheit 5.3.1	Exploration
Therapieeinheit 5.3.2	Kognitive Umstrukturierung am Beispiel typischer adhärenzhemmender Kognitionen

Therapieeinheit 5.3.1:
Exploration (25 Min)

Die erste Einheit dieses Moduls dient der Exploration des Krankheitsmodells des Patienten und seiner Erwartungen im Hinblick auf die Behandlung. Wie bereits unter Abschnitt 6.2 in diesem Kapitel beschrieben, kann die Art und Weise, wie sich Patienten und deren Angehörige das Entstehen der Erkrankung erklären und wie sie unterschiedliche Aspekte der Erkrankung und der Therapie bewerten, einen wesentlichen Einfluss auf die Medikamentenadhärenz haben. Diese Modelle und Vorstellungen zur Erkrankung werden dabei aus unterschiedlichsten Quellen gespeist, wie dem Gespräch mit Freunden, Familienmitgliedern, Informationen aus den Medien und nicht zuletzt auch dem, was der Patient an Symptomen verspürt. Das jeweilige Krankheitsmodell und damit verbundene Ängste, Befürchtungen und Erwartungen werden daher immer das Verhalten der Patienten im Bezug auf die Medikamentenadhärenz beeinflussen und können mit dieser interferieren. Es ist z. B. vorstellbar, dass der Patient befürchtet, von den verschriebenen Medikamenten abhängig zu werden, es aber nicht wagt, diese Befürchtungen dem Therapeut gegenüber zu äußern, etwa weil er vermutet, dieser sei zu beschäftigt, um sich um seine Befürchtungen zu kümmern, oder er könne vielleicht dumm oder unwissend erscheinen. Stattdessen wird er möglicherweise die Medikamente selbstständig absetzen, um so das vermutete Abhängigkeitsrisiko zu reduzieren. Auch kann es sein, dass Patienten von der Pharmakotherapie einen vollständigen Rückgang ihrer Beschwerden erwarten. Tritt dieser dann nicht wie erwartet ein, entscheiden sie sich unter Umständen dafür, die Medikation nicht weiter fortzuführen, selbst wenn eine teilweise Symptomverbesserung eingetreten ist, da sie in ihrem Behandlungsmodell das Medikament als wirkungslos ansehen. Daher ist es von entscheidender Bedeutung dass der Therapeut solche Modelle und Befürchtungen (ggf. auch diejenigen wichtiger Bezugspersonen) aktiv erfragt und die daraus gewonnenen Informationen in der Behandlungsplanung mit berücksichtigt.

Fallbeispiel Frau M.

Th.: Frau M., Sie haben mir erzählt, dass Sie sich schon seit einigen Monaten nicht mehr richtig wohlgefühlt haben. Sie haben sich aber erst vor etwa einer Woche mit Ihren Beschwerden an Ihren Hausarzt gewandt, der Sie heute hierher zu mir überwiesen hat. Können Sie mir berichten, was der Auslöser dafür war, dass Sie dann letztlich zum Hausarzt gegangen sind?

Pat.: Ja, es ging mir schon länger nicht gut, aber ich konnte mich noch so einigermaßen über Wasser halten. Letzte Woche habe ich dann aber gemerkt, dass ich morgens kaum noch aufstehen kann, und dann konnte ich natürlich auch meine Kinder nicht mehr richtig versorgen und für die Schule fertig machen. Weil ich immer so schlapp war, habe ich gedacht, es ist vielleicht ein Vitaminmangel oder so etwas. Der Hausarzt hat dann aber gemeint, es sei eine Depression, die man behandeln müsse.

Th.: Haben Sie Ihrem Hausarzt das denn geglaubt?

Pat.: Naja, Depression hat man ja eigentlich eher, wenn man irgendwelche Probleme hat. Ich wüsste aber nicht, was das bei mir sein sollte, mir geht es eigentlich gut. Deswegen denke ich eher, es steckt vielleicht etwas anderes dahinter, vielleicht wirklich ein Vitaminmangel. Oder vielleicht hätte ich mich einfach mehr anstrengen sollen, dann wäre es schon wieder gegangen.

Th.: Verstehe ich Sie richtig, dass Sie glauben, mit mehr Willensanstrengung könnte es Ihnen vielleicht wieder besser gehen?

Pat.: Ich glaube schon. Ich habe jetzt auch ein ganz schlechtes Gewissen, dass der Hausarzt mich krankgeschrieben hat und im Büro geht alles drunter und drüber. Ich kann mich doch nicht krankschreiben lassen, nur weil ich mir nicht genügend Mühe gebe.

Es wird also deutlich, dass Frau M. offensichtlich ein Modell zur Entstehung ihrer Beschwerden hat, das abseits der Depression steht. Der Dialog stammt aus der Anfangsphase einer Therapie und dient dazu, das vorhandene Krankheitsmodell der Patientin, welches Einfluss auf ihre zukünftige Therapieadhärenz haben kann, zu ermitteln (es könnte z. B. sein, dass die Patientin, die ja „Vitaminmangel" als eine mögliche Ursache für ihre Beschwerden ansieht, den Sinn einer medikamentösen antidepressiven Therapie nicht nachvollziehen kann und diese deswegen auch nicht einhält). Der weitere Therapieverlauf wird daher in jedem Fall auch auf die Vermittlung eines adäquaten Krankheitsmodells zielen müssen (s. Kap. 7 *Depression*), um so auch die Therapieadhärenz zu stützen.

Fallbeispiel Frau S.

Th.: Frau S., sie sind hier bei uns auf Station aufgenommen worden, weil Sie sich vermehrt unruhig gefühlt haben und auch Schlafstörungen bekommen haben. Sie hatten dann befürchtet, dass sich vielleicht wieder eine manische Phase Ihrer bipolaren Erkrankung ankündigt. Wegen dieser Erkrankung nehmen Sie momentan keine Medikamente, aber Sie haben mir erzählt, dass Sie früher schon mal welche eingenommen haben. Wie ging es Ihnen damit denn? Mich interessiert besonders, ob es Ihnen vielleicht manchmal schwer gefallen ist, die Medikamente einzunehmen.

Pat: Ja, ich habe früher mal ein Medikament bekommen, das habe ich aber nicht lange genommen, weil es nur Nebenwirkungen hatte und sowieso nicht geholfen hat.

Th.: Könnten Sie mir das vielleicht ein bisschen näher schildern?

Pat.: Ich war damals in einer anderen Klinik. Die haben mir dort das Medikament gegeben, aber ich habe das nicht vertragen.

Th.: Was genau haben Sie bemerkt?

Pat.: Ich war die ganze Zeit immer so müde und habe auch sehr viel zugenommen. Ich habe auch den Ärzten immer gesagt, dass ich das Medikament deswegen nicht mehr weiternehmen möchte, aber sie haben es mir trotzdem immer weiter gegeben, weil es mir angeblich hilft. Nachdem ich entlassen war, habe ich es dann aber nicht mehr eingenommen.

Th.: Sie haben also sehr unangenehme Nebenwirkungen bemerkt, aber trotzdem ist nichts an der Therapie verändert worden. Wie war das für Sie?

Pat.: Ich war ganz schön wütend und ich hatte das Gefühl, man glaubt mir nicht, dass ich Nebenwirkungen habe. Die haben sich gar nicht dafür interessiert, ob mir das, was sie mir verschrieben haben, überhaupt hilft.

Th.: Was denken Sie denn, was Ihnen geholfen hätte?

Pat.: Man hätte auch mal mit mir über meine Probleme sprechen sollen und mich nicht nur mit Medikamenten vollpumpen.

Th.: Verstehe ich das richtig, dass Sie sich gewünscht hätten, mit Ihren Beschwerden ernst genommen zu werden?

Pat: Ja, ich habe mich überhaupt nicht ernst genommen gefühlt.

Th.: Sie haben natürlich Recht, dass Medikamente nicht das Einzige sind, was eine gute Therapie ausmacht. Dennoch möchte ich jetzt noch etwas näher auf die Medikamente eingehen, weil sie ja doch auch ein ganz wichtiger Teil der Therapie sind. Wie stehen Sie denn zu Medikamenten im Allgemeinen? Wären Sie denn überhaupt bereit, ein Medikament einzunehmen?

Pat.: Ich weiß schon, dass Medikamente wichtig sind, ich kenne meine Erkrankung ja schon lange. Aber ich möchte keine Medikamente nehmen, mit denen ich mich noch schlechter fühle.

Im Fallbeispiel von Frau S. war also zu erfahren, dass die Medikamentenadhärenz in der Vergangenheit eingeschränkt war und dass einer der Gründe dafür eine unzureichende Berücksichtigung der Nebenwirkungen war, sodass die Patientin sich in ihren Beschwerden nicht ernst genommen gefühlt hat. Dies kann bei der neuen Therapieplanung berücksichtigt werden, indem man beispielsweise mit der Patientin genau die Vormedikation mit den jeweiligen Nebenwirkungen und deren Schwere erhebt und dann gemeinsam mit ihr abwägt, welches Medikament die günstigste Bilanz aus Wirkung und Nebenwirkungen aufgewiesen hat. Eventuell gibt es auch Medikamente, die die Patientin noch nicht kennt und die ein günstigeres Nebenwirkungsprofil aufweisen. Sollten bei einer neuen Medikation wieder Nebenwirkungen auftreten, sollte besprochen werden, was die Patientin daran am meisten stört, ob dafür vielleicht Abhilfe geschaffen werden kann (Dosisreduktion, Wahl eines anderen Medikamentes) und welche anderen Möglichkeiten es geben könnte, um Nebenwirkungen leichter zu ertragen.

Bezüglich der Adhärenzanamnese können außerdem folgende Fragen hilfreich sein (s. dazu auch Meichenbaum u. Turk 1987):

▪▪ Hilfreiche Fragen zur Adhärenz-anamnese:

— „Was beunruhigt Sie am meisten an der Tatsache, dass Sie an X (psychisches Syndrom) leiden?"
— „Für wie wahrscheinlich halten Sie es, dass Sie tatsächlich X haben?"
— „Für wie schwerwiegend halten Sie selbst Ihre Erkrankung?
— „Für wie wahrscheinlich halten Sie es, dass bei Ihnen wieder eine Episode von X auftritt?"
— „Welche Ursache vermuten Sie hinter den Beschwerden, die Sie gerade beschrieben haben?"
— „Kennen Sie andere Personen, die auch an X erkrankt sind?"
— „Wie ist es denjenigen mit X ergangen?"
— „Was haben Sie denn bisher selbst gegen X unternommen?"
— „Gibt es noch irgendetwas anderes, das Sie an dieser Erkrankung beunruhigt?"
— „Was glauben Sie, wie gut Ihnen die Therapie (z. B. Tabletten, Tropfen, Injektion) helfen wird?"
— „Wo würden Sie auf einer Skala von 0 bis 10 eintragen, wie motiviert Sie sind, Ihre Medikamente einzunehmen?"
— „Was wäre aus Ihrer Sicht nötig, um auf dieser Skala eine Motivation von 10 zu erreichen?"
— „Gibt es etwas, das Sie von der Medikamenteneinnahme abhalten könnte?"
— „Wie passt die Medikamenteneinnahme in Ihren Alltag?"

— „Was würde Ihrer Meinung nach passieren, wenn Sie den Medikamentenplan nicht einhalten?"

Die Exploration von erkrankungsbezogenen Kognitionen und adhärenzeinschränkenden Faktoren ist besonders zu Beginn der Therapie relevant, kann aber auch im Verlauf der Behandlung bedeutsam werden und sollte auch dort nicht vernachlässigt werden (s. Modul 5.4). Nachdem entsprechende dysfunktionale Annahmen exploriert wurden, kann, wenn ausreichend Zeit vorhanden ist, direkt mit der Umstrukturierung fortgefahren werden (s. Therapieeinheit 5.3.2). Andernfalls sollten die identifizierten Kognitionen notiert und dem Patienten erläutert werden, dass es für den Verlauf seiner Behandlung wichtig ist, sich mit diesen noch weiter auseinanderzusetzen, und man sie deswegen in den nächsten Sitzungen noch einmal aufgreifen werde. Inhaltlich finden sich bei eingeschränkter Medikamentenadhärenz vor allem Kognitionen, die mit dem Gefühl des Verlustes von Kontrolle, Hoffnungslosigkeit und Wertlosigkeit verbunden sind (Wright et al. 2009). Diese Kognitionen können einzeln oder in Kombination vorliegen. In den folgenden Beispielen wird daher die Bearbeitung dieser Kognitionen vorgestellt.

Zusammenfassung: Exploration
— Krankheitsmodell und Erwartungen zur Behandlung und deren Ergebnis explorieren.
— Falls erforderlich, wichtige Bezugspersonen einbeziehen.
— Exploration sowohl zu Beginn der Behandlung als auch ggf. im Verlauf durchführen.

Therapieeinheit 5.3.2:
Kognitive Umstrukturierung am Beispiel typischer adhärenzhemmender Kognitionen (2 x 25 Min)

Dieses Modul verwendet Standardmethoden der kognitiven Umstrukturierung wie sokratische Gesprächsführung (d. h. Anregung des Patienten zur Reflexion über die von ihm aufgestellten Behauptungen oder Annahmen durch „naives" Fragen des Therapeuten als

Ausgangsbasis für die Entwicklung neuer Annahmen), Disputationstechiken (um Behauptungen oder Annahmen des Patienten auf Logik, Zielgerichtetheit und Normenverträglichkeit zu untersuchen und ggf. zu modifizieren), Entdecken von Indikatoren, die die Gedanken bestätigen oder widerlegen, Abwägen des Für und Wider der Änderung bzw. Aufrechterhaltung einer Einstellung, Generierung alternativer Erklärungsmodelle (s. auch Kap. 7 *Depression*, Modul 5.3). Letztere können nach Ihrer Erarbeitung in schriftlicher Form fixiert und den ursprünglichen dysfunktionalen Gedanken gegenübergestellt und dann in der Behandlungsmappe abgeheftet werden. Diese Aufzeichnungen können als Erinnerungshilfen herangezogen werden, wenn im weiteren Erkrankungsverlauf (erneut) Adhärenzschwierigkeiten auftreten.

■ ■ a) Verlust von Kontrolle

Das Thema Kontrolle tritt häufig im Zusammenhang mit Schwierigkeiten bei der Therapieadhärenz auf, da Patienten oftmals die Medikation als ein externes Kontrollinstrument erleben, beispielsweise in dem Sinne, dass das Medikament (und damit auch derjenige, der es verschreibt) Kontrolle über ihr *Denken*, *Fühlen* und *Handeln* ausüben. Das Befolgen der Behandlungsempfehlungen erfordert von Seiten des Patienten ein hohes Maß an Vertrauen in die positiven Absichten des Therapeuten, welches jedoch schwer zu erreichen ist, wenn beim Patienten Angst, Misstrauen und Irritation über die krankheitsbedingten Veränderungen vorherrschen. Da die Einnahme von Psychopharmaka das Erleben und Empfinden der Patienten beeinflusst, kann dies, obwohl solche Veränderungen ja dem Therapieziel entsprechen und erwünscht sind, doch bei dem Patienten die Wahrnehmung hervorbringen, er unterliege der völligen Kontrolle durch das Medikament und habe keine Möglichkeit, die erlebten Veränderungen selbst zu kontrollieren. Dieses Gefühl des Kontrollverlustes erzeugt Ängste und kann zu einer negativen Beurteilung der medikamentösen Therapie führen, was wiederum beim

Patienten die Entscheidung herbeiführen kann, lieber die Symptome der Erkrankung in Kauf zu nehmen, als sich der Kontrolle durch die Medikamente auszuliefern. Dagegen bewirkt die Rückkehr der Symptome ein Wiedererleben vertrauter Phänomene, anstelle der unbekannten, medikationsbedingten Veränderungen, sodass dies beim Patienten Ängste reduziert und das Gefühl des Kontrollverlustes mindert. Wenn Patienten die Medikamenteneinnahme mit dem Gefühl des Kontrollverlustes assoziieren, ist die Therapieadhärenz nur schwer aufrechtzuerhalten, es sei denn, es gelingt, diese Einstellung zu verändern. Daher ist es wichtig, mit dem Patienten Möglichkeiten zu erarbeiten, wie er ein Gefühl der Kontrolle zurückgewinnen kann, ohne dadurch den Therapieerfolg zu gefährden, und die ihm erlauben, für seine Gesundheit und Lebensqualität selbst die Verantwortung zu übernehmen. Der Patient soll verstehen, dass die letztendliche Kontrolle über die Entscheidung, Medikamente einzunehmen oder nicht, bei ihm selbst liegt und er frei entscheiden kann, die vorhandenen Mittel zu nutzen und selbst zu seinem Wohlbefinden beizutragen.

Um dies zu erreichen sind die Technik der sokratischen Gesprächsführung und das Suchen nach alternativen Erklärungsmodellen am besten geeignet. Im sokratischen Dialog betätigt sich der Therapeut als „naiv" Fragender, der den Patienten dazu anleitet, die von ihm geäußerten Annahmen, Behauptungen und häufig auch Befürchtungen konkret zu definieren und Beispiele aus seinem Alltag anzuführen, die das Gesagte verdeutlichen. Der Therapeut bemüht sich, das Modell des Patienten zu verstehen und zielt durch seine Fragen auf das Widerlegen der Patientenannahmen ab, indem er Widersprüche innerhalb des Modells oder zwischen dem Modell und der Realität aufzeigt. Der Patient gerät dadurch in einen Zustand der „inneren Verwirrung", wodurch seine Bereitschaft zur Neuorientierung gestärkt wird. Gemeinsam suchen Therapeut und Patient dann nach alternativen, widerspruchsfreien und zielführenden Denkmodellen. Die zugrunde liegenden Konzepte der Annahme, Medikamenteneinnahme bedeute Kontrollverlust, können z. B. aufgedeckt werden, indem man den Patienten bittet, zu erklären, was er unter Kontrolle versteht und wann er aktuell Kontrollmöglichkeiten erlebt. Ziel ist es, die Wahrnehmung, Medikamenteneinnahme sei gleichzusetzen mit Kontrollverlust, behutsam in Frage zu stellen.

Fallbeispiel Herr W.

Th.: Herr W., ich habe in der letzten Teambesprechung von den Schwestern erfahren, dass Sie schon ein paar Mal Ihre Medikamente nicht einnehmen wollten. Können Sie mir berichten, woran das liegt?

Pat.: Ich weiß auch nicht so genau, ich habe irgendwie nicht das Gefühl, dass mir die Medikamente wirklich helfen. Es kommt mir manchmal so vor, als würden die Medikamente mich irgendwie verändern.

Th.: Inwiefern denn? (*bittet Pat. zu konkretisieren*)

Pat.: Naja, ich merke schon, dass meine Stimmung besser wird, aber ich denke dann, es geht dir doch gar nicht wirklich besser, das sind nur die Medikamente. Als wenn das gar nichts mit mir selbst zu tun hätte, sondern nur von den Medikamenten abhängt.

Th.: Kann ich mir das so vorstellen, dass Sie das Gefühl haben, von den Medikamenten irgendwie beeinflusst zu werden? (*greift Gefühl des Pat. auf*)

Pat.: Ja, so kann man das sehen. Als ob mich die Medikamente kontrollieren würden. Die können ja alles mit mir machen, sogar meine Stimmung verändern, und ich selber weiß dann gar nicht, was mit mir passiert.

Th.: Wie fühlen Sie sich dabei?

Pat.: Das beunruhigt mich. Ich möchte dann die Medikamente am liebsten gar nicht mehr nehmen.

Th.: Ich kann mir sehr gut vorstellen, dass es sehr beunruhigend ist, wenn man das Gefühl hat, keine Kontrolle mehr zu haben. (*validiert*) Vielleicht können Sie mir dazu noch ein bisschen mehr erzählen. Mich würde zum Beispiel interessieren, was Kontrolle genau für Sie bedeutet. (*bittet um Konkretisierung*)

Pat.: Naja, wenn ich etwas unter Kontrolle habe, dann habe ich die Dinge im Griff und kann alles selber bestimmen und entscheiden, was passiert.

Th.: Ok, ich verstehe. Wie war das denn bisher, bevor Sie die Medikamente genommen haben? Hatten Sie da immer das Gefühl, selber zu entscheiden, was passiert? (*greift Generalisierung auf*)

Pat.: Hm, schwierige Frage. Vielleicht nicht immer, man muss ja auch bei vielen Dingen berücksichtigen, was andere wollen, und kann nicht einfach alles selbst entscheiden. Aber zumindest konnte ich entscheiden, wie ich meine Zeit verbringe, zum Beispiel, ob ich abends ins Kino gehen möchte oder zu Hause bleibe. Oder ob ich mich am Wochenende mit Freunden treffe oder nicht. Andererseits … naja, in der letzten Zeit hätte ich das zwar schon manchmal gerne gemacht, konnte es aber nicht, weil es mir zu schlecht ging.

Th.: Verstehe ich das richtig, dass Ihre Krankheit Ihnen nicht ermöglicht hat, zu entscheiden, was passiert?

Pat.: Ja, stimmt, das war so.

Th.: Denken Sie, dass die Krankheit auch in der Zukunft, also in einigen Woche oder Monaten oder Jahren immer noch verhindert, dass Sie entscheiden, was passiert? (*überprüft Zukunftsprognose*)

Pat.: Nein, ich denke nicht. Die Krankheit sorgt nur jetzt gerade dafür, dass ich keine Kontrolle mehr habe.

Th.: Was müsste denn passieren, damit Sie die Kontrolle wiederbekommen? (*regt zu Suche nach funktionaleren Alternativen an*)

Pat.: Dazu müsste die Krankheit weg sein.

Th.: Wie könnte das denn gehen?

Pat.: Ich müsste wohl meine Medikamente nehmen …

Th.: Könnte man also sagen, dass Ihnen die Medikamente helfen können, die Kontrolle wiederzubekommen? (*fasst zusammen*)

Pat.: Ja, das stimmt eigentlich. So habe ich das noch gar nicht gesehen.

Der Patient sollte auch berichten, ob er sich an Situationen aus der Vergangenheit erinnert, in denen es ihm gelungen ist, auf zielführende Weise Kontrolle auszuüben und inwieweit er sich vorstellen kann, die damals angewandten Strategien auf seine aktuelle Situation zu übertragen. Er soll sich an Möglichkeiten erinnern, Schwierigkeiten unter Kontrolle zu bringen und Probleme zu lösen, und dann die jeweiligen Strategien auf die aktuelle Situation übertragen, in der er Medikamente benötigt, um die Kontrolle über seine Krankheitssymptome zu gewinnen. Eine Beispielsituation für Kontrollausübung in der Vergangenheit des Patienten könnte sein: „Mein Chef hat mir so viele Aufgaben gegeben, dass ich jeden Tag mindestens zwei Überstunden hätte machen müssen, um sie zu erledigen." Wiedererlangen der Kontrolle: „Ich habe meinem Chef erklärt, dass ich die Aufgaben nicht alle alleine bewältigen kann und ihn gebeten, mir noch einen Kollegen als Hilfe zuzuordnen." In diesem Beispiel lautete also die Strategie, um die Kontrolle wieder zu erlangen, sich Hilfe zu holen. Entsprechend könnte also die Strategie zur Kontrolle der Erkrankung lauten, Hilfe in Form von Medikamenten in Anspruch zu nehmen. Eine weitere Strategie ist, mit dem Patienten alternative Erklärungsmodelle zu der Annahme, Medikamenteneinnahme bedeute Kontrollverlust, zu erarbeiten. Hierbei sollte der Therapeut den Patienten ermutigen, die Medikamenteneinnahme anders zu bewerten. Die Frage könnte also z. B. lauten: „Was kann Medikamenteneinnahme außer Verlust der Kontrolle noch bedeuten?" Beispiele für alternative Bewertungen könnten sein, dass Medikamenteneinnahme eine Form von Selbstfürsorge ist. Jemand, der sich entscheidet, Medikamente gegen seine Erkrankung einzunehmen, zeigt Eigeninitiative und überlässt seine Gesundheit nicht dem Zufall. Wer Medikamente einnimmt, nutzt alle vorhandenen Möglichkeiten aus, bemüht sich um Besserung und möchte seine Probleme in den Griff bekommen. Nach der Prüfung der Grundannahmen und Entwicklung neuer, funktionaler Annahmen sollten diese mit dem Patienten schriftlich fixiert und in der Behandlungsmappe abgeheftet werden

Zusammenfassung: Verlust der Kontrolle

- Annahmen vom Patienten über Kontrollverlust konkretisieren, mit Beispielen versehen und auf Logik und Funktionalität prüfen lassen.
- Patienten zur Entwicklung funktionalerer Annahmen anregen. Dabei auch auf erfolgreiche Strategien aus der Vergangenheit zurückgreifen.
- Wichtigste Erkenntnisse schriftlich festhalten.

■ ■ b) Hoffnungslosigkeit

Patienten, die mit der Diagnose einer psychischen Erkrankung konfrontiert sind, müssen sich mit der Perspektive auf eine lebenslange Behandlungsbedürftigkeit auseinandersetzen. Die Schwierigkeiten, eine solche Perspektive zu akzeptieren, sind nachvollziehbar. Entsprechend kann es sein, dass die Patienten, bevor es ihnen gelingt, die Diagnose zu akzeptieren, eine Phase der Niedergeschlagenheit, Verzweiflung und Hoffnungslosigkeit durchlaufen. Dies kann bewirken, dass die Patienten das Gefühl haben, egal was sie auch tun, sie könnten ja doch nichts an ihrem Schicksal ändern. Dadurch alleine muss zwar die Medikamentenadhärenz noch nicht gefährdet sein, es ist aber möglich, dass, wenn andere Schwierigkeiten auftauchen, z. B. unangenehme Nebenwirkungen oder ein Überdruss, die Erkrankung weiter zu bekämpfen, die Patienten auch in ihren Bemühungen nachlassen, die Symptome mit Hilfe von Medikamenten unter Kontrolle zu halten. In diesem Fall hat der Therapeut die Aufgabe, den Patienten zur Fortsetzung der Therapie zu ermutigen und den Patienten zum Durchhalten zu ermuntern. Dabei sollten in jedem Fall vorschnelle, phrasenhafte Durchhalteparolen vermieden werden und der Therapeut sollte sich besonders um Empathie bemühen und die Bemühungen des Patienten in der langwierigen Therapie würdigen. Es ist wichtig, dem Patienten auch ausreichend Zeit einzuräumen, seiner Frustration Luft zu machen und ihm nicht zu schnell Lösungsvorschläge „aufzudrängen". Wenn ausreichend Gelegenheit vorhanden war, die Entmutigung des Patienten zu reflektieren, sollte versucht werden, nach vorhandenen Möglichkeiten zu suchen.

Fallbeispiel Frau Z.

Th.: Frau Z., ich kann mir gut vorstellen, wie es Ihnen geht. Sie haben sich über so viele Jahre so viel Mühe gegeben, Ihre Erkrankung in den Griff zu bekommen und mit der bipolaren Störung so gut es geht zu leben, und trotzdem gibt es immer wieder schlechte Phasen und starke Schwankungen in Ihrem Befinden. Das ist sicher sehr frustrierend. *(validieren, Empathie zeigen)*

Pat.: Ja, absolut. Manchmal frage ich mich wirklich, wozu ich die ganzen Medikamente überhaupt nehme. Es ändert sich ja doch nichts. Andererseits weiß ich natürlich auch, dass es ohne Medikamente noch schlechter wäre. Ich will die Medikamente ja auch weiternehmen, aber manchmal ist es schon ganz schön schwer.

Th.: Das kann ich sehr gut verstehen. Ich bin aber trotzdem sehr froh, dass Sie nicht aufgeben wollen. Lassen Sie uns doch einmal gemeinsam überlegen, was es Ihnen erleichtern könnte, mit der Therapie fortzufahren. Haben Sie vielleicht eine Idee? *(lösungsorientiertes Handeln fördern)*

Pat.: Die Medikamente, die ich jetzt bekomme, haben mir eigentlich von allen am besten geholfen. Ich hätte Angst davor, an ihnen etwas zu verändern. Trotzdem stört es mich, dass ich so viel Gewicht zugenommen habe.

Th.: Sie sind also mit der Wirkung der Medikamente zufrieden, aber die Gewichtszunahme als Nebenwirkung macht Ihnen zu schaffen?

Pat.: Ja, die Gewichtszunahme ist wirklich unangenehm. Manchmal traue ich mich gar nicht mehr, mit meiner Freundin in ein Café zu gehen, damit niemand denkt: „Jetzt ist die schon so dick und dann muss sie auch noch Kuchen essen."

Th.: Heißt das dann, dass Sie sich gar nicht mehr mit Ihrer Freundin treffen?

Pat.: Nein, das nicht. Aber wir machen dann halt etwas anderes zusammen, z. B. Spazierengehen. Das mache ich auch sowieso viel lieber als ins Café zu sitzen.

Th.: Sie sind also gerne draußen unterwegs und bewegen sich an der frischen Luft?

Pat.: Ja, das mache ich gerne, nur leider viel zu selten.

Th.: Ist das denn eventuell eine Aktivität, die sie öfter machen könnten? *(lösungsorientiertes Handeln fördern)*

Pat.: Ja, das wäre schön. Bewegung ist ja auch gut für die Figur.

Th.: Ganz genau. Es könnte sich also doppelt lohnen, sich mehr an der frischen Luft zu bewegen. Einmal, weil es Ihnen Spaß macht, und zum anderen, weil es hilft, Gewicht abzunehmen.

Pat.: Mir fällt gerade ein, dass in dem Programmheft der Volkshochschule eine Walking-Gruppe angeboten wird. Vielleicht wäre das ja was für mich …

Th.: Ja, eine sehr gute Idee *(positive Verstärkung)*. Könnten Sie sich denn vorstellen, da mitzumachen?

Pat.: Klar, das wäre sicher gut für mich. Vielleicht möchte meine Freundin ja auch mitkommen.

In diesem Fallbeispiel wurde gezeigt, welche Möglichkeiten es gibt, mit den unerwünschten Nebenwirkungen umzugehen. Damit diese neu erarbeiteten Möglichkeiten auch tatsächlich umgesetzt werden und sie ihre positive Wirkung entfalten können, ist es sinnvoll, z. B. mit Hilfe eines schriftlichen Wochenplans festzulegen, wann die sportlichen Aktivitäten ausgeübt werden. Die Patientin könnte auch als Hausaufgabe bekommen, die Freundin anzurufen und ihr vorzuschlagen, sich gemeinsam für die Walking-Gruppe anzumelden. Weitere Lösungsvorschläge, die vom Patienten aufgebracht werden könnten und als Ergänzung zur Behandlung sinnvoll sowie den Zustand verbessern können, auch wenn vielleicht keine vollständige Remission zu erwarten ist, sind im Folgenden dargestellt.

- **Beispiele zum Umgang mit Hoffnungslosigkeit:**
  - Die Medikation ändern, die die meisten Nebenwirkungen verursacht, und die anderen beibehalten.

- Lernen, mit den Nebenwirkungen besser umzugehen.
- Etwas anderes an der Therapie verändern, als die Medikamente (z. B. Häufigkeit der Therapiegespräche, zusätzliche Ergo- oder Physiotherapie).
- Einer Selbsthilfegruppe beitreten.
- Freunde fragen, was diese machen, um durchzuhalten, auch wenn es schwerfällt.
- Die Medikation unverändert lassen und nach einem Monat nochmal beurteilen, wie der Patient sich fühlt.
- Eine Pro-und-Kontra-Liste zur Fortführung der Medikation erstellen.
- Eine Pro-und-Kontra-Liste zum Absetzen der Medikation erstellen.

Zusammenfassung: Hoffnungslosigkeit
- Empathie für Hoffnungslosigkeit zeigen.
- Keine „Durchhalteparolen"!
- Möglichkeiten des Umgangs mit Hoffnungslosigkeit erarbeiten.
- Konkrete Umsetzung der erarbeiteten Strategien fördern, z. B. durch festes Einplanen mit Hilfe eines Wochenplans.

■ ■ **c) Wertlosigkeit**

Die Diagnose einer psychischen Erkrankung gefährdet das Selbstwertempfinden. Daher werden Aussagen wie zum Beispiel „Wenn man psychisch krank ist, halten einen alle für verrückt. Die anderen werden mich sowieso nicht mehr akzeptieren." oder „Was bin ich mit meiner Krankheit denn schon wert." sicherlich immer wieder von den Patienten zu hören sein. Der Hintergrund sind oft stigmatisierende Erfahrungen von Seiten der Gesellschaft und oftmals auch im direkten persönlichen Umfeld des Patienten. Ähnlich wie im Abschnitt b) „Hoffnungslosigkeit" beschrieben, können solche Kognitionen zu einer fatalistischen Haltung im Bezug auf den Wert der Medikation führen. Es ist daher von herausragender Bedeutung, dem Patienten Möglichkeiten zur Selbstwertförderung zu vermitteln. Auch hier ist jedoch unbedingt darauf zu achten, dem Patienten ausreichend Verständnis und Empathie für seine Lage zu vermitteln und nicht vorschnell eine Fokussierung auf die positiven Aspekte von ihm zu verlangen. Stattdessen ist es Aufgabe des Therapeuten, den Patienten beim Aufbau eines stabilen Selbstwertgefühls trotz der psychischen Erkrankung zu verhelfen und selbstentwertende und verallgemeinernde Kognitionen zu hinterfragen.

Fallbeispiel Herr O.
Th.: Herr O., wir haben nun schon einige Male darüber gesprochen, dass Sie dazu neigen, sich aufgrund Ihrer Erkrankung selbst abzuwerten.
Pat.: Ja, ich schäme mich sehr für meine Erkrankung und denke, ich bin ein Versager. Ein Versager, der Medikamente braucht, um mit seinem Leben zurechtzukommen. Das ist doch nicht normal.
Th.: Das hört sich für mich so an, als hätten Sie eine genaue Vorstellung davon, was normal ist und was nicht, sodass man sich dafür schämen muss. Stimmt das?
Pat.: Ja, das stimmt wahrscheinlich. Obwohl … so richtig habe ich darüber nicht nachgedacht.
Th.: Denken Sie, es könnte sich lohnen, darüber einmal nachzudenken, ob Sie eine Vorstellung davon haben, wofür man sich schämen muss?
Pat.: Auf alle Fälle.
Th.: Dann lassen Sie uns das einmal gemeinsam überlegen. Wovon hängt es ab, ob Sie sich schämen müssen oder nicht? (*fragt nach selbstwertreduzierenden Bewertungen*)
Pat.: Das hat damit zu tun, ob ich mich so in Ordnung finde, wie ich bin, und auch, ob ich etwas wert bin.
Th.: Woher wissen Sie denn, ob Sie etwas wert sind? (*bittet um Konkretisierung*)
Pat.: Gute Frage … ich weiß auch nicht so genau …
Th.: Gut, vielleicht ist es andersherum einfacher: Woher weiß man denn, ob man wertlos ist?
Pat.: Das ist leider überhaupt nicht einfacher, sondern genauso schwer zu sagen …
Th.: Was glauben Sie, woran das liegen könnte?
Pat.: Naja, ob ein Mensch wertvoll ist oder nicht, kann man ja nicht mit einem Satz beant-

worten. Menschen haben ja ganz verschiedene Eigenschaften. Manche davon sind gut, manche auch nicht. Deswegen kann man das gar nicht so genau sagen, ob jemand wertvoll ist oder nicht. Wenn man nur auf die schlechten Eigenschaften achtet, dann tut man einem Menschen ja Unrecht.

Th.: Verstehe ich Sie richtig, dass Sie sagen, man kann von einem Merkmal eines Menschen nicht auf dessen Gesamtwert schließen?

Pat.: Nein, das kann man wirklich nicht.

Th.: Erinnern Sie sich noch, was Sie am Anfang unseres Gesprächs gesagt haben?

Pat.: Ich glaube, ich weiß, worauf Sie hinauswollen. Sie meinen, dass ich gesagt habe, ich bin ein Versager, weil ich Medikamente brauche?

Th.: Genau. Das hört sich für mich so an, als würden Sie Ihren eigenen Wert nur nach einem einzigen Merkmal bestimmen.

Pat.: Da ist was Wahres dran. Ich habe immer nur die Krankheit im Kopf und vergesse, dass es auch noch andere Dinge gibt.

Th.: Sie meinen, andere Seiten, die Sie haben? *(ergänzt Bezug zur Situation des Patienten)*

Pat.: Ja.

Th.: Welche sind das denn?

Pat.: Ich habe schon auch gute Seiten, die hat ja jeder. Ich bin zum Beispiel ein sehr ehrlicher Mensch. Ich könnte nie jemanden anlügen oder betrügen. Und ich sorge sehr gut für meine Familie, trotz der Krankheit.

Th.: Es gibt also noch eine ganz Menge Eigenschaften, die Sie als Mensch ausmachen. Ich bin sicher, es sind auch noch mehr als die zwei, die Sie gerade genannt haben.

Pat.: Ja, wenn ich noch mehr darüber nachdenke, fallen mir sicher noch einige ein. Ich könnte auch mal meine Frau fragen, welche positiven Eigenschaften sie an mir sieht. *(Liebevoller-Begleiter-Technik)*

Th.: Eine sehr gute Idee *(validieren)*. Aber denken Sie doch nochmal an Ihren Anfangssatz zurück. Würden Sie sagen, der ist so richtig?

Pat.: Nein, der ist viel zu allgemein. Man kann nicht sagen, jemand ist ein Versager, nur weil er Medikamente braucht. Dann wären ja auch alle Diabetiker Versager.

Th.: Welcher Satz würde Ihnen denn jetzt passender erscheinen? *(alternative, funktionale Bewertung erfragen)*

Pat.: Hmm, vielleicht: „Ich bin ein wertvoller Mensch, auch wenn ich Medikamente brauche".

Th.: Ja, das finde ich sehr gut.

Der Patient sollte den von ihm formulierten selbstwert- und zugleich adhärenzfördernden Satz aufschreiben und in seiner Behandlungsmappe abheften. Analog zum Vorgehen bei der Technik des „Liebevollen Begleiters" (s. Kap. 7 *Depression*, Therapieeinheit 5.7.2) wird der Satz einem „liebevollen Begleiter" zugeordnet und bewusst geübt. Der Patient soll hierfür Situationen nennen, in denen der liebevolle Begleiter hilfreich sein könnte. Dies könnte z. B. die Situation sein, in der der Patient überlegt, seine Medikamente nicht einzunehmen, weil dies bedeuten könnte, dass er ein „Versager" ist. In dieser Situation könnte der liebevolle Begleiter den neu formulierten Satz „sagen". Der Patient soll seinen liebevollen Begleiter in der Situation bewusst aktivieren und den selbstwertfördernden Gedanken abrufen, z. B. indem er ihn schriftlich auf einer Karteikarte in der Hosentasche immer dabei hat. Diese Übung kann dem Patienten als Hausaufgabe aufgegeben werden.

Zusammenfassung: Wertlosigkeit

- Erarbeitung selbstwert- und adhärenzfördernder Gedanken.
- Gedanken aufschreiben und mitführen.
- Technik des „liebevollen Begleiters" auf adhärenzgefährdende Situationen anwenden.

6.5.4 Modul 5.4: Adhärenz aufrechterhalten (25 Min)

Non-Adhärenz kann, wie unter Abschnitt 6.1 dargestellt, viele unterschiedliche Formen annehmen. Das Adhärenz-Spektrum in der täglichen Praxis umfasst Verhaltensweisen von der vollständigen Ablehnung jeglicher Medikation bis hin zum vollständigen Einhalten der Medi-

kamentenverordnungen. Um Adhärenz aufrechtzuerhalten bzw. wiederherzustellen, können daher für manche Patienten bereits wenige
Interventionen (z. B. Erinnerungshilfen) ausreichend sein, für andere dagegen kann es notwendig sein, umfassendere Interventionen zu
erstellen und Adhärenzpläne für Patienten in
schriftlicher Form zu erstellen (Wright et al.
2009). In jedem Fall ist es wichtig, sich selbst
und dem Patienten das Thema Adhärenz im
Verlauf einer Behandlung immer wieder in Erinnerung zu rufen. Hierzu gehört, den Patienten auch immer wieder aktiv nach Schwierigkeiten bei der Medikamenteneinnahme, Vergessen der Medikation oder Nebenwirkungen
zu befragen. Dies sollte jedoch immer auf
freundlich-empathische Weise und in keinem
Fall anklagend oder vorwurfsvoll geschehen.

■ ■ **Hilfreiche Fragen zur Medikamenteneinnahme können z. B. sein:**

— „Lässt sich Ihre Medikamenteneinnahme
gut mit Ihrem Alltag vereinbaren? Oder
sollten wir etwas an dem Einnahmeschema verändern, damit die Medikation besser in Ihren Alltag passt?"

— „Leider haben sich Ihre Beschwerden noch
nicht so viel gebessert, wie ich es mir er-
hofft hatte. Habe ich vielleicht etwas an
dem Therapieschema nicht ausreichend
erklärt? Oder gibt es etwas an der Behandlung, das Ihnen Schwierigkeiten bereitet
oder das Sie unangenehm finden?"

— „Jeder Mensch vergisst ja hin und wieder
etwas. Mir selbst geht es häufig so. Kommt
es denn bei Ihnen manchmal vor, dass Sie
vergessen, Ihre Medikamente einzunehmen?"

Weiterhin ist es wichtig, eventuelle Schwierigkeiten mit der Medikamenteneinnahme möglichst frühzeitig zu identifizieren um dadurch
rechtzeitig Abhilfe schaffen zu können. Am
besten ist es, den Patienten zu Beginn der Medikamenteneinstellung zu befragen, ob ihm
Dinge einfallen, die einer regelmäßigen Einnahme im Wege stehen könnten und dann mit
dem Patienten gemeinsam Lösungsmöglich-

keiten zu erarbeiten. Auch im Verlauf, wenn der
Patient also bereits einige Erfahrungen mit dem
Medikament gesammelt hat, sollte das Thema
immer wieder aufgegriffen werden. Ein struk-
turierter Adhärenzplan sollte sowohl kognitive
(z. B. die gemeinsam identifizierten dysfunktionalen Kognitionen zur Medikamenteneinnahme den neu erarbeiteten funktionalen Kognitionen gegenüberstellen) als auch behavio-
rale Aspekte (z. B. Aufschreiben von Handlungsanweisungen, wie: „Medikamente beim
Zähneputzen einnehmen") berücksichtigen
und am besten schriftlich fixiert werden (s. Abschnitt 6.5.2, Therapieeinheit 6.5.2.3 zum Umgang mit Problemen bei der Medikamentenadhärenz).

Fallbeispiel Herr N.

Herr N. ist ein 25-jähriger Patient mit einer para-
noiden Schizophrenie, der sich seit sechs Wochen in stationärer psychiatrischer Behandlung
befindet und dessen Entlassung nach Hause
derzeit vorbereitet wird. Aufnahmeanlass war
eine Zunahme der Wahnsymptomatik (Herr N.
fühlte sich durch Nachbarn beobachtet), außerdem fanden sich formale Denkstörungen und
Desorganisiertheit. Aufgrund dieser Symptomatik vernachlässigte Herr N. auch mehr und mehr
die Körperpflege und Nahrungsaufnahme und
nahm seine antipsychotische Medikation nicht
mehr ein. Im Verlauf des stationären Aufenthaltes gab es wiederholt Schwierigkeiten mit der
Medikamentenadhärenz und Herr N. musste immer wieder aufs Neue zur Medikamenteneinnahme motiviert werden. In den Gesprächen
zwischen Herrn N. und seinem Therapeuten
wurden verschiedene Problembereiche identifiziert, die der Medikamentenadhärenz im Weg
stehen können. Im Folgenden wird beispielhaft
an einem der Problembereiche (hier: Vergessen
der Medikamenteneinnahme) demonstriert,
wie gemeinsam mit dem Patienten Lösungsmöglichkeiten erarbeitet werden können.

Th.: Herr N., wir hatten vereinbart in unserem
heutigen Gespräch Ideen zu sammeln, wie es
Ihnen leichter fallen könnte, Ihre Medikamente
regelmäßig einzunehmen. Wir haben in unseren letzten Gesprächen einige Punkte ange-

Probleme bei Medikamentenein-nahme	Lösungen
Nebenwirkungen (Unruhe, Müdigkeit)	Meinen Arzt nach einem anderen Medikament fragen oder Ihn bitten, die Dosis zu verringern
Meine Ängste lenken mich von allen wichtigen Dingen ab und ich vergesse meine Medikamente.	- Mit dem Arzt vereinbaren, die Medikamente nur einmal täglich, vor dem Schlafengehen, nehmen zu müssen. - Tablettenschachtel zu Hause auf meinem Nachttisch aufbewahren. Tablette immer nehmen, bevor ich abends das Licht ausmache.
Ich denke, dass ich mich ohne Medikamente besser fühlen würde.	Mich daran erinnern, dass ich durch die Medikamente klarer denken kann. Wenn ich die Medikamente nehme, muss ich nicht wieder in die Klinik.

◻ **Tab. 6.5** Beispiel für eine Tabelle zum Umgang mit Problemen der Medikamentenadhärenz

sprochen, die manchmal verhindern, dass Sie Ihre Medikamente nehmen. Sie haben mir zum Beispiel berichtet, dass Sie besonders oft dann Ihre Medikamente vergessen, wenn Sie das Gefühl haben, Ihre Nachbarn beobachten Sie. Haben Sie vielleicht eine Idee, was Ihnen helfen könnte, an die Medikamente zu denken?
Pat.: Ich weiß nicht … vielleicht könnte ich es mir aufschreiben.
Th.: Das ist eine gute Idee. Lassen Sie uns mal sehen, ob es noch andere Erinnerungsmöglichkeiten gibt. Gibt es denn vielleicht etwas, was Sie regelmäßig abends vor dem Schlafengehen machen? Wenn man sich nämlich angewöhnt, die Medikamente zum Beispiel immer abends beim Zähneputzen zu nehmen, dann vergisst man sie nicht so leicht.
Pat.: Eigentlich sollte ich ja schon immer vor dem Schlafengehen die Zähne putzen … Aber immer klappt das nicht …
Th.: Gibt es dann vielleicht etwas anderes, was Sie regelmäßig vor dem Schlafengehen machen? Darf ich fragen, ob Sie immer in Ihrem Bett übernachten oder manchmal vielleicht auch woanders?
Pat.: Nein, das mache ich schon, ich schlafe immer in meinem Bett.
Th.: Wo deponieren Sie denn Ihre Medikamente?
Pat.: Meistens in meinem Kleiderschrank.
Th.: Könnten Sie denn die Medikamente vielleicht in der Nähe des Bettes aufbewahren?

Pat.: Ich habe einen Nachttisch neben meinem Bett, da könnte ich sie draufstellen.
Th.: Sie leben allein in Ihrer Wohnung, oder?
Pat.: Ja.
Th.: Dann besteht auch keine Gefahr, dass jemand anders versehentlich die Medikamente nehmen könnte und Sie könnten Sie dort aufbewahren? Denken Sie, Sie könnten dann leichter an die Medikamente denken?
Pat.: Ja, das könnte ich machen. Außer mir würde niemand die Tabletten nehmen. Ich denke, das könnte funktionieren.
Th.: Sehr schön. Was halten Sie davon, wenn wir jetzt eine Tabelle erstellen würden mit den Hinderungsgründen für die Medikamenteneinnahme auf der linken Seite und den Lösungsmöglichkeiten auf der rechten Seite?
Pat.: Einverstanden.
Th.: Gut. Was würden Sie also auf die linke Seite schreiben?
Pat.: Bei den Problemen meinen Sie?
Th.: Genau.
Pat.: Da würde ich hinschreiben „Medikamente vergessen".
Th.: Ok. Und auf die rechte Seite?
Pat.: Da kommt dann hin „Tablettenschachtel auf den Nachttisch stellen, Medikamente nehmen, wenn ich schlafen gehe".
Th.: Sehr gut. Lassen Sie uns nun auch alle anderen Probleme mit der Medikamenteneinnahme auf diese Weise besprechen.
Pat.: In Ordnung.

Analog hierzu können alle weiteren Problembereiche gemeinsam mit dem Patienten gelöst
und dann in schriftlicher Form einander gegenübergestellt werden (☐ Tab. 6.5).

6.6   Literatur

Byerly MJ, Thompson A, Carmody T, Bugno R, Erwin T,
    Kashner M, Rush AJ (2007) Validity of electronically
    monitored medication adherence and conventio-
    nal adherence measures in schizophrenia. Psychiatr
    Serv 58, S 844–847
Dolder CR, Furtek K, Lacro JP, Jeste DV (2005) Antihyper-
    tensive medication adherence and blood pressure
    control in patients with psychotic disorders compa-
    red to persons without psychiatric illness. Psycho-
    somatics 46, S 135–141
Dolder CR, Lacro JP, Leckband S, Jeste DV (2003) Inter-
    ventions to improve antipsychotic medication
    adherence: review of recent literature. J Clin Psy-
    chopharmacol 23, S 389–399
Gray R, Bressington D, Ivanecka A, Hardy S, Jones M,
    Schulz M, von Bormann S, White J, Hoehn Anderson
    K, Chien W-T (2016) Is adherence therapy an effec-
    tive adjunct treatment for patients with schizophre-
    nia spectrum disorders? A systematic review and
    meta-analysis. BMC Psychiatry 16, S 90. doi:
    10.1186/s12888-016-0801-1
Julius RJ, Novitsky MA, Dubin WR (2009) Medication
    adherence: a review of the literature and implica-
    tions for clinical practice. J Psychiatr Pract 15, S
    34–44
Kapfhammer HP (2007) Zur Kombination von Psycho-
    therapie und Pharmakotherapie bei Depressionen.
    In: Schauenburg H, Hoffmann B (Eds) Psychothera-
    pie der Depression. Thieme, Stuttgart
Kay J (2001) Integrated treatment: an overview. In: Kay J
    (Ed) Integrated treatment in psychiatric disorders:
    review of psychiatry. American Psychiatric Press,
    Washington, D.C.,
    p 1–29
Kübler-Ross E (1974) The language of the dying patient.
    Humanitas 10, S 5–8
Lincoln TM, Wilhelm K, Nestoriuc Y (2007) Effectiveness
    of psychoeducation for relapse, symptoms, know-
    ledge, adherence and functioning in psychotic
    disorders: a meta-analysis. Schizophr Res 96, S
    232–245
Marcus SM, Gorman J, Shear MK, Lewin D, Martinez J,
    Ray S, Goetz R, Mosovich S, Gorman L, Barlow D,
    Woods S (2007) A comparison of medication side
    effect reports by panic disorder patients with and
    without concomitant cognitive behavior therapy.
    Am J Psychiatry 164, S 273–275
Meichenbaum D, Turk D (1987) Facilitating Treatment
    Adherence. Plenum, New York
Paykel ES (1995) Psychotherapy, medication combina-
    tions, and compliance. J Clin Psychiatry 56 Suppl 1,
    S 24–30
Velligan DI, Lam Y-WF, Glahn DC, Barrett JA, Maples NJ,
    Ereshefsky L, Alexander L. Miller AL (2006) Defining
    and assessing adherence to oral antipsychotics: a
    review of the literature. Schizophrenia Bulletin
    32(4), S 724–742. doi: 10.1093/schbul/sbj075
Wright JH, Turkington D, Kingdon DG, Ramirez Basco M
    (2009) Cognitive Behaviour Therapy for Severe
    Mental Illness. An Illustrated Guide. American Psy-
    chiatric Publishing, Arlington
Zola IK (1981) Structural constraints on the doctor-
    patient relationship: The case of non-compliance.
    In: Eisenberg L, Kleinman A (Eds) The relevance of
    social science for medicine. D. Reidel, New York
Zwanzger P, Diemer J (2009) Psychopharmakotherapie
    in der Psychotherapie. In: Arolt V, Kersting A (Eds)
    Psychotherapie in der Psychiatrie. Springer, Heidel-
    berg

6.6.1 Folgendes Arbeitsblatt finden Sie auf http://extras.springer.com

Arbeitsblatt 6-5.2 „Erinnerung an meine Medikamente"

Depression

Stefanie Losekam, Carsten Konrad

© Springer-Verlag GmbH Deutschland, ein Teil von Springer Nature 2019
T. Kircher (Hrsg.), *Kompendium der Psychotherapie*
https://doi.org/10.1007/978-3-662-57287-0_7

7.1 Besonderheiten in der Interaktion/Beziehung

Depressionen beeinträchtigen nicht nur das Befinden des Patienten, sondern auch dessen Interaktion mit anderen Menschen. Auch die therapeutische Beziehung ist eine Interaktion, innerhalb derer sich die depressive Symptomatik auf unterschiedliche Weise zeigen kann. Zu Beginn der Behandlung verhalten sich Patienten häufig hilflos und inaktiv, sodass sich der Therapeut dazu animiert fühlt, eine besonders aktive Rolle zu übernehmen. Dadurch wird jedoch das Problemverhalten des Patienten verstärkt und im Verlauf kann es passieren, dass der Therapeut resigniert und sich ebenfalls hilflos fühlt. Viele Patienten leiden darunter, dass sie auf einmal die „einfachsten Sachen nicht mehr hinbekommen". Sie sind ängstlicher und zurückhaltender als gewöhnlich und öffnen sich daher dem Therapeuten nur zögerlich. Andere Patienten können dagegen in ihrer Hilflosigkeit sehr klagsam, fordernd und einnehmend sein. Der Therapeut kann sich dann distanzieren, ungeduldig werden und es als anstrengend empfinden, seinem Patienten gegenüber einfühlsam und verständnisvoll zu bleiben. Depressive Patienten leiden außerdem unter kognitiven Einschränkungen, die es ihnen erschweren, sich längere Zeit auf das Therapiegespräch zu konzentrieren. Einige sind im Denken „wie blockiert". Es kann passieren, dass der Therapeut zunächst nicht merkt, dass er ein viel zu schnelles Tempo vorgibt und der Patient ihm nicht mehr folgen kann. Patienten sollten von der Therapeut-Patient-Interaktion profitieren anstatt von ihr überfordert zu sein. Der Therapeut hat dabei eine empathische und fördernde Funktion. Er unterstützt seinen Patienten darin, wieder selbst eine aktive Rolle zu übernehmen, indem er für dessen depressive Symptome eine verständliche Erklärung findet *(Wissen vermitteln)*, und den Patienten auf sein eigenverantwortliches und lösungsorientiertes Verhalten aufmerksam macht *(spiegeln)* und ihn dafür lobt *(positive Verstärkung)*.

Beispiel „Positiv verstärken und lösungsorientiertes Verhalten fördern"

Pat.: Ich habe überhaupt keine Energie mehr und kann mich zu nichts aufraffen. So kenne ich mich gar nicht.

Th.: Ich verstehe, dass es Sie belastet, dass Sie sich zu allem zwingen müssen. Antriebsmangel ist ein Symptom der Depression *(Wissen vermitteln)*. Ich finde es bemerkenswert *(positive Verstärkung)*, dass Sie es dennoch schaffen, jeden Morgen am Morgenspaziergang teilzunehmen *(spiegeln)*. Wie gelingt Ihnen das *(lösungsorientiertes Handeln fördern)*?

Pat.: Ich weiß auch nicht. Der Spaziergang tut mir gut, danach fühle ich mich nicht mehr ganz so kraftlos.

Th.: Es ist gut, dass Sie das bemerken *(positive Verstärkung)*! Durch Ihr Verhalten können Sie Ihr Befinden beeinflussen *(lösungsorientiertes Handeln fördern)*.

Indem der Therapeut die Ressourcen des Patienten stärkt, fördert er dessen Verantwortungsübernahme und beugt Gefühlen der Hilflosigkeit vor. Indem der Therapeut *Wissen vermittelt* („Antriebsmangel ist ein Symptom der Depression."), Symptome „vorwegnimmt" („Häufig leiden Betroffene unter Schlafstörungen. Kennen Sie das auch?") und den Patienten *validiert*, d. h. Verständnis für dessen Gefühle und aktuellen Probleme zeigt („Ich finde es sehr verständlich, dass Sie das belastet. Das würde anderen genauso gehen."), kann er ihn außerdem entlasten und ihm helfen, sich zu öffnen. Damit ängstliche, inaktive oder anklammernde Patienten Verhaltensänderungen vornehmen können, sollte der Therapeut für eine adäquate Lernumgebung sorgen. Bei diesen Patienten schaffen feste Terminvereinbarungen für Therapiegespräche Zuverlässigkeit und Verbindlichkeit; klagsame und vereinnahmende Patienten lassen sich ebenfalls auf diese Weise besser strukturieren. Die Termine müssen vom Therapeuten verbindlich eingehalten werden. Mit dem Hinweis auf das nächste Einzelgespräch fördert der Therapeut die Selbstkontrolle des Patienten und verhindert beziehungsschädigende Gegenübertragungen („Mit diesem nervigen Patienten will ich nicht sprechen …"). Therapiegespräche sollten außerdem immer zeitlich begrenzt sein; die Dauer sollte vorher gemeinsam festgelegt werden (Richtwert: maximal 50 Minuten). Eine für Therapeut und Patient sichtbare Uhr im Therapiezimmer ist hilfreich. Inhaltlich sollten die Gespräche nicht zu viel Information auf einmal umfassen, um den Patienten nicht zu überfordern. Es bewährt sich, die wichtigsten Interventionen gemeinsam aufzuschreiben oder Arbeitsblätter zu verwenden, in die der Patient seine Aufzeichnungen eintragen kann. Patienten legen sich dafür am besten eine Therapiemappe zu. Das kann beispielsweise ein Schnellhefter sein, in den der Patient seine Aufzeichnungen und Arbeitsblätter abheftet. Auch das trägt zur Förderung seiner aktiven Therapieteilnahme bei. Darüber kann der Patient bereits im Aufnahmegespräch informiert werden.

Zusammenfassung: Therapiebeziehung
- Informieren und Wissen vermitteln.
- Feste Termine vereinbaren und eine Zeitdauer für die Gespräche festlegen.
- Die Aufnahmekapazität des Patienten bei der Therapiegestaltung berücksichtigen.
- Verständnis zeigen.
- Lösungsorientiertes Verhalten spiegeln und positiv verstärken.
- Den Patienten auffordern, eine Therapiemappe anzulegen.

7.2 Psychotherapeutisch relevantes Modell zur Entstehung und Aufrechterhaltung

Das **Vulnerabilitäts-Stress-Modell** erklärt die Entstehung von Depressionen durch ein Zusammenwirken von individuellen biologischen Faktoren (Vulnerabilität) und äußeren Belastungsfaktoren (Stress). Zu den individuellen biologischen Faktoren zählen genetische Veranlagungen, Neurotransmitterstörungen, aber auch einzelne oder überdauernde lebensgeschichtliche Ereignisse (Verlust nahestehender Personen, Prägungen, etc.). Das Vulnerabili-

täts-Stress-Modell ist die Grundlage der im Folgenden dargestellten spezifischen Erklärungsmodelle der Depression.

Bei Patienten mit akuten, voneinander abgrenzbaren depressiven Episoden lassen sich in der biografischen Anamnese oft Verluste positiver Verstärker explorieren (**Verstärker-Verlust-Modell**). Das können Veränderungen innerhalb der Familie und des Freundeskreises, körperliche Krankheit, Probleme am Arbeitsplatz oder ein anderes kritisches Lebensereignis sein, durch das der Patient verhältnismäßig mehr Belastung als angenehme Rückkopplung erlebt. Auf den Wegfall positiver Verstärker reagiert der Patient dann beispielsweise mit niedergeschlagener Stimmung, Sorgen oder Rückzug.

Fallbeispiel Frau D.

Frau D. (19 Jahre, Studentin) zog nach dem Abitur für ihr Studium in eine andere Stadt. Der Kontakt zu ihren früheren Freunden brach sehr schnell ab und in der neuen Stadt fand sie kaum Anschluss. Das Studium gestaltete sich viel schwerer, als sie gedacht hatte. In der Schule hatte sie immer gute Noten geschrieben. Jetzt musste sie die meiste Zeit des Tages lernen. Frau D. fing an, große Selbstzweifel zu hegen und sich nichts mehr zuzutrauen. Sie zog sich immer mehr zurück und grübelte sehr viel. Zuletzt konnte sie sich kaum noch zur Vorlesung aufraffen. Im Beispiel von Frau D. stellten der Kontakt zu Freunden und gute Noten positive Verstärker dar, die durch den Umzug und die höheren Leistungsanforderungen an der Uni weggefallen sind.

Patienten mit chronischer Depression haben in der Regel über einen langen Zeitraum die Erfahrung gemacht, dass sie Probleme nicht angemessen lösen oder Umweltanforderungen nicht gerecht werden können (**Modell der erlernten Hilflosigkeit**). Sie haben entweder schon viele Strategien ausprobiert und sind an der Lösung gescheitert, oder jegliche Versuche einer Veränderung sind im Vorhinein von relevanten Personen ignoriert oder bestraft worden. Als Folge entwickelt der Patient die Annahme: „Mein

Verhalten ändert gar nichts, ich kann nichts beeinflussen." Er wird sich hilflos fühlen und depressive Symptome entwickeln.

Fallbeispiel Frau B.

Frau B. (45 Jahre, Erzieherin) berichtete, dass sie es ihren Eltern nie hat „rechtmachen" können. Sie hat von ihnen nie ein Lob erhalten, so sehr sie sich auch anstrengte. Mit ihrem Ehemann war es ähnlich: Er kritisierte sie nur, dabei versuchte sie wirklich stets, ihm zu gefallen. Frau B. äußerte, dass sie sich eigentlich schon ihr ganzes Leben lang traurig und hilflos fühlt. Als zuletzt auch noch an ihrem Arbeitsplatz Probleme auftraten, fühlte sie sich darin bestätigt, dass ihr „nie etwas gelingt" und „alle sie immer nur ausnutzen" würden. Eine Kollegin hatte ihr vorgeschlagen, im Team nach einer Lösung zu suchen. Aus Frau B.s Sicht hat das aber „überhaupt keinen Sinn, denn „das würde ja auch nichts ändern". In diesem Fallbeispiel hat Frau B. gelernt, dass sie „hilflos" ist und die Reaktionen ihrer Bezugspersonen (Familie, Kollegen) durch ihr eigenes Verhalten nicht beeinflussen kann. Deshalb kann sie sich auch nicht vorstellen, warum es am Arbeitsplatz anders sein soll.

Depressionen führen zu verändertem **Denken, Fühlen und Handeln.** Gedanken, Gefühle und Verhaltensweisen stehen in wechselseitiger Beziehung zueinander und bilden eine Art „Teufelskreis", der die depressive Symptomatik aufrechterhält (■ Abb. 7.1). Insbesondere die Sichtweise des Patienten kann durch lerngеschichtlich begründete Denkfehler verzerrt sein: Depressive Patienten treffen häufig dysfunktionale Annahmen über sich selbst, über andere und über die kommende Zeit. Die Gedanken beeinflussen die Gefühle und das Handeln: Bei der Studentin Frau D. verstärkt der *Gedanke*, „den Anforderungen des Studiums nicht gewachsen zu sein", *Gefühle* der Hilflosigkeit und Traurigkeit und führt auf der *Verhaltensebene* dazu, dass sie sich immer mehr zurückzieht (z. B. indem sie nicht zu den Vorlesungen geht). Wenn sich Frau D. den Anforderungen dauerhaft entzieht und deshalb auch

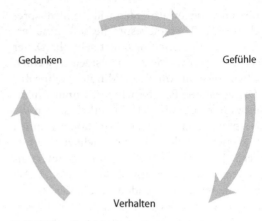

Gedanken   Gefühle

Verhalten

■ **Abb. 7.1**   Teufelskreis der Depression

keine Veränderung ihrer Situation erreicht, werden sowohl die ursprüngliche Annahme, „allem nicht mehr gewachsen zu sein", als auch die Gefühle der Hilflosigkeit weiter verstärkt. Der Teufelskreis kann ebenso über eine schlechte Stimmung in Gang gesetzt werden, die sich auf das Verhalten des Patienten niederschlägt und sein Denken einengt, oder über bestimmte Verhaltensweisen, die die Stimmung und das Denken beeinflussen. Macht der Patient keine korrigierenden Erfahrungen außerhalb des depressiven Denkens, Fühlens und Handelns, bleibt er in diesem Teufelskreis gefangen.

7.3   Evidenzbasierte Grundlagen zur Auswahl der Therapiemodule

In der psychotherapeutischen Behandlung depressiver Erkrankungen werden die Kognitive Verhaltenstherapie (Beck 1995; Hautzinger 2003) und die Interpersonelle Psychotherapie (Schramm 2010) als evidenzbasierte, wissenschaftlich evaluierte Verfahren am häufigsten eingesetzt. Bei der Kognitiven Verhaltenstherapie werden dysfunktionale Denkprozesse mittels kognitiver Umstrukturierung, problemrelevantes Verhalten mittels Aktivitätenaufbau und Interventionen zum Problemlösen behandelt. Die Interpersonelle Psychotherapie geht auf die psychosozialen und zwischenmenschlichen Konflikte bei der Entstehung und Aufrechterhaltung der Depression ein. Der Aufbau des Selbstwertgefühls ist für den Behandlungserfolg vieler psychischer Erkrankungen, insbesondere bei der Depression, relevant und wissenschaftlich evaluiert (Potreck-Rose u. Jacob 2008). Für eine darüber hinausgehende detaillierte und praxisnahe Darstellung der o. g. und weiterer Psychotherapieverfahren bei unipolarer Depression verweisen wir auf das Praxisbuch „Therapie der Depression" (Konrad 2016). Auf Grundlage dieser Verfahren wurden in den folgenden Abschnitten die Therapiemodule zur Depressionsbehandlung erstellt. Die Therapiemodule integrieren alle relevanten, evidenzbasierten Therapieanteile der Depressionsbehandlung im Rahmen der o. g. Verfahren bei leichten bis mittelgradigen Depressionen. Sie sind lösungsorientiert und folgen einer festgelegten Struktur. Dadurch sind sie für den Berufseinsteiger gut verständlich und im stationären wie ambulanten Rahmen gut durchführbar.

7.4 Psychotherapierelevante Dokumentation

Die im Folgenden vorgestellten Verfahren dienen der Erfassung dysfunktionaler Denk- und Verhaltensweisen im Kontext der Depression. Beide Verfahren können von Beginn der Behandlung an eingesetzt werden.

7.4.1 Das Zustandsbarometer

Depressive Patienten fühlen sich ihrer Symptomatik häufig ausgeliefert und können zunächst keinen Zusammenhang zwischen ihrer niedergeschlagenen Stimmung oder einem anderen Symptom, wie beispielsweise Gedankenkreisen, und einem Auslöser herstellen. Ein weiteres Problem ist, dass es den Patienten schwerfallen kann, kleine Veränderungen ihres Erlebens und Verhaltens zu registrieren, z. B. Schwankungen innerhalb des Tagesverlaufs. Das Zustandsbarometer ist ein strukturiertes

Protokoll (s. Arbeitsblatt 7-4.1 „Das Zustandsbarometer"), mit dem der Patient den Schweregrad und Veränderungen seiner Befindlichkeit erfassen kann. Der Patient schätzt für einen einwöchigen Zeitraum für jeden Wochentag morgens, mittags und abends seine Stimmung auf einer Skala von 0 = „sehr schlecht" bis 10 = „sehr gut" ein. Zusätzlich zur Stimmung können auch weitere relevante Symptome bewertet werden, beispielsweise Schmerz, Anspannung oder Grübelneigung. Für jeden Tag kann der Patient außerdem positive und negative Ereignisse eintragen, um Zusammenhänge zu seiner Befindlichkeit noch präziser zu dokumentieren. Im stationären Rahmen wird das Zustandsbarometer von Beginn an wöchentlich an alle depressiven Patienten verteilt. In den Visiten und Einzelgesprächen wird auf die Eintragungen im Zustandsbarometer Bezug genommen. Zu Beginn einer Behandlung liefert das Zustandsbarometer also relevante Hinweise auf auslösende oder aufrechterhaltende Belastungsfaktoren, positive Verstärker und die subjektiv empfundene Schwere der Symptomatik. Der Patient wird dabei in einer differenzierteren Wahrnehmung seiner Symptomatik unterstützt. Der Umgang mit Stressoren kann gezielt im Therapieprozess modifiziert, angenehme Aktivitäten können als positive Verstärker eingesetzt werden.

Fallbeispiel Herr G.

Th.: Am Samstag während Ihrer Belastungserprobung war Ihre Stimmung anfänglich bei 3, also nicht besonders gut.

Pat.: Ja, da hatte ich wieder eine Auseinandersetzung mit meinem Vater (*Belastungsfaktor*). Ich hatte schon befürchtet, dass es das ganze Wochenende über so bleibt.

Th.: Aber Sie haben über das Wochenende keine niedrigeren Werte dokumentiert. Im Gegenteil, gegen Abend haben Sie sogar eine 5 angegeben.

Pat.: Ja, da war ich selbst überrascht.

Th.: Was haben Sie denn gemacht?

Pat.: Ich habe mich nicht wie üblich zurückgezogen, sondern ich war nochmal mit dem Hund draußen (*positiver Verstärker*). Ich habe ja jetzt herausgefunden, dass Bewegung gut für mich ist. Und das hat mir gut getan.

Mit dem Zustandsbarometer kann auch der Verlauf der Therapie dokumentiert werden. Es lässt sich beispielsweise abbilden, ob sich die Stimmung verbessert, stabilisiert oder ob die Symptome noch sehr stark schwanken. Das Zustandsbarometer kann auch dafür genutzt werden, um zu prüfen, welchen Effekt therapeutische Strategien auf die depressive Symptomatik des Patienten haben. Es kann außerdem als Rückmeldung verwendet werden, um Fortschritte für den Patienten sichtbar zu machen.

Zusammenfassung: Zustandsbarometer
- Dokumentation des Therapieverlaufs.
- Differenzierte Darstellung von auslösenden Stressoren, Schwere und positiven Verstärkern.
- Prüfung hinsichtlich der Effektivität einzelner therapeutischer Interventionen.

7.4.2 Das ABC-Schema

Wie im „Teufelskreis der Depression" beschrieben, ist dysfunktionales Denken ein Bestandteil der Depression. Jegliche nur denkbare Alltagssituation kann depressive Denkmuster beim Patienten aktivieren, derer er sich meist gar nicht bewusst ist oder denen er noch keine alternative Sichtweise entgegensetzen kann. Daher spielt sich ein großer Teil der Depression als eine Art (wenig oder gar nicht bewusstes) „Kopfkino" ab, das der Patient ohne die Hilfe seines Therapeuten nur schwer unterbrechen kann.

Fallbeispiel Herr R.

Herr R. (42 Jahre, Gärtner) ist neu auf der Station und hat Sorge, ob er sich innerhalb des Stationsprogramms zurechtfinden wird. Die Bezugsschwester hat ihm zwar erklärt, wo die Gruppentherapie um 10 Uhr stattfindet, aber er kann sich in letzter Zeit so schlecht etwas merken. Er denkt: „Ich kann sie jetzt nicht noch einmal fragen, wo ich hin muss. Sie hat be-

stimmt etwas Wichtigeres zu tun. Und außerdem denkt sie dann sicher, dass ich nicht aufgepasst habe, als sie es mir erklärt hat. Sie ist dann garantiert sauer auf mich und erzählt es auch meinem Therapeuten. Dann denken alle, dass ich hier gar nicht mitarbeiten will." Herr R. bleibt daraufhin in seinem Zimmer.

Herr R. handelt also aufgrund einer fiktiven, unbewusst selbst generierten Annahme. Den meisten depressiven Patienten ist dabei nicht klar, dass diese Annahme nicht mit der Realität übereinstimmen muss (*dysfunktionale Kognition*). Dadurch handelt Herr R. nicht situationsangemessen, sondern dysfunktional, d. h. er erhält keine Hilfe bei seinem Problem und fühlt sich weiterhin schlecht. Mithilfe des ABC-Schemas (s. Arbeitsblatt 7-4.2 „Das ABC-Schema") können depressive Denkinhalte bewusst und damit für die Therapie zugänglich gemacht werden. Die Buchstaben „ABC" stehen dabei für „Auslöser", „Bewertung" und „Consequencen" und sind als eine Art Gedankenprotokoll in Spalten aufgeführt. Stehen bei einem depressiven Patienten vor allem dysfunktionale Kognitionen (unangemessene Bewertungen) im Vordergrund, kann das ABC-Schema wöchentlich an den Patienten ausgeteilt werden. Der Patient listet jeweils eine Situation auf, in der sein „Kopfkino" aktiviert worden ist (z. B. „*Es ist 10 Uhr, die Gruppentherapie beginnt.*") und schreibt diese in Stichpunkten in die Spalte „A". Als nächstes dokumentiert er die Gedanken, die ihm dabei durch den Kopf gegangen sind (*„Ich habe vergessen, wo das ist. Wenn ich nachfrage, wird die Schwester sauer auf mich sein …"*) in der Spalte „B". Abschließend beschreibt er in der Spalte „C", wie die Situation für ihn ausgegangen ist (*„Ich bleibe auf meinem Zimmer und fühle mich schlecht."*). Mit dem Ausfüllen kann in jeder Spalte begonnen werden. Im stationären Rahmen kann der Patient sein ABC-Schema jeweils zu Beginn des Einzelgesprächs vorstellen. Der Nutzen des ABC-Schemas besteht einerseits darin, typische dysfunktionale Bewertungen des Patienten zu explorieren, die mit seinem Problemverhalten in Zusammenhang stehen und die im Rahmen der

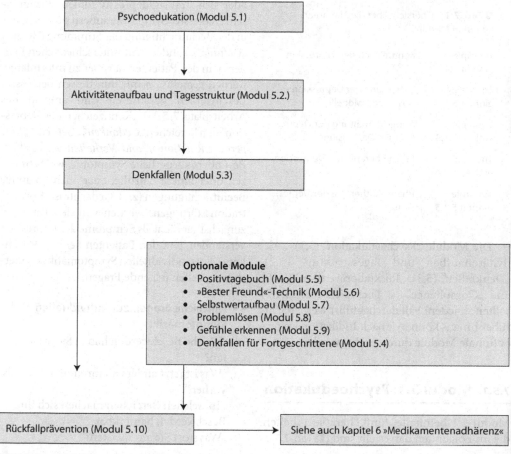

Psychoedukation (Modul 5.1)

Aktivitätenaufbau und Tagesstruktur (Modul 5.2.)

Denkfallen (Modul 5.3)

Optionale Module
- Positivtagebuch (Modul 5.5)
- »Bester Freund«-Technik (Modul 5.6)
- Selbstwertaufbau (Modul 5.7)
- Problemlösen (Modul 5.8)
- Gefühle erkennen (Modul 5.9)
- Denkfallen für Fortgeschrittene (Modul 5.4)

Rückfallprävention (Modul 5.10)

Siehe auch Kapitel 6 »Medikamentenadhärenz«

◘ **Abb. 7.2**   Zeitlicher und inhaltlicher Ablauf der Depressionsbehandlung

Behandlung durch *kognitive Umstrukturierung* modifiziert werden können (Module 5.3 und 5.4). Die gedanklichen Verzerrungen können meist einer „depressiven Denkfalle" zugeordnet werden (s. Therapieeinheit 5.3.1). Das ABC-Schema erfasst außerdem spezifische Problemsituationen, wie z. B. soziale Kontaktaufnahme, Leistungssituationen, Umgang mit den eigenen Rechten und Bedürfnissen, auf die der Patient im Rahmen seiner Depression nicht adäquat reagieren kann. Der Nutzen des ABC-Schemas besteht darin, für derartige Stressoren neue und hilfreiche Bewertungen zu erarbeiten und im Rahmen der explorierten Problemsituationen anzuwenden (Modul 5.8).

Zusammenfassung: ABC-Schema
- Exploration von Stressoren und depressiven Denkmustern.
- Grundlage zur Erarbeitung adäquater Bewertungen.

7.5 Praktische Therapiedurchführung

Nachfolgend werden verschiedene psychoedukative und psychotherapeutische Module zur Behandlung der Depression erläutert. Abbildung 7.2 zeigt einen Vorschlag zur chronologischen und inhaltlichen Anwendung der Module (◘ Abb. 7.2).

□ Tab. 7.1   Übersicht über die Therapieeinheiten in Modul 5.1

Therapieeinheit 5.1.1:	Kennzeichen der Depression
Therapieeinheit 5.1.2	Entstehung der Depression: Das Waage-Modell
Therapieeinheit 5.1.3	Aufrechterhaltung der Depression: Die Depressionsspirale
Therapieeinheit 5.1.4	Psychotherapie der Depression
Therapieeinheit 5.1.5	Pharmakotherapie der Depression

Die Module „Psychoedukation" (5.1), „Aktivitätenaufbau und Tagesstruktur" (5.2), „Denkfallen" (5.3), „Rückfallprävention" (5.10) und „Compliance" (s. Therapieeinheit 5.1.5) sollten in jedem Fall durchgeführt werden. Darüber hinaus können je nach Indikation weitere optionale Module durchgeführt werden.

7.5.1   Modul 5.1: Psychoedukation

Modul 5.1 beinhaltet fünf Therapieeinheiten, die im Folgenden dargestellt sind (□ Tab. 7.1).

Indikation: Das Modul „Psychoedukation" muss zu Beginn der Pharmako- und Psychotherapie mit allen depressiven Patienten durchgeführt werden.

Ziel: Entlastung und Perspektive durch Informationsvermittlung, Förderung der Bereitschaft zur aktiven Therapieteilnahme, Förderung der Kompetenz bzgl. der eigenen Erkrankung.

Therapieeinheit 5.1.1: Kennzeichen der Depression (25 Min)

In diesem Modul geht es darum, dem Patienten die Diagnose der Depression mitzuteilen und ihn darüber zu informieren, welche Symptome der Depression zugeordnet werden können. Die Hauptbotschaft ist dabei, dass die Depression eine behandelbare Krankheit ist. Die Depression ist vom umgangssprachlichen „Deprimiertsein"

oder sich „traurig/depressiv fühlen" abzugrenzen. Depressive Symptome äußern sich nicht nur in der Beeinträchtigung der Stimmung (Bereich *„Gefühle"*), sondern auf unterschiedlichen Ebenen. Um den Patienten darüber zu informieren, werden gemeinsam mit ihm dessen depressive Beschwerden gesammelt und anhand des Arbeitsblatts 7-5.1-1 „Kennzeichen der Depression" den Bereichen *„Gedanken", „Gefühle", „Körperliche Reaktionen" und „Verhalten"* zugeordnet. Besonders körperliche Symptome, wie Schmerzen oder innere Unruhe, aber auch kognitive Beeinträchtigungen (z. B. Gedächtnis-, Konzentrationsstörungen) werden von den Patienten zunächst gar nicht als Symptome der Depression verstanden. Um den Patienten bei der Aufzählung seiner individuellen Symptomatik zu unterstützen, helfen folgende Fragen:

■■ **Hilfreiche Fragen zur individuellen Symptomatik:**
— „Welche Beschwerden haben Sie momentan?"
— „Was ist jetzt anders an ihrem Befinden als vorher?"
— „In welchen Bereichen machen sich ihre Beschwerden bemerkbar?"
— „Was stört Sie am meisten?"

Bei der Sammlung der Symptome hilft der Therapeut dem Patienten, das einzelne Symptom im Kontext der Depression zu begreifen. Er vermittelt Informationen zu dem jeweiligen Symptom, ggf. über weitere, ähnliche Krankheitszeichen, und steht dem Patienten mit seiner Expertenrolle kompetent zur Seite. Der Therapeut sollte eigene Beispiele oder Beispiele des Patienten verwenden, um die Depression für den Patienten anschaulicher werden zu lassen. Er darf den Patienten bei der Zuordnung der Symptome zu Gedanken, Gefühlen, Verhalten und körperlichen Reaktionen unterstützen, indem er dem Patienten durch gezielte Fragen dabei hilft.

Fallbeispiel Frau C.

Pat.:   Also, meine Traurigkeit und dass ich mich über nichts mehr so recht freuen kann, würde ich den Gefühlen zuordnen.

Th.: Sehr gut. Anhaltende Traurigkeit und Freudlosigkeit sind die Hauptsymptome der Depression. Dazu zählt außerdem Antriebsmangel (*Wissen vermitteln*). Haben Sie das bei sich auch bemerkt (*Symptome vorwegnehmen*)?
Pat.: Ja, schon. Ich musste mich ja zu allem zwingen. Ich habe mich oft abgeschlagen gefühlt.
Th.: In welche Kategorie gehört das Symptom der Abgeschlagenheit Ihrer Meinung nach?
Pat.: Hm, wahrscheinlich ist das ein körperliches Merkmal. Ich hatte auch oft Kopfschmerzen und konnte nicht gut schlafen. Zählt das denn auch zur Depression dazu? Ich war deswegen oft beim Arzt, aber der hat nichts weiter gefunden.
Th.: Ja. In der Depression ist die Schlafqualität häufig beeinträchtigt. Viele Patienten haben Ein- oder Durchschlafstörungen oder beides. Wenn die depressive Episode abklingt, normalisiert sich auch das Schlafverhalten wieder. Auch Schmerzen können Teil der Depression sein. Neben Kopfschmerzen berichten manche Patienten auch über Magenschmerzen oder Verspannungen (*Wissen vermitteln*).
Pat.: Ich bin froh, dass Sie das sagen. Ich wusste das gar nicht und hatte mir schon ernsthafte Sorgen über eine körperliche Krankheit gemacht. Weil ich mich so schlecht konzentrieren kann und mir kaum noch etwas merken kann, hatte ich auch schon Angst, dass ich dement werde.
Th.: In welche Kategorie wollen Sie die Konzentrationsschwierigkeiten und die Vergesslichkeit einordnen?
Pat.: Zu den Gedanken. Meinen Sie denn, dass das auch Depression ist?
Th.: Ja, genau so ist es. Während depressiver Phasen können Patienten beispielsweise nur mit Mühe etwas lesen. Das Symptom bildet sich aber im Laufe der Behandlung zurück.
Pat.: Ach so, dann kann ich das jetzt schon besser einordnen.

Am Ende des Moduls sollte der Patient seine eigenen, individuellen depressiven Symptome erarbeitet haben, die aktuell für ihn im Vordergrund stehen. Es ist auch möglich, dem Patienten die Vervollständigung des Arbeitsblattes als Hausaufgabe aufzugeben.

 Cave
Wenn Patienten sich ausführlich mit ihren depressiven Symptomen beschäftigen, lenken sie die Aufmerksamkeit darauf und die Beschwerden können zusätzlich verstärkt werden.

Der Therapeut sollte den Patienten über diese „Nebenwirkung" in Kenntnis setzen, z. B. dass es oft so ist, dass die Anspannung zunimmt, wenn man über sie redet. Man kann derartige Effekte abmildern, indem man wie oben im Fallbeispiel bei der Zuordnung der Symptome gleichzeitig eine Perspektive eröffnet, z. B. dass sich das Symptom außerhalb der depressiven Episode normalisieren wird.

Zusammenfassung Kennzeichen der Depression
- Abgrenzung „Deprimiertsein"/„traurig sein" vs. Depression.
- Zuordnung der Symptome zu Gedanken, Gefühlen, Verhalten und körperlichen Reaktionen anhand des Arbeitsblattes.

Therapieeinheit 5.1.2: Entstehung der Depression: Das Waage-Modell (25 Min)

Depression kann dann begünstigt werden, wenn das Verhältnis zwischen Belastung und Entlastung nicht mehr ausgewogen ist, sondern ein Patient vermehrtem Stress ausgesetzt ist. Besteht auf Seiten des Patienten außerdem eine Vulnerabilität, beispielsweise in Form eines Ungleichgewichts der Neurotransmitter, besteht ein erhöhtes Erkrankungsrisiko. Grundlage des Waage-Modells ist das *Verstärker-Verlust-Modell* (► Abschn. 7.2 *Psychotherapeutisch relevantes Modell zur Entstehung und Aufrechterhaltung*). Das Waage-Modell ist ein für den Patienten anschauliches Therapieelement zum Verständnis der Entstehung seiner Symptomatik. Auf dem Arbeitsblatt 7-5.1-2 „Das Waage-Modell" ist eine Waage abgebildet. Eine Waagschale steht mit der Überschrift „Belastung" für Veränderungen, besondere Ereignisse oder Stressfaktoren. Demgegenüber steht die andere Waagschale mit der Überschrift „Entlastung" für angenehme Aktivitäten, positive soziale Kontakte oder selbstfürsorgliche Verhaltensweisen. Der Patient wird aufgefordert, sowohl belastende als auch entlastende Faktoren aufzulisten, die in seinem Leben während der Krankheitsentwicklung aufgetreten sind. Der Therapeut kann dabei gezielt nach typischen Auslösern fragen oder sich vom Patienten Beispiele geben lassen. Der Patient trägt diese dann in sein Arbeitsblatt ein.

Fallbeispiel Frau C. (Fortsetzung)
Th.: Eine Depression kann dann entstehen, wenn mehrere belastende Faktoren gemeinsam auftreten und man sie nicht mehr ausreichend ausbalancieren kann. Was denken Sie, welche Belastungen bei Ihnen kurz vor dem Auftreten der Depression eine Rolle gespielt haben? Und was haben Sie möglicherweise noch versucht, um diesen Belastungen entgegenzuwirken?
Pat.: Ich arbeite ja in einem Pflegeheim. Eine meiner Kolleginnen ist für längere Zeit ausgefallen. Da musste ich ziemlich viele Überstunden machen (*Belastung*) und hatte kaum noch Zeit für mein Hobby, das Fotografieren (*positiver Verstärker*).
Th.: Das heißt, dass während dieser Zeit berufliche Anforderungen zugenommen haben und ausgleichende angenehme Aktivitäten weniger geworden sind? (*Verstärker-Verlust-Modell*)
Pat.: Ja, das haben Sie ganz richtig verstanden.
Th.: Wie möchten Sie das in ihr Waage-Modell eintragen?
Pat.: Ich schreibe „Überstunden" und „Ärger am Arbeitsplatz" auf die Seite mit den Belastungen – denn geärgert habe ich mich da auch sehr oft. Und das „Fotografieren" schreibe ich auf die Seite mit den Entlastungen. Ab und zu hab ich das ja noch gemacht, aber nur noch sehr selten. Am Ende hat mir auch das kaum noch Spaß gemacht.
Th: Dann malen Sie doch einen abwärts gerichteten Pfeil neben das Wort „Fotografieren". Dann wissen wir, dass Sie diese Aktivität zwar noch eingesetzt haben (*lösungsorientiertes Handeln spiegeln*), aber wesentlich seltener als sonst.

Die Auslöser sollten für den Patienten klar erkennbar gemacht werden. Manchmal werden mehrere Auslöser auf einmal genannt (z. B. „Ich hatte viele zusätzliche Aufgaben am Arbeitsplatz, sodass ich kaum noch Zeit für meine Familie hatte und es ziemlich oft Streit mit meiner Frau gab."). Der Therapeut sollte diese dann jeweils einzeln zu den „Belastungen" hinzufügen, damit der Patient erkennt, dass viele einzelne Faktoren zu seiner Überlastung beigetragen haben (z. B. „zusätzliche Aufgaben am Arbeitsplatz", „wenig Zeit für Familie", „Streit mit Ehefrau"). Dasselbe gilt für die entlastenden Faktoren. Hier ist es besonders wichtig, dass das Ausführen angenehmer Aktivitäten trotz anhaltender Überlastung als Stärke des Patienten hervorgehoben wird (z. B. „Sie haben zwar weniger Fotografiert als sonst, aber immerhin haben Sie das Interesse nicht ganz aufgegeben. Das finde ich bemerkenswert (*positive Verstärkung*)." Darüber hinaus kann der Therapeut einen ersten Zusammenhang zwischen *Verhaltensweisen* (z. B. mehr arbeiten) und *Gefühlen* herstellen (z. B. Frustration) herstellen. Auf diese Weise lernt der Patient, dass das, was er tut (oder auch nicht mehr tut), eine Auswirkung auf seine Stimmung hat. Neben der Überforderung durch anhaltende Belastungsfaktoren spielt die Vulnerabilität des Patienten in Form von biologischen Faktoren ebenfalls eine Rolle bei der Entstehung der Depression (▶ Abschn. 7.2, *Vulnerabilitäts-Stress-Modell*). Möglicherweise fällt dem Patienten diese Komponente von selbst nicht ein. Der Therapeut sollte den Patienten darüber informieren (z. B. positive Familienanamnese, Neurotransmitter, etc.). Als Hausaufgabe kann der Patient das Arbeitsblatt vervollständigen. Am Ende der Therapieeinheit kann der Therapeut den Patienten bitten, ein Resümee zu ziehen:

Fallbeispiel Frau C. (Fortsetzung)
Th.: Wenn Sie sich jetzt Ihre Waage noch einmal anschauen, fällt Ihnen dann etwas auf?
Pat.: Ja, da steht viel mehr auf der Seite „Belastung" als bei „Entlastung". Deshalb war ich nur noch angespannt und traurig. Und weil ich auch nichts Positives mehr unternommen

habe, konnte ich mich auch nicht anders fühlen. Ich habe mich einfach nicht mehr gut um mich gekümmert.

Th.: Gibt es denn Ihrer Ansicht nach einen Zusammenhang zwischen dem, was man tut, und dem, wie man sich fühlt?

Pat.: Wenn ich mir meine Waage so anschaue, dann kann ich das auf jeden Fall so sagen, ja.

Zusammenfassung: Entstehung einer Depression – das Waage-Modell

— Erfassung der auslösenden äußeren Belastungsfaktoren sowie Stärken und Kompetenzen des Patienten.

— Informationsvermittlung zum Ungleichgewicht von Neurotransmittern und genetischer Vulnerabilität.

— Vervollständigung des Arbeitsblatts als Hausaufgabe.

**Therapieeinheit 5.1.3:
Aufrechterhaltung der Depression:
Die Depressionsspirale (25 Min)**

Die Depressionsspirale basiert auf dem „Teufelskreis der Depression" (◘ Abb. 7.1) und baut auf den bisher mit dem Patienten erarbeiteten Informationen aus den vorangegangenen psychoedukativen Modulen auf: Der Patient kennt inzwischen seine depressiven Symptome und hat sie den Kategorien „Gedanken", „Gefühle", „körperliche Reaktionen" und „Verhalten" zugeordnet. In der Therapieeinheit 5.1.2 hat der Patient bereits herausgefunden, dass seine Gefühle beeinflussbar sind. Im nächsten Schritt wird der Zusammenhang zwischen Gedanken, Gefühlen und Verhaltensweisen hergestellt. Dazu wird das Arbeitsblatt 7-5.1-3 „Die Depressionsspirale" verwendet, auf dem eine abwärts gerichtete Spirale abgebildet ist, die sogenannte Depressionsspirale. Der Therapeut erarbeitet mit dem Patienten eine typische Abfolge eines a) depressiven Gedankens, b) eines dazugehörigen Gefühls und c) einer Verhaltensweise und schreibt diese untereinander neben die Depressionsspirale. Er erklärt dem Patienten anhand eines alltagsnahen Beispiels, wie ein Gedanke ein Gefühl hervorruft und dass daraus ein entsprechendes Verhalten folgt. Wenn der Patient

bereits ein Zustandsbarometer (s. Arbeitsblatt 7-4.1 „Das Zustandsbarometer") oder ein ABC-Schema (s. Arbeitsblatt 7-4.2 „Das ABC-Schema") ausgefüllt hat, können auch darin enthaltene Beispiele verwendet werden, um die Aufrechterhaltung der Depression anhand der Depressionsspirale zu veranschaulichen.

Fallbeispiel Frau C. (Fortsetzung)

Th.: Beim letzten Mal haben Sie durch das Waage-Modell herausgefunden, dass es einen Zusammenhang zwischen Ihrem Verhalten und Ihren Gefühlen gibt. Es gibt noch eine weitere Einheit, die dabei eine Rolle spielt, nämlich die Gedanken. Gedanken, Gefühle und Verhalten hängen miteinander zusammen.

Pat.: Ja, ich glaube, das kenne ich.

Th.: Sie haben mir erzählt, dass Sie sich nach der Arbeit oft hingelegt haben, anstatt Ihrem Hobby nachzugehen.

Pat.: Ja, stimmt. Wissen Sie, ich hab auch oft gedacht, dass das heute sowieso keinen Sinn mehr macht.

Th.: So ein Gedanke ist häufig der Beginn einer Depressionsspirale, die einen dann immer weiter nach unten zieht. Ich schreibe Ihren Gedanken „Das macht heute sowieso keinen Sinn mehr" mal oben an den Anfang der Spirale. Wie haben Sie sich denn gefühlt, als Sie das gedacht haben?"

Pat.: Natürlich schlecht. Frustriert. Traurig.

Th.: Diese Gefühle passen ja auch zu Ihrem Gedanken. Der Gedanke, dass das Fotografieren heute sowieso keinen Sinn mehr macht, führt dazu, dass Sie sich frustriert und traurig führen, verstehen Sie?

Pat.: Ja, das leuchtet mir ein.

Th.: Ich schreibe Ihr Gefühl unter Ihren Gedanken. Gedanken und Gefühle beeinflussen auch das Handeln. Was haben Sie denn dann gemacht?

Pat.: Naja, gar nichts. Ich hab mich hingelegt, aber dann wurde es noch schlimmer.

Th.: Woran haben Sie das gemerkt?

Pat.: Ich habe gedacht: „Na toll, du bist ja wirklich zu nichts mehr zu gebrauchen!" und mich noch schlechter gefühlt.

Hier wird deutlich, dass Rückzug die schlechte Stimmung intensiviert und der Patient in seinem negativen Denken noch verstärkt wird. Der Therapeut kann demnach unter die erste Abfolge aus Gedanken, Gefühlen und Verhaltensweisen eine daraus resultierende zweite oder dritte Abfolge schreiben. Wie auch im vorangegangenen Modul ist es wichtig, sich zu vergewissern, dass der Patient die Zusammenhänge verstanden hat. Der Therapeut kann den Patienten gezielt danach fragen. Er kann ihn auch bitten, das Ganze noch einmal mit eigenen Worten zu erklären. Gegebenenfalls wird das Modul solange wiederholt, bis der Patient verstanden hat, wie die Depression „funktioniert".

> ❗ **Cave**
> Psychoedukation ist der Grundstein der Behandlung. Der Therapeut muss gewährleisten, dass der Patient verstanden hat, worum es geht. Bitten Sie den Patienten, noch einmal mit eigenen Worten zu erklären, was er verstanden hat. Ermutigen Sie ihn, bei Unklarheiten Fragen zu stellen. Wiederholen Sie die Module, bei denen der Patient Verständnisprobleme geäußert hat.

Zusammenfassung: Depressionsspirale
- Zusammenhang zwischen Denken, Fühlen und Handeln.
- Voraussetzung für den Einstieg in die Psychotherapie.

Therapieeinheit 5.1.4: Psychotherapie der Depression (25 Min)

Aus dem Erklärungsmodell zur Entstehung und Aufrechterhaltung der depressiven Symptomatik wird nun gemeinsam mit dem Patienten die Therapie abgeleitet.

Fallbeispiel Frau C. (Fortsetzung)
Th.: Wir haben uns in den letzten Einzelgesprächen ausführlich damit auseinandergesetzt, wie Ihre Depression funktioniert.
Pat.: Im Grunde ist es ein Teufelskreis, weil einfach viel an Stress zusammengekommen ist.

Th.: Genau. Und jetzt beschäftigen wir uns damit, wie Sie den Teufelskreis durchbrechen können.
Pat.: Ich denke, ich sollte wieder mehr unternehmen und nicht mehr so negativ denken. Aber das ist leichter gesagt als getan, wissen Sie.
Th.: Sie schlagen also vor, etwas an ihren Denk- und Verhaltensweisen zu verändern (*lösungsorientiertes Handeln fördern*). Wir sollten uns ein genaueres Bild davon machen, welche konkreten Therapieziele Sie haben und auf welche Weise diese umsetzbar sind.

Den Zusammenhang zwischen Denken, Fühlen und Handeln kann man sich im Rahmen der Behandlung zu Nutze machen. Der Patient sollte das am besten selbst aufgrund seines bisherigen Wissens über Depressionen herleiten können. So wird seine Motivation gestärkt und Eigenverantwortung gefördert. Je nach Beschaffenheit der individuellen Symptomatik sollte gemeinsam festgelegt werden, welche therapeutischen Ziele der Patient formuliert, d. h. welche therapeutischen Schwerpunkte gesetzt werden sollen. Hier können auch das Zustandsbarometer (s. Arbeitsblatt 7-4.1 „Das Zustandsbarometer") und das ABC-Schema (s. Arbeitsblatt 7-4.2 „Das ABC-Schema") als Informationsquellen zur Hilfe genommen werden. Der Therapieziele des Patienten geben Aufschluss darüber, welche Module in der Therapiedurchführung zum Einsatz kommen werden. Informationen zu den einzelnen Interventionen werden später jeweils zu Beginn eines Therapiemoduls vermittelt.

Fallbeispiel Frau C. (Fortsetzung)
Th.: Sie haben jetzt eine Vorstellung davon, wie Gedanken, Gefühle und Verhaltensweisen miteinander zusammenhängen. Worauf möchten Sie in der Therapie besonders eingehen? Was erscheint Ihnen besonders wichtig?
Pat.: Also, Hobbys habe ich ja eigentlich genug. Die müsste ich halt wieder aktivieren, damit ich mich besser fühle. Aber wenn ich mir mein Waage-Modell so anschaue, dann halse ich mir andauernd Belastungen auf. Vielleicht wäre es gut,

wenn ich lernen würde, mal eine Pause zu machen oder ein Problem anzusprechen. Ich denke halt oft, dass mir das nicht zusteht. Ich schätze, ich bräuchte einfach mehr Selbstvertrauen.
Th.: Dann fasse ich mal zusammen, was ich verstanden habe: Auf der Verhaltensebene möchten Sie gern Ihre Hobbys wieder aufnehmen und besser mit Stress umgehen können. Was die Gedanken betrifft, gehen Sie oft davon aus, dass es Ihnen nicht zusteht, etwas in Ihrer Sache anzusprechen, haben Sie gesagt. Also sollten wir schauen, dass wir für den Umgang mit Problemsituationen hilfreichere Gedanken erarbeiten. Und auf der Gefühlsebene haben Sie noch gesagt, dass Sie als Ziel haben, mehr Selbstvertrauen zu entwickeln.
Pat.: Ja, ich glaube, wenn ich das ändere, dann fühle ich mich auch wieder ganz anders.

Andere Therapieziele könnten sein, wieder eine geregelte Tagesstruktur zu erarbeiten und sowohl Belastungen als auch angenehme Aktivitäten gezielt in die Woche einzuplanen (Modul 5.2), hilfreiche Strategien für spezielle Probleme zu entwickeln (Modul 5.8) oder sich gezielt mit seinen Gefühlen zu beschäftigen (Modul 5.9), um Anzeichen anhaltender Überlastung besser wahrnehmen zu können. An dieser Stelle ist es ebenfalls möglich, Bezug auf das Stationsprogramm zu nehmen, in dem die Behandlung stattfindet.

Zusammenfassung: Therapie der Depression
- Erfassung der Therapieziele.
- Auswahl der Therapiemodule.
- Erste Erfahrungen mit neuen Denk- und Verhaltensweisen aufgreifen.

Therapieeinheit 5.1.5: Pharmakotherapie der Depression (25 Min)

Im Rahmen der Psychoedukation soll der Patient verstehen, dass Psychotherapie und Pharmakotherapie einander ergänzen und keinesfalls ausschließen. Dem Patienten sollte vermittelt werden, dass bei der Depression auch Veränderungen physiologischer Prozesse im Gehirn erfolgen, die sich nicht von den Veränderungen der Gedanken und Gefühle abgren-

zen lassen. Dazu kann Bezug auf das dem Patienten bereits bekannte Waage-Modell (Therapieeinheit 5.1.2) genommen werden. Auf der Seite der „Belastungen" steht seine biologische Anfälligkeit (*Vulnerabilität*) für Depressionen, möglicherweise auch ein erbliches Risiko, dem er auf der Seite der „Entlastungen" eine pharmakologische Therapie entgegensetzen kann. Weiterhin kann argumentiert werden, dass die Psychotherapie besser wirkt, wenn die zugrunde liegenden physiologischen Prozesse optimiert werden. Hier sollte bereits vorbereitet werden, dass Psychopharmaka auch in der Rückfallprophylaxe (Modul 5.10) eine entscheidende Rolle spielen. Zur Besprechung dieses Themas bietet sich das Arbeitsblatt 7-5.1-4 „Psychopharmaka" an.

❗ Cave
Viele Patienten haben sich bereits eine Meinung zu Psychopharmaka gebildet, z. B. durch Berichte von Mitpatienten, Studium von Beipackzetteln oder eigene Recherchen im Internet. Dies kann zu falschen Annahmen führen, die die Therapie behindern, aber für den Therapeuten nicht offensichtlich erkennbar sind. Fragen Sie den Patienten zunächst detailliert, ob und wo er bereits Informationen über Psychopharmaka gewonnen hat und wie seine Einstellung zu Medikamenten ist. Besprechen Sie dann die Meinungen.

❗ Cave
Die Frage nach dem Aushändigen von Beipackzettel ist kritisch. Patienten haben selbstverständlich ein Anrecht darauf, die Beipackzettel der ihnen vorgeschlagenen Medikamente einzusehen. Wir empfehlen, den Beipackzettel zusammen mit dem Patienten durchzugehen, damit die aufgelisteten Nebenwirkungen im Gesamtkontext gesehen und relativiert werden können.

Im Anschluss erklärt der Therapeut dem Patienten, welche medikamentöse ärztliche Therapie er für ihn vorschlägt. Dabei ist es wichtig, den Patienten darüber zu informieren, dass es etwa zwei bis drei Wochen (gelegentlich auch noch länger) dauert, bis das Antidepressivum seine Wirkung zeigt. Der Patient muss für diese Zeit Geduld mitbringen. Manche Patienten haben Vorbehalte gegenüber Psychopharmaka, weil sie befürchten, abhängig zu werden. Der Therapeut muss den Patienten darüber informieren, dass Antidepressiva kein Abhängigkeitspotenzial haben.

> **Cave**
> Patienten haben häufig Angst davor, von einem Medikament abhängig zu werden. Antidepressiva haben kein Abhängigkeitspotenzial.

Das Ziel in der Akutbehandlung ist die Verbesserung der depressiven Symptomatik, sodass dem Patienten der Zugang zur Psychotherapie erleichtert wird. Zum Ende der Behandlung spricht man von einer medikamentösen Erhaltungstherapie oder Rückfallprophylaxe, deren Ziel es ist, den Therapieerfolg des Patienten zu stabilisieren und erneute depressive Episoden zu verhindern. Informationen und Diskussionen zu Medikamenten sollten in den nachfolgenden Therapieeinheiten zeitlich begrenzt möglich sein, jedoch die Psychotherapie nicht behindern.

Zusammenfassung: Antidepressiva
- Kombinationsbehandlung aus Psychotherapie und Antidepressiva wird empfohlen.
- Bisherige Erfahrungen des Patienten mit Psychopharmaka berücksichtigen.
- Information über Arten und Wirkung von Psychopharmaka zur Depressionsbehandlung.
- Kein eigenständiges Studium des Beipackzettels, sondern Thematisierung möglicher Nebenwirkungen im Gesamtkontext.
- Dauer und Wirkungseintritt der medikamentösen Behandlung besprechen.

▣ Tab. 7.2 Übersicht über die Therapieeinheiten in Modul 5.2	
Therapieeinheit 5.2.1	Aufbau angenehmer Aktivitäten
Therapieeinheit 5.2.2	Tagesstruktur und Stressmanagement

7.5.2 Modul 5.2: Aktivitätenaufbau und Tagesstrukturierung

Modul 5.2 beinhaltet zwei Therapieeinheiten, die im Folgenden dargestellt sind (▣ Tab. 7.2).

Indikation: Bei Patienten mit inaktivem Verhalten, sozialem Rückzug, ungeregeltem Tagesrhythmus, Anstrengungsvermeidung, mangelnder Freudfähigkeit, inadäquater Verteilung von Stress und Entlastung.

Ziel: Aktivierung, Wiederherstellung der Freudfähigkeit, Etablierung einer geregelten Tagesstruktur unter Berücksichtigung der individuellen Belastungsgrenze, Abbau von Vermeidungsverhalten.

Therapieeinheit 5.2.1: Aufbau angenehmer Aktivitäten (25 Min)
Fallbeispiel Frau M.
Frau M. (37 Jahre, Rechtsanwältin) leidet unter ihrer dritten depressiven Episode. Aufgrund der depressiven Symptomatik ist sie bereits seit einigen Monaten krankgeschrieben. Ihr Tagesablauf hat seitdem kaum noch Struktur. Das Aufstehen am Morgen fällt schwer, was auch daran liegt, dass Frau M. gar nicht weiß, was sie mit sich anfangen soll. Sie liegt die meiste Zeit des Tages auf dem Sofa. Wenn ihr Mann von der Arbeit nach Hause kommt, reden die beiden hauptsächlich über die Depression. Ein anderes Thema gibt es seit Monaten kaum mehr.

Antriebsmangel, fehlende Tagesstruktur und Lustlosigkeit führen am Beispiel von Frau M. dazu, dass die Patientin keine angenehmen Aktivitäten mehr unternimmt. Sie hat das Interesse und die Lust an Dingen verloren, die ihr sonst Freude machen. In der Depression kann sich auch eine Art „Ideenarmut" einstellen, sodass der Patientin gar nichts einfällt, was sie als angenehm empfinden könnte. Frau M. gibt beispielsweise an, dass sie „gar nicht weiß, was sie mit sich anfangen soll". Im Beispiel von Frau M. nimmt die Depression derart viel Raum ein, dass nicht nur die Patientin selbst, sondern auch ihre Partnerschaft dadurch beeinträchtigt ist. Die Patientin muss deshalb dabei unterstützt werden, ihren Tagesablauf wieder zu regeln und positive Aktivitäten ganz bewusst einzuplanen. Durch den Aktivitätenaufbau durchbricht die Patientin den Teufelskreis der Depression, indem sie ihr Verhalten verändert. Im stationären Alltag wird die Tagesstruktur durch das Stationsprogramm erleichtert. In den meisten Fällen beinhalten die Komplementärtherapien bereits Aktivitäten, die die Patientin als angenehm empfindet, z. B. Bewegung oder der Austausch mit den Mitpatienten. Darüber hinaus sollten positive Aktivitäten gesammelt werden, die die Patientin auch während der Belastungserprobung, in den freien Zeiten auf Station oder zu Hause und nach der Entlassung wieder ganz gezielt in ihren Alltag integrieren kann. Fällt der Patientin selbst nur wenig ein, was sie als angenehm erlebt, können folgende Fragen helfen:

■■ **Hilfreiche Fragen zu positiven Aktivitäten**
— „Was hat Ihnen früher Spaß gemacht?"
— „Welche Hobbys hatten Sie als Kind oder in Ihrer Jugend?"
— „Was können Sie gut?"

Tipp: Beziehen Sie sich auch auf Eintragungen positiver Erlebnisse in das Zustandsbarometer (s. Abschn. 7.4.1) und das Waage-Modell (s. Therapieeinheit 5.1.2)!
 Als Arbeitsblätter stehen eine Liste angenehmer Aktivitäten (Arbeitsblatt 7-5.2-1 „Liste angenehmer Aktivitäten") sowie ein Wochenplan (Arbeitsblatt 7-5.2-2 „Wochenplan") zur Verfügung. Aus der Liste kann die Patientin Aktivitäten auswählen, die sie bewusst in ihren

Tagesablauf einplant, indem sie sie in den Wochenplan einträgt.

🛇 **Cave**
Patienten mit mittelgradiger bis schwerer Depression können durch ihre ausgeprägte Freud- und Interessenlosigkeit der Fehleinschätzung unterliegen, dass sie die angenehmen Aktivitäten erst wieder aufnehmen können, wenn sie sich besser fühlen.

Erklären Sie der Patientin ihr Dilemma, wenn sie sagt dass es ihr erst wieder gut gehen soll, bevor sie etwas Angenehmes unternehmen kann. Das führt nämlich dazu, dass die Patientin abwartet und nichts unternimmt. Sie verhindert damit die Verbesserung ihrer gegenwärtigen Lage.

Fallbeispiel Frau M. (Fortsetzung)
Pat.: Das mit den positiven Aktivtäten sagt sich so einfach. Aber ich muss mich erst besser fühlen, damit ich etwas Angenehmes unternehmen kann.
Th.: Was muss denn passieren, damit Sie sich besser fühlen?
Pat.: Wenn ich das bloß wüsste … Auf jeden Fall müsste meine Stimmung besser sein.
Th.: Das heißt, dass sich erst Ihre Stimmung verbessern müsste, bevor Sie damit beginnen können, wieder angenehme Dinge zu unternehmen. Habe ich das so richtig verstanden?
Pat.: Ja.
Th.: Ich kann Ihren Wunsch durchaus nachvollziehen. Aber ich denke, dass Sie sich da in einer Zwickmühle befinden. Ihre Erwartung, dass es Ihnen zuerst wieder besser gehen muss, führt dazu, dass Sie weiter abwarten und nichts unternehmen.
Pat.: Ja, das stimmt natürlich.
Th.: Wenn Sie nichts unternehmen, das heißt, wenn Sie Ihr Verhalten nicht verändern, dann verändert sich aber auch Ihre Stimmung nicht. Das kennen Sie ja bereits aus der Depressionsspirale.
Pat.: Hm.
Th.: Wenn Sie Ihrer Annahme folgen, dass es Ihnen erst wieder besser gehen soll, bevor Sie

etwas Angenehmes unternehmen, dann verhindern Sie selbst die Verbesserung Ihrer Stimmung und Ihrer Gedanken. Verstehen Sie das?

Pat.: Ja, schon.

Th.: Es gibt aber auch eine gute Nachricht: Wir können nämlich auch unser Verhalten steuern und verändern, obwohl wir uns noch gar nicht danach fühlen. Das haben Sie sicher auch selbst schon einmal erlebt. Kennen Sie das, dass Sie z. B. auf einen Geburtstag oder zu einer Party eingeladen waren und gar keine Lust hatten, dort hinzugehen?

Pat.: Na klar.

Th.: Denken Sie denn, dass man körperlich in der Lage ist, auf einen Geburtstag zu gehen, obwohl man gar keine Lust dazu hat?

Pat.: Ich glaube, dass das möglich ist.

Th.: Und haben Sie auch schon Erfahrungen damit gemacht, was passieren kann, wenn man etwas tut, obwohl man gar keine Lust hatte?

Pat.: Also mir ging es schon einmal so, dass wir eine Vereinsfeier hatten, auf die ich gar keine Lust hatte. Aber als ich erst mal dort war, fand ich es gar nicht so übel. Unterm Strich war es dann eine ganz lustige Veranstaltung.

Th.: Sehen Sie, und genauso kann es in der Depression auch sein: Sie unternehmen wieder angenehme Aktivitäten, obwohl es Ihnen noch nicht besser geht. Und dadurch können Sie selbst dazu beitra-gen, dass sich Ihre Stimmung und Ihre Gedanken verändern.

Suchen Sie gemeinsam nach Beispielen, in denen es in ihrer Vergangenheit vorkam, dass die Patientin etwas unternommen hat, obwohl sie sich gar nicht danach gefühlt hat. Fragen Sie gezielt nach, ob sie durch ihr Verhalten ihr Gefühl verändern konnte. Nehmen Sie gegebenenfalls die Depressionsspirale (s. Therapieeinheit 5.1.3) zur Hilfe. Stellen Sie für die Patientin konstruktiv heraus, dass man sich anders verhalten kann, als es die momentane Gefühlslage vorgibt. Durch das Ausführen angenehmer Aktivitäten *(Verhalten)* lernen Patienten, ihre Stimmung *(Gefühle)* und ihre *Gedanken* zu beeinflussen. Immer dann, wenn Patienten solch eine Erfahrung machen, sollte

der Therapeut diesen Zusammenhang hervorheben. Angenehme Aktivitäten sollten nicht einmalig, sondern regelmäßig vom Patienten in dessen Wochenplan eingeplant werden. Die Planung und Durchführung angenehmer Aktivitäten eignen sich auch sehr gut als Hausaufgabe. Wenn die Patientin in der Lage ist, positive Aktivitäten ohne die Hilfe des Therapeuten in den Wochenablauf zu integrieren, können weitere Aktivitäten, beispielsweise Pflichten oder komplexere Aufgaben in den Wochenplan mit aufgenommen werden (s. Therapieeinheit 5.2.2).

Zusammenfassung: Aktivitätenaufbau
- Durch Verhaltensänderung im Sinne von Aktivitätenaufbau lässt sich die Stimmung positiv beeinflussen.
- Aktivitäten können aus einer Liste ausgewählt und bewusst in den Tagesablauf eingeplant werden.
- Das Dilemma „Es muss mir erst besser gehen, damit ich etwas Angenehmes unternehmen kann" behindert die Verbesserung der Symptomatik.

■ ■ **Mögliche Probleme und Lösungen**
■ **Situation 1:**

Problem: Der Patient hat zwar eine angenehme Aktivität unternommen, aber noch keine wesentliche Veränderung seiner Stimmung bemerkt. Er kommt zu dem Ergebnis, dass „das alles keinen Sinn macht", und will keine weiteren positiven Aktivitäten unternehmen.

Lösung: Erklären Sie dem Patienten, dass Sie seine Enttäuschung verstehen können, aber dass Veränderungen immer Zeit brauchen. Lassen Sie sich die positive Aktivität an einem konkreten Beispiel schildern. In der Regel macht es einen Unterschied, ob der Patient etwas Angenehmes unternimmt oder ob er sich wie üblich verhält. Arbeiten Sie mit dem Patienten zusammen diese feinen Unterschiede heraus und motivieren Sie ihn dazu, weiterhin angenehme Aktivtäten zu unternehmen!

• **Situation 2:**

Problem: Der Patient hat sich zu viele Aktivitäten auf einmal vorgenommen und ist dadurch zusätzlich gestresst.

Lösung: Dass Patienten sich zu viel auf einmal vornehmen, kann unterschiedliche Gründe haben. Manchmal versuchen Patienten, sich durch „zu viel Aktivität" von Themen abzulenken, deren Bearbeitung aber wichtig wäre. Man spricht dann von *Vermeidungsverhalten*. Ein weiterer Grund für Überlastung kann sein, dass einige Patienten gelernt haben, „immer zu funktionieren". Sie übertragen dieses Verhalten unbewusst auch auf die Behandlungssituation und merken dabei nicht, dass sie ihre Belastungsgrenze überschreiten. Fragen Sie den Patienten nach seinen Gründen für so viel Aktivität! Machen Sie den Patienten darauf aufmerksam, dass er eine Auseinandersetzung mit wichtigen Themen *vermeidet* oder sich im Behandlungsprozess dadurch überfordert, weil er auch hier *funktionieren* möchte.

Therapieeinheit 5.2.2: Tagesstruktur und Stressmanagement (2 x 25 Min)
Fallbeispiel Herr G.

Herr G. (24 Jahre, Student) ist seit einigen Wochen auf der Station und hat bereits eine Reihe angenehmer Aktivitäten in seinen Alltag eingebaut. Seine Stimmung hat sich dadurch auch schon verbessert. Als er am Wochenende zu Hause war, wollte er eigentlich sein WG-Zimmer aufräumen und sich eine Übersicht darüber verschaffen, welche Scheine er im nächsten Semester nachholen muss. Mit dem Thema Studium waren dann aber gleich wieder Ängste und Selbstzweifel verbunden. Außerdem hatte Herr G. Angst, dass es sich dabei um ein „Fass ohne Boden" handelt und er nie damit fertig wird. Stattdessen lag er auf seinem Bett und hörte Musik. Montag in der Visite äußerte er, sehr unzufrieden mit seinem Wochenende zu sein, weil er seinen Pflichten nicht nachgekommen war.

Während einer depressiven Episode können Patienten den Überblick darüber verlieren, welche Priorität einzelnen Aufgaben in ihrem Alltag zukommt. Sie nehmen sich dann entweder zu viel vor und überlasten sich; oder sie haben Angst, die Anforderungen nicht zu bewältigen, und gehen sie deshalb gar nicht erst an. Patienten müssen erst wieder lernen, umfangreiche Aufgaben in Teilschritte zu zerlegen, damit sie von ihnen erfüllt werden können. Hilfreich ist eine feste Struktur, beispielsweise in Form eines Wochenplans (s. Arbeitsblatt 7-5.2-2 „Wochenplan"). Jeder Tag im Wochenplan ist in *Vormittag, Mittag, Nachmittag* und *Abend* eingeteilt. Wenn es hilfreich erscheint, kann der Patient auch feste Zeiten dort eintragen, an denen er die Aufgaben erledigen möchte.

• • **Hilfreiche Fragen an den Patienten zur Tagesstrukturierung:**
— „Welche konkrete Aufgabe möchten Sie morgen erledigen?"
— „Wann möchten Sie damit beginnen?"
— „Wie viel Zeit benötigen Sie dafür?"
— „Welche angenehme Tätigkeit können Sie anschließend einplanen, um sich dafür zu belohnen (positive Verstärkung)?"

Eine Aufgabe muss konkret und verhaltensnah beschrieben werden (z. B. „Zimmer aufräumen" statt „für Ordnung sorgen"). Wenn der Patient die Aufgabe nicht an einem Tag oder innerhalb eines vorgegebenen Zeitfensters schaffen kann oder wenn er bereits mehrere Male an der Erledigung der Aufgabe gescheitert ist, muss die Aufgabe in Teilschritte zerlegt werden. Dabei kann man gemeinsam überlegen, was der Patient als Allererstes tun muss, was als Nächstes usw. Für jeden Teilschritt sollte ein fester Zeitrahmen bestimmt werden, den der Patient für realistisch hält, um die Teilaufgabe zu erledigen. Nach jeder Anstrengung kann der Patient etwas Angenehmes einplanen, um sich für seine Mühe zu „belohnen" (*positive Verstärkung).*

Fallbeispiel Herr G. (Fortsetzung)
Th.: Welche Pflichten erscheinen Ihnen wichtig, wenn Sie das nächste Mal zu Hause sind, Herr G. (*Prioritäten setzen)?*

◘ Tab. 7.3   Beispiel eines Wochenplans von Herrn G.

Tag/Tageszeit	Freitag	Samstag	Sonntag
Vormittag	10.30–12 Uhr Ergotherapie	9.30–12 Uhr Schreibtisch aufräumen	10 Uhr Aufstehen Frühstücken
Mittag	Mittagessen Spaziergang	Kochen Mittag essen Spaziergang	Kochen Mittagessen Spaziergang
Nachmittag	14 Uhr Einzeltherapie 16 Uhr Bewegungstherapie	Gitarre spielen (1 Stunde)	17 Uhr Zurück zur Klinik
Abend	Abendessen Medikamente nehmen	Abendessen Medikamente nehmen	Abendessen Medikamente nehmen

Pat.: Ich finde es schon sehr wichtig, Bilanz zu ziehen, welche Scheine ich für die Uni noch machen muss. Aber ich glaube, ich sollte zuerst mein WG-Zimmer aufräumen (*konkrete Aufgabe*). Denn meine Uni-Sachen sind in meinem ganzen Zimmer verteilt. Vorher kann ich mir, glaub ich, schlecht einen Überblick verschaffen.
Th.: Das klingt einleuchtend. Müssen wir das Ziel „WG-Zimmer aufräumen" in Teilschritte zerlegen?
Pat.: Ja, das wäre sinnvoll. Ich würde gern damit anfangen, meinen Schreibtisch aufzuräumen (*Teilschritt*).
Th.: Wie viel Zeit werden Sie dafür benötigen (*realistisches Zeitfenster festlegen*)? Was ist realistisch?
Pat.: Puh, der sieht schlimm aus. Aber wenn ich mir genug Zeit nehme, dann schaffe ich das sicher.
Th.: Wie viel Zeit pro Tag halten Sie denn für machbar?
Pat.: Also, wenn ich Samstag in die Belastungserprobung gehe, dann möchte ich schon gern den Vormittag dafür verwenden.
Th.: Dann tragen Sie „Schreibtischaufräumen" für Samstagvormittag in Ihren Tagesplan ein. Von wann bis wann?
Pat.: Von 9.30 bis 12 Uhr.

Th.: Gut. In der Zeit machen Sie dann aber auch nichts anderes. Sonst können Sie nicht feststellen, ob Sie sich realistisch eingeschätzt haben. Und welche positive Aktivität wollen Sie als Ausgleich zu Ihrer Pflicht für Samstag eintragen?
Pat.: Hm, ich könnte am Nachmittag eine Stunde Gitarre spielen (*positive Verstärkung*).

Ein Ausschnitt des Wochenplans im Fallbeispiel von Herrn G. könnte wie im Folgenden dargestellt aussehen (◘ Tab. 7.3).

Im Anschluss muss gemeinsam überprüft werden, ob der Patient die einzelnen Aufgaben in der vorgesehenen Zeit erledigen konnte. Wenn das nicht der Fall ist, muss gemeinsam überlegt werden, woran das gelegen haben könnte. Der Patient hat vielleicht zu wenig Zeit eingeplant oder hat sich nicht vollständig auf die Aufgabe konzentriert.

Zusammenfassung: Tagesstruktur und Stressmanagement
- Legen Sie Prioritäten fest.
- Zerlegung komplexer Aufgaben in Teilschritte.
- Eintragung in den Wochenplan.
- Angenehme Aktivitäten im Anschluss an Anforderungen einplanen.

■■ **Mögliche Probleme und Lösungen**

■ **Situation 1:**

Problem: Der Patient schafft die Aufgabe nicht in dem Zeitfenster, das er sich vorgenommen hat.

Lösung: Lassen Sie sich genau beschreiben, wie der Patient bei der Erledigung der Aufgabe vorgegangen ist. Klären Sie: Hat er möglicherweise eine ungünstige Tageszeit gewählt? Wurde er währenddessen vielleicht abgelenkt (z. B. Patient möchte sein Zimmer aufräumen, telefoniert aber zwischendurch mit seiner Freundin)? Finden Sie gemeinsam ein günstiges Zeitfenster! Erklären Sie dem Patienten, dass er sich zu der vorgenommenen Zeit ausschließlich mit seiner Aufgabe beschäftigen soll.

■ **Situation 2:**

Problem: Der Patient erlebt während der Erledigung seiner Aufgaben plötzlich Gefühle, die er lieber vermeiden möchte (z. B.: Patient sortiert seine Seminarunterlagen und bekommt plötzlich Angst, das Studium nicht zu schaffen).

Lösung: Erklären Sie, dass es bei vielen Patienten so ist, dass derartige Gefühle auftreten können. Sie werden sich mit der Angst, das Studium nicht zu schaffen, noch beschäftigen (s. Modul 5.3). Bestärken Sie den Patienten darin, dass er sich eine konkrete Aufgabe vorgenommen hat, die er und Sie für schaffbar halten.

7.5.3 Modul 5.3: Denkfallen

Modul 5.3 beinhaltet drei Therapieeinheiten, die im Folgenden dargestellt sind (◘ Tab. 7.4).

Indikation: Dysfunktionale unlogische, negative Annahmen des Patienten, die ihn daran hindern, situationsangemessen zu reagieren und zu negativen Gefühlen führen.

Ziel: Identifikation, Prüfung und Korrektur dysfunktionaler Denkmuster

◘ **Tab. 7.4** Übersicht über die Therapieeinheiten in Modul 5.3

Therapieeinheit 5.3.1	Typische Denkfallen
Therapieeinheit 5.3.2	Prüfung der Denkfallen
Therapieeinheit 5.3.3	Korrektur von Denkfallen

Therapieeinheit 5.3.1: Typische Denkfallen (50 Min)

Im ersten Teil dieses Moduls soll der Patient mehr über Denkfallen, also *Gedanken*, erfahren, über die er in die Depressionsspirale (s. Therapieeinheit 5.1.3) gerät. Dafür werden ganz gezielt problematische Situationen gesammelt, in denen verzerrte Bewertungen zu problematischem *Fühlen* und *Handeln* führen. Problematische Situationen und Denkfallen können mit dem ABC-Schema (► Abschn. 7.4.2) erfasst werden. Der Therapeut kann den Patienten auch bitten, typische Situationen, in denen sein Problemverhalten oder ein problematisches Gefühl auftauchen, aufzuschreiben. Dann erklärt der Therapeut, dass alle Menschen gelegentlich voreilige, unberechtigte oder wenig hilfreiche Annahmen treffen, sogenannte „Denkfallen".

Fallbeispiel Frau J.

Th.: Vielen Dank, dass Sie das ABC-Schema ausgefüllt haben. Sie sollten sich ja einmal ganz bewusst hinterfragen, wie Sie bestimmte Situationen bewerten. Tatsächlich ist es so, dass Menschen die ganze Zeit über, fast automatisch, Situationen oder Verhaltensweisen von anderen Menschen bewerten. Sie denken sich jetzt sicher auch etwas darüber, wie wir hier zusammen sitzen.

Pat.: Jetzt wo Sie das so sagen, ja, stimmt.

Th.: Haben Sie eine Idee, warum wir ständig etwas bewerten? Warum wir uns automatisch Gedanken über etwas machen?

Pat.: Vielleicht, damit man die Situation besser einschätzen kann?

Th.: Völlig richtig. Diese Bewertungsprozesse laufen in der Regel sehr schnell ab. Das hat lerngeschichtliche Gründe. Häufig sind uns die Gedanken, die wir uns in einer Situation machen, gar nicht bewusst. Deshalb kann es passieren, dass unsere Denkweise verzerrt sein kann oder wir klassischen Denkfallen unterliegen. Ich möchte Ihnen heute einmal typische Denkfallen zeigen, die Sie vielleicht auch selbst schon kennen.

Denkfallen tauchen schnell und flüchtig in Situationen auf, die für das Problem des Patienten relevant sind. Sie entstehen nicht dadurch, dass er gründlich und rational über die Situation nachdenkt, sondern sie sind eher voreilig und unbewusst. Denkfallen sind dem Patienten nicht nützlich. Sie beinhalten Bewertungen oder Schlussfolgerungen, die nicht berechtigt sind. Denkfallen führen dazu, dass sich der Patient hilflos oder wertlos fühlt und die problematische Situation nicht bewältigen kann. Sie entstehen zum Beispiel dadurch, dass der Patient alles auf sich bezieht *(Personalisieren)*, aufgrund eines Situationsmerkmals gleich vom Schlimmsten ausgeht *(Katastrophisieren)* oder zu wissen meint, was andere über ihn denken *(Gedankenlesen)*. Auf dem Arbeitsblatt 7-5.3 „Typische Denkfallen" sind typische Denkfallen und je ein anschauliches Beispiel aufgeführt. Der Patient kann darüber hinaus ein eigenes Beispiel für jede Denkfalle auf dem Arbeitsblatt notieren.

> **Auszug aus dem Arbeitsblatt „Typische Denkfallen"**
>
> **Negatives Denken:** Man geht grundsätzlich von etwas Schlechtem aus, z. B.: „Das klappt sowieso alles nicht."
> **Katastrophisieren:** Die Bedeutung negativer Ereignisse wird sehr stark überbewertet, z. B.: „Das wird alles ganz furchtbar enden!"
> **Verallgemeinern:** Das Ergebnis einer Situation wird ausnahmslos auf alle weiteren generalisiert, z. B.: „Wenn ich es jetzt nicht schaffe, werde ich es nie schaffen."

> **Personalisieren:** Man bezieht alles auf sich, z. B.: „Ich habe bestimmt wieder etwas falsch gemacht."
> **Gedankenlesen:** Aus den Handlungen anderer wird geschlussfolgert, was diese denken, z. B.: „Der denkt bestimmt, dass ich unfähig bin."
> **Willkürliches Schlussfolgern:** Aufgrund einer oder weniger Informationen wird eine komplexe Situation interpretiert, z. B.: „Der hat mich nicht angeschaut, also kann er mich nicht leiden."

Bei depressiven Patienten lassen sich meist mehrere Denkfallen identifizieren. Möglicherweise findet der Patient für jede Denkfalle ein passendes Beispiel. Jede relevante Denkfalle muss in die noch folgenden Therapieeinheiten einbezogen werden. Folgende Fragen können helfen, um Denkfallen des Patienten zu identifizieren:

▪▪ **Hilfreiche Fragen zur Identifikation von Denkfallen:**

— „Treffen Sie eine negative Vorhersage anstatt die Situation realistisch zu bewerten?" *(Negatives Denken)*
— „Gehen Sie gleich vom Schlimmsten aus, ohne nach alternativen Gründen zu suchen?" *(Katastrophisieren)*
— „Denken Sie zu allgemein? Verwenden Sie Ausdrücke wie immer, nie, alles, niemand?" *(Verallgemeinern)*
— „Nehmen Sie die Situation persönlich? Fühlen Sie sich verantwortlich?" *(Personalisieren)*
— „Nehmen Sie etwas von einer anderen Person an, ohne dass Sie das sicher wissen?" *(Gedankenlesen)*
— „Haben Sie alle verfügbaren Informationen in Ihre Bewertung einbezogen? Oder ziehen Sie eine voreilige Schlussfolgerung?" *(Willkürliches Schlussfolgern)*

Die Denkfallen des Patienten werden dann auf einem Blatt notiert (z. B. ABC-Schema,

▶ Abschn. 7.4.2). Als Hausaufgabe kann der Patient auch weitere Denkfallen aufschreiben.

Zusammenfassung: Typische Denkfallen
- Automatische Bewertungen können Verzerrungen unterliegen.
- Denkfallen sind voreilige, wenig hilfreiche und unrealistische Bewertungen.
- Denkfallen tauchen häufig in problematischen Situationen auf.
- Denkfallen können zu problematischen Verhaltensweisen führen.
- Patienten können sich ihre Denkfallen bewusst machen.

■■ **Mögliche Probleme und Lösungen**
■ **Situation 1:**
Problem: Der Patient benennt in typischen Problemsituationen *Gefühle* anstelle von Denkfallen (z. B. „In der Referatssituation hatte ich Angst.").

Lösung: Patienten können Gedanken und Gefühle oft nicht auseinanderhalten. Finden Sie mit dem Patienten den Gedanken heraus, der dazu geführt hat, dass er in dieser Situation ein bestimmtes Gefühl hatte. Fragen Sie: „Was könnten Sie gedacht haben, bevor Sie Angst bekamen? Welche Gedanken führen denn bei Ihnen dazu, dass Sie Angst haben?"

■ **Situation 1:**
Problem: Der Patient benennt keinen vollständigen Satz im Sinne einer Denkfalle (z. B. „Mist!")

Lösung: Erklären Sie dem Patienten, dass das daran liegt, dass Denkfallen flüchtig und oft gar nicht richtig bewusst sind. Erarbeiten Sie mit dem Patienten: „Wie könnte der Satz weiter lauten? Mist, …", „Welche Befürchtung oder Annahme steckt hinter „Mist"? Bieten Sie dem Patienten einen Vorschlag an, z. B.: „Mist, immer bin ich der Dumme!"

Therapieeinheit 5.3.2:
Prüfung der Denkfalle (50 Min)
Als Nächstes werden alle in Therapieeinheit 5.3.1 erarbeiteten Denkfallen nacheinander

einer kritischen Prüfung unterzogen. Bitten Sie den Patienten vorab, eine Einschätzung vorzunehmen, wie sehr er von seiner bisherigen Annahme überzeugt ist (100% = absolut überzeugt, 0% = überhaupt nicht überzeugt). Die Therapieeinheit 5.3.2 muss deshalb mehrmals wiederholt werden. Das Ziel ist es, herauszufinden, ob die Bewertungen des Patienten innerhalb einer speziellen Situation *gerechtfertigt* und *hilfreich* sind. Hier können verschiedene Methoden eingesetzt werden: Auf einem Blatt kann der Patient eine Liste mit Für- und Gegenargumenten seiner Denkfalle anlegen.

Fallbeispiel Herr H.
Th.: Sie haben vorhin berichtet, dass Sie eine Kaffeetasse fallen ließen und dabei dachten: „Immer mache ich alles falsch, ich bin zu nichts zu gebrauchen" (*Verallgemeinern*). Was spricht denn aus Ihrer Sicht für diese Annahme?
Pat.: Momentan bin ich sehr vergesslich und unaufmerksam. Mir fällt öfters mal was runter.
Th.: Dann schreiben wir auf die Pro-Seite, dass Sie in letzter Zeit sehr vergesslich und unaufmerksam sind und Ihnen häufiger ein Missgeschick passiert. Was spricht denn dagegen, dass Sie immer alles falsch machen und zu nichts zu gebrauchen sind?
Pat.: Tja, da fällt mir erst mal nichts ein. Außer dass das offensichtlich eine Denkfalle ist, wie ich eben herausgefunden habe.
Th.: Stimmt es denn dann, dass Sie immer alles falsch machen?
Pat.: Nein. Das stimmt nicht. Ich komme mir nur so vor.
Th.: Das ist ja ein Unterschied. Wir wollen hier ja wirklich die Fakten prüfen.
Pat.: Mir fällt gerade ein, dass ich vorhin in der Ergotherapie einer Mitpatientin bei etwas geholfen habe. Also scheine ich ja doch noch zu etwas nütze zu sein.
Th.: Das ist ein sehr gutes Beispiel. Das schreiben Sie bitte auf die Contra-Seite.

Neben der Frage, was für und gegen die Bewertung des Patienten spricht, können weitere Methoden angewandt werden, um die Denkfalle des Patienten kritisch zu prüfen: Beispielsweise kann der Patient mit Unterstützung des Thera-peuten versuchen, alternative Erklärungen oder Sichtweisen zu fin-den (z. B. „Scherben bringen Glück."). Die Annahme des Patienten kann auch ad absurdum geführt werden, indem sie systemimmanent zu Ende gedacht wird („Wenn das Fallenlassen einer Kaffeetasse aus Ihrer Sicht ein Kriterium dafür ist, dass man immer alles falsch macht und zu nichts zu ge-brauchen ist, was glauben Sie, auf wie viele Menschen das außer Ihnen noch zutrifft?"). Wichtig ist, den Patienten in seiner depressiven Sichtweise ernst zu nehmen und mit ihm ge-meinsam zu erarbeiten, inwieweit seine Gedan-ken kognitiven Verzerrungen unterliegen.

■ ■ **Hilfreiche Fragen zur Prüfung der Denk-falle:**
— „Was spricht für Ihre Annahme, was spricht dagegen?"
— „Welche alternativen Sichtweisen gibt es?"
— „Ist der Gedanke hilfreich? Ist er von Nutzen, wenn Sie dieses oder jenes errei-chen möchten?"
— „Trifft das Kriterium Ihrer Meinung nach auf alle Menschen zu?"
— „Gibt es ähnliche Situationen, in denen Sie schon einmal etwas anderes gedacht haben?"
— „Was werden Sie in zehn Jahren darüber denken?"
— „Wozu führt dieser Gedanke? Möchten Sie das?"

Auch hier erweist es sich als hilfreich, dass wichtige Erkenntnisse des Patienten bei der Prüfung seiner Denkfalle schriftlich festgehal-ten werden, damit sie ihm auch nach der Ein-zeltherapie noch zugänglich sind. Abschlie-ßend soll der Patient erneut seinen Überzeu-gungsgrad zwischen 100% und 0% angeben. Ziel ist es, den Grad der Überzeugung hinsicht-lich der Denkfalle zu reduzieren.

❶ **Cave**
Nehmen Sie die Lösung der kritischen Prüfung von kognitiven Verzerrungen nicht vorweg. Die Prüfung von Denkfal-len sollte vom Patienten als ich-synton erlebt werden.

Sofern der Patient bereits Übung im kritischen Hinterfragen seiner Denkfallen hat, kann deren Korrektur auch als Hausaufgabe erfolgen, z. B. indem der Patient eigenständig eine Pro-und-Contra-Liste erstellt. Am Ende des Prüfprozes-ses soll der Patient entscheiden, ob seine ur-sprüngliche Bewertung nach wie vor gerecht-fertigt und hilfreich ist oder ob er sie in einem dritten Teil verändern möchte.

Zusammenfassung: Denkfallen prüfen
▬ Denkfallen werden infrage gestellt.
▬ Denkfallen können anhand unterschied-licher Methoden hinsichtlich ihrer Nütz-lichkeit und Berechtigung geprüft werden.
▬ Prüfung von Denkfallen schriftlich fest-halten.
▬ Lösungen nicht vorwegnehmen.

■ ■ **Mögliche Probleme und Lösungen**
Problem: Der Patient kommt zu dem Ergeb-nis, dass seine Annahme gerechtfertigt ist (z. B. „Der Kollege hat etwas gegen mich.").

Lösung: 1. Gehen Sie noch einmal durch, ob Sie auch wirklich alle zur Verfügung stehenden Informationen in die Prüfung der Denkfalle einbezogen haben. Fragen Sie den Patienten danach erneut, ob er seine Annahme immer noch für berechtig hält. Eventuell korrigiert er dann sein Ergebnis.
2. In einigen Fällen können Annahmen des Patienten aber auch der Realität entsprechen. Es könnte also z. B. tatsächlich sein, dass der Patient von jemandem abgelehnt wird. Dann kann es helfen, die Annahme des Patienten im Hinblick auf ihre Nützlichkeit zu prüfen (z. B. „Wenn Sie Ihren Kollegen etwas fragen möch-ten, ist es dann *hilfreich* zu denken, dass er Sie nicht leiden kann, selbst wenn das so ist?"). Der Gedanke kann dann einer Korrektur unterzo-gen werden.

Therapieeinheit 5.3.3:
Korrektur von Denkfallen (25 Min)
Viele Menschen (nicht nur Patienten) unterlie-gen der Illusion, dass negative Denkweisen ins Gegenteil verkehrt werden sollen, indem man

nur noch positiv denkt. Die Veränderung gedanklicher Bewertungsprozesse ist aber eine lang andauernde Entwicklung mit vielen Zwischenschritten. Es geht vielmehr darum, rigide Denkmuster aufzulockern. Diese Therapieeinheit muss deshalb mehrfach und für jede geprüfte Denkfalle durchgeführt werden. Das Ziel der Korrektur von dysfunktionalen Annahmen ist in erster Linie, eine realistischere, flexiblere Sichtweise zu gewinnen, die der Patient als hilfreich erleben kann. Neue hilfreiche Gedanken sollten positiv und in ganzen Sätzen formuliert werden. Der Therapeut unterstützt den Patienten darin, eine neue Bewertung der ursprünglich problematischen Situation vorzunehmen, indem er ihm die im Folgenden genannten Fragen stellt.

■ ■ **Hilfreiche Fragen zur Korrektur von Denkfallen**
— „Wenn Ihre ursprüngliche Annahme nun nicht mehr stimmt, wie könnte Sie dann richtig lauten?"
— „Was könnten Sie jetzt auf ihre ursprüngliche Annahme antworten?"
— „Welcher Gedanke wäre hilfreich?"
— „Was könnten Sie denken, damit Sie anders an das Problem herangehen können?"
— „Was würden Sie einem guten Freund raten?" (s. Modul 5.6)

Die Korrektur der Denkfalle muss unbedingt schriftlich festgehalten werden! Da Denkfallen automatisch und lerngeschichtlich begründet auftreten, ist damit zu rechnen, dass der Patient trotz ihrer Korrektur bei der nächsten Problemsituation ohne es zu wollen wieder eine ähnliche voreilige Annahme trifft. Die neue Bewertung der Situation muss dann ganz bewusst vom Patienten gedacht werden. Dazu muss er die Korrektur der Denkfalle griffbereit haben. Es empfiehlt sich, hierfür das Arbeitsblatt mit dem erweiterten ABC-Schema zu verwenden (s. Arbeitsblatt 7-4.2 „Das ABC-Schema"). Mithilfe des erweiterten ABC-Schemas stellen Therapeut und Patient einen Zusammenhang zwischen der neuen Bewertung der Situation (*Gedanke*) und daraus resultierenden neuen

Konsequenzen für das *Fühlen* und *Handeln* des Patienten her. Dieser Schritt ist sehr wichtig. Er verdeutlicht dem Patienten, dass er durch die Veränderung seiner Sichtweise seine Stimmung und sein Verhalten selbst beeinflussen kann. Folgende Fragen können dem Patient dabei helfen:

■ ■ **Hilfreiche Fragen zu den Konsequenzen der korrigierten Bewertung**
— „Was fühlen Sie, wenn Sie den neuen Gedanken denken?"
— „Zu welchen Verhaltensweisen trägt Ihre neue Bewertung bei?"
— „Können Sie mit Ihrer neuen Bewertung Ihr Ziel erreichen?"

Fallbeispiel Herr H. (Fortsetzung)
Th.: Haben Sie schon eine Idee, wie eine realistischere, hilfreichere Bewertung der Situation mit der Kaffeetasse lauten könnte?
Pat.: Hm, ja, es ist zwar ärgerlich, dass mir die Tasse zu Bruch gegangen ist. Aber das ist ja nun auch kein Weltuntergang. Dann kehre ich die Scherben halt zusammen und hole mir eine neue.
Th.: Schreiben Sie das bitte mal in ihr ABC-Schema als „Neue Bewertung".
Pat.: Den ganzen Satz?
Th.: Ja. Und jetzt schauen Sie nochmal, wie Sie sich mit Ihrer vorherigen Bewertung gefühlt haben.
Pat.: Da habe ich aufgeschrieben: „Bin traurig und resigniert. Gehe in mein Zimmer."
Th.: Das passt ja auch zu Ihrer früheren Bewertung. Und was empfinden Sie jetzt mit Ihrer neuen, korrigierten Bewertung der Situation?
Pat.: Da fühle ich mich weniger traurig. Eher ein bisschen verärgert, aber auch nicht viel. Ich würde ein bisschen vor mich hin schimpfen, aber mich dann wieder zu den anderen an den Tisch setzen. Das würde sich dann ganz gut für mich anfühlen.

Neue und hilfreiche Gedanken müssen ganz bewusst und möglichst oft gedacht, gelesen oder ausgesprochen werden, damit sie für den Patienten zur „Gewohnheit" werden und langfristig die automatischen Denkfallen ersetzen können. Hier sollten mit dem Patienten Möglichkeiten erarbeitet werden, wie er seine neuen Bewertungen in seinen normalen Alltag einbauen kann.

Möglichkeiten zur bewussten Wiederholung neuer Denkweisen:

- Platzierung einer Karteikarte mit der neuen Bewertung an Orten, die für den Patienten gut sichtbar sind (Spiegel, Zimmertür).
- Post-it mit neuer Bewertung in die Hosentasche stecken und in Problemsituationen durchlesen.
- Absichtliches Aufsuchen von Situationen, in denen der Patient früher in die Denkfalle getappt ist.

Die Übung neuer Bewertungen im Alltag des Patienten kann auch als Hausaufgabe übertragen werden und muss im Anschluss unbedingt nachbesprochen werden. Wenn der Patient ganz bewusst für sein Problem relevante Situationen aufsucht, um innerhalb dieser die neuen Bewertungen zu denken, sollte er das unbedingt anhand des ABC-Schemas (▶ Abschn. 7.4.2) dokumentieren, um die neuen Konsequenzen noch einmal ganz deutlich herauszustellen. Um alternative Gedanken dauerhaft zu etablieren, ist es unerlässlich, dass der Patient konkrete, alltagsnahe Erfahrungen mit der Anwendung und den daraus folgenden Konsequenzen korrigierter Denkmuster sammelt.

Zusammenfassung: Korrektur von Denkfallen
- Formulierung einer neuen, situationsangemessene und hilfreichen Sichtweise.
- Neue Bewertung schriftlich festhalten.
- Verändertes Denken führt zu Veränderungen im Erleben und Verhalten (ABC-Schema, ▶ Abschn. 7.4.2).
- Neue Gedanken müssen möglichst oft und ganz bewusst aufgerufen werden.
- Generalisierung auf ähnliche Situationen.

■■ **Mögliche Probleme und Lösungen**
■ **Situation 1:**
Problem: Obwohl der Patient eine Denkfalle identifiziert, geprüft und korrigiert hat, schafft

er es nicht, in problematischen Situationen neue Bewertungen anzuwenden.

Lösung: 1. Möglicherweise übt der Patient nicht genug, die neue Bewertung ganz absichtlich zu denken. Erklären Sie dem Patienten, dass er die neuen Denkmuster genauso „üben" muss, wie er Vokabeln einer anderen Sprache auswendig lernen muss, bis er sich fließend unterhalten kann. Motivieren Sie den Patienten, sich den neu erarbeiteten, positiven Gedanken im Alltag zu vergegenwärtigen und wiederholen Sie die dafür vorgestellten Strategien!

2. Wie bereits erwähnt liegen bei depressiven Patienten meist mehrere Denkfallen auf einmal vor. Möglicherweise wurde die wichtigste Denkfalle noch gar nicht bearbeitet und verhindert den Einsatz neuer Bewertungen. Gehen Sie dann noch einmal zurück zur Therapieeinheit 5.3.1 und suchen Sie nach weiteren relevanten Denkfallen.

■ **Situation 2:**
Problem: Der Patient hat die Korrektur seiner Denkfalle vom Verstand her begriffen, empfindet aber noch nicht so, d. h. er *glaubt* die neue Bewertung noch nicht (z. B.: Der Patient denkt: „Ich möchte etwas Neues ausprobieren, damit ich beurteilen kann, ob es mir hilft.", fühlt sich aber noch unsicher anstatt entschlossen).

Lösung: Erklären Sie dem Patienten, dass das vielen Leuten so geht. Der Gedanke kann ihm aber trotzdem helfen, sich so zu verhalten, wie er das gern möchte. Das Gefühl wird sich vermutlich danach verändern. Sammeln Sie mit dem Patienten Beispiele, bei denen er ähnliche Erfahrungen gemacht hat.

7.5.4   Modul 5.4: Denkfallen für „Fortgeschrittene"

Modul 5.4 beinhaltet drei Therapieeinheiten, die im Folgenden dargestellt sind (◘ Tab. 7.5).

Indikation: Bei Wiederholung einer zentralen Thematik im Rahmen situationsgebundener

▣ **Tab. 7.5** Übersicht über die Therapieeinheiten in Modul 5.4	
Therapieeinheit 5.4.1	Grundannahmen identifizieren
Therapieeinheit 5.4.2	Grundannahmen prüfen
Therapieeinheit 5.4.3	Grundannahmen korrigieren

Denkfallen, negativem Selbstbild und hoher Anspruchshaltung an die eigene Person.

Ziel: Entwicklung einer realistischen, grundsätzlich wohlwollenden Grundhaltung sich selbst gegenüber, Selbstwertaufbau.

Therapieeinheit 5.4.1: Grundannahmen identifizieren (25 Min)

Hinter den automatischen, situations-/kommunikationsgebundenen Bewertungen oder Denkfallen eines depressiven Patienten stehen sogenannte „Grundannahmen". Grundannahmen repräsentieren die grundsätzlichsten Überzeugungen des Patienten, die aber, ähnlich wie Denkfallen, nicht der Realität entsprechen müssen. Sie entwickeln sich in der Lerngeschichte des Patienten und basieren auf dessen Erfahrungen und Prägungen. Durch die Korrektur von Denkfallen (Modul 5.3) werden Grundannahmen indirekt verändert. Sie können dem Patienten aber auch zugänglich gemacht werden, um direkt verändert zu werden. Die Identifikation typischer Denkfehler muss dem vorausgegangen sein. Zu Beginn der Therapieeinheit informiert der Therapeut den Patienten darüber, dass hinter situationsgebundenen Denkfallen allgemeingültige innerste Überzeugungen stehen, die man Grundannahmen nennt.

Fallbeispiel Herr W.

Th.: In den letzten Therapieeinheiten haben wir uns mit Ihren Denkfallen beschäftigt. Denkfallen liefern uns Hinweise auf Ihre innersten Überzeugungen und Einstellungen, sogenannte Grundannahmen. Genau wie eine Denkfalle können auch Grundannahmen verzerrt sein und nicht der Realität entsprechen. Das führt dann dazu, dass Sie Probleme nicht lösen können. Heute möchte ich mit Ihnen gemeinsam herausfinden, welche grundsätzlichen Annahmen hinter Ihren Denkfallen stehen.

Depressive Grundannahmen sind entweder mit Hilflosigkeit oder Wertlosigkeit verbunden.

Beispiele für depressive Grundannahmen

Hilflosigkeit:
- „Ich bin ein Versager."
- „Ich bin ein Verlierer."
- „Ich bin unfähig."
- „Ich habe von anderen Menschen nicht viel zu erwarten."

Wertlosigkeit:
- „Ich bin nicht in Ordnung."
- „Ich bin ein schlechter Mensch."
- „Ich bin wertlos."
- „Man wird mich verlassen."
- „Ich bin niemandem wichtig."

Um die Grundannahmen des Patienten zu identifizieren, schaut sich der Patient die Sammlung seiner typischen Denkfallen genau an und überlegt, welches Thema diesen Denkfallen zugrunde liegt. Der Therapeut ist dem Patienten dann dabei behilflich, aus der Sammlung der Denkfallen eine zentrale oder mehrere Grundannahmen zu formulieren. In der Regel sind ein oder zwei dysfunktionale Grundannahmen relevant.

■■ **Hilfreiche Fragen zur Identifikation von Grundannahmen**
- „Was haben alle Ihre Denkfallen gemeinsam?"
- „Welches Thema wiederholt sich in Ihren Grundannahmen?"
- „Würden Sie sagen, dass Hilflosigkeit/Wertlosigkeit ein wiederkehrendes Thema ist?"

— „Mit welcher Überschrift (Grundannahme) könnten Sie Ihre Denkfallen
zusammenfassen?"

Beispielsweise könnte den Denkfallen „Der
kann mich bestimmt nicht leiden." (*Gedankenlesen*), „Ich werde bestimmt peinlich auffallen."
(*Katastrophisieren*) und „Ich habe bestimmt
wieder etwas falsch gemacht." (*Personalisieren*)
die Grundannahme „Ich bin ein schlechter
Mensch." zugrunde liegen. Es ist hilfreich, die
zuvor erarbeiteten Denkfallen auf ein Blatt
Papier zu schreiben und alle Bewertungen, die
inhaltliche Gemeinsamkeiten aufweisen, farblich zu markieren. Die Grundannahme des
Patienten sollte dann als ein kurzer und präg-
nanter Satz (nicht als Frage) formuliert werden,
der im Rahmen der nachfolgenden Therapieeinheiten geprüft und verändert werden kann.
Möglicherweise haben Patienten Schwierigkeiten damit, aus mehreren Denkfallen eine
Grundannahme zu formulieren. Der Therapeut sollte dann Vorschläge anbieten.

Fallbeispiel Herr W. (Fortsetzung)
Pat.: Ich finde, dass sich meine Denkfallen „Immer passiert mir das!" und „Nichts mache ich
richtig." ähnlich anhören. Ich glaube, dahinter
steckt, dass ich mir nicht viel zutraue (*Hilflosigkeit*).
Th.: Das haben Sie sehr gut herausgearbeitet
(*positive Verstärkung*). Dann markieren wir die
beiden Bewertungen farblich. Sie stehen beide
für Ihre Hilflosigkeit (*bietet Thema an*). Mit welcher Überschrift könnten Sie denn die beiden
Denkfallen zusammenfassen?
Pat.: Manchmal denke ich, dass ich unfähig
bin.
Th.: Da haben Sie Ihre Grundannahme schon
genannt! Machen Sie bitte eine kurzen und
präzisen Satz daraus, den wir in der nächsten
Therapieeinheit prüfen werden.
Pat.: Ich bin unfähig. (*hilflose Grundannahme*)

Die zentralen Grundannahmen müssen dann
vom Patienten schriftlich festgehalten werden.
Er kann dafür ein Arbeitsblatt anlegen. Die
Identifikation von Grundannahmen sollte im

Rahmen der Einzeltherapie stattfinden und
nicht als Hausaufgabe aufgegeben werden. Der
Patient ist hier auf die Hilfe seines Therapeuten
angewiesen.

**Zusammenfassung: Grundannahmen
identifizieren**
— Grundannahmen sind allgemeine, wenig
bewusste Einstellungen zu sich selbst.
— Bei depressiven Patienten sind die Grundannahmen häufig verzerrt oder unlogisch.
— Typisch depressive Grundannahmen haben mit Hilflosigkeit oder Wertlosigkeit zu
tun.
— Denkfallen liefern Hinweise auf Grundannahmen.
— Grundannahmen werden anhand wiederkehrender Themen innerhalb der Denkfallen erarbeitet.
— Grundannahmen sollten als ganzer Satz
formuliert werden.
— Grundannahmen müssen schriftlich festgehalten werden.

■■ Mögliche Probleme und Lösungen:
Problem: Nachdem der Patient eine Grundannahme formuliert hat (z. B. „Ich bin niemandem wichtig."), geht es ihm schlecht.

Lösung: 1. Das ist ähnlich wie bei der Sammlung von Krankheitszeichen der Depression (s.
Therapieeinheit 5.1.1): Durch die Aufmerksamkeitslenkung auf belastende Symptome
oder Themen kann sich die Stimmung des Patienten verschlechtern. Informieren Sie den
Patienten darüber, dass das ein Ihnen bekannter Effekt ist (*Wissen vermitteln*). Erklären Sie
ihm das Phänomen anhand der Depressionsspirale (s. Therapieeinheit 5.1.3). Fragen Sie
den Patienten, welche Aktivitäten ihm jetzt helfen könnten, um aus der Abwärtsspirale wieder
rauszukommen. Greifen Sie dazu auf Modul 5.2
Aktivitätenaufbau zurück.
2. Eröffnen Sie dem Patienten die Perspektive, dass Sie sich deshalb mit dieser dysfunktionalen Grundannahme auseinandersetzen,
um diese kritisch zu hinterfragen und zu verändern. Fragen Sie nach einem Beispiel aus

Modul 5.3 *Denkfallen*, in dem der Patient es schon einmal geschafft hat, einen belastenden Gedanken umzuformulieren.

Therapieeinheit 5.4.2: Grundannahmen prüfen (50 Min)

Zur Prüfung von Grundannahmen können dieselben Techniken eingesetzt werden, wie sie bereits in der Therapieeinheit 5.3.2 beschrieben wurden, z. B. Für- und Gegenargumente der Grundannahme zu sammeln und einander gegenüberzustellen. Generell erweist es sich bei der Prüfung von Grundannahmen als hilfreich, die unter Therapieeinheit 5.3.2 beschriebenen Fragen einzusetzen. Erheben Sie auch hier wieder den Überzeugungsgrad gegenüber der Grundannahme auf einer Skala von 0% = „überhaupt nicht überzeugt" bis 100% = „absolut überzeugt", und zwar vor und nach der Korrektur. Darüber hinaus gibt es weitere Methoden, um Grundannahmen des Patienten zu hinterfragen:

- Vergleiche ziehen,
- neue Erfahrungen berücksichtigen,
- Verhaltensexperimente.

Beim „Vergleiche ziehen" wird der Patient aufgefordert, sich jemanden vorzustellen, auf den seine Grundannahme tatsächlich zutrifft. Das kann eine ihm bekannte Person aus seinem alltäglichen Umfeld oder auch eine prominente oder historische Figur sein. Der Patient soll sich dann mit dieser Person vergleichen, um zu prüfen, ob seine extreme Vorstellung seinem eigenen Verhalten entspricht.

Fallbeispiel Frau P., Grundannahme „Ich bin ganz allein."

Th.: Kennen Sie jemanden aus Ihrem Umfeld, der tatsächlich ganz allein ist und niemanden hat? Übertreiben Sie es ruhig ein bisschen mit Ihrer Vorstellung.

Pat.: Ja, es gibt da eine ältere Frau in meiner Nachbarschaft. Die hat wirklich niemanden. Neulich habe ich gehört, dass sie gestürzt wäre und zwei Stunden lang ganz hilflos in ihrer Wohnung lag, bis zufällig ihre Haushaltshilfe kam und sie entdeckt hat. Schlimm sowas.

Th.: Und wie allein sind Sie im Vergleich zu dieser Nachbarin?

Pat.: Wenn ich es so betrachte, bin ich nicht so allein wie diese Frau. Ich hab ja meinen Mann und meine beiden Kinder.

Th.: Finden Sie, dass es im Vergleich zu dieser Nachbarin berechtigt ist, zu denken, dass Sie ganz allein sind?

Pat.: So gesehen nicht.

Bei der „Berücksichtigung neuer Erfahrungen" soll der Patient ganz gezielt nach Situationen forschen, in denen seine dysfunktionale Grundannahme wiederlegt worden ist. Diese Technik eignet sich ganz besonders dann, wenn in der Grundannahme eine Interaktion mit anderen Personen enthalten ist, z. B. „Von anderen Menschen habe ich nicht viel zu erwarten." oder „Ich werde von anderen im Stich gelassen." In der Regel treten diese Grundüberzeugungen auch in der Interaktion mit dem Therapeuten auf. Der Therapeut muss deshalb aufmerksam auf Situationen im Rahmen der therapeutischen Beziehung achten, in denen der Patient dieser Grundannahme zufolge handelt (oder auch nicht handelt).

Fallbeispiel Herr R.

Herr R. (40 Jahre, Lehrer) hat die Grundannahme „Von anderen Menschen habe ich nicht viel zu erwarten." Er bittet deshalb nicht um Hilfe, was dazu führt, dass er sich chronisch überlastet und sich von anderen Menschen unverstanden fühlt. Eines Tages fragt er seinen Therapeuten, ob er den Termin für die Einzeltherapie um eine Stunde verschieben könnte. Der Therapeut stimmt zu. Hier handelt Herr W. entgegen seiner Grundannahme. Er äußert einen Wunsch und der Therapeut geht darauf ein. Der Therapeut reagiert also nicht, wie es die Grundannahme von Herrn W. eigentlich vorgibt. Diese Situation sollte daher unbedingt zur Berücksichtigung neuer Erfahrungen herangezogen werden!

Verhaltensexperimente können dem Patienten helfen, seine Grundannahme in der Realität ganz bewusst zu prüfen. Der Therapeut erstellt mit dem Patienten eine Liste von Situationen, in denen der Patient sich seiner Grundannahme ganz besonders bewusst ist. Dann überlegen beide, welches Verhalten der Patient einsetzen könnte, um seine Grundannahme zu überprüfen.

Fallbeispiel Herr K.

Herr K. (35 Jahre, Hausmeister) hat die Grundannahme „Ich bin nicht wichtig." Diese wollte er prüfen, indem er das Stationsteam bei unpassenden Gelegenheiten, z. B. während der Pause oder einer anderen Tätigkeit (*Situation*), unterbrach und etwas einforderte (*Verhalten*). Er hatte erwartet, dass man ihn tadelt und wegschickt (*Grundannahme*). Stattdessen machte er die Erfahrung, dass andere ihre Aufgaben für ihn unterbrachen und sich um ihn kümmerten (*Korrektur der Grundannahme*).

Jede Technik sollte gründlich mit dem Patienten durchgeführt und die wichtigsten Schritte dabei schriftlich fixiert werden. Verhaltensexperimente können vom Patienten als Hausaufgabe eigenständig durchgeführt werden. Nach jeder Technik zur Prüfung der Grundannahme müssen die für den Patienten relevanten Erkenntnisse schriftlich festgehalten werden. Dazu sind die im Folgenden aufgeführten Fragen hilfreich.

■ ■ **Hilfreiche Fragen nach der Prüfung von Grundannahmen**
— „Wie überzeugt waren Sie zu Beginn dieser Therapieeinheit von Ihrer Grundannahme?"
— „Wie überzeugt sind Sie von Ihrer Grundannahme, nachdem Sie diese kritisch geprüft haben?"
— „Was war dabei für Sie wichtig?"

Kommt der Patient zu dem Ergebnis, dass er nun nicht mehr von seiner Grundannahme überzeugt ist oder dass sie ihm wenig nützlich im Hinblick auf sein Denken und Handeln ist, kann Therapieeinheit 5.4.3 angeschlossen werden.

Zusammenfassung: Grundannahmen prüfen
— Einsatz von Techniken aus Therapieeinheit 5.3.2.
— Abwärtsvergleiche, Berücksichtigung neuer Erfahrungen, Verhaltensexperimente.
— Einschätzung der Überzeugung von der zu prüfenden Grundannahme.
— Schriftliche Aufzeichnung wichtiger Erkenntnisse.

■ ■ **Mögliche Probleme und Lösungen**
• **Situation 1:**
Problem: Der Patient bemerkt selbst nicht, dass er eine widersprüchliche Erfahrung zu seiner dysfunktionalen Grundannahme gemacht hat. Er verhindert dadurch die Prüfung der Grundannahme.

Lösung: Der Therapeut darf den Prüfprozess nicht allein dem Patienten überlassen und darauf warten, dass dieser ihm neue Erfahrungen berichtet. Achten Sie bewusst auf Situationen, in denen der Patient entgegen seiner Grundannahme handelt! Machen Sie Ihren Patienten auf diese Situationen und deren Ergebnisse aufmerksam!

• **Situation 2:**
Problem: Der Patient überprüft seine Grundannahme zwar im Rahmen von Verhaltensexperimenten, aber er denkt, dass das Stationsteam absichtlich so reagiert, dass er seine Grundannahme korrigieren muss.

Lösung: 1. Erklären Sie dem Patienten, dass das Stationsteam authentisch auf seine Verhaltensexperimente reagieren wird, weil der Patient seine Grundannahme sonst nicht realitätsnah prüfen kann.
2. Das Stationsteam muss nicht immer im Einzelnen darüber informiert werden, welches Verhaltensexperiment sich der Patient ausgedacht hat.

Therapieeinheit 5.4.3:
Grundannahmen korrigieren (25 Min)
Nachdem der Patient seine Grundannahmen herausgearbeitet und geprüft hat, erfolgt eine

■ **Tab. 7.6**   Beispiel „Alte und neue Grundannahmen"

Ursprüngliche Grundannahme	Neue, hilfreiche Grundannahme
„Von anderen Menschen habe ich nichts zu erwarten."	„Wenn ich mich anderen Mensch gegenüber öffne, gehen sie auf mich ein."
„Ich bin ganz allein."	„Ich gehöre dazu."
„Ich bin nicht wichtig."	„Es gibt Menschen, denen meine Wünsche und Sorgen wichtig sind."
„Ich bin ein schlechter Mensch."	„Ich haben Stärken und Schwächen wie jeder andere Mensch."

Neuformulierung seiner grundsätzlichen Haltung sich selbst gegenüber.

🛈 **Cave**
Grundannahmen sind überdauernde, lerngeschichtlich begründete Überzeugungen des Patienten. Sie können nicht innerhalb einer Therapieeinheit grundlegend umformuliert werden. Das ist ein langsamer Prozess und sollte also immer wieder bei einer längerfristigen Therapie angestoßen werden.

Zur Veränderung dysfunktionaler Grundannahmen sollte der Therapeut die Fragen aus der Therapieeinheit 5.3.3 verwenden. Die Grundannahme muss für die Korrektur für den Patienten sichtbar ein, am besten schriftlich vorliegen. Der Therapeut kann eine Tabelle mit zwei Spalten anlegen. In die linke Spalte werden die ursprünglichen Grundannahmen eingetragen, in die rechte Spalte schreibt der Patient seine neue Grundannahme. Die neue Grundannahme sollte realistisch, hilfreich und grundsätzlich positiv formuliert sein. Dies kann wie im Folgenden dargestellt aussehen (■ Tab. 7.6).
Der Therapeut sollte dabei vor allem die emotionale Reaktion auf die Neubewertung der Grundannahme hervorheben. Ziel ist es, dass der Patient bemerkt, dass er sich anders *fühlt*, wenn er anders über sich *denkt*. Als Hausaufgabe kann der Patient aufgefordert werden, seine überarbeiteten Grundannahmen mithilfe der in Therapieeinheit 5.3.3 beschriebenen Techniken ganz bewusst und möglichst oft in seinem Alltag zu denken. Damit er sich des Ein-

flusses seiner neuen Sichtweise auf seine Gefühle und seine Verhaltensweisen bewusst wird, sollte er das ABC-Schema (▶ Abschn. 7.4.2) ausfüllen, das dann in den nachfolgenden Therapieeinheiten gemeinsam durchgesprochen wird. Außerdem empfiehlt es sich, das Therapiemodul 5.7 *Selbstwertaufbau* anzuschließen, um den Patienten weiter gezielt zu unterstützen, eine realistische, grundsätzlich wohlwollende Haltung sich selbst gegenüber einzunehmen.

Zusammenfassung: Grundannahmen korrigieren
— Die Korrektur von Grundannahmen ist ein langsamer Prozess.
— Neue Grundannahme formulieren (s. Therapieeinheit 5.3.3).
— Neue Grundannahme sollte realistisch, nützlich und positiv sein.
— Tabelle anlegen.
— ABC-Schema (▶ Abschn. 7.4.2) veranschaulicht verändertes Fühlen und Handeln.
— Optional Modul 5.7 anschließen.

■ ■ **Mögliche Probleme und Lösungen**
Siehe Therapiemodul 5.3.3

7.5.5 Modul 5.5: Positivtagebuch (25 Min)

Indikation: Bei Aufmerksamkeitslenkung auf negative Aspekte der Umgebung und des Selbstbildes, mangelnder Anerkennung von Therapiefortschritten.

Ziel: Verbesserung der Freudfähigkeit und der Selbstwahrnehmung.

Die Wahrnehmung depressiver Patienten ist in der Regel vorwiegend auf Negatives ausgerichtet. Um die Aufmerksamkeit auf positive, angenehme oder entlastende Umweltreize oder zwischenmenschliche Kontakte zu lenken und um dadurch die Stimmung zu beeinflussen, gibt es das sogenannte Positivtagebuch. Es kann beispielsweise in Kombination mit der Therapieeinheit 5.2.1 zum Aufbau angenehmer Aktivitäten eingesetzt werden. Innerhalb der Therapieeinheit wird vor allem die Auswertung des Positivtagebuchs thematisiert. Das Erstellen und Führen des Positivtagebuchs geschieht in der Regel außerhalb der Therapieeinheit, z. B. als Hausaufgabe. Der Patient kann beispielsweise am Ende eines Tages jeweils fünf Dinge auflisten, die er als angenehm erlebt hat oder für die er dankbar ist. Eine andere Möglichkeit besteht darin, eine Handvoll Kaffeebohnen in der Hosentasche mitzutragen; immer dann, wenn der Patient etwas wahrnimmt, das ihm gefällt, steckt er eine Kaffeebohne von der ursprünglichen Hosentasche in die andere. Am Ende eines Tages kann er dann jeweils „Bilanz" ziehen, wie viel Positives er erlebt hat. Wenn Patienten bereits in der Wahrnehmung positiver Ereignisse geübt sind, kann man die Aufgabenstellung so verändern, dass auch seine Selbstwahrnehmung modifiziert wird, z. B. indem er jeweils fünf Dinge auflistet, für die er sich heute auf die Schulter klopfen oder für die er sich bei sich selbst bedanken kann. Zu Beginn einer Therapie sind depressive Patienten häufig noch nicht dazu in der Lage, sich selbst zu loben. Erfahrungsgemäß fällt es den Patienten bei der Modifikation der Selbstwahrnehmung zunächst leichter, etwas zu finden, wofür sie sich selbst danken können (z. B. „Als ich bemerkt habe, dass die Luft in der Gruppentherapie stickig wurde, habe ich ein Fenster gekippt. Dafür kann ich mich bei mir selbst bedanken.").

🛇 **Cave**
Wenn ein Therapeut seinem Patienten das Positivtagebuch als Hausaufgabe

überträgt, muss er unbedingt in der nächsten Therapieeinheit danach fragen und die positiven Erfahrungen des Patienten verstärken, sonst verliert die Technik möglicherweise ihren Effekt.

Der Therapeut verstärkt die positiven Erfahrungen des Patienten, indem er sich von ihm noch einmal schildern lässt, was der Patient als positiv wahrnehmen konnte, um es ihm anschließend zu *spiegeln* (z. B. „Ja, da sind Sie wirklich sehr fürsorglich mit sich selbst und auch mit den anderen Gruppenmitgliedern umgegangen. Das haben Sie gut gemacht!" *positive Verstärkung*) und seine positiven Emotionen zu *verstärken* (z. B. „Wie hat sich das denn für Sie angefühlt?" – „Ich fand es richtig gut, dass ich das gemacht habe!").

■ ■ **Zusammenfassung: Positivtagebuch**
– Aufmerksamkeitslenkung auf positive Ereignisse und positive Aspekte des Selbstbildes.
– Verstärkung angenehmer Gefühle.
– Vor allem als Hausaufgabe übertragbar.
– Nachbesprechung wichtig!

■ ■ **Mögliche Probleme und Lösungen**
■ **Situation 1:**
Problem: Der Patient findet keine fünf positiven Dinge und ist frustriert.

Lösung: Die Anzahl „fünf" ist willkürlich. Fragen Sie den Patienten, was er selbst für eine realistische Anzahl hält und modifizieren Sie die Aufgabe entsprechend.

■ **Situation 2:**
Problem: Der Patient erkennt den positiven Wert eines Aspekts nicht. Er denkt: „Das ist doch selbstverständlich! Warum soll ich mich dafür loben oder mir selbst dankbar sein?"

Lösung: Erklären Sie dem Patienten, dass viele seiner selbstfürsorglichen und positiven Handlungen während der depressiven Episode eben nicht selbstverständlich sind. Nehmen Sie die Depressionsspirale zur Hilfe (s. Therapieeinheit 5.1.3) und zeigen Sie dem Patienten, wozu der Gedanke „Das ist doch nichts Besonderes!" führt.

7.5.6 Modul 5.6: „Bester Freund"- Technik (25 Min)

Indikation: Bei abwertendem Umgang mit sich selbst, fehlender Anerkennung von Therapiefortschritten, hohem Anspruchsdenken an sich selbst, im Rahmen *kognitiver Umstrukturierung* (s. Therapieeinheiten 5.3.2 und 5.3.3)

Ziel: Verbesserung der Selbstwahrnehmung, Förderung der Selbstverstärkung, Stärkung der Therapiemotivation durch adäquate Bewertung erreichter Therapieziele.

Fallbespiel Frau B.
Frau B. (19 Jahre, Schülerin) ist seit zwei Wochen auf der Station und arbeitet gewissenhaft am Therapiegeschehen mit. Sie ist dabei sehr ungeduldig und möchte am liebsten sofort wieder „gesund sein". In der Depression hat sich Frau B. sehr zurückgezogen und über Ängste berichtet, auf andere zuzugehen. Sie möchte wieder mehr Kontakt zu anderen suchen. Gestern hat sie auch gleich eine Mitpatientin angesprochen und gefragt, ob diese Lust auf einen Spaziergang hätte. Aber Frau B. kann das nicht als Fortschritt anerkennen. Sie denkt: „Das kann doch jeder. Ich bin die Einzige, die Probleme damit hat!"

Wenn Patienten kleine Fortschritte nicht würdigen können, viel zu große Ziele setzen oder sich selbst vorwiegend mit dem Maßstab ihres früheren „gesunden" Status bewerten, dann begeben sie sich automatisch wieder in die Depressionsspirale (s. Therapieeinheit 5.1.3) hinein und der Therapieprozess wird blockiert. Um Denken und Handeln nachhaltig verändern zu können, sollte der Patient aber in der Lage sein, Veränderungen abseits depressiver Symptome auch zu registrieren und anzuerkennen. Patienten können das in der Regel, wenn

es nicht sie selbst, sondern eine andere Person betrifft: Sie finden für Freunde, Partner oder Kinder viel eher ermutigende oder tröstende Worte als für sich selbst. Der Therapeut hat die Aufgabe, dem Patienten zu spiegeln, dass dieser mit zweierlei Maß misst.

Fallbeispiel Frau B.
Th.: In unserem letzten Gespräch hatten Sie ja ein ganz konkretes Ziel formuliert, Frau B..
Pat.: Ja, ich wollte eine Mitpatientin ansprechen und fragen, ob wir was zusammen unternehmen können. Das habe ich auch gemacht und war mit Frau O. zusammen in der Stadt.
Th.: Toll, dass Sie sich das zugetraut haben (*positive Verstärkung*). Wie ging es Ihnen anschließend?
Pat.: Hm, wenn ich ehrlich bin, habe ich mich total geärgert!
Th.: Was genau ärgerte Sie?
Pat.: Naja, es ist doch nichts Besonderes, jemanden anzusprechen, oder? Nur mir fällt das so schwer. Ich krieg einfach nichts auf die Reihe (*Denkfalle „Verallgemeinern"*, s. Therapieeinheit 5.3.1).
Th.: Kennen Sie die „Beste Freundinnen-Technik?"
Pat.: Ähm, nein?
Th.: Haben Sie eine beste Freundin?
Pat.: Ähm, ja. Wieso?
Th.: Stellen Sie sich einfach mal vor, Ihre beste Freundin wäre an Ihrer Stelle und würde schrittweise üben, wieder aktiv zu werden und sich etwas zuzutrauen. Wenn Ihnen Ihre beste Freundin erzählen würde, dass sie gestern das erste Mal seit Langem wieder jemanden angesprochen und sich verabredet hat, was würden Sie ihr dann sagen?
Pat.: Ich würde ihr bestimmt sagen, dass ich das gut finde.
Th.: Und wenn sie nun aber sagen würde, dass ihr das sehr schwer gefallen ist?
Pat.: Dann würde ich ihr sagen, dass sie es trotzdem geschafft hat. Und dass sie da stolz drauf sein kann.
Th.: Was ist mit Ihnen? Haben Sie denn gestern Ihr Ziel erreicht?

Pat.: Oh … (denkt nach) … ja. Ich hab es ja auch geschafft. So habe ich das noch gar nicht gesehen. Ich hab mich stattdessen gleich wieder fertig gemacht.

Th.: Sie haben sich dadurch gar nicht die Zeit nehmen können, Ihren Erfolg zu würdigen, wie Sie das bei Ihrer besten Freundin tun würden. So fürsorglich wie mit Ihrer besten Freundin sollten Sie auch mit sich selbst umgehen, damit Sie am Ball bleiben können.

Pat.: Ja, das leuchtet mir ein. Ich habe das Gefühl, dass ich oft sehr streng zu mir bin.

Th.: Aber wozu führt das, wenn Sie mit zweierlei Maß messen und für sich selbst weniger Verständnis haben als für andere?

Pat.: Dass ich gar nicht bemerke, dass ich mein Ziel ja eigentlich erreicht habe. Ich hab mich wieder nur auf das konzentriert, was nicht gut war.

Th.: Genau. Dabei dürfen Sie ruhig die Fortschritte würdigen, die Sie viel Überwindung gekostet haben. Gerade das zeichnet einen Fortschritt doch aus, oder?

Pat.: Da haben Sie recht. Jetzt bin ich froh, dass ich mich das getraut habe.

Wenn die „Bester Freund"-Technik das erste Mal eingesetzt wird, sollte sich der Patient aufschreiben, was er aus dieser Technik gelernt hat. Ganz besonders wichtig ist es, die korrigierte Bewertung (s. Therapieeinheit 5.3.3), die der Patient mithilfe dieser Technik erworben hat, aufzuschreiben (z. B. „Ich kann mein Ziel erreichen, auch wenn es mir schwerfällt."). Der Therapeut muss den Patienten dazu ermutigen, die neue und hilfreiche Denkweise ganz bewusst in seinem Alltag anzuwenden (s. dazu Techniken aus Therapieeinheit 5.3.3). Die „Bester Freund"-Technik kann auch erweitert werden, beispielsweise indem Patienten sich selbst einen Mut machenden, tröstenden Brief schreiben. Sie können das Modul auch im Rahmen weiterer Therapiemodule verwenden oder mit Therapiebausteinen aus dem Modul *Selbstwert* (5.7) ergänzen.

Zusammenfassung: „Bester Freund"-Technik
- Unterstützung bei der Wahrnehmung kleiner Therapiefortschritte.
- Bestandteil kognitiver Umstrukturierung (s. Module 5.3 und 5.4).
- Wohlwollender, fürsorglicher Umgang mit sich selbst.

■ ■ **Mögliche Probleme und Lösungen**
Problem: Der Patient hat keinen besten Freund oder keine beste Freundin.

Lösung: Jeder Mensch hat Bezugspersonen. Fragen Sie den Patienten, ob es andere Personen in seinem Leben gibt, die ihm wichtig sind. Das können die eigenen Kinder oder der Partner sein. Patienten können sich auch fragen: „Was würde ich meinem Mitpatienten Herrn XY" sagen.

7.5.7   Modul 5.7: Selbstwertaufbau

Modul 5.7 beinhaltet drei Therapieeinheiten, die im Folgenden dargestellt sind (◻ Tab. 7.7).

Indikation: Bei mangelndem Selbstvertrauen, Insuffizienzgefühlen, negativem Selbstbild, Rückzug, unzureichender sozialer Kompetenz aufgrund von Unsicherheit, mangelnder Selbstfürsorge

Ziel: Erwerb eines realistischen, grundsätzlich wohlwollendem Selbstbildes, Vermittlung sozialer Kompetenzen

◻ **Tab. 7.7**   Übersicht über die Therapieeinheiten in Modul 5.7

Therapieeinheit 5.7.1	Meine persönlichen Stärken und Schwächen
Therapieeinheit 5.7.2	Selbstwertfördernde Gedanken
Therapieeinheit 5.7.3	Selbstwertfördernde Aktivitäten

Therapieeinheit 5.7.1: Meine persönlichen Stärken und Schwächen (25 Min)

Zunächst erfragt der Therapeut, was sich der Patient unter dem Begriff „Selbstwert" oder „Selbstbewusstsein" vorstellt. Es gibt Patienten, die damit eine ausschließlich positive Einstellung sich selbst gegenüber verbinden. Das ist jedoch unrealistisch und stellt für einen depressiven Patienten ein unerreichbares Ziel dar. Der Therapeut informiert daraufhin den Patienten, dass Selbstbewusstsein bedeutet, dass man seine Stärken und Schwächen realistisch, aber grundsätzlich wohlwollend betrachtet.

Fallbeispiel Herr N.

Th.: Selbstwert oder Selbstbewusstsein bedeutet nicht, dass man sich für den Besten hält. Damit ist vielmehr gemeint, dass man sich seiner Stärken und Schwächen bewusst ist. Haben Sie eine Idee, wozu das nützlich ist?

Pat.: Ich denke, wenn man über seine Stärken und Schwächen Bescheid weiß, dann kann man auch besser einschätzen, was man sich zutrauen kann. Und dann erreicht man das wahrscheinlich auch eher.

Th.: Genau. Wie ist das bei Ihnen?

Pat.: Ich glaube, ich kann das momentan nicht. Ich sehe im Moment nur das, was ich nicht kann und deshalb traue ich mir auch nichts zu.

Th.: Dann wollen wir uns heute ein Bild davon machen, was Sie auszeichnet, was Sie gut können und wofür Sie von anderen geschätzt werden, aber auch welche Ihre Schwächen sind.

Zum Entwurf des Selbstbildes kann der Patient das zugehörige Arbeitsblatt verwenden (s. Arbeitsblatt 7-5.7 „Mein Selbstbild"), das eine Tabelle mit den Spalten-Überschriften „Meine Schwächen" und „Meine Stärken" zeigt. Depressive Patienten sind in der Regel sehr geübt darin, über ihre Schwächen und Unzulänglichkeiten Auskunft zu geben. Der Therapeut muss mit konkreten Fragen die Aufmerksamkeit des Patienten auf dessen Ressourcen lenken.

■■ **Hilfreiche Fragen zur Lenkung der Aufmerksamkeit auf positive Eigenschaften**
— „Was können Sie gut?"
— „Was mögen andere an Ihnen?"
— „Wofür haben Sie schon einmal ein Kompliment/ein Lob erhalten?"
— „Was würde Ihre Frau/Schwester/Enkeltochter über Sie sagen?"

Es ist auch „erlaubt", unterschiedliche Informationsquellen zur Erfassung der positiven Eigenschaften heranzuziehen. Der Therapeut oder die Bezugsschwester dürfen beispielsweise ein Feedback geben („Sie sind sehr geschmackvoll gekleidet.", „Sie verhalten sich im Stationsalltag sehr hilfsbereit und rücksichtsvoll."). Der Patient kann auch als Hausaufgabe eine ihm wichtige Bezugsperson bitten, einmal aufzuschreiben, welche Eigenschaften diese an ihm schätzt. Den Brief oder die Auflistung sollte er dann mit zum Einzelgespräch bringen und mit dem Therapeuten durchsprechen. Am Ende der Therapieeinheit sollte der Patient einen ausgewogenen Eindruck seiner Stärken und Schwächen in schriftlicher Form erarbeitet haben.

Zusammenfassung:
„Meine persönlichen Stärken und Schwächen
— Systematische Sammlung von Schwächen und positiven Eigenschaften des Patienten.
— Aufmerksamkeitslenkung auf Stärken.
— Feedback von wichtigen Bezugspersonen.
— Erstellung eines realistischen, grundsätzlich wohlwollenden Selbstbildes.

■■ **Mögliche Probleme und Lösungen**
Problem: Der Patient berichtet zwar positive Eigenschaften und Stärken, konzentriert sich aber mehr auf alles das, was er nicht gut kann.

Lösung: Verdeutlichen Sie dem Patienten, wozu das führt. Verwenden Sie dafür die Depressionsspirale (s. Therapieeinheit 5.1.3). Die Aufmerksamkeitslenkung auf seine Defizite führt zu verschlechterter Stimmung und wahrscheinlich auch zu problematischen Verhaltensweisen. Überprüfen Sie gemeinsam, ob es sich bei den Schwächen des Patienten um nicht zu verändernde Eigenschaften handelt (z. B. „Ich bin nur 1,50 m groß.") oder ob der Patient mithilfe adäquater Problemlösestrategien etwas daran ändern könnte (z. B. „Ich kann mich nicht durchsetzen."). Schließen Sie dann Modul 5.8 *Problemlösen* an.

Therapieeinheit 5.7.2: Selbstwertfördernde Gedanken (25 Min)

Denkfallen oder Therapieerfolgskiller können mithilfe der Therapiemodule *Denkfallen* (s. Modul 5.3) oder *„Bester Freund"-Technik* (s. Modul 5.6) modifiziert werden. Daneben können aber auch gezielt selbstwertfördernde Gedanken entwickelt werden; diese nehmen Bezug auf den ersten Teil des Moduls, in dem die Stärken und Schwächen des Patienten herausgearbeitet wurden. Der Therapeut führt dazu die Begriffe des „Inneren Kritikers" und „Liebevollen Begleiters" ein z. B. indem er die Begriffe auf ein Flipchart oder ein Blatt Papier schreibt. Der Kritiker ist in der Regel ungerecht und lenkt die Aufmerksamkeit vor allem auf Fehler und Defizite. Der liebevolle Begleiter ist eher fürsorglich, ermutigend und hebt die positiven Eigenschaften des Patienten hervor. Der Therapeut fragt den Patienten, welche Funktion und Merkmale er dem Kritiker und dem liebevollen Begleiter zuschreibt und notiert diese auf dem Blatt.

Fallbeispiel Frau B.
Th.: In den letzten Einzelsitzungen haben wir uns mit ihrem Selbstbild beschäftigt. Dabei ist uns aufgefallen, dass es da zwei innere Instanzen gibt, die miteinander in einen Dialog treten: so etwas wie einen „Kritiker", der das kommentiert und betont, was Sie falsch machen und nicht gut können …
Pat.: Ja, der kommentiert gerade jetzt während der Depression alles das, was nicht funktioniert.
Th.: Genau. Und dem gegenüber steht ein sogenannter „Liebevoller Begleiter", der eher dafür zuständig ist, Mut zu machen, wohlwollend mit Ihnen umzugehen und Ihre positiven Eigenschaften hervorzuheben.
Pat.: Ja, den habe ich beim letzten Mal wieder etwas stärker wahrgenommen, als ich mir noch

einmal durchgelesen habe, was meine Freunde an mir mögen.
Th.: Das ist schön, dass Sie mit Ihrem liebevollen Begleiter wieder mehr in Kontakt kommen. Lassen Sie uns heute einmal sammeln, welche Sätze Ihnen Ihr persönlicher liebevoller Begleiter sagen kann, damit Sie sich Ihrer Stärken wieder besser bewusst werden oder auch schwierige Situationen besser bewältigen können. Wir dürfen dabei auch Sprichwörter oder Sätze zu Hilfe nehmen, die Ihnen andere Personen schon einmal gesagt haben.

Ähnlich wie bei der *kognitiven Umstrukturierung* (s. Therapiemodule 5.3 und 5.4) werden jetzt hilfreiche Gedanken erarbeitet, die beim Patienten zu erwünschten Gefühlen und Verhaltensweisen führen. Allerdings werden diese Gedanken hier nicht durch kritische Prüfung und Korrektur hergeleitet, sondern sie werden direkt gesammelt. Folgende Fragen können dem Patienten dabei helfen, selbstwertförderliche Bewertungen und Gedanken zu sammeln.

■ ■ **Hilfreiche Fragen bei der Sammlung selbstwertförderlicher Gedanken**
— „Welche Sätze machen Ihnen in der Regel Mut/Trost/Freude?"
— „Welche Gedanken helfen Ihnen, sich auf Ihre positiven Eigenschaften zu konzentrieren?"
— „Kennen Sie Sprichwörter, die Ihr liebevoller Begleiter zu Ihnen sagen könnte?"
— „Was haben Ihnen nahestehende Personen schon einmal Hilfreiches zu Ihnen gesagt?"
— „Was würde jemand zu Ihnen sagen, der es gut mit Ihnen meint?"

Die selbstwertfördernden Gedanken sollten als positive Sätze ausformuliert werden. Der Patient schreibt alle ihm relevant und hilfreich erscheinenden Sätze auf und heftet sie in seiner Behandlungsmappe ab. Die Vervollständigung der Sammlung hilfreicher Sätze des „liebevollen Begleiters" kann auch als Hausaufgabe übertragen werden. Im nächsten Schritt werden die selbstwertfördernden Sätze des „liebevollen Begleiters" ganz bewusst geübt. Der Therapeut fordert den Patienten auf, Situationen zu nennen, in denen er einen liebevollen Begleiter nötig hätte. Gemeinsam wählen Patient und Therapeut Sätze aus, die der liebevolle Begleiter in problematischen Situationen „sagen" kann. Mithilfe von Techniken aus der Therapieeinheit 5.3.3 *Denkfallen korrigieren* soll der Patient seinen „Liebevollen Begleiter" in diesen Situationen ganz bewusst aktivieren und selbstwertfördernde Gedanken abrufen, z. B. indem er den hilfreichen Gedanken auf einer Karteikarte in der Hosentasche immer dabei hat. Auf diese Weise wird der liebevolle Begleiter im Alltag des Patienten etabliert und selbstwertförderndes Denken generalisiert. Diese Übung kann dem Patienten ebenfalls als Hausaufgabe übertragen werden. Um den Zusammenhang zwischen selbstwertförderndem Denken, Fühlen und Handeln zu erkennen, sollte der Patient außerdem ein ABC-Schema (▶ Abschn. 7.4.2) zu seiner Hausaufgabe ausfüllen, auf das der Therapeut in der nächsten Therapieeinheit Bezug nehmen kann.

Fallbeispiel Frau B. (Fortsetzung)
Th.: Suchen Sie sich ein bis zwei Sätze aus, die Sie bis zu unserem nächsten Gespräch einmal ganz absichtlich aufrufen wollen. Haben Sie schon einen Favoriten?
Pat.: Also, mir gefällt „In der Ruhe liegt die Kraft" und „Ich bin ein liebenswerter Mensch". Die beiden Sätze möchte ich gern üben. Wie mache ich das denn?
Th.: Indem Sie dafür sorgen, dass Sie möglichst oft daran erinnert werden. Sie können einen Satz auf ein Post-it schreiben und in Ihre Hosentasche stecken. Immer dann, wenn Sie sich in die Tasche greifen, lesen Sie sich den Satz durch.
Pat.: Das ist ja eine tolle Idee, das mache ich! Den anderen Satz klebe ich an meinen Badezimmerspiegel, da sehe ich ihn auch ganz oft.

Zusammenfassung:
Selbstwertfördernde Gedanken
- Einführung der Begriffe „Innerer Kritiker" und „Liebevoller Begleiter".

- Erarbeitung selbstwertförderlicher Gedanken.
- Schriftliche Sammlung anlegen.
- Etablierung des „Liebevollen Begleiters" in den Alltag.
- Auswahl hilfreicher Gedanken für problematische Situationen.
- Techniken aus der Therapieeinheit 5.3.2 zum bewussten Denken neuer Gedanken.

■ ■ Mögliche Probleme und Lösungen
Problem: Der Patient formuliert zwar positive Sätze, hängt jedoch immer ein „Ja, aber …" an (z. B. „In der Ruhe liegt die Kraft, *aber* ich habe jetzt keine Zeit.")

Lösung: Spiegeln Sie dem Patienten, dass das „Aber" dazu führt, dass der Satz nicht mehr hilfreich ist. Schlagen Sie dem Patienten vor, dass der Einwand von seinem „inneren Kritiker" stammen könnte. Bekräftigen Sie den Patienten darin, sich verstärkt auf seinen liebevollen Begleiter zu konzentrieren und dem Impuls nach einem „Aber" zu widerstehen.

Therapieeinheit 5.7.3: Selbstwertfördernde Aktivitäten (25 Min)

Patienten, deren Selbstwert im Rahmen der Depression beeinträchtigt ist, gehen in der Regel nicht besonders selbstfürsorglich mit sich um und begeben sich auch nicht mehr in Situationen, aus denen sie stolz und selbstbewusst hervorgehen können. Doch auch in diesem Fall kann die Veränderung des Verhaltens das Denken und Fühlen beeinflussen. Die Verhaltensänderung kann mithilfe der „So tun, als ob"-Technik erreicht werden. Diese Technik basiert darauf, dass der Patient sich in einer für ihn schwierigen Situation so verhält, als ob er schon selbstbewusst wäre. Nachdem der Patient eine oder mehrere Situationen benannt hat, in denen er sich zukünftig selbstbewusst verhalten möchte, erstellt der Therapeut zusammen mit dem Patienten eine Liste von Verhaltensweisen, die nach Auffassung des Patienten mit Selbstbewusstsein zusammenhängen.

▪▪ Hilfreiche Fragen zur Erfassung selbstbewussten Verhaltens

– „Wie verhält sich ein selbstbewusster Mensch in so einer Situation?"
– „Wie ist seine Körperhaltung? Wie seine Mimik und Gestik?"
– „Was sagt ein selbstbewusster Mensch? Wie ist seine Stimme, wie sein Tonfall?"
– „An welcher Stelle im Raum befindet sich ein selbstbewusster Mensch?"
– „Kennen Sie jemanden, den Sie für selbstbewusst halten? Was würde dieser Mensch jetzt tun? Was würden wir sehen, wenn wir ihn filmen würden?"

Die auf diese Weise gesammelten Verhaltensweisen helfen dem Patienten, sein eigenes erwünschtes Verhalten präzise zu benennen und sich konkret etwas darunter vorzustellen.

Fallbeispiel Herr P.

Pat.: Ich habe folgendes Problem: Abends schauen wir ja im Aufenthaltsraum oft TV. Und mittwochs kommt um 20.15 Uhr eine Serie, die ich gern sehen würde. Wenn ich nur mehr Selbstvertrauen hätte, dann könnte ich die anderen Mitpatienten fragen, ob wir die schauen wollen. Aber so …
Th.: Kennen Sie die „So tun, als ob"-Technik?
Pat.: Noch nie gehört.
Th.: Stellen Sie sich vor, es wäre über Nacht ein Wunder passiert und Sie wachen plötzlich mit mehr Selbstwert auf. Was würden Sie dann in solch einer Situation machen?
Pat.: Oh, dann würde ich in den Aufenthaltsraum gehen und die anderen fragen, ob wir um 20.15 Uhr bitte umschalten können. Das wäre dann gar kein Problem.
Th.: Wie wäre Ihre Körperhaltung? Wie wäre Ihre Stimme? Wo würden Sie im Raum stehen?
Pat: Ich würde aufrecht vor den anderen stehen. Die Stimme wäre fest und etwas lauter als so, wenn ich jetzt spreche.
Th.: Sie haben jetzt zwar noch nicht ganz das Selbstvertrauen, das Sie sich wünschen. Aber Sie können „so tun, als ob". Und zwar indem Sie genau das Verhalten zeigen, dass Sie gerade beschrieben haben.

Das erwünschte Verhalten sollte ganz konkret aufgeschrieben werden, bevor der Patient es anwendet. Der Patient muss beurteilen, ob das Zielverhalten durch ihn selbst zu erreichen ist und ob er sich das zutraut. Wenn Patient oder auch Therapeut unsicher sind, ob der Patient schon in der Lage ist, selbstbewusstes Verhalten anzuwenden, erweist es sich als nützlich, das erwünschte Verhalten vorab in einem Rollenspiel zu üben. Der Therapeut sollte nach dem Rollenspiel hervorheben, was der Patient bereits gut umgesetzt hat und was er noch verbessern kann. Hier sollten auch unbedingt hilfreiche, selbstwertfördernde Gedanken aus der vorangegangenen Therapieeinheit (5.7.2) eingesetzt werden! Der Therapeut kann den Patienten fragen, was ihm der liebevolle Begleiter raten würde, um in dieser Situation ein erwünschtes Verhalten einzusetzen. Die Durchführung der „So tun, als ob"-Technik in realen Situationen auf Station oder im Umfeld des Patienten kann als Hausaufgabe formuliert werden. Sie sollte in der nachfolgenden Therapieeinheit unbedingt gemeinsam ausgewertet werden, beispielsweise durch Einsatz des ABC-Schemas (▶ Abschn. 7.4.2).

Zusammenfassung: Selbstwertfördernde Aktivitäten

– Sammlung von Situationen, in denen der Patient sich selbstbewusst verhalten möchte.
– Sammlung selbstbewusster Verhaltensweisen.
– Zielverhalten muss für den Patienten erreichbar sein.
– „So tun, als ob"-Technik zur Anwendung selbstbewusster Verhaltensweisen.
– Bei unsicheren Patienten Durchführung eines Rollenspiels.

▪▪ Mögliche Probleme und Lösungen

Problem: Der Patient sagt, dass er sich erst selbstbewusst verhalten kann, wenn er mehr Selbstbewusstsein hat.

Lösung: Hier steht der Patient vor einem ganz ähnlichen Dilemma wie in der Therapieeinheit

⊡ Tab. 7.8 Übersicht über die Therapieeinheiten in Modul 5.8	
Therapie-einheit 5.8.1	Problemdefinition und Erarbeitung einer Lösungsstrategie
Therapie-einheit 5.8.2	Bewertung der Lösungsstrategie

5.2.1. Verdeutlichen Sie dem Patienten, dass diese Erwartung dazu führt, dass er nichts unternimmt und dadurch den Aufbau seines Selbstbewusstseins verhindert. Sammeln Sie mit dem Patienten beispielhafte Situationen, in denen er sich etwas zugetraut, obwohl er unsicher war. Erklären Sie dem Patienten, dass Selbstbewusstsein auch dadurch entsteht, dass man schwierige Situationen bewältigt.

7.5.8 Modul 5.8: Problemlösen

Modul 5.8 beinhaltet zwei Therapieeinheiten, die im Folgenden dargestellt sind (⊡ Tab. 7.8).

Indikation: Bei dysfunktionalen Problemlösestrategien, Antriebs- und Ideenmangel in sozial schwierigen Situationen, unrealistischen Annahmen bei der Bewältigung eines Problems, für jedes wiederkehrende, größere Problem, das den Patienten entweder stark und/oder über mehrere Tage beschäftigt und für das er selbst keine Lösung findet.

Ziel: Förderung der strukturierten Auseinandersetzung mit einem Problem, Erarbeitung von realistischen Erwartungen und Verhaltensweisen.

Therapieeinheit 5.8.1: Problemdefinition und Erarbeitung einer Lösungsstrategie (25 Min)
Fallbeispiel Herr S.
Herr S. (56 Jahre, Schlosser) macht an den Wochenenden regelmäßig Belastungserprobungen bei seiner Familie. Er kommt jedoch immer sehr überlastet wieder zurück auf Station und ist körperlich kraftlos und erschöpft. Auf die Frage,

was das Problem sei, sagt Herr S., dass er am Wochenende sehr viel an seinem Eigenheim und im Garten arbeiten würde. Es sei ihm eigentlich zu viel, aber seine Frau und seine beiden Söhne hätten in der Woche eben keine Zeit dafür, sodass alles an ihm hängen bleibt.

Der Problemlöseprozess ist ein strukturiertes Vorgehen, für das ein Arbeitsblatt zur Verfügung steht (s. Arbeitsblatt 7-5.8 „Problemlösen") und das der Patient zunehmend ohne Hilfe anwenden kann. Zu Beginn wird das Problem gemeinsam definiert und auf das Arbeitsblatt eingetragen, z. B.: „Ich arbeite sehr viel im Haus und im Garten (Büsche schneiden, Teich reinigen, Autos waschen, Holz spalten)." Im nächsten Schritt sollen zunächst *ohne Bewertung* Lösungsmöglichkeiten gesammelt werden. Der Patient sollte hier weder Lösungsvorschläge ausschließen noch favorisieren. Der Therapeut darf bei dem Brainstorming behilflich sein.

Fallbeispiel Herr S. (Fortsetzung)
Th.: Bevor wir uns an die konkrete Lösung Ihres Problems machen, sollten wir überlegen, welche Lösungsmöglichkeiten es gibt. Das läuft wie ein Brainstorming ab, wir sagen einfach, was uns einfällt, ohne es zu bewerten. Fällt Ihnen schon etwas ein?
Pat.: Ich könnte ja alles liegen lassen, aber das kann man ja nicht machen. Die Nachbarn …
Th.: Ich schreibe mal auf: „Alles liegen lassen". Sie bewerten das jetzt mal noch nicht, das machen wir später. Was gibt es noch für Möglichkeiten?
Pat.: Ich könnte einen Gärtner bestellen, der die Büsche schneidet und den Teich reinigt. Mein ältester Sohn könnte das aber auch machen. Auto fahren darf ich ja während der Medikamentenumstellung nicht, sonst könnte ich auch mit den Autos in die Waschanlage fahren statt selbst zu waschen.
Th.: Aber ihre Frau könnte in die Waschanlage fahren, nachdem sie Sie aus der Klinik abgeholt hat.
Pat.: Ja, das liegt auf dem Weg. Ich kann auch fragen, ob mir einer zur Hand geht. Das hab ich

bis jetzt auch nicht gemacht. Oder ich mach halt mehr Pausen zwischendurch.
Th.: Gut. Ich schreibe das mal auf: Gärtner bestellen, meinen Sohn um Hilfe bitten, Frau fährt mit dem Auto zur Waschanlage, Pausen machen.

Nachdem die unterschiedlichen Herangehensweisen an das Problem wertfrei in das Arbeitsblatt eingetragen wurden, können Vor- und Nachteile der einzelnen Problemlösestrategien diskutiert werden. Dabei können bereits Lösungsvorschläge vom Patienten abgelehnt werden. Diese werden dann auf dem Arbeitsblatt eingeklammert. Am Ende dieses Bewertungsprozesses sollte sich der Patient nach gründlicher Abwägung für eine Lösungsstrategie entscheiden, z. B. „Ich frage meinen Sohn, ob er mir nächstes Wochenende hilft." Die gewählte Lösungsstrategie sollte für den Patienten erreichbar und realistisch sein. Im nächsten Schritt wird das mit der Lösungsstrategie verbundene Zielverhalten des Patienten formuliert.

Fallbeispiel Herr S. (Fortsetzung)
Th.: Was genau müssen Sie tun, damit Ihnen Ihr Sohn hilft, Herr S.?
Pat.: Ich muss es ansprechen. Ich rufe ihn am besten morgen schon an und frage, ob er am Samstag Zeit hat, mir beim Autowaschen und Büscheschneiden zu helfen.
Th.: Sehr gut. Ist das Zielverhalten für Sie realistisch, das heißt, trauen Sie sich das zu?
Pat.: Ja.

Das Zielverhalten soll möglichst konkret und verhaltensnah aufgeschrieben werden, damit es für den Patienten auch überprüfbar ist. An dieser Stelle soll erneut auf Realisierbarkeit und Erreichbarkeit geprüft werden. Im Anschluss wird ein Termin für das Zielverhalten bestimmt, z. B. Mittwoch „Telefonanruf" und Samstag „Aufgabenverteilung".

Zusammenfassung: Problemdefinition und Erarbeitung einer Lösungsstrategie
- Definition des Problems.
- Wertfreie Sammlung von Lösungsmöglichkeiten.

- Vor- und Nachteile einzelner Strategien.
- Auswahl einer Lösungsstrategie und konkrete Formulierung des Zielverhaltens.

▪▪ Mögliche Probleme und Lösungen
Problem: Der Patient formuliert ein Ziel, das er selbst gar nicht erreichen kann, z. B. „Meine Familie soll von selbst darauf kommen, dass ich die Arbeit nicht allein machen kann."

Lösung: Hier formuliert der Patient kein Ziel, sondern einen Wunsch. Erklären Sie dem Patienten, dass Sie seinen Wunsch sehr gut nachvollziehen können. Die Erwartung liegt jedoch außerhalb des direkten Einflussbereichs des Patienten. Ein verhaltenstherapeutisches Ziel soll jedoch durch eigenes Verhalten erreichbar sein. Fragen Sie ihn nach einem realistischeren Ziel oder machen Sie dem Patienten einen Vorschlag.

Therapieeinheit 5.8.2: Bewertung der Lösungsstrategie (25 Min)
In dieser Therapieeinheit wird der bisherige Problemlöseprozess ausgewertet. Zunächst sollte bestimmt werden, ob der Patient sein Zielverhalten zeigen konnte und ob es ihm bei der Lösung seines Problems behilflich war. Konnte der Patient sein Zielverhalten nicht durchführen, muss geprüft werden, ob das Zielverhalten auch in der Realität für den Patienten noch erreichbar und realistisch war oder ob er eine andere Lösungsstrategie auswählen sollte (zurück zum Schritt „Erarbeitung einer Lösungsstrategie", s. Therapieeinheit 5.8.1). Wenn der Patient zwar sein Zielverhalten zeigen konnte, aber dennoch unzufrieden mit dem Ergebnis seines Lösungsprozesses ist, kann ebenfalls in die erste Phase des Problemlöseprozesses zurückgegangen werden.

> **Hinweis**
> Bei Nichterreichen des Zielverhaltens oder unbefriedigendem Ergebnis trotz Zielverhaltens kann Therapieeinheit 5.8.1 des Moduls 5.8 *Problemlösen* wiederholt werden.

Die Schritte des Problemlöseprozesses können so lange durchlaufen werden, bis der Patient eine Strategie gewählt hat, die für ihn hilfreich ist. Falls der Patient sein Zielverhalten umsetzen konnte und ihm dies bei der Problemlösung behilflich war, sollten die folgenden Fragen den Patienten unterstützen, seine Verhaltensänderung zu generalisieren.

■ ■ **Hilfreiche Fragen zur Generalisierung**
— „Was haben Sie daraus gelernt?"
— „Auf welche anderen Situationen könnten Sie das außerdem anwenden?"

Auf diese Weise wird der Therapieerfolg gefördert und die Selbstwirksamkeitserwartung des Patienten gestärkt. Sobald der Patient Übung in der formalen Durchführung im „Problemlösen" hat, kann er das Arbeitsblatt eigenverantwortlich, z. B. in Form einer Hausaufgabe, bearbeiten. Dann wird vorrangig die zweite Phase des Problemlöseprozesses im Einzelgespräch thematisiert.

Zusammenfassung:
Bewertung der Lösungsstrategie
— Prüfung der Vorgehensweise.
— Gegebenenfalls Auswahl einer alternativen Problemlösestrategie.
— Generalisierung.

■ ■ **Mögliche Probleme und Lösungen**
Problem: Der Patient konnte das erwünschte Verhalten einsetzen und das Problem lösen, ist aber dennoch unzufrieden, z. B. Der Patient verabredet sich mit einer anderen Person, ärgert sich aber darüber, dass ihm das so schwer gefallen ist (s. auch Modul 5.6).

Lösung: Es ist anzunehmen, dass der Patient neben seinem Zielverhalten unbewusst auch ein „Zielgefühl" formuliert hat, z. B. „Ich möchte XY ansprechen und dabei darf ich keine Angst haben." Fragen Sie den Patienten nach solchen Zielgefühlen! Erklären Sie dem Patienten, dass es hauptsächlich darauf ankommt, konkret überprüfbares Verhalten zu zeigen. Die Gefühle werden sich erst mit der Zeit verän-

dern. Stellen Sie für den Patienten heraus, dass er sein Ziel auch dann erreicht hat, wenn er das vom Gefühl her nicht so empfindet. Wenden Sie gegebenenfalls Modul 5.6 an!

7.5.9 Modul 5.9: Gefühle erkennen (50 Min)

Indikation: Bei unzureichender eigener Gefühlswahrnehmung, geringer Introspektionsfähigkeit, innerer Leere, anhaltender Überlastung, mangelnder Bedürfniswahrnehmung und -befriedigung, geringer affektiver Schwingungsfähigkeit, unzureichender Selbstfürsorge.

Ziel: Erkennen von eigenen Gefühlen und Bedürfnissen, Verbesserung der Freud- und Schwingungsfähigkeit, selbstfürsorgliches Verhalten.

Fallbeispiel Herr Z.
Herr Z. (40 Jahre, Elektriker) ist in einer Großfamilie aufgewachsen und berichtet, dass seine Eltern keine Zeit hatten, um sich ausreichend um ihn zu kümmern. Irgendwann hat Herr Z. damit aufgehört, seine Emotionen zu beachten, da er dafür keinen Ansprechpartner hatte; in der Familie hat niemand über Gefühle gesprochen. Als er vor einem halben Jahr immer mehr Druck am Arbeitsplatz bekam, litt er häufig unter Magenschmerzen, die er sich selbst nicht erklären konnte. Er hat trotzdem immer weiter gearbeitet. Als Herr Z. vor vier Wochen zur stationären Aufnahme überwiesen wurde, explorierte sein Therapeut neben beruflichem Stress auch Konflikte mit dem sozialen Umfeld, nämlich Rückzug von Bekannten, häufige Missverständnisse und Streit innerhalb der Familie. Herr Z. reagierte verwundert. Erst jetzt, wo er darüber sprach, fiel ihm auf, welche emotionalen Schwierigkeiten sich in seinem Leben während des letzten halben Jahres angesammelt hatten.

Im Beispiel von Herrn Z. hatte es offenbar eine lerngeschichtliche Funktion, weshalb er seinen Gefühlen keine Aufmerksamkeit geschenkt hat. Herr Z. hat sich der Situation angepasst, indem er seine Gefühle ausgeblendet hat. Hinter jedem Gefühl verbirgt sich ein Bedürfnis oder eine Aufforderung. Beispielsweise kann Traurigkeit für den Wunsch nach Trost und Zuspruch stehen. Wut kann den Wunsch auslösen, einen Konflikt anzusprechen. Wenn Patienten ihre Gefühle „abstellen", können sie langfristig nicht mehr angemessen reagieren und sich innerhalb verschiedener sozialer Situationen nicht adäquat verhalten. In unserem Beispiel bemerkt Herr Z. gar nicht, dass er sich durch seinen Beruf überlastet fühlt. Er sorgt deshalb nicht für Ausgleich und vertraut sich niemandem an. Wenn Patienten nur wenig ihre eigenen Gefühle erkennen, haben sie häufig auch Schwierigkeiten, sich in das Erleben anderer Menschen hineinzuversetzen. Ihre Empathiefähigkeit ist eingeschränkt.

Fallbeispiel Herr Z. (Fortsetzung)
Seine Frau hatte Herrn Z. darauf aufmerksam gemacht, dass er seinen Freunden gegenüber manchmal ganz schön ruppig und laut wäre. Herr Z. war überrascht. Er hatte gar nicht mitbekommen, dass seine Art von den anderen so aufgefasst worden war. Er hatte sich im Gegenteil darüber gewundert, dass sich in letzter Zeit kaum noch Bekannte bei ihm meldeten.

Durch fehlende Gefühlswahrnehmung können Patienten sich selbst in dauerhafte Leistungsüberforderung und soziale Konflikte bringen, ohne sich dessen bewusst zu sein. Der Therapeut kann dem Patienten im Erkennen von Gefühlen helfen, indem er eine Liste von Gefühlswörtern zu Hilfe nimmt (s. Arbeitsblatt 7-5.9 „Gefühlswörter"). Der Patient kann daraus ein Wort auswählen, das seine aktuelle Befindlichkeit beschreibt. Neben den Gefühlswörtern können Therapeut und Patient Gesichter aus Zeitungen oder Comics betrachten und versuchen, anhand des Arbeitsblatts Gefühlswörter für unterschiedliche Gesichtsausdrücke zu finden. Die im Folgenden genannten Fragen können bei der Zuordnung von Gefühlswörtern hilfreich sein.

■■ Hilfreiche Fragen zum Erkennen von Gefühlen
- „Welches Gefühlswort beschreibt Ihren Zustand gerade am besten?"
- „Was geht Ihnen durch den Kopf? Welches Gefühl passt dazu?"
- „Wie fühlt sich wohl diese Person? Worauf deutet die Mimik hin?"
- „Was haben Sie/hat diese Person heute erlebt? Welches Gefühl passt dazu?"

Als Nächstes wird das Bedürfnis erarbeitet, das sich hinter dem jeweiligen Gefühl verbirgt. Der Therapeut kann diejenigen Gefühle, die der Patient schon gut kennt, auf ein Blatt schreiben. Dann informiert er den Patienten darüber, dass Gefühle eine Funktion haben, und erarbeitet gemeinsam mit dem Patienten die Bedeutung derjenigen Gefühle auf dem Arbeitsblatt. Diese werden auf dem Arbeitsblatt neben das jeweilige Gefühl geschrieben. Um die Einheit zu vervollständigen, kann der Patient im Rahmen einer Hausaufgabe notieren, welche Strategien er für die Befriedigung seiner Bedürfnisse als hilfreich erachtet. Der Therapeut kann den Patienten dabei mithilfe entsprechender Fragen unterstützen.

■■ Hilfreiche Frage zur Identifikation von Bedürfnissen und deren Befriedigung
- „Welche Funktion hat dieses Gefühl?"
- „Was will Ihnen das Gefühl sagen?"
- „Welches Bedürfnis repräsentiert dieses Gefühl?"
- „Wie könnten Sie auf dieses Bedürfnis eingehen? Was hat Ihnen schon mal geholfen?"
- „Wie befriedigen andere Menschen solch ein Bedürfnis?"

Der Patient sollte am Ende des Moduls eine Art Tabelle mit Gefühlen, dahinter stehenden Bedürfnissen sowie Strategien zum Umgang mit dem Gefühl erarbeitet haben. Als Hausaufgabe sollte der Patient aktiv üben, adäquat auf seine Emotionen, aber auch auf die Gefühle andere zu reagieren. Die Hausaufgaben können mithilfe des ABC-Schemas (▶ Abschn. 7.4.2) dokumentiert und in der nachfolgenden Therapie-einheit nachbesprochen werden.

Zusammenfassung: Gefühle erkennen

- Mangelnde Gefühlswahrnehmung führt zu Überlastung und sozialen Konflikten.
- Gefühlswörter benutzen.
- Gefühle erkennen mithilfe von Gesichtern und Emotionswörtern.
- Nachvollziehen, welche Funktion Gefühle haben/welches Bedürfnis dahinter steht.
- Strategien für Bedürfnisbefriedigung und Umgang mit Emotionen erarbeiten und durchführen.

▪▪ Mögliche Probleme und Lösungen

Problem: Der Patient hat keine Idee, wie er auf sein Gefühl reagieren soll.

Lösung: Erklären Sie dem Patienten, dass das nicht ungewöhnlich ist. Schließlich hatte der Patient lange Zeit keinen Bezug zu seinen Gefühlen und kann deshalb auch nicht wissen, welche Strategie hilfreich für ihn ist. Machen Sie dem Patienten ein paar Vorschläge. Erklären Sie ihm, dass jeder Mensch verschieden ist und dass für jeden etwas anderes hilfreich sein kann. Ermutigen Sie den Patienten, unterschiedliche Strategien zum Umgang mit seinen Gefühle auszuprobieren und anhand des Zustandsbarometers (► Abschn. 7.4.1) zu prüfen, welche Lösungsmöglichkeit nützlich ist und welche nicht.

7.5.10 Modul 5.10: Rückfall-prävention (50 Min)

Indikation: Das Modul sollte bei allen Patienten zum Abschluss der Behandlung durchgeführt werden.

Ziel: Identifikation zukünftiger Belastungssituationen und Frühwarnzeichen einer erneuten depressiven Episode, Reflexion und selbstständige Anwendung hilfreicher Denk- und Verhaltensweisen, verantwortlicher Umgang mit Medikation und ambulanter Weiterbe-handlung, Erarbeitung eines Krisenplans für Notfallsituationen.

Fallbeispiel Frau W.

Frau W. (50 Jahre, Arzthelferin) hatte zuvor vier depressive Episoden. In der fünften wurde sie stationär aufgenommen. Die depressive Symptomatik ist im Zuge der Behandlung nahezu vollständig remittiert. Während der Einzelgespräche wird Frau W. nun auf die Entlassung und die ambulante Weiterbehandlung vorbereitet.

Je mehr depressive Episoden in der Krankheitsanamnese berichtet wurden, desto höher ist auch das Rückfallrisiko. Der Therapeut sollte den Patienten im ersten Schritt darüber informieren, dass Depressionen phasenweise auftreten und unter bestimmten Umständen wiederkommen können. Nach der Informationsvermittlung über den Verlauf depressiver Erkrankungen sollten zunächst die individuellen Risikofaktoren und die individuellen Frühwarnzeichen einer erneuten depressiven Episode erarbeitet werden. Hier sollten die Arbeitsblätter aus Modul 5.1 *Psychoedukation*, Therapieeinheit 5.1.1 *Kennzeichen der Depression* (s. Arbeitsblatt 7-5.1-1 „Kennzeichen der Depression") und Therapieeinheit 5.1.2 *Das Waage-Modell* (s. Arbeitsblatt 7-5.1-2 „Das Waage-Modell") zu Hilfe genommen werden. Aus Arbeitsblatt 7-5.1-1 „Kennzeichen der Depression" können die Frühwarnzeichen abgeleitet werden. Der Patient kann die für ihn wichtigsten Symptome farblich markieren. Aus dem Waage-Modell können künftige kritische Belastungssituationen abgeleitet werden.

Fallbeispiel Frau W. (Fortsetzung)

Th.: Jetzt haben wir Ihre persönlichen Kennzeichen der Depression und Ihr Waage-Modell vor uns liegen. Beides hatten Sie sich zu Beginn der Therapie erarbeitet. In der Regel tritt eine erneute depressive Episode nicht abrupt auf, sondern sie „kündigt" sich sozusagen bereits im Vorfeld an. Wenn Sie auf Ihr Waage-Modell schauen, fallen Ihnen dann Situationen oder Ereignisse ein, die Ihrer Auffassung nach zu einer erneuten Verschlechterung Ihrer depressiven Symptomatik führen könnten?

Pat.: Ja, ich denke, wenn ich wieder mehr Kontakt zu meinem Bruder habe und es dadurch wieder zu mehr Streitigkeiten kommt …

Th.: Noch etwas?

Pat.: Ja, und im Winter. Das ist auch immer so eine kritische Phase, weil ich da nicht so viel unternehme wie sonst.

Th.: Sehr gut. Das bedeutet, dass ein Streit mit Ihrem Bruder oder die dunkle Jahreszeit für Sie persönliche Risikofaktoren für eine Depression sind. Wenn also ein Streit mit Ihrem Bruder auftritt oder es Winter wird, sollten Sie ein wenig wachsam sein. Nehmen Sie doch bitte einmal das Arbeitsblatt mit Ihren persönlichen Kennzeichen der Depression zur Hand und überlegen Sie, welche Symptome aus Ihrer Sicht „Frühwarnzeichen" der Depression sind.

Pat.: Also, beim letzten Mal waren das die Schlafstörungen. Außerdem war ich oft angespannt, hatte Kopfschmerzen und war gereizt. Ich habe mich auch mehr zurückgezogen als sonst.

Th.: Ok, dann markieren Sie sich „Schlafstörung, Anspannung, Kopfschmerzen und gereizte Stimmung."

Frau W. hat im Rahmen ihrer stationären Behandlung Strategien erarbeitet, wie sie einem sozialen Rückzug während des Winters vorbeugen und welche angenehmen Aktivitäten sie durchführen kann, auch wenn das Wetter kalt oder ungemütlich ist. Sie hat ebenfalls hilfreiche Denk- und Verhaltensweisen für familiäre Konfliktsituation erlernt. Darüber hinaus sind weitere, hier vorgestellte Module zum Einsatz gekommen. Um der Patientin dabei zu helfen, die für sie relevanten Strategien noch einmal herauszustellen, kann der Therapieverlauf noch einmal chronologisch reflektiert werden. Die wichtigsten Strategien, die zur Stabilisierung des gesunden Zustands beigetragen haben, können dann schriftlich auf das Arbeitsblatt 7-5.10 „Mein Werkzeugkoffer" eingetragen werden. Dazu zählen nicht nur psychotherapeutische, sondern auch pharmakologische Therapien.

Fallbeispiel Frau W. (Fortsetzung)

Th.: Sie haben sich ja während der Behandlung so einige „Werkzeuge" erarbeitet, mit denen Sie Ihr Denken, Fühlen und Handeln selbst beeinflussen können. Ich gebe Ihnen jetzt mal ein Arbeitsblatt, das heißt „Mein Werkzeugkoffer". Dort können Sie noch einmal eintragen, welche Strategien Sie besonders hilfreich fanden und beibehalten möchten.

Pat.: Ich finde den Wochenplan super, weil man sich da ganz bewusst was Schönes einplant. Ich würde gern den Wochenplan in meinen Werkzeugkoffer schreiben (*nennt weitere Techniken*).

Th.: Und wenn Sie sich an den Verlauf der medikamentösen Behandlung erinnern, was hat Ihnen da geholfen?

Pat.: Also das Medikament, das ich zuerst bekommen habe, hat ja überhaupt nichts gebracht. Aber das Medikament jetzt, das hat mir richtig gut geholfen.

Th.: Okay, das jetzige Medikament hilft Ihnen also gut gegen die Depression. Dann sollten Sie es auch in den Werkzeugkoffer schreiben.

Der Werkzeugkoffer sollte also nicht nur auf psychotherapeutische Strategien beschränkt sein. Der Therapeut sollte den Patienten auffordern, auch Medikamente zu benennen, die zu seiner Besserung beigetragen haben. Unter Bezugnahme auf das psychoedukative Modul zur Psychopharmakotherapie (s. Therapieeinheit 5.1.5) sollte dann die Rolle der Medikamente bei der Erhaltungstherapie und der Rückfallprophylaxe thematisiert werden. Folgende Aspekte müssen mit dem Patienten besprochen werden:

Bezüglich der pharmakologischen Rückfallprophylaxe sollte der Patient

— seine Medikamente und Dosierungen kennen,

— wissen, dass man Psychopharmaka nicht abrupt absetzen sollte,

— wissen, wie lange er sie in welcher Dosis weiter einnehmen soll,

— wissen, dass eine Dosisreduktion oder ein Absetzversuch das Rückfallrisiko erhöhen und deswegen nur in Absprache mit dem behandelnden Arzt durchgeführt werden sollten.

Der Patient sollte weiterhin bereits vor der Entlassung einen Termin bei seinem ambulanten Psychiater vereinbaren bzw. einen niedergelassenen Facharzt für Psychiatrie aufsuchen, falls er vor der stationären Therapie medikamentös unbehandelt war. Gegebenenfalls ist eine Fortsetzung der stationär begonnenen Psychotherapie im ambulanten Rahmen zu empfehlen. Wenn der Patient noch keinen ambulanten Psychotherapeuten hat, sollte er bereits während des stationären Aufenthalts Kontakt zu einem niedergelassenen Therapeuten aufnehmen. Wenn der Patient erarbeitet hat, was er selbst tun kann, um sich seinen Therapieerfolg möglichst lange zu stabilisieren (s. Arbeitsblatt 7-5.10 „Mein Werkzeugkoffer"), welche Risikosituationen zu einer Zustandsverschlechterung führen können (s. Arbeitsblatt 7-5.1-2 „Das Waage-Modell" und Therapieeinheit 5.1.2) und anhand welcher Kennzeichen er dies bemerkt (s. Arbeitsblatt 7-5.1-1 „Kennzeichen der Depression" und Therapieeinheit 5.1.1), sollten in einem letzten Schritt diese Dinge auf einem extra Arbeitsblatt zusammengefasst werden (Arbeitsblatt 7-5.11 „Frühsymptome und Lösungen"). Weiterhin müssen auf diesem Blatt Ansprechpartner mit Namen und Telefonnummer aufgeführt werden.

Zusammenfassung: Rückfallprophylaxe
- Sammlung künftiger Risikosituationen und Frühsymptome der Depression.
- Wiederholung hilfreicher Psychotherapietechniken.
- Wiederholung hilfreicher Pharmakotherapien.
- Erneute Psychoedukation bezüglich Erhaltungstherapie und Rückfallprophylaxe mittels Pharmakotherapie.
- Planung der ambulanten Weiterbehandlung.
- Ansprechpartner im Notfall.

7.6 Literatur

Beck JS (1995) Praxis der kognitiven Therapie. Beltz, Weinheim
Hautzinger M, Stark W, Treiber R (2003) Kognitive Verhaltenstherapie bei Depressionen. Beltz, Weinheim
Konrad C (2016) Therapie der Depression: Praxisbuch der Behandlungsmethoden. Springer, Berlin
Potreck-Rose F, Jacob G (2008) Selbstzuwendung, Selbstakzeptanz, Selbstvertrauen. Psychotherapeutische Interventionen zum Aufbau von Selbstwertgefühl. Klett-Cotta, Stuttgart
Schramm E (2010) Interpersonelle Psychotherapie. 2. Aufl. Schattauer, Stuttgart
DGPPN, BÄK, KBV, AWMF (2010) Nationale Versorgungsleitlinie unipolare Depression. Springer, Berlin

7.6.1 Folgende Arbeitsblätter finden Sie auf http://extras.springer.com

Manie, Bipolare Störung

Mirjam Bühring, Carsten Konrad

© Springer-Verlag GmbH Deutschland, ein Teil von Springer Nature 2019
T. Kircher (Hrsg.), *Kompendium der Psychotherapie*
https://doi.org/10.1007/978-3-662-57287-0_8

Die in diesem Kapitel vorgeschlagenen Therapiemodule sind für die Behandlung von Patienten mit einer hypomanen Episode oder einer leichten bis mittelschweren depressiven Episode im Rahmen einer bipolar affektiven Störung vorgesehen. Der Schwerpunkt des Kapitels liegt auf der Behandlung von Patienten mit einer Hypomanie und der Rückfallprophylaxe bei euthymen Patienten. Bei Patienten mit einer manifesten manischen Episode sind psychotherapeutische Interventionen nicht oder nur in einem sehr begrenzten Rahmen möglich, bei ihnen steht die Psychopharmakotherapie und Reizabschirmung sowie Strukturierung auf Station ganz im Vordergrund der Therapie. Zur psychotherapeutischen Behandlung depressiver Episoden verweisen wir zudem auf das Depressionskapitel. Bei der bipolaren Störung ist die Psychotherapie immer eine Ergänzung und keine Alternative zur Psychopharmakotherapie. Keine bzw. eine nicht angemessene Pharmakotherapie ist nicht vertretbar. Ziele der Psychotherapie sind der Aufbau von Therapiemotivation, Wissensvermittlung über die Erkrankung, Erkennen der (Früh-)Symptome und dysfunktionaler Gedanken, Problemlösestrategien, letztlich insbesondere die Vermittlung von Strategien zur Verhinderung von Rückfällen und Rezidiven und damit die Erhaltung des psychosozialen Funktionsniveaus.

❗ **Cave**
Bei der bipolaren Störung ist die Psychotherapie immer eine wichtige Ergänzung, aber keine Alternative zur Psychopharmakotherapie.

8.1   Besonderheiten in der Interaktion/Beziehung

Die bipolare affektive Störung ist durch einen episodischen Verlauf mit depressiven, manischen, hypomanen oder gemischten Episoden gekennzeichnet. Sowohl depressive als auch manische Episoden beeinflussen in unterschiedlicher Art und Weise formales Denken, Affekt und Psychomotorik und in diesem Zusammenhang auch die Interaktion mit anderen Menschen. Auf die Besonderheiten der therapeutischen Beziehung im Rahmen einer Depression ist bereits ausführlich im Kapitel 7 *Depression* eingegangen worden, daher soll an dieser Stelle die Interaktion bzw. therapeutische Beziehung mit manischen Patienten im Mittelpunkt stehen.

Bei Patienten in einer manischen Episode besteht meist zu Beginn der Behandlung keine bzw. eine nur sehr geringe Krankheitseinsicht. Die Patienten fühlen sich vital, voller Energie, Tatendrang und Kreativität. Sie verfolgen ständig wechselnde Ziele und Pläne, welche häufig unrealistisch sind. Oft haben Patienten Größenideen bei übersteigertem Optimismus und Selbstbewusstsein sowie mangelnder Selbstkritik. Sie haben das Gefühl, etwas Besonderes zu sein, zu leisten oder zu haben. Diese Größenideen können sich in der schweren Manie bis zum Größenwahn steigern. Im Rahmen einer manischen Episode kommt es oft zu unvorsichtigem und selbstgefährdendem Verhalten. In diesem Stadium der Erkrankung kommen die Patienten meist nicht aus eigenem Antrieb zur stationären Behandlung, sondern werden durch Familienangehörige oder Freunde aufgrund des auffälligen Verhaltens zur Klinik gebracht. Ein sehr häufiges Problem in der Interaktion mit bipolaren Patienten ist dabei das Erkennen des Zeitpunktes, zu dem der Therapeut nicht mehr nach dem momentanen Willen des Patienten handeln darf, sondern zum Schutz des Patienten gegen dessen momentanen Willen tätig werden muss.

❗ **Cave**
Verweigert der bipolar Erkrankte eine Behandlung, so muss der Therapeut beurteilen, 1.) ob eine akute Eigen- oder Fremdgefährdung vorliegt, die nicht anders abgewendet werden kann als durch eine stationäre Unterbringung oder 2.) zwar keine akute Eigen- oder Fremdgefährdung vorliegt, aber der Erkrankte seine Angelegenheiten nicht oder nur teilweise besorgen kann. Je nach Situation ist dann die Einleitung einer Behandlung im Rahmen der bundeslandspezifi-

schen Unterbringungsgesetze oder des Betreuungsgesetzes zu erwägen.

Zur objektiveren Einschätzung der Symptomatik und einer evtl. bestehenden Eigengefährdung ist eine Fremdanamnese unerlässlich. Daher sollte nach Einverständnis des Patienten immer mit Partnern, Verwandten, dem ambulanten Therapeuten, ggf. auch anderen engen Bezugspersonen gesprochen werden.

Oft bestehen bei manischen Patienten ausgeprägte formale Denkstörungen in Form von Logorrhoe, assoziativer Lockerung bis Inkohärenz, Gedankenrasen und erhöhte Ablenkbarkeit. Aufgrund der Antriebssteigerung können sich die Patienten nur schwer auf ein längeres Gespräch einlassen und sind nur schwer zu begrenzen. In dieser Situation kann es für den Therapeuten sehr schwierig sein, einen „roten Faden" in der Exploration zu halten und alle nötigen Informationen zu erhalten. Patienten lassen sich in ihrem Redefluss oft nur schwer unterbrechen und können gereizt auf Fragen reagieren. Es lohnt sich jedoch, sich ausreichend Zeit für den Patienten zu nehmen und ihn so zu motivieren, sich doch stationär behandeln zu lassen. Dabei spielt oft ein zweiter Kommunikationskanal jenseits verbaler oder rationaler Inhalte eine entscheidende Rolle. Bipolare Patienten nehmen oftmals trotz starker formaler Denkstörungen oder Gereiztheit die empathische, gelassene und freundliche Grundhaltung des Therapeuten wahr und können aufgrund dieser Haltung zwischenmenschliches Vertrauen entwickeln und eine therapeutische Beziehung eingehen. Dabei ist interessant, dass manische Patienten häufig eine „doppelte Buchführung" haben. Während sie verbal jedes Krankheitsgefühl negieren und jedes Behandlungsangebot ablehnen, scheinen sie häufig im tiefen Inneren zu wissen, dass etwas mit ihnen nicht in Ordnung ist. Manchmal gelingt es, einen Aspekt davon zu verbalisieren, z. B. Schlafstörungen oder Konzentrationsstörungen, und für dieses Teilziel ein therapeutisches Bündnis zu knüpfen. Aber auch dann, wenn eine Verbalisierung des Problems nicht gelingt, kann ein therapeutisches Bündnis oft-

mals trotzdem auf einem anderen, nonverbalen Kommunikationskanal geknüpft werden.

 Cave
Gelassenheit, Freundlichkeit und wohlmeinende Empathie erreichen den Patienten und führen oftmals dazu, dass der Patient sich trotz fehlender Krankheitseinsicht oder verbaler Ablehnung in ein therapeutisches Setting begibt oder Medikamente einnimmt.

Oftmals stellt dieser Kommunikationsweg die einzige Form des Beziehungsaufbaus mit ablehnenden bipolaren Patienten dar und muss deswegen unbedingt für therapeutische Zwecke genutzt werden. Daher sollte der Therapeut sich niemals provozieren lassen, trotz aller Provokationen niemals im Ton laut oder ruppig werden und bei Konfrontationen immer den gelassenen, besänftigenden, beruhigenden Teil übernehmen.

Zunächst steht bei der Behandlung einer manischen Episode die medikamentöse Therapie im Vordergrund. Aufgrund mangelnder Krankheits- und demzufolge mangelnder Behandlungseinsicht und -adhärenz beherrschen oft zu Beginn der Behandlung Diskussionen über die medikamentöse Therapie die Gesprächsinhalte. Hier empfiehlt es sich, sich Zeit für den Patienten zu nehmen und in der Diskussion ruhig und sachlich zu bleiben. Im Stationsalltag sind manische Patienten oft nur schwer zu begrenzen, was zu erheblichen Störungen führen kann. Im Kontakt zu anderen Menschen sind sie häufig distanzlos, besserwisserisch, belehrend und bei Kritik leicht reizbar. Dies kann zum einen zur Einschüchterung bzw. Verängstigung anderer Patienten führen, jedoch auch Auseinandersetzungen mit anderen Patienten provozieren. In diesem Zusammenhang ist es wichtig, die anderen Patienten zu schützen und den manischen Patienten zu begrenzen. Man sollte dem Patienten eine Reizabschirmung (z. B. Einzelzimmer) ermöglichen, um so Stimuli, die den Antrieb und die Ideenflüchtigkeit weiter steigern können, zu minimieren. Manchmal haben manische Patienten einen distanzlosen, aber dennoch sehr mitreißenden Humor. Als Therapeut sollte man dieses Verhalten nicht verstärken oder durch eigene Witze und Bemerkungen anheizen, da dieses Verhalten sich aufschaukeln kann. Die therapeutische Grundhaltung gegenüber manischen Patienten sollte dabei möglichst ruhig, begrenzend und freundlich-neutral sein.

Fallbeispiel Frau A.
Die stationäre Aufnahme von Frau A. (54 Jahre, Hausfrau, bekannte bipolare Störung, bisher zwei depressive und eine manische Episode) erfolgte nach Einweisung durch den behandelnden ambulanten Psychiater aufgrund eines manischen Syndroms. Die Patientin war in der Aufnahmesituation im Kontaktverhalten meist freundlich zugewandt, jedoch deutlich distanzgemindert. So nahm sie alle möglichen Leute ungefragt in den Arm, war jedoch gleichzeitig gegenüber dem Stationsteam und Mitpatienten sehr belehrend und besserwisserisch. Die Stimmung der Patientin war euphorisch, z.T. maniform gereizt. Die Patientin war deutlich antriebsgesteigert und logorroisch. Sie lief auf der Station trotz winterlicher Temperaturen nahezu unbekleidet auf und ab und klagte über Hitzegefühle und psychomotorische Unruhe. Sie war kaum einzugrenzen und konnte keine fünf Minuten alleine auf ihrem Zimmer verbringen. Im formalen Denken war die Patientin deutlich beschleunigt und ideenflüchtig. Frau A. berichtete, dass sie eine ganz neue, noch nie da gewesene Geschäftsidee habe. Sie wolle nun unbedingt ein neues Geschäft gründen. Des Weiteren berichtete die Patientin, dass sie in den letzten Tagen kaum noch geschlafen habe. Seit ein paar Tagen nehme sie ein neues Präparat zum Schlafen ein, jedoch bisher ohne Therapieerfolg. Ihre Vormedikation sei schon vor längerer Zeit abgesetzt worden.

Trotz fehlender Krankheitseinsicht konnte die Patientin für eine stationäre Behandlung motiviert werden. Die Behandlungsbereitschaft konnte über das Angebot, die Schlafstörungen zu behandeln, hergestellt werden. Neben der Reizabschirmung stand zunächst die medikamentöse Therapie im Vordergrund der Behandlung.

Zusammenfassung: Therapiebeziehung
- Ruhige, begrenzend und neutrale therapeutische Grundhaltung.
- Reizabschirmung, z. B. durch Einzelzimmer.
- Trotz aller formalen Denkstörungen, Antriebssteigerung oder Gereiztheit fühlen und bemerken bipolare Patienten, wenn der Therapeut sich empathisch und wohlmeinend um sie kümmert.
- Bei fehlender Krankheitseinsicht Behandlungsbereitschaft über belastende Begleitsymptome (z. B. Schlafstörung, Konzentrationsstörung) herstellen.
- Fremdanamnese einholen.
- Eigen- und Fremdgefährdung beurteilen, ggf. Unterbringung veranlassen.

8.2   Psychotherapeutisch relevantes Modell zur Entstehung und Aufrechterhaltung

Das **Vulnerabilitäts-Stress-Modell** erklärt die Entstehung von manischen und depressiven Episoden durch ein Zusammenwirken von individuellen biologischen Faktoren (Vulnerabilität) und äußeren Belastungsfaktoren (Stress) (◘ Abb. 8.1).

Einen zentralen Faktor in der Pathogenese der bipolaren Störung stellt eine genetisch bedingte Vulnerabilität dar. Pathogenetische Hypothesen umfassen Veränderungen in verschiedenen Neurotransmittersystemen und neuroendokrinen Systemen sowie erhöhte Instabilität bzw. Dysregulation neuraler Prozesse und des Biorhythmus, die zu einer erhöhten Vulnerabilität für bipolare Störungen führen. Die Erblichkeit bipolarer Störungen ist sehr hoch, so liegt das Erkrankungsrisiko von eineiigen Zwillingen von bipolar Erkrankten bei 40–70 %, bei Verwandten ersten Grades bei 5–10 % (Nöthen et al. 2004). Als Störungsquellen der biologischen Rhythmen kommen vor allem soziale (z. B. Berufstätigkeit, Partner-

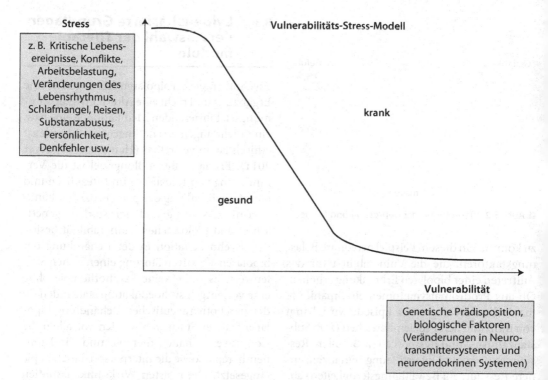

Stress

z. B. Kritische Lebens-
ereignisse, Konflikte,
Arbeitsbelastung,
Veränderungen des
Lebensrhythmus,
Schlafmangel, Reisen,
Substanzabusus,
Persönlichkeit,
Denkfehler usw.

Vulnerabilitäts-Stress-Modell

krank

gesund

Vulnerabilität

Genetische Prädisposition,
biologische Faktoren
(Veränderungen in Neuro-
transmittersystemen und
neuroendokrinen Systemen)

⬛ **Abb. 8.1**   Vulnerabilitäts-Stress-Modell (adaptiert nach Zubin u. Spring 1977; nach Gaebel u. Zielasek 2017)

schaftsinteraktionen, Freizeitverhalten) und umweltbedingte Faktoren (z. B. Zeitumstellung bei Reisen, Schlafhygiene) in Frage.

Fallbeispiel Frau G.
Frau G. (28 Jahre) arbeitet als Doktorandin in einem großen Chemielabor. Ein Onkel väterlicherseits leidet an depressiven Episoden, eine Tante mütterlicherseits hat in ihrer Jugend manische Phasen gehabt. Die Persönlichkeit von Frau G. ist durch hohen Ehrgeiz und hohe Leistungsansprüche an sich selbst gekennzeichnet. Sie hat ihr Studium mit der Note „sehr gut" abgeschlossen und will nun mit einer hervorragenden Promotionsleistung einen Grundstein für eine wissenschaftliche Karriere legen. Für die Promotion in einem renommierten Labor ist sie in eine andere Stadt gezogen. Die Konkurrenz und der Leistungsdruck im Labor sind groß. Sie schläft zunehmend weniger und isst nicht mehr in regelmäßigen Abständen. Im Verlauf wird ihre Stimmung gereizter, Frau G. hat den Eindruck, dass

man ihre gute Leistung nicht ausreichend würdigt. Sie stürzt sich deswegen noch mehr in die Arbeit, hat immer neue Versuchsideen, wirft ihre Versuchsplanung oft mehrmals täglich um. Nachts schreibt sie Manuskripte, da sie nicht schlafen kann. Sie hat zunehmend das Gefühl, etwas ganz Großes zu leisten und besser zu sein als die Kollegen. In diesem Zusammenhang kommt es häufig zu Auseinandersetzungen mit Kollegen und auch mit dem Chef, der ihr schließlich mit der Kündigung droht.

In diesem Fallbeispiel stellen der Umzug in die neue Stadt mit mangelnden sozialen Kontakten und die Laborarbeit soziale Stressoren dar. Wichtig ist, dass sowohl durch negative als auch durch positive Stressoren (z. B. Urlaub) die gewohnte Alltagsstruktur mit Schlaf-Wach-Rhythmus, Ernährung, Arbeit und sozialen Kontakten unterbrochen werden kann, was Störungen der circadianen neuronalen und endokrinen Rhythmen bedingen und schließlich zu ersten affektiven Symptomen führen kann. Hin-

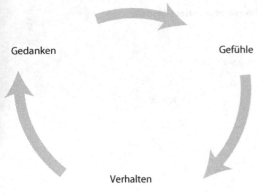

Abb. 8.2   Teufelskreis der Depression und Manie

zu kommen in diesem Beispiel hereditäre Belastungsfaktoren, die die Vulnerabilität für das
Auftreten einer bipolaren Erkrankung erhöhen.
Ob aus Prodromalsymptomen eine manifeste
manische oder depressive Episode wird, hängt
von individuellen Problembereichen (z. B. Substanzabusus) und Ressourcen (z. B. äußere Ressourcen: soziale Unterstützung, Finanzen; innere Ressourcen: Bewältigungsfertigkeiten) ab.

Sowohl depressive als auch manische Episoden beeinflussen *Denken, Fühlen* und *Verhalten.* Diese stehen in wechselseitiger Beziehung
zueinander und können sich gegenseitig zu
einem **Teufelskreis Depression** (s. Kapitel 7
Depression) oder **Teufelskreis Manie** (Abb.
8.2) verstärken, der die Symptomatik weiter
aufrechterhält.

In dem Fallbeispiel von Frau G. verstärken
sich das *Gefühl*, gute Arbeit zu leisten, mit dem
Gedanken, nicht gewürdigt zu werden, sowie
dem *Verhalten*, noch mehr zu arbeiten, zu einem Teufelskreis, der schließlich in einer manischen Episode mündet.

Zusammenfassung: Störungsmodell

- Das Vulnerabilitäts-Stress-Modell erklärt den
  multifaktoriellen Entstehungsprozess der bipolaren Störung. Es dient als Grundlage der
  Psychoedukation.
- Depressive und manische Episoden beeinflussen Denken, Fühlen und Verhalten. Im
  Teufelskreis der Depression und Manie sind
  diese wechselseitigen Beeinflussungen mo-
  dellhaft dargestellt.

8.3   Evidenzbasierte Grundlagen der Auswahl der Therapie-module

Psychotherapie bei bipolaren Störungen ist eine
Ergänzung und nicht eine Alternative zur stimmungsstabilisierenden Medikation. Keine bzw.
eine nicht angemessene Pharmakotherapie ist
ethisch kaum vertretbar (Hautzinger u. Meyer
2011). Primäres Behandlungsziel ist die Verhinderung von Rückfällen und Rezidiven und
damit die Erhaltung des psychosozialen Funktionsniveaus. Aufgrund der starken genetischen und biologischen Vulnerabilität besitzt
die Psychoedukation in der Behandlung der
bipolaren affektiven Störung einen hohen Stellenwert. Es sollte keine Psychotherapie ohne
eine vorherige Psychoedukation stattfinden. In
der psychotherapeutischen Behandlung bipolar affektiver Störungen werden vor allem die
Kognitive Verhaltenstherapie und die Familientherapie sowie die Interpersonelle Therapie
eingesetzt. Die meisten Wirksamkeitsstudien
(vor allem zur Rückfallprophylaxe) liegen zur
Kognitiven Verhaltenstherapie vor (zusammengefasst in (Hautzinger u. Meyer 2007; Sarkar,
Rathgeber et al. 2009). Im deutschsprachigen
Raum kommt vor allem das Therapiemanual
von Meyer u. Hautzinger (2004) zur Anwendung, das auch bei der Erstellung der Therapiemodule in den folgenden Abschnitten als
Grundlage diente. Die Therapiemodule integrieren alle relevanten Therapieteile der kognitiven Verhaltenstherapie von Patienten mit
einer bipolar affektiven Störung. Sie sind lösungsorientiert und folgen einer festgelegten
Struktur. Dadurch sind sie gut verständlich und
im stationären wie ambulanten Rahmen durchführbar.

8.4   Psychotherapierelevante Dokumentation

Wichtig ist, sowohl zu Beginn der Therapie als
auch im Verlauf kontinuierlich den aktuellen
Zustand des Patienten zu beachten. Zu diesem
Zweck sollte bei jeder Therapiesitzung ein

Stimmungscheck durchgeführt werden. Dabei ist wichtig zu beachten, dass eine Verbesserung der depressiven Symptomatik immer auch ein Umkippen in eine manische Stimmungslage und umgekehrt bedeuten kann.

Im Rahmen der Therapie hat es sich bewährt, den Stimmungscheck anhand eines Stimmungstagebuches durchzuführen. Wir verwenden zu diesem Zweck das „Zustandsbarometer" (s. Arbeitsblatt 8-4 „Zustandsbarometer"). Das Zustandsbarometer ist ein strukturiertes Protokoll, mit dem der Patient den Schweregrad und Veränderungen seiner Befindlichkeit erfassen kann. Der Patient schätzt für einen einwöchigen Zeitraum für jeden Wochentag morgens, mittags und abends seine Stimmung auf einer Skala von -5 = depressiv bis +5 = manisch ein. Zusätzlich zur Stimmung sollten auch weitere relevante Symptome bewertet werden, beispielsweise Unruhe oder Antrieb. Für jeden Tag kann der Patient außerdem positive und negative Ereignisse eintragen, um Zusammenhänge mit seiner Befindlichkeit noch präziser zu dokumentieren.

Im stationären Rahmen wird das Zustandsbarometer von Beginn der Behandlung an wöchentlich an alle bipolaren Patienten verteilt. In den Visiten und Einzelgesprächen wird auf die Eintragungen im Zustandsbarometer Bezug genommen. Anhand des Zustandsbarometers ist es möglich, schnell Problembereiche zu identifizieren und diese in die Therapieplanung zu integrieren. Zu Beginn einer Behandlung liefert das Zustandsbarometer relevante Hinweise auf auslösende oder aufrechterhaltende Belastungsfaktoren, positive Verstärker und die subjektiv empfundene Schwere der Symptomatik. Der Patient wird dabei in einer differenzierteren Wahrnehmung seiner Symptomatik unterstützt. Diese persönlichen Einschätzungen können dem Patienten im Verlauf der Therapie helfen zu lernen, zwischen normalen Stimmungsschwankungen und auffälligen längerfristigen Stimmungsveränderungen zu differenzieren. Das Zustandsbarometer dient als Grundlage für das Erlernen von Selbstbeobachtung und Selbstkontrollfertigkeiten. Des Weiteren kann mit dem Zustandsbarometer der Verlauf der Therapie dokumentiert werden. Es handelt es sich daher um einen integralen Bestandteil der Therapie und sollte zu Beginn jeder Therapiesitzung besprochen werden.

Fallbeispiel Frau M.

Frau M. (26 Jahre) ist Studentin der Sozialwissenschaften und lebt normalerweise eher sparsam, da sie nur wenig finanzielle Unterstützung erhält. Sie kauft im Supermarkt keine teuren Markenprodukte und achtet auf Sonderangebote. Erste Anzeichen einer manischen Episode äußerten sich bei Frau M. in einem veränderten Kaufverhalten: Frau M. achtete nicht mehr auf Sonderangebote, kaufte, worauf sie Appetit hatte, u. a. Antipasti von der Delikatesstheke, um sich etwas zu gönnen. Dabei lebte sie nicht über ihre Verhältnisse und gab nicht mehr Geld aus als viele ihrer Kommilitonen.

Das Beispiel macht deutlich, dass hypomane Phasen nicht immer offensichtlich zu erkennen sind. Was für den einen ein übliches Verhalten sein kann, kann für andere schon ein Anzeichen für einen maniformen Zustand sein. Sowohl für den Therapeuten als auch für den Patienten ist es daher sehr wichtig zu erlernen, wie sich die individuelle Symptomatik jeweils äußert, um so während der Behandlung manische und depressive Episoden rechtzeitig zu erkennen. Wichtig ist, dass sich Veränderungen meist zuerst im Aktivitätsniveau und/oder in einer Verringerung der Schlafmenge äußern, bevor sich die Stimmung verändert (Hautzinger u. Meyer 2011). Gerade in manischen Zuständen können die Betroffenen ihre aktuellen Symptome oft nicht adäquat selbst einschätzen und neigen dazu, ihre offensichtlichen Beschwerden zu bagatellisieren. Um eine Einschätzung des aktuellen Zustandes zu erhalten, sind insbesondere solche Fragen hilfreich, die weniger auf subjektive Einschätzungen und Vergleiche, sondern mehr auf Berichte oder konkrete Angaben abzielen (Meyer 2009).

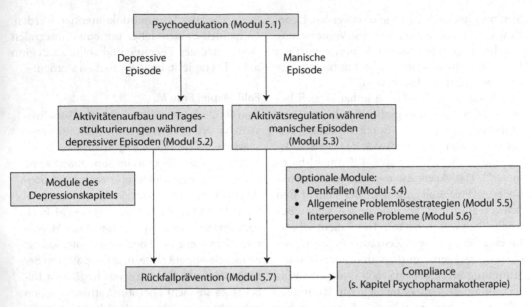

```
            ┌─────────────────────────────┐
            │  Psychoedukation (Modul 5.1) │
            └─────────────────────────────┘
        Depressive                    Manische
        Episode                       Episode
```

| Aktivitätenaufbau und Tages-strukturierungen während depressiver Episoden (Modul 5.2) | Akitivätsregulation während manischer Episoden (Modul 5.3) |

| Module des Depressionskapitels | Optionale Module:
• Denkfallen (Modul 5.4)
• Allgemeine Problemlösestrategien (Modul 5.5)
• Interpersonelle Probleme (Modul 5.6) |

| Rückfallprävention (Modul 5.7) | → | Compliance (s. Kapitel Psychopharmakotherapie) |

⬛ **Abb. 8.3**   Zeitlicher und inhaltlicher Ablauf der Behandlung

▪▪ Hilfreiche Fragen für den Stimmungs-check (Meyer 2009)

━ „Haben Sie in der letzten Woche weniger geschlafen als sonst?" oder „Wie viel haben Sie in der letzten Woche geschlafen?"

━ „Sind Sie schneller in Auseinandersetzungen oder Konflikte geraten als sonst?" oder „Sind Sie in Auseinandersetzungen oder Konflikte mit anderen geraten und falls ja, wie häufig war das der Fall?"

━ „Haben Sie mehr Geld als sonst ausgegeben?" oder „Wie viel Geld und für was haben Sie Geld ausgegeben? Wie viel Geld geben Sie normalerweise aus?"

Zusammenfassung: Stimmungscheck

━ Durch den Patienten sollte täglich das Zustandsbarometer ausgefüllt werden. Bei jeder Therapiesitzung sollte es zu Beginn zur Einschätzung der Stimmung und des Verlaufes besprochen werden.

━ Fragen stellen, die weniger auf subjektive Einschätzungen und Vergleiche, sondern mehr auf Berichte und konkrete Angaben abzielen.

8.5   Praktische Therapie-durchführung

Nachfolgend werden verschiedene psychoedukative und psychotherapeutische Module zur Behandlung der bipolar affektiven Störung erläutert. Abb. 8.3 zeigt einen Vorschlag zur chronologischen und inhaltlichen Anwendung der Module (⬛ Abb. 8.3).

Die Module 5.1, 5.2 oder 5.3 sowie 5.7 sollten in jedem Fall durchgeführt werden. Darüber hinaus können je nach Indikation weitere optionale Module durchgeführt werden. Bei Patienten während depressiver Episoden sollten weitere Module aus Kapitel 7 *Depression* ergänzend zur Anwendung kommen.

Mit dem Patienten sollte von Beginn an eine feste Sitzungsstruktur (s. Kap. 2 *Grundlagen*) besprochen werden. Diese sollte nach Möglichkeit bei jeder Therapiesitzung eingehalten werden, wodurch dem Patienten Stabilität und Verlässlichkeit vermittelt wird. Strukturierung und Regelmäßigkeit stellen wichtige Behandlungsschwerpunkte in der Therapie der bipolar affektiven Störung dar. Bei Krisen und Notfällen des Patienten sollte sie natürlich bedarfsgerecht angepasst und nicht rigide weitergeführt

◨ **Tab. 8.1** Übersicht über die Therapieeinheiten in Modul 5.1

Therapie-einheit 5.1.1	Kennzeichen der Bipolaren Störung
Therapie-einheit 5.1.2	Stimmungstagebuch
Therapie-einheit 5.1.3	Lifechart
Therapie-einheit 5.1.4	Individuelle Symptomatik
Therapie-einheit 5.1.5	Therapiemodell
Therapie-einheit 5.1.6	Medikamentöse Therapie der bipolaren Störung
Therapie-einheit 5.1.7	Psychotherapie der bipolaren Störung

zur aktiven Therapieteilnahme, Förderung der Kompetenz bzgl. der eigenen Erkrankung.

⊖ **Cave**
Psychoedukation ist der Grundstein der Behandlung. Der Therapeut muss gewährleisten, dass der Patient verstanden hat, worum es geht. Bitten Sie den Patienten gegen Ende jeder Therapiesitzung, noch einmal mit eigenen Worten zu erklären, was er verstanden hat. Ermutigen Sie ihn, bei Unklarheiten Fragen zu stellen. Wiederholen Sie die Module, bei denen der Patient Verständnisprobleme geäußert hat, an einem anderen Tag noch einmal.

Der Patient sollte sich zu Beginn der Therapie einen Ordner oder eine Mappe besorgen, in der er die Therapiematerialien sammeln kann.

werden. Die einzelnen Therapieeinheiten sollten bei manischen Patienten nicht zu lange dauern, da die Patienten Probleme haben, sich selber zu begrenzen und damit kognitive Überlastungen nicht selber merken. Wir empfehlen Therapieeinheiten von ca. 25 Minuten. Bei remittierten Patienten sind auch Therapieeinheiten von bis zu 50 Minuten möglich. Mit dem Patienten sollten ein bis zwei feste Termine pro Woche vereinbart und diese in den Wochenplan eingetragen werden. Der Inhalt der Sitzungen richtet sich zum einen nach der aktuellen Symptomatik (manische oder depressive Episode) und zum anderen nach den gemeinsam formulierten Therapiezielen.

8.5.1 Modul 5.1: Psychoedukation

Modul 5.1 beinhaltet sieben Therapieeinheiten, die im Folgenden dargestellt sind (◨ Tab. 8.1).

Indikation: Das Modul „Psychoedukation" muss zu Beginn der Pharmako- und Psychotherapie durchgeführt werden.

Ziel: Entlastung und Perspektiven durch Informationsvermittlung, Förderung der Bereitschaft

Therapieeinheit 5.1.1: Kennzeichen der Bipolaren Störung (25 Min)

In diesem Modul geht es darum, dem Patienten die Diagnose einer bipolaren Störung mitzuteilen und ihn darüber zu informieren, welche Symptome der Depression und der Manie zugeordnet werden können. Des Weiteren gilt es, gemeinsam mit dem Patienten abzugrenzen, welche Symptome noch adäquate Stimmungsschwankungen darstellen und welche schon einer Manie oder Depression zugeordnet werden können. Zu diesem Zweck ist der Einsatz der Symptomlisten zur Manie und Depression hilfreich (s. Arbeitsblatt 8-5.1-1 „Symptome einer Manie und Depression"). Die Symptomlisten entsprechen den ICD-10-Kriterien (Dilling, Mombour et al. 2009). Am besten liest man mit dem Patienten die Listen durch und prüft gemeinsam, ob er das jeweilige Symptom aus der aktuellen oder einer vergangenen Krankheitsepisode bereits kennt. Der Therapeut sollte zu jedem Symptom zusätzliche Informationen und Erklärungen (wie z. B. weitere ähnliche Krankheitszeichen) vermitteln. Gemeinsam mit dem Patienten sollten jeweils Beispiele aus der eigenen Krankengeschichte des Patienten gesucht und somit eine individuelle Symptomliste erstellt werden, wodurch dem Patienten die Symptomatik näher veranschaulicht wird.

Fallbeispiel Herr Z.

Th.: Ich möchte nun mit Ihnen gemeinsam eine Liste Ihrer bisherigen Krankheitssymptome erarbeiten. Zu diesem Zweck habe ich Ihnen diese Listen mitgebracht. Sie umfassen Symptome, die typischerweise einer Manie und einer Depression zugeordnet werden können. Gemeinsam möchte ich mit Ihnen herausfinden, ob diese Symptome aktuell oder in einer früheren Krankheitsepisode bei Ihnen schon einmal vorlagen. Zu diesem Zweck bitte ich Sie, die erste Liste (Manie) laut vorzulesen und hinter den Ihnen bekannten Symptomen ein Häkchen zu machen.

Pat.: Okay. Punkt 1, war ich schon einmal eine Woche sehr euphorisch? Ja, so habe ich mich in den Wochen vor der Aufnahme gefühlt. Meine Stimmung war auch häufig nicht der Situation angemessen. Eigentlich ging es mir immer gut, egal was passiert ist.

Th.: Dann machen Sie bitte ein Häkchen hinter diese Punkte.

Pat.: War ich leicht reizbar? Das finde ich eigentlich nicht. Obwohl meine Frau behauptet, dass ich unausstehlich war. Hm, hier weiß ich nun nicht so recht, ob ich zustimmen soll.

Th.: Dann setzten Sie bitte eine Klammer um das Häkchen. Da bei Ihnen eine euphorische und meist situationsunangemessen gute Stimmung vorlag, bitte ich Sie nun, die anderen Symptome ebenfalls für sich zu überprüfen. Diese beziehen sich nun auf den Zeitraum, in dem Sie sich euphorisch gefühlt haben.

Pat.: Gut, bestanden eine Antriebsteigerung mit Überaktivität und Rededrang? Ja, das trifft zu. Ich war wirklich sehr aktiv und habe viel unternommen. Meine Frau meint, ich hätte unglaublich viel geredet. Ich habe auch weniger geschlafen als sonst.

Th.: Wie viele Stunden schlafen Sie normalerweise und wie viele Stunden haben Sie während dieser Zeit geschlafen?

Pat.: Ich bin normalerweise ein Langschläfer und brauche mindestens 7 Stunden. Während der letzten Wochen habe ich aber nur noch ca. 3 Stunden pro Nacht geschlafen. Das nächste Symptom kenne ich auch. Ich war sehr ablenkbar und konnte mich meist nur eine kurze Zeit auf eine Sache konzentrieren. Meistens habe ich viele Dinge gleichzeitig begonnen. Ich habe mich toll gefühlt und war viel optimistischer als sonst. Allerdings waren meine Pläne machbar. Ich habe auch mehr Geld ausgegeben, weil ich dauernd Leute eingeladen habe. Ich war einfach gerne unter Leuten. Soziale Hemmungen habe ich aber nicht verloren. Ich hatte eine leicht gesteigerte Libido. Wahrnehmungsstörungen hatte ich noch nie.

Th.: Sie haben erwähnt, dass Sie lieber unter Leuten waren als sonst. Vermehrte Geselligkeit ist auch ein häufiges Symptom während einer Manie. Schreiben Sie dieses Symptom bitte in ein freies Kästchen.

Damit Ärzte und Psychologen im klinischen Sinn von einer Manie sprechen, muss die Stimmung für mindestens eine Woche gesteigert oder gereizt sein. Hinzukommen müssen mindestens drei weitere Symptome. (*Wissen vermitteln*) Wenn wir uns die Liste anschauen, bedeutet das, dass bei Ihnen der Verdacht auf eine Manie besteht. Haben Sie schon mal etwas davon gehört oder gelesen?

Pat.: Oh je, also doch! Meine Frau hat auch schon mal davon gesprochen. Ich dachte immer, dass Menschen mit einer Manie völlig verrückte Dinge tun?

Th.: So kann man das nicht sagen. Ich möchte Ihnen nun im Folgenden erläutern, worum es sich bei der Erkrankung, die wir bipolare Störung nennen, handelt.

Nach Besprechung der Symptomlisten für manische und depressive Episoden sollte mit dem Patienten die Diagnose „bipolare Störung" besprochen werden. Wichtig ist es, dem Patienten zu vermitteln, dass es sich dabei um eine behandelbare Erkrankung handelt und dass man gemeinsam mit dem Patienten die Erkrankung in den nächsten Therapiesitzungen näher bespricht und individuelle Behandlungsstrategien entwickelt.

Fallbeispiel für die Erklärung der Diagnose „bipolar affektive Störung":

Th.: Die bipolar affektive Störung wird auch manisch-depressive Störung genannt. Hierbei handelt es sich um eine Erkrankung, bei der die Gefühlslage zwischen euphorischer Hochstimmung und traurig-gedrückter Stimmung schwanken kann. Diese Episoden nennen wir manisch und depressiv. Neben der Stimmung kann es in solchen manischen und depressiven Episoden auch zu Veränderungen im Aktivitätsniveau, zu Veränderungen des Schlafes und zu Veränderungen des Denkens, z. B. über sich und andere, kommen. Die bipolare Störung wird durch unterschiedliche Faktoren ausgelöst. Zum einen hat man herausgefunden, dass eine genetische Veranlagung für die Erkrankung besteht. Dadurch reagiert man empfindlicher auf Stress, wie zum Beispiel im Beruf und im sozialen Umfeld oder auf persönliche Probleme. Diese Faktoren wirken zusammen und können dazu führen, dass manische und depressive Episoden entstehen. Wichtig für Sie ist zu wissen, dass es sich bei der bipolaren Störung um eine behandelbare Krankheit handelt. Zum einen gibt es Medikamente, die Sie vor Stimmungsschwankungen schützen sollen. Zum anderen können Sie in der Psychotherapie gezielt lernen, durch richtiges Verhalten Krankheitsepisoden vorzubeugen und, sollten sie auftreten, diese frühzeitig zu erkennen und sich so rechtzeitig Hilfe zu holen. In den kommenden Gesprächen möchte ich mit Ihnen gemeinsam solche Strategien erarbeiten. Wichtig für mich ist nun zu wissen, ob sie schon mal etwas von der Erkrankung gehört haben, und ob Sie noch Fragen dazu haben. Ich möchte Sie bitten, sich in unseren Gesprächen nicht davor zu scheuen, jederzeit Fragen zu stellen, wenn Sie etwas nicht verstanden haben oder Sie sich für etwas mehr interessieren. Viele Patienten haben zu Beginn der Therapie große Sorgen und Ängste wegen der Diagnose. Auch hierüber würde ich gerne mit Ihnen sprechen und mit Ihnen nach Lösungen suchen.

Zusammenfassung:
Kennzeichen der bipolaren Störung
- Erstellung einer individuellen Symptomliste manischer und depressiver Episoden unter Zuhilfenahme der Symptomlisten.
- Patientennahe Erklärung der Erkrankung.

Therapieeinheit 5.1.2: Stimmungstagebuch (25 Min)

Ziel dieser Therapieeinheit ist es, dem Patienten das Zustandsbarometer (s. Arbeitsblatt 8-4 „Zustandsbarometer") zu erklären. Wichtig für die Adhärenz ist es, dass der Patient den Sinn und Zweck des Zustandsbarometers verstanden haben muss. Zu diesem Zweck sollte man sich ausreichend Zeit nehmen, da das Zustandsbarometer einen integralen Bestandteil der Therapie darstellt und zu Beginn jeder folgenden Sitzung kurz besprochen werden sollte, um so einen schnellen Überblick über den aktuellen Zustand und den Verlauf in der letzten Woche zu bekommen.

Fallbeispiel Herr Z. (Fortsetzung)

Th.: In den letzten Therapiesitzungen haben wir viel über die Symptome depressiver und manischer Episoden im Rahmen der bipolaren Störung gesprochen. Und Sie haben sicherlich schon gemerkt, dass wir Sie zu Beginn von Visiten und Gesprächen immer nach Ihrer Stimmung, Ihrer Aktivität und Ihrem Schlaf fragen.

Pat.: Stimmt, Sie fragen immer „Wie geht es Ihnen heute?" und „Wie haben Sie heute Nacht geschlafen?". Oft weiß ich gar nicht so genau, wie ich darauf antworten soll, außer „gut" oder „schlecht".

Th.: Für viele Patienten ist es schwierig, ihre Stimmung näher zu beschreiben. Dennoch ist es für mich wichtig zu wissen, wie es Ihnen gerade genau geht. Daher möchte ich mit Ihnen heute eine Methode besprechen, die es Ihnen ermöglicht, Ihr tägliches Befinden näher zu beschreiben. Wir nennen das Zustandsbarometer. Ich habe Ihnen davon eins mitgebracht.

Pat.: Das sieht aber kompliziert aus. Dafür hab ich aber keine Zeit!

Th.: Es sieht im ersten Moment kompliziert und zeitraubend aus. Auf dem Arbeitsblatt ist

	Montag			Dienstag		
	morgens	mittags	abends	morgens	mittags	abends
+5 Manie						
+4						
+3						
+2	X		X +			
+1						
0						
−1				X	X	X
−2			X 0			
−3						
−4						
−5 Depression						
Ereignis	Morgens und mittags: Stationsprogramm Abends: Besuch hat abgesagt			Langweiliger Tag, nichts geschehen		
Schlaf Von … bis …	23–6 Uhr			1–6:30 Uhr; konnte nicht einschlafen, habe mich über Absage geärgert; Morgen: müde		

◘ **Abb. 8.4**   Beispiel für einen Auszug aus dem Zustandsbarometer

aber jeweils eine ganze Woche abgebildet und man braucht für das Ausfüllen täglich max. 2 Minuten. Durch das Ausfüllen sparen wir eine Menge Zeit, denn ich muss Sie nicht jedes Mal ausführlich nach Ihrem Stimmungsverlauf, Schlaf usw. fragen, sondern kann mit Ihnen strukturiert und kurz das Zustandsbarometer durchgehen und gezielt nachfragen. So können wir direkt auf die jeweiligen Probleme eingehen. Ich würde nun gerne mit Ihnen gemeinsam exemplarisch einen Tag ausfüllen. (*lösungsorientiertes Handeln fördern*).

Als Hausaufgabe möchte ich Sie bitten, für jeden Tag das Zustandsbarometer so auszufüllen, wie wir es eben besprochen haben.

Das Zustandsbarometer hat die therapiebegleitende Funktion, zwischen alltäglichen Stimmungsschwankungen und Veränderungen in Richtung Manie und Depression zu unterscheiden (◘ Abb. 8.4). Der Patient soll durch Selbstbeobachtung lernen, zwischen täglichen normalen Stimmungsschwankungen und Symptomen einer Manie und Depression zu differenzieren sowie Warnsymptome zu erkennen. Daher sollen nicht nur manische und depressive Symptome, sondern auch alltägliche Stimmungsschwankungen eingetragen werden. Durch das Notieren sowohl von positiven als auch von negativen Ereignissen soll der Patient potenzielle Zusammenhänge zwischen externen Faktoren und der Stimmung erkennen lernen.

Zusammenfassung: Stimmungstagebuch
- Integraler Bestandteil der Therapie, das vor jeder Therapiesitzung besprochen werden sollte.
- Systematisches Monitoring der täglichen Stimmung.
- Lernziele: Differenzierung zwischen täglichen normalen Stimmungsschwankungen und Symptomen einer Manie und Depression, Erkennen von Frühwarnsymptomen, Zusammenhänge zwischen externen Faktoren und der Stimmung.

Therapieeinheit 5.1.3:
Lifechart (1–2 x 25 Min)

In dieser Therapieeinheit soll gemeinsam mit dem Patienten sein Lebens- und Krankheitsverlauf erarbeitet werden. Zu diesem Zweck dient eine Lifechart-Vorlage (s. Arbeitsblatt 8-5.1-2 „Lifechart"). Der Lifechart soll einen Überblick über den bisherigen Krankheitsverlauf (Häufigkeiten der affektiven Episoden, ihre Polarität, Dauer und zeitliche Abfolge) im Zusammenhang mit den Lebensereignissen des Patienten geben.

Zur Erstellung des Lifecharts sollen möglichst viele Hilfsmittel wie z. B. Kalender und Tagebücher herangezogen werden. Zur Ergänzung der Krankengeschichte sind alte Krankenakten sehr hilfreich. Auf dem Arbeitsblatt sollen neben dem Krankheitsverlauf auch die Medikation (Medikamente, Zeitpunkte und Gründe für An- und Absetzen) sowie wichtige Lebensereignisse (z. B. Geburten, Todesfälle, Heirat, Scheidung, Prüfungen, Jobwechsel) und Lebensumstände (z. B. stressige Phase beim Job, finanzielle Probleme) eingetragen werden. Aus diesen Daten können dann gemeinsam mit dem Patienten wichtige Einflussfaktoren auf den bisherigen Krankheitsverlauf ermittelt werden. Wichtig ist es, mit dem Patienten auch die Phasen zwischen den Episoden zu thematisieren und „normale" Stimmungserregungen ohne Krankheitscharakter von affektiven Episoden abzugrenzen. In diesem Zusammenhang ist es auch wichtig, Prodromalsymptome, die vor den manifesten Episoden auftreten, gemeinsam zu erarbeiten. Als Kriterium für eine Episode gelten dabei nicht nur stationäre Aufenthalte, sondern auch ambulante Behandlungen. Es sollten auch unterschwellige Episoden erfasst werden.

Der Therapeut erhält durch den Lifechart wichtige Informationen, welche Maßnahmen und Therapiemodule im Einzelfall zum Einsatz kommen sollten, um spezifische Ressourcen des Patienten zu stärken und Defizite abzubauen. Es dient als individueller roter Faden durch die Therapie, auf den immer wieder Bezug genommen werden kann. So sollte z. B. bei der Besprechung des Vulnerabilitäts-Stress-Modells (s. Therapieeinheit 5.1.5) zur besseren Verständ-

lichkeit persönliche Beispiele aus der Lebens- und Krankengeschichte des Patienten mit einbezogen werden. Die Erstellung des Lifecharts ermöglicht es dem Patienten, besser zu erkennen, ob die Diagnose der bipolaren Störung auf ihn persönlich zutrifft. Das Erkennen und Akzeptieren der Diagnose fördert die Therapiemotivation. Des Weiteren ergeben sich aus dem Lifechart Verknüpfungspunkte zur Therapie und mögliche Therapieziele. Der Lifechart sollte als Hausaufgabe durch den Patienten bereits vorbereitet und in der Therapiesitzung gemeinsam durchgesprochen und ergänzt werden.

Fallbeispiel für Instruktion des Lifecharts

Th.: Wir haben bereits über die Symptome und möglichen Ursachen der bipolaren affektiven Störung gesprochen. Bei jedem Patienten liegen unterschiedliche Faktoren vor, die den Krankheitsverlauf beeinflussen können. Um herauszufinden, welche Einflussfaktoren bei Ihnen vorliegen, möchte ich Sie bitten, bis zu unserem nächsten Gesprächstermin Ihren bisherigen Lebens- und Krankheitsverlauf zu skizzieren. Zu diesem Zweck habe ich Ihnen dieses Arbeitsblatt mitgebracht. Pro Seite werden jeweils zwei Jahre abgebildet. Am Rand sehen Sie eine Zahlenspanne von -5 bis +5. +5 bedeutet Manie und -5 steht für eine schwere depressive Episode. Für jeden Monat können Sie den Grad ihrer Stimmung bestimmen und zu einem Graphen verbinden. Wenn die Stimmung euthym, also „normal" war, markieren Sie die 0-Linie. +2 bis -2 entsprechen normalen Stimmungsschwankungen. Ab -3 besteht eine leichte Depression und ab +3 eine Hypomanie. Das Feld unter dem Lifechart ist für die Medikation vorgesehen. Hier sollen die Medikamente zum jeweiligen Zeitraum eingetragen werden. Falls Medikamente abgesetzt oder umgestellt worden sind, schreiben Sie bitte die Gründe (z. B. Nebenwirkungen) dazu. Im untersten Feld tragen Sie bitte zu den entsprechenden Zeitpunkten Lebensereignisse und Lebensumstände ein. Wichtig ist, nicht nur negative Ereignisse wie Jobverlust oder Todesfall, sondern auch positive Ereignisse wie z. B. Heirat und Geburt einzutragen. Falls es sich um stabile Phasen

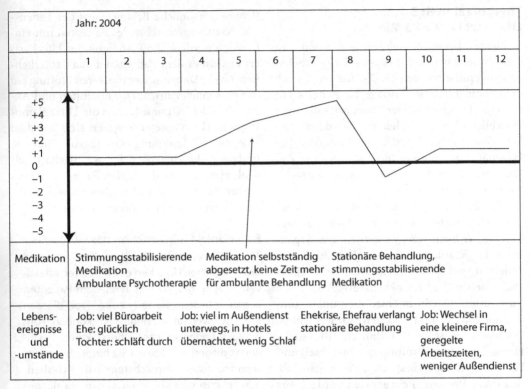

	Jahr: 2004											
	1	2	3	4	5	6	7	8	9	10	11	12

| Medikation | Stimmungsstabilisierende Medikation Ambulante Psychotherapie | Medikation selbstständig abgesetzt, keine Zeit mehr für ambulante Behandlung | Stationäre Behandlung, stimmungsstabilisierende Medikation | |
| Lebens-ereignisse und -umstände | Job: viel Büroarbeit Ehe: glücklich Tochter: schläft durch | Job: viel im Außendienst unterwegs, in Hotels übernachtet, wenig Schlaf | Ehekrise, Ehefrau verlangt stationäre Behandlung | Job: Wechsel in eine kleinere Firma, geregelte Arbeitszeiten, weniger Außendienst |

◘ **Abb. 8.5**   Fallbeispiel Herr G., Ausschnitt aus dem Lifechart des Patienten

ohne manische oder depressive Episoden handelt, tragen Sie bitte auch hierzu die entsprechenden Umstände ein und auch, was Ihnen zu dieser Zeit wichtig war und Sie z. B. regelmäßig gemacht haben. Sie können bei der Erstellung des Lifecharts frei entscheiden, ob Sie lieber von der Gegenwart zur ersten Krankheitsepisode oder umgekehrt vorgehen möchten.

Ist der Patient mit der Hausaufgabe überfordert, sollte mit dem Patienten der Lifechart gemeinsam in der Therapiesitzung erstellt werden (◘ Abb. 8.5). Es lohnt sich in jedem Fall, sich ausreichend Zeit für die Erstellung und Besprechung des Lifecharts zu nehmen.

Zusammenfassung: Lifechart
— Überblick über den bisherigen Krankheitsverlauf (Häufigkeiten der affektiven Episoden, ihre Polarität, Dauer und zeitliche Abfolge) im Zusammenhang mit den Lebensereignissen des Patienten.

— Ermittlung von wichtigen Einflussfaktoren auf den bisherigen Krankheitsverlauf.
— Erkennen von individuellen Frühwarnsymptomen.

Therapieeinheit 5.1.4: Individuelle Symptomatik (3 x 25 Min)

Analog zum Modell der kognitiven Verhaltenstherapie bei der unipolaren Depression lassen sich die Symptome der bipolaren affektiven Störung in Veränderungen der Stimmung, des Denkens und des Verhaltens einteilen. Zwischen Hypomanie/Manie und Depression bestehen jedoch wichtige Unterschiede.

❶ Cave
Während bei der Depression ein deutlicher Leidensdruck bei den Patienten vorhanden ist, sind für Patienten mit Manie Veränderungen ihrer Stimmung nicht so offensichtlich.

Meist werden manische Symptome vom Umfeld deutlich stärker wahrgenommen als von der betroffenen Person selbst. Wichtig in diesem Zusammenhang ist es, dass sich Symptome einer Manie meist zuerst durch eine Veränderung des Aktivitätsniveaus und des Schlafes äußern. Arbeitsblatt 8-5.1-3 „Meine Symptome" dient dazu, individuelles Verhalten, Denken und Gefühle im Rahmen von hypomanen/manischen und depressiven Episoden sowie euthymen Phasen zu erfassen. Wichtig ist es vor allem, die Unterschiede zwischen euthymen Phasen und affektiven Episoden zu erarbeiten und herauszustellen. Vielen Patienten fällt es dabei leichter, mit den Symptomen einer Manie oder Depression zu beginnen. Bei der Erfassung von emotionalen, kognitiven und Verhaltensaspekten in euthymen Phasen sollten diese nicht nur als „nicht-manisch" oder „nicht-depressiv", sondern genau anhand von möglichst konkreten Beispielen beschrieben werden (statt: „Gefühle waren nicht manisch" besser: „Gefühle waren ausgeglichen, situationsgemäß und nicht ständig himmelhochjauchzend"; statt: „normaler Schlaf" besser: Anzahl der Schlafstunden).

Eine wichtige Unterscheidung zwischen alltäglichen Stimmungsschwankungen und Symptomen einer bipolaren Episode ist, dass alltägliche Stimmungsschwankungen immer vorübergehender Natur sind, an spezifische Ereignisse geknüpft sind und sich wieder normalisieren, wenn das Ereignis vorbei ist (Meyer u. Hautzinger 2011). Sind alle Kategorien auf dem Arbeitsblatt ausgefüllt, sollten mit dem Patienten die einzelnen Kategorien zwischen den unterschiedlichen Phasen verglichen und Unterschiede herausgearbeitet werden.

Fallbeispiel Frau J.

Th.: Frau J., wir haben nun das Arbeitsblatt „Meine Symptome" für manische und depressive Episoden sowie für euthyme Phasen ausgefüllt. Ich möchte nun gerne mit Ihnen die Unterschiede im Verhalten, Denken und Fühlen zwischen diesen Phasen herausarbeiten. Wir fangen mit dem Verhalten an. Was fällt Ihnen hier zwischen normalen und depressiven Zeiten auf?

Pat.: In depressiven Phasen komme ich morgens nur sehr schlecht aus dem Bett, mir fehlt die Lust und die Kraft, den Tag zu beginnen. Wenn es mir gut geht, komme ich morgens gut aus dem Bett. Ich bin eher ein Frühaufsteher und stehe eigentlich immer so gegen 7 Uhr auf.

Th.: Und wie verhält es sich im Vergleich dazu in manischen Phasen?

Pat.: In manischen Phasen brauche ich viel weniger Schlaf, so etwa 3 bis 4 Stunden. Obwohl ich abends später als sonst ins Bett gehe, habe ich überhaupt keine Probleme, früh aufzustehen. Ich kann meistens nicht mehr still liegen bleiben und stehe schon so gegen 6 Uhr auf und beginne sofort den Tag.

Th.: Beschreiben Sie bitte noch etwas genauer den Unterschied zu normalen Zeiten. Gibt es etwas, an dem Sie manische Symptome sofort erkennen würden?

Pat.: Hm. Auf jeden Fall der unterschiedliche Tatendrang. Und dann ist da noch das Frühstück. Normalerweise frühstücke ich morgens gemütlich und lese ausgiebig die Zeitung. In manischen Phasen habe ich dazu einfach keine Ruhe und Geduld. Ich muss sofort mit irgendeiner Aufgabe beginnen.

Th.: Diesen Unterschied haben Sie sehr gut herausgearbeitet (*positive Verstärkung*). Tragen Sie bitte das unterschiedliche Frühstücksverhalten in das Arbeitsblatt ein. Wobei könnte Ihnen das Bewusstmachen dieser Unterschiede in Zukunft helfen?

Pat.: Ich denke, wenn ich solche Unterschiede kenne und ich in Zukunft mehr darauf achte, könnte ich mögliche depressive und manische Phasen schneller erkennen, vielleicht sogar bevor es zu spät ist.

Th.: Genau richtig! Deshalb füllen wir dieses Arbeitsblatt aus. Ich möchte dass Sie durch Selbstbeobachtung mögliche Frühwarnsymptome schnell erkennen (*Wissen vermitteln und lösungsorientiertes Handeln fördern*).

Neben der Erarbeitung der Symptome während manischer und depressiver Episoden sollte im Rahmen dieser Therapieeinheit dem Patienten anhand des Teufelskreises Depression und

Manie (◘ Abb. 8.2) das gegenseitige Beeinflussen von Denken, Stimmung und Verhalten erklärt werden. Auch hier ist es hilfreich, den Teufelskreis anhand eines persönlichen Beispiels des Patienten nachzuvollziehen und zu verdeutlichen.

Fallbeispiel Frau K.:

Th.: Frau K., Sie haben berichtet, dass Sie vor Beginn der aktuellen manischen Episode sehr viel Stress hatten. Können Sie das bitte näher beschreiben.

Pat.: Sie wissen ja, ich habe einen kleinen Blumenladen. Aktuell läuft das Geschäft nicht besonders gut. Seit etwa einem halben Jahr mache ich jeden Monat Verluste. Mein Mann war der Meinung, ich müsse das Geschäft entweder aufgeben oder umstrukturieren, d. h. keine teuren exotischen Pflanzen mehr im Sortiment führen.

Th.: Wie ging es Ihnen mit diesem Ratschlag?

Pat.: Ich war verärgert. Jeden Tag arbeite ich 10 bis 12 Stunden in meinem kleinen Laden. Er ist mein Ein und Alles. Ich hatte das Gefühl, dass mir mein Mann die Führung des Ladens nicht mehr zutraut und mir deshalb in meine Geschäfte reinreden will. Er gönnt mir einfach nicht, dass ich mir meinen Traum erfüllt habe.

Th.: Ich kann mir vorstellen, dass diese Gefühle und Gedanken Ihr Verhalten beeinflusst haben (*Symptome vorwegnehmen*).

Pat.: Oh ja! Ich bin aus dem Schlafzimmer auf die Gästecouch ausgezogen. Dort konnte ich aber überhaupt nicht schlafen. Abends habe ich dann Alkohol getrunken, um besser schlafen zu können. Das hat aber nicht funktioniert. Also bin ich einfach wach geblieben. Und um meinem Mann aus dem Weg zu gehen, habe ich im Blumenladen ganz viele wunderschöne Blumengestecke gebastelt.

Th.: Wie hat Ihr Mann darauf reagiert?

Pat.: Er meinte, dass ich schon wieder manisch sei und zu meinem Psychiater gehen solle. Dauernd hat er mich gefragt, ob ich auch meine Medikamente genommen habe.

Th.: Wie haben Sie sich damit gefühlt?

Pat.: Ich habe mich bestätigt gefühlt, dass mein Mann mir den Laden nicht gönnt und

mich deshalb daran hindern will, meine Fähigkeiten und Kreativität durchzusetzen. Das hat mich noch wütender gemacht. Mir kam auch der Gedanke, dass er aus denselben Gründen möchte, dass ich das Lithium jeden Tag einnehme. Ich habe es daher etwas reduziert und wollte es schließlich ganz absetzen, da ich keinen Grund mehr dafür gesehen habe.

Th.: Anhand des Teufelskreises der Manie lässt sich aufzeigen, wie Gedanken in der Manie, dass man Ihnen Ihren Erfolg nicht gönnt und Sie daher behindern will, unter anderem auf die Medikamenteneinnahme auswirkt (*Wissen vermitteln*).

Pat.: Ja, ich habe das Lithium erst reduziert und schließlich abgesetzt. Danach kam ich erst richtig in Fahrt und bin dann schließlich in der Klinik gelandet. Heute weiß ich, dass ich viel Schaden in der Manie angerichtet habe und das Lithium besser weiter eingenommen hätte.

Th.: Das haben Sie sehr gut erarbeitet (*positive Verstärkung*). Wie Sie sehen, kann man durch das Bewusstmachen des Teufelskreises Symptome der Manie frühzeitig erkennen. Des Weiteren gibt er Ansatzpunkte für mögliche Therapieinhalte.

Anhand des Teufelskreises ist es möglich, Therapieinhalte zu erarbeiten. Auch sollte dem Patienten verdeutlicht werden, dass äußere Faktoren, vor allem Interaktionen mit anderen Menschen, in wechselseitiger Beziehung zu den Komponenten des Teufelskreises stehen.

Zusammenfassung: Verhalten, Denken und Gefühle

- Erfassung der individuellen Symptome in den Bereichen Verhalten, Denken und Gefühle im Rahmen von hypomanen/manischen, depressiven Episoden und euthymen Zeiten.
- Unterscheidung zwischen alltäglichen Stimmungsschwankungen und Symptomen einer Manie bzw. Depression.
- Erkennen von individuellen Frühwarnsymptomen.
- Wissensvermittlung zum Teufelskreis der Manie/Depression und wechselseitige Aus-

wirkungen zu auslösenden Faktoren und Medikamentenadhärenz.

Für diese Therapieeinheiten schlagen wir ca. drei Gespräche à 25 Minuten vor. Eine mögliche inhaltliche Einteilung wäre, in jeweils einer Sitzung die Symptome und den dazugehörigen Teufelskreis von manischen und depressiven Episoden zu besprechen. In der dritten Sitzung sollten Unterschiede zwischen depressiven und manischen Episoden zu euthymen Phasen und in diesem Zusammenhang Frühsymptome erarbeitet werden.

▪▪ Mögliche Probleme und Lösungen
Problem: Bei der Bearbeitung des Arbeitsblattes „Meine Symptome" können manche Patienten Schwierigkeiten bei der Beschreibung euthymer Phasen haben, da sie das Gefühl haben, dass es keine „normalen Zeiten" mehr gebe.

Lösung: Hier kann es helfen, nach Alltagsgewohnheiten (Vorlieben, Abneigungen, Persönlichkeit) oder indirekt („Wie werden Sie von anderen beschrieben?") zu fragen.

Therapieeinheit 5.1.5:
Therapiemodell (25 Min)
Im Rahmen dieser Therapieeinheit soll dem Patienten das Vulnerabilitäts-Stress-Modell (s. Arbeitsblatt 8-5.1-4 „Vulnerabilitäts-Stress-Modell") möglichst anschaulich und verständlich erklärt werden.
   Wichtig ist es, den Patienten zu erklären, dass die Entstehung von manischen und depressiven Episoden durch ein Zusammenwirken von individuellen biologischen Faktoren (Vulnerabilität) und äußeren Belastungsfaktoren (Stress) bedingt ist. Der Therapeut sollte den Patienten diese Vulnerabilität möglichst patientenfreundlich erklären (z. B. positive Familienanamnese, Neurotransmitter etc.).

Beispiel zur Erklärung der Vulnerabilität
Th.: Das Modell verdeutlicht, dass manische und depressive Episoden durch ein Zusammenwirken von individuellen genetischen bzw. biologischen Faktoren und äußeren Belas-

tungsfaktoren entstehen. Wir sprechen in Bezug auf die genetischen und biologischen Einflussfaktoren von „Vulnerabilität", was übersetzt „Verletzbarkeit" heißt. Nervenzellen im Gehirn kommunizieren über chemische Botenstoffe, sogenannte Neurotransmitter. Bei Patienten mit bipolarer Störung ist das Gleichgewicht und Zusammenspiel zwischen verschiedenen Neurotransmittern gestört. Dadurch reagieren Patienten mit bipolarer Störung empfindlicher auf äußere Belastungsfaktoren, es kommt zu einer Instabilität biologischer Rhythmen. Bei vielen Patienten mit bipolarer Störung sind in der Familie weitere Personen ebenfalls an einer bipolaren Störung erkrankt oder leiden an depressiven Störungen. Das heißt, die bipolare Störung ist auch erblich bedingt. Mit Hilfe von Medikamenten kann das beschriebene Ungleichgewicht der Neurotransmitter positiv beeinflusst werden.

Das Modell sollte anhand von allgemeinen Beispielen erklärt und durch persönliche Erfahrungen (Bezug zum Lifechart nehmen) des Patienten näher veranschaulicht werden. Je besser zudem subjektive Krankheitsmodelle mit dem Therapiemodell verknüpft werden können, desto leichter können sich Patienten auf die Therapie einlassen. Zu diesem Zweck sind auf dem Arbeitsblatt im Vulnerabilitäts-Stress-Modell Felder frei gelassen, in die der Patient eigene Erfahrungen eintragen kann (◘ Abb. 8.6).
   Anhand des Vulnerabilitäts-Stress-Modells ist es auch möglich, Bezüge zur Therapie herzustellen. Zu diesem Zweck wird eine zweite Kurve (gestrichelte Kurve) in das Modell integriert (◘ Abb. 8.6, Arbeitsblatt 8-5.1-4 „Vulnerabilitäts-Stress-Modell"). Diese Kurve repräsentiert den Zusammenhang zwischen Stress und Vulnerabilität nach erfolgter Therapie (Pfeil). Anhand dieser Kurve wird deutlich, dass bei gleicher Vulnerabilität die Erkrankung nach einer Therapie erst bei einem höheren Stressniveau ausbricht. Wichtig ist es, dem Patienten zu erklären, dass man die genetisch bedingte Vulnerabilität nicht heilen kann. Das Neurotransmitterungleichgewicht lässt sich jedoch

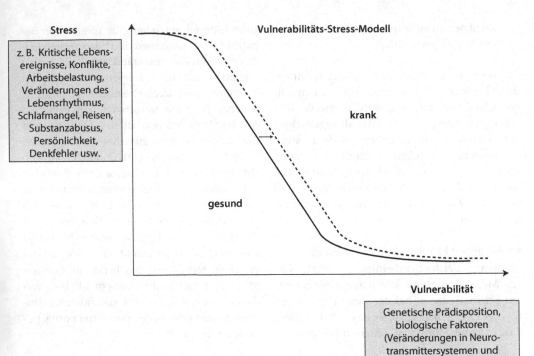

Stress

z. B. Kritische Lebens-
ereignisse, Konflikte,
Arbeitsbelastung,
Veränderungen des
Lebensrhythmus,
Schlafmangel, Reisen,
Substanzabusus,
Persönlichkeit,
Denkfehler usw.

Vulnerabilitäts-Stress-Modell

krank

gesund

Vulnerabilität

Genetische Prädisposition,
biologische Faktoren
(Veränderungen in Neuro-
transmittersystemen und
neuroendokrinen Systemen) →
erhöhte Instabilität neuraler
Prozesse und des Biorhythmus

◘ Abb. 8.6   Vulnerabilitäts-Stress-Modell (adaptiert nach Zubin u. Spring 1977; nach Gaebel u. Zielasek 2017)

durch Medikamente sehr gut beeinflussen und ausgleichen. Den zweiten Faktor „Stress" kann man durch psychotherapeutische Maßnahmen reduzieren. Therapieziel ist es, Stabilität sowohl im Neurotransmitterhaushalt als auch im Alltag herzustellen und dadurch die Vulnerabilitäts-Stress-Kurve auf der X-Achse nach rechts zu verschieben. Auf dem Arbeitsblatt ist der Pfeil vergrößert dargestellt. Hier kann der Patient seine Therapieideen und Wünsche eintragen.

Das Verständnis des Therapiemodells sowie dessen Akzeptanz für die eigene Person ist von entscheidender Bedeutung für die Mitarbeit des Patienten an der weiteren Therapie und so-mit der Adhärenz. Es ist wichtig, sich zu verge-wissern, dass der Patient die Zusammenhänge richtig verstanden hat. Der Therapeut sollte den Patienten gezielt danach fragen und ihn ermutigen, bei Unklarheiten Fragen zu stellen. Er kann ihn auch bitten, das Besprochene noch einmal mit eigenen Worten zu wiederholen.

Zusammenfassung: Therapiemodell
- Erfassung der auslösenden äußeren Belas-tungsfaktoren, individuellen Problem-bereiche und individuellen Ressourcen.
- Wissensvermittlung zu genetischer Vulnera-bilität und biologischer Dysregulation.
- Ansatzpunkte für mögliche Therapie aufzeigen.

Therapieeinheit 5.1.6: Medikamen-töse Therapie der bipolaren Störung (25 Min)

Psychotherapie bei bipolaren Störungen ist eine Ergänzung zur medikamentösen Behandlung, jedoch keine gleichberechtigte Alternative. Die Notwendigkeit einer medikamentösen Thera-pie sollte dem Patienten daher unbedingt ver-mittelt werden. Aus diesem Grund ist es sehr wichtig, dass der Patient im Rahmen der Psy-choedukation ausführlich über die verordneten Medikamente informiert wird. Nur so ist eine

◘ Tab. 8.2   Auszug aus dem Arbeitsblatt Behandlungsphasen

Akutbehandlung	Stabilisierungsphase	Rückfallprophylaxe
Medikamente Akutmedikation Eindosierung der stimmungs- stabilisierenden Medikation	**Medikamente** stimmungsstabilisierende Medikation	**Medikamente** stimmungsstabilisierende Medika- tion
Reizabschirmung Psychoedukation Stationsprogramm	Stationäre und später ambulante Psychotherapie Entspannungsverfahren Schrittweiser Einstieg in den Job	Regelmäßige Termine bei meinem niedergelassenen Psychiater Selbsthilfegruppe

ausreichende Medikamentenadhärenz zu ge- währleisten. Die Wissensgrundlage für die Wirkungsweise der Medikation stellt das Vul- nerabilitäts-Stress-Modell dar. Dem Patienten sollte vermittelt werden, dass die biologischen Hintergrundfaktoren (z. B. Neurotransmitter- systeme) und die dadurch bedingte Instabilität biologischer Prozesse durch Medikamente po- sitiv beeinflussbar sind. Es kann auch argumen- tiert werden, dass eine Psychotherapie nur dann wirkt, wenn die zugrunde liegenden phy- siologischen Prozesse durch eine Pharmako- therapie vorher optimiert wurden. In diesem Zusammenhang soll mit dem Patienten auch die Bedeutung einer stimmungsstabilisieren- den Medikation auf die Rückfallprophylaxe be- sprochen werden. Ziel ist es, den Patienten auf einen Wissenstand zu bringen, auf dem er in Augenhöhe mit dem Therapeuten diskutieren und seine Behandlungspräferenzen äußern kann (*shared decision making*). Ein wichtiger Inhalt der Psychoedukation ist die Darstellung der Behandlungsphasen (Benkert u. Hippius 2017; Hautzinger u. Meyer 2011).

Akutphase: Ziel ist die Kontrolle, Reduktion oder Beseitigung der depressiven bzw. mani- schen Symptome (Dauer: ca. 6 Wochen bis 6 Monate); hier steht die Pharmakotherapie im Vordergrund der Behandlung.

Stabilisierungsphase: Ziel ist die Stabilisie- rung des erreichten weitgehend symptomfreien Zustandes und die Rückfallprävention (Dauer: ca. 4–9 Monate); in dieser Phase sollten ent-

sprechende rehabilitative und psychotherapeu- tische Maßnahmen eingeleitet werden.

Prophylaxe: Ziel ist die Aufrechterhaltung des stabilen Zustandes und die Prävention er- neuter (hypo-) manischer, gemischter oder depressiver Phasen (Dauer: Jahre bis Jahrzehn- te); Einnahme von phasenprophylaktischen Medikamenten sowie Einstellungs- und Ver- haltensänderungen durch Psychoedukation und Psychotherapie.

Mit dem Patienten sollte konkret bespro- chen werden, in welcher Behandlungsphase er sich gerade befindet und welche Behandlungs- phasen noch zu bewältigen sind (◘ Tab. 8.2). Gemeinsam können die geplanten Therapien während der einzelnen Behandlungsphasen in ein dafür vorgesehenes Arbeitsblatt (s. Arbeits- blatt 8-5.1-5 „Behandlungsphasen") eingetra- gen werden.

Bei der Besprechung der medikamentösen Therapie sollte der Therapeut zunächst Wissen vermitteln. Der Patient sollte über die Pharma- kologie, Toxizität, Nebenwirkungen und posi- tiven Effekte der verordneten Medikamente informiert werden. Wechselwirkungen von Drogen und Alkohol mit diesen Medikamenten sollten besprochen werden. Dem Patienten sollten ebenfalls ausführlich die Art und Weise der Einnahme und Eindosierung sowie die nötigen Kontrolluntersuchungen erläutert wer- den. Viele Patienten haben schon eigene Erfah- rungen mit Medikamenten gemacht oder sich bereits über verschiedene Quellen (z. B. Me- dien, Mitpatienten, Familie, Bekannte) dazu informiert. Dieses Vorwissen sollte dann durch weitere Informationen ergänzt werden. Es ist wichtig, die Patienten dort abzuholen, wo sie stehen. Falsche Vorstellungen (Abhängigkeit, Persönlichkeitsveränderung, etc.) bezüglich der Medikation sollten korrigiert und auf Ängste, Befürchtungen und Fragen verständnisvoll eingegangen werden. Der Therapeut sollte versuchen, offene Fragen und Unklarheiten zu identifizieren.

Insgesamt sollte der Therapeut den Patienten nach seinen Vorerfahrungen und Präferenzen fragen und diese kennen sowie sich kritisch mit ihnen auseinandersetzen. Das sollte ihn jedoch nicht davon abhalten, seine ärztliche Meinung zu vertreten, aber gleichzeitig die Meinung des Patienten zu hören, ernst zu nehmen und als gleichberechtigte Meinung zu respektieren. Mit einer einseitig ärztlich empfohlenen Therapie ist langfristig oft nicht viel gewonnen, sondern dem Modell der gemeinsamen und einvernehmlichen Entscheidung für eine Therapieoption (*shared decision making*) ist eindeutig der Vorzug zu geben. Nur wenn der Patient seine eigene Handschrift und Entscheidung in der Therapieoption erkennt und sich ernst genommen fühlt, wird er sich langfristig an die Medikamenteneinnahme halten.

> ⊗ **Cave**
> Falls der Patient wünscht, den Beipackzettel der vorgeschlagenen Medikamente einzusehen, empfehlen wir, diesen zusammen mit dem Patienten durchzugehen, damit die aufgelisteten Risiken und Nebenwirkungen im Gesamtkontext gesehen und relativiert werden können.

Zusammenfassung: Medikamentöse Therapie der bipolaren Störung

- Vorstellungen, Befürchtungen sowie Vorerfahrungen und Vorwissen des Patienten explorieren und detailliert darauf eingehen.
- Therapie gemäß der aktuellen Phase der Behandlung.
- Notwendigkeit einer dauerhaften stimmungsstabilisierenden Medikation für die Rückfallprophylaxe erklären, Bezug zum Vulnerabilität-Stress-Modell nehmen.

- Informationen über Arten und Wirkungen von Psychopharmaka in der Behandlung der bipolaren Störung.
- Kein eigenständiges Studium des Beipackzettels, sondern Thematisierung möglicher Risiken und Nebenwirkungen im Gesamtkontext.

Therapieeinheit 5.1.7: Psychotherapie der bipolaren Störung (25 Min)

Neben der medikamentösen Therapie sollte dem Patienten in der Psychoedukation das weitere psychotherapeutische Therapieprogramm vorgestellt und erklärt werden. Auch in diesem Rahmen stellt das Vulnerabilitäts-Stress-Modell die Erklärungsgrundlage dar. Anhand bisheriger Therapiemodule (Vulnerabilitäts-Stress-Modell, Teufelskreis der Manie und Depression, Zustandsbarometer, individuelle Symptomatik) können einzelne Inhalte der folgenden Therapiemodule abgeleitet werden. Hier sollte der Patient sein bisher erworbenes Wissen aktiv anwenden und Therapieziele herleiten. So wird seine Motivation gestärkt und Eigenverantwortung gefördert.

Fallbeispiel Frau K. (Fortsetzung)

Th.: Wir haben in der letzten Sitzung viel über die medikamentöse Therapie gesprochen. Heute würde ich gerne mit Ihnen über die Möglichkeiten im Rahmen der Psychotherapie sprechen. Können Sie sich noch an Ursachen erinnern, die zu einer manischen oder depressiven Episode führen können?

Pat.: Ja, es gibt genetische Ursachen, die eine erhöhte Empfindlichkeit bewirken. Dazu kommen Stress und persönliche Verhaltensweisen.

Th. Genau. Heute würde ich gerne mit Ihnen über Möglichkeiten sprechen, mit Stress besser umzugehen und problematische persönliche Verhaltensweisen zu korrigieren. Haben Sie dafür Ideen? (*lösungsorientiertes Handeln fördern*)

Pat.: Ich sollte meinen Tag besser strukturieren und regelmäßig schlafen. Das gelingt mir wahrscheinlich besser im Schlafzimmer als auf der Couch. Hierzu muss ich mich aber mit meinem Mann vertragen. Wahrscheinlich sollte ich nicht jede Aussage von ihm auf die Goldwaage legen und sofort überreagieren.

Th.: Sie schlagen also vor, an einer regelmäßigen Tagesstruktur zu arbeiten sowie Ihre Denk- und Verhaltensweisen zu ändern (*lösungsorientiertes Handeln fördern*). Wir sollten uns ein genaueres Bild davon machen, welche konkreten Therapieziele Sie haben und auf welche Weise diese umsetzbar sind.

Je nach Beschaffenheit der individuellen Symptomatik sollte gemeinsam festgelegt werden, welche therapeutischen Ziele der Patient formuliert, d. h. welche therapeutischen Schwerpunkte gesetzt werden sollen. Informationen zu den einzelnen Interventionen werden später jeweils zu Beginn eines Therapiemoduls vermittelt. Der Patient sollte seine Therapieziele dabei schriftlich festhalten (s. Arbeitsblatt 8-5.1-6 „Meine Therapieziele") und zu seinen Therapieunterlagen heften. Die Therapieziele des Patienten geben einerseits Aufschluss darüber, welche Module in der Therapiedurchführung zur Anwendung kommen sollten (z. B. „Nicht alles auf die Goldwaage legen": kognitive Umstrukturierung im Rahmen des Moduls 5.4 *Denkfallen*), andererseits dient die Definition von Therapiezielen als motivationaler Anreiz für den Patienten.

> ❗ **Cave**
> Wichtig ist es, realistische Therapieziele zu definieren und keinen erhöhten Leistungsdruck auf den Patienten aufzubauen. Unrealistische Ziele sollten vorsichtig korrigiert werden.

Die erarbeiteten Therapieinhalte können auf den Arbeitsblättern „Vulnerabilitäts-Stress-Modell" und „Behandlungsphasen" zu der medikamentösen Therapie ergänzt werden.

Zusammenfassung:
Psychotherapie der bipolaren Störung

- Erarbeitung von Therapiezielen anhand des Vulnerabilitäts-Stress-Modells.
- Unrealistische Therapieziele vorsichtig korrigieren.

- Auswahl der Therapiemodule für folgende Sitzungen.

8.5.2 Modul 5.2: Aktivitätenaufbau und Tagesstrukturierung während depressiver Episoden (2–3 x 25 Min)

Indikation: Bei Patienten mit einer depressiven Episode mit inaktivem Verhalten, sozialem Rückzug, ungeregeltem Tagesrhythmus, Anstrengungsvermeidung, mangelnder Freudfähigkeit und inadäquater Verteilung von Stress und Entlastung.

Ziel: Etablierung einer geregelten Tagesstruktur unter Berücksichtigung der individuellen Belastungsgrenze mit regelmäßig eingeplanten angenehmen Tätigkeiten zur Aktivierung. Vermieden werden sollte ein Zuviel an positiven Aktivitäten. Das entscheidende Ziel liegt in einer festen Struktur und Regelmäßigkeit der positiven Aktivitäten.

Im Kapitel 7 *Depression* werden im Modul 5.2 ausführlich Aktivitätenaufbau und Tagesstrukturierung im Rahmen einer depressiven Störung beschrieben (s. Kap. 7.5.2). Bei depressiven Episoden im Rahmen einer bipolaren Störung verweisen wir daher zum Aktivitätenaufbau und zur Tagesstrukturierung auf dieses Kapitel. Bei Patienten mit bipolaren Störungen besteht jedoch grundsätzlich die Gefahr eines Switches von einer depressiven in eine manische Episode. Daher gilt es bei der Umsetzung dieses Moduls einige Dinge zu beachten, die im Folgenden erläutert werden.

Bei Patienten mit unipolarer Depression gilt, dass mehr positive Tätigkeiten bzw. Aktivitäten zu einem besseren Befinden und einer Stimmungsaufhellung führen. Diese verbesserte Stimmung führt gemäß der Depressionsspirale zu einer erhöhten Aktivität, was wiederum Fühlen und Denken positiv beeinflusst. Bei Patienten mit bipolarer Störung besteht jedoch immer die Gefahr eines Switches in eine manische Episode, weshalb es bei der Therapie sehr wichtig ist, stärker auf Ausgeglichenheit und Balance im Sinne einer Regelmäßigkeit und festen Struktur der angenehmen Tätigkeiten zu achten als auf ein Mehr an positiven Aktivitäten.

> ❗ **Cave**
> Der Fokus sollte auf einer Regelmäßigkeit und festen Struktur der positiven Aktivitäten liegen und nicht auf dem Mehr an positiven Aktivitäten.

Die Notwendigkeit der regelmäßigen Struktur der positiven Aktivitäten kann dem Patienten sehr gut anhand des Vulnerabilitäts-Stress-Modells und des Teufelskreises der Depression und Manie erläutert werden. Anhand des Teufelskreises Depression wird deutlich, dass ein Mehr an Aktivitäten zur Stimmungsverbesserung und zu positiven Veränderungen im Denken führt. Im Rahmen der Manie führt jedoch ein Mehr an Aktivitäten zu euphorischer Stimmung und manischen „Denkfallen". Aufgrund der bestehenden Vulnerabilität mit einer höheren Instabilität an biologischen Prozessen und Rhythmen können sich depressive Symptome schnell zu manischen Symptomen umkehren.

Zur Realisierung der Regelmäßigkeit und festen Struktur der positiven Aktivitäten sollten im Wochenplan (s. Arbeitsblatt 8-5.2 „Wochenplan") feste Zeiten für positive Aktivitäten eingeplant werden. Auch die Art und Weise der positiven Aktivitäten sollten im Voraus geplant werden. Neben aktivierenden Aktivitäten sollten in jedem Fall auch entspannende und beruhigende Tätigkeiten eingeplant werden. Wichtig ist, den Patienten mit anregenden Tätigkeiten nicht zu überfordern und überzustimulieren. Das Ziel sollte eine Wochenplanung sein, in der Pflichten, aktivierende Tätigkeiten und Entspannungszeiten in dem aktuellen Zustand entsprechenden Anteilen berücksichtigt werden. D. h., während manischer Episoden sollten mehr Ruhezeiten eingeplant und aktivierende Tätigkeiten abgebaut bzw. eingeschränkt werden, während bei depressiven Phasen mehr aktivierende Tätigkeiten neben Entspannungsphasen berücksichtigt werden können.

In der Therapieeinheit 5.2.2 des Depressionskapitels (s. Kap. 7.5.2) wird das Vorgehen zur Tagesstrukturierung und zum Stressmanagement im Rahmen der unipolaren Depression erläutert. Das Erlernen einer schrittweisen Aufgabenbewältigung sowie einer Tagesstrukturierung stellt dabei einen wichtigen Teil der Therapie dar. Kontraindiziert ist dieses Vorgehen jedoch, wenn falsche Einschätzungen der benötigten Zeit für die vorgenommenen Aufgaben bestehen oder wenn überhöhte Ansprüche an die eigene Leistungsfähigkeit bestehen. Dies kann vor allem dann der Fall sein, wenn Patienten zur Planung von Aufgaben und Aktivitäten Zeiten der Hypomanie bzw. Manie als Maßstab nehmen.

> ❗ **Cave**
> Es sollten bei der Planung einer Tagesstruktur und schrittweisen Aufgabenbewältigung euthyme Phasen und auf keinen Fall hypomane/manische Episoden als Referenzmaßstab genommen werden.

Dies sollte mit bipolaren Patienten auf jeden Fall thematisiert werden. Um den Patienten in der Planung zu unterstützen, kann mit ihm gemeinsam Arbeitsblatt 8-5.1-3 „Meine Symptome" besprochen werden, um Unterschiede im Aktivitätsniveau zwischen depressiven und manischen Episoden sowie zu euthymen Phasen noch einmal zu verdeutlichen. So kann sich der Patient sein „normales" Aktivitätsniveau bewusst machen und dies bei der Planung von Aktivitäten besser berücksichtigen. In jedem Fall sollte der Therapeut ein Auge darauf haben, dass sich der Patient mit den geplanten Tätigkeiten nicht überfordert.

Zusammenfassung: Aktivitätenaufbau und Tagesstrukturierung während depressiver Episoden

- Der Fokus sollte beim Aktivitätenaufbau auf einer Regelmäßigkeit und festen Struktur der positiven Aktivitäten liegen.
- Es sollten bei der Planung einer Tagesstruktur und schrittweisen Aufgabenbewältigung euthyme Phasen und auf keinen Fall hypomane/manische Episoden als Referenzmaßstab genommen werden.

▪ ▪ Mögliche Probleme und Lösungen:
Problem: Der Patient hat sich zu viele Aktivitäten auf einmal vorgenommen und ist dadurch zusätzlich gestresst.

Lösung: Dass sich der Patient zu viel auf einmal vorgenommen hat, kann verschiedene Gründe haben. Zum einen können, wie schon bereits geschildert, von Patienten hypomane/manische Zeiten als Referenzmaßstab genommen worden sein. Dann sollte dies mit dem Patienten anhand des Arbeitsblattes „Meine Symptome" thematisiert werden. Ein weiterer Grund für Überlastung kann sein, dass einige Patienten gelernt haben, „immer zu funktionieren". Sie übertragen dieses Verhalten unbewusst auch auf die Behandlungssituation und merken dabei nicht, dass sie ihre Belastungsgrenzen überschreiten. Manchmal versuchen Patienten jedoch auch, sich durch „zu viel Aktivität" von Themen abzulenken, deren Bearbeitung wichtig wäre. Man spricht in diesem Fall von Vermeidungsverhalten. In jedem Fall sollte der Therapeut den Patienten nach den Gründen für so viel Aktivität fragen und diese dann mit ihm besprechen.

8.5.3 Modul 5.3: Aktivitätsregulation während hypomaner Zustände (2 x 25 Min)

Indikation: Keine geregelte Tagesstruktur, Überaktivität.

Ziel: Verhinderung von Überstimulation und Überaktivierung mit den Zielen: Prävention von manischen Episoden, in der Hypomanie Verhinderung eines Entgleisens in die manifeste Manie.
Interessenzunahme und Aktivitätssteigerung können typische Frühwarnsymptome für eine beginnende Manie sein. Anhand des Teufelskreises der Manie (◨ Abb. 8.2) sollte mit den Patienten besprochen werden, wie verstärktes Interesse an Tätigkeiten, deren Umsetzung und die subjektive Stimmung zusammenhängen und sich wechselseitig bis zu einer Manie verstärken können.

❗ Cave
Nicht bei allen Patienten sind Aktivitätssteigerung und Interessenzunahme Frühwarnsymptome. Wichtig ist, die individuellen Frühwarnsymptome (s. Modul 5.7) zu erfassen.

Die Aktivitätsregulation in der Hypomanie dient im Gegensatz zur Depression nicht dem Aktivitätenaufbau, sondern dem Aktivitätenabbau. Die mannigfaltigen Ideen, Pläne und Aktivitäten sollen daher strukturiert und nach Prioritäten gewichtet werden. Dies dient zum einen der Prävention von manischen Episoden und zum anderen der Verhinderung eines Entgleisens in die manifeste Manie. Als therapeutisches Mittel kommt zur Alltagsstrukturierung die Erstellung eines Wochenplanes (s. Arbeitsblatt 8-5.2 „Wochenplan") und zur Aktivitätsregulation die „To-do-Liste" (s. Arbeitsblatt 8-5.3 „To-do-Liste") zur Anwendung.

Fallbeispiel Frau G. (Fortsetzung)
Th.: In dieser Sitzung möchte ich gerne mit Ihnen eine „To-do-Liste" erstellen. Bei einer To-do-Liste handelt es sich um eine Auflistung von aktuellen Plänen und Ideen sowie täglichen und regelmäßigen Verpflichtungen, aber auch von Hobbys und Freizeitaktivitäten. Ziel ist es, diese Dinge zu sortieren und Prioritäten festzulegen und anschließend anhand der Liste einen machbaren Wochenplan zu erstellen, der eine Balance zwischen Aktivitäten und Ruhephasen berücksichtigt sowie Überforderung und Reizüberflutung verhindert. Für die Erstellung der To-do-Liste habe ich Ihnen dieses Arbeitsblatt als Vorlage mitgebracht. Die To-do Liste kann täglich oder für eine Woche angelegt werden. In der ersten Spalte werden aktuelle Termine, zu erledigende Telefonate und Mails, alltägliche Haushaltsdinge und Aufgaben, Ideen und Pläne eingetragen. Auch Freizeitaktivitäten sollten berücksichtig werden. Ich möchte Sie nun gerne bitten, die Aufgaben für diese Woche zu sammeln und gemäß den Kategorien einzusortieren.
Pat.: Okay, gut. Ich fange mal mit den Dingen für meinen Job an. Ich möchte im Winter auf

zwei wichtige Konferenzen fahren. Dafür muss ich noch Abstracts schreiben und natürlich noch viel mehr Daten sammeln. Mein Chef möchte auch, dass ich für ihn einen Artikel schreibe. Beides gehört in die Rubrik Aufgaben und Pläne. Zu Hause wartet die Hausarbeit auf mich. Mein WG-Zimmer sieht völlig chaotisch aus. Außerdem wohne ich nur zur Zwischenmiete, ich muss in zwei Monaten in eine neue Wohnung einziehen. Nun zur Freizeit. Früher habe ich immer viel Sport an der Universität gemacht. Ich habe mir vorgenommen, wieder zu joggen und mich beim Unisport anzumelden. Und bei meinen Freunden müsste ich mich eigentlich auch mal wieder melden.

Th.: Das ist schon eine ganze Menge. Wichtig ist zu entscheiden, was Sie davon diese Woche erledigen müssen und was Sie darüber hinaus diese Woche zusätzlich erledigen können und wollen. Bei größeren Plänen wie z. B. dem Umzug lohnt es sich, in einer extra To-do-Liste Zwischenschritte zu definieren. Dazu können Sie das Arbeitsblatt als Vorlage nehmen und ggf. Kategorien umbenennen. Von den Dingen, die Sie genannt haben, sollten Sie zunächst die regelmäßigen Verpflichtungen eintragen und dann die Dinge, die auf jeden Fall diese Woche erledigt werden müssen.

Pat.: Gut. Also, ich muss mich diese Woche auf jeden Fall um meinen Haushalt kümmern. Ich muss einkaufen gehen, Wäsche waschen und mein Zimmer aufräumen. Und ich habe einen Arzttermin, der schon lange feststeht.

Th.: Bitte tragen Sie die genannten Punkte in die erste Spalte unter Haushalt und Termine ein. Wie lange schätzen, Sie werden Sie für die einzelnen Punkte brauchen? Und bitte schätzen Sie auch die Priorität ein. Wann ist der Arzttermin? Tragen Sie dies bitte in die vierte Spalte ein.

Pat.: Fertig.

Th.: Ihre Einschätzung bzgl. der zeitlichen Dauer sieht realistisch aus. Sehr gut! (positive Verstärkung). Sie haben gerade auch aufgezählt, dass Sie eine neue Wohnung suchen müssen, da in zwei Monaten der Zwischenmietvertrag ausläuft. Dies gehört in die Kategorie Pläne. Wie hoch schätzen Sie die Wichtigkeit ein?

Pat.: Ich schätze die Wichtigkeit, eine neue Wohnung zu suchen, als „mittel" ein, da der Wohnungsmarkt hier recht gut ist und ich noch zwei Monate Zeit habe. Für mich persönlich ist es aber sehr wichtig, schnell eine neue Wohnung zu finden, da mich der Umzug schon jetzt gedanklich stresst.

Th.: Okay. Die Wohnungssuche beinhaltet viele Teilaufgaben. Wichtig ist nun zu schauen, welche Schritte Sie für die Wohnungssuche zunächst einleiten müssen und was davon diese Woche erledigt werden muss.

Pat.: Zunächst einmal muss ich natürlich eine Wohnung suchen. Also würde ich sagen, als Erstes muss ich nach Wohnungsannoncen schauen. Das kann ich sowohl im Internet als auch in der Zeitung. Ich denke, ich werde mir jetzt immer den Samstag für die Wohnungssuche freihalten, denn da kommen die Anzeigen in die Zeitung. Und ich werde ein Gesuch inserieren, dass spart mir ein wenig die nervige Suche. Diese Dinge schätze ich in der Wichtigkeit als hoch ein. Das mache ich direkt dieses Wochenende (schreibt das in die 4. Spalte).

Th.: Wie viel Zeit planen Sie für die Wohnungssuche pro Woche ein?

Pat.: Ich denke, dass ich hierfür nicht viel Zeit brauche. So eine Anzeige ist doch schnell gemacht. Eine halbe Stunde?

Th.: Habe ich Sie richtig verstanden, dass sie in einer halben Stunde eine Anzeige aufgeben wollen sowie Anzeigen in der Zeitung und im Internet sichten wollen. Halten Sie diese Zeitplanung für realistisch?

Pat.: Hm, vielleicht könnten Sie mit Ihrem Einwand recht haben. Ich habe noch nie eine Anzeige geschrieben. Keine Ahnung, wie lange ich dafür brauche.

Th.: Was würde Ihnen hier weiterhelfen? (lösungsorientiertes Handeln fördern). Könnten Sie den Plan, nach Anzeigen zu suchen und eine eigene Anzeige aufzugeben.

 Cave
Der Therapeut sollte sich nicht vom Tempo des hypomanen Patienten mitreißen lassen, sondern ein Gegengewicht gegen seine Oberflächlichkeit und seine Ge-

schwindigkeit bilden und darauf achten, dass die Übung langsam genug gemacht wird, damit der Patient den Inhalt vergegenwärtigt und versteht.

Bei der Erstellung der To-Do-Liste geht es darum, Strategien zu erlernen, die eine bessere Struktur und Planung erlauben. Dadurch sollen Überstimulation und Überaktivität verhindert werden. Aus diesem Grund sollte darauf geachtet werden, dass Patienten in ihren Tagesablauf auch entspannende ruhige Tätigkeiten und Pausen einplanen und diese auch einhalten. Bei der Erstellung der To-do-Liste ist es wichtig auf eine realistische Planung zu achten, und bei den einzelnen Aufgaben ausreichend Zeit einzuplanen. Nach dem Besprechen der einzelnen Interessen, Pläne und Tätigkeiten sollte der Patient entsprechend der Regelmäßigkeit und Dringlichkeit einen Wochenplan erstellen (s. Arbeitsblatt 8-5.2 „Wochenplan"). Dieser ermöglicht eine feste Struktur. Jeder Tag im Wochenplan ist in Vormittag, Mittag, Nachmittag und Abend eingeteilt. Der Patient sollte auch feste Zeiten eintragen, an denen er die geplante Aktivität erledigen möchte.

❗ Cave
Ein zentrales Thema bei der Behandlung von Patienten mit bipolarer Störung stellt die Balance zwischen einem Zuviel und einem Zuwenig an Aktivitäten, Terminen etc. dar. Um diese Balance zu erreichen, ist eine regelmäßige Tagesstrukturierung sehr hilfreich.

Zusammenfassung: Aktivitätsregulation während hypomaner Zustände
- Die mannigfaltigen Ideen, Pläne und Aktivitäten sollen strukturiert und nach Prioritäten gewichtet werden.
- Einplanung von entspannenden, ruhigen Tätigkeiten und Pausen.
- Verhinderung von Überstimulation und Überaktivierung.

▪▪ Mögliche Probleme und Lösungen:
Problem: Der Patient plant aufgrund hypomaner Symptome (Selbstüberschätzung bei der

▪ **Tab. 8.3** Übersicht über die Therapieeinheiten in Modul 5.4

Therapieeinheit 5.4.1	Typische Denkfallen
Therapieeinheit 5.4.2	Prüfung und Korrektur der Denkfallen

Aufgabenplanung und Zielsetzung) zu viele oder unrealistische Ziele ein und/oder plant keine ruhigen Tätigkeiten und Pausen ein.

Lösung: Erneutes Besprechen des Teufelskreises der Manie, um deutlich zu machen, dass eine Überaktivität mit Überstimulation das Kippen in eine voll ausgeprägte manische Episode begünstigt.

8.5.4 Modul 5.4: Denkfallen

Modul 5.4 beinhaltet zwei Therapieeinheiten, die im Folgenden dargestellt sind (▪ Tab. 8.3).

Indikation: Dysfunktionale Gedanken und Überzeugungen in depressiven und manischen Episoden, die zu situationsunangemessenen Verhaltensweisen und zu unrealistischen negativen bzw. positiven Gefühlen führen.

Ziel: Identifikation, Prüfung und Korrektur dysfunktionaler Denkmuster.

Das Modul Denkfallen ist gleichermaßen aufgebaut wie das gleichnamige Modul im Kapitel *Depression* (s. Kap. 7.5.3). Das Vorgehen der Bearbeitung hypomaner bzw. manischer Kognitionen entspricht dem Vorgehen bei depressiven Gedanken. Wichtig ist jedoch, dass separate Sitzungen sowohl für die Identifikation und Modifikation depressiver als auch manischer Gedanken durchgeführt werden. Für die Bearbeitung depressiver Denkfallen verweisen wir auf das entsprechende Modul im Depressionskapitel (s. Kap. 7 *Depression*, Modul 5.3). In diesem Kapitel soll die Identifikation, Prüfung und Korrektur hypomaner bzw. manischer Denkfallen besprochen werden.

Der Patient sollte bei der Durchführung allen-falls in einem milden hypomanen Zustand sein.

Therapieeinheit 5.4.1: Typische Denkfallen (25 Min)

Im ersten Teil dieser Therapieeinheit soll der Patient mehr über hypomane bzw. manische Denkfallen erfahren. Zu diesem Zweck werden gemeinsam ganz gezielt solche Gedanken ge-sammelt, die Anzeichen für eine manische Epi-sode sein können. Problematische Situationen und darin auftretende manische Denkfallen können mit dem ABC-Schema (s. Arbeitsblatt 8-5.4 „ABC-Schema") erfasst werden.

Fallbeispiel

Th.: Ich möchte in den nächsten Therapiesit-zungen den Zusammenhang zwischen Ge-danken, Gefühlen und Verhalten näher mit Ih-nen besprechen. Anhand des Arbeitsblattes „Meine Symptome" haben wir ja schon die unterschiedlichen Verhaltens- und Denkwei-sen sowie Gefühle in euthymen Phasen, de-pressiven und manischen Episoden bespro-chen. Des Weiteren wissen Sie, dass sich diese drei Bereiche in einem Teufelskreis gegensei-tig beeinflussen können. Ich möchte heute mit Ihnen über typische Denkfallen in der Ma-nie sprechen. Können Sie sich vorstellen, was mit „Denkfallen" gemeint ist? (*Wissen vermit-teln*)

Denkfallen sind automatische Gedanken. Sie laufen schnell ab, kommen reflexartig und er-scheinen in der Situation subjektiv plausibel. Sie haben Einfluss auf das Befinden und Ver-halten. Sie laufen ständig ab, und zwar so schnell, dass wir sie oft nicht bewusst wahrneh-men. Manchmal sind automatische Gedanken situationsangemessen, manchmal nicht. Sind sie nicht situationsangemessen, handelt es sich um Denkfallen. Während manischer Phasen bestehen ein erhöhtes Selbstvertrauen oder so-gar Größenideen sowie ein übersteigerter Opti-mismus. Dies führt zu Fehleinschätzungen hin-sichtlich eigener Kompetenzen und Hand-lungsmöglichkeiten sowie zu Denkfallen. Se-lektiv werden oft nur die Vorteile zur Kenntnis genommen, während Nachteile und Risiken nicht oder nur unzureichend beachtet werden. Denkfallen treten bereits frühzeitig in hypo-manen Phasen auf und sind daher auch Früh-erkennungszeichen.

> ❶ **Cave**
> **Der Beginn maniformer Episoden wird von den Patienten meistens als ausge-sprochen angenehm erlebt. Die Verände-rungen im Denken werden von Angehö-rigen und Partnern meist frühzeitiger be-merkt und als problematischer bewertet als von den Patienten selbst.**

Im Folgenden sind typische Denkfallen mit dazugehörigen Beispielen aufgeführt. Mit dem Patien-ten soll gemeinsam diese Liste durchge-gangen und durch persönliche Beispiele aus aktuellen oder vergangenen hypomanen/mani-schen Episoden ergänzt werden. Die identifi-zierten Denkfallen des Patienten sollten dabei auf einem Blatt notiert werden.

Beispiele für hypomane Denkfallen (s. a. Meyer u. Hautzinger 2004; Otto u. Reilly-Har-rington et al. 2009)

- Übertriebener Optimismus: „Morgen wird alles noch besser sein."
- Keine Gedanken über negative Konse-quenzen oder Nachteile: „Lebe den heuti-gen Tag und morgen wird es noch besser."
- Unterschätzung von Risiken und Gefahr: „Mir kann nichts passieren."
- Sich gut, gesund fühlen: „Ich brauche keine Medikamente."
- Überschätzung eigener Fähigkeiten und Talente: „Meine Ideen sind genial."; „Ich schaffe alles, was ich mir vornehme."; „Ohne mich gelingt nichts."; „Ich weiß alles."
- Größenfantasien bis Größenwahn: „Ich weiß es am besten."; „Ich habe ganz beson-dere Fähigkeiten."
- Abwertung anderer: „Andere sind zu lang-sam und dumm."
- Alles auf sich beziehen: „Das Lächeln galt mir."; „Der Kunde kauft nur wegen mir in diesem Laden ein."

— Bei wahnhafter Symptomatik: Beziehungsideen, Misstrauen, paranoides Wahnerleben.
— Fehlinterpretationen der Intentionen anderer, v. a. im Bereich Sexualität: „Sie wollen mich." (Sexualität); „Ich bin unwiderstehlich.";
„Alle sind von meinen Plänen und Ideen begeistert."
— Inadäquater Humor/Witzigkeit: „Ein bisschen Humor hat noch niemand geschadet."

Als Hausaufgabe sollte der Patient zu problematischen Situationen und Ereignissen die jeweils aufgetretenen Gefühle und Gedanken im ABC-Schema (s. Arbeitsblatt 8-5.4 „ABC-Schema") festhalten. Es kann sich dabei um aktuelle Situationen, aber auch um in der Vergangenheit vorgekommene Situationen handeln. Zur Vorbereitung der Hausaufgabe sollte in der Sitzung gemeinsam ein Beispiel in das ABC-Schema eingetragen werden. Wenn der Patient von sich aus keine problematischen Situationen mit dazugehörenden Denkfallen nennen kann, empfiehlt sich folgendes Vorgehen: Mit dem Patienten wird nach Situationen (A-Spalte) gesucht, in den es zu starken Gefühlen (C-Spalte) kam. Gefühle können Patienten meist besser benennen als Denkfehler. Nun wird gemeinsam überlegt, warum diese Situation zu den genannten Gefühlen geführt hat. Hierbei wird dem Patienten vermittelt, dass Gedanken bzw. Bewertungen (B-Spalte) von Situationen zu Gefühlen führen. Bei diesen Gedanken und Bewertungen kann es sich um Denkfallen handeln.

■ ■ Hilfreiche Fragen zur Identifikation von Denkfallen:
Exploration der auslösenden Situation (A-Spalte)
— „Gab es in der letzten Woche Situationen, die Sie sehr traurig, glücklich oder wütend gemacht haben?"
— „Was war der Anlass dafür?"
— „Was ist genau geschehen?"

Exploration der Gefühle (C-Spalte)
— „Wie haben Sie sich in dieser Situation gefühlt?"
— „Wie haben Sie sich anschließend gefühlt?"

Exploration von Denkfallen (B-Spalte)
— „Was haben Sie in dieser Situation gedacht? Was ist Ihnen durch den Kopf gegangen?"
— „Was haben Sie zu sich selber gesagt?"
— „Was waren die Folgen (Gefühle, Verhalten) dieser Gedanken?"

Zusammenfassung: typische Denkfallen
— Denkfallen sind voreilige, wenig hilfreiche und unrealistische Bewertungen, die zu problematischen Verhaltensweisen führen können.
— Patienten können sich ihre eigenen Denkfallen bewusst machen.
— Dies gilt nicht für akut manische Patienten, bei denen eine kognitive Bearbeitung der Denkfallen nicht indiziert ist und erst nach Abklingen der akuten Symptomatik erfolgen sollte.

■ ■ **Mögliche Probleme und Lösungen**
■ **Situation 1**
Problem: Der Patient erkennt die genannten Denkfehler nicht als manische Denkfehler an. Er kann sich nicht von seinen Überzeugungen distanzieren bzw. eine andere Perspektive zulassen.

Lösung: Sofern Patienten nicht akut manisch sind, stellt das Hinterfragen maniformer Gedanken in der Regel kein Problem dar (Meyer u. Hautzinger 2004). Bei akut manischen Episoden, in denen der Patient sich nicht von seinen Überzeugungen distanzieren kann, sind kognitive Techniken nicht wirksam. Sie sollten nach Abklingen der manischen Symptome retrospektiv zum Einsatz kommen.

■ **Situation 2:**
Problem: Der Patient kann das Gefühl bekommen, dass man ihm seine guten Gefühle, Optimismus und Fähigkeiten nicht gönnt oder ihn dafür kritisiert. Dies kann Misstrauen, Enttäuschung und Reizbarkeit auslösen.

Lösung: Man sollte mit dem Patienten im Voraus besprechen, dass er möglicherweise Bedenken hinsichtlich maniformer Gedanken als Kritik oder Misstrauen gegen ihn erleben könnte. In diesem Zusammenhang ist es hilfreich, die Aufgaben des Therapeuten noch einmal zu definieren. Dem Patienten sollte erklärt werden, dass es die Aufgabe des Therapeuten ist, dem Patienten Strategien zu vermitteln, mit den Symptomen und Folgen der Erkrankung besser umzugehen. Hierzu gehört neben der gemeinsamen Beobachtung und Analyse von Symptomen auch das Ansprechen von Dingen, die für den Patienten unangenehm sein können oder auch als Kritik verstanden werden können. Dem Patienten sollte klar und deutlich vermittelt werden, dass der Therapeut den Patienten positiv wertschätzt und es immer das Ziel ist, den Patienten beim Umgang mit seiner Erkrankung zu unterstützen.

Therapieeinheit 5.4.2: Prüfung und Korrektur der Denkfallen (mehrmals 25 Min)

Als Nächstes werden alle in Therapieeinheit 5.4.1 erarbeiteten Denkfallen nacheinander einer kritischen Prüfung unterzogen. Diese Therapieeinheit muss daher mehrmals wiederholt werden. Ziel ist es herauszufinden, ob die Bewertungen des Patienten innerhalb einer speziellen Situation gerechtfertigt und hilfreich sind. Zu diesem Zweck kommt das erweiterte ABC-Schema (s. Arbeitsblatt 8-5.4 „ABC-Schema") zum Einsatz. Gemeinsam werden mit dem Patienten die eingetragenen Gefühle und Gedanken zu den notierten Situationen sowie die Konsequenzen (Handlungen und Gefühle) besprochen. Falls der Patient die Hausaufgaben nicht gemacht haben sollte, kann anhand des Zustandsbarometers (s. Arbeitsblatt 8-4 „Zustandsbarometer") nach für den Patienten schwierigen Situationen oder Ereignissen gesucht werden, anhand derer dann gemeinsam das ABC-Schema ausgefüllt werden kann. Im Anschluss daran wird jeder Gedanke geprüft, ob er in dieser Situation gerechtfertigt und hilfreich war (Prüfung der Denkfallen). Dies geschieht anhand einer Pro-

und-Contra-Liste. Auf einem Blatt soll der Patient eine Liste mit Für- und Gegenargumenten anlegen. Dabei sollen auch alternative Erklärungsmöglichkeiten („Welche alternativen Sichtweisen gibt es?" „Wie könnten das andere Personen sehen?") mit einbezogen werden.

Fallbeispiel Frau K.

Th.: Sie haben berichtet, dass Ihnen gestern ein Verkäufer im Bekleidungsladen zugelächelt hat und Sie fragte, ob er Ihnen helfen könne. Ihnen kamen die Gedanken in den Kopf, dass er Sie verführen wollte. Was spricht aus Ihrer Sicht für diese Annahme?

Pat.: Er hat mich so offen angelächelt, da kam mir der Gedanke sofort in den Kopf. Schließlich war ich gestern meiner Meinung nach sehr attraktiv, ich habe mich extra für den Stadtbummel schön zurecht gemacht.

Th.: Dann schreiben wir auf die Pro-Seite „Attraktives Aussehen". Was könnte denn gegen die Annahme des Verführungsversuches sprechen?

Pat.: Zunächst sprach für mich in der Situation nichts dagegen. Es blieb jedoch beim freundlichen Lächeln und der kompetenten Bedienung. Es erfolgte kein weiterer Annäherungsversuch.

Th.: Dann schreiben wir „Kein weiterer Annäherungsversuch" auf die Contra-Seite. Konnten Sie beobachten, wie der Verkäufer andere Kunden bediente? Wie war sein Verhalten anderen gegenüber?

Pat.: Er lächelte und bediente kompetent.

Th.: Warum könnte der Verkäufer die anderen auch angelächelt haben? Und was glauben Sie könnten die andere Kundinnen über das Lächeln gedacht haben?

Pat.: Wenn Sie mich so fragen, wahrscheinlich hat der Verkäufer einfach seinen Job gemacht und die anderen Kundinnen haben sich gar nichts gedacht.

Th.: Ja, das kann gut so gewesen sein. Dann schreiben wir als alternative Erklärungsmöglichkeit „Freundliches Lächeln gehört zur Arbeit eines Verkäufers" auf die Contra-Seite.

■■ **Hilfreiche Fragen zur Prüfung der Denkfallen:**

— „Was spricht für Ihre Annahmen, was dagegen?"

— „Welche alternativen Sichtweisen gibt es? Wie könnten andere Menschen denken?"

— „Trifft dieses Kriterium Ihrer Meinung nach auf alle Menschen zu?"

— „Ist der Gedanke hilfreich? Was sind die Konsequenzen des Gedankens?"

— „Gab es ähnliche Situationen, in denen Sie schon einmal anders gehandelt haben?"

Nach Vervollständigung der Pro-und-Contra-Liste wird das erweiterte ABC-Schema ausgefüllt. Der Patient soll die ursprüngliche Bewertung sowie die für ihn nach Prüfung am rationalsten Gedanken notieren (Korrektur der Denkfallen) und mögliche Konsequenzen (Handlungen, Gefühle) nach Annahme dieser Gedanken bewerten. Die Spalte „neue hilfreiche Bewertungen" im erweiterten ABC-Schema stellt quasi eine Quintessenz der Pro-und-Contra-Liste dar. Wichtig ist, die Lösung der kritischen Prüfung der Denkfehler nicht vorweg zu nehmen. Die Prüfung sollte vom Patienten als ich-synton erlebt werden. Der Therapeut unterstützt den Patienten darin, eine neue Bewertung der ursprünglich problematischen Situation vorzunehmen, indem er ihm die im Folgenden aufgeführte Fragen stellt.

■■ **Hilfreiche Fragen zur Korrektur der Denkfallen:**

— „Wenn Ihre ursprüngliche Annahme nun nicht mehr stimmt, wie könnte sie dann richtig lauten?"

— „Was könnten Sie jetzt auf Ihre ursprüngliche Annahme antworten?"

— „Welcher Gedanke wäre hilfreich?"

— „Was könnten Sie denken, damit Sie anders an das Problem herangehen können?"

— „Was würden Sie einem guten Freund raten?"

■■ **Hilfreiche Fragen zu den Konsequenzen der korrigierten Bewertung:**

— „Was fühlen Sie, wenn Sie den neuen Gedanken denken?"

— „Zu welchen Verhaltensweisen trägt Ihre neue Bewertung bei?"

— „Können Sie mit Ihrer neuen Bewertung Ihr Ziel erreichen?"

Fallbeispiel Frau K. (Fortsetzung)

Th.: Haben Sie schon eine Idee, wie eine realistischere, hilfreichere Bewertung der Situation mit dem Verkäufer lauten könnte? (*lösungsorientiertes Handeln fördern*)

Pat.: Wahrscheinlich hat der Verkäufer einfach nur seinen Job gemacht.

Th.: Schreiben Sie das bitte als ganzen Satz in das ABC-Schema. Und jetzt schauen Sie bitte, wie Sie sich mit Ihrer vorherigen Bewertung gefühlt haben.

Pat.: Ich war stolz, dass der Verkäufer mich attraktiv findet. Wäre meine Freundin nicht dabei gewesen, hätte ich wahrscheinlich versucht, mit dem Verkäufer zu flirten.

Th.: Wie fühlen Sie sich nun nach der neuen Bewertung? Und was für Konsequenzen würden Sie aus dem Bewusstmachen des Gedankens ziehen?

Pat.: Wenn ich so darüber nachdenke, ist mir der erste Gedanke nun richtig peinlich. Ich hätte mich fast einem Verkäufer an den Hals geschmissen. Was hätte der wohl von mir gedacht! Und erst mein Mann! Als Konsequenz würde ich mich wahrscheinlich mehr beobachten, weil ich Angst hätte, erneut manisch zu werden und vielleicht noch peinlichere und folgenschwere Fehler zu begehen.

Th.: Das ist genau der Grund, weshalb Sie auf Ihre Denkfallen achten sollen. Sie sind dadurch in der Lage, Situationen realistisch zu prüfen, frühzeitig neue manische Symptome zu erkennen und sich Hilfe zu holen (*Wissen vermitteln*).

Das Ziel der Korrektur von Denkfallen ist es in erster Linie, eine realistischere Sichtweise zu gewinnen, die der Patient als hilfreich erleben kann. Im Gegensatz zur Korrektur von depressiven Denkfallen geht die Korrektur von manischen Denkfallen jedoch nicht mit einer Zunahme an positiven Empfindungen einher. Wie im oben genannten Beispiel können dabei Scham und Schuldgefühle aufkommen. Die identifizierten Denkfallen sollten dann als Symptom der Manie betrachtet werden, denen es gilt entgegenzuwirken, um negative Konsequenzen zu vermeiden. Die Korrektur dieser Denkfallen sollte als positive Leistung des Patienten gewürdigt werden. Dabei auftretende negative Gefühle sollten offen besprochen werden. Falls es durch manische Denkfallen bereits zu Verhaltensweisen kam, die dem Patienten nun unangenehm und peinlich sind oder schon zu negativen Konsequenzen geführt haben, sollte gemeinsam mit dem Patienten nach Lösungen gesucht werden.

Die Korrektur der Denkfallen muss unbedingt schriftlich in Form des ABC-Schemas festgehalten werden. Neue Gedanken sollten dabei in ganzen Sätzen formuliert werden. Es ist damit zu rechnen, dass der Patient während einer zukünftigen manischen Episode erneut manische Denkfallen hat. Da diese Denkfallen bereits sehr früh während hypomaner Phasen auftreten, ist es wichtig dem Patienten zu vermitteln, bewusst auf diese Denkfallen zu achten und als Frühsymptome zu werten. Die erlernten Techniken können in solchen Situationen dabei helfen, sich bewusst zu werden, ob es sich um Denkfallen handelt, um sich gegebenenfalls rechtzeitig Hilfe suchen. Daher sollte er die Korrektur der Denkfalle griffbereit haben. Die gefundenen Denkfallen sollten auf der Frühsymptomliste ergänzt werden.

Als Hausaufgabe sollte der Patient das ABC-Schema bis zur nächsten Therapiesitzung weiter mit Beispielen füllen, um sich so die Technik mehr zu verinnerlichen.

■■ Mögliche Probleme und Lösungen
■ Situation 1:
Problem: Der Patient erlebt die Besprechung der manischen Denkfehler als Kritik oder Misstrauen.

Lösung: Man sollte anhand der in dieser Sitzung erarbeiteten Methoden versuchen, diese

Gefühle neu zu bewerten. Mithilfe des ABC-Schemas und der Pro-und-Contra-Liste kann es gelingen, auftretende Gedanken, wie z. B. „Keiner gönnt mir, dass es mir gut geht." infrage zu stellen und abzubauen. Ziel ist es zu vermitteln, dass „Kritik" durch andere auch ein Zeichen dafür sein kann, dass Probleme oder erneute Symptome vorliegen und es sinnvoll ist, zunächst die Richtigkeit sol-cher kritischen Anmerkungen für sich zu prüfen. In diesem Zusammenhang kann auch das Modul 5.6 *Interpersonelle Probleme* zur Anwendung kommen.

■ Situation 2:
Problem: Der Patient kommt nach ausführlicher Prüfung mit Pro-und-Contra-Liste und Perspektivwechsel zu dem Ergebnis, dass seine Annahme gerechtfertigt ist.

Lösung: 1. Gehen Sie noch einmal durch, ob Sie wirklich alle zur Verfügung stehenden Informationen in die Prüfung des Denkfehlers einbezogen haben. Fragen Sie den Patienten erneut danach, ob er seine Annahme immer noch für berechtigt hält.
2. In einigen Fällen können Annahmen des Patienten aber auch der Realität entsprechen. Dann kann es helfen, die Annahmen des Patienten in Hinblick auf ihre Nützlichkeit zu prüfen. Der Gedanke kann dann einer Korrektur unterzogen werden.

Es können darüber hinaus dieselben Probleme wie in der Therapieeinheit 5.4.1 auftreten.

Zusammenfassung:
Denkfallen prüfen und korrigieren
- Denkfallen werden infrage gestellt und können hinsichtlich ihrer Nützlichkeit und Berechtigung geprüft werden.
- Lösungen sollten nicht durch den Behandelnden vorweggenommen werden.
- Formulierung einer neuen, situationsangemessenen und hilfreichen Sichtweise.
- Denkfallen können Frühsymptome sein.

8.5.5 Modul 5.5: Allgemeine Problemlösestrategien (2 x 25 Min)

Indikation: Bei dysfunktionalen Problemlösestrategien, bei Antriebs- und Ideenmangel in sozial schwierigen Situationen, bei unrealistischen Annahmen während der Bewältigung eines Problems, bei wiederkehrenden, größeren Problemen, die den Patienten entweder stark und/oder über mehrere Tage beschäftigen und für die er selbst keine Lösung findet.

Ziel: Förderung der strukturierten Auseinandersetzung mit einem Problem, Erarbeitung von realistischen Erwartungen und Verhaltensweisen.

Patienten mit bipolarer affektiver Störung sehen sich häufig mit recht spezifischen Problemen im Rahmen ihrer Erkrankung konfrontiert. Dabei kann es sich um zwischenmenschliche, finanzielle und berufliche Probleme oder um Probleme mit der Medikamenteneinnahme handeln. Im Rahmen dieses Moduls soll es um die Erarbeitung und Bewertung von allgemeinen Problemlösestrategien gehen. Hierzu verweisen wir auf das Modul 5.8 *Problemlösen* im Depressionskapitel (s. Kap. 7.5.8). An dieser Stelle sollen ergänzend dazu Besonderheiten bei manischen Patienten erläutert werden.

⊘ Cave
Im Gegensatz zu depressiven Patienten, denen es sehr häufig schwer fällt, Lösungen für Probleme zu finden, fällen manische Patienten Entscheidungen, ohne mögliche Konsequenzen vorher hinreichend zu überdenken.

Das heißt, der Schwerpunkt bei der Erarbeitung und Bewertung von Lösungsstrategien ist ein anderer. Bei Patienten in hypomanen Episoden liegt der Schwerpunkt auf dem Abwägen möglicher Entscheidungen. Mit dem Patienten sollte besprochen werden, dass er, bevor er voreilige Entscheidungen trifft, über mögliche Entscheidungsalternativen nachdenken sollte („Erst denken, dann handeln"). Diese Alternativen sollten anhand einer Pro-und-Contra-

Liste bewertet werden. In der Pro-und-Contra-Liste sollten auch mögliche positive und negative Konsequenzen enthalten sein.

Dieses Modul ist bei Patienten mit einer manifesten manischen Episode nicht durchzuführen, da sie häufig ihre Probleme gar nicht erkennen und als solche bewerten.

Fallbeispiel Herr K.
Herr K. (46 Jahre), angestellter Architekt, soll für einen Kunden ein Geschäftshaus entwerfen. Durch den Kunden wurde ein möglicher finanzieller Rahmen festgesetzt. Herr K. entwirft ein Modell, welches den finanziellen Rahmen um ein Vielfaches überschreitet. Als sein Chef in darauf hinweist und ihn bittet, den zwar sehr schönen, aber zu teuren Entwurf entsprechend der vorgegebenen Kostenmöglichkeiten umzugestalten, kündigt Herr K. wutentbrannt, da man seiner Meinung nach seine grandiosen Pläne nicht würdige und der Kunde von Baukosten sowieso keine Ahnung habe.

Zusammenfassung: allgemeine Problemlösestrategien
- Bei Patienten während einer depressiven Episode sollten allgemeine Problemlösestrategien wie im Modul 5.8 des Depressionskapitels dargestellt, vermittelt werden.
- Bei Patienten während manischer Episoden liegt der Schwerpunkt auf dem vorsichtigen Abwägen möglicher Entscheidungen („Erst denken, dann handeln!").

▪▪ Mögliche Probleme und Lösungen
Problem: Der Patient formuliert ein Ziel, dass er selber gar nicht erreichen kann.

Lösung: Das Formulieren von unrealistischen Zielen und Plänen kann ein Symptom für eine manische Episode sein. Aufgrund von Selbstüberschätzung und Größenideen sind manische Patienten nicht in der Lage, realistische Ziele zu definieren. In diesem Fall kann versucht werden, gemeinsam mit dem Patienten nach manischen Denkfallen zu suchen. Falls sich der Patient jedoch in einer manifesten manischen Episode befindet, ist dies oft nicht möglich. In diesem Fall kann dieses Modul nicht angewendet werden. Der Therapeut sollte jedoch die von ihm in diesem Zusammenhang identifizierten Denkfallen im Hinterkopf behalten bzw. notieren, um diese mit dem Patienten zu einem späteren Zeitpunkt z. B. im Rahmen der Therapieeinheiten *Denkfallen* (s. Modul 5.4) und *Individuelle Frühwarnsymptome* (s. Therapieeinheit 5.7.1) zu besprechen.

8.5.6 Modul 5.6: Interpersonelle Probleme (mehrmals 25 Min)

Indikation: Probleme bei sozialen Beziehungen und Interaktionen; interpersonelle Konflikte.

Ziel: Besserer Umgang mit Konflikten
Patienten mit bipolarer Störung haben häufig Schwierigkeiten in sozialen Situationen. Diesen Problemen können verschiedenste Ursachen zugrunde liegen. Meist liegen Kommunikationsprobleme im Rahmen der depressiven oder manischen Episoden vor. So können Patienten während hypomaner/manischer Episoden leicht mit anderen Menschen in Auseinandersetzungen geraten oder brechen soziale Normen und Regeln. Für viele Patienten ist es auch schwierig, mit anderen über ihre Erkrankung zu sprechen oder Rückmeldungen vom sozialen Umfeld zur Symptomatik richtig zu bewerten.

Fallbeispiel Frau M.
Frau M. (50 Jahre) ist Hausfrau und Mutter von zwei inzwischen erwachsenen Söhnen. Der jüngere Sohn (22 Jahre) studiert und wohnt noch bei den Eltern zu Hause. Bei Frau M. ist seit ca. 20 Jahren eine bipolar affektive Störung bekannt. Bisher traten zwei depressive, eine hypomane und eine manische Episode auf. Der Familie sind die ersten Symptome vor einer affektiven Episode bei Frau M. bekannt, jedoch kann vor allem der jüngere Sohn schlecht mit der Erkrankung der Mutter umgehen. Da er sich große Sorgen um seine Mutter macht, beobachtet er deren Verhalten und

Stimmung sehr genau. So registrierte er auch bei der aktuellen hypomanen Episode die Frühwarnsymptome und teilte sie der Mutter mit: „Mama, du reagierst seit einigen Tagen schon wieder so gereizt auf Kleinigkeiten. Ich finde, du solltest mal wieder dringend zum Arzt gehen!" Frau M. ärgerte sich über diese Aussage und reagierte sehr gereizt. Als sich solche Aussagen jedoch mehrten und sich zusätzlich Schlafprobleme einstellten, stellte sie sich bei ihrem Arzt vor, der sie zur Optimierung der Medikation in die Klinik einwies.

Zwischenmenschliche Probleme können sowohl überdauernde Belastungsfaktoren (z. B. Kommunikationsprobleme in der Familie) als auch akute Stressoren (z. B. Partnerschaftskonflikt) darstellen. Sie sind ein wichtiger Risikofaktor für erneute manische und depressive Episoden.

Zunächst sollte gemeinsam mit dem Patienten geklärt werden, ob und wo Probleme im Bereich sozialer Interaktionen bestehen. Hierzu ist es hilfreich, mit dem Patienten einige für Patienten mit bipolarer Störung typischerweise problematische Situation durchzusprechen und die Schwierigkeit jeweils zu bewerten. Mögliche Beispiele sind im folgenden Kasten aufgelistet. Darüber hinaus sollte mit dem Patienten nach weiteren Problemen in der Kommunikation und Interaktion mit anderen Menschen gesucht und diese bewertet werden. Hierbei kann es helfen, nach Schwierigkeiten im Alltag oder nach problematischen Situationen in der Vergangenheit zu suchen. Auch die Kommunikation innerhalb der Familie sollte thematisiert werden (z. B.: Gibt es häufig Auseinandersetzungen, und wenn ja, über was? Wird über Probleme gesprochen? Wird über die Erkrankung des Patienten gesprochen? Wie geht die Familie mit der Erkrankung um?) Ebenso sollten Verhaltensbeobachtungen des Stationsteams mit einbezogen und mit dem Patienten besprochen werden. Am Ende sollte auf einem Blatt eine Liste persönlicher schwieriger Situationen in aufsteigendem Schwierigkeitsgrad erstellt werden.

▪▪ Beispiele für problematische interpersonelle Situationen (Meyer u. Hautzinger 2004):

— Familienangehörige oder Freunde sprechen Sie auf eine mögliche Symptomatik an.
— Ihr/e Partner/in fragt Sie abends, ob Sie Ihre Medikamente eingenommen haben.
— Sie haben eine/n neue/n Partner/in kennengelernt und möchten mit ihm/ihr über ihre Erkrankung sprechen.
— Sie möchten Ihren Freunden von der Erkrankung erzählen und um Unterstützung bitten.
— Sie sind abends auf einer Party und möchten aufgrund der Medikamente keinen Alkohol trinken.
— Arbeitskollegen fragen Sie, warum sie so lange krank waren.

Da es sich bei den meisten interpersonellen Problemen um Kommunikationsprobleme handelt, empfiehlt es sich, dem Patienten ein Basiswissen über Kommunikation zu vermitteln. Dies geschieht neben der Vermittlung von allgemeinen Kommunikationsregeln anhand des *Kommunikationsmodells von Schulz von Thun* (Schulz von Thun 2011) (s. Arbeitsblatt 8-5.6 „Nachrichtenquadrat"). Bei Kommunikation handelt es sich um wechselseitige Mitteilungen zwischen zwei oder mehreren Personen. Die beteiligten Personen werden in Sender und Empfänger eingeteilt. Zur Kommunikation gehören dabei nicht nur die gesprochenen Wörter und deren Formulierung (verbaler Inhalt), sondern auch der Tonfall und die Körpersprache (Gestik, Mimik) (nonverbaler Inhalt). Jedes Verhalten hat dabei Mitteilungscharakter, d. h. man kann nicht nicht kommunizieren. Jede Mitteilung bzw. Nachricht besteht aus vier Informationsebenen (Nachrichtenquadrat nach Schulz von Thun 2011):

— *Sachinformation* = reiner Sachinhalt
— *Appell* = Was möchte der Sender beim Empfänger erreichen?
— *Selbstoffenbarung* = Was geben die Kommunikationsteilnehmer von sich preis?
— *Beziehungshinweis* = Was halten Sender

und Empfänger voneinander? (Verhältnis zwischen Sender und Empfänger).

Sender und Empfänger können je nach Stimmungs- und Bedürfnislage sowie aktuellen Plänen und Zielen den Inhalt der Ebenen unterschiedlich interpretieren. So kann es zu Diskrepanzen und im Zuge derer zu Missverständnissen oder sogar Auseinandersetzungen zwischen Sender und Empfänger kommen. Konflikte stellen wiederum Stressoren dar, die den Krankheitsverlauf beeinflussen können. Um solchen Kommunikationsproblemen vorzubeugen, kann mit dem Patienten „richtiges Kommunizieren" geübt werden.

Mit dem Patienten soll anhand des Modells des Nachrichtenquadrates erarbeitet werden, welche Informationen in einer Aussage mitschwingen können und wie diese in Abhängigkeit vom affektiven Zustand der beteiligten Personen wahrgenommen werden können. Für diese Gegenüberstellung der unterschiedlichen Wahrnehmungen und Interpretationen von Sender und Empfänger kann das Arbeitsblatt 8-5.6-2 verwendet werden. Anschließend sollen durch den Patienten Wünsche für Verbesserungen bzw. Veränderungen in der Situation definiert werden. Hierbei soll sich der Patient überlegen, was er sich vom Sender wünscht bzw. erwartet. Anschließend sollen gemeinsam Bedingungen erarbeitet werden, unter denen das gewünschte Verhalten möglich ist. Die Realisierung dieser Bedingungen erfordert meist eine aktive Rolle des Patienten um das gewünschte Verhalten der anderen Person herbeizuführen (z. B. unangenehme, störende Dinge ansprechen). Diese meist für den Patienten schwierigen und unangenehmen Situationen können im Rahmen eines Rollenspiels eingeübt werden.

Fallbeispiel Frau M. (Fortsetzung)

Th.: Sie haben berichtet, dass Sie sich über die Aussage Ihres Sohnes sehr geärgert haben. Wir haben eben anhand des Nachrichtenquadrates von Schulz von Thun besprochen, welche vier Informationen sich in einer Aussage verbergen können. Können Sie bitte versuchen, die Informationen in der Aussage Ihres Sohnes heraus-zuarbeiten (*Bezug zum Erklärungsmodell*).

Pat.: Hm, das ist schwierig.

Th.: Versuchen Sie es!

Pat.: Also, mein Sohn meinte, dass ich immer sehr gereizt gewesen sei und mich besser bei einem Arzt vorstellen solle. Im Sachinhalt wollte er mir damit sagen, dass ich wahrscheinlich wieder krank bin und zu einem Arzt gehen soll. Das wird auch der Appell sein.

Th.: Ja, ganz genau! (*positive Verstärkung*) Wir haben auch besprochen, dass es einen non-verbalen Inhalt, also Beziehungshinweise und Selbstoffenbarung, bei jeder Aussage gibt. Was wollte Ihr Sohn Ihnen signalisieren?

Pat.: Na, das ich krank bin. Er hat sich wahrscheinlich Sorgen um mich gemacht!

Th.: Das halte ich auch für die wahrscheinlichste Möglichkeit. Sie haben sich aber über die Aussage ihres Sohnes geärgert. Woran könnte das gelegen haben?

Pat.: Zum einen, weil ich mich tatsächlich zu diesem Zeitpunkt schon in einer hypomanen Phase befunden habe, und wie wir ja schon besprochen haben, laufen die Gedanken dann etwas anders ab. Und weil der Ton die Musik macht! Er hätte mir das auch wirklich freundlicher sagen können.

Th.: Formulieren Sie bitte den Satz ihres Sohnes so um, dass Sie ihn als Empfänger gut annehmen können. (*Der Empfänger sollte sich fragen, wie er sich eine Rückmeldung wünscht, sodass er sie annehmen kann.*)

Pat.: Mama, ich mache mir Sorgen um dich und befürchte, du könntest wieder krank werden. Ich würde mich sehr freuen, wenn du dich von einem Arzt vorsichtshalber untersuchen lassen könntest.

Th.: Das heißt, unter solchen Bedingungen wären Rückmeldungen für Sie hilfreich. Hätten Sie diesen Ratschlag dann angenommen?

Pat.: Ich glaube schon.

Th.: Sie wirken nicht sehr überzeugt. Woran könnte das liegen?

Pat.: Weil mein Sohn sich mir gegenüber noch nie anders ausgedrückt hat, auch wenn ich weiß, dass er sich Sorgen macht.

Th.: Wie könnten Sie das ändern?

Pat.: Wahrscheinlich indem ich mit ihm darüber spreche. (*Erarbeitung von Bedingungen, unter denen die Rückmeldungen in der gewünschten Form stattfinden können.*)

Th.: Das halte ich für eine gute Lösung. Ich vermute, dass diese Situation in Ihnen Unbehagen auslöst. Daher würde ich gerne mit Ihnen diese Situation in Form eines kleinen Rollenspiels durchsprechen. Ich spiele Ihren Sohn und Sie sich selber. Sie möchten mir nun erklären, wie Sie sich Rückmeldungen zu Ihrer Krankheit wünschen (*Training des gewünschten Zielverhaltens*).

Im Rahmen eines therapeutischen Rollenspieles lässt sich das gewünschte Zielverhalten üben. Im Fall von Frau M. geht es im Rollenspiel vor allem um das Ausdrücken von Gefühlen und Bedürfnissen. Dabei kann es hilfreich sein, mit der Patientin basale Kommunikationsregeln (Wagner u. Bräunig 2004) vorher zu besprechen.

Kommunikationsregeln:

- Sich auf die andere Person konzentrieren, Blickkontakt halten, interessiert zugewandt sein.
- Nonverbales Verhalten und Gesagtes sollten übereinstimmen.
- Sich in die Situation des anderen hineinversetzen und die Gefühle und Ansichten des anderen nicht verurteilen. Verständnis zeigen.
- Ich-Sätze formulieren und Anklagen durch Du-Sätze vermeiden.
- Bei Unklarheiten direkt und konkret nachfragen. Die Äußerungen des Gegenübers zusammenfassen, damit keine Missverständnisse entstehen.
- Möglichst offene und keine direktiven Fragen stellen.
- Eigene Gefühle wie bspw. Verärgerungen über das Gesagte oder Verhaltensweisen direkt und konkret rückmelden, ohne den anderen zu verletzen.
- Wünsche sachlich und konkret formulieren.
- Verallgemeinerungen vermeiden.
- Keine alten Vorwürfe wiederholen, sondern bei aktuellen Themen bleiben.

— Kein Vorwegnehmen der Reaktionen des anderen (Gedankenlesen).

— Positive Gefühle und Lob dem anderen gegenüber ausdrücken.

Nach Abschluss des Rollenspieles sollten dem Patienten Rückmeldungen über seine Leistungen gegeben werden. Dabei gilt es, folgende Aspekte zu beachten (Meyer und Hautzinger 2004): Wichtige Aspekte bei der Rückmeldung:

— positive Verstärkung erfolgreicher Verhaltensaspekte,

— konstruktive und konkrete Verbesserungsvorschläge,

— wenige und nicht zu viele Verbesserungsvorschläge,

— den Patienten nach seinen Eindrücken fragen und diese Eindrücke mit den eigenen abgleichen sowie nach möglichen Diskrepanzen bzw. Denkfehlern des Patienten suchen.

Nach Besprechung und Rückmeldung zur gespielten Situation sollte in einem erneuten Rollenspiel versucht werden, die gemeinsam erarbeiteten Verbesserungsmöglichkeiten umzusetzen. Dies kann so lange wiederholt werden, bis die Situation erfolgreich gelöst wurde. Es sollte dabei jedoch kein Leistungsdruck entstehen. Als Hausaufgabe sollte der Patient versuchen, das neu erlernte Verhalten unter realen Alltagsbedingungen umzusetzen. Zu diesem Zweck kann es nötig sein, dass der Patient solche für ihn schwierige Situationen gezielt aufsucht. Zu Beginn der Sitzung wurde eine Liste der schwierigen Situationen hierarchisch erstellt. Mit dem Patienten sollten erst die für ihn weniger problematischen Situationen bearbeitet werden, bevor schrittweise die schwierigeren Situationen angegangen werden.

Zusammenfassung: soziale Kompetenzen

— Identifikation von Schwierigkeiten in sozialen Interaktionen.

— Bearbeitung von Kommunikationsproblemen anhand des Kommunikationsmodells von Schulz von Thun.

— Vermittlung von Kommunikationsregeln.

— Training und Festigung des erlernten Verhaltens durch Rollenspiel.

■ ■ Mögliche Probleme und Lösungen

■ **Situation 1:**

Problem: Es bestehen manische oder depressive kognitive Denkfehler.

Lösung: Bearbeitung des Moduls Denkfehler.

■ **Situation 2:**

Problem: Der Patient möchte kein Rollenspiel machen.

Lösung: Mit dem Patienten sollte die therapeutische Bedeutung von Rollenspielen besprochen werden. Es dient dem Verbessern von Schwierigkeiten in sozialen Interaktionen sowie dem Einüben von für den Patienten unangenehmen Situationen im geschützten Rahmen der Therapie. Schwierige Situationen können durch das vorherige Durchspielen den unangenehmen und Angst auslösenden Charakter verlieren, wodurch der Patient sicherer in die jeweilige Situation geht. Dies stärkt neben sozialen Kompetenzen auch das Selbstbewusstsein. Man sollte mit dem Patienten auch besprechen, dass sich die meisten Patienten zu Beginn von Rollenspielen in dieser doch etwas artifiziellen Situation unwohl fühlen. Wenn man sich aber auf die Situation einlässt, verlieren die meisten Patienten ihre anfangs bestehende Scheu und profitieren davon.

■ **Situation 3:**

Problem: Patienten verfallen während des Rollenspiels erneut in ihr altes Kommunikationsmuster.

Lösung: Erneute Analyse der Situation anhand der vorgestellten Vorgehensweise und gemeinsame Erarbeitung von Verbesserungsideen. Diese sollten schrittweise in weiteren Rollenspielen erneut versucht und eingeübt zu werden.

8.5.7 Modul 5.7: Rückfallprävention

Indikation: Dieses Modul sollte bei allen Patienten zum Abschluss der Behandlung durchgeführt werden.

Ziel: Erlernen und Erkennen von möglichen Frühwarnsymptomen, denn ein rechtzeitiges Erkennen von affektiven Symptomen ermöglicht ein frühzeitiges Eingreifen, wodurch z. B. Klinikaufenthalte verhindert werden können. Erarbeitung eines Notfallplanes, Reflexion des in der Therapie Erlernten, verantwortlicher Umgang mit der Medikation, Planung der nachstationären Behandlung.

Therapieeinheit 5.7.1: Individuelle Frühwarnsymptome (2 x 25 Min)

Mit dem Patienten wurde in den vorherigen Therapieeinheiten viel über Symptome einer manischen oder depressiven Episode gesprochen. In jeder Therapieeinheit (v. a. bei der Erstellung des Lifecharts, der Besprechung der individuellen Symptomatik und des Stimmungstagebuches) ging es auch um das Erkennen von individuellen Frühwarnsymptomen. Ziel dieser Therapieeinheit ist es nun, eine individuelle Liste der persönlichen Frühwarnsymptome des Patienten zu erstellen.

Lernziele „Frühwarnsymptome":

- Unterscheidung zwischen alltäglichen Stimmungsschwankungen und Symptomen der Manie und Depression.
- Welches sind die ersten Anzeichen für depressive, hypomane und manische Zustände?
- Was geht Stimmungswechseln voraus?
- Ab welchem Punkt ist ein Einschreiten hilfreich und notwendig?

Um diese Ziele zu erreichen, müssen Patienten in einem ersten Schritt erlernen, Anzeichen und Symptome einer bipolaren Episode wahrzunehmen und zu benennen. Im zweiten Schritt erfolgt die regelmäßige Beobachtung von Schlüsselsymptomen anhand des Zustandsbarometers.

 Cave
Vor allem bei Patienten mit hypomanen und manischen Symptomen besteht oft recht lange der Eindruck, dass einzelne Symptome unbedeutend seien und man alles unter Kontrolle habe. Diese Selbstüberschätzung ist ein Teil der manischen Symptomatik.

Gemeinsam soll mit dem Patienten nach typischen und persönlichen Frühwarnsymptomen gesucht werden. Hierzu können alle bisherigen Arbeitsmaterialien, v. a. Lifechart, Zustandsbarometer (s. Arbeitsblatt 8-5.1-2 „Lifechart" und Arbeitsblatt 8-4 „Zustandsbarometer") sowie das Arbeitsblatt „Meine Symptome" (s. Arbeitsblatt 8-5.1-3 „Meine Symptome") zur Anwendung kommen (Bezug zu vorheriger Therapieeinheit nehmen!). Hilfreich ist es in diesem Zusammenhang auch nach den Reaktionen und Meinungen von Familienangehörigen, Freunden und Bekannten zu fragen. Dies kann auch gemeinsam mit dem Patienten bei einem Angehörigengespräch erfolgen.

- - **Hilfreiche Fragen zur Erfassung von individuellen Frühwarnsymptomen (Meyer u. Hautzinger 2004):**
- „Wie verändert sich Ihr Leben, bevor Sie manisch/depressiv werden?"
- „Wie wird dies von Ihrer Umwelt erlebt? Wie reagiert Ihr Umfeld auf Sie, wenn Sie manisch/depressiv werden?"
- „Wie sehen Sie sich selbst, wenn Sie manisch/depressiv werden?"
- „Wie erleben Sie dann Ihre Umwelt?"
- „Wie sehen Sie dann Ihre Zukunft?"

 Cave
Wichtig ist es, wirkliche Frühwarnsymptome und keine Symptome einer manifesten manischen oder depressiven Episode zu erfassen.

Am Ende der Therapiesitzung sollte der Patient alle persönlichen Frühwarnsymptome notiert

(s. Arbeitsblatt 8-5.7-1 „Meine Frühwarnsymptome") und griffbereit zu seinen Therapieunterlagen geheftet haben.

Fallbeispiel: Persönliche Frühwarn-symptomliste für Manie von Frau B.
- Weniger Schlaf; vor allem Einschlafprobleme.
- Hibbelig, es fällt schwer, still zu sitzen.
- Stundenlanges Putzen in der Wohnung (ca. 5 Stunden).
- Mehr Pläne und Ideen, voller Terminkalender
- Entscheidungen werden schneller getroffen
- Gegenüber anderen Menschen reagiere ich schneller ungeduldig, es kommt fast täglich zu Auseinandersetzungen mit anderen, vor allem Kollegen.
- Kauf von vielen teuren Kleidungsstücken und Schuhen, obwohl diese nicht benötigt werden.
- Mehr Spaß an Musik; das Radio läuft öfter und lauter als sonst; zur Musik wird zu Hause bei der Hausarbeit gerne getanzt.
- Auch abends immer Programm (Treffen mit Freunden, Sport, Arbeit etc.).
- Mehr und lauteres Reden.

❶ Cave
Bei manchen Patienten besteht ein saisonales Muster an manischen und depressiven Episoden. Diese Patienten sollten spätestens vier Wochen vor diesen kritischen Zeiten ihr Aktivitätsniveau, ihre Interessen und Stimmung genau beobachten, um ggf. frühzeitige Interventionen zu ermöglichen (Meyer u. Hautzinger 2004).

Zusammenfassung: individuelle Frühwarnsymptome
- Erstellung einer Liste mit individuellen Frühwarnsymptomen.
- Wichtig ist es, wirkliche Frühwarnsymptome zu erfassen und keine Symptome einer manifesten manischen oder depressiven Episode.

▪▪ Mögliche Probleme und Lösungen
Problem: Der Patient erkennt den Beginn einer affektiven Episode nicht, er kann nur Symptome einer manifesten manischen oder depressiven Episode und keine Frühwarnsymptome benennen.

Lösung: Anhand des Lifecharts oder des Stimmungstagebuches sollten gezielt Episoden herausgesucht und der Beginn der Episode besprochen werden. Dabei kann das Arbeitsblatt „Meine Symptome" angewendet werden, um Unterschiede zwischen den Phasen herauszuarbeiten. Diese Unterschiede sollten als mögliche Frühwarnsymptome besprochen werden.

Therapieeinheit 5.7.2: Notfallplan und Entlassplanung (2 x 25 Min)
Bei der bipolaren Störung handelt es sich um eine chronische Erkrankung, in deren Verlauf es zu Rezidiven kommen kann. Wichtig ist es, mit dem Patienten zu besprechen, dass durch Änderungen des Verhaltens und des Denkens sowie durch die Einnahme einer stimmungsstabilisierenden Medikation Rückfällen vorgebeugt werden kann. Nichtsdestotrotz kann es jedoch zu Rezidiven kommen. Daher sollte der Patient in der Therapie gelernt haben, durch Selbstbeobachtung Frühsymptome rechtzeitig zu erkennen und dementsprechend zu handeln. Gemeinsam mit dem Patienten sollte für diesen Fall ein Notfallplan erarbeitet werden. Dieser muss unbedingt schriftlich fixiert und für den Patienten jederzeit griffbereit liegen.

Was sollte im Notfallplan enthalten sein?
- Wichtige Ansprechpartner: Arzt, Therapeut, Familienangehörige, sonstige Vertrauenspersonen jeweils mit Adresse und Telefonnummer.
- Frühwarnzeichen mit möglichen Lösungen und Gegenmaßnahmen.
- Mit dem Arzt besprochene Notfallmedikation (Name des Präparates, Dosierung, Einnahmeschema).

◘ Tab. 8.4   Fallbeispiel: Auszug aus dem Notfallplan von Frau B.

Was tue ich, wenn es kritisch wird?	
Frühwarnzeichen/Problem/Symptom	**Lösung/Gegenmaßnahmen**
Stundenlanges Putzen in der Wohnung	Ruhepausen einbauen
Mehr Pläne und Ideen, dadurch voller Terminkalender	Übungen „Ziele setzen und besser planen" durchführen; Wochenplan aufstellen Reduktion und Absagen von Aktivitäten Pausen und Ruhephasen einplanen
Höhere Geldausgaben	Das Limit der Kredit- und EC-Karte auf einen minimalen Wert beschränken
Entscheidungen werden schneller getroffen	Bevor Entscheidungen getroffen werden, andere Personen nach deren Meinung fragen und versuchen, diese in den Entscheidungsprozess mit einzubeziehen
Mehr Spaß an Musik, zu Hause tanze ich gerne beim Putzen zu lauter Musik	Reizminimierung: Ruhepausen mit leiser beruhigender Musik ohne Tanzen
Mehr Streitigkeiten mit dem Freund oder Kollegen	Rückzug aus belastenden Situationen; Probleme vertagen: Familienangehörige und Freund über aktuellen Zustand aufklären und bitten, keine Diskussionen in der aktuellen Phase zu führen; sich bei der Arbeit ggf. einen Tag krankmelden und sich bei einem Arzt vorstellen

Auf der beiliegenden CD befindet sich eine Vorlage für einen möglichen Notfallplan (s. Arbeitsblatt 8-5.7-2 „Notfallplan"). Der Notfallplan sollte so konkret wie möglich abgefasst werden, d. h. zu allen wichtigen Ansprechpartnern sollten Telefonnummern und Adressen vermerkt werden. Auch die mit dem Arzt vereinbarte Notfallmedikation sollte mit Name, Symptom, Dosierung und Einnahmeschema aufgeführt werden. Zu jedem Frühsymptom sollten mögliche Lösungen oder Gegenmaßnahmen aufgelistet werden. Hier sind der Kreativität keine Grenzen gesetzt (z. B. Arbeitsmaterialien der Therapie durchgehen, Arztbesuch, Freunde und Angehörige um Unterstützung bitten, Ruhephasen, Reizminimierung, Bedarfsmedikation). Hilfreich ist es, die individuellen Erfahrungen des Patienten aus bisherigen manischen und depressiven Episoden zu berücksichtigen. Wichtig ist, dass sich die Lösungen immer an der individuellen Lebenssituation und den Ressourcen des Patienten orientieren müssen. Des Weiteren sollten sie bedarfsgerecht sein, d. h. je ausgeprägter die

Symptome, desto drastischer sind die Interventionsmaßnahmen. Umgekehrt bedeutet dies, je schwächer die Symptome sind, desto größer ist der eigene Handlungsspielraum des Patienten in dieser Situation zu bemessen. Der Patient sollte daher am Ende der Therapie das eingesetzte Arbeitsmaterial in diesen Situationen sinnvoll nutzen können. Es lohnt sich, die erlernten Strategien in diesem Zusammenhang noch einmal mit dem Patienten zu wiederholen. Mit dem Patienten sollte auf jeden Fall festgelegt werden, ab wann ein Arztbesuch oder stationärer Aufenthalt nötig ist. Zu diesem Zweck sollten gemeinsam mit dem Patienten Kriterien erarbeitet und im Notfallplan aufgelistet werden (◘ Tab. 8.4, Fallbeispiel). Hilfreich ist es, bei der Erstellung des Notfallplanes mit Einverständnis des Patienten auch Angehörige mit einzubeziehen und ihnen Tipps und Lösungsmöglichkeiten an die Hand zu geben, mit Krisensituationen des Patienten umzugehen und richtig zu handeln sowie die Wünsche des Patienten in solchen Situationen zu kennen.

❶ Cave
Der Notfallplan sollte immer am selben Ort und griffbereit liegen, damit der Patient jederzeit darauf zurückgreifen kann.

Zusammenfassung: Notfallplan
- Im Notfallplan sollten wichtige Ansprechpartner, Symptome und mögliche Lösungen und Gegenmaßnahmen so konkret wie möglich formuliert werden.
- Die Lösungen sollen sich an den individuellen Ressourcen des Patienten orientieren sowie an die Schwere der Symptome graduell angepasst sein.
- Der Notfallplan sollte immer am selben Ort und jederzeit griffbereit sein.

■■ Rückfallprophylaxe
Unter Bezugnahme auf das psychoedukative Modul zur Psychopharmakotherapie sollte mit dem Patienten nochmals die Rolle der Medikamente bei der Erhaltungstherapie und der Rückfallprophylaxe thematisiert werden.

Bezüglich der pharmakologischen Rückfallprophylaxe sollte der Patient:
- seine Medikamente und Dosierungen kennen,
- wissen, dass man Psychopharmaka nicht abrupt absetzen sollte,
- wissen, wie lange er sie in welcher Dosis weiter einnehmen soll,
- wissen, dass eine Dosisreduktion oder ein Absetzversuch das Rückfallrisiko erhöhen und deswegen nur in Absprache mit dem behandelnden Arzt durchgeführt werden sollten.

Der Patient sollte weiterhin bereits vor der Entlassung aus der stationären Behandlung einen Termin bei einem niedergelassenen Facharzt für Psychiatrie und Psychotherapie vereinbaren. Gegebenenfalls ist eine Fortsetzung der stationär begonnen Psychotherapie im ambulanten Rahmen zu empfehlen.

Zusammenfassung: Rückfallprophylaxe
- Erstellung eines Notfallplanes und in diesem Zusammenhang Wiederholung hilfreicher Psychotherapietechniken und Pharmakotherapien.
- Erneute Psychoedukation bzgl. Erhaltungstherapie und Rückfallprophylaxe mittels Pharmakotherapie.
- Planung der ambulanten Weiterbehandlung.

8.6   Literatur

Benkert O, Hippius H (2017) Medikamente zur Behandlung bipolar affektiver Störungen. Kompendium der Psychiatrischen Pharmakotherapie. 11. Aufl. Springer, Heidelberg
Dilling H, Mombour W et al. (2009) Internationale Klassifikation psychischer Störungen, ICD-10 Kapitel V. Hans Huber, Bern
Gaebel W, Zielasek J (2017) Ätiopathogenetische Konzepte und Krankheitsmodelle in der Psychiatrie. In: Möller H-J, Laux G, Kapfhammer HP (Hrsg) Psychiatrie und Psychotherapie. 5. Aufl. Springer, Heidelberg
Hautzinger M, Meyer T (2007) Psychotherapie bei bipolaren affektiven Störungen. Ein systematischer Überblick kontrollierter Interventionsstudien. Nervenarzt 78:1248–1260
Hautzinger M, Meyer T (2011) Bipolar affektive Störungen. Fortschritte der Psychotherapie. Hogrefe, Göttingen
Meyer T (2009) Bipolare Störungen. In: Margraf J, Schneider S (Hrsg) Lehrbuch der Verhaltenstherapie, Band 2: Störungen im Erwachsenenalter – Spezielle Indikationen – Glossar. 3. Aufl. Springer, Heidelberg, S 139–173
Meyer T, Hautzinger M (2004) Manisch-depressive Störungen, kognitiv-verhaltenstherapeutisches Behandlungsmanual. Beltz, Weinheim, Basel, Berlin
Nöthen M, Rietschel M, Propping P, Maier W (2004) Psychiatrische Genetik: Fortschritte in der Ursachenforschung affektiver und schizophrener Störungen. Deutsches Ärzteblatt 101 (49) : A-3343/B-2831/C-2680
Otto MW, Reilly-Harrington NA et al (2009) Managing Bipolar Disorder. A Cognitive-Behavioral Approach. Therapist Guide. Oxford University Press, Oxford
Sarkar R, Rathgeber K et al (2009) Pharmakologische und psychotherapeutische Behandlung der bipolaren Depression. Zeitschrift für Psychiatrie, Psychologie und Psychotherapie 57(4):265–275
Schaub B, Bernhard B, Gauck L (2004) Kognitiv-psychoedukative Therapie bei bipolarer Störung: Ein Therapiemanual. Hogrefe, Göttingen
Schulz von Thun F (2011) Miteinander reden: 1, Störungen und Klärungen, Allgemeine Psychologie der Kommunikation. Rowohlt, Reinbek bei Hamburg

Wagner P, Bräunig P (2004) Psychoedukation bei bipola-
    ren Störungen. Ein Therapiemanual für Gruppen.
    Schattauer, Stuttgart
Zubin J, Spring B (1977) Vulnerability – a new view of
    schizophrenia. J Abnorm Psychol. 86 (2) : 103–126

8.6.1 Folgende Arbeitsblätter finden Sie auf http://extras.springer.com

Arbeitsblatt 8-4 „Zustandsbarometer"
Arbeitsblatt 8-5.1-1 „Symptome einer Manie und Depression"
Arbeitsblatt 8-5.1-2 „Lifechart"
Arbeitsblatt 8-5.1-3 „Meine Symptome"
Arbeitsblatt 8-5.1-4 „Vulnerabilitäts-Stress-Modell"
Arbeitsblatt 8-5.1-5 „Behandlungsphasen"
Arbeitsblatt 8-5.1-6 „Meine Therapieziele"
Arbeitsblatt 8-5.2 „Wochenplan"
Arbeitsblatt 8-5.3 „To-do-Liste" Neues Arbeitsblatt
Arbeitsblatt 8-5.4 „ABC-Schema"
Arbeitsblatt 8-5.6 „Nachrichtenquadrat"
Arbeitsblatt 8-5.7-1 „Meine Frühwarnsymptome"
Arbeitsblatt 8-5.7-2 „Notfallplan"

Schizophrenie

Stephanie Mehl, Dirk T. Leube

© Springer-Verlag GmbH Deutschland, ein Teil von Springer Nature 2019
T. Kircher (Hrsg.), *Kompendium der Psychotherapie*
https://doi.org/10.1007/978-3-662-57287-0_9

Kognitive Verhaltenstherapie kann bei Patienten mit Schizophrenie, schizoaffektiven Störungen, wahnhaften Störungen sowie Patienten mit psychotischen Symptomen im Rahmen einer bipolaren Störung oder einer depressiven Störung zum Einsatz kommen. Sie wird meist in Kombination mit antipsychotischer Medikation eingesetzt und kann auch bei Personen eingesetzt werden, die auf eine Medikamenteneinnahme verzichten möchten (Morrison et al. 2014). Eine wichtige Bemerkung zu Beginn: Bitte beachten Sie bei einer kognitiven Verhaltenstherapie bei Patienten mit Schizophrenie, dass die Schizophrenie eine schwerwiegende Störung ist, die die Patienten deutlich in ihrer Wahrnehmung, ihrem Denken, ihrer Sprache, ihrer Emotionalität, ihrer Motorik sowie dem Antrieb beeinträchtigt. Für die Therapie sollten Sie sich realistische Ziele setzen und sich wie auch den Patienten nicht überfordern.

9.1   Besonderheiten in der Interaktion/Beziehung

Im folgenden Abschnitt wird die Interaktion mit Patienten mit Schizophrenie im Rahmen einer Psychotherapie thematisiert, für das allgemeine diagnostische und therapeutische Vorgehen in Akut- und Langzeitbehandlung verweisen wir auf die gängigen Lehrbücher.

9.1.1 Beziehungsaufbau: Allgemeine Prinzipien

Der Beziehungsaufbau mit Patienten mit Schizophrenie wird meist dadurch erleichtert, dass der Therapeut sich zunächst selbst kurz vorstellt (z. B. Studienfach, Studienort, berufliche Erfahrung), da es für viele Patienten hilfreich ist, eine Vorstellung von der Person und dem Lebenshintergrund des Therapeuten zu haben, um ihn besser einordnen zu können. Zum erfolgreichen Aufbau einer förderlichen therapeutischen Beziehung mit Patienten mit Schizophrenie sollte von Seiten des Therapeuten generell eine entpathologisierende Haltung gegenüber dem Patienten und der schizophrenen Störung eingenommen werden. Dazu ist es notwendig, z. B. zu wissen, dass psychotische Symptome auch in der Allgemeinbevölkerung auftreten (sog. Kontinuumshypothese, s. auch Abschn. 9.5.1). Der Therapeut sollte bei den Schilderungen der Symptome des Patienten eine sog. *normalisierende* Haltung einnehmen, indem er dem Patienten z. B. vermittelt, dass seine Symptome nicht ungewöhnlich sind. In einem nächsten Schritt sollte sich der Therapeut möglichst genau in die Lage des Patienten hineinversetzen und versuchen, nachzuvollziehen, wie der Patient denkt und empfindet. Der Therapeut kann in einem nächsten Schritt auch Hypothesen über Symptome, Emotionen oder Gedanken des Patienten formulieren und den Patienten fragen, ob diese zutreffen. Dadurch demonstriert der Therapeut einerseits Fachkompetenz, andererseits die Fähigkeit, die Problemlage des Patienten empathisch zu verstehen.

Beispiel „Hypothesen über Emotionen des Patienten überprüfen"

Th.: Sie haben mir gerade berichtet, dass Sie in der letzten Zeit in Studienveranstaltungen ständig das Gefühl hatten, von Peter beobachtet zu werden. Gleichzeitig haben Sie während der Vorlesung auch die Stimme von Peter gehört.

Pat.: Ja, genau.

Th.: Ich könnte mir vorstellen, dass das ganz schön anstrengend war, einerseits wollten Sie ihr Studium schaffen, andererseits auch Peter zuhören, der ihnen ja wichtige Dinge übermittelt hat. Waren Sie da manchmal nach der Vorlesung ganz schön erschöpft?

Pat.: Ziemlich. Er hat ja die ganze Zeit über ganz wichtige Dinge zu mir gesagt, so Weltformeln. Ich habe immer versucht, diese mitzuschreiben, damit ich sie auch ja nicht vergesse.

Th.: Haben Sie da manchmal auch in anderen Situationen, außerhalb der Vorlesungen an ihn gedacht?

⊘ Cave
Viele Patienten fühlen sich stigmatisiert, wenn man mit Ihnen über ihre Erkran-

kung spricht und diese als Schizophrenie bezeichnet. Am besten fragt der Therapeut zu Beginn der Therapie, wie der Patient zu seiner Diagnose und der Erkrankung steht. Er kann den Patienten fragen, welcher Begriff ihm lieber ist. Viele Patienten bevorzugen die Bezeichnung Psychose für ihre Erkrankung, da sie sich dadurch nicht so stigmatisiert fühlen. Der Therapeut sollte dies respektieren und die gewünschte Bezeichnung verwenden.

9.1.2 Besonderheiten im Rahmen der Positiv-Symptomatik der Schizophrenie

Bereits beim Aufbau der therapeutischen Beziehung im Rahmen erster Interaktionen mit Patienten mit Schizophrenie sind einige Besonderheiten zu beachten. Patienten mit Schizophrenie haben manchmal negative Erfahrungen mit Krankenhäusern gemacht, die teilweise traumatisierend gewesen sein könnten (gerichtliche Unterbringung, Fixierung, Zwangsmedikation). Diese Erfahrungen wurden oft in Situationen gemacht, in denen die Patienten sich, z. B. aufgrund von Verfolgungswahn oder Halluzinationen, sehr unsicher und verletzlich fühlten. Das Misstrauen oder der Verfolgungswahn können erste Interaktionen erschweren und den Patienten dazu verleiten, z. B. Fragen zu stellen, die dem Therapeuten indiskret vorkommen oder wenig mit der aktuellen Situation zu tun haben. Auch kann das Misstrauen dazu führen, dass der Patient schweigt und/oder sehr einsilbig antwortet, um nicht zu viel über sich zu verraten. Halluzinierte Stimmen können die Kommunikation ebenfalls stören (weil sie z. B. androhen, den Patienten zu „bestrafen, wenn er sich öffnet"). Weiterhin werden in ersten Interaktionen (richtigerweise) vom Therapeuten meist wichtige Symptome der Schizophrenie (Stimmenhören, inhaltliche Denkstörungen) oder sicherheitsrelevante Aspekte erfragt (Suizidalität), die die Patienten aktuell nicht unbedingt für ihr dringendstes

Problem halten. Das sofortige Infragestellen des Wahns durch den Therapeuten oder der Hinweis darauf, dass der Patient an einer schizophrenen Störung leidet, kann vom Patienten ebenfalls ungünstig verarbeitet werden und sollte vermieden werden.

▪▪ Methoden für den Beziehungsaufbau bei ausgeprägter Positivsymptomatik

Bei ausgeprägter Positivsymptomatik ist insbesondere darauf zu achten, möglichst viel von den Wahninhalten des Patienten zu explorieren, um zu verstehen, wie das Wahnsystem des Patienten aufgebaut ist und welche Schlussfolgerungen der Patient aufgrund seines Wahns zieht. Wenn der Patient bereits bei vorherigen Therapeuten vermutet hat, dass diese an einer Verschwörung gegen ihn beteiligt sind, ist es relativ wahrscheinlich, dass er diese Annahme auch auf den aktuellen Therapeuten übertragen wird. Es erhöht die eigene Glaubwürdigkeit, Schlussfolgerungen des Patienten in diese Richtung vorwegzunehmen und den Patienten offen danach zu fragen.

Beispiel „Vorwegnehmen von Verdachtsmomenten"
Pat.: Manchmal habe ich den ganzen Tag über das Gefühl, dass die Mitarbeiter des Verfassungsschutzes hinter mir her sind. In jedem Bus, in den ich einsteige, sitzen schon Mitarbeiter bereit ...
Th.: Das stelle ich mir ziemlich anstrengend vor, wenn man so das Gefühl haben muss, dass man sich gar nicht mehr frei bewegen kann. Haben Sie denn auch hier in der Klinik das Gefühl, dass die Mitarbeiter des Verfassungsschutzes auch hierher kommen? Ich könnte mir auch vorstellen, dass Sie vielleicht Zweifel haben, ob ich nicht auch zu den Mitarbeitern des Verfassungsschutzes gehöre?
Pat.: Ich weiß nicht, ja, das könnte eigentlich sein. Andererseits sehen Sie ja recht freundlich aus und Sie sind Arzt/Psychologe.
Th.: Ich kann ihnen sagen, dass ich kein Mitarbeiter des Verfassungsschutzes bin, sondern hier als Arzt bzw. Psychologe arbeite. Vor dem Hintergrund Ihrer bisherigen Erfahrungen mit

dem Verfassungsschutz kann ich aber gut verstehen, dass Ihnen das Thema Sorgen bereitet und dass Ihnen meine Versicherung vielleicht nicht ausreicht. Gibt es denn irgendeine Möglichkeit, zu beweisen, dass ich nicht beim Verfassungsschutz arbeite?
Pat.: Hm, das ist schwierig. Vielleicht sollte ich es erstmal auf sich beruhen lassen.

Ein weiterer wichtiger Aspekt beim Aufbau einer therapeutischen Beziehung mit Patienten mit Positivsymptomatik ist, die Wahninhalte des Patienten zunächst unvoreingenommen zu erfragen, ohne den Patienten sofort darauf hinzuweisen, dass diese z. B. physikalisch nicht möglich bzw. unwahrscheinlich sind. Das Vorgehen erleichtert es dem Patienten, problematische Aspekte am Wahn selbst zu erkennen und zu benennen (z. B. den damit verbundenen Stress). Dabei ist es wichtig, sich vor Augen zu halten, dass die Patienten konkrete und sehr überzeugende Beweise für den Wahn haben (z. B. Halluzinationen, die den Wahninhalt bestätigen). Auch mussten die Patienten bereits häufig gegenüber ihrer sozialen Umgebung ihren Wahn „verteidigen". In einem weiteren Schritt ist es wichtig, die emotionalen Erfahrungen des Patienten zu *validieren*, d. h. die emotionalen Erfahrungen anerkennend wertzuschätzen, ohne jedoch den Wahn zu verstärken.

Beispiel „Unvoreingenommenes Erfragen und Validieren der Wahninhalte"

Th.: Herr G., Sie machen mir einen sehr vernünftigen Eindruck. Ich kann gut verstehen, dass Sie, nachdem Sie diesen bitteren Geschmack im Mund gespürt haben und sich schlecht gefühlt haben, dachten, dass Sie vergiftet werden. Hatten Sie denn in diesem Moment auch große Angst? (*Validieren der Überzeugung*)
Pat.: Ja, es war furchtbar. Ich meine, meine eigenen Eltern mischen mir etwas ins Essen, um mich auszuschalten. Ich hatte wirklich Angst, dass ich sterbe. Und ich habe es auch nicht verstanden, warum die so etwas tun?

Th.: Das klingt schrecklich. Waren Sie denn ganz sicher, dass das Ihre Eltern waren? Und haben Sie herausgefunden, warum?

Bei dem oben benannten Beispiel ist es sehr wichtig, zu beachten, dass die emotionalen Erfahrungen validiert werden, jedoch der Wahn niemals explizit bestätigt wird. Gleiches wie für den Wahn gilt für Halluzinationen, auch diese müssen wertneutral genau exploriert werden.

Manche Patienten werden im Erstkontakt unruhig, sehen sich im Raum um oder sind deutlich belastet. Für den Therapeuten ist es wichtig, dies zunächst als eigene Beobachtung anzusprechen und nachzufragen, was der Grund für das Verhalten des Patienten ist.

Beispiel „Beobachtungen ansprechen und Kontrolle anbieten"

Th.: Frau S., ich habe das Gefühl, Sie sind gerade sehr nervös. Sie schauen so im Raum hin und her (*Beobachtung ansprechen*). Stimmt das?
Pat.: Ja, ich finde es sehr beunruhigend, dass das Fenster offen ist.
Th.: Kann ich denn irgendetwas tun, um Ihnen die Sache zu erleichtern? (*Kontrolle anbieten*)
Pat.: Ja, wir können das Fenster zu machen. Ich bin nicht so ganz sicher, ob da nicht draußen auf dem anderen Balkon jemand zuhört. Auch kann es sein, dass im Zimmer Abhörvorrichtungen sind.
Th.: Ich habe hier bisher nichts entdeckt. Möchten Sie denn einmal nachsehen? (*Kontrolle anbieten*)

Eine weitere naheliegende Erklärung für unruhiges Hin- und Herblicken können kommentierende Stimmen sein. In diesem Fall bietet es sich an, den Patienten genau zu fragen, was die Stimmen sagen. Schließlich ist es ratsam, den Patienten zu fragen, ob man etwas tun kann, damit die Situation für den Patienten angenehmer wird. Dies ist zwar meist nicht möglich, führt aber dazu, dass der Patient eher den Eindruck einer erhöhten wahrgenommenen Kontrolle über das Gespräch hat.

9.1.3 Besonderheiten im Rahmen der Negativsymptomatik bei Schizophrenie

Bei Patienten mit ausgeprägter Negativsymptomatik hat der Therapeut oft den Eindruck, wenig Rückmeldung von dem Patienten darüber zu erhalten, ob dieser sich wohlfühlt oder ob ihm die Therapie gefällt. Der Patient kann sehr wortkarg sein und deutliche Schwierigkeiten aufweisen, über Probleme zu sprechen. In der Folge hat der Therapeut den Eindruck, die Kommunikation allein zu bestreiten. Auch kann z. B. das Problem auftreten, dass der Patient sehr unkonzentriert wirkt und im Laufe der ersten therapeutischen Interaktion schnell ermüdet. Eine weitere Besonderheit kann darin bestehen, dass die Patienten sich durch die therapeutische freundliche und empathische Interaktion zunächst überfordert fühlen, da sie in ihrem Alltagsleben eher zurückgezogen leben oder unter sozialphobischen Ängsten leiden. Manche Patienten werden auch durch andere behandelnde Fachärzte, Sozialarbeiter oder Eltern/Verwandte/Freunde „geschickt" und geben an, „eigentlich" keine Probleme zu haben. Besonders im ambulanten Rahmen kommt es nicht selten vor, dass die Patienten gar nicht zu den Sitzungen erscheinen, zu spät erscheinen oder an einem ganz anderen Termin vor der Tür stehen.

▪▪ Methoden für den Beziehungsaufbau bei ausgeprägter Negativsymptomatik

Bei Patienten mit Negativsymptomatik ist es wichtig, sich als Therapeut klar zu machen, dass die Schweigsamkeit, Wortkargheit und Affektverflachung des Patienten nicht unbedingt bedeutet, dass der Patient die Therapiebeziehung oder die therapeutischen Interaktionen nicht wertschätzt, sondern dass die Schweigsamkeit ein Symptom der Erkrankung ist. Regelmäßige therapeutische Sitzungen haben jedoch auf die meisten Patienten in dieser Hinsicht einen positiven Effekt, so dass sie sich in der Therapieinteraktion wohler fühlen und besser mit dem Therapeuten kommunizieren können. Bei ausgeprägten Konzentrationsproblemen empfiehlt

es sich, diese vorsichtig als Beobachtungen anzusprechen und den Patienten zu fragen, ob die Beobachtung korrekt ist. Eine gute Umgangsmöglichkeit mit Konzentrationsproblemen kann es sein, Pausen oder Unterbrechungen anzubieten, z. B. eine Zigaretten- oder Kaffeepause durchzuführen oder generell nur halbstündliche Termine zu verabreden.

Manche Patienten fühlen sich auch durch zu viel Blickkontakt überfordert. Auch hier empfiehlt es sich, verständnisvoll zu reagieren und Lösungen anzubieten (*Sitzposition verändern*).

Bei Sprachverarmung ist es ratsam, nicht in lange Monologe zu verfallen, sondern dem Patienten viel Zeit zu lassen, um sich an die neue Therapiesituation zu gewöhnen. Auch kann man dem Patienten im Gespräch immer mehrere Antwortmöglichkeiten vorgeben, so dass er eine Möglichkeit auswählen kann. Eine weitere Möglichkeit ist es, den Patienten zu fragen, ob das aktuelle Thema für ihn zu belastend ist, und ihm anzubieten, zunächst über ein anderes Thema zu sprechen (das aktuelle Lieblingsbuch, die Lieblingsband). Bei einem Patienten mit starker Sprachverarmung kann es bereits eine therapeutische Intervention darstellen, jede Sprachäußerung positiv zu verstärken und ihn darin zu unterstützen, wieder mit anderen Menschen zu kommunizieren.

9.1.4 Besonderheiten bei Patienten mit formalen Denkstörungen

Formale Denkstörungen können dazu führen, dass die Kommunikation mit den Patienten deutlich erschwert ist. So weisen viele Patienten eine gewisse Weitschweifigkeit auf, sind nicht in der Lage, auf Fragen gezielt zu antworten und leiden unter einem ausgeprägten „Druck", alle Probleme sehr genau zu berichten. Andere Patienten „springen" von einem Thema zum anderen oder verlieren sich in Randaspekten, da sie Wichtiges nicht mehr von Unwichtigem trennen können.

▪▪ Methoden für den Beziehungsaufbau bei formalen Denkstörungen

Bei Patienten mit formalen Denkstörungen ist eins der wichtigsten Ziele, ihre kommunikativen Fähigkeiten zu verbessern. Wenn man bei den Patienten eine gewisse Weitschweifigkeit beobachtet, ist es wichtig, diese den Patienten vorsichtig rückzumelden.

Beispiel „Formale Denkstörungen rückmelden und verändern"

Th.: Frau S., ich habe das Gefühl, ihnen ist es ganz wichtig, mir alles ganz genau zu erzählen, ist das richtig? (*formale Denkstörung rückmelden*)

Pat. Ja, genau, das ist mir sehr wichtig, sonst wird das alles immer falsch verstanden. Und meine Schwester damals …

Th.: Wenn ich Sie kurz unterbrechen darf, leider ist es so, dass wir in der Therapie nur begrenzt Zeit haben. Und für die Therapie ist es nicht immer wichtig, dass ich sofort alles ganz genau verstehe, manchmal reicht mir auch, dass ich das übergeordnete Muster gut verstehe und Sie noch einmal frage, wenn ich es noch genauer wissen muss. Da unsere Zeit begrenzt ist und Sie ja sicher auch schnell Erfolge sehen möchten: Ist es in Ordnung, wenn ich Sie unterbreche, wenn ich genug über ein Thema gehört habe? (*formale Denkstörung verändern*)

Pat.: Ja, wenn Sie meinen, können Sie mich unterbrechen. Aber wenn es mir ganz wichtig ist, würde ich es gerne ganz genau erzählen.

Th.: Wir können ja auch immer zu Beginn der Sitzung ein Thema auf die Tagesordnung setzen, dass Ihnen ganz wichtig ist. Dieses Thema können Sie mir dann ganz genau erzählen. Ist das in Ordnung für Sie? (*formale Denkstörung verändern*)

Manche Patienten stehen auch zu Beginn der Sitzung stark unter Druck und schätzen es, zunächst berichten zu können. Bei diesen Patienten bietet es sich an, vorher festzulegen, wie viele Minuten lang sie „sich alles von der Seele reden können" und ab wann der Therapeut sie unterbrechen darf.

9.1.5 Schlussbemerkungen in Bezug auf die Krankheitseinsicht

Viele Therapeuten, die mit Patienten mit Schizophrenie arbeiten, berichten darüber, dass die Patienten keine „Krankheits- und Behandlungseinsicht" haben. Mangelnde Krankheitseinsicht muss nicht unbedingt negativ sein, da die Patienten dadurch z. B. weniger anfällig für Stigmatisierung aufgrund der schizophrenen Störung sind. Therapeutisch relevant ist unserer Ansicht nach nicht der Grad der Krankheitseinsicht, sondern die generelle Lebensführung. Patienten können trotz mangelnder Krankheitseinsicht von ihren Therapeuten dazu motiviert werden, ihre antipsychotische Medikation regelmäßig einzunehmen, z. B. um dem Stress zu begegnen, unter dem sie aufgrund von Verfolgung durch den Verfassungsschutz leiden. Generell ist es wichtig, die Einsicht des Patienten in die Stressbelastung durch die Störung zu fördern, bzw. zu erkennen, welche therapeutischen Maßnahmen ihm/ihr helfen könnten, nicht die Krankheitseinsicht.

Zusammenfassung: Aufbau einer Therapiebeziehung

- Empathische Gesprächsführung, Emotionen und Annahmen vorwegnehmen, Hypothesen bilden und deren Gültigkeit erfragen.
- Wahnsystem offen, unvoreingenommen erfragen, die damit verbundenen Emotionen und Erfahrungen validieren.
- Misstrauen, Unruhe und ungewöhnliche Verhaltensweisen ansprechen, Bereitschaft signalisieren, dass der Patient seine Annahmen überprüfen kann (z. B. Wanzen suchen).
- Bei Konzentrationsproblemen: Pausen und Unterbrechungen vereinbaren.
- Bei Sprachverarmung: mehrere Antworten vorgeben, Interaktionstraining, Verstärkung für kommunikative Äußerungen.
- Bei formalen Denkstörungen: Erlaubnis für Unterbrechungen einholen.
- Einsicht in die Stressbelastung durch die Symptomatik fördern, nicht Krankheitseinsicht fördern.

9.2 Psychotherapeutisch relevante Modelle zur Entstehung und Aufrechterhaltung schizophrener Störungen

Das **Vulnerabilitäts-Stress-Modell** (Nuechterlein u. Dawson 1984) erklärt die Entstehung von Schizophrenie durch ein Zusammenwirken von individuellen genetischen Faktoren (Vulnerabilität) und belastenden Lebensereignissen. Eine der wichtigsten Modellannahmen ist, dass eine individuell unterschiedliche genetische Vulnerabilität besteht, an einer Schizophrenie zu erkranken. Die Vulnerabilität besteht insbesondere in neuropsychologischen Defiziten, die das Gedächtnis, die Aufmerksamkeit, die Informationsverarbeitungskapazität, exekutive Funktionen (Planung, Problemlösen) und die soziale Wahrnehmung betreffen. Weiterhin werden biologische Auffälligkeiten (z. B. in der Regulation der Dopaminausschüttung) als Vulnerabilitätsindikatoren angenommen. Die Vulnerabilität, eine schizophrene Störung zu entwickeln, interagiert mit belastenden Ereignissen aus der Umwelt. Dies führt zu Problemen in der Informationsverarbeitungskapazität sowie einer Überaktivierung des autonomen Nervensystems, und zwar so lange, bis der individuelle Grenzwert des Patienten überschritten ist und bei dem Betroffenen eine psychotische Episode ausgelöst wird.

Erweiterungen aktueller Vulnerabilitäts-Stress-Modelle zur Erklärung der Entstehungs- und der aufrechterhaltenden Bedingungen von Positivsymptomen der schizophrenen Störung (z. B. Garety et al. 2013) nehmen an, dass genetische Vulnerabilität in Interaktion mit belastenden Lebensereignissen zu ungewöhnlichen Sinneserfahrungen führt (Halluzinationen, körperliche Erschöpfung, Prodromalsymptome). Eines der wichtigsten Postulate der Modelle ist, dass nicht die ungewöhnlichen Sinneserfahrungen selbst das Problem darstellen, sondern deren dysfunktionale Bewertung durch die Patienten. Im Gegensatz zu Personen der Allgemeinbevölkerung, von denen bis zu 15 % Wahnphänomene oder Halluzinationen erleben, interpretieren Patienten mit Schizophrenie ungewöhnliche Sinneserfahrungen als von außen (z. B. durch Verfolger) verursacht.

Die Neigung der Patienten, voreilige Schlussfolgerungen zu treffen (*Jumping-to-conclusions-bias*) und negative Ereignisse als von anderen Personen kausal beeinflusst anzunehmen (*personale Attribution*) erhöht die Wahrscheinlichkeit für eine dysfunktionale Interpretation ungewöhnlicher Sinneserfahrungen. Auch Defizite der Patienten in ihrer *Theory-of-Mind-Fähigkeit*, der Fähigkeit, Intentionen, Verhalten und Emotionen anderer Menschen vorherzusagen, erhöhen das Risiko für eine dysfunktionale Interpretation. Gemäß dem Modell führen die genannten kognitiven Faktoren dazu, dass sich bei den Patienten Wahn oder Halluzinationen entwickeln. Zu den emotionalen Faktoren, die an der Entstehung und Aufrechterhaltung von Wahn und Halluzination beteiligt sind, werden Angst, Depressionen, ein geringer Selbstwert sowie negative Fremdschemata gezählt.

Als aufrechterhaltende Bedingungen von Wahn bzw. Halluzinationen werden bei den Patienten eine *selektive Aufmerksamkeit*, die auf Hinweise gerichtet ist, die für den Wahninhalt sprechen, *Sicherheitsverhaltensweisen* (auf den Boden schauen, damit Verfolger einen nicht bemerken) sowie *sozialer Rückzug* angesehen, die ebenfalls dazu führen, dass keine den Wahn korrigierenden Erfahrungen mehr gemacht werden können (s. Arbeitsblatt 9-5.1-1 „Warum bin ich krank geworden", Abschn. III). Für Details zur Symptomentstehung siehe auch Kircher u. Gauggel (2007).

Fallbeispiel Frau M.

Das Fallbeispiel kann nach dem Modell von Garety et al. (2013) interpretiert werden (s. Arbeitsblatt 9-5.1-1 „Warum bin ich krank geworden" Abschnitt III).

Frau M. (22 Jahre, Studentin) wurde bereits als Kind von ihren Eltern vermittelt, dass sie im Vergleich zu ihrem Bruder wenig Rechte in der Familie hatte (*wichtige Botschaften der Eltern*). Sie hatte im Gymnasium Leistungsprobleme und wurde von ihren Klassenkameraden oft geärgert. Ihre Eltern nahmen ihre Probleme nicht ernst und vermittelten ihr, dass sie diese allein lösen sollte (*belastendes Lebensereignis*). Frau M. wechselte zu einer anderen Schule und begann nach dem Abitur ein Chemiestudium in einer fremden Stadt, für das ihr viel Vorwissen fehlte (*belastendes Lebensereignis*). Während des Studiums jobbte sie in einer Diskothek, da sie ihr Studium selbst finanzieren musste. Dies führte aufgrund der Nachtarbeit bei Frau M. zu Schlafproblemen (*aktuelle Auslöser*). Frau M. erhielt ebenfalls fast täglich Anrufe ihrer Mutter, die von Eheproblemen erzählte und Frau M. dadurch überlastete (*aktuelle Auslöser*). Auf einer Party wurde sie von einem Studenten angesprochen, der sie interessant fand. Ihre Freundinnen zogen sie mit diesem Erlebnis auf (*aktuelle Auslöser*). Frau M. beschäftigte sich sehr intensiv mit dem Studenten und begann, ihn in ihrem Zimmer zu hören (Wahrnehmung verändert sich). Frau M. war schließlich überzeugt, dass der Student und seine Kommilitonen sie mit einer in ihrer Wohnung eingebauten Kamera überwachten und ihr Botschaften über einen Lautsprecher mitteilten. Sie war auch der Ansicht, dass diese ihre Gedanken hören konnten (*ungünstige Bewertung*). Sie empfand die Überwachung einerseits als beängstigend, andererseits auch als sehr positiv, da dies auch zeige, dass der Student sich für sie interessiere (*Gefühl*). Sie zog sich immer stärker zurück, weil sie immer häufiger Angst hatte, durch den Studenten und seine Kommilitonen überwacht zu werden (*sozialer Rückzug*) und nahm immer mehr Hinweise auf die Überwachung in ihrer Umgebung wahr (*selektive Aufmerksamkeit auf bedrohliche Reize*).

9.3 Evidenzbasierte Grundlagen zur Auswahl der Therapiemodule

Die in diesem Kapitel vorgestellten Interventionen sind in Anlehnung an verschiedene Therapiemanuale entstanden (Mehl u. Lincoln 2014; Lincoln 2014; Klingberg et al. 2007; Vauth u. Stieglitz 2006; Chadwick 2006; Beck 2013).

Zahlreiche teilweise multizentrische Studien und Metaanalysen, die antipsychotische pharmakologische Behandlung mit einer Kombinationsbehandlung aus kognitiver Verhaltenstherapie und Neuroleptika verglichen, konnten nachweisen, dass kognitive Verhaltenstherapie die Positivsymptomatik, das allgemeine soziale Funktionsniveau sowie depressive Stimmung reduziert und die Wahrscheinlichkeit für eine stationäre Wiederaufnahme senkt (Wykes et al. 2008). Der Effekt entspricht einer kleinen bis mittleren Effektstärke ($d = .37$) *zusätzlich zu dem Effekt der antipsychotischen Medikation*. Kognitive Verhaltenstherapie wurde als wichtige Behandlungsempfehlung in die Leitlinien des National Instituts for Health and Clinical Excellence (NICE; UK) und der Deutschen Gesellschaft für Psychiatrie, Psychotherapie und Nervenheilkunde (DGPPN) aufgenommen.

Üblicherweise wird nach einer genauen Diagnostik zunächst mit den Patienten ein gemeinsames Problemmodell erarbeitet. In inem nächsten Schritt werden Selbstkontrollstrategien zum Umgang mit belastenden Symptomen (Stimmen, Depression, Impulsivität) eingesetzt. Danach erfolgt bei Bedarf Veränderung von Wahn, wenn diese vom Patienten gewünscht wird. Interventionen für dysfunktionale Grundannahmen oder Schemata, die häufig im Hintergrund eines Wahns bestehen („Andere Menschen sind gefährlich, ich muss auf der Hut sein."), werden ebenfalls angeboten. Ein wichtiger Bestandteil ist die soziale Reintegration sowie Rückfallprävention. Auf Grundlage dieser Verfahren wurden in den folgenden Abschnitten die Therapiemodule zur Schizophreniebehandlung erstellt. Die Therapiemodule integrieren einige der relevanten, evidenzbasierten Therapieteile der Schizophreniebehandlung bei schizophrenen Störungen.

9.4 Psychotherapierelevante Dokumentation

Das im Folgenden vorgestellte Verfahren dient der Erfassung von Symptomen und Selbstkontrollstrategien im Kontext schizophrener Störungen und kann von Beginn der Behandlung an eingesetzt werden.

9.4.1 Selbstbeobachtungsprotokoll zum Einsatz von Copingstrategien

Das Selbstbeobachtungsprotokoll (s. Arbeitsblatt 9-4.1 „Selbstbeobachtungsprotokoll"; Lincoln 2014) kann bei Patienten eingesetzt werden, die unter Stimmenhören leiden. Patienten mit Schizophrenie setzen bei Stimmenhören oft bereits selbstständig Copingstrategien ein, die ihnen dabei helfen, belastende Stimmen besser ertragen zu können. Eine weitere Möglichkeit des Einsatzes des Protokolls bietet sich bei Antriebsarmut oder einer fehlenden Tagesstruktur an. Die Verwendung des Protokolls wird in Abschnitt 9.5.4 genauer erklärt.

Es ist wichtig, die Patientengruppe an den Einsatz des Protokolls zu erinnern, da Patienten mit ausgeprägter Negativsymptomatik (z. B. Antriebsproblemen) große Schwierigkeiten haben, das Protokoll einzusetzen.

Zusammenfassung:
Selbstbeobachtungsprotokoll

— Einsatz zur Erarbeitung von Auslösern und funktionalen Copingstrategien für belastende Stimmen.
— Verwendung zur Erarbeitung von dysfunktionalen Copingstrategien für Antriebsprobleme und andere negative Symptome.

9.5 Praktische Therapiedurchführung

■■ **Auswahl der Therapiemodule für die Behandlung von Patienten mit Schizophrenie**

Nachfolgend werden verschiedene psychotherapeutische Module zur Behandlung der schizophrenen Störung erläutert. Die Grafik zeigt einen Vorschlag zur chronologischen und in-

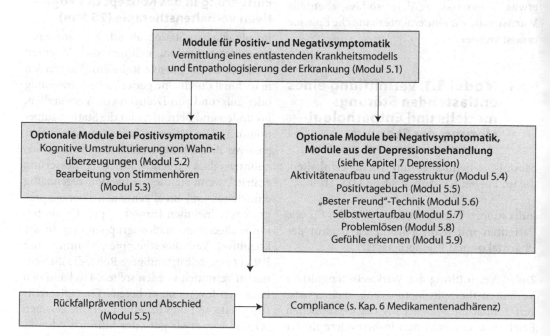

□ Abb. 9.1   Zeitlicher und inhaltlicher Ablauf der kognitiven Verhaltenstherapie bei Schizophrenie

haltlichen Anwendung der Module bei Patienten mit Schizophrenie. Die Module 5.1 *Vermittlung eines entlastenden Krankheitsmodells und Entpathologisierung der schizophrenen Störung*, das Modul 5.6 *Rückfallprävention und Abschied* und *Compliance* (s. Abschnitt *Pharmakotherapie*) sollten in jedem Fall durchgeführt werden. Der Therapeut kann bei vorliegender Positivsymptomatik die Module für die Behandlung von Wahn und Stimmen einsetzen. Bei dominierender Negativsymptomatik können die Module *Aktivitätenaufbau und Tagesstruktur* (s. Kap. 7 *Depression*, Modul 5.2), *Positivtagebuch* (s. Kap. 7 *Depression*, Modul 5.5), „Bester-Freund-Technik" (s. Kap. 7 *Depression*, Modul 5.6), *Selbstwertaufbau* (s. Kap. 7 *Depression*, Modul 5.7), *Problemlösen* (s. Kap. 7 *Depression*, Modul 5.8) und *Gefühle erkennen* (s. Kap. 7 *Depression*, Modul 5.9) eingesetzt werden. Besonderheiten, die bei Patienten mit Schizophrenie zu beachten sind, werden im vorliegenden Kapitel beschrieben, für die Beschreibung der Durchführung der Interventionen verweisen wir auf das Depressionskapitel. Bei Patienten, die unter einer komorbiden bipolaren Störung leiden, sollte das Modul „Rückfallprophylaxe" etwas angepasst werden, sodass ebenfalls Warnsignale für eine erneute manische Episode erfasst werden.

9.5.1 Modul 5.1: Vermittlung eines entlastenden Störungsmodells und Entpathologisierung der Störung

Modul 5.1 beinhaltet fünf Therapieeinheiten, die im Folgenden dargestellt sind (◼ Tab. 9.1).

Indikation: Dieses Modul eignet sich für alle Patienten mit Schizophrenie zu Beginn der Pharmako- und Psychotherapie.

Ziel: Vermittlung der Wirkweise kognitiver Verhaltenstherapie, Motivierung zu einer aktiven Teilnahme, Validierung der persönlichen Erlebnisse der Patienten insbesondere in der Vorgeschichte der schizophrenen Störung, ko-

◼ **Tab. 9.1**   Übersicht über die Therapieeinheiten in Modul 5.1

Therapieeinheit 5.1.1	Einführung in das Konzept der kognitiven Verhaltenstherapie
Therapieeinheit 5.1.2	Vermittlung entpathologisierender Informationen über die Schizophrenie
Therapieeinheit 5.1.3	Entwicklung eines entlastenden Erkrankungsmodells
Therapieeinheit 5.1.4	Erarbeitung individueller Therapieziele
Therapieeinheit 5.1.5	Antipsychotische Medikation

gnitive Umstrukturierung diesbezüglicher Selbstvorwürfe oder Schuldgefühle, Informationsvermittlung über die schizophrene Störung, Entstigmatisierung der schizophrenen Störung, Entpathologisierung ungewöhnlicher Sinneserfahrungen, d. h. schizophrener Symptome.

Therapieeinheit 5.1.1: Einführung in das Konzept der kognitiven Verhaltenstherapie (25 Min)

Im alltäglichen Stationsablauf, z. B. auf einer geschützten Station, nehmen die Patienten meist eine eher passive Rolle ein. Sie werden manchmal durch eine gerichtliche Einweisung oder aufgrund von Drängen von Verwandten, Freunden und Betreuern auf die Station aufgenommen. Die Patienten haben meist ein eher passives Behandlungsmodell, bei dem sie annehmen, dass „irgendwann eine Besserung eintritt", wenn sie die Medikation regelmäßig einnehmen und am allgemeinen Therapieprogramm teilnehmen (Ergotherapie, Physiotherapie, allgemeine Stationsgruppen etc). In der kognitiven Verhaltenstherapie übernimmt der Patient eine selbstständigere Rolle, die ihm zunächst vermittelt werden sollte. Man kann den Patienten fragen, ob er bereits Therapieerfahrung hatte, was dies für eine Therapie gewesen sei und was er als gut oder hilfreich oder als nicht so hilfreich empfunden hat. Danach kann das Konzept der kognitiven Verhaltenstherapie folgendermaßen erklärt werden:

Beispiel für die Vermittlung der Konzepte der kognitiven Verhaltenstherapie

Th.: Herr S., ich würde Ihnen gerne erklären, was die kognitive Verhaltenstherapie eigentlich ist. Kognitive Verhaltenstherapie beschäftigt sich mit dem Denken und dem Verhalten. Die Idee der Therapie besteht darin, Stress reduzieren, der durch bestimmte „alte" Denkmuster entsteht (z. B. durch Perfektionismus), die man in der Kindheit erlernt hat und seitdem nicht mehr überprüft oder hinterfragt hat. Es sollen gemeinsam neue Denkmuster erarbeitet werden, die besser zu der aktuellen Situation passen. Weiterhin werden gewohnte Verhaltensweisen untersucht und eventuell verändert, falls diese zu Problemen oder Stress führen. Man kann neue Verhaltensweisen entwickeln und diese praktisch einüben.

Pat.: Das klingt ganz vernünftig.

Th.: Was für Sie auch wichtig ist: Sie können die Themen, über die wir sprechen, und die Ziele, die wir uns setzen, selbst bestimmen. Sie können auch sagen: Über das Thema möchte ich nicht sprechen. Sie können und sollten auch immer Fragen stellen, wenn Ihnen etwas nicht klar ist. Und Sie wissen ja, dass für mich die gesetzliche/psychologische Schweigepflicht gilt.

Pat.: Das finde ich sehr beruhigend.

Th.: Was mir noch ganz wichtig ist: Sie haben in der Therapie eine ganz aktive Rolle. Wir haben ja immer nur 2 Stunden in der Woche, in der restlichen Woche sind Sie allein und alles was ich sage, hilft Ihnen nur, wenn Sie es ausprobieren, wenn Sie Dinge in Ihrem Denken und Ihrem Verhalten ändern. Können Sie sich das vorstellen?

Pat.: Klingt anstrengend, aber auch ganz vernünftig. Da bin ich ja mal gespannt …

Da Patienten mit Schizophrenie häufig unter Gedächtnisproblemen leiden, ist es wichtig, alle mit den Patienten erarbeiteten Themen in einer *Therapiemappe* zu sammeln. Diese kann der Patient zu allen Sitzungen mitbringen und nach der Sitzung noch einmal die besprochenen Themen nachlesen.

Zusammenfassung: Vermittlung des Konzepts der kognitiven Verhaltenstherapie
- Ziel der Therapie: Stress reduzieren.
- Überprüfung von Denkmustern und Erarbeitung neuer funktionalerer Denkmuster.
- Analyse von Verhalten in bestimmten Situationen, Erarbeitung funktionalerer neuer Verhaltensweisen.

■■ Mögliche Probleme und Lösungen

Problem: Der Patient gibt an, dass er schon einmal eine Therapie gemacht hat, dass ihm diese aber nicht geholfen hat.

Lösung: Der Therapeut kann dies bedauern und erfragen, woran das gelegen hat. Wenn der Patient angibt, dass es an der Person des vorherigen Therapeuten lag, kann der Therapeut genau erfragen, was den Patienten gestört hat. Der Therapeut kann betonen, dass er versucht, Dinge, die den Patienten stören, zu unterlassen. Wenn der Patient als Grund benennt, dass die Interventionen ihm nichts „gebracht haben", kann der Therapeut sagen, dass es sehr viele verschiedene Interventionen gibt und dass es wichtig sein kann, diese auszuprobieren. Er kann ebenfalls sagen, dass es auch den richtigen Zeitpunkt für eine bestimmte Intervention gibt, vielleicht war es zum Zeitpunkt der ersten Therapie noch zu früh für die Intervention.

Therapieeinheit 5.1.2: Vermittlung entpathologisierender Informationen über die schizophrene Störung (2 x 25 Min)

Ziel der Einheit ist es, den Patienten über seine Diagnose aufzuklären und ihm entpathologisierende Informationen darüber mitzuteilen. Viele Patienten haben zu Beginn der schizophrenen Störung mangelnde Krankheitseinsicht oder fühlen sich durch die Diagnose gesellschaftlich stigmatisiert und können sie nicht für sich annehmen, weil sie z. B. den Eindruck haben, verfolgt zu werden und nicht den Eindruck, unter einer psychischen Störung zu leiden. Eine Möglichkeit, dem Patienten trotz mangelnder Krankheitseinsicht die Diagnose Schizophrenie mitzuteilen, ist dem folgenden Beispiel zu entnehmen.

Beispiel „Diskussion über Schizophrenie"
Pat: Mein Hausarzt hat gesagt, dass ich Schizophrenie habe und Medikamente nehmen muss. Aber wissen Sie, Frau M., das liegt nur an den Leuten vom Verfassungsschutz, die ärgern mich Tag und Nacht, verfolgen mich, versuchen mich mit merkwürdigen Geräuschen in den Wahnsinn zu treiben. Ich bin nicht verrückt, die sind verrückt.
Th.: Herr S., ich kann verstehen, dass das sehr ungerecht ist, Sie werden verfolgt und dann sagen andere Menschen, dass Sie krank sind. Wissen Sie, einige Mediziner der WHO haben sich irgendwann zusammengesetzt und definiert, dass Menschen, die darunter leiden, verfolgt zu werden oder auch Dinge hören, die andere Personen nicht hören können, eine Schizophrenie haben. Wir müssen ja für die Krankenkasse immer eine Diagnose vergeben. Da Sie Verfolgung erleben und Flötentöne hören, die andere Menschen nicht hören können, würde ich auch sagen, dass man Ihnen die Diagnose einer Schizophrenie geben könnte. Insbesondere, da Sie ja sehr darunter leiden. Die Verfolgung verursacht ja besonderen Stress. Für unsere Therapie ist es hingegen gar nicht wichtig, ob Sie eine Schizophrenie haben oder nicht, das ist nur die „Diagnoseschublade", in die Sie am besten passen. Wichtig ist, dass wir uns die Situationen ansehen, in denen Sie unter Stress leiden, und schauen, was wir da machen können. Wir können z. B. überprüfen, ob Sie etwas an Ihrem Denken oder Verhalten verändern können, so dass die Verfolgung nicht mehr so belastend für Sie ist. Ist das in Ordnung für Sie?
Pat.: Warum muss ich mich denn ändern, wenn andere mich verfolgen? Lieber sollte man die Verfolger einsperren.
Th.: Da haben Sie irgendwie Recht. Das kommt mir auch ungerecht vor. Aber Sie haben mir schon erzählt, dass Sie sehr viel unternommen haben, damit die Verfolgung durch den Verfas-

sungsschutz aufhört. Und da muss man nun abwarten, ob das etwas bringt. Leider kann ich daran nichts ändern, ich würde Ihnen aber sehr wünschen, dass Sie darunter nicht mehr so leiden müssen. Parallel dazu können wir ja in der Therapie nach Wegen suchen, damit Sie die Verfolgung besser ertragen können. Was meinen Sie dazu?
Pat.: Na gut, das klingt vernünftig.

Im oberen Abschnitt wurde bereits auf die Kontinuumshypothese von Wahn, Halluzinationen und Ich-Störungen hingewiesen. Informationen über Befunde über die Häufigkeit von psychosenahen Symptomen in der Allgemeinbevölkerung sind für Patienten mit Schizophrenie sehr wichtig, da die Patienten mit Schizophrenie häufig den Eindruck haben, „verrückt" zu sein und im Rahmen der Erkrankung Phänomene erleben, die nicht zum normalmenschlichen Erlebensrepertoire gehören. Bei Patienten, die für sich noch nicht akzeptiert haben, dass sie unter einer schizophrenen Störung leiden, können Informationen über die Prävalenz von psychotischen Symptomen in der Allgemeinbevölkerung ebenfalls von Nutzen sein (vgl. Gallup u. Newport 1991; Barrett u. Etheridge 1992; Lincoln et al., 2009), da sie eventuell noch schwanken, ob sie die Diagnose einer Schizophrenie für sich annehmen sollten oder nicht.

Beispiel: Vermittlung von Informationen über die Häufigkeit schizophrener Symptome in der Allgemeinbevölkerung
Th.: Viele meiner Patienten, die zum ersten Mal hörten, dass sie an einer Psychose leiden, denken, dass sie die Einzigen sind, die unter solchen Symptomen leiden, dass sie verrückt sind. War das bei Ihnen auch so?
Pat.: Ja, das ist schon doof, wenn man Stimmen hört oder mal die Idee hatte, dass die Welt bereits durch Außerirdische zerstört wurde. Vor allem, wenn man danach bemerkt, dass man sich geirrt hat. Wie soll man das denn anderen Menschen erklären?
Th.: Dabei weiß man heute, dass Wahn eigentlich auch in der Allgemeinbevölkerung ziemlich

weit verbreitet ist. So glaubt z. B. nach einer aktuellen Befragung jeder vierte Amerikaner an
Geister, jeder zehnte Amerikaner glaubt, schon
einmal in der Gegenwart eines Geistes gewesen
zu sein, jeder vierte Amerikaner glaubt, schon
einmal telepathisch mit anderen Menschen
kommuniziert zu haben und jeder siebte Amerikaner glaubt, schon einmal ein Ufo gesehen zu
haben.

Pat.: Das sind ja ziemlich hohe Zahlen. Waren
die denn gesund?

Th.: Ja.

Pat.: Ja gut, das waren Amerikaner.

Th.: Naja, die Deutschen sehen das ähnlich,
z. B. glauben 25 % einer Stichprobe aus
Deutschland, dass sie beobachtet werden, 9 %
glauben, dass sie verfolgt werden und immerhin 7 % denken, dass eine Verschwörung gegen sie im Gange ist. 10 % glauben sogar, dass
ihre Gedanken so lebhaft sind, dass sie von
anderen Menschen gehört werden können
(Lincoln et al., 2009).

Pat.: Das ist eine ganze Menge. Und die sind
nicht in der Psychiatrie?

Th.: Die scheinen ganz gut damit zu leben.
Wenn man sich ansieht, was Personen, die
Wahnideen haben und keine Behandlung aufsuchen, und Personen, die Wahnideen haben
und eine Behandlung aufsuchen, unterscheidet, so ist das nicht die Wahnidee selbst, mag
sie auch noch so „verrückt" sein, sondern der
mit der Wahnidee verbundene Leidensdruck.
Auch haben die Personen, die sich nicht in Behandlung begeben, oft Freunde, mit denen sie
über die Wahnidee sprechen können.

Pat.: Also wäre es gut, wenn ich mit anderen
Menschen über meine Überzeugungen sprechen könnte?

Th.: Ja, das wäre gut. Bei Stimmenhören ist
das übrigens nicht anders. Bei einer Untersuchung gaben 60 % einer studentischen Stichprobe an, dass sie einmal in ihrem Leben eine
Stimme hörten, die niemand anders hören
konnte, 30 % der Studenten hören die Stimme
sogar einmal im Monat. Es scheint auch so zu
sein, dass gesunde Personen unter Stress, z. B.
unter Schlafentzug, ebenfalls Stimmen hören.
Generell funktioniert das Gehirn ja nicht so gut

bei Stress und macht viele Fehler. Z. B. wenn es
dunkel ist, sieht man manchmal in einer dunklen Ecke jemanden stehen und wenn man genauer hinsieht, ist es nur der Schatten eines
Baumes. Auch bei optischen Täuschungen
wird sichtbar, wie schnell das Gehirn Fehler
macht. Man geht heute davon aus, dass Stimmen so etwas wie eine Fehlproduktion des Ge-
hirns sind, in etwa vergleichbar mit Tinnitus.

Pat.: Das habe ich alles noch nie gehört. Ist ja
seltsam.

Th.: Ja, darüber wird nicht so häufig gesprochen. Stimmenhören oder Wahn sind eben
Symptome, die in unserer Gesellschaft sehr
stigmatisiert sind. Aber die Gesellschaft verändert sich und z. B. Depressionen sind inzwischen eher toleriert, seit Prominente (wie z. B.
Robbie Williams) darüber berichten. Es bleibt
zu hoffen, dass die Gesellschaft irgendwann
noch toleranter wird. In der Zwischenzeit ist es
ganz wichtig, dass Sie sich diese Tatsache immer wieder vergegenwärtigen, dass Sie nicht
anders empfinden als viele andere Menschen
außerhalb der Psychiatrie und dass Ihre Erkrankung zu Unrecht stigmatisiert ist.

Pat.: Ok, das versuche ich.

**Zusammenfassung: Vermittlung entpatho-
logisierender Informationen über die
schizophrene Störung**

— Diskussion der Schizophrenie-Diagnose:
   bei Patienten ohne Krankheitseinsicht: Klarer
   Hinweis, dass die Diagnose vorliegt, aber Betonung, dass in der Therapie an individuellen
   Problemen und vor allem Stress gearbeitet
   wird.
— Psychoedukation über Häufigkeit von Stimmenhören und Wahnideen in der Allgemeinbevölkerung.
— Psychoedukation über Stigmatisierung der
   schizophrenen Störung.

**Therapieeinheit 5.1.3: Entwicklung ei-
nes individuellen Entstehungsmodells
über die Schizophrenie (2 x 50 Min)**

Ausgehend von den Informationen, die bereits
aus der diagnostischen Exploration vorliegen,
wird gemeinsam mit dem Patienten ein Modell

entwickelt, das erklären soll, warum der Patient erkrankt ist. Dazu kann das klassische oder das erweiterte Vulnerabilitäts-Stress-Modell benutzt werden. Das erweiterte Modell ist z. B. günstig, wenn bei dem Patienten Positivsymptomatik im Vordergrund steht.

■■ Genetische Vulnerabilität
Zunächst sammelt man gemeinsam mit dem Patienten *schriftlich* alle Hinweise, die für eine genetische Vulnerabilität des Patienten für die Entwicklung einer schizophrenen Störung sprechen. Dazu kann das Arbeitsblatt „Warum bin ich krank geworden?" (s. Arbeitsblatt 9-5.1-1 „Warum bin ich krank geworden") verwendet werden, welchem auch das dem Patienten in den nachfolgenden Beispieldialogen vermittelte Modell zu entnehmen ist. Zu den genetischen Vulnerabilitätsfaktoren werden psychische Erkrankungen bei anderen nahen Verwandten oder eine erhöhte emotionale Stressreaktion auf alltägliche Belastungen (Myin-Germeys et al. 2001) gezählt. Weitere wichtige in der Wissenschaft kontrovers diskutierte genetische Vulnerabilitätsfaktoren wie eine dopaminerge Dysfunktion oder Fehlfunktionen in anderen Transmittersystemen können hier auch aufgeführt werden. Patienten mit Schizophrenie sowie erstgradige Verwandte weisen häufig Aufmerksamkeitsprobleme und Defizite im Arbeitsgedächtnis auf, die ebenfalls als Vulnerabilitätsfaktoren angesehen werden. Auch kann eine Tendenz, generell voreilige Schlussfolgerungen zu treffen, als Vulnerabilitätsfaktor betrachtet werden, der Patient neigt z. B. dazu, sich eher schnell und ohne ein genaues Abwägen der Faktenlage zu entscheiden. Des Weiteren kann ein personalisierender Attributionsstil zu den prädisponierenden Faktoren gezählt werden, bei dem die Patienten als Ursache für negative Ereignisse in ihrem Leben eher äußere Faktoren und andere Personen sehen, während sie positive Ereignisse sich selbst zuschreiben. Schließlich liegen bei Patienten ausgeprägte Defizite in der Theory-of-Mind-Fähigkeit vor, sie haben Probleme, sich in andere Menschen hineinzuversetzen, deren Emotionen und Gedanken zu verstehen und zu interpretieren. Als

generelles Vorgehen empfiehlt es sich, den Patienten über Befunde aus der Grundlagenforschung aufzuklären und diesen in einem nächsten Schritt zu fragen, ob er solche Tendenzen ebenfalls von sich selbst kennt. Nur dann sollten bestimmte Variablen als genetische Vulnerabilitäten in das individuelle Problemmodell aufgenommen werden.

Beispiel „Erfassung genetischer Vulnerabilitätsfaktoren"
Th.: Herr S., ich würde gerne in einem nächsten Schritt mit Ihnen besprechen, ob bei Ihnen auch bestimmte Belastungsfaktoren vorlagen, die eine Psychose begünstigen. Manche dieser Belastungsfaktoren werden durch Eltern an nachfolgende Generationen weitergegeben, es sind sozusagen genetische Belastungsfaktoren. In vielen Studien hat man herausgefunden, dass Patienten mit Schizophrenie auf Stress und ausgeprägte Belastungssituationen stark emotional reagieren, dass sie im Vergleich zu gesunden Personen in Belastungssituationen sehr viel stärker unter negativen Emotionen wie Ärger, Angst und Traurigkeit leiden. Man glaubt, dass dies auch ein Risikofaktor für die Entwicklung einer Schizophrenie ist. Kennen Sie das auch von sich selbst? (*erhöhte Stressreaktion bei alltäglicher Belastung*)
Pat.: Ja, schon, wenn ich auf meiner Arbeit viele Aufgaben zu erledigen habe, bemerke ich schon, dass mich das sehr stresst.
Th.: Dann nehmen wir diesen Aspekt in unser Modell auf (*notiert diesen Punkt auf dem Arbeitsblatt 8-5.1-1 „Warum bin ich krank geworden"*). Viele Personen, die an Schizophrenie erkrankt sind, haben auch andere Verwandte, die unter einer psychischen Erkrankung leiden. Ist das bei Ihnen auch so? (*genetische Prädisposition*)
Pat.: Ja, meine Tante hatte auch Depressionen.
Th.: Das würde ja dafür sprechen, dass in Ihrer Familie eine bestimmte Veranlagung besteht, an einer psychischen Erkrankung zu leiden. Ist es ok, wenn wir das in unser Modell aufnehmen?
Pat.: Ja, klar.
Th.: (*notiert diesen Punkt auf dem Arbeitsblatt*). Es gibt viele Untersuchungen darüber, dass

man bei Patienten mit Schizophrenie Veränderungen in der Verarbeitung von Informationen im Gehirn findet (*dopaminerge Dysfunktion*). Die Patienten haben in den Nervenzellen im Gehirn zu viel von einem bestimmten Botenstoff oder Transmitter, Dopamin. Dieser Botenstoff leitet Informationen von einer Zelle zur anderen Zelle weiter. Ich kann Ihnen das anhand eines Arbeitsblattes zeigen (*Th. zeigt das Arbeitsblatt 9-5.1-2 „Aufbau einer Nervenzelle" und erklärt die Reizweiterleitung an einer Nervenzelle*). Wenn man im Gehirn zu viel Dopamin hat, werden häufig Dinge miteinander verknüpft, die normalerweise wenig miteinander zu tun haben. Man bezieht vielleicht Dinge auf sich, die gar nichts mit einem selbst zu tun haben, man denkt, der Sitznachbar im Bus guckt so schlecht gelaunt, weil man sich neben ihn gesetzt hat, dabei ist dieser so schlecht gelaunt, weil er schlecht geschlafen hat. Kennen Sie so etwas?

Pat.: Ja, in der Psychose hatte ich das ständig.

Th.: Ist es in Ordnung, wenn wir das in unser Modell aufnehmen? Fehlfunktion von Botenstoffen im Gehirn?

Pat.: Ja, das können wir machen.

Th.: Manche Patienten mit Psychosen haben auch bereits bei der Geburt Probleme, es gab Komplikationen oder sie entwickeln sich vielleicht langsamer als andere Kinder. (*Geburtskomplikationen, Entwicklungsprobleme*) Gab es so etwas bei Ihnen auch?

Pat.: Nein, da kann ich mich nicht daran erinnern. Ich kann aber noch einmal meine Mutter fragen.

Th.: Das ist eine gute Idee. Was man auch häufig findet, ist, dass Patienten mit Psychosen Aufmerksamkeitsprobleme haben. Sie fühlen sich dann schnell von äußeren Reizen überflutet oder es fällt ihnen schwer, ein Gespräch zu verfolgen, wenn viel Umgebungslärm da ist (*Probleme in Aufmerksamkeitsfunktionen und Arbeitsgedächtnis*). Das führt natürlich zu Stress, der die Entwicklung einer Psychose begünstigen kann. Kennen Sie das auch von sich?

Pat.: Ja, da bin ich schnell überfordert und werde immer total müde. Das können wir auch aufschreiben.

Th.: Viele Patienten berichten auch, dass sie eine Tendenz haben, sehr schnell vor dem Hintergrund von nur wenigen Informationen zu entscheiden. Sie treffen sehr schnelle Schlussfolgerungen (*Jumping-to-conclusions-bias*). Sie würden dann im Bus eher denken, der Sitznachbar guckt komisch, weil er mich nicht leiden kann. Andere Menschen, die weniger schnelle Schlussfolgerungen treffen, würden das noch länger bezweifeln. Kennen Sie eine solche Tendenz auch von sich, dass Sie schnelle Schlussfolgerungen aufgrund von nur wenigen Informationen treffen.

Pat.: Ja, ich denke ziemlich schnell, dass jemand etwas gegen mich hat. Das können wir auch aufschreiben.

Th.: Manche Menschen denken auch schneller, wenn etwas Negatives passiert, dass dann andere Personen daran schuld sind (*personale Attribution*). Mir geht das so, dass ich an schlechten Tagen, wenn der Zug nicht rechtzeitig kommt, denke, die Bahn hat etwas gegen mich, die wollen mich ärgern. Eine solche Neigung findet man verstärkt bei Patienten mit Psychosen. Kennen Sie das auch von sich selbst?

Pat.: Oh ja, manchmal kann ich mich tagelang über so etwas ärgern. Ich beziehe vieles, was passiert, auf mich. Das können wir auch aufschreiben.

Th.: Viele Patienten mit Psychosen haben auch manchmal Probleme, sich in andere Menschen hineinzuversetzen, besonders in Gesprächen (*Theory-of-Mind-Defizite*). Es fällt ihnen schwer, die Perspektive zu wechseln oder die Gefühle der Gesprächspartner zu verstehen. Kennen Sie das auch von sich?

Pat.: Nein, ich bin eigentlich ziemlich sensibel.

Th.: Dann nehmen wir diesen Punkt lieber nicht in unser Modell auf.

■■ **Belastende Lebensereignisse**

In einem nächsten Schritt werden belastende Lebensereignisse des Patienten auf dem Arbeitsblatt „Warum bin ich krank geworden", Abschnitt I, gesammelt (s. Arbeitsblatt 9-5.1-1 „Warum bin ich krank geworden").

Bei der Sammlung belastender Lebensereignisse ist es natürlich wichtig, die Erfahrungen des Patienten empathisch zu validieren, wie im Beispiel verdeutlicht.

Mögliche belastende Lebensereignisse bei Patienten mit Schizophrenie sind:

— Probleme in der Beziehung zu den Eltern: Konflikte, hohe Erwartungen, Belastungen aufgrund körperlicher oder psychischer Krankheiten (des Patienten/der Eltern), Familie grenzt sich stark nach außen ab (Patient darf keine Freunde mit nach Hause bringen), Probleme der Familie (Finanzen, Sucht, Gewalt), Trennung, Scheidung, usw.
— Leistungsprobleme in der Schule, berufliche Entwicklung.
— Traumatisierungserfahrungen, Mobbing.
— *daily hassles*: Ansammlung von alltäglichen Stressoren, die nur in ihrer Häufung zu einer Belastung führen: Belastungen an der Arbeitsstelle, in der Familie.
— Probleme in Partnerschaften und Freundschaften.

Beispiel für empathisches Validieren von negativen Erfahrungen

Pat.: Als ich sieben Jahre alt war, kam ich einmal von der Schule nachhause und habe dann meinen Vater gesehen, der hatte sich aufgehängt.
Th.: Das tut mir sehr leid. Das muss sehr schrecklich für Sie gewesen sein. Hat Sie denn jemand aus ihrer Familie getröstet? (*Th. validiert empathisch*)
Pat.: Nein, die waren alle total verzweifelt. Eigentlich ist das Thema dann totgeschwiegen worden (*wirkt unruhig*).
Th.: Ist es ihnen unangenehm, darüber zu sprechen?
Pat.: Ja, das war sehr traurig.
Th.: Ich danke Ihnen auf jeden Fall für ihre Offenheit. Sollen wir eine Pause machen oder über ein anderes Thema sprechen? (*Th. achtet auf Überforderungssignale des Pat.*)
Pat.: Ja, das können wir machen. Es war gut, das mal jemandem zu erzählen, aber jetzt reicht es auch.

❶ Cave
Ein häufiges Vorurteil über Patienten mit Schizophrenie ist, dass sie sich belastende Lebensereignisse „nur einbilden". Bei diesem Thema ist die erhöhte Auftretenshäufigkeit traumatisierender Lebensereignisse und Gewalterfahrungen bei Patienten mit Schizophrenie zu beachten, die sogar in einer Dosis-Wirkungsbeziehung mit dem vermehrten Auftreten von Wahnüberzeugungen steht (Scott et al. 2007). Auch sind Erfahrungen im Rahmen eines Verfolgungswahns für den Patienten wahr und es ist sehr wichtig für die therapeutische Beziehung, diese Ereignisse zunächst als gegeben oder zumindest so für den Patienten als erlebt hinzunehmen und nicht zu hinterfragen.

▪▪ Wichtige Botschaften der Eltern/ anderer Bezugspersonen:
Mit dem Patienten können ebenfalls Botschaften gesammelt werden, die ihm durch Eltern oder andere wichtige Bezugspersonen vermittelt wurden, z. B. „Andere Menschen sind Dir nicht wohlgesonnen.", „Sei auf der Hut." und die auf negative Überzeugungen über andere Personen hindeuten, die z. B. Verfolgungswahn begünstigen können (Garety et al. 2013). Das nachfolgende Beispiel verdeutlicht die Erhebung von durch die Eltern vermittelten Botschaften. Diese sollten ebenfalls schriftlich mit Hilfe des zweiten Teils des Arbeitsblattes „II. Warum bin ich krank geworden" (s. Arbeitsblatt 9-5.1-1 „Warum bin ich krank geworden") gesammelt werden.

Beispiel „Erhebung interpersoneller Überzeugungen, die dem Patienten durch die Eltern vermittelt wurden"

Th.: Herr M., häufig vermitteln Eltern ihren Kindern bestimmte Überzeugungen, z. B. über fremde Personen. Können Sie sich in dieser Hinsicht an bestimmte Überzeugungen erinnern?
Pat.: Nein, was meinen Sie?
Th.: Manchmal kommt es vor, dass Eltern ihren Kindern so etwas signalisieren wie: Sei auf

der Hut, traue keinem Fremden. Gab es so etwas bei Ihnen?

Pat.: Ja, ich durfte z. B. nie Freunde mit nach Hause bringen. Und meine Eltern waren oft sehr misstrauisch, hatten z. B. immer Angst, dass unser Nachbar unsere Katze vergiftet.

▪▪ Aktuelle Auslöser der schizophrenen Störung

Ein besonderer Fokus sollte auf der Zeit vor der Entwicklung der ersten psychotischen Episode liegen, da sich dort meist besondere Belastungsfaktoren finden, deren Identifizierung für das Verständnis der Krankheitsentwicklung und der persönlichen Rückfallprophylaxe des Patienten sehr wichtig ist. Diese sollten ebenfalls schriftlich mit Hilfe des zweiten Teils des Arbeitsblattes „Warum bin ich krank geworden", Abschnitt II (s. Arbeitsblatt 9-5.1-1 „Warum bin ich krank geworden") gesammelt werden.

▪▪ Mögliche Probleme und Lösungen:

Problem: Der Patient kann die Äußerung von Mitgefühl durch den Therapeuten als Überlastung erleben.

Lösung: Auf mögliche Hinweise von Überlastung achten: mimischer Ausdruck oder motorische Unruhe. Es empfiehlt sich in einem solchen Fall, den Patienten direkt zu fragen, ob das Thema für ihn zu anstrengend ist. Wenn er dies bejaht, kann der Therapeut einen Themenwechsel oder eine Pause anbieten.

▪▪ Exkurs: Umgang mit Schuldgefühlen

Bereits im Rahmen der Anamneseerhebung oder bei der Sammlung von belastenden Lebensereignissen berichten viele Patienten von starken Schuldgefühlen. Die Patienten machen sich häufig für bestimmte Dinge verantwortlich (Einnahme illegaler Drogen, Abbruch des Studiums), bereuen diese und bringen diese in ursächlichen Zusammenhang mit der Entwicklung der schizophrenen Störung.

Auch wenn einige aktuelle Studien darauf hindeuten, dass häufiger Cannabiskonsum mit der Entwicklung einer schizophrenen Störung

in korrelativem (nicht kausalem) Zusammenhang steht, wird im aktuellen Forschungsdiskurs Cannabiskonsum als ein zusätzlicher Stressor gewertet, der nur im Zusammenspiel mit zahlreichen anderen Stressoren oder belastenden Lebensereignissen die Entwicklung einer schizophrenen Störung begünstigen kann. Dies bedeutet nicht, dass der Patient die schizophrene Störung durch Cannabiskonsum verursacht hat. Es ist wichtig, dem Patienten diesen Zusammenhang zu erklären und ihm die Schuldgefühle zu nehmen. Parallel dazu kann ihm vermittelt werden, dass regelmäßiger Cannabiskonsum bei einer bestehenden schizophrenen Störung und im Rahmen einer antipsychotischen Medikation natürlich riskant ist und weitere Rückfälle begünstigen kann.

Bei starken Schuldgefühlen, die durch Informationsvermittlung nicht deutlich abnehmen, empfiehlt sich die im folgenden Abschnitt beschriebene Intervention.

Beispiel:
Intervention bei starken Schuldgefühlen
Pat.: Damals, das mit dem Kiffen und den vielen anderen Drogen, das hätte ich nicht tun sollen. Es war zwar nett, weil meine Freunde dabei waren. Aber dadurch war ich dann überhaupt nicht mehr an der Uni. Meine Mutter sagt, dass das alles meine Schuld ist, dass ich krank geworden bin, dass das von den Drogen kommt. Und das kann schon wirklich sein, wenn ich das nur geahnt hätte …
Th.: Herr S., so ganz ist das nicht richtig. Drogeneinnahme verursacht nicht ganz allein eine so komplizierte Erkrankung wie die Schizophrenie. Schizophrenie wird durch eine Kombination aus genetischen Faktoren und belastenden Umweltfaktoren verursacht. Wenn überhaupt, war das ein zusätzlicher Belastungsfaktor, der Sie anfälliger dafür gemacht hat, eine Psychose zu entwickeln. Außerdem haben Sie gerade von Schuld gesprochen. Ich würde sagen, so etwas wie Schuld lädt man auf sich, wenn man sich bewusst für oder gegen etwas entscheidet. So wie bei Star Wars: Man entscheidet sich für die gute oder die dunkle Seite der Macht. Wussten Sie denn in

dem Moment, in dem Sie Drogen nahmen, dass dies bei Ihnen die Entwicklung einer Schizophrenie begünstigen würde?

Pat.: Nein, dann hätte ich das doch niemals gemacht, wenn ich das gewusst hätte.

Th.: Ja, genau. Wenn Sie es gewusst hätten und sich bewusst hätten entscheiden können, hätten Sie es anders gemacht. Tragen Sie denn dann die Schuld daran?

Pat.: Naja, irgendwie nicht.

Th.: Würden Sie es denn rückgängig machen?

Pat.: Ja, auf jeden Fall. Aber das geht leider nicht.

Th.: Es wäre günstig, wenn Sie sich in Zukunft, wenn Sie das Gefühl haben, Schuld an ihrer Erkrankung zu sein, unser Gespräch ins Gedächtnis rufen. Wie wäre es, wenn Sie unser Gespräch noch einmal zusammenfassen?

■ ■ **Entstehungs- und aufrechterhaltende Faktoren der schizophrenen Störung zusammentragen**

In einem letzten Schritt wird mit den Patienten erarbeitet, wie sich die schizophrene Störung entwickelt hat und welche aufrechterhaltenden Faktoren aktuell zu der Störung beitragen. Dazu kann das Arbeitsblatt „Warum bin ich krank geworden", Abschnitt III (s. Arbeitsblatt 9-5.1-1 „Warum bin ich krank geworden") verwendet werden. Der Abbildung ist zu entnehmen, wie das Modell im Beispieldialog aussehen würde.

Beispiel „Entwicklung des Störungsmodells"

Th.: Herr S., wie wir auf den beiden Arbeitsblättern „Warum bin ich krank geworden" aus der letzten Sitzung gut nachvollziehen können, bestanden bei Ihnen einige genetische Belastungsfaktoren für eine schizophrene Erkrankung (*wiederholen*). Sie waren auch vielen außergewöhnlichen Belastungen ausgesetzt. Bei vielen Personen mit genetischer Verwundbarkeit können diese Belastungsfaktoren irgendwann dazu führen, dass ein bestimmter Grenzwert überschritten wird und die Personen auf einmal aufgrund der Überlastung ungewöhnliche Wahrnehmungserfahrungen

erleben. Ich habe Ihnen ein Arbeitsblatt mitgebracht, auf dem Sie das auch noch einmal optisch nachvollziehen können (*Th. zeigt Arbeitsblatt 8-5.1-1 „Warum bin ich krank geworden", Teil III*). Kennen Sie so etwas?

Pat.: Ja, jetzt wo Sie fragen. Ich hatte irgendwann den Eindruck, dass mich viele Personen im Bus ansehen. Ich wusste zunächst nicht warum, hatte immer das Gefühl, dass ich überall Augen sehe und beobachtet werde.

Th.: Ok, genetische Belastungsfaktoren in Verbindung mit belastenden Lebensereignissen und aktuellen Auslösern haben bei Ihnen irgendwann dazu geführt, dass Sie das Gefühl hatten, dass Sie alle beobachten. Ist es in Ordnung, wenn ich das hier im Kästchen „Wahrnehmung verändert sich" eintrage?

Pat.: Ja klar.

Th.: Wie haben Sie diese Erlebnisse denn interpretiert?

Pat.: Naja, ich habe irgendwann gedacht, dass es ja einen Grund dafür geben muss, dass mich alle beobachten. Ich dachte dann, dass ich vielleicht etwas sehr Schlimmes getan haben muss und alle Menschen um mich herum vom Verfassungsschutz dafür bezahlt werden, mich zu überwachen. Ich wusste aber immer nicht, was ich getan haben sollte. Das war ganz schrecklich.

Th.: Dann war also nicht unbedingt die ungewöhnliche Wahrnehmung ein Problem für Sie, sondern deren Interpretation, also Ihre Gedanken über die Wahrnehmung. Das würde ich dann hier in dem Kästchen „Meine Bewertung" eintragen. Wie ging es dann weiter?

Pat.: Ich habe dann sehr viel Angst gehabt und bin immer misstrauischer geworden.

Th.: Dann schreibe ich in das Kästchen „Mein Gefühl" Angst und Misstrauen hinein, ok? Wie ging es dann weiter?

Pat.: Ich habe dann irgendwann ständig Personen gesehen, die mich beobachtet haben. Das war total beängstigend. Mir war es dann total unangenehm, draußen zu sein, und ich habe versucht, möglichst wenig rauszugehen. Ich dachte auch, das ist einfach sicherer, ich hatte schließlich auch Angst vor der Überwachung.

Th.: Auf unserem Arbeitsblatt ist das hier ein-getragen, dieses Phänomen heißt „selektive Wahrnehmung auf bedrohliche Informationen richten". Dann trage ich hier ein, dass Sie stän-dig Personen gesehen haben, die Sie beobach-tet haben. Viele Menschen, die überwacht wer-den, fangen auch damit an, ihr Verhalten zu kontrollieren, also z. B. im Bus nach unten zu sehen und sich unauffällig zu verhalten. Haben Sie so etwas auch gemacht?

Pat.: Absolut. Ich habe immer versucht, weg-zuschauen und niemandem in die Augen zu schauen.

Th.: Dieses Phänomen nennen wir Sicher-heitsverhalten. Ich würde das einfach hier in das Kästchen eintragen (schreibt es auf). Wozu hat das geführt?

Pat.: Ich weiß nicht, ich habe mich dann im-mer mehr zurückgezogen.

Th.: Das würde ich dann hier in das Kästchen „Sozialer Rückzug" eintragen. Hatten Sie dann auch mehr Angst? Ich könnte mir vorstellen, wenn man lange nicht mehr hinausgeht, dann wird das immer unheimlicher?

Pat.: Ja, genau.

Th.: Was auch ein Problem ist: Wenn jetzt mal jemand in ihrer Nähe war, der nicht zu den Überwachern gehört, das hätten Sie wahr-scheinlich gar nicht bemerkt, oder?

Pat.: Nein, das hätte ich nicht bemerkt.

Th.: Das heißt, selbst wenn die Überwachung aufgehört hätte, hätten Sie es nicht sofort be-merkt, weil Sie schon so ganz automatisch von der Überwachung ausgingen. Kann man das so sagen?

Pat.: So war es.

Th.: Hat das denn auch irgendwelche Nach-teile?

Pat.: Na ja, man kann sagen, dass ich irgend-wie auch Vorurteile über andere Menschen entwickelt hatte, oder?

Zusammenfassung: Entwicklung eines individuellen Entstehungsmodells über die schizophrene Störung

— Sammlung von Vulnerabilitätsfaktoren und belastenden Lebensereignissen sowie aktu-ellen Auslösern der schizophrenen Störung.

— Erarbeitung des Modells bezüglich der Ent-stehung und Aufrechterhaltung der Schizo-phrenie.

— Schuldgefühle kognitiv umstrukturieren.

■■ **Mögliche Probleme und Lösungen:**
Problem: Der Patient hat wenig Krankheits-einsicht.

Lösung: Der Therapeut kann ein Modell über die allgemeinen Probleme des Patienten erstel-len. Ziel ist es dann, mit dem Modell zu erklä-ren, warum dem Patienten die Verfolgung so viel Stress bereitet. Bei Patienten mit Größen-wahn kann z. B. darauf fokussiert werden, dass es für den Patienten auch Stress bedeutet, von anderen Menschen nicht verstanden zu wer-den. Im Rahmen des Problemmodells können mit dem Patienten genetische Belastungsfak-toren und belastende Lebensereignisse gesam-melt werden, die ihn anfälliger für Stress ge-macht haben. Weiterhin kann man mit dem Patienten Aspekte sammeln, die aktuell den Stress aufrechterhalten. Dies sind z. B. negative Gedanken über die Verfolgung, Emotionen wie Ärger und Wut oder auch Angst vor der Verfol-gung. Weitere aufrechterhaltende Aspekte sind Probleme, mit anderen Menschen über die Ver-folgung zu sprechen, da diese sich so etwas nicht vorstellen können und in Folge Einsam-keits- und Isolationsgefühle.

Therapieeinheit 5.1.4: Erarbeitung individueller Therapie-zielen (25 Min)

In der nächsten Sitzung nehmen der Therapeut und der Patient sich das Modell erneut vor und überlegen, an welchen der Entstehungs- und aufrechterhaltenden Bedingung im Rahmen der Psychotherapie gearbeitet werden könnte. Diese werden auf dem Arbeitsblatt „Meine Therapieziele" (s. Arbeitsblatt 9-5.1-3 „Meine Therapieziele") gesammelt und an diesen The-men wird sich im Rahmen der Therapie orien-tiert (s. auch Lincoln 2014).

Beispiel „Therapieziele aus dem individuellen Entstehungsmodell ableiten"

Th.: Wenn wir uns das gesamte Modell aus der letzten Sitzung ansehen, woran sollten wir denn Ihrer Meinung nach in der Therapie arbeiten?

Pat.: Naja, an den belastenden Lebensereignissen kann man ja wenig machen.

Th.: Ja, genau. Dadurch reagierten Sie immer empfindlicher auf Stress. Gibt es denn etwas, was man verändern kann?

Pat.: Ich weiß nicht. Kann man da denn etwas machen?

Th.: Naja, dadurch, dass Sie sich zurückgezogen haben, konnten Sie ja gar nicht mehr die Erfahrung machen, dass einige Menschen vielleicht nicht zu den Überwachern gehören. Vielleicht sollten Sie sich wieder stärker mit sozialen Situationen konfrontieren? Sie haben ja auch eben über ihre Vorurteile gesprochen, Sie könnten bei dieser Gelegenheit auch noch einmal genau prüfen, ob wirklich alle Menschen um Sie herum an der Überwachung beteiligt sind, oder manche vielleicht nicht. Manchmal ist man ja unter Stress und schaut dann nicht so genau hin.

Pat.: Wenn Sie meinen, dass das gut ist.

Th.: Auch könnten wir noch einmal schauen, ob einige Einstellungen von Ihnen dazu führen, dass Sie mehr Stress durch die gesamte Situation haben. Generell ist es, wie Sie an unserem Modell sehen, sehr wichtig, Stress zu reduzieren. Ist das auch für Sie in Ordnung?

Pat.: Ja, das klingt gut. Da bin ich ja mal gespannt.

Ausgehend von dem Modell ist es wichtig, an der Wahrnehmung und der Bewertung der Situation zu arbeiten, um weniger unter der schizophrenen Störung (oder der Verfolgung) zu leiden. Dies kann der Therapeut auch explizit als wichtiges Ziel der Behandlung vorschlagen. Patienten mit Schizophrenie haben häufig viele Ziele, deren Erreichung meist in weiter Ferne liegen kann. Hier ist es wichtig, die Ziele zunächst alle nach Bereichen geordnet zu sammeln (s. Arbeitsblatt 9-5.1-3 „Meine Therapieziele") und dem Patient zu vermitteln, dass die Ziele zumindest langfristig erreichbar sein können. Weiterhin ist es günstig, die Patienten bereits darauf hinzuweisen, dass zur Erreichung ihrer langfristigen Ziele neben einer ambulanten medikamentösen Behandlung auch eine ambulante psychotherapeutische Behandlung notwendig ist. Für die stationäre Behandlung sollte man sich die wichtigsten Ziele vornehmen und bei der Formulierung der Ziele auch darauf achten, dass diese im Rahmen einer stationären Behandlung erreichbar sind. Weitere Ziele sollten auf eine ambulante psychotherapeutische Weiterbehandlung vertagt werden. Die Bedingungen dafür und die Vorgehensweise bei der Suche nach einem ambulanten Therapeuten kann der Patient durch einen Anruf bei seiner Krankenkasse erfragen und einen Termin ausmachen.

Zusammenfassung:
Ableitung von Therapiezielen

- Therapieziele möglichst aus dem Krankheitsmodell ableiten.
- Therapieziele sollten durch eigene Kraft und Energie realistisch erreichbar, messbar und positiv sein.
- Langfristige Ziele mit aufnehmen, aber zum Teil die Erreichung der Ziele auf die poststationäre ambulante Weiterbehandlung verschieben.

■ ■ Mögliche Probleme und Lösungen

Problem: Der Patient nennt ein unrealistisches Therapieziel.

Lösung: Es sollten nur Therapieziele aufgenommen werden, an denen die Therapie auch wirklich ansetzen kann. So ist ein Ziel wie „die Verfolger in die Flucht schlagen" leider ein Ziel, das in der Therapie nicht bearbeitet werden kann. Langfristige Ziele, wie z. B. eine Freundin zu finden oder eine Aufgabe für sich zu suchen, können ebenfalls als Therapieziele aufgenommen werden und es kann gemeinsam überlegt werden, was im Rahmen des stationären Aufenthaltes unternommen werden kann, um erste Schritte in Richtung dieser langfristigen Ziele zu erreichen.

Therapieeinheit 5.1.5:
Antipsychotische Medikation (25 Min)

Ziel der Therapieeinheit ist es, dem Patienten die Notwendigkeit einer antipsychotischen Therapie zu vermitteln. Zunächst sollte der Therapeut auf das Störungsmodell verweisen. In dem Modell besteht ein Zusammenhang zwischen dysfunktionalen Bewertungen und negativen Emotionen. Der Therapeut kann vermitteln, dass antipsychotische oder antidepressive Medikation nicht immer dazu führt, dass die belastenden Gedanken und Gefühle verschwinden, dass aber durch die antipsychotische oder antidepressive Medikation die Verbindung zwischen Gedanken und Gefühlen schwächer wird. Dies führt dazu, dass der Patient zunächst weniger stark unter belastenden Gedanken leidet und eher in die Lage versetzt wird, Bewertungen zu verändern. Dem Patienten kann vermittelt werden, dass er dann z. B. zwar weiterhin über die Möglichkeit einer Verfolgung nachdenken wird, dass ihm dieser Gedanke dann aber weniger Angst macht und er weniger stark emotional reagiert. Insbesondere für eine erfolgreiche Psychotherapie und das Erlernen neuer Denk- und Verhaltensweisen ist diese Art der Entlastung positiv. Der Therapeut kann dazu das folgende Bild aufmalen (◻ Abb. 9.2).

Weiterhin kann argumentiert werden, dass die Psychotherapie besser wirkt, wenn die zugrunde liegenden physiologischen Prozesse optimiert werden. An dieser Stelle sollte bereits vorbereitet werden, dass Psychopharmaka auch in der Rückfallprophylaxe (Modul 5.6) eine entscheidende Rolle spielen.

Wichtig ist es natürlich auch, dem Patienten die Wirkung und Nebenwirkungen des Medikaments zu erklären. Es ist günstig, den Patienten darüber zu informieren, dass die Wirkung der Medikation meist erst nach Tagen bis Wochen einsetzt, während die Nebenwirkungen sofort eintreten. Für die Erhöhung der Compliance ist es auch günstig, dem Patienten zu vermitteln, dass der Körper sich auf das Medikament einstellt und dadurch Nebenwirkungen zu Beginn der Einnahme stärker ausgeprägt sind, sich aber im Verlauf der Behandlung abschwächen können. Auch sollte dem Patienten die Angst genommen werden, dass antipsychotische und antidepressive Medikamente abhängig machen.

> ⊖ **Cave**
> **Viele Patienten haben bereits negative Erfahrung mit Psychopharmaka gemacht, z. B. indem sie eine Zwangsmedikation erlebt haben. Auch ist es wahrscheinlich, dass die Patienten in der Akutphase der Erkrankung oder aufgrund von Aufmerksamkeits- und Gedächtnisdefiziten nicht immer alle Informationen über die Wirkung und Nebenwirkungen von Medikamenten richtig verstehen. Dies kann zu falschen Annahmen führen, die die Therapie behindern, aber für den Therapeuten nicht offensichtlich erkennbar sind. Fragen Sie den Patienten zunächst detailliert, welche Erfahrungen er bereits mit welchen Medikamenten gemacht hat und was er**

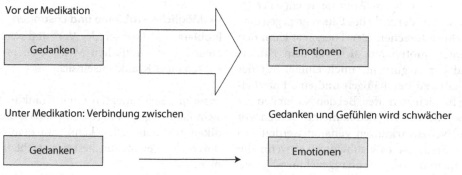

◻ **Abb. 9.2** Verdeutlichung der Wirkung von Antipsychotika auf Denken und Fühlen

über die Wirkung und Nebenwirkungen weiß, wo er bereits Informationen über Psychopharmaka gewonnen hat und wie seine Einstellung zu Medikamenten ist. Besprechen Sie dann diese Informationen und korrigieren Sie etwaige Fehlinformationen.

Dem Patienten sollte der Unterschied zwischen der medikamentösen Akutbehandlung mit dem Ziel der Reduktion der schizophrenen Symptomatik und der medikamentösen Erhaltungstherapie oder Rückfallprophylaxe, deren Ziel es ist, den Therapieerfolg des Patienten zu stabilisieren und erneute schizophrene Episoden zu verhindern, vermittelt werden. Informationen und Diskussionen zu Medikamenten sollten in den nachfolgenden Therapieeinheiten zeitlich begrenzt möglich sein, jedoch die Psychotherapie nicht behindern.

Wenn Patienten große Zweifel haben, Psychopharmaka einzunehmen, besteht eine geeignete Intervention darin, den Patienten darin zu bestärken, dass dies sein gutes Recht ist, dass man eine solche Entscheidung jedoch am besten unter Berücksichtigung aller relevanten Fakten treffen sollte. In einem nächsten Schritt kann man gemeinsam mit dem Patienten mit einer Pro-und-Contra-Liste (s. Arbeitsblatt 9-5.2-4 „Gedanken überprüfen") Argumente für und gegen eine Einnahme von antipsychotischen Medikamenten sammeln. In der linken Spalte der Tabelle werden alle Argumente gesammelt, die für eine Einnahme der Medikamente sprechen (z. B. die medikamentöse Rückfallprophylaxe). Den Argumenten werden in der rechten Spalte Argumente entgegengestellt, die aus der Sicht des Patienten gegen eine Einnahme sprechen. Der Therapeut kann den Patienten motivieren, sich vor dem Hintergrund der Argumente noch einmal mit der Thematik zu beschäftigen und eine Entscheidung für sich zu treffen. Bei den Nachteilen der antipsychotischen Medikamente werden vor allem Nebenwirkungen genannt werden. An dieser Stelle ist es glaubwürdiger, wenn der Therapeut die oft sehr unangenehmen Nebenwirkungen einräumt. Trotzdem kann der The-

rapeut auf die in Studien gut belegten Vorteile der Medikation hinweisen und den Patienten auffordern, Vor- und Nachteile bewusst gegeneinander abzuwägen und zu überlegen, ob er für die positiven Effekte der Medikation die Nachteile in Kauf nehmen möchte.

> **❗ Cave**
> **Patienten haben selbstverständlich ein Anrecht darauf, die Beipackzettel der ihnen vorgeschlagenen Medikamente einzusehen. Patienten mit Schizophrenie können jedoch durch die komprimierten Informationen eines Beipackzettels sehr verwirrt werden, daher empfehlen wir, den Beipackzettel zusammen mit dem Patienten durchzugehen, damit die aufgelisteten Nebenwirkungen im Gesamtkontext gesehen und relativiert werden können.**

Zusammenfassung: Psychopharmakotherapie
- Erklärung der Wirkung von antipsychotischen Medikamenten mit Hilfe des Krankheitsmodells: Antipsychotische Medikation schwächt die Verbindung zwischen Gedanken und Emotionen.
- Wirkung und Nebenwirkungen der Medikation sowie Ablauf der Behandlung genau erklären.
- Patient in die Verantwortung für die Entscheidung über die Medikation überlassen, ihn aber hinsichtlich der Vor- und Nachteile objektiv beraten.
- Einsatz der Pro-und-Contra-Liste zur Prüfung der Vorteile und Nachteile von antipsychotischer Medikation.

▪▪ Mögliche Probleme und Lösungen
Problem: Diskussion der Vor- und Nachteile einer antipsychotischen Medikation mit Patienten ohne Krankheitseinsicht.

Lösung: Bei Patienten ohne Krankheitseinsicht kann argumentiert werden, dass die Medikation ihnen helfen kann, mit dem Stress durch die Verfolgung besser zurechtzukommen.

◗ **Tab. 9.2** Übersicht über die Therapieeinheiten in Modul 5.2	
Therapieeinheit 5.2.1	Anhaltspunkte für den Wahn aus der Lebensgeschichte zusammentragen
Therapieeinheit 5.2.2	Psychoedukation über Wahrnehmungsprozesse und Wahrnehmungsfehler
Therapieeinheit 5.2.3	Erarbeitung der Konsequenzen der Aufgabe des Wahns
Therapieeinheit 5.2.4	Kognitive Umstrukturierung mit dem Pro-und-Contra-Schema

9.5.2　Modul 5.2: Kognitive Umstrukturierung des Wahns

Modul 5.2 beinhaltet vier Therapieeinheiten, die im Folgenden dargestellt sind (◗ Tab. 9.2).

Indikation: Bei Patienten mit Wahn, die bereits bei der Erarbeitung des Krankheitsmodells motiviert werden konnten, sich ihre Wahrnehmung und Interpretation der Realität genauer anzusehen.

Ziel: Erkennen der durch den Wahn verursachten Stressbelastung, Reduktion von Aufmerksamkeitsverzerrungen und kognitiven Verzerrungen, die mit dem Wahn in Zusammenhang stehen, Erarbeitung und Festigung alternativer Erklärungen für die mit dem Wahn in Zusammenhang stehenden Erlebnisse.

▪▪ Generelle Anmerkung
Therapeuten, die sich vornehmen, Wahnideen kognitiv umzustrukturieren, sollten sich zunächst darüber im Klaren sein, dass das eine sehr schwierige Aufgabe ist, bei der man sehr viel Geduld benötigt. Ziel sollte nicht sein, den Patienten von der Aufgabe seines Wahns zu überzeugen, sondern generell den mit dem Wahn verbundenen Stress zu reduzieren. Eine Möglichkeit, dieses Ziel zu erreichen, kann die Erkenntnis sein, dass der Wahn dysfunktional ist (d. h. das Leben unnötig einschränkt oder

die Realität nicht zutreffend beschreibt). Ein weiteres Ziel kann aber auch sein, dass der Patient über den Wahn flexibler nachdenken kann und auch andere Erklärungen zumindest in Betracht ziehen kann. Oder der Patient kann erkennen, dass der Wahn ihm vor allem dann Sorgen bereitet, wenn er generell unter Stressbelastung leidet. Hilfreich ist es auch, sich vor Augen zu führen, dass es für die Patienten natürlich sehr schwierig ist, Überzeugungen aufzugeben, an denen sie jahrelang festgehalten haben. Dies erfordert auch eine gewisse Trauerarbeit, kognitive Flexibilität und kann selbst eine Belastung darstellen, da der Patient sich vielleicht Vorwürfe macht, so lange einer Wahnidee nachgehangen zu haben. Der Therapeut selbst braucht sehr viel Geduld, Empathie und Fingerspitzengefühl, um dem Patienten den Weg zur Überprüfung und eventuell zur Aufgabe seiner Überzeugung zu bahnen.

Therapieeinheit 5.2.1: Anhaltspunkte für den Wahn aus der Lebensgeschichte zusammentragen (50 Min)
Das vorliegende Modul nach Lincoln (2014) besteht aus drei verschiedenen Schritten. Der erste Schritt besteht darin, dem Patienten zu signalisieren, dass man ihn für einen rationalen und vernünftigen Menschen hält, der durchaus in der Lage ist, logisch zu denken und korrekte Schlussfolgerungen zu ziehen. Das sollte man dem Patienten auch explizit sagen.

Der zweite Schritt besteht darin, auf die Möglichkeit hinzuweisen, dass auch rationalen Menschen wie dem Patienten oder einem selbst Fehler unterlaufen können, wenn man unter Stress steht. Auch ist wichtig, darauf hinzuweisen, dass Menschen unter Stress dysfunktionalen Kognitionen eher Glauben schenken könnten.

Beispiel „Erklären, dass man den Patienten für einen rationalen Menschen hält und den Patienten auf Denkverzerrungen hinweisen"
Th.: Frau K., wir haben ja jetzt schon in einigen Sitzungen zusammengearbeitet. Ich möchte Ihnen sagen, dass das, was ich jetzt schon von

Ihnen mitbekommen habe, dafür spricht, dass Sie sehr viel über Dinge nachdenken und ein sehr rationaler Mensch sind. Es hat mich sehr beeindruckt, dass Sie einiges in ihrem Leben schon erfolgreich angegangen sind, z. B. haben Sie sich damals in ihrem Studium, als es Probleme gab, selbstständig eine Nachhilfelehrerin organisiert und so Ihre Prüfung trotz fehlenden Vorwissens gut gemeistert.

Allerdings ist es so, dass viele Menschen in bestimmten Situationen, z. B. unter Stress, anfälliger sind, dass sie die Dinge vielleicht extremer sehen, Dinge überbewerten oder ihnen Fehler unterlaufen. Wenn ich z. B. Stress habe und vielleicht nicht so gut geschlafen habe, dann gehe ich am nächsten Tag zur Arbeit und nehme dann vielleicht viel mehr Dinge persönlich als an einem ruhigen Tag, an dem es mir gut geht. Wenn dann ein Kollege nicht richtig grüßt, dann kann mich das an solchen Tagen schon total ärgern, an anderen Tagen denke ich mir, dass er vielleicht einen schlechten Tag hatte oder mich nicht gesehen hat. Kennen Sie solche Phänomene auch?

Der dritte Schritt besteht darin, mit dem Patienten genau zu erarbeiten, wie er zu der Wahnidee gelangt ist, was erste Beweise für die Wahnidee waren und wie sich diese gefestigt hat. Es werden mit dem Patienten zusammen konkret alle Erlebnisse oder Argumente gesammelt, die den Patienten zur Bildung der Wahnidee veranlasst haben. Dazu kann das Arbeitsblatt „Wie bin ich zu der Überzeugung gelangt" verwendet werden (s. Arbeitsblatt 9-5.2-1 „Wie bin ich zu der Überzeugung gelangt"). Begonnen wird dabei mit der ersten Situation, in der der Patient dachte, dass etwas nicht in Ordnung ist und zum ersten Mal über die Wahnidee nachdachte. Es ist wichtig, dass der Therapeut so lange genau und detailliert nachfragt, bis er sich wirklich in den Patienten hineinversetzen kann und nachvollziehen kann, wie der Patient zu der Überzeugung gekommen ist. Gut ist, wenn der Therapeut dabei immer wieder die Nachvollziehbarkeit der Schlussfolgerungen des Patienten betont und die Erfahrungen des Patienten nicht als „verrückt" auffasst, sondern

als einen Teil des normalen psychischen Erlebens des Patienten. Der Therapeut sollte auch auf Denk- und Verhaltensweisen, die ihm bizarr vorkommen, genau so reagieren, wie er reagieren würde, wenn dies ihm ein guter Freund erzählen würde. Das unten aufgeführte Beispiel schildert, wie dies gelingen kann.

Beispiel für ruhiges und gefasstes Reagieren auf bizarre Wahnideen

Pat.: Und dann hatte ich das Gefühl, dass mir die Außerirdischen einen Chip eingepflanzt haben.
Th.: Haben Sie denn etwas von der Operation mitbekommen?
Pat.: Nein, ich war ja betäubt.
Th.: Woran haben Sie denn bemerkt, dass das ein Chip ist?
Pat.: Ich habe etwas Metallisches in meinem Nacken gefühlt.
Th.: Und haben Sie da gleich an einen Chip gedacht? Es könnte ja auch ein Operationsnagel gewesen sein.
Pat.: Das stimmt, es hätte auch ein Nagel gewesen sein können. Aber ich dachte gleich, dass da etwas nicht stimmt.
Th.: Woran haben Sie das denn bemerkt?

▪▪ **Hilfreiche Fragen zur Erarbeitung der Wahninhalte:**
− „Wann haben Sie zum ersten Mal gedacht, dass etwas nicht in Ordnung ist?"
− „Wann haben Sie zum ersten Mal gedacht, dass Sie verfolgt werden? Was war der erste Hinweis?"
− „Könnten Sie mir die Situation genau beschreiben?" Was haben Sie gesehen, gehört, gefühlt?
− „Hatten Sie auch schon einmal Zweifel daran?"
− „Haben Sie mit jemandem über ihre Vermutung gesprochen? Wie hat er/sie reagiert?"
− „Wie ging es weiter? Welche weiteren Erlebnisse stärkten Ihre Vermutung, dass Sie wirklich verfolgt werden?"

Zusammenfassung: Anhaltspunkte für die Wahnidee aus der Lebensgeschichte zusammentragen
- Dem Patienten signalisieren, dass man ihn für einen rationalen Menschen hält.
- Auf Möglichkeit hinweisen, dass rationalen Menschen Fehler unterlaufen und dass sie auch zu extremen Einstellungen neigen können.
- Evidenzen für die Wahnidee sammeln.

■ ■ Mögliche Probleme und Lösungen

Problem: Der Patient möchte gerne wissen, ob der Therapeut auch glaubt, dass er verfolgt wird.

Lösung: Der Therapeut kann sagen, dass die vom Patienten benannten Argumente für eine Verfolgung plausibel klingen, dass er es aber letztlich nicht genau weiß und nicht dabei war. Er kann in einem weiteren Schritt sagen, dass es in der Therapie vor allem darum geht, den Stress durch die Verfolgung zu reduzieren und dass feststeht, dass der Patient durch die Verfolgung belastet ist.

Therapieeinheit 5.2.2: Psychoedukation über Wahrnehmungsverzerrungen und Mechanismen der Einstellungsbildung (25 Min)

Es ist wichtig, dem Patienten in einem nächsten Schritt auf häufige Wahrnehmungsverzerrungen und Wahrnehmungsfehler hinzuweisen.

Dem Patienten sollte vermittelt werden, dass das Gehirn eine Art biologischer Computer ist, der bereits im „Normalbetrieb" viele Fehler macht, die man normalerweise gar nicht bemerkt. Dabei können die Patienten auf optische Täuschungen hingewiesen werden, auf Tinnitus oder darauf, dass Schmerzphänomene lediglich durch Konzentration auf eine bestimmte Körperregion auslösbar sind („Konzentrieren Sie sich ca. 15 Minuten auf den unteren Rückenbereich und schauen Sie, ob Sie dort Schmerzen feststellen können.").

Zusätzlich kann man die Patienten darauf hinweisen, dass das Gehirn ständig von Reizen überflutet ist und damit beschäftigt ist, wichtige

Reize von unwichtigen Reizen zu trennen. Relevante Reize sind für uns subjektiv wichtige Dinge. Als Beispiel kann man nennen, dass Personen, wenn sie sich für den Kauf eines bestimmten Autos entscheiden, den Eindruck haben, dieses Auto überall zu sehen. Der Therapeut kann an dieser Stelle von eigenen Erfahrungen berichten. Weiterhin kann man darauf hinweisen, dass viele Überzeugungen nicht wirklich völlig rational sind, wie im folgenden Beispiel verdeutlicht wird.

Beispiel „Rationalität von Überzeugungen hinterfragen"

Th.: Frau K., ich habe ja gerade davon berichtet, dass Personen, wenn sie einmal davon ausgehen, dass z. B. eine politische Partei gut ist, wenn sie z. B. die Grünen gut finden, eher Hinweise wahrnehmen, die für diese Überzeugung sprechen. Ihnen fallen dann z. B. in der Zeitung eher Artikel auf, die für die Wahl dieser Partei sprechen, in denen über positive Aspekte der Partei und deren Erfolge berichtet werden. Ihnen fallen vielleicht negative Aspekte der Partei gar nicht so auf, weil sie diese nicht wahrnehmen. Könnten Sie sich vorstellen, dass das bei Ihnen auch so war, dass Sie, als Sie einmal herausgefunden hatten, dass der Verfassungsschutz Sie verfolgt, sensibler für das Thema waren und eher Hinweise wahrgenommen haben, die dafür sprechen, dass Sie durch den Verfassungsschutz verfolgt werden?
Pat.: Ja, das könnte schon sein.

Zusammenfassung: Psychoedukation über kognitive Prozesse und kognitive Fehler
- Dem Patienten Informationen über die Fehlbarkeit von Sinneswahrnehmungen und mögliche Fehler bei der Generierung von Überzeugungen vermitteln.
- Den Patienten darüber informieren, dass viele „normale" Überzeugungen nicht rational sind (Wahl bestimmter politischer Parteien).
- Dem Patienten vermitteln, dass Menschen, wenn sie einer Überzeugung anhängen, eher Argumente wahrnehmen, die für die Überzeugung sprechen.

■■ Mögliche Probleme und Lösungen

Problem: Der Patient gibt an, dass er keine Wahrnehmungsfehler macht.

Lösung: Der Therapeut kann dem Patienten zunächst sagen, dass er sich freut, dass die Wahrnehmung des Patienten so gut funktioniert. Er kann den Patienten in einem nächsten Schritt fragen, warum es dem Patienten so wichtig ist, dass er keine Wahrnehmungsfehler macht. Wenn der Patient sich durch den Hinweis auf Wahrnehmungsfehler herabgesetzt fühlt oder vielleicht denkt, dass der Therapeut ihm nicht zutraut, rational zu denken, kann der Therapeut diesen Eindruck korrigieren. Der Therapeut kann Schritt 1 noch einmal wiederholen und dem Patienten erneut versichern, dass er ihn für einen rational denkenden, vernünftigen Menschen hält.

Therapieeinheit 5.2.3: Erarbeitung der Konsequenzen der Aufgabe des Wahns (25 Min)

In einem nächsten Schritt ist es notwendig, mit dem Patienten einerseits die Konsequenzen zu erarbeiten, die mit einer Beibehaltung des Wahns verbunden sind, andererseits die Konsequenzen zu betrachten, die eintreten, wenn der Wahn aufgegeben wird. Beide Aspekte kann man gemeinsam mit dem Patienten auf einem Arbeitsblatt sammeln (s. Arbeitsblatt 9-5.2-2 „Was passiert, wenn"). Eine Beibehaltung des Wahns ist meist mit positiven Konsequenzen verbunden, z. B. dass man richtig gelegen hat und nicht psychisch krank ist. Negative Konsequenzen bestehen z. B. in negativen Emotionen aufgrund des Wahns wie z. B. Angst vor der Verfolgung und Wut auf die Verfolger.

Eine Aufgabe des Wahns geht meist einher mit dem Eingeständnis, sich getäuscht zu haben und eventuell doch psychisch krank zu sein. Auch wird von Patienten oft als belastend beschrieben, dass viele Dinge, die ihnen passiert sind, dann *zufällig* eingetreten sind. Ein Vorteil der Aufgabe des Wahns besteht aber darin, dass die Verfolgung nicht weiter besteht und der Patient keine Gefährdung mehr erlebt.

❗ Cave

An dieser Stelle ist es günstig, zu überprüfen, ob eine Aufgabe des Wahns extrem negative Konsequenzen für den Patienten beinhalten könnte. Möglicherweise könnten diese auch mit einer erhöhten Suizidgefahr verbunden sein. Wenn eine solche Gefahr besteht, ist es extrem wichtig, die kognitive Umstrukturierung abzubrechen und den Patienten stattdessen in seinem Selbstwert zu bestärken, dazu kann das Modul 5.7 Selbstwertaufbau aus Kapitel 7 Depression eingesetzt werden.

Zusammenfassung: Erhebung der Konsequenzen der Aufgabe des Wahns

▬ Sammlung der Konsequenzen von der Aufrechterhaltung des Wahns (1. Spalte) und der Aufgabe des Wahns (2. Spalte).

▬ Bei extrem negativer Konsequenz einer Aufgabe des Wahns wird an dieser Stelle nicht weitergearbeitet.

■■ Mögliche Probleme und Lösungen

Problem: Der Patient sagt, er kann sich nicht vorstellen, dass seine Annahme nicht stimmt.

Lösung: Der Therapeut kann dem Patienten zunächst vorschlagen, ganz unabhängig davon, ob seine Annahme stimmt oder nicht stimmt, zu reflektieren, welche Konsequenzen es hätte, wenn die Annahme des Patienten zutrifft oder nicht zutrifft.

Therapieeinheit 5.2.4: Kognitive Umstrukturierung des Wahns (2 x 50 Min)

Gemeinsam mit dem Patienten wird eine problematische Situation analysiert, in der der Patient unter seinem Wahn leidet. Dazu kann das ABC-Modell eingesetzt werden (s. Arbeitsblatt 9-5.2-3 „ABC-Modell"). Dieses wird gemeinsam mit dem Patienten ausgefüllt, dabei wird zwischen der Wahrnehmung situativer Aspekte (A = auslösende Situation), der Bewertung (= B) und der Konsequenz der Bewertung (= C), die in Emotionen oder Verhalten bestehen kann, unterschieden. Besonders wichtig ist es, mit dem Patienten die Konsequenzen der Bewertung, z. B. die Höhe der Stressbelastung in Prozent sowie die damit verbundenen Emotionen und die körperlichen Reaktionen genau zu analysieren.

In einem nächsten Schritt ist es notwendig, die Bewertung des Patienten über die Situation, in der der Patient unter dem Wahn leidet, genau zu explorieren. Dabei kann man, wie im vorliegenden Beispiel verdeutlicht, den Patienten noch einmal fragen, wie andere Personen die Situation bewerten würden. So kann die Rolle der eigenen Bewertung herausgearbeitet werden. Im nächsten Schritt wird der als am stärksten belastend wahrgenommene Bewertungsgedanke herausgearbeitet. Dieser Gedanke wird in einem dritten Schritt mit einer Pro-und-Contra-Liste (s. Arbeitsblatt 9-5.2-4 „Gedanken überprüfen") kognitiv umstrukturiert. Bei dieser Technik wird der Patient zunächst gefragt, wie stark er aktuell in Prozent von dem Gedanken, der umstrukturiert werden soll, überzeugt ist.

Danach werden in zwei Spalten Argumente gesammelt. Auf der einen Seite stehen Argumente, die für den Gedanken sprechen, auf der anderen Seite Argumente, die gegen den Gedanken sprechen. Danach wird der Patient erneut gefragt, wie stark er von dem Gedanken überzeugt ist.

Beispiel „Belastenden Gedanken herausarbeiten (ABC-Modell) und Überprüfung der Gedanken mit der Pro-und-Contra-Liste"

Th.: Herr K., Sie haben mir geschildert, dass Sie sich im Bus sehr ängstlich fühlten, als diese Männer Sie ansahen und über Sie sprachen. Ich würde diese Situation gerne mit Ihnen zusammen genauer ansehen und dazu dieses Arbeitsblatt einsetzen. Man schaut sich zunächst die auslösende Situation an. Das war, dass Sie im Bus waren und der Bus sehr voll war (*A = auslösende Situation*). Darf ich Sie fragen, was Sie daran so unangenehm fanden?

Pat.: Naja, ich hatte so das Gefühl, die Leute sind alle vom Verfassungsschutz. Die sprechen über mich und die verfolgen mich und sehen mich sehr negativ (*B = Bewertung*).

Th.: Wie haben Sie sich in diesem Moment gefühlt?

Pat.: Sehr schlecht, ich hatte viel Angst, ich war aber auch wütend auf diese Leute (*C = Konsequenz der Bewertung*).

Th.: Auf unserem Arbeitsblatt wäre das die Konsequenz, also das Gefühl. Dann notiere ich auf dem Arbeitsblatt Angst und Wut, ok? Wissen Sie denn noch, was Sie in diesem Moment, im Bus, gedacht haben?

Pat.: In dem Moment dachte ich, die sind schon wieder hinter mir her, die machen mir das Leben zur Hölle, die machen alles kaputt, meinen Job, meine Lebensfreude, alles.

Th.: Das waren Ihre Gedanken, also Ihre Bewertung der Situation. Dann notiere ich das mal hier bei der Bewertung. Können Sie sich denn vorstellen, dass jemand anders in Ihrer Situation im Bus vielleicht etwas anderes gedacht hätte?

Pat.: Wie?

Th.: Wir haben ja erarbeitet, dass Sie im Moment bei vielen Dingen eventuell auch vorschnell denken, dass diese etwas mit dem Verfassungsschutz zu tun haben, da Sie sozusagen empfindlicher dafür geworden sind und schneller annehmen, dass der Verfassungsschutz hinter bestimmten Dingen steckt. Können Sie sich vorstellen, dass jemand anders, der an ihrer Stelle im Bus gestanden hätte und der nicht so negative Vorerfahrung mit dem Verfassungsschutz hat, eventuell etwas anderes gedacht hätte?

Pat.: Ja, schon. Mein Freund, der hätte vielleicht gedacht, dass es doof ist, dass der Bus voll ist, der hätte die Leute nicht bemerkt. Aber der wird ja auch nicht verfolgt.

Th.: Wie hätte sich denn Ihr Freund gefühlt?

Pat.: Anders, normal, wahrscheinlich hätte er sich über die Stadtwerke geärgert. Aber er hätte keine Angst gehabt.

Th.: Wenn Sie jetzt mal vergleichen, ihr Freund in der Situation und Sie, Sie hätten beide ähnliche Dinge erlebt und sich aber ganz unterschiedlich gefühlt. Wie kommt denn das?

Pat.: Naja, mein Freund hat nicht dieselben schlechten Erfahrungen gemacht wie ich und hätte sich gar nichts dabei gedacht.

Th.: Also der Unterschied ist nicht die Situation, sondern Ihre unterschiedliche Bewertung der Situation?
Pat.: Ja, genau.
Th.: Herr L., in der Situation, wenn wir uns Ihre Bewertungsgedanken mal genauer ansehen, welcher der Gedanken ist denn am belastendsten?
Pat.: Ich weiß nicht.
Th.: Ist das so generell der Gedanke, dass der Verfassungsschutz Sie verfolgt?
Pat.: Ja, schon.
Th.: Ich würde mir mit Ihnen gerne in einem nächsten Schritt ansehen, welche Argumente eigentlich generell für die Verfolgung durch den Verfassungsschutz sprechen und welche Argumente dagegen sprechen. Wie überzeugt sind Sie denn im Moment davon, dass der Verfassungsschutz sie auch noch aktuell verfolgt.
Pat.: Also bestimmt zu 85 %.
Th.: Ok. Dann würde ich gerne in diese Tabelle in der einen Spalte eintragen, was dafür spricht, dass Sie vom Verfassungsschutz verfolgt werden. Auf der anderen Seite sollen Hinweise stehen, die dagegen sprechen, dass Sie verfolgt werden, ok? Was spricht denn dafür, dass Sie noch immer verfolgt werden?
Pat.: Gestern bin ich Bus gefahren und da hatte ich den Eindruck, alle starren mich an.
Th.: Ok, das notiere ich mal auf der einen Seite. Wenn ich Sie fragen darf, haben Sie denn wirklich alle im Bus angestarrt oder nur manche der Mitfahrer?
Pat.: Hm, naja, alle nicht. Aber viele schon.
Th.: Wie viele haben Sie denn gesehen?
Pat.: Ich habe die mir gar nicht so richtig angesehen, ich hatte so große Angst, wissen Sie …
Th.: Könnte es denn auch sein, dass Sie nur eine Person angestarrt hat? Oder generell sehr wenige Personen?
Pat.: Ja, das ist schon möglich.
Th.: Das würde ja dann vielleicht eher dafür sprechen, dass Ihr Erlebnis im Bus auch Zufall gewesen sein könnte. Gibt es denn eine Möglichkeit, das zu überprüfen?
Pat.: Das ist schwierig. Ich habe ja nicht so genau hingesehen. Vielleicht könnte ich das

nächste Mal ja versuchen, ganz genau hinzusehen.
Th.: Ab wie vielen Menschen würden Sie denn sagen: Da muss der Verfassungsschutz dahinterstecken?
Pat:. Das kann man auch nicht so genau sagen. Das ist alles sehr schwierig.
Th.: Könnten Sie denn die Mitfahrer fragen?
Pat:. Nein, die würden ja vielleicht lügen.
Th.: Das ist wirklich schwierig. Gibt es noch eine andere Möglichkeit, herauszufinden, wer beim Verfassungsschutz ist und wer nicht?
Pat:. Nein, das geht nicht.
Th.: Ok, dann müssen wir wohl mit dieser Ungewissheit leben. Aber es wäre sicher eine gute Idee, da weiterhin offen zu sein und sich das genau anzusehen. Was spricht denn noch dafür, dass Sie vom Verfassungsschutz überwacht werden?
(Intervention wird fortgesetzt. Am Ende:)
Th.: Wie überzeugt sind Sie denn vor dem Hintergrund der gesamten Faktenlage davon, dass Sie verfolgt werden?
Pat:. Ich weiß nicht, so 65 %?
Th.: Wie würden Sie denn jetzt unsere Übung für sich zusammenfassen?
Pat.: Hm, es spricht doch einiges dagegen, dass ich verfolgt werde, das ist ganz beruhigend. Aber die Punkte, die dafür sprechen, gibt es auch.
Th.: Ja, es ist immer wichtig, Überzeugungen ganz genau zu prüfen. Ich würde vorschlagen, dass Sie die Übung auf sich wirken lassen und sich noch einmal Gedanken dazu machen. Vielleicht fallen Ihnen auch noch einige neue Argumente ein, die für oder gegen Ihre Überzeugung, verfolgt zu werden, sprechen.

Aus dem Beispiel geht hervor, dass es darauf ankommt, dem Patienten die metakognitive Überzeugung zu vermitteln, Beobachtungen und Annahmen genau zu überprüfen und zu hinterfragen. Es geht nicht darum, den Patienten von der Nichtgültigkeit seines Wahns zu überzeugen. Es ist bei dieser Übung ganz besonders wichtig, dass der Patient die Übung auch als Hausaufgabe eigenständig durchführt, um das Vorgehen zu trainieren.

❗ Cave

Eine kognitive Umstrukturierung von Wahn kann mit den beiden vorgestellten Interventionen nur angestoßen werden. Generell ist bei der kognitiven Umstrukturierung von Wahn zu beachten, dass diese eine langwierige Angelegenheit ist und dass Patienten eine weiterführende ambulante Psychotherapie empfohlen werden sollte, um dieses Ziel zu erreichen. Weitere kognitive Strategien zur Umstrukturierung von Wahn sind verschiedenen Therapiemanualen zu entnehmen (Lincoln 2014; Mehl u. Lincoln 2014; Klingberg et al. 2007; Vauth u. Stieglitz 2006; Chadwick 2006; Beck 2013).

Zusammenfassung:
Kognitive Umstrukturierung des Wahns
- ABC-Schema für belastende Situation erstellen, in der der Patient unter dem Wahn leidet.
- Belastende dysfunktionale Bewertung erarbeiten.
- Erfragen, wie überzeugt der Patient von der Richtigkeit der Bewertung ist (in Prozent).
- Sammeln: Was spricht für die Bewertung, was spricht dagegen?
- Nachbefragung: Wie überzeugt von der Bewertung ist der Patient nach der Übung?

■■ **Mögliche Probleme und Lösungen**
■ **Situation 1:**
Problem: Der Patient nennt keine Argumente gegen die Überzeugung.

Lösung: Der Therapeut kann den Patienten fragen, was andere Personen zu seiner Überzeugung sagen würden. Oder der Therapeut kann den Patienten fragen, ob dies auch alles Zufall sein könnte.

■ **Situation 2:**
Problem: Die Überzeugung des Patienten sinkt nach der Intervention nicht ab.

Lösung: Der Therapeut sollte zunächst seine Einstellung hinterfragen und schauen, ob er

❑ **Tab. 9.3** Übersicht über die Therapieeinheiten in Modul 5.3

Therapie-einheit 5.3.1	Copingstrategien gezielt einsetzen
Therapie-einheit 5.3.2	Stressbelastung durch akustische Halluzinationen reduzieren

den Patienten nicht zu sehr vom Gegenteil überzeugen wollte. Er kann die Intervention in der nächsten Sitzung wiederholen und darauf achten, den Patienten nicht zu sehr zu überzeugen, sondern eher mit dem Patienten ergebnisoffen zu prüfen, welche Hinweise für die Überzeugung sprechen und welche dagegen.

9.5.3 Modul 5.3: Bearbeitung von Stimmenhören

Modul 5.3 beinhaltet zwei Therapieeinheiten, die im Folgenden dargestellt sind (❑ Tab. 9.3).

Indikation: Bei Patienten, die unter akustischen Halluzinationen oder Halluzinationen anderer Modalitäten leiden (das Programm muss dann entsprechend der Sinnesmodalität angepasst werden).

Ziel: Erlangen von Kontrolle über die akustischen Halluzinationen, Erarbeitung metakognitiver Überzeugungen hinsichtlich des durch die dysfunktionale Bewertung der akustischen Halluzination verursachten Stresses, funktionale Bewertungen entwickeln.

Therapieeinheit 5.3.1: Copingstrategien gezielt einsetzen (2 x 25 Min)

Die meisten Patienten, die unter akustischen Halluzinationen leiden, setzen bereits bewusst oder unbewusst Copingstrategien ein, um mit der Belastung durch die Stimmen besser umgehen zu können. Ziel der Intervention ist es, die Patienten im Einsatz von Copingstrategien zu unterstützen und eine realistischere Bewertung der Funktionalität der Copingstrategien zu erlangen (s. auch Lincoln 2014; Mehl u. Lincoln 2014). Dazu wird das Arbeitsblatt Selbstbeobachtungsprotokoll (s. Arbeitsblatt 9-4.1 „Selbstbeobachtungsprotokoll") verwendet. Am günstigsten ist es, den Einsatz des Protokolls zunächst mit dem Patienten einzuüben und dem Patienten die einzelnen Spalten des Selbstbeobachtunsprotokolls genau zu erklären.

In der nächsten Sitzung werden mit Hilfe des ausgefüllten Selbstbeobachtungsprotokolls die Situationen analysiert. Es ist sehr wichtig, dass der Therapeut den Einsatz der Copingstrategien positiv würdigt und genau erfragt, welche Strategien für den Patienten in welcher Situation hilfreich sind und in welcher Situation er diese als nicht hilfreich erlebt. Hilfreiche Copingstrategien können mit dem Arbeitsblatt Copingstrategien für Stimmen (s. Arbeitsblatt 9-5.3-1 „Copingstrategien für Stimmen") gesammelt werden. Falls der Patient ungeeignete Strategien benutzt (z. B. sich ins Bett legen), sollten mit ihm die kurzfristigen und langfristigen Vor- und Nachteile dieser Strategie erarbeitet werden und ihm eine geeignete Copingstrategie vorgeschlagen werden (siehe Beispieldialog).

■■ **Beispiele für hilfreiche Copingstrategien:**
━ Sich gezielt anderen Reizen aussetzen und sich ablenken.
━ Die Konzentration auf eine bestimmte Aufgabe richten.
━ Hilfreiche Selbstinstruktionen („Die Stimme kommt und geht").
━ Begrenzungsstrategien (Stimmen dürfen nur zu bestimmten Zeiten auftauchen, sonst sagt der Betroffene ihnen, dass sie unerwünscht sind und reagiert nicht auf sie).

Beispiel „Kurz- und langfristige Vor- und Nachteile von Copingstrategien erarbeiten und dem Patienten geeignete Copingstrategien vorschlagen"
Th.: Herr K., ich sehe hier auf dem Protokoll, dass Sie gestern fast den ganzen Tag über im Bett verbracht haben.
Pat.: Ja, aber die Stimmen waren so laut.

Th: Ich würde mir gerne mit Ihnen zusammen ansehen, welche Auswirkung diese Strategie hat. Wenn die Stimmen laut sind und Sie sich ins Bett legen, wie effektiv ist das?
Pat.: Die Stimmen werden zwar nicht leiser, aber ich kann so vor mich hindämmern.
Th.: Also es ist kurzfristig angenehm, weil Sie sich erstmal ausruhen?
Pat.: Ja, aber danach geht's mir von der Stimmung her nicht mehr so gut, dann habe ich das Gefühl, ich habe den ganzen Tag im Bett gelegen, der Tag ist vorbei, ich hätte doch etwas machen sollen.
Th.: Das kann ich mir vorstellen, den ganzen Tag im Bett liegen, da hat man danach ein komisches Gefühl. Haben Sie dann auch das Gefühl, dass die Stimmen ganz schön viel Raum in ihrem Leben einnehmen?
Pat.: Ja, ich bin denen dann auch so ausgeliefert, sie kommen und dann muss ich alles absagen und mich ins Bett legen.
Th.: Einige Patienten versuchen, trotzdem die Dinge zu tun, die ihnen wichtig sind. Sie sagen z. B. den Stimmen: „Ich höre jetzt nicht auf euch" und ignorieren sie dann.
Pat.: Hm, da hätte ich Angst, dass die lauter werden.
Th.: Die Stimmen sind ja so ein bisschen wie nervige Verwandte, die ständig Dinge sagen, die man nicht hören möchte. Dann hat man entweder die Möglichkeit, mit den Verwandten zu diskutieren, aber meist lassen die sich nicht überzeugen. Oder man lässt deren Meinung so stehen und reagiert nicht darauf. Meinen Sie, das könnte auch mit den Stimmen funktionieren.
Pat.: Die Stimmen links liegen lassen? Und ihnen vorher sagen, dass ich nicht auf sie höre? Das müsste ich mal ausprobieren.
Th.: Wann werden Sie das denn ausprobieren?

Eine weitere Möglichkeit, die man mit dem Patienten trainieren kann, ist, dass sich der Patient in Situationen, in denen die Stimmen sehr belastend sind, Selbstinstruktionen gibt. Die Selbstinstruktionen sagt sich der Patient innerlich (z. B. „Ich lasse mir von den Stimmen die

Laune nicht verderben, ich reagiere nicht auf sie.").Die Selbstinstruktionen werden von Therapeut und Patient gemeinsam erarbeitet, wie im Beispieldialog beschrieben.

Beispiel „Selbstinstruktionen als Copingstrategien erarbeiten"

Th.: Herr K., ich würde Ihnen heute gerne eine neue Möglichkeit vorschlagen, mit den Stimmen umzugehen. Eine Möglichkeit, die vielen meiner Patienten geholfen hat, ist es, positive Selbstinstruktionen einzusetzen. Das ist so ein bisschen so, wie wenn man der eigene Fußballtrainer ist und sich Instruktionen zuruft.

Pat.: Das klingt ein bisschen albern. Ich soll mein Fußballtrainer werden?

Th.: Ja, z. B. wenn Sie sich in einer schwierigen Situation sagen: „Ich mache jetzt weiter, wie ich es mir vorgenommen habe", so hat das einen positiven Einfluss, Sie erinnern sich daran, dass Sie sich bestimmte Strategien vorgenommen haben und haben mehr Energie, Dinge umzusetzen. Wenn die Stimmen sehr stark sind, half es vielen meiner Patienten, sich z. B. zu sagen: „Die Stimmen sind jetzt zwar stark, aber ich kann das aushalten. Es sind nur Halluzinationen und Zeichen dafür, dass ich Stress habe.": Manche Klienten sagen sich auch selbst so etwas wie: „Ich behandle die Stimmen wie Verwandte, denen ich nicht zuhöre, weil sie nur gemeine Dinge sagen. Ich sage mir ›Zum einen Ohr rein, zum anderen Ohr raus‹."

Pat.: Ja, aber die Stimmen sind immer so laut. Da vergesse ich bestimmt, was ich mir dann sagen möchte.

Th.: Das kann ich gut verstehen. Aber deswegen habe ich Ihnen heute eine Karteikarte mitgebracht. Die ist so klein, die können Sie immer bei sich führen. Auf die Karteikarte schreiben wir einfach jetzt, was Sie den Stimmen sagen möchten. Was würden Sie ihnen denn gerne sagen. Was könnte Ihnen helfen?

Pat.: Ich weiß nicht, so etwas wie: „Die Stimmen sind jetzt laut, aber das geht vorbei". Und das mit den Verwandten, ich habe auch so eine Tante, auf die höre ich auch nicht.

Th.: Also dann schreiben wir folgendes auf: (*schreibt*) „Die Stimmen sind jetzt laut, aber das

geht vorbei. Ich kann das aushalten. Ich behandle sie wie meine Tante und höre nicht auf sie. Zum einen Ohr rein, zum anderen Ohr raus". Ist das so für Sie in Ordnung?

Pat.: Ja, das ist prima. Und was mache ich dann mit der Karte?

Th.: Gut, dass Sie fragen. Sie können die Karteikarte z. B. in Ihr Portemonnaie stecken und wenn die Stimmen unerträglich sind, können Sie die Karte herausnehmen und sich diese laut oder leise vorlesen. Ich würde Ihnen vorschlagen, mal auszuprobieren, ob das für Sie hilfreich ist. Ist das so in Ordnung für Sie?

❗ Cave

Manche Patienten leiden unter Omnipotenzwahn oder Omnisciencewahn in Bezug auf die Stimmen („Die Stimmen wissen alles über mich." oder „Die Stimmen beeinflussen mich."). Die Überzeugungen können in starker Angst vor den Stimmen resultieren, so dass die Patienten nicht in der Lage sind, die Selbstinstruktionen an die Stimmen zu richten. In diesem Falle sollte vom Einsatz von Selbstinstruktionen abgesehen werden.

Zusammenfassung:
Copingstrategien gezielt einsetzen

- Erheben, welche Copingstrategien der Patient einsetzt und wie erfolgreich der Einsatz ist.
- Geeignete und ungeeignete Copingstrategien für bestimmte Situationen erarbeiten.
- Einsatz funktionaler Copingstrategien trainieren.

▪▪ Mögliche Probleme und Lösungen

Problem: Der Patient traut sich nicht zu, die Selbstinstruktionen einzusetzen.

Lösung: Der Therapeut kann mit dem Patienten in der Stunde praktisch einüben, wie der Patient die Selbstinstruktionen einsetzen kann, in dem der Therapeut den Patienten zunächst bittet, zu benennen, was die Stimmen in einer typischen Situation sagen. In einem nächsten Schritt kann der Therapeut sagen, was die Stimmen sagen, und der Patient liest die Selbstinstruktionen vor und übt so deren Einsatz.

Therapieeinheit 5.3.2: Stressbelastung durch akustische Halluzinationen reduzieren (2 x 50 Min)

In einem weiteren Schritt ist es günstig, den Patienten das Wissen zu vermitteln, dass nicht die Stimmen selbst die Stressbelastung auslösen, sondern deren dysfunktionale Bewertung. Um dieses Ziel zu erreichen, werden mit dem Patienten unter Zuhilfenahme des ABC-Modells (s. Arbeitsblatt 9-5.2-3 „ABC-Modell") zwei Situationsanalysen durchgeführt, eine Analyse einer Situation, in der der Patient die Stimmen als belastend wahrnahm (z. B. in der Schule, wenn er gerade unter Leistungsdruck steht) und eine Analyse einer Situation, in der er weniger stark unter den Stimmen gelitten hat (wenn er mit Freunden zusammen ist). Bei dem Arbeitsblatt ist besonders wichtig, dass Stimmen als auslösenden Situation (= A) aufgefasst werden und von der eigenen Bewertung (B = Bewertung) und der Konsequenz (= C) getrennt werden (siehe Instruktionsanleitung auf Arbeitsblatt 9-5.3-1 „Copingstrategien für Stimmen").

In einem nächsten Schritt werden beide Situationen miteinander verglichen. Es ist wichtig, dass sich bei dem Patienten durch die Intervention die Erkenntnis bildet, dass die Bewertung der Stimmen in beiden Situationen in einer unterschiedlichen Belastung durch die Stimmen resultiert. Danach wird mit dem Patienten erarbeitet, wie er die Bewertung der Stimmen auch in der belastenden Situation verändern kann.

Beispiel: Vergleich beider ABC-Schemata in der belastenden Situation und der weniger belastenden Situation

Th.: Frau K., wenn wir uns die beiden Situationen anschauen, die auslösenden Bedingungen, also die quälenden Stimmen, die Bewertung und die Konsequenz der Bewertung, fällt Ihnen dann irgendetwas auf?
Pat.: Hm, ich weiß nicht, was denn?
Th.: Die auslösenden Bedingungen sind ja recht ähnlich. Die Stimmen sagen in beiden Situationen, dass Sie „zu dumm sind für das Abitur" sind. Das scheint gleich zu sein.

Pat.: Ja, aber in der einen Situation bin ich mit meiner besten Freundin zusammen und fühle mich gut. In der anderen Situation schreibe ich gerade eine Arbeit und habe Angst, dass ich es nicht schaffe.
Th.: Ok, das ist unterschiedlich. Ist denn noch etwas unterschiedlich?
Pat.: Ich weiß nicht, ich sehe da nichts. Die Konsequenzen sind auf jeden Fall total unterschiedlich, einmal geht's mir trotz Stimmen gut, einmal nicht.
Th.: Könnte man sagen, dass Ihre Bewertung der Situation unterschiedlich ist?
Pat.: Ja schon. Einmal sage ich mir, dass das, was die Stimmen sagen, idiotisch ist, einmal denke ich, sie haben Recht und dann geht es mir schlecht.
Th.: Ja, und das scheint einmal zu einem guten Gefühl zu führen, einmal zu einem schlechten Gefühl. Wenn wir uns jetzt mal die Situation vornehmen, in der es Ihnen schlecht geht, was könnten Sie denn machen, damit Sie sich in der Situation besser fühlen?
Pat.: Nach dem Modell könnte ich meine Bewertung verändern.
Th.: Haben Sie da eine Idee, wie Ihnen das gelingen könnte?
Pat.: Naja, ich höre ja im Prinzip auf die Stimmen, ich gebe auf, ich versuche nicht einmal, trotz der Stimmen weiterzuarbeiten und die Aufgaben zu lösen.
Th.: Was könnten Sie denn denken, damit es Ihnen in der Situation ein bisschen besser geht. Vielleicht gibt es da ja noch eine Chance, dass Sie trotz der Stimmen einige Aufgaben lösen könnten.
Pat.: Ich könnte ja auch denken: Die doofen Stimmen, von denen lasse ich mir jetzt nicht die Mathe-Klausur versauen. Und ich könnte versuchen, mich wieder stärker auf die Aufgabe zu konzentrieren.
Th.: Könnten Sie denn noch mehr denken? Es ist ja eigentlich auch ganz schön gemein von den Stimmen, Sie so zu demoralisieren.
Pat.: Naja, ich könnte denken, dass mir so ein Gerede nicht hilft. Eigentlich könnten die Stimmen, wenn sie nun schon mal da sind, auch mal aufbauender sein.

Th.: Ja, Sie könnten sich z. B. vorstellen, dass die Stimmen so etwas sind wie eine nervige Tante. Da ist es ja auch am besten, sich das nicht zu Herzen zu nehmen, was sie sagt, oder?

Pat.: Ja, ich habe genau so eine Tante. Da denke ich auch immer „zum einen Ohr rein, zum anderen raus."

Th.: Das könnten Sie ja z. B. auch in der Situation mit den Stimmen denken.

Pat.: Ja, das stimmt. Das wäre gut!

Th.: Frau S., ich habe eine Karteikarte mitgebracht, ich würde gerne mit Ihnen zusammen aufschreiben, was Sie den Stimmen in der Situation sagen möchten …

Im Anschluss an den Vergleich der Bewertungen und der Erarbeitung einer alternativen Bewertung für die belastende Situation sollte die Alternativbewertung auf einer Karteikarte notiert werden (genau wie in der Übung zu Selbstinstruktionen). Der Patient sollte motiviert werden, sich vorzunehmen, in einer ähnlich problematischen Situation in der Zukunft, in der die Stimmen quälend sind, aktiv zu versuchen, sich die alternative Bewertung ins Gedächtnis zu rufen. Die Intervention kann für verschiedene belastende Situationen solange wiederholt werden, bis der Patient angibt, weniger stark unter den Stimmen zu leiden (eventuell auch in der ambulanten psychiatrischen und psychotherapeutischen Behandlung). Weiterführende kognitive Strategien zur Bearbeitung von Stimmenhören sind den relevanten Therapiemanualen zu entnehmen (z. B. Lincoln 2014; Mehl u. Lincoln 2014; Vauth u. Stieglitz 2006; Chadwick 2006).

Zusammenfassung: Stress durch akustische Halluzinationen reduzieren

- ABC-Schemata für zwei Situationen erstellen: eine Situation, in der Stimmen belastend waren, eine Situation, in der Stimmen nicht belastend waren.
- Unterschiede zwischen Bewertung der Stimmen in den verschiedenen Situationen erarbeiten.

- Alternativbewertung für problematische Situation, in der der Patient Stimmen hört, erarbeiten.

■■ **Mögliche Probleme und Lösungen**

Problem: Der Patient kann keine Situation benennen, in der die Stimmen ihn nicht belasten.

Lösung: Der Therapeut kann den Patienten fragen, ob es eine Situation gibt, in der ihn die Stimmen etwas weniger belasten oder Situationen vorschlagen, über die der Patient in anderen Gesprächen schon berichtet hat.

9.5.4 Module zur Behandlung von Negativsymptomatik

Bei Patienten, die unter Negativsymptomatik leiden, sind verschiedene Interventionen, die ursprünglich für die Behandlung von Depressionen entwickelt wurden, indiziert und können sehr gut durchgeführt werden, insbesondere, da Patienten häufig unter komorbiden depressiven Störungen oder depressiven Phasen im Rahmen einer schizoaffektiven Störung leiden. Es ist wichtig, die Interventionen an das etwas niedrige psychosoziale Funktionsniveau schizophrener Patienten anzupassen. Im Folgenden werden Besonderheiten bei der Anwendung verschiedener Module aus Kapitel 7 *Depression* bei Patienten mit einer Schizophrenie kurz erläutert.

Geeignete Module zur Psychotherapie der Negativsymptomatik bei Schizophrenie aus dem Depressionskapitel (s. Kap. 7):

- Modul 5.2 Aufbau angenehmer Aktivitäten und Tagesstruktur
- Modul 5.5 Positivtagebuch
- Modul 5.6 „Bester-Freund"-Technik
- Modul 5.7 Selbstwertaufbau
- Modul 5.8 Problemlösen
- Modul 5.9 Gefühle erkennen

Zu Modul 5.2: Aufbau angenehmer Aktivitäten und Tagesstruktur (s. Kap. 7.5.2)

■■ Besonderheiten bei Patienten
    mit Schizophrenie:

Insbesondere sollte darauf geachtet werden, dass die Patienten sich nicht zu schnell überlasten und die Anzahl ausgewählter Aktivitäten an das aufgrund der schizophrenen Störung reduzierte Aktivitätsniveau gepasst ist, sodass sich die Patienten nicht überfordern.

Zu Modul 5.5: Positivtagebuch (s. Kap. 7.5.5)

■■ Besonderheiten bei Patienten
    mit Schizophrenie:

Es ist sehr wichtig, in den nachfolgenden Sitzungen nachzufragen, welche Aspekte der Patient aufgeschrieben hat und den Patienten für die Überwindung von Antriebsproblemen in diesem Rahmen zu loben.

Zu Modul 5.6: „Bester-Freund"-Technik (s. Kap. 7.5.6)

■■ Besonderheiten bei Patienten
    mit Schizophrenie:

Besonders wichtig ist es, dass der Therapeut sensibel reagiert, falls der Patient während der Intervention angibt, keine Freunde zu haben (siehe Mögliche Probleme und Lösungen in diesem Modul). Der Therapeut kann zunächst nach anderen wichtigen Bezugspersonen im Leben des Patienten suchen und betonen, dass der Patient zwar aktuell keinen besten Freund hat, dass der Therapeut sich aber gut vorstellen könnte, dass der Patient ein guter, sensibler und verlässlicher Freund für andere Menschen sein könnte.

Zu Modul 5.7: Selbstwertaufbau (s. Kap. 7.5.7)

■■ Besonderheiten bei Patienten
    mit Schizophrenie:

Insbesondere die Therapieeinheit 5.7.1 (*Meine persönlichen Stärken und Schwächen*) eignet sich sehr gut für die Durchführung bei schizophrenen Patienten. Im Rahmen der Sammlung persönlicher Stärken kann als Stärke des Patien-

ten häufig benannt werden, dass sie durch die schizophrene Störung sensibler geworden sind und sich besser in andere Menschen hineinversetzen können, die ebenfalls erkrankt sind oder ebenfalls Schicksalsschläge erlitten haben. Auch geben Patienten bei diesem Modul häufig an, dass sie sehr kreativ sind. Auf der Seite der Schwächen werden die Patienten meistens Symptome ihrer Erkrankung benennen. Auch hier kann der Therapeut darauf achten, ob so manche Schwäche des Patienten auch als Stärke verstanden werden kann. Wenn ein Patient sagt, dass er keine Tagesstruktur mehr besitzt, könnte der Therapeut zwar einräumen, dass dies eine Schwäche ist, aber auch sagen, dass der Patient sehr viel Zeit zu seiner freien Verfügung hat und vielleicht einen Weg finden könnte, diese besser zu nutzen (z. B. ehrenamtlich in einem Verein zu arbeiten).

Zu Modul 5.8: Problemlösen (s. Kap. 7.5.8)

■■ Besonderheiten bei Patienten
    mit Schizophrenie:

Die Patienten sollten insbesondere bei der Problemdefinition unterstützt werden, da die Patienten hier meist sehr komplexe Probleme benennen und es ihnen aufgrund möglicher neuropsychologischer Defizite schwer fällt, diese strukturiert zu definieren. Auch ist es wichtig, in der Erarbeitung von Problemlösungen darauf zu achten, dass manche Probleme (z. B. Nebenwirkungen der antipsychotischen Medikation) aktuell nicht auflösbar sind, aber eine akzeptierende Einstellung gegenüber dem Problem trotzdem den Patienten befähigen kann, weniger unter dem Problem zu leiden und dadurch Energie für lösbare Probleme in seinem Leben zu gewinnen.

Zu Modul 5.9: Gefühle erkennen (s. Kap. 7.5.9)

■■ Besonderheiten bei Patienten
    mit Schizophrenie:

Insbesondere ist darauf zu achten, dass Patienten große Probleme haben, Emotionsäußerungen bei anderen Menschen zu erkennen. Somit können mehrere Übungsdurchgänge notwen-

◘ **Tab. 9.4** Übersicht über die Therapieeinheiten in Modul 5.5	
Therapieeinheit 5.5.1	Rückfallprävention
Therapieeinheit 5.5.2	Abschied

dig werden, bis die Patienten Übung im Erkennen von Gefühlen erlangt haben.

9.5.5 Modul 5.5: Rückfallprävention

Modul 5.5 beinhaltet zwei Therapieeinheiten, die im Folgenden dargestellt sind (◘ Tab. 9.4).

Indikation: Das Modul sollte bei allen Patienten zum Abschluss der Behandlung durchgeführt werden.

Ziel: Identifikation zukünftiger Belastungssituationen und Frühwarnzeichen einer erneuten schizophrenen Episode, Reflexion und selbstständige Anwendung hilfreicher Denk- und Verhaltensweisen, verantwortlicher Umgang mit Medikation und ambulanter Weiterbehandlung, Erarbeitung eines Krisenplans für Notfallsituationen.

Therapieeinheit 5.5.1:
Rückfallprävention (50 Min)
Zu Beginn einer Rückfallprävention ist es wichtig, mit den Patienten über die schizophrene Diagnose zu sprechen und ihnen die in diesem Abschnitt vorgestellten Informationen zu vermitteln.

> **Wichtige Informationen für den Patienten zum Thema Rückfallprävention:**
> ▬ Bei Patienten mit einer ersten schizophrenen Episode besteht lediglich eine Wahrscheinlichkeit von ca. 30 %, dass sie nur eine einzige schizophrene Episode erleben.
> ▬ Bei Patienten, die mehrere Episoden erlebt erleben, ist das Risiko sehr hoch, dass sie eine weitere schizophrene Episode erleben könnten.
> ▬ Studien zeigen, dass Patienten die Anzahl von Rückfällen reduzieren können, in dem sie
>   1.) ihre antipsychotische Medikation verantwortungsbewusst und in Rücksprache mit dem behandelnden Arzt einnehmen,
>   2.) ihren Lebensstil an ihre reduzierte Stressresistenz anpassen,
>   3.) auf Frühwarnsignale achten, die im Vorfeld einer erneuten schizophrenen Episode auftreten.
> ▬ Insbesondere ist auf die Gefahr des plötzlichen Absetzens der Medikation einzugehen. Folge kann eine Absetzpsychose sein.
> ▬ Eine Reduktion der Medikation oder das Absetzen der Medikamente sollte nur in Rücksprache mit dem behandelnden Arzt vorgenommen werden.

Nach der Informationsvermittlung über den Verlauf schizophrener Störungen sollten zunächst die individuellen Risikofaktoren und die individuellen Frühwarnzeichen einer erneuten schizophrenen Episode erarbeitet werden. Dabei ist es meist hilfreich, sich an die Ereignisse vor der letzten stationären Aufnahme zu erinnern. Dazu können die beiden Arbeitsblätter (s. Arbeitsblatt 9-5.3-2 „Wann ist eine Veränderung ein Warnsignal") benutzt werden. Mithilfe der beiden Arbeitsblätter kann der Patient eigene Warnsignale identifizieren. Auf dem Arbeitsblatt „Notfallplan" (s. Arbeitsblatt 9-5.5-1 „Notfallplan") können drei verschiedene Arten von Warnsignalen unterschieden werden, sehr frühe Warnsignale, frühe Warnsignale und späte Warnsignale/erste Symptome. In einem nächsten Schritt sind gemeinsam mit dem Patienten geeignete Gegenmaßnahmen auszuwählen (s. Arbeitsblatt 9-5.5-2 „Bei akutem Stress oder Warnsignalen") und diese in die zweite

Spalte des Arbeitsblatts „Notfallplan" (s. Arbeitsblatt 9-5.5-1 „Notfallplan") einzutragen. Es sollte auch geregelt werden, welche Personen (sog. Vertrauenspersonen) der Patient in welcher Phase der Frühwarnsignale informiert. Auch sollte ein Aktionsplan erstellt werden (s. Arbeitsblatt 9-5.5-3 „Aktionsplan"), auf dem die wichtigsten Telefonnummern der relevanten Personen verzeichnet sind.

Wichtig ist es auch, dem Patienten genau zu erklären, was er tun kann, wenn die Symptomatik so schwerwiegend ist, dass er erneut stationär aufgenommen werden muss. Es ist günstig, wenn der Therapeut mit dem Patienten die notwendigen Schritte für eine erneute stationäre Aufnahme vorbespricht und möglichst schriftlich festhält. Der Patient sollte motiviert werden, frühzeitig eine stationäre Aufnahme einzuplanen, da dadurch die Dauer der stationären Aufnahme reduziert werden kann. Mit dem Patienten sollte erarbeitet werden, dass der Notfallplan und der Aktionsplan in seiner Wohnung gut sichtbar aufgehängt werden. Als am besten geeignet hat sich nach unserer Erfahrung die Innenseite der Kleiderschranktür erwiesen, da diese nicht für zufällige Besucher zugänglich ist. Mit Einverständnis des Patienten kann der Plan den Angehörigen in einer gemeinsamen Sitzung vorgestellt werden. Auch können die Angehörigen eigene Beobachtungen über Warnsignale ergänzen. Es ist sehr sinnvoll, bei Einverständnis des Patienten alle Arbeitsblätter des Moduls auch für die Angehörigen zu vervielfältigen.

Beispiel „Erarbeiten von Warnsignalen"

Th.: Ich würde gerne mit Ihnen gemeinsam noch einmal ergründen, ob es im Vorfeld der letzten stationären Aufnahme irgendwelche Hinweise gab, die bereits ganz früh darauf hindeuteten, dass ein erhöhtes Erkrankungsrisiko bestand. Man nennt diese Hinweise Warnsignale. Studien haben gezeigt, dass Patienten, die ihre persönlichen Warnsignale kennen, eine gute Chance haben, Rückfällen vorzubeugen. Wissen Sie, die ersten sehr frühen Warnsignale sind eigentlich allgemeine Hinweise darauf, dass jemand Stress hat. Dazu gehören schlech-

ter Schlaf, erhöhte Erregung, Schwitzen, Verspannungen, Konzentrationsprobleme. Viele andere Menschen kennen diese Warnsignale auch, sie schlafen schlecht und wenn es gut läuft, bemerken sie den hohen Stress, schalten einen Gang runter, machen mehr Pausen oder mal wieder Sport und dann geht es ihnen wieder besser. Warnsignale sind quasi ein Zeichen für erhöhten Stress und es ist wichtig, darauf zu reagieren, sonst wird man krank. Bei mir ist es z. B. so, dass ich bei Stress schlechter schlafe. Wenn ich dann wieder zum Sport gehe, wird es aber besser. Bei Ihnen ist es sehr wichtig, auf Warnsignale zu achten, weil diese anzeigen, dass ein erhöhtes Psychoserisiko besteht. Können Sie sich denn noch erinnern, wie ihre letzte psychotische Episode begonnen hat? Woran haben Sie vielleicht zuerst bemerkt, dass etwas nicht stimmte?

Der Patient sollte weiterhin bereits vor der Entlassung einen Termin bei einem ambulanten Psychiater vereinbaren bzw. einen niedergelassenen Facharzt für Psychiatrie aufsuchen, falls er vor der stationären Therapie medikamentös unbehandelt war. Auch ist der Patient zu einer Fortsetzung der stationär begonnenen Psychotherapie im ambulanten Rahmen zu motivieren und dazu, bereits während des stationären Aufenthalts Kontakt zu einem niedergelassenen Therapeuten aufzunehmen.

Bezüglich der pharmakologischen Rückfallprophylaxe sollte der Patient:

- seine Medikamente und Dosierungen kennen,
- wissen, dass man Psychopharmaka nicht abrupt absetzen sollte (Gefahr der Absetzpsychose),
- wissen, wie lange er sie in welcher Dosis weiter einnehmen soll,
- wissen, dass eine Dosisreduktion oder ein Absetzversuch das Rückfallrisiko erhöhen und deswegen nur in Absprache mit dem behandelnden Arzt durchgeführt werden sollten.

Zusammenfassung: Rückfallprophylaxe
- Sammlung von Warnsignalen für das erneute Auftreten einer schizophrenen Störung (wenn möglich gemeinsam mit Angehörigen).
- Zusammenstellen eines Krisenplans bei Auftreten von Warnsignalen.
- Zusammenstellung wichtiger Ansprechpartner für die Krisensituation.
- Planung der ambulanten Weiterbehandlung.

▪▪ Mögliche Probleme und Lösungen

Problem: Der Patient berichtet, dass ihm häufig durch die Angehörigen vorgeworfen wird, dass er wieder „Warnsignale" hat oder dass er diese „verheimlicht". Der Patient möchte daher am liebsten mit niemandem über seine Warnsignale und den Notfallplan sprechen.

Lösung: Es sollte mit dem Patienten und, wenn möglich, mit den Angehörigen vereinbart werden, dass in erster Linie der Patient die Verantwortung für die Beobachtung der Frühwarnsignale trägt, dass aber Feedback durch die Angehörigen für ihn hilfreich und erwünscht ist. Das Feedback sollte jedoch sachlich bleiben und nicht Vorwürfe beinhalten.

Therapieeinheit 5.5.2 Abschied (50 Min)

Mit dem Patienten sollte im Rahmen einer stationären oder ambulanten Therapie ein Abschlussgespräch durchgeführt werden. Idealerweise wird der Patient ambulant und stationär vom gleichen Arzt/Psychologen behandelt. Meist ist eine Entlassung aus der stationären Behandlung ein freudiges Ereignis. Bei schizophrenen Patienten jedoch bestehen viele Ängste, ob es ihnen gelingen wird, sich wieder erfolgreich in den Alltag einzufügen. Manchmal kehren die Patienten auch in schwierige soziale Verhältnisse zurück und es liegt noch ein weiter Weg vor ihnen. An dieser Stelle können die Patienten noch einmal motiviert werden, auch ambulante Hilfestellungen wie psychiatrische/psychotherapeutische Behandlung und sozialpsychiatrische Unterstützungsangebote in Anspruch zu nehmen. Wichtig ist

auch, zu erwähnen, dass Angst vor dem Entlassungstermin relativ häufig ist, aber es auch keine Lösung sein kann, den Termin immer wieder aufzuschieben. Im Rahmen des Gesprächs können noch einmal alle psychotherapeutischen Strategien zusammengefasst werden, die der Patient im Rahmen der stationären Therapie erlernt hat und als hilfreich empfand. Diese Strategien können auf dem Arbeitsblatt „Mein Werkzeugkoffer" aus Kapitel 7 *Depression* (s. Arbeitsblatt 7-5.10 „Mein Werkzeugkoffer") gesammelt werden. Auch Strategien für eine strukturierte Weiterführung der pharmakologischen Behandlung (regelmäßige Termine mit dem ambulanten Psychiater zur Anpassung der Medikation) sollten auf dem Arbeitsblatt aufgeführt werden. Mit dem Patienten sollte besprochen werden, wie dieser nach der stationären Behandlung im ambulanten Rahmen die in der Therapie erarbeiteten Strategien (z. B. zur Tagesstruktur) weiter einsetzen kann und die konkrete Umsetzung sollte für die nächsten Tage nach dem stationären Aufenthalt geplant werden.

Des Weiteren sollte man sich mit dem Patienten über die erreichten Erfolge freuen. Wichtig ist es auch, den Patienten um Rückmeldung zu bitten, welche Interventionen hilfreich waren und was ihm nicht so gut gefallen hat. Schließlich sollte man sich von dem Patienten verabschieden und ihm alles Gute für den weiteren Lebensweg mit auf den Weg geben.

Zusammenfassung: Abschied
- Wiederholung der erfolgreichen Strategien und Planung ihrer ambulanten Umsetzung.
- Patienten zur Inanspruchnahme ambulanter Psychotherapie, psychiatrischer Therapie und sozialpsychiatrischer Unterstützung motivieren.
- Loben und die positiven Eigenschaften des Patienten hervorheben.
- Um Rückmeldung bitten.
- Dem Patienten alles Gute wünschen.

9.6   Literatur

Barrett TR, Etheridge JB (1992) Verbal Hallucinations in Normals. Vol. 1: People who hear 'voices'. Applied Cognitive Psychology 6 : 379–387

Gallup GH, Newport F (1991) Belief in paranormal phenomena among adult americans. Skeptical Inquirer, 15 : 137–146

Garety PA, Kuipers E, Fowler D, Freeman D, Bebbington PE (2001) A cognitive model of the positive symptoms of psychosis. Psychological Medicine, 31 : 189–195

Lincoln TM, Keller E, Rief W (2009) Die Erfassung von Wahn und Halluzination in der Normalbevölkerung. Deutsche Adaptationen des Peters et al. Delusions Inventory (PDI) und der Launay Slade Hallucination Scale (LSHS-R). Diagnostica, 55: 29–40

Myin-Germeys I, Van Os J, Schwartz JE, Stone AA, Delespaul PA (2001) Emotional reactivity to daily life stress in psychosis. Archives of General Psychiatry, 58 (12) : 1137–1144

Nuechterlein KH, Dawson ME (1984) A heuristic Vulnerability/Stress model of schizophrenic episodes. Schizophrenia Bulletin, 10 (2) : 300–314

Peters E, Day S, McKenna J, Orbach G (1999) Delusional ideation in religious and psychotic populations. British Journal of Clinical Psychology, 38 : 83–96.

Scott J, Chant D, Andrews G, Martin G, Mc Grath J (2007) Association between trauma exposure and delusional experience in a large community-based sample. British Journal of Psychiatry, 190 : 339–343

Wykes T, Steel C, Everitt B, Tarrier N (2008) Cognitive Behavior Therapy for schizophrenia: Effect sizes, clinical models, and methodological rigor. Schizophrenia Bulletin, 34 (3) : 523–537

9.6.1   Weiterführende Literatur

Beck JS (2013). Praxis der kognitiven Verhaltenstherapie. Beltz, Weinheim

Chadwick P (2006) Person-based Cognitive Therapy for Distressing Psychosis. Wiley, Chichester

Conradt B, Klingberg S, Schaub A (2003) Rezidivprophylaxe bei schizophrenen Störungen: Ein kognitiv-verhaltenstherapeutisches Behandlungsmanual. BeltzPVU, Weinheim

Fowler D, Garety P, Kuipers E (1995) Cognitive Behaviour Therapy for Psychosis. Theory and Practice. Wiley, Chichester

Garety P, Freeman D (2013) The past and future of delusion research: from the inexplicable to the treatable. British Journal of Psychiatry 203, S 327–333

Kircher T, Gauggel S (Hrsg) (2007) Neuropsychologie der Schizophrenie: Symtome, Kognition, Gehirn. Springer, Berlin

Klingberg S, Wittorf A, Sickinger S, Jakobi U (2007) Kognitive Verhaltenstherapie zur Behandlung von Patienten mit persistierenden Positivsymptomen. Unveröffentlichtes Manuskript

Lincoln TM (2014) Kognitive Verhaltenstherapie der Schizophrenie. Ein individuenzentrierter Ansatz zur Veränderung von Wahn, Halluzinationen und Negativsymptomatik. Hogrefe, Göttingen

Mehl S, Lincoln TM (2014) Therapie-Tools Psychose. Beltz, Weinheim

Morrison AP, Turkington D, Pyle M, Spencer H, Brabban A, Dunn G, Christodoulides T, Dudley R, Chapman N, Callcott P, Grace T, Lumley V, Drage L, Tully S, Irving K, Cummings A, Byrne R, Davies LM, Hutton P (2014) Cognitive therapy for people with schizophrenia spectrum disorders not taking antipsychotic drugs: a single-blind randomised controlled trial. Lancet, 383, 1395–1403

Vauth R, Stieglitz RD (2006) Chronisches Stimmenhören und persistierender Wahn. Fortschritte der Psychotherapie. Hogrefe, Göttingen

9.6.2   Folgende Arbeitsblätter finden Sie auf http://extras.springer.com

Arbeitsblatt 9-4.1 „Selbstbeobachtungsprotokoll"

Arbeitsblatt 9-5.1-1 „Warum bin ich krank geworden"

Arbeitsblatt 9-5.1-2 „Aufbau einer Nervenzelle"

Arbeitsblatt 9-5.1-3 „Meine Therapieziele"

Arbeitsblatt 9-5.2-1 „Wie bin ich zu der Überzeugung gelangt"

Arbeitsblatt 9-5.2-2 „Was passiert, wenn"

Arbeitsblatt 9-5.2-3 „ABC-Modell"

Arbeitsblatt 9-5.2-4 „Gedanken überprüfen"

Arbeitsblatt 9-5.3-1 „Copingstrategien für Stimmen"

Arbeitsblatt 9-5.3-2 „Wann ist eine Veränderung ein Warnsignal"

Arbeitsblatt 9-5.5-1 „Notfallplan"

Arbeitsblatt 9-5.5-2 „Bei akutem Stress oder Warnsignalen"

Arbeitsblatt 9-5.5-3 „Aktionsplan"

Angststörungen: Panikstörung, Agoraphobie, Soziale Phobie

Hans Onno Röttgers, Sabine Wittbrock

© Springer-Verlag GmbH Deutschland, ein Teil von Springer Nature 2019
T. Kircher (Hrsg.), *Kompendium der Psychotherapie*
https://doi.org/10.1007/978-3-662-57287-0_10

10.1 Besonderheiten in der Interaktion/Beziehung

Eine tragfähige und vertrauensvolle Beziehung zwischen Patient und Therapeut ist neben der Psychoedukation die wichtigste Voraussetzung für die erfolgreiche Behandlung von Ängsten. Angststörungen beeinträchtigen den Patienten nicht nur in seinem allgemeinen Bewegungsspielraum, sondern können sich auch auf dessen Interaktion mit anderen Menschen ungünstig auswirken, auch im therapeutischen Setting. Daher ist es wichtig, auf bestimmte Aspekte in der therapeutischen Beziehung besonders zu achten.

Ein Problem könnte beispielsweise darin bestehen, dass Patienten vorinformiert sind und vom „guten" Therapeuten erwarten, dass er das Verfahren der Reizkonfrontation im Laufe der Therapie durchführt. Andererseits könnten Patienten aber auch abgeschreckt werden, wenn in der Anfangsphase der Therapie zu früh auf die Reizkonfrontation eingegangen wird.

Speziell bei Patienten mit Agoraphobie und Panikstörung kann es dann Schwierigkeiten in der Interaktion mit dem Therapeuten geben, wenn der Patient sich in seiner Angst vor körperlichen Symptomen nicht wahrgenommen fühlt, z. B. wenn der Therapeut zu schnell auf psychologische Erklärungsmodelle abhebt. Eine besondere Schwierigkeit für den Therapeuten kann dann darin liegen, einerseits die Körpersymptome ernst nehmen zu müssen, andererseits aber auch nicht zu viel Raum für körperbezogene Ängste und Darstellungen zu Körpersymptomen zu lassen.

Insbesondere auch bei einem Menschen mit sozialen Ängsten kann es in der therapeutischen Interaktion zu Problemen kommen. Es kann dahingehend Beeinträchtigungen in der Beziehung geben, als aufgrund der Sozialphobie Schamgefühle bzgl. der eigenen Problematik bestehen, was dazu führen kann, dass der Patient nicht offen über seine Ängste spricht. Zudem kann die Erwartung, durch den Therapeuten negativ bewertet zu werden, eine übermäßige Zurückhaltung des Patienten hervorrufen. Diese Ängste sind vergleichbar mit jenen in All-

tagsbeziehungen: Der Patient versucht, durch Sicherheitsverhalten und Vermeidung im Kontakt zum Therapeuten eine befürchtete Abwertung zu umgehen. Ein solches Sicherheitsverhalten kann beispielsweise darin bestehen, eigene Äußerungen in der Therapieeinheit ständig bzgl. deren Peinlichkeit und Unangemessenheit zu überprüfen und zu bewerten (z. B. Worte abwägen, Sätze zurechtlegen). Hierdurch wird jedoch die Aufmerksamkeit für die therapeutisch relevanten Ziele und Aufgaben erheblich gemindert. Es kann zu Missverständnissen, umständlichen Schilderungen bis hin zu längerem Schweigen auf Fragen kommen. Weiterhin kann der Patient zu Vermeidungstendenzen neigen. Diese können sich durch das Absagen von Therapieeinheiten oder Schwierigkeiten in der Einhaltung von Therapievereinbarungen zeigen. Eine weitere Vermeidungsstrategie kann zudem darin bestehen, eigene Probleme zu verharmlosen und negative Resultate, z. B. von Hausaufgaben, zu verschweigen, um eine positivere Selbstdarstellung zu erlangen. Von Seiten des Therapeuten ist es daher von besonderer Relevanz, dem Patienten eine positive Wertschätzung entgegenzubringen. Übermäßiger Blickkontakt und eine zu offensive Körperhaltung des Therapeuten können den Patienten jedoch verunsichern und im Extremfall sogar als angstauslösend erlebt werden. Somit ist eine zu enge Beziehungsgestaltung am Anfang der Therapie zu vermeiden, da dadurch die Angst vor negativer Bewertung verstärkt werden kann. Auch eine direkte Verbalisierung und Bearbeitung von Schamgefühlen kann den Patienten, insbesondere in der Anfangsphase, überfordern. Grundsätzlich ist es deshalb empfehlenswert, vor allem zu Therapiebeginn den Bewertungsdruck nicht unnötig zu erhöhen (keine offensive Körperhaltung, keinen übermäßigen Blickkontakt, Schamgefühle nicht direkt verbalisieren), sondern zunächst ein eher neutrales, aufgabenbezogenes Verhalten zu zeigen.

Beispiel für verständnisvolles, empathisches Verhalten des Therapeuten

Th.: Ich kann sehr gut nachvollziehen, dass Sie unter den Ängsten leiden (*Verständnis zeigen*).

Aber glauben Sie mir, Sie sind mit solchen Ängsten nicht allein, es gibt viele Menschen, denen es ähnlich geht wie Ihnen. Es gibt viele Möglichkeiten, Ihnen zu helfen, die Ängste zu bewältigen und dabei werde ich Sie unterstützen. Zusammen schaffen wir das (*beruhigen, sich einfühlsam zeigen, ermutigen*).

Zusammenfassung: therapeutische Beziehung
Bei allen Angstpatienten:
- Verständnis zeigen
- empathisch sein
- unterstützende Funktion des Therapeuten
- Insbesondere bei Sozialphobikern:
- positive Wertschätzung durch den Therapeuten
- in der Anfangsphase Schamgefühle nicht direkt verbalisieren, kann überfordern
- Bewertungsdruck nicht unnötig erhöhen (keine offensive Körperhaltung, keinen übermäßigen Blickkontakt)
- zunächst eher neutrales, aufgabenbezogenes Verhalten zeigen

10.2 Psychotherapeutisch relevantes Modell zur Entstehung und Aufrechterhaltung

Das **psychophysiologische Modell der Panikstörung** erklärt die Entstehung und Aufrechterhaltung von Panikanfällen durch ein Zusammenwirken vier verschiedener Komponenten, die gemeinsam den Teufelskreis der Panik bilden (◘ Abb. 10.1): *körperliche Reaktionen, Gedanken, Gefühle und Verhalten*. Durch externe Faktoren, z. B. Hitze, körperliche Anstrengung, Erschöpfung, Koffein, Alkohol und andere psychotrope Substanzen können *Körpersymptome* (z. B. Herzrasen, Schwitzen, Schwindel) und *psychische Reaktionen* (z. B. Gedankenrasen, Konzentrationsprobleme) ausgelöst werden. Aber auch interne Auslöser können hier eine Rolle spielen, z. B. generelles Angstniveau, belastende Lebensereignisse, andauernde Selbstüberforderung oder ständige Anspannung. Die Körpersymptome bzw. psychischen Reaktionen werden vom Patienten wahrgenommen und mit

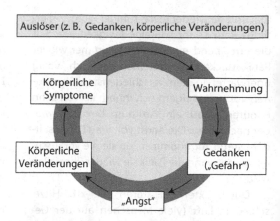

◘ **Abb. 10.1** Psychophysiologisches Modell der Panik (adaptiert nach Margraf u. Schneider, 1990)

Gefahr assoziiert. *Angst* bzw. *Panik* entsteht. Dies führt zu weiteren physiologischen und/ oder psychischen Veränderungen, welche wiederum wahrgenommen und mit Gefahr assoziiert werden. Eine negative Bewertung erfolgt, die Angst nimmt zu. Hier finden ein Aufschaukelungsprozess und eine positive Rückkopplung statt. Der Teufelskreis kann somit mehrmals durchlaufen werden. Der Patient kann versuchen, dem Teufelskreis zu entkommen, indem er aus der entsprechenden Auslösesituation flieht (= *Fluchtverhalten*), sich z. B. durch Wassertrinken oder Traubenzuckeressen beruhigt (= *Sicherheitsverhalten*) oder zukünftig ähnliche Auslöser meidet (= *Vermeidungsverhalten*).

Durch dieses Verhalten wird die Angst aufrechterhalten und der Teufelskreis bleibt aktiv.

Fallbeispiel Frau D.
Frau D. (30 Jahre, Bankangestellte) hatte vor einem Monat ihre erste, für sie völlig unerwartete Panikattacke. Sie war abends auf einer Geburtstagsfeier und spürte plötzlich auf der Tanzfläche, wie ihr Herz anfing zu rasen und sie ein Schwindel überfiel. Ihr brach der Schweiß aus, sie fing an zu zittern, ihr Atem ging schwer. Frau D. bekam Angst, sie wurde panisch, woraufhin die körperlichen Beschwerden stark zunahmen. Sie war kurz davor, ohnmächtig zu werden, was aber letztendlich dann doch nicht geschah. Frau D. trank ein Glas mit kaltem Wasser, woraufhin die Symptome langsam nachlie-

ßen und sie wieder etwas ruhiger wurde. Allerdings kam es ihr wie eine Ewigkeit vor. Seit diesem Abend erleidet Frau D. immer wieder Panikattacken. Sie kommen plötzlich, völlig unerwartet in den verschiedensten Situationen vor und steigern sich innerhalb von zehn Minuten bis auf ein Maximum, bevor sie wieder nachlassen. Die Angst von Frau D. hat seitdem stetig zugenommen, da sie nie voraussehen kann, wann die Panik sie wieder überfallen wird.

Durch externe Faktoren wie z. B. Hitze, schlechte Luft (viele Menschen auf der Geburtstagsfeier), körperliche Anstrengung (Bewegung auf der Tanzfläche), Erschöpfung, Alkohol (Konsum auf der Feier) können bei Frau D. Körpersymptome ausgelöst worden sein, die sie unmittelbar wahrgenommen hat. Diese haben Angst und Panik in ihr ausgelöst, sie hat sie als Bedrohung bewertet, mit Gefahr assoziiert, weshalb die Symptome weiterhin zunahmen. Frau D. hat sich somit im Teufelskreis der Panik befunden.

Zur Erklärung der *Agoraphobie* dient die **Zwei-Faktoren-Theorie**. Faktor 1 bezieht sich auf das Prinzip der „Klassischen Konditionierung", Faktor 2 auf die „Operante Konditionierung". Die Theorie soll zum besseren Verständnis anhand eines konkreten Beispiels verdeutlicht werden:

Ein Kaufhaus (ursprünglich neutraler Stimulus – NS) hat in der Vergangenheit nie ein Problem dargestellt. Jedoch kann es nun der Fall sein, dass aufgrund externer Faktoren (z. B. stickige Luft) Körpersymptome (z. B. Schwit-

zen, Herzrasen) hervorgerufen werden, von welchen der Patient denkt, sie könnten schlimmstenfalls zu einem Kreislaufkollaps (unkonditionierter Stimulus – US) führen. Diese Vorstellung (US) löst Angst aus (unkonditionierte Reaktion – UR). Die assoziative Verknüpfung zwischen dem Kaufhaus (ursprünglich NS) und dem Ohnmachtserleben (US) führt dazu, dass das Kaufhaus zum konditionierten Stimulus (CS) wird und somit seinerseits zukünftig Angst (konditionierte Reaktion – CR) hervorruft. Der Gedanke „Wenn ich in ein Kaufhaus gehe, kann ich in Ohnmacht fallen" kann sich verankern (Klassische Konditionierung, 1. Faktor). Daraus resultiert häufig ein Vermeidungsverhalten (Meiden des Kaufhauses), um einer Ohnmacht zu entgehen (Operante Konditionierung, 2. Faktor). Bei der operanten Konditionierung wird ein Verhalten durch seine unmittelbar nachfolgenden Konsequenzen (C) gefördert oder reduziert. Die Konsequenzen lassen sich nach vier unterschiedlichen Modalitäten und damit hinsichtlich ihrer lerntheoretischen Bedeutung für die Verhaltensmodifikation unterscheiden (◘ Tab. 10.1).

Im vorliegenden Beispiel führt das Vermeidungsverhalten zu einer *negativen Verstärkung* der Angst, indem der unangenehme Zustand der Angst (negative Konsequenz) beendet wird. Diese Angst kann sich ungünstigerweise im weiteren Verlauf auf ähnliche Situationen in der Öffentlichkeit übertragen (z. B. Orte mit hohem Menschenaufkommen, Warteschlangen, enge Räume, Verkehrsmittel). Das nennt man *Generalisierung*.

◘ Tab. 10.1   Konsequenzmodalitäten

Kodierung	Bedeutung	Ergebnis
C+	positive Verstärkung (Belohnung)	Zunahme des gezeigten Verhaltens
C+/	Löschung (Wegfall einer Belohnung bzw. der positiven Konsequenz eines Verhaltens)	Reduktion des gezeigten Verhaltens
C−	„Bestrafung" (negative bzw. unangenehme Konsequenz des Verhaltens)	Reduktion des gezeigten Verhaltens
C−/	Negative Verstärkung (ein aversiver Zustand fällt weg)	Zunahme des gezeigten Verhaltens

Neben eigenen Erfahrungen mit der Aufschaukelung körperlicher Missempfindungen können Situation-Angst-Assoziationen auch durch **Modelllernen** erworben werden, z. B. dann, wenn eine generell schon ängstliche Person sieht, wie ein anderer Mensch kollabiert. Die Zwei-Faktoren-Theorie stellt die Basis für die Ableitung der Konfrontationstherapie zur Behandlung der Agoraphobie dar, weshalb sie gerne als Erklärungsmodell herangezogen wird.

Fallbeispiel Herr H.

Herr H. (24 Jahre, Industriekaufmann) leidet seit ca. einem Jahr zunehmend unter der ständigen Angst zu kollabieren und erleidet täglich Panikattacken, welche von Symptomen wie Herzrasen, Zittern und Schwitzen begleitet sind. Auslöser war vor ca. einem Jahr ein Kreislaufkollaps bei einer Hochzeitsfeier, welchem vermehrter Alkoholkonsum in Verbindung mit einem leeren Magen vorausgegangen war. Dieser Zusammenbruch hat in ihm das Gefühl von Hilflosigkeit hervorgerufen. Herr H. entwickelte eine panische Angst vor einem weiteren Kollaps, was u. a. zu dem Gedanken „Ich darf nicht ohnmächtig werden, sonst bin ich völlig hilflos" geführt hat. Herr H. vermied zunächst nur große Feiern aus Angst vor Ohnmacht, mittlerweile vermeidet er jedoch zahlreiche Situationen, in denen sich viele Menschen aufhalten oder generell ein Bewusstseinsverlust zu Hilflosigkeit führen würde, beispielsweise öffentliche Verkehrsmittel, Kaufhäuser, Restaurants, Cafés, Märkte und generell Menschenansammlungen.

Bis zum Kreislaufkollaps bei der Hochzeit (traumatisches Erlebnis, unkonditionierter Stimulus) hatte Herr H. keine Probleme in Menschenmengen (ursprünglich neutraler Stimulus). Dieses traumatische Ereignis hat nun aber dazu geführt, dass er zunehmend mehr Angst (ursprünglich unkonditionierte Reaktion, jetzt konditionierte Reaktion) entwickelt hat (Klassische Konditionierung) und seitdem auf angstauslösende Situationen mit Vermeidung reagiert (Operante Konditionierung) = negative Verstärkung.

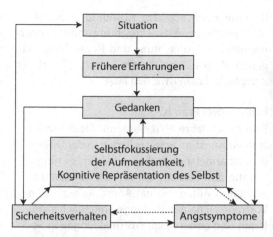

■ **Abb. 10.2** Kognitives Modell der Sozialen Phobie (adaptiert nach Stangier, Clark u. Ehlers, 2006)

Zur Erklärung der Entstehung und Aufrechterhaltung der **Sozialen Phobie** empfiehlt sich das **Kognitive Modell** (■ Abb. 10.2). Auslöser für Soziale Ängste können *frühere negative Erfahrungen* sein, durch die eine Person geprägt sein kann, z. B. „Mobbing" in der Schule. Daraus kann eine generalisierte *Grundannahme* resultieren, die sich im Gedächtnis der Person verankert und nach welcher die Person lebt, beispielsweise „Nur wenn ich mich perfekt verhalte und keine Fehler mache, werde ich akzeptiert.". Aber auch ohne negative Vorerfahrungen in der Vergangenheit können sich durch andere Faktoren, z. B. Erziehung, Modelllernen, Persönlichkeit, entsprechende Grundannahmen ausbilden. Befindet sich die Person nun in einer sozialen Situation, die diese Grundannahme aktiviert, kann daraus ein negativer *automatischer Gedanke* resultieren, beispielsweise „Ich werde jetzt bestimmt erröten und zittern und dann werden mich alle für unfähig halten.". Aufgrund dieses negativen Gedankens wird die *Aufmerksamkeit stark auf sich selbst fokussiert*. Daraufhin entsteht *Angst*, welche mit Körpersymptomen einhergehen kann. Es kann zu einer *Vermeidung* der Situation oder zu entsprechendem *Sicherheitsverhalten* in der sozialen Situation kommen, z. B. unauffällig verhalten, „sich klein machen". Daraus resultiert eine *Erhöhung der Selbstaufmerksamkeit*. Dies bedeutet eine noch stärkere Abwendung der Aufmerksamkeit von der Umgebung und eine noch intensivere Beobachtung und Kontrolle der eigenen Person, was die *Situation* in der Regel *noch bedrohlicher* werden lässt.

Fallbeispiel Frau K.

Frau K. (21 Jahre, VWL-Studentin) leidet unter starken Ängsten, was das Reden in der Öffentlichkeit anbelangt, insbesondere in Leistungssituationen. Dies bezieht sich v. a. auf den universitären Alltag. Sie hat Angst, Referate und Vorträge zu halten, Prüfungen mündlich abzulegen und generell vor Wortmeldungen in Seminaren und Vorlesungen. Ihre Angst besteht insbesondere darin, sich peinlich zu verhalten, Fehler zu machen, zu erröten und sich somit vor anderen Menschen zu blamieren. Angefangen haben die Ängste bereits in der Oberstufe, diese haben sich jedoch während der Studienzeit noch gesteigert. Die Ängste sind mittlerweile so stark ausgeprägt, dass sie mit körperlichen Symptomen wie Mundtrockenheit, Schwitzen und Zittern einhergehen. Frau K. versucht deshalb, falls möglich, Leistungssituationen zu vermeiden bzw. falls eine Vermeidung nicht möglich ist, diese mit Sicherheitsverhalten „durchzustehen". In diesem Kontext spielt auch die Wahl ihrer Kleidung eine entscheidende Rolle. Die Kleidung muss hoch genug geschlossen sein, damit das Erröten weniger auffällt. Daher zieht Frau K. bevorzugt Rollkragenpullover an und benutzt viel Make-up, um die Röte im Gesicht zu verbergen. Zudem versucht sie stets, in Seminaren und Vorlesungen in nächster Nähe zur Tür zu sitzen, damit sie den Raum schnell verlassen kann. Ihr Blick ist häufig auf den Boden gerichtet bzw. in Veranstaltungen in einem Buch verborgen, damit man ihr Gesicht nicht sehen kann. Sie hat stets die Befürchtung, dass sie sich durch ihr Erröten blamiert und andere Menschen sie für „unfähig" halten.

Frau K. hat Angst, Fehler zu machen, zu erröten und sich daraufhin zu blamieren: „Wenn ich rot werde, werden die anderen mich für unfähig halten" (automatischer Gedanke). Frau K. versucht, entsprechende Situationen in der

Uni zu vermeiden oder mit Sicherheitsverhalten durchzustehen, wodurch die Selbstaufmerksamkeit weiterhin verstärkt wird und die Situation als noch bedrohlicher wahrgenommen wird.

10.3 Evidenzbasierte Grundlagen zur Auswahl der Therapiemodule

In der Behandlung von Angsterkrankungen werden am häufigsten kognitive Techniken und die Reizkonfrontationstherapie als evidenzbasierte, wissenschaftlich evaluierte Verfahren eingesetzt (s. Margraf u. Schneider 1990, 2009, 2017; Schmidt-Traub 2008; Stangier, Clark u. Ehlers 2006; Stangier, Heidenreich u. Peitz 2003). Bei der kognitiven Therapie werden dysfunktionale Denkprozesse mittels kognitiver Umstrukturierung behandelt. Mittels Reizkonfrontation wird am konkreten Verhalten des Patienten angesetzt, wodurch das Gefühl „Angst" reduziert werden kann. Auf Grundlage dieser Verfahren und der o. g. Manuale wurden in den folgenden Abschnitten die Therapiemodule zur Angstbehandlung erstellt. Die Module integrieren alle wesentlichen, evidenzbasierten Interventionsverfahren der Angstbehandlung im Rahmen der o. g. Verfahren. Sie sind lösungsorientiert und folgen einem festgelegten Ablauf. Daher sind sie sowohl im ambulanten als auch im stationären Setting gut durchführbar.

10.4 Psychotherapierelevante Dokumentation und Diagnostik

Bevor die Behandlung eines Angstpatienten beginnen kann, ist in einem ersten Schritt zunächst die eindeutige Diagnose einer Angststörung (Agoraphobie, Panikstörung, Soziale Phobie) zu stellen. Es ist eine psychiatrische oder somatomedizinische Differenzialdiagnostik zu leisten, um auszuschließen, dass die Symptome des Patienten organisch bedingt sind. Zudem muss überprüft werden, ob die

Angst ein Ausmaß erreicht, das behandlungsbedürftig ist. Zu diesem Zweck ist eine konkrete Exploration der Ängste von Bedeutung, ferner eine Verhaltensbeobachtung, die Selbstbeobachtung der Symptome und idealerweise die Protokollierung seitens des Patienten per Angsttagebuch. Gegebenenfalls kann auch eine Testdiagnostik per Fragebogen erfolgen, die aber bei stationärer Behandlung meist standardmäßig durchgeführt wird.

10.4.1 Exploration der Ängste

Ein wichtiger diagnostischer Schritt ist die Erhebung der aktuellen Symptomatik. An dieser Stelle ist es besonders relevant, sich sehr konkret und anhand von Beispielen die Ängste des Patienten beschreiben zu lassen.

■■ **Hilfreiche Fragen zu angstauslösenden Situationen:**
- „Unter welchen Ängsten leiden sie aktuell?"
- „Wie machen sich die Ängste bemerkbar?"
- „In welchen Situationen treten die Ängste verstärkt auf?"
- „Welche Befürchtungen haben Sie?"
- „Spüren Sie körperlich etwas, wenn Sie Angst haben? Wenn ja, was?"
- „Wie verhalten Sie sich in Angstsituationen?"

Zudem empfiehlt es sich, die Entwicklungsgeschichte der Störung sowie deren lebensgeschichtliche Bedingungsfaktoren zu erfragen. Auf diese Weise können die Dauer und der Verlauf der Störung ermittelt, angstrelevante Lebensumstände und Verstärkungsbedingungen geklärt und eventuelle Zusammenhänge zu anderen psychischen oder körperlichen Erkrankungen herausgearbeitet werden.

■■ **Hilfreiche Fragen zur Angstanamnese:**
- „Wann haben Sie die Ängste erstmals bemerkt?"
- „In welcher Situation ist die Angst erstmalig aufgetreten?"

- „Was ist Ihnen damals durch den Kopf gegangen?"
- „Wie hat die Umwelt darauf reagiert?"
- „Wie hat sich Ihre Angst in der nachfolgenden Zeit weiter entwickelt?"
- „Gab es auch Zeiten, in denen die Ängste nicht aufgetreten sind?"

Außerdem ist es wichtig, die Ressourcen des Patienten zu explorieren. Diese können sowohl Hinweise auf die Prognose der Angststörung geben, als auch den Aufbau der Therapiemotivation fördern. So kann z. B. in einer späteren, evtl. frustrierenden Therapiephase das Durchhaltevermögen gestärkt werden, indem die Ressourcen des Patienten thematisiert werden.

■■ **Beispiele für Ressourcen:**
- Stärke des sozialen Netzes
- Familiäre, verwandtschaftliche Beziehungen
- Berufliche Integration
- Hobbys und Interessen

Zusammenfassung: Exploration der Ängste
Erfragen von:
- Aktueller Anamnese (Symptomatik),
- Entwicklungsgeschichte der Störung,
- Lebensgeschichtliche Bedingungsfaktoren,
- Ressourcen des Patienten.

10.4.2 Verhaltensbeobachtung

Eine Verhaltensbeobachtung kann neben der direkten Exploration der Angstsymptomatik ein sehr effektives Vorgehen sein, um ein Gesamtbild der Ängste zu erhalten. Patienten haben häufig das Problem, dass sie bestimmtes, angstbezogenes Verhalten so automatisiert haben, dass sie es nicht mehr von sich aus berichten können. Es kann nur durch Verhaltensbeobachtungen erfasst werden. Vor allem im stationären Setting empfiehlt es sich, das Pflegepersonal zu instruieren, den Patienten in seinem Stationsalltag zu beobachten und auffällige Verhaltensweisen zu dokumentieren, z. B. Verhalten des Patienten im Kontakt zu Mitpatienten oder gegenüber dem Pflegepersonal im Falle der Sozialphobie oder Vermeidungsverhalten hinsichtlich bestimmter Situationen oder Ereignisse im Falle der Agoraphobie. Zudem ist es insbesondere bei der Agoraphobie und der Sozialen Phobie sinnvoll, mit dem Patienten typische angstbezogene Situationen aufzusuchen, um eventuell vorliegende Befürchtungen oder körperliche Reaktionen, eventuelles Vermeidungs- und/oder Sicherheitsverhalten und bisherige Copingstrategien besser einschätzen zu können. Dies ist zugleich eine gute Technik, um angstbesetzte Situationen für die spätere Reizkonfrontation zu identifizieren.

Zusammenfassung: Verhaltensbeobachtung
- Pflegepersonal instruieren, Patienten im Stationsalltag zu beobachten.
- Auffällige Verhaltensweisen dokumentieren.
- Angstbezogene Situationen aufsuchen, um Angst, Vermeidungs- und Sicherheitsverhalten und bisherige Copingstrategien einschätzen zu können.

10.4.3 Angsttagebuch

Der Patient kann angeleitet werden, das Führen von Protokollbögen oder Angsttagebüchern zu erlernen und selbstständig einzusetzen. In einem Angsttagebuch sollen angstauslösende Bedingungen (Situationen), Reaktionen auf verhaltensbezogener, kognitiver, physiologischer und emotionaler Ebene und zumindest kurzfristige positive und negative Konsequenzen festgehalten werden (s. Arbeitsblatt 10-4.3 „Angsttagebuch"). Die Beobachtung sollte entweder am Ende eines Tages oder in einem anderen ruhigen Moment, nicht jedoch während einer Panikattacke oder unmittelbar danach aufgeschrieben werden. Der Grund liegt darin, dass die Panik in der aktuellen Situation die Beobachtung verzerren könnte und der Patient zudem in einem Zustand von Panik (mangelnde kognitive Kapazität) kaum in der Lage sein dürfte, etwas in sein Angsttagebuch einzutragen.

Zusammenfassung: Angsttagebuch
- Dokumentation von angstauslösenden Situationen, Reaktionen und Konsequenzen.
- Schriftliche Dokumentation nicht während einer Angstattacke.

10.4.4 Erstellung einer Angsthierarchie

Nun bietet es sich zusätzlich noch an, den Patienten eine Angsthierarchie erstellen zu lassen. Hier soll der Patient in einer Liste Situationen aufschreiben und diese je nach Schwierigkeitsgrad auf einer Skala von 0 bis 100 einordnen. 0 bedeutet „keine Angst", 100 „maximale Angst" (s. Arbeitsblatt 10-4.4 „Angsthierarchie"). Diese Angsthierarchie wird im späteren Verlauf der Therapie zur Planung und Durchführung von Expositionen benötigt. Es erweist sich aber als sinnvoll, den Patienten schon frühzeitig solch eine Hierarchie erstellen zu lassen, damit er diese im Laufe der Zeit noch ergänzen kann. Damit der Patient eine Vorstellung davon hat, wie er diese Angsthierarchie erstellen soll, sollte ihm dies anhand von Beispielen verdeutlicht werden.

Fallbeispiel Herr H. mit der Diagnose einer Agoraphobie
Th.: Sie haben mir jetzt schon viel über Ihre Ängste berichtet, u. a. auch Situationen genannt, die Angst bei Ihnen auslösen. Nun ist es sinnvoll, diese angstauslösenden Situationen in eine Rangfolge zu bringen, da dies für die spätere Therapie wichtig sein wird. Diese Rangfolge nennen wir Angsthierarchie, die Sie sich wie eine Skala vorstellen können, die von 0 bis 100 reicht. 0 bedeutet, dass Sie keine Angst empfinden, 100 hingegen löst maximale Angst bei Ihnen aus. Wo würden Sie nun beispielsweise „Busfahren" einstufen?
Pat.: Oh, „Busfahren" ist schon ziemlich schlimm, ich würde es wohl bei 80 einstufen.
Th.: Gibt es etwas, was Sie z. B. auch bei 50 anordnen würden?
Pat.: Ja, „im Lebensmittelgeschäft einkaufen" würde ich dort anordnen.

Th.: Gibt es auch eine oder mehrere Situationen, die Sie unterhalb von 50 einstufen würden?

Pat.: Puh, spontan fallen mir nur so viele schlimme Situationen ein. Na ja, vielleicht würde ich „Spazieren gehen" bei 40 einstufen.

Th.: Und was ist das Schlimmste, was Sie bei 100 platzieren würden?

Pat.: Da kann ich Ihnen jetzt ganz viel nennen.

Th.: Was denn z. B.?

Pat.: „Zugfahren" ist ganz schrecklich. Oder „Abends in der Dunkelheit das Haus verlassen". Ach, da könnte ich viel berichten.

Th.: Ich sehe, Sie haben das Prinzip der Angsthierarchie verstanden, prima! Dann möchte ich Sie nun bitten, als Hausaufgabe eine solche Hierarchie zu erstellen. Wenn Ihnen zwischendurch neue Angstauslöser auffallen, können Sie die Hierarchie auch jederzeit ergänzen. So haben wir eine sehr gute Grundlage, um die Therapie effektiv zu gestalten.

Zusammenfassung: Angsthierarchie

— Angstauslösende Situationen aufführen.
— Diese auf einer Skala von 0 bis 100 je nach Ausprägung der Angst und Schwierigkeit einordnen (0 = keine Angst, 100 = maximale Angst).

10.5 Praktische Therapiedurchführung

In den folgenden Abschnitten sind verschiedene psychoedukative und psychotherapeutische Module zur Behandlung von Angststörungen dargestellt. Die drei Abbildungen (◘ Abb. 10.3, ◘ Abb. 10.4, ◘ Abb. 10.5) zeigen getrennt für jede Angststörung einen Vorschlag zur chronologischen und inhaltlichen Anwendung der Module. Es muss allgemein beachtet werden, dass die Behandlungen von Panikstörung, Agoraphobie und Sozialer Phobie in manchen Interventionen voneinander abweichen.

Nachfolgend finden Sie eine mögliche Anordnung der Therapieeinheiten zur Psychoedukation (◘ Tab. 10.2).

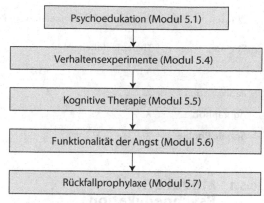

◘ **Abb. 10.3** Zeitlicher und inhaltlicher Ablauf der Angstbehandlung bei Panikstörung

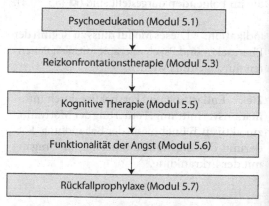

◘ **Abb. 10.4** Zeitlicher und inhaltlicher Ablauf der Angstbehandlung bei Agoraphobie

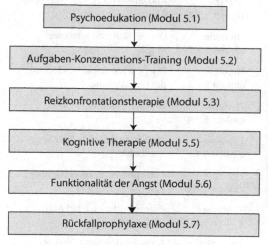

◘ **Abb. 10.5** Zeitlicher und inhaltlicher Ablauf der Angstbehandlung bei Sozialer Phobie

◐ Tab. 10.2   Anordnung der Therapieeinheiten zur Psychoedukation

Störung	Therapieeinheiten							
	5.1.1	5.1.2	5.1.3	5.1.4	5.1.5	5.1.6	5.1.7	5.1.8
Panikstörung	X	X	X			X	X	X
Agoraphobie	X	X		X		X	X	X
Soziale Phobie	X	X			X	X	X	X

10.5.1   Modul 5.1: Psychoedukation

Modul 5.1 beinhaltet acht Therapieeinheiten, die im Folgenden dargestellt sind (◐ Tab. 10.3).

Indikation: Dieses Modul muss zu Beginn der Pharmako- und Psychotherapie mit allen Patienten durchgeführt werden.

Ziel: Entlastung und Perspektive durch Informationsvermittlung, Förderung der Motivation zur aktiven Teilnahme an der Behandlung, Förderung der eigenen Kompetenz im Umgang mit der Erkrankung.

◐ Tab. 10.3   Übersicht über die Therapieeinheiten in Modul 5.1

Therapie-einheit 5.1.1	Angemessene vs. pathologische Angst
Therapie-einheit 5.1.2	Die vier Komponenten der Angst
Therapie-einheit 5.1.3	Psychophysiologisches Modell der Panikstörung
Therapie-einheit 5.1.4	Die Zwei-Faktoren-Theorie
Therapie-einheit 5.1.5	Das kognitive Modell der Sozialen Phobie
Therapie-einheit 5.1.6	Ableitung eines Therapierationals
Therapie-einheit 5.1.7	Pharmakotherapie bei Angststörungen
Therapie-einheit 5.1.8	Formulierung von Therapiezielen

Therapieeinheit 5.1.1: Angemessene vs. pathologische Angst (25 Min)

Vielen Patienten fällt es schwer, insbesondere ihre körperlichen Angstreaktionen als in der Psyche verankert zu begreifen. Um eine Angststörung tatsächlich als psychische Krankheit zu verstehen, ist es relevant, dass der Patient ein adäquates Ätiologieverständnis für seine Erkrankung entwickelt. Daher muss der Therapeut dem Patienten zunächst vermitteln, dass Angst generell ein grundlegendes Gefühl und eine biologisch sinnvolle Reaktion auf Gefahr ist. Sie versetzt den Körper in Alarmbereitschaft und bereitet Körper und Geist auf eine schnelle und kraftvolle Handlung vor. Dies bedeutet entweder Kampf oder Flucht („fight or flight"). Der Therapeut muss dem Patienten verdeutlichen, dass Menschen in ein und derselben Situation unterschiedlich reagieren können. Der eine Mensch ergreift z. B. in einer Angstsituation blitzschnell die Flucht und läuft so schnell er kann davon, um der (vermeintlichen) Gefahr zu entkommen, während der andere Mensch in der gleichen Situation mutig zum Angriff übergeht. Ausgesprochen selten erstarrt der Mensch in einer Angstsituation wie das „Kaninchen vor der Schlange" und ist völlig handlungsunfähig. Bei realer Gefahr verhalten die Menschen sich für gewöhnlich angemessen, ohne viel darüber nachzudenken. Der Therapeut muss hervorheben, dass Angst zu den Grundemotionen gehört, genauso wie z. B. Wut, Freude und Trauer. So werden sicherlich alle Menschen Angst bekommen, wenn ein Fremder in der Dunkelheit mit einem Messer auftaucht, ein Auto direkt auf einen Menschen zugerast kommt oder ein Blitz in einen Baum einschlägt. Die in solchen Situationen empfundene Angst ist angemessen und sogar nützlich. Angst erhöht die Aufmerksamkeit und Anpassung an die jeweilige Situation.

Doch wann wird Angst pathologisch? Angst wird dann zur Krankheit, wenn sie zu stark ausfällt, der Situation nicht angemessen ist, zu häufig und lang anhaltend auftritt, wenn sie eine zu starke Belastung und Leiden bedeutet und wenn sie das Erleben von Kontrollverlust und eine Einschränkung im Leben aufgrund von Vermeidung auslöst. Z. B. ist ein Kinobesuch, die Fahrt in einem vollen Bus, der Einkauf im Supermarkt, das Ansprechen von fremden Personen oder ein Vortrag vor Publikum objektiv gesehen keine bedrohliche Situation. Allerdings unterscheidet sich das Gefühl der Angst in der objektiv gesehen ungefährlichen Angstsituation nicht grundsätzlich von dem Angstgefühl in einer realen Gefahrensituation.

Sobald dem Patienten die Differenzierung zwischen angemessener und pathologischer Angst deutlich geworden ist, ist es sinnvoll, die verschiedenen Arten pathologischer Angst zu thematisieren.

Beispiel „Aufzählung und Unterscheidung verschiedener Angststörungen"

Th.: Nun haben Sie den Unterschied zwischen einer angemessenen Angst und einer Angst als Krankheit gelernt. Es gibt jetzt aber nicht nur eine einzige Angsterkrankung, denn auch hier kann man zwischen verschiedenen Ängsten unterscheiden. Es gibt einerseits die *Panikstörung*, bei der Angstanfälle plötzlich und unerwartet auftreten können, die *Agoraphobie*, bei welcher Angst vor bestimmten Orten besteht, die daher meist vermieden werden und die *Soziale Phobie*, bei der Angst vor Bewertung und Kritik durch andere Menschen vorliegt. Andererseits gibt es noch die *Spezifische Phobie*, bei welcher Angst vor ganz bestimmten Dingen, Tieren oder Situationen besteht und die *Generalisierte Angststörung*, bei der Angst vorliegt, die nicht auf bestimmte Umgebungsbedingungen begrenzt ist, sondern mehr allgemeine Sorgen und Befürchtungen vor zukünftigen Ereignissen umfasst. Ich möchte

jetzt aber nicht auf alle Angsterkrankungen detailliert eingehen, sondern nur auf jene, welche Sie betrifft. Zuvor ist es aber noch sinnvoll, Ihnen generell etwas über die verschiedenen Komponenten der Angst zu berichten, da diese bei allen Ängsten zu finden sind.

Zusammenfassung: angemessene vs. pathologische Angst

„Angemessene Angst":
- Angst als eine Grundemotion,
- in vielen Situationen ist Angst angemessen und nützlich, da sie der erhöhten Aufmerksamkeit und Anpassung an Situationen dient.
- „Pathologische Angst":
- fällt zu stark aus,
- ist in der Situation nicht angemessen,
- tritt zu häufig und langanhaltend auf,
- bedeutet zu starke Belastung und Leiden,
- löst Erleben von Kontrollverlust und Einschränkung im Leben aus.

Therapieeinheit 5.1.2: Die vier Komponenten der Angst (50 Min)

In diesem Modul muss dem Patienten vermittelt werden, dass die Angst aus vier Komponenten besteht: Körpersymptome, Kognitionen, Emotionen und Verhalten.

In Tabelle 10.4 werden die verschiedenen Komponenten kurz beschrieben (◘ Tab. 10.4).

Da die Körpersymptome in der Regel von Patienten als besonders bedrohlich wahrgenommen werden, ist es sinnvoll, diese zum besseren Verständnis ausführlich zu besprechen.

Fallbeispiel Frau D.

Th.: Alles beginnt damit, dass unser Gehirn in einer angstauslösenden Situation Gefahr meldet, woraufhin Stresshormone wie Adrenalin oder Cortisol im Körper ausgeschüttet werden. Diese beeinflussen die Körperfunktionen, sie mobilisieren und aktivieren unseren Körper, was ganz unbewusst über das Vegetative Nervensystem geschieht. Hier fragen Sie sich jetzt bestimmt, was das Vegetative Nervensystem denn überhaupt ist? Zur Beantwortung der Frage möchte ich Ihnen das Nervensystem mit seinen Unterkategorien ausführlicher be-

◘ Tab. 10.4   Komponenten der Angst

Körpersymptome	Stresshormonausschüttung, Herz-Kreislauf-Aktivierung, Schweißausbrüche, Schwindel
Kognitionen	Bewertung einer Situation als bedrohlich, Gedanken sind häufig automatisch, kommen blitzartig, werden kaum wahrgenommen. Typische katastrophisierende Gedanken/Befürchtungen bei Panikstörung und Agoraphobie können sein: - Ich verliere die Kontrolle. - Ich kippe um. - Ich werde sterben. Typische katastrophisierende Gedanken/Befürchtungen bei Sozialer Phobie können sein: - Ich werde mich blamieren. - Die anderen werden mich für dumm halten. - Die anderen werden mich ablehnen.
Emotionen	Gefühle, die mit der Angst aufsteigen: Bedrohung, Hilflosigkeit, Gefühl des Ausgeliefertseins.
Verhalten	Vermeidungs- bzw. Fluchtverhalten und/oder meist dysfunktionales Verhalten, das zur Angstbewältigung ausgeführt wird (Sicherheitsverhalten). Beispiele dafür sind: Begleitpersonen in Anspruch nehmen, Medikamente bei sich tragen oder gar einnehmen etc.

schreiben. Wenn es Ihnen schwer fällt zu folgen oder wenn Sie Fragen haben, sagen Sie bitte Bescheid. Mir ist wichtig, dass Sie die Zusammenhänge verstehen. Zur besseren Veranschaulichung werde ich Ihnen das Nervensystem mit seinen Unterkategorien auch aufzeichnen. Unser Nervensystem (NS) teilt sich auf in das „Zentrale Nervensystem" (ZNS), welches unser Gehirn und das Rückenmark umfasst, und das „Periphere Nervensystem" (PNS), welches für die Steuerung der inneren Organe und des Blutkreislaufs zuständig ist. Das „Periphere Nervensystem" lässt sich wiederum in zwei Teile untergliedern. Einerseits erfolgt eine Aufteilung in das „Somatische Nervensystem" (SNS), das mit der Umwelt interagiert. D. h. sensorische Informationen der Sinnesorgane, z. B. Licht über die Augen oder Schallwellen über die Ohren gelangen zum ZNS und wieder zurück. Andererseits ist das „Vegetative Nervensystem" (VNS) ein Teil des „Peripheren Nervensystems", es reguliert die inneren Organe. Es kontrolliert und reguliert z. B. den Herzschlag, die Atmung, den Blutdruck, die Verdauung und den Stoffwechsel. Nun teilt sich auch noch das VNS in drei verschiedene Unterkategorien auf, nämlich in das „Sympathische Nervensystem" (auch Sympathikus genannt), das „Parasympathische Nervensystem" (auch Parasympathikus genannt) und das „Enterische Nervensystem" (ENS). Der Sympathikus ist für die Aktivierung zuständig, d. h. für die Erhöhung der nach außen gerichteten Handlungsbereitschaft. Er bewirkt eine Leistungssteigerung des Organismus. Beispiele sind Angriffs- oder Fluchtverhalten und außergewöhnliche Anstrengungen. Der Parasympathikus dient dem Stoffwechsel, der Regeneration und dem Aufbau körpereigener Reserven, sorgt für Ruhe, Erholung und Schonung. Das „Enterische Nervensystem" ist für die Steuerung der Magen-Darmfunktion zuständig und hat starken Einfluss auf den Verdauungsprozess. Können Sie diese Hierarchie unseres Nervensystems nachvollziehen?

Pat.: Es klingt zwar etwas kompliziert, aber ich habe verstanden, dass vor allem das Vegetative Nervensystem und besonders der Sympathikus bei Angst aktiv sind.

Th.: Ja, sehr richtig! Unser Nervensystem, insbesondere das sympathische und parasympathische, beeinflusst unsere Körperfunktionen

◻ **Tab. 10.5** Körpersymptome

Symptom	Zugrunde liegende Körperfunktion	Bedeutung
Herzrasen	Beschleunigter Herzschlag	Zur schnelleren Durchblutung der Muskulatur, die bei Kampf oder Flucht maximal aktivierbar sein muss (fight and flight).
Zittern, Beben	Anspannung der Skelettmuskulatur	Zur Vorbereitung auf körperliche Aktivität, Wärmeerzeugung.
Mundtrockenheit	Hemmung des Speichelflusses	Energie wird an anderer Stelle benötigt; Sympathikusreaktion: fight and flight.
Magen-/ Darmprobleme	Hemmung der Verdauungsfunktion	Energie wird an anderer Stelle benötigt.
Schwitzen	Verstärkte Aktivität der Schweißdrüsen	Zur Kühlung des Organismus bei erhöhter Aktivität.
Brustschmerzen	Erweiterung der Bronchien, Beschleunigung der Atmung	Um mehr Luft zu erhalten (fight and flight).
Blässe	Blut wird aus der Peripherie abgezogen	Um Gefahr des Verblutens zu verringern.

und ist somit auch für Körpersymptome, z. B. Herzrasen oder Zittern, verantwortlich, die wir Menschen wahrnehmen. Nennen Sie mir doch mal häufig auftretende Körpersymptome, die Sie gut kennen, und beschreiben Sie mir diese näher.

An dieser Stelle soll der Patient nun ihn belastende Körpersymptome benennen. Aufgabe des Therapeuten ist es, ihm die Sinnhaftigkeit dieser Symptome näher zu erläutern, damit der Patient verstehen kann, wie die Körpersymptome genau entstehen und welchen Zweck sie erfüllen. Im Folgenden sind einzelne Körpersymptome aufgeführt (◻ Tab. 10.5), die dem Patienten auch auf einem Handout aufgelistet sind (s. Arbeitsblatt 10-5.1-1 „Körpersymptome und ihre Funktion").

Zum Schluss ist es wichtig, dem Patienten als Fazit mitzuteilen, dass sein Körper ganz „normal" funktioniert und dass die vermeintlichen Symptome lediglich sinnvolle Körperfunktionen darstellen.

Zusammenfassung: Körperliche Komponente
- Nervensystem erklären.
- Zusammenhang zu den Körpersymptomen herstellen.
- Verdeutlichen, dass Symptome sinnvolle Körperfunktionen darstellen.

Therapieeinheit 5.1.3: Psychophysiologisches Modell der Panikstörung (25 Min)

Das Psychophysiologische Modell besteht aus den vier o. g. Komponenten der Angst und stellt einen Teufelskreis dar (◻ Abb. 10.1). Wie kann das Modell dem Patienten nun adäquat vermittelt werden? Dies soll anhand eines Dialoges zwischen Therapeut und Patient verdeutlicht werden (Handout für den Patienten s. Arbeitsblatt 10-5.1-2 „Teufelskreis der Angst").

Beispiel „Vermittlung eines Erklärungsmodells bei Panikstörung"

Th.: Sie sehen vor sich einen Kreislauf, den wir uns nun mal genauer anschauen werden. Mal sehen, ob Sie sich in diesem Kreislauf wiederfinden. Was ist denn das erste, was Sie wahrnehmen, bevor Sie Panik bzw. Angst bekommen?

Pat.: Mein Herz rast, ich schwitze unheimlich und schwindelig wird mir auch.

Th.: Sie nehmen also als Erstes Ihren Körper wahr, d. h. Sie steigen hier (*auf dem Arbeitsblatt zeigen*) in den Kreislauf ein. Was geht Ihnen dabei durch den Kopf?

Pat.: Ich könnte die Kontrolle über mich verlieren und schlimmstenfalls umkippen.

Th.: Wenn dies geschehen würde, was würde das für Sie bedeuten?

Pat.: Ich würde mich ausgeliefert und hilflos fühlen.

Th.: Sie bewerten die Körpersymptome somit negativ, verknüpfen sie mit etwas Gefährlichem. Welches Gefühl entsteht, wenn Sie Ihren Körper wahrnehmen und diese Gedanken aufkommen?

Pat.: Ich bekomme Angst, werde panisch.

Th.: Was passiert, wenn Sie Angst bekommen und panisch werden?

Pat.: Mein Herz rast wie wild, ich schwitze noch mehr, meine Kehle schnürt sich zu und ich werde fast verrückt.

Th.: Wird alles schlimmer?

Pat.: Ja, es wird unerträglich.

Th.: Sie sehen, dass Sie diesen Kreislauf nun durchlaufen haben, können Sie das nachvollziehen?

Pat.: Ja, das passt genau.

Th.: Das Problem an diesem Kreislauf, auch Teufelskreis genannt, ist, dass Sie diesen mehrmals durchlaufen können. D. h. wenn Sie Ihre Körpersymptome, das Herzrasen, das Schwitzen und den Schwindel wahrnehmen, diese als bedrohlich ansehen und daraufhin Angst entsteht, werden die Körperreaktionen in der Regel schlimmer. Dies wird dazu führen, dass Sie noch mehr Angst bekommen. Sie werden sich in diesem Kreislauf wie gefangen fühlen. Daher ist es ganz wichtig, dass wir in der Therapie gemeinsam diesen Teufelskreis aufbrechen.

Wenn deutlich wird, dass der Patient den Teufelskreis anhand seiner Symptomatik verstanden hat, ist es noch sinnvoll zu erläutern, wie es überhaupt zu den körperlichen Symptomen kommen kann. Hier sollte verdeutlicht werden, dass sowohl externe als auch interne Faktoren

eine Rolle spielen können. Mögliche externe Faktoren: Hitze, körperliche Anstrengung, Koffein, Alkohol, Drogen und Medikamente. Interne Faktoren: generelles Angstniveau, belastende Lebensereignisse, andauernde Selbstüberforderung, ständige Anspannung. An dieser Stelle ist es wichtig, mit dem Patienten mögliche Auslöser für seine Panikattacke zu erarbeiten. Auf diese Weise wird es dem Patienten leichter fallen, die Entstehung von physiologischen oder psychischen Veränderungen im Körper (◘ Tab. 10.4) besser zu verstehen.

Therapieeinheit 5.1.4: Zwei-Faktoren-Theorie der Agoraphobie (25 Min)

Es ist sinnvoll, das Zwei-Faktoren-Modell anhand eines konkreten Beispiels des Patienten zu erklären, damit der Patient es besser verstehen und nachvollziehen kann. Im Folgenden finden Sie exemplarisch eine mögliche Darstellung von einem Patienten mit agoraphobischen Ängsten im Kaufhaus.

Beispiel „Vermittlung eines Erklärungsmodells bei Agoraphobie"

Th.: Ich möchte nun versuchen, zusammen mit Ihnen zu schauen, wie es zu Ihrer Angst gekommen ist. Es kann gut möglich sein, dass Ängste gelernt werden können, nämlich aufgrund eines negativen Ereignisses, welches wir Menschen schnell abspeichern und anschließend mit bestimmten Faktoren verknüpfen. Ich möchte mir jetzt mit Ihnen die Kaufhaussituation mal näher ansehen, von der Sie mir bereits berichtet haben. Bitte beschreiben Sie mir noch mal genau, was passiert ist, als Sie im Kaufhaus waren.

Pat.: Ich bin wie bei früheren Einkäufen durch die Gänge geschlendert und auf einmal ist mir irgendwie schwindelig geworden, alles hat sich gedreht. Dann fing mein Herz an zu rasen und ich begann zu schwitzen.

Th.: Können Sie sich erklären, warum diese Symptome aufgetreten sind?

Pat.: Vielleicht, weil die Luft dort furchtbar stickig war.

Th.: Was ist denn dann passiert?

Pat.: Irgendwie wurde der Schwindel noch heftiger und ich wäre fast umgekippt.

Th.: Was meinen Sie mit fast umgekippt?

Pat.: Alles drehte sich und mein Kreislauf schien bald zusammenzubrechen. Meine Frau hat mir geholfen, mich auf einen Stuhl zu setzen, der vor einer Umkleidekabine stand. Deshalb bin ich glücklicherweise nicht umgekippt.

Th.: Was war an dieser Situation besonders schlimm für Sie?

Pat.: Ich habe mich total hilflos gefühlt.

Th.: Diese Situation war also sehr unangenehm für Sie, Sie haben sich hilflos gefühlt. Sie haben berichtet, dass Sie seitdem Kaufhäuser meiden bzw. im Notfall nur in Begleitung Ihrer Frau hineingehen.

Pat.: Ja, das ist richtig. Ich habe Angst, dass ich beim nächsten Mal tatsächlich in Ohnmacht fallen könnte und das wäre schrecklich für mich. Mit meiner Frau fühle ich mich ein wenig sicherer, immerhin hat sie mir an diesem Tag ja auch zum Stuhl geholfen.

Th.: Sie haben also die beängstigenden Kreislaufprobleme mit dem Kaufhaus verknüpft, was dazu geführt hat, dass Sie nun Angst vor Kaufhäusern haben. Um dieser Angst zu entgehen, vermeiden Sie es, ein Kaufhaus zu besuchen bzw. bitten Ihre Frau mitzukommen, damit sie Ihnen helfen kann, falls Ihr Kreislauf wieder verrücktspielen könnte.

Pat.: Ja, so ist es.

Th.: Welche Konsequenzen hat es denn, wenn Sie das Kaufhaus vermeiden?

Pat.: Na ja, zunächst fühle ich mich erleichtert.

Th.: Das heißt, zunächst ist die Konsequenz für Sie positiv, da Sie eine negative Konsequenz, nämlich die Angst, vermeiden. Dies nennt man auch negative Verstärkung. Indem Sie nämlich das Kaufhaus vermeiden, kommt kurzzeitig keine Angst auf, Sie fühlen sich zunächst erleichtert und werden darin bestärkt, dass Sie sich richtig verhalten. So werden Sie weiterhin dazu neigen, das Vermeidungsverhalten durchzuführen, um der Angst immer wieder zu entgehen. Können Sie das nachvollziehen?

Pat.: Ja, das klingt alles logisch.

Th.: Sinn der Therapie soll es nun sein, das Vermeidungsverhalten bzw. auch die Sicherheit, welche Ihre Frau Ihnen gibt, abzubauen, um Sie aus dem Mechanismus der negativen Verstärkung, welche die Angst aufrechterhält, herauszuholen. Sie sollen lernen, dass die Angst auch langfristig reduziert werden kann, ohne zu vermeiden bzw. Sicherheitsverhalten einzusetzen.

Es kann zudem noch sinnvoll sein, dem Patienten zu erläutern, dass die Angst sich auch auf weitere Situationen übertragen kann, z. B. Menschenmengen, Verkehrsmittel, Warteschlangen, also allgemein auf Situationen, wo eine Flucht nicht möglich oder peinlich wäre. Es kann somit eine **Generalisierung** erfolgen.

Therapieeinheit 5.1.5: Das Kognitive Modell der Sozialen Phobie (25 Min)

Wie bereits weiter oben erläutert, besteht das Kognitive Modell aus den folgenden in zeitlicher Abfolge stehenden Komponenten:

- Frühere negative Erfahrungen,
- Entwicklung und Festigung einer generalisierten Grundannahme,
- Aktivierung dieser Grundannahme in einer sozialen Situation, woraus ein negativer automatischer Gedanke resultiert,
- Fokussierung der Aufmerksamkeit auf sich selbst,
- Angst (kann mit vegetativen Symptomen einhergehen),
- Vermeidung vs. Sicherheitsverhalten,
- Erhöhung der Selbstaufmerksamkeit,
- Situation wird als noch bedrohlicher wahrgenommen.

Anhand eines Dialoges zwischen Therapeut und Patient soll die Vermittlung des kognitiven Modells veranschaulicht werden. Dem Patienten wird das Modell dabei als Handout ausgehändigt (s. Arbeitsblatt 10-5.1-3 „Kognitives Modell der Sozialen Phobie").

Beispiel „Vermittlung eines Erklärungs-modells bei Sozialer Phobie"

Th.: Wie Sie anhand des Modells sehen, können frühere negative Erfahrungen daran beteiligt sein, dass sich Soziale Ängste ausprägen. Sie haben bereits berichtet, dass Sie in der Schule von Mitschülern häufig ausgelacht wurden. Können Sie konkrete Situationsbeispiele nennen?

Pat.: Wenn ich im Unterricht mal etwas Falsches gesagt habe, wurde hinter meinem Rücken getuschelt und ich wurde nach der Stunde häufig noch geneckt. Im Sportunterricht war ich immer der Letzte, der in eine Mannschaft gewählt wurde, da meine Mitschüler meinten, ich würde nie zum Sieg beitragen. Wenn ich dann im Spiel den Ball nicht gefangen habe oder eine Mannschaft wegen meiner Langsamkeit verloren hat, wurde ich dafür kritisiert, was sehr schlimm für mich war.

Th.: Solche negativen Erfahrungen können uns Menschen sehr prägen, wir machen uns häufig Gedanken, die sich verfestigen können. Was ist Ihnen denn damals in solchen Situationen durch den Kopf gegangen?

Pat.: Jetzt habe ich wieder alles falsch gemacht und deshalb finden die anderen mich dumm.

Th.: Kennen Sie heute auch solche Situationen, wo diese Gedanken aufkommen?

Pat.: Ja, wenn ich in der Uni z. B. im Seminar oder in einer Vorlesung sitze.

Th.: Was konkret löst die Gedanken bei Ihnen aus?

Pat.: Wenn ich im Seminar ein Referat höre und etwas nicht verstehe, traue ich mich nicht, nachzufragen, denn die Frage könnte ja doof sein. Noch schlimmer ist es, wenn ich selber vorne stehe und referieren muss. Ähnlich verhält es sich in Vorlesungen. Wenn der Dozent referiert und ich Verständnisprobleme habe, schweige ich lieber, denn vor so vielen Leuten eine Frage zu stellen, ist ja furchtbar peinlich.

Th.: Nun mal angenommen, Sie befinden sich in einem Seminar, stehen vorne und halten ein Referat. Was geht Ihnen dann durch den Kopf?

Pat.: Ich darf jetzt keine Fehler machen und muss alle Fragen beantworten können, sonst werden mich die anderen für dumm halten. Hoffentlich werde ich nicht rot, sonst wird es noch peinlicher.

Th.: Sie haben also heute in solch einer Situation ähnliche Gedanken wie früher in der Schule. Das heißt, Sie haben im Laufe der Zeit entsprechende Grundannahmen entwickelt, die in bestimmten Situationen aktiviert werden und zu einem negativen automatischen Gedanken führen. Wie Sie auf dem Arbeitsblatt sehen können, sind das die ersten drei Komponenten des Modells. Was passiert denn in einem Seminar, in dem Sie referieren, mit Ihrer Aufmerksamkeit? Achten Sie vermehrt auf sich, das Referieren oder auf das, was um Sie herum passiert?

Pat.: Ich achte extrem auf mich, denn ich fange dann meist an zu schwitzen, zittere manchmal und werde im schlimmsten Fall rot, was ich ja vermeiden möchte.

Th.: Sie lenken die Aufmerksamkeit also vermehrt auf sich selbst. Wie Sie im Modell sehen, führt die Selbstaufmerksamkeit zu einem entsprechenden Gefühl, meist einem unangenehmen. Was für ein Gefühl wird in Ihnen denn ausgelöst?

Pat.: Angst.

Th.: Sie bekommen also Angst. Was machen Sie denn, um diese Angst loszuwerden?

Pat.: Am liebsten würde ich aus dem Seminarraum laufen, aber das wäre ja auch peinlich. Daher versuche ich, das Erröten und Schwitzen so gut es geht zu verbergen. Ich schaue dann nicht direkt ins Plenum und trage zudem vielleicht im Vorhinein etwas Make-up auf. Ferner kann ich mich während eines Referats auch etwas hinter dem Bildschirm des Laptops verstecken.

Th.: Sie führen Sicherheitsverhalten durch, d. h. Verhaltensweisen, die Ihnen etwas Sicherheit geben. Sie sagen, fliehen wäre peinlich, ansonsten wäre das aber auch eine Handlung, die Sie in Erwägung ziehen würden. Eine weitere Möglichkeit wäre, das Referat gar nicht zu halten, also zu vermeiden, auch dann würde die Angst reduziert. Ihr Anliegen ist es somit, Ihre Angst abzubauen, entweder mit Vermeidung, Flucht oder Sicherheitsverhalten. Was passiert denn mit Ihrer Aufmerksamkeit, wenn Sie sich so verhalten?

Pat.: Ich achte vermehrt auf mich selbst und werde immer unruhiger.

Th.: Und wie bewerten Sie die Situation in diesem Moment?

Pat.: Die Situation ist ganz schrecklich.

Th.: Das heißt, Sie nehmen die Situation als noch viel bedrohlicher wahr. Dies geschieht dadurch, dass Sie Verhaltensweisen wie Vermeidung, Flucht oder Sicherheitsverhalten ausführen, die kurzzeitig die Angst reduzieren, die Angst dann aber auch immer wieder ansteigen lassen. Das Prinzip nennt man negative Verstärkung. Durch Ihr Verhalten entgehen Sie kurzfristig der negativen Konsequenz, der Angst, langfristig wächst sie wieder an. Zudem fokussieren Sie die Aufmerksamkeit auf sich selbst, nicht auf die Umgebung oder Ihr Referat, weshalb die Selbstaufmerksamkeit zusätzlich zur Angststeigerung und Aufrechterhaltung beiträgt. Sinn der Therapie wird es daher sein, diese Mechanismen zu unterbrechen, d. h. Sie sollen lernen, die Aufmerksamkeit von sich weg nach außen zu lenken und ferner Vermeidungs- und Sicherheitsverhalten abzubauen.

Therapieeinheit 5.1.6: Ableitung eines Therapierationals (25 Min)

Nach der Erläuterung und für den Patienten gut nachvollziehbaren Veranschaulichung des individuellen Erklärungsmodells, in dem sowohl die Auslöser, als auch die aufrechterhaltenden Faktoren verdeutlicht werden, ist es notwendig, ein adäquates Therapierational abzuleiten. Bei allen Angststörungen ist es von besonderer Relevanz, sich mit den angstauslösenden Situationen zu konfrontieren. Daher müssen stark angstauslösende Situationen vom Patienten aufgesucht werden und er soll so lange in der Situation verbleiben, bis die Angstreaktion abnimmt. Dies nennt man Habituation. Es ist für den Patienten wichtig, die Erfahrung zu machen, dass die Angst ungefährlich ist und von ganz alleine abnimmt. Der Abbau des Vermeidungs- bzw. Sicherheitsverhaltens (bei Agoraphobie und Panikstörung: Begleitung in An-

spruch nehmen, Handy mitführen; bei Sozialer Phobie: Blickkontakt meiden, Rollkragenpullover tragen) führt zum Abbau der Angst, woraus letztendlich für den Patienten eine „normale" Lebensführung wieder möglich sein kann. Der Patient macht die Erfahrung, dass er auch angstauslösende Situationen durchstehen kann, die Situationen verlieren dadurch an Bedrohlichkeit und die Angst des Patienten vor den gefürchteten Situationen nimmt ab. Durch die bisherige negative Verstärkung hat der Patient gelernt, seine Angst kurzfristig durch Vermeidung oder Sicherheitsverhalten zu reduzieren, indem die negative Konsequenz (Angst) wegfällt und das entsprechende Verhalten dadurch verstärkt wird. Als langfristige Konsequenz ist die Angst aber wieder angestiegen. Durch Reizkonfrontation lernt der Patient nun, dass die Angst auch langfristig und somit wesentlich effektiver abgebaut werden kann. Der Sinn von Reizkonfrontation sollte dem Patienten anhand von Abbildungen (s. Arbeitsblatt 10-5.1-4 „Angstverlaufskurven") veranschaulicht werden, damit er das Prinzip besser nachvollziehen kann. Diese Angstverlaufskurven verdeutlichen den Anstieg der Angst unter drei Bedingungen (◘ Abb. 10.6). Auf der X-Achse ist jeweils die Zeit abgetragen, auf der Y-Achse das Ausmaß der Angst.

Beispiele für unterschiedliche Angstverläufe (◘ Abb. 10.6):

1. Befürchtung: Der Patient glaubt, seine Angst steigt bis ins Unermessliche an, wenn er nicht vermeidet.
2. Vermeidung: spontaner, steiler Abfall der Angst.
3. Konfrontation: langsamer, kontinuierlicher Abfall der Angst.

Auf der zweiten Abbildung (◘ Abb. 10.7) wird der Sinn der häufigen Wiederholungen von Konfrontationen verdeutlicht. Hier ist auffällig, dass das Angstniveau immer geringer wird, je häufiger die Reizkonfrontation durchgeführt wird. D. h. die Kurve fällt von Mal zu Mal schneller ab. Es ist empfehlenswert, dem Patienten die Abbildungen als Handout auszuhändigen und sich zunächst die obere, anschließend

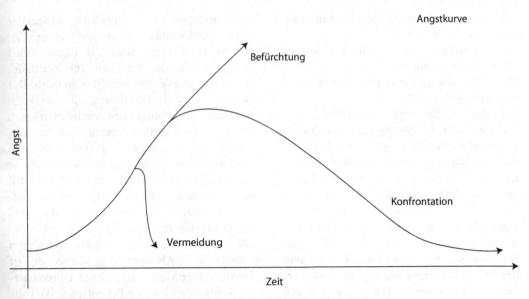

Angstkurve

Befürchtung

Angst

Konfrontation

Vermeidung

Zeit

■ **Abb. 10.6**   Angstverlaufskurve 1 (adaptiert nach Margraf u. Schneider, 2009)

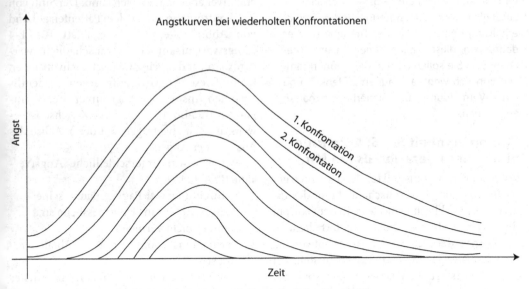

Angstkurven bei wiederholten Konfrontationen

Angst

1. Konfrontation
2. Konfrontation

Zeit

■ **Abb. 10.7**   Angstverlaufskurve 2 (adaptiert nach Margraf u. Schneider, 2009)

die untere Abbildung von ihm beschreiben zu lassen. Auf diese Weise kann man direkt feststellen, was der Patient anhand der Abbildung bereits verstanden hat und im Anschluss kann gemeinsam konkret das Prinzip der Reizkonfrontation erarbeitet werden. Diesbezüglich folgt nun exemplarisch ein Dialog zwischen Therapeut und Patient.

Beispiel „Erklärung der Reizkonfrontation anhand von Angstkurven"

Th.: Sie haben die Kurvenverläufe schon sehr schön beschrieben und ich sehe, dass Sie bereits einiges verstanden haben – sehr gut (*positiv verstärken*). Nun möchte ich die Kurven noch einmal konkret mit Ihnen besprechen, damit Sie auch wirklich nachvollziehen können, worum es in der Konfrontationstherapie geht. Wenn Sie die angstauslösende Situation nicht vermeiden würden, würden Sie glauben, dass Ihre Angst bis ins Unermessliche ansteigt. Dies veranschaulicht die erste Kurve in der ersten Abbildung.

Pat.: Ja, deshalb vermeide ich.

Th.: Genau, das Prinzip ist dann in der zweiten Kurve dargestellt. Ihre Angst steigt zunächst an, fällt aber spontan wieder ab, wenn Sie eine angstauslösende Situation vermeiden. Können Sie sich nun erklären, was die dritte Kurve konkret aussagen möchte?

Pat.: Hier steigt die Angst auch an, fällt durch die Konfrontation aber wesentlich langsamer ab.

Th.: Richtig, die Angst fällt auch ab, es dauert aber länger, als wenn Sie vermeiden. Letztendlich wird der Erfolg des Angstabbaus aber größer sein, als wenn Sie vermeiden. Wenn Sie sich mit einer angstauslösenden Situation konfrontieren, kann die Angst zunächst maximal ansteigen, Sie werden aber die Erfahrung machen, dass auch dann die Angst abnehmen kann. Dies nennt man Habituation, d. h. Gewöhnung. Sie gewöhnen sich an die Situation, Sie können nicht endlos lange ängstlich sein. Die nächste Abbildung demonstriert Ihnen nun, was passiert, wenn Sie sich mehrmals mit ein und derselben Situation konfrontieren. Wie Sie schon sehr schön beschrieben haben, fällt die Angst bei jeder weiteren Kurve schneller ab. D. h. je häufiger Sie eine Konfrontation wiederholen, desto schneller wird mit der Zeit die Angst absinken. Ist das so für Sie nachvollziehbar?

Pat.: Ja, das klingt einleuchtend für mich.

Th.: Prima, wenn Sie somit das Prinzip der Reizkonfrontation verstanden haben, ist es nun wichtig, dass wir uns aktiv in der Therapie diesen Konfrontationen widmen.

Neben der Vermittlung der Angstverlaufskurven ist es weiterhin Aufgabe des Therapeuten, den Patienten darauf hinzuweisen, dass neben den Verhaltensweisen auch Kognitionen (Befürchtungen, negative Bewertungen, irrationale Gedanken) eine zentrale Rolle spielen, weshalb auch diese unbedingt therapeutisch bearbeitet werden müssen. Insbesondere bei der Sozialen Phobie ist die Umlenkung der Aufmerksamkeit von sich selbst auf die Umwelt neben der reinen Konfrontation eine entscheidende Interventionstechnik für den Therapieerfolg.

Zusammenfassung: Therapierational
- Erläuterung des Prinzips der Reizkonfrontation.
- Veranschaulichung anhand der Angstverlaufskurven.
- Wichtig: Abbau von Vermeidungs- und Sicherheitsverhalten, Erläuterung der Habituation.
- Weiterhin Berücksichtigung und Bearbeitung dysfunktionaler Kognitionen.

Therapieeinheit 5.1.7: Pharmakotherapie bei Angststörungen (25 Min)

Im Rahmen der Psychoedukation muss dem Patienten zudem vermittelt werden, dass sowohl die Psychotherapie als auch die Pharmakotherapie relevante Teile der gesamten Behandlung darstellen. Es ist wichtig, dass der Patient nachvollziehen kann, dass sich beide Behandlungen ergänzen und gegenseitig begünstigen und sich keinesfalls ausschließen. Bei Ängsten sind physiologische Prozesse im Gehirn verändert, welche durch Medikamente wieder reguliert werden können. Psychopharmaka zielen somit darauf ab, den Neurotransmitterhaushalt im Gehirn wieder ins Gleichgewicht zu bringen. Weiterhin sollte von Seiten des Therapeuten argumentiert werden, dass die Psychotherapie oft besser greift, wenn der Patient zuvor durch ein Medikament stabilisiert wird. Es ist wichtig zu besprechen, welche medikamentöse Behandlung sich für den Patienten am besten eignen würde und der Therapeut muss ihn darüber informieren, dass es zwei bis drei Wochen (manchmal auch länger) dauern kann, ehe erste Wirkungen wahrgenommen werden. Geduld wird für diese Zeit benötigt. Ferner ist es notwendig zu betonen, dass Medikamente nur bei regelmäßiger Einnahme über längere Zeit wirken können. In der ersten Einnahmezeit können Nebenwirkungen auftreten, weshalb die Medikamente mit langsam ansteigender Dosis verordnet werden. Es liegt nun häufig in der Natur der Angsterkrankung, dass die Einnahme eines Medikaments den Patienten ängstigt und er Vorbehalte hat. Es kann die Angst davor bestehen, die Kontrolle über sich zu verlieren, sich in der Persönlichkeit zu verändern oder eine Abhängigkeit zu entwickeln. Zudem können Ängste vor Nebenwirkungen aufkommen. In diesem Kontext muss der Patient daher darüber informiert werden, dass Psychopharmaka, die bei Angststörungen eingesetzt werden, relativ gut verträglich sind, unerwünschte Nebenwirkungen oft nur ein paar Tage anhalten, zu keinen Persönlichkeitsveränderungen führen und kein Abhängigkeitspotenzial besitzen. Lediglich Benzodiazepine wie z. B. Lorazepam, welche zur Akutentlastung kurzzeitig eingesetzt werden können, führen bei längerfristiger Einnahme zu einer Abhängigkeitsentwicklung, weshalb diese auch wieder abgesetzt werden müssen. Benzodiazepine sollten generell nicht während der Reizkonfrontation eingesetzt werden, da diese verhindern, dass der Patient maximale Angst erlebt und somit keine ausreichende Habituation eintreten kann. Falls solche Medikamente eingenommen werden, müssen diese vor der ersten Konfrontationseinheit unbedingt abgesetzt werden. Dabei sollte die teilweise lange Halbwertszeit (z. T. mehrere Tage!) berücksichtigt werden. Ansonsten werden bei Angststörungen insbesondere die „selektiven Serotonin-Wiederaufnahmehemmer" (SSRIs) bevorzugt eingesetzt. Diese haben eine positive Wirkung, jedoch kaum Nebenwirkungen, da sie selektiv an den Serotonin-Rezeptoren ansetzen. Sie können allerdings auch angstähnliche Symptome, wie z. B. Unruhe, als Nebenwirkung haben.

Zusammenfassung: Pharmakotherapie
- Beide Therapien ergänzen und begünstigen sich, schließen sich keinesfalls aus.
- Der Neurotransmittergehalt im Gehirn soll wieder ins Gleichgewicht gebracht werden.
- Psychotherapie greift oft besser, wenn zuvor eine medikamentöse Stabilisierung stattfindet.

- Mindestens zwei bis drei Wochen ehe erste Wirkungen des Medikaments sichtbar werden.
- Wirkung nur bei regelmäßiger Einnahme.
- Bevorzugt Einsatz von „selektiven Serotonin-Wiederaufnahmehemmern" (SSRIs).
- Gut verträglich und keine Abhängigkeitsentwicklung.

Therapieeinheit 5.1.8: Formulierung von Therapiezielen (25 Min)

Am Ende der Psychoedukation ist es notwendig, mit dem Patienten Therapieziele zu formulieren. Wichtig ist, dass diese Ziele immer positiv formuliert, konkret, realistisch und erreichbar sind. Im Folgenden sind mögliche Beispiele für die entsprechende Angststörung aufgeführt.
- Therapieziel eines Patienten mit Agoraphobie: „Ich möchte mich wieder frei bewegen können, möchte Einkaufen gehen, Freunde treffen, einen Film im Kino schauen … ich möchte die Angst besser akzeptieren können."
- Therapieziel eines Patienten mit Panikstörung: „Ich möchte einen adäquaten Umgang mit den Paniksymptomen und die Angst besser akzeptieren lernen, um mich wieder frei bewegen zu können."
- Therapieziel eines Patienten mit Sozialer Phobie in Leistungssituationen: „Ich möchte Referate und Vorträge in Uni-Vorlesungen und Seminaren halten und mich zudem melden und Fragen stellen können, indem ich selbstbewusster mit Kritik und Fehlern umgehen lerne."

10.5.2 Modul 5.2: Aufgaben-Konzentrations-Training bei Sozialer Phobie (50 Min)

Indikation: Dieses Modul soll vor der eigentlichen Reizkonfrontation bei Sozialphobikern eingesetzt werden.

Ziel: Der Patient soll lernen, die Aufmerksamkeit von der eigenen Person weg auf die

Umwelt zu richten und dies in den Konfrontationseinheiten einzusetzen.

Wie das Kognitive Modell der Sozialen Phobie zeigt, spielt die Selbstaufmerksamkeit, d. h. die intensive Beobachtung und Kontrolle der eigenen Person bei sozial ängstlichen Patienten eine zentrale Rolle bei der Aufrechterhaltung der Ängste. Daher stellt der Abbau der Selbstaufmerksamkeit einen entscheidenden Bestandteil der Therapie dar. Dabei soll der Patient lernen, die Aufmerksamkeit immer mehr von sich weg nach außen zu richten, z. B. auf eine Aufgabe oder die Umgebung. Da die Aufmerksamkeitslenkung eine durchaus anspruchsvolle kognitive Aufgabe darstellt, empfiehlt es sich, diese bereits vor der Durchführung der ersten Reizkonfrontationseinheit zu üben. Es sollte wie folgt vorgegangen werden:

Zunächst muss der Therapeut den Patienten bitten, einzuschätzen, wie viel Prozent seiner Aufmerksamkeit er in einer bestimmten sozialen Situation für sich selbst, für die jeweilige Aufgabe oder Situation, z. B. die Führung eines Gesprächs, und für die Umgebung braucht. Dies kann mündlich geschehen, sollte vom Therapeuten aber zusätzlich notiert werden, damit es später mit der Veränderung verglichen werden kann. Bei einem Menschen mit sozialen Ängsten kann die Verteilung ungefähr wie folgt aussehen:

- Selbstaufmerksamkeit: 80 %
- Aufmerksamkeit für die Aufgabe: 10 %
- Aufmerksamkeit für die Umgebung: 10 %

Ziel soll es sein, mit Hilfe von Übungen die Selbstaufmerksamkeit zu senken und den Fokus mehr auf die Aufgabe und die Umgebung zu richten.

Fallbeispiel Frau K.

Th.: Wie Sie anhand des Kognitiven Modells ja schon gelernt haben, spielt die Selbstaufmerksamkeit, also die Beobachtung und Kontrolle Ihrer eigenen Person, eine entscheidende Rolle bei der Aufrechterhaltung der Angst. Nun soll es ein Ziel der Therapie sein, diese Aufmerksamkeit von Ihnen weg auf die Umgebung bzw. auf die Aufgabe, mit welcher Sie

gerade beschäftigt sind, zu lenken, da auf diese Weise die Angst reduziert werden kann. Ich möchte Sie nun bitten, einzuschätzen, wie viel Prozent Ihrer Aufmerksamkeit Sie in angstauslösenden sozialen Situationen für sich selbst, die Umgebung, also das, was um Sie herum geschieht, und die Aufgabe, d. h. das, womit Sie gerade beschäftigt sind, benötigen. Beispiel: Sie sollen ein Gespräch führen, wie viel Prozent der Aufmerksamkeit verwenden Sie auf sich, das Gespräch und die Umgebung?
Pat.: Ich werde wohl mindestens 70–80 % der Aufmerksamkeit für mich benötigen. Jeweils 10–15 % bleiben dann noch für die Umgebung und das Gespräch selbst.
Th.: In Ordnung, dann werde ich das so notieren. Wir werden nun mal zusammen üben, wie Sie Ihre Aufmerksamkeit mehr von sich weg auf die Umgebung bzw. die Aufgabe selbst richten können. Wir werden langsam beginnen, damit Sie sich nicht überfordert fühlen.

Beispiele für Übungen:
- Therapeut liest Geschichte vor, Patient soll das Wesentliche wiedergeben.
- Patient soll Therapieraum von seinem Stuhl aus beschreiben (alle Sinne einsetzen).
- Patient sitzt am Fenster und beschreibt, was er draußen sieht.

Als Hausaufgabe kann der Patient üben, seine Aufmerksamkeit explizit nach außen zu richten, indem er all seine Sinne zur Beschreibung einer ausgewählten Szene einsetzt.

Nachdem die Ablenkung der Selbstaufmerksamkeit in für den Patienten weitgehend neutralen Situationen eingeübt wurde, sollte sie nun auch während der eigentlichen Reizkonfrontation, d. h. in für den Patienten angstauslösenden Situationen eingesetzt werden. Daher ist es sinnvoll, eine Angsthierarchie von ca. zehn Situationen aufsteigenden Schwierigkeitsgrades aufzustellen, von nicht angstauslösend bis stark angstauslösend. Nun soll der Patient auch hier versuchen, seine Aufmerksamkeit explizit nach außen zu richten.

Fallbeispiel Frau K. (Fortsetzung)

Th.: Es klappt nun ja schon sehr gut, dass Sie die Aufmerksamkeit in neutralen Situationen nach außen richten. Jetzt wollen wir uns mal angstbesetzten Situationen annähern. Wir beginnen mit nicht bzw. leicht angstauslösenden Situationen und wenn es Ihnen hier gelingt, die Aufmerksamkeit nach außen zu richten, werden wir den Schwierigkeitsgrad erhöhen. Hierzu werden wir nun zehn Situationen sammeln, welche in der Schwierigkeit aufsteigen.

Beispiele für skalierte Situationen (0–100):
- (10) durch den Wald gehen,
- (30) auf einer Bank sitzen,
- (50) mit einem Freund telefonieren,
- (70) im Restaurant etwas bestellen,
- (90) eine Unterhaltung führen,
- (100) einen Vortrag halten.

Die prozentuale Aufteilung der Aufmerksamkeit auf das Selbst, die Aufgabe und die Umgebung soll nach den Übungen jeweils protokolliert werden. Die jeweilige Übung sollte so häufig wiederholt werden, bis die Selbstaufmerksamkeit unter 50 % fällt. Anschließend kann die Schwierigkeit der Übungen erhöht werden. Bei erfolgreicher Behandlung kann die prozentuale Aufmerksamkeitsverteilung beispielhaft wie folgt aussehen:
- Selbstaufmerksamkeit: 10 %,
- Aufmerksamkeit für die Aufgabe: 60–70 %,
- Aufmerksamkeit für die Umgebung: 20–30 %.

Zusammenfassung: Aufgaben-Konzentrations-Training
- Ziel: Selbstaufmerksamkeit senken, mehr auf die Aufgabe und die Umgebung richten.
- Einschätzung des Patienten, wie viel Prozent der Aufmerksamkeit er in einer bestimmten Situation für sich selbst, die Aufgabe und die Umgebung benötigt.
- Übungen durchführen (auch als Hausaufgabe).
- Nach Übungen prozentuale Aufteilung der Aufmerksamkeit auf sich selbst, die Aufgabe, die Umgebung protokollieren.

- Übung so häufig wiederholen, bis Selbstaufmerksamkeit unter 50 % liegt.
- Übungen in ihrer Schwierigkeit steigern.

▪▪ Mögliche Probleme und Lösungen

Problem: Dem Patienten fällt es sehr schwer, seine Aufmerksamkeit von sich weg zu richten, da seine Gedanken sich weiterhin mit sich selbst beschäftigen.

Lösung: Gemeinsam wiederholt üben, sich als Therapeut konkrete Szenen ganz detailliert vom Patienten beschreiben lassen – dabei Einsatz von allen Sinnen.

10.5.3   Modul 5.3: Reizkonfrontationstherapie

Modul 5.3 beinhaltet zwei Therapieeinheiten, die im Folgenden dargestellt sind (◘ Tab. 10.6).

Indikation: Bei Patienten mit der Angst vor sozialen oder agoraphobischen Situationen, die mit Vermeidungs-, Flucht- oder Sicherheitsverhalten reagieren. In vivo exponieren, wenn die angstauslösende Situation in der Realität gut aufsuchbar ist, in sensu konfrontieren, wenn es sich als schwer erweist, die angstbesetzte Situation in der Wirklichkeit aufzusuchen.

Ziel: Aufsuchen der Situationen ohne dabei Vermeidungs-, Flucht- oder Sicherheitsverhalten zu zeigen, um durch Habituation eine Angstfreiheit zu erreichen.

Bei der Reizkonfrontationstherapie differenziert man zwischen der Konfrontation in vivo und der Konfrontation in sensu. „In vivo" bedeutet, dass die Konfrontationen direkt in der Reali-

◘ Tab. 10.6 Übersicht über die Therapieeinheiten in Modul 5.3	
Therapieeinheit 5.3.1	Reizkonfrontation in vivo bei Agoraphobie und Sozialer Phobie
Therapieeinheit 5.3.2	Reizkonfrontation in sensu

tät stattfinden, „in sensu", dass Reizkonfrontation in der Vorstellung (Imagination) erfolgt. Im Folgenden werden beide Techniken vorgestellt.

Therapieeinheit 5.3.1: Reizkonfrontation in vivo bei Agoraphobie und Sozialer Phobie (ab 25 Min)

Die Grundvoraussetzung, um mit der Konfrontationstherapie beginnen zu können, ist – wie in Modul 4.4 erwähnt – zunächst die Erstellung einer Angsthierarchie, die der Patient bis zu diesem Zeitpunkt erstellt haben sollte. Günstig ist hierbei eine Skala von 0 bis 100, auf welcher die entsprechenden angstaktivierenden Situationen in der gewählten Ausprägung eingeordnet werden.

Beispiele für agoraphobische Ängste:
- (40) Angst, in einer Warteschlange zu stehen,
- (70) Angst, mit dem Bus zu fahren,
- (85) Angst, in ein Kaufhaus zu gehen,
- (100) Angst, eine große Veranstaltung zu besuchen.

Beispiele für Soziale Ängste:
- (30) Angst, einen fremden Menschen anzusprechen,
- (60) Angst, neu in eine Gruppe zu kommen,
- (75) Angst, in der Öffentlichkeit zu essen und zu trinken,
- (100) Angst, einen Vortrag zu halten.

Nach der Erstellung einer Angsthierarchie müssen zusammen mit dem Patienten entsprechende Reizkonfrontationseinheiten geplant werden. Dies muss konkret, detailliert und sorgfältig geschehen. D. h. die aus der Angsthierarchie ausgewählte Situation wird ausführlich mit dem Patienten durchgesprochen. Dem Patienten muss vermittelt werden, dass Vermeidungs-, Flucht- und Sicherheitsverhalten abgebaut werden müssen. D. h. die angstauslösende Situation darf nicht vermieden werden, es darf nicht vor einer deutlichen Reduktion der Angst aus der Situation geflohen werden und weiterhin sollen keine Verhaltensweisen, die dem Patienten Sicherheit geben, wie z. B. ein Handy mitführen, Wasser trinken, Blickkontakt mei-

den, eingesetzt werden. Wenn dies alles besprochen wurde und für den Patienten nachvollziehbar ist, ist es nun wichtig, sich für die Reihenfolge der Durchführung der Konfrontationen zu entscheiden. Es ist möglich, mit einer für den Patienten vergleichsweise einfachen (weiter unten skalierten) Situation zu beginnen und sich langsam in der Hierarchie nach oben zu arbeiten (graduiertes Vorgehen) oder mit der schwierigsten (am weitesten oben skalierten) Situation anzufangen (massiertes Vorgehen). Es bietet sich an, graduiert vorzugehen, wenn die Phobie nicht ganz so stark ausgeprägt ist und der Patient zudem schnell erste Erfolge zur Motivation braucht. Bei schweren Phobien hingegen erweist es sich als sinnvoll, massiert vorzugehen, da hier langfristig bessere Erfolge zu vermerken sind. Beim massierten Vorgehen entfällt häufig die Konfrontation mit geringer ausgeprägten Ängsten, da der Patient nach den ersten sehr schwierigen Konfrontationen mit stark angstauslösenden Reizen die weniger stark ausgeprägten Situationen angstfrei erlebt. Das massierte Vorgehen (Reizüberflutung) ist für den Patienten zunächst belastender, führt aber v. a. bei schweren Phobien zu schnelleren und stabileren Erfolgen. Allerdings zeigen die Patienten beim massierten Vorgehen eher Vorbehalte, da sie sich nicht vorstellen können, sich mit der maximalen Angst zu konfrontieren. Somit ist es durchaus möglich, graduiert vorzugehen, um den Patienten langsam an die Reizkonfrontation heranzuführen und nicht zu überfordern. Wie bereits in Therapieeinheit 5.1.7 erläutert, muss vor der Durchführung der ersten Konfrontation gesichert sein, dass keine angstlösenden Medikamente wie Benzodiazepine eingenommen werden. Weiterhin ist es im Vorhinein von Relevanz, den Patienten nach seiner Erwartungsangst zu fragen. Das bedeutet, der Patient soll im Vorhinein auf einer Skala von 0 bis 100 einstufen, wie viel Angst er in der Konfrontation erwartet (0 = „nicht vorhanden", 100 = „maximal vorhanden").

Fallbeispiel Herr H.

Th.: Bevor wir nun mit der ersten Konfrontation beginnen, möchte ich Sie bitten, Ihre

Angst, die Sie in der ersten Reizkonfrontation erwarten, auf einer Skala von 0 bis 100 einzustufen. Wie bei der Angsthierarchie bedeutet die 0, dass Sie gar keine Angst erwarten, und 100, dass Sie maximale Angst erwarten. Wo würden Sie Ihre Erwartungsangst einordnen?

Pat.: Oje, die Angst wird mit Sicherheit wahnsinnig hoch ansteigen, bestimmt bis auf 90, vielleicht sogar bis auf 100.

Th.: Okay, Sie stufen Ihre Erwartungsangst also zwischen 90 und 100 ein. In der Situation selbst werden wir dann sehen, wie Ihre tatsächliche Angst sein wird und ob Sie mit Ihrer Erwartungsangst übereinstimmt. So können Sie dann überprüfen, ob die Situation in der Tat so bedrohlich gewesen ist, wie von Ihnen im Vorhinein angenommen.

Die Erwartungsangst soll nach der Konfrontationseinheit mit der realen Angst, die in der Konfrontation ausgelöst wurde, verglichen werden. Auf diese Weise kann der Patient überprüfen, ob die Situation tatsächlich so bedrohlich war, wie von ihm erwartet. Ist dies alles im Vorhinein erfolgt, kann nun die erste Reizkonfrontation in Begleitung des Therapeuten bzw. eines Co-Therapeuten durchgeführt werden. Während der Konfrontation ist es wichtig, in regelmäßigen Abständen, z. B. alle fünf bis zehn Minuten, nach der Angst zu fragen (Skala 0–100) und diese schriftlich festzuhalten. Hierbei ist darauf zu achten, dass die Intervalle einerseits klein genug sind, damit der Therapeut bzw. der Co-Therapeut die Veränderungen der Ängste erfassen kann, andererseits durch zu häufiges Nachfragen durch den Therapeuten bzw. Co-Therapeuten der Patient nicht von den angstauslösenden Stimuli abgelenkt wird. In der Regel wird die Angst zunächst sehr hoch ansteigen, im günstigsten Fall bis 100. Der Patient muss so lange in der Situation verbleiben bis die Angst merklich abfällt, dies kann gegebenenfalls länger dauern (Minuten bis Stunden). Als Therapeut oder Co-Therapeut sollte man sich somit Zeit nehmen und keine verpflichtenden Termine im Anschluss haben. Ein zu früher Abbruch der Konfrontation ist kontraproduktiv, dies führt aufgrund der negativen Verstär-

kung zur Manifestation der Angst. Nur in sehr begründeten Ausnahmefällen sollte ein Abbruch der Reizkonfrontation erwogen werden. Die Angst muss nicht immer bis auf 0 absinken, sollte aber mindestens bis um 50 % der maximalen Angst reduziert werden (Beispiel: reales Angstmaximum bei 90, dann Abfall bis mindestens 45). Nach einer Reizkonfrontation ist es für den Patienten wichtig, sich auszuruhen, z. B. durch Fernsehen, Musik hören oder etwas individuell Entspannendes, denn Konfrontationen sind für den Patienten extrem anstrengend. Ferner ist es an dieser Stelle von Relevanz, dem Patienten nach der Exposition mitzuteilen, dass er sich nun selbst belohnt, damit er seine Arbeit mit etwas Positivem abschließt. Beispiele für eine Belohnung können sein: Eis essen, einen schönen DVD-Film gucken, etwas Schönes kaufen. Natürlich sind die Belohnungen ganz individuell und frei wählbar. Eine erfolgreiche Reizkonfrontationsbehandlung ist mit einer einzigen Durchführung nicht abgeschlossen. Es ist an dieser Stelle sehr wichtig – wie dem Patienten bereits anhand der Angstverlaufskurven verdeutlicht wurde – eine erfolgreiche Einheit täglich zu wiederholen, und zwar so lange, bis die Angst nicht mehr hoch ansteigt, damit der Habituationsprozess realisiert werden kann. Je häufiger eine Konfrontation repliziert wird (am besten täglich), desto schneller wird die Angst abfallen. Wenngleich die Konfrontationen anfangs noch in Begleitung stattfinden, können sie später auch gut eigenständig wiederholt werden. Währenddessen können weitere neue Reizkonfrontationseinheiten aus der Angsthierarchie in Begleitung stattfinden.

Zusammenfassung: Reizkonfrontation in vivo

- Anhand der Angsthierarchie Konfrontationen planen.
- Entscheidung für graduiertes oder massiertes Vorgehen.
- Keine angstlösenden Medikamente unmittelbar vor oder während der Reizkonfrontation.
- Vor der Konfrontation die Erwartungsangst auf einer Skala von 0 bis 100 einordnen.

- Nach der Durchführung Erwartungsangst mit realer Angst während der Konfrontation vergleichen.
- Während der Reizkonfrontation nach aktueller Angst fragen (Skala 0–100).
- Darauf achten, dass der Patient Sicherheitsverhalten unterlässt.
- Bei sozialen Ängsten Aufmerksamkeit nach außen lenken (s. Modul 5.2).
- Konfrontation nicht zu früh abbrechen – kontraproduktiv, da keine Angstbewältigung.
- Zunächst Konfrontationen in Begleitung, später eigenständig – häufig wiederholen.
- Nach Reizkonfrontation ausruhen und entspannen, selbst belohnen.

■ ■ **Mögliche Probleme und Lösungen**
■ **Situation 1:**
Problem: Während einer Konfrontation kann es vorkommen, dass die Angst des Patienten nicht maximal ansteigt, obwohl die Situation eigentlich stark angstbesetzt ist. In diesem Fall kann es sein, dass der Patient kognitiv vermeidet, d. h. dass er mit seinen Gedanken und seiner Aufmerksamkeit nicht vollständig in der Konfrontation ist, sondern abgelenkt ist und vermeidet. So kann keine Habituation erfolgen.

Lösung: Der Therapeut bzw. Co-Therapeut sollte in solch einem Fall wiederholt nach Gedanken und Gefühlen fragen, sich Details der angstbesetzten Situation beschreiben lassen, um sicherzustellen, dass der Patient sich auch tatsächlich zu 100 % in der Konfrontation befindet.

■ **Situation 2:**
Problem: Ein weiterer Grund dafür, dass keine Habituation eintritt, kann darin bestehen, dass die Konfrontation zu früh abgebrochen wird, d. h. die angstbesetzte Situation wird verlassen, obwohl das Angstniveau noch nicht weit genug abgesunken ist.

Lösung: Unbedingt so lange in der angstbesetzten Situation verbleiben, bis das Angstniveau mindestens um die Hälfte reduziert wurde.

■ **Situation 3:**
Problem: Wenn unbegleitete Konfrontationen stattfinden, kann es zu einem Motivationsproblem kommen, indem der Patient die Reizkonfrontationen nicht zuverlässig eigenständig durchführt.

Lösung: In diesem Fall müssen von Seiten des Therapeuten Motivationsversuche unternommen werden, indem dem Patienten erneut verdeutlicht werden sollte, wie wichtig die Reizkonfrontation ist und dass er die Konfrontationseinheiten in Begleitung doch wunderbar gemeistert hat. Bei weiteren Motivationsschwierigkeiten sollten im Sinne der operanten Konditionierung konkrete Belohnungen für eine eigenständige Reizkonfrontation mit dem Patienten besprochen werden.

Therapieeinheit 5.3.2: Reizkonfrontation in sensu (ab 25 Min)

Indikation: Kommt zur Anwendung, wo eine In-vivo-Konfrontation nicht realisierbar ist. Dies ist bei der Sozialen Phobie häufiger der Fall als bei der Agoraphobie.

Neben der Reizkonfrontation in vivo ist es auch möglich, Konfrontationseinheiten in sensu durchzuführen. In sensu bedeutet, dass die Reizkonfrontation in der Vorstellung (Imagination) des Patienten erfolgt. Die Reizkonfrontation in sensu erweist sich jedoch nicht als so effektiv wie die Konfrontationen in vivo, weshalb der Reizkonfrontation in vivo – wenn möglich – immer der Vorzug zu geben ist. Vollständigkeitshalber soll in diesem Modul aber dennoch auf die Möglichkeit dieser Technik eingegangen werden. Bei der Agoraphobie wird diese Intervention möglichst nicht angewandt, da die phobischen Situationen in der Regel gut in der Realität aufzusuchen sind. Sinnvoller kann die Reizkonfrontation in sensu gelegentlich bei der Sozialen Phobie sein, bei der eine direkte Konfrontation mit dem angstauslösenden Stimulus nicht realisierbar ist. Eine Beispielsituation bei sozialen Ängsten wäre z. B. „zufällig Bekannte in der Stadt treffen", welche Soziale Ängste auslösen könnten. Hier würde sich eine Konfrontation in der Vorstellung eignen, da die Wahrscheinlichkeit eher gering ist, gerade diese Bekannten zufällig in der Wirklichkeit anzutreffen. Falls eine Reizkonfrontation in sensu durchgeführt wird, ist wie im Folgenden dargestellt vorzugehen.

Zunächst sollte man den Patienten in einen Entspannungszustand versetzen, z. B. durch einige kurze Einheiten Progressive Muskelrelaxation. Wichtig: Entspannung ist bei der Konfrontation in vivo kontraindiziert, da sie zur Angstreduktion führt und Habituation nur bei ausgeprägtem Angsterleben wirksam werden kann. Bei Konfrontation in sensu trägt die Entspannung dazu bei, dass der Patient besser in die Imagination hineinkommt. Wenn es nicht gelingt, den Patienten in einen entspannten Zustand zu bringen, kann dieser auch die Augen geöffnet lassen und einen festen Punkt im Raum fixieren. Auch auf diese Art kann der Patient in die Imagination einsteigen, obwohl der entspannten Variante mit geschlossenen Augen der Vorzug zu geben ist.

Fallbeispiel Frau T.

Th.: Versuchen Sie sich gemütlich hinzusetzen, schließen Sie die Augen und atmen Sie ganz ruhig und gleichmäßig ein und aus. Ballen Sie die linke Hand zur Faust, spannen sie die Muskeln an und lassen Sie jetzt langsam wieder locker. Nun machen Sie das Gleiche mit der rechten Hand. Ballen Sie diese zur Faust, halten Sie die Muskeln für kurze Zeit angespannt und entspannen Sie die Hand nun wieder. Atmen Sie weiterhin ganz ruhig und gleichmäßig.

Wenn Sie den Patienten in einen einigermaßen entspannten Zustand gebracht haben, ist es einfacher, ihn in die Imagination zu versetzen. Anhand der Angsthierarchie hat man wie bei den Konfrontationen in vivo im Vorhinein die jeweilige Situation ausgewählt und konkret mit dem Patienten geplant und durchgesprochen.

Fallbeispiel Frau T. (Fortsetzung)

Th.: Lassen Sie die Augen geschlossen und stellen Sie sich vor, Sie gehen durch die Stadt, links und rechts sind Häuser, Geschäfte, viele Menschen sind unterwegs. Es ist relativ laut,

Sie hören Autos und Stimmengewirr, in der Ferne hören Sie die Turmuhr der Kirche. Können Sie sich das vorstellen?

Pat.: Ja.

Th.: Sehr gut! Sie gehen nun weiter durch die Stadt, schauen hin und wieder nach links oder rechts in die Schaufenster. Sie gehen Richtung Marktplatz. Dann fällt Ihr Blick auf ein Pärchen, das des Weges kommt. Es sind gute Bekannte von Ihnen. Wie fühlen Sie sich?

Pat.: Oh, mein Herz fängt an zu klopfen, ich schwitze ein wenig. Am liebsten würde ich jetzt in der nächsten Gasse verschwinden, damit sie mich nicht sehen.

Th.: Nein, das machen Sie nun aber nicht. Sie gehen weiter, auf das Pärchen zu. Wie geht es Ihnen?

Pat.: Mein Herz springt mir gerade fast aus der Brust. Ich möchte weg, am liebsten gar nicht gesehen werden. Wenn die mich so sehen, ich bin bestimmt knallrot – so fühle ich mich auf jeden Fall.

Th.: Wo stufen Sie dieses Gefühl auf der Skala ein?

Pat.: Mindestens bei 90.

Th.: Sie haben Ihre Bekannten jetzt gleich erreicht. Diese haben Sie nun auch gesehen und kommen zielstrebig in Ihre Richtung.

Pat.: Mir ist schwindelig, ich möchte weg. Mittlerweile ist die Angst bei 100.

Th.: Nun haben Sie Ihre Bekannten erreicht. Sie stehen voreinander. Ihre Bekannte spricht Sie an.

Der Patient soll nun auch während der Imagination so lange in der angstauslösenden Situation verbleiben bis die Angst merklich abgesunken ist. Hier gilt auch wie bei der Reizkonfrontation in vivo, dass das Angstniveau bis mindestens auf die Hälfte reduziert werden muss, ehe die Imagination beendet wird. Im Fallbeispiel von Frau T. müsste die Angst bis unter 50 kommen, ehe die Übung beendet werden kann.

Fallbeispiel Frau T. (Fortsetzung)

Th.: Wo auf der Skala würden Sie Ihre Angst jetzt einstufen?

Pat.: Es geht etwas besser. Ich glaube, sie ist mittlerweile so auf 40.

Th.: Sehr gut! Wie geht es Ihnen?

Pat.: Das Herzrasen und der Schwindel werden langsam etwas besser. Ich glaube, so rot bin ich gar nicht. Mittlerweile bin ich sogar in der Lage, mit den beiden zu sprechen. Die Angst ist nun wohl so auf 30.

Th.: Sehr schön, dann beenden wir jetzt die Imagination. Kommen Sie langsam wieder zurück hier in diesen Raum. Lassen Sie die Stadt und Ihre Bekannten hinter sich. Sie sitzen jetzt wieder hier auf ihrem Stuhl im Behandlungsraum. Öffnen Sie die Augen, Sie können auch gerne aufstehen, Ihre Arme und Beine etwas ausschütteln. Sind Sie wieder da?

Pat.: Ja.

Solche Imaginationseinheiten (entweder die gleichen oder ähnliche Szenen) können nun in weiteren Sitzungen (ca. 2 pro Woche) so lange wiederholt werden, bis die Angst nicht mehr hoch ansteigt und der Patient die entsprechende Situation als weitestgehend angstreduziert bzw. im besten Fall angstfrei erlebt. Zudem können natürlich auch wie bei der Reizkonfrontation in vivo verschiedene kritische Situationen imaginativ aufgesucht werden.

Zusammenfassung: Reizkonfrontation in sensu
- Den Patienten in einen Entspannungszustand versetzen.
- Die angstauslösende Situation imaginativ durchleben.
- Wiederholt nach dem Angstniveau fragen.
- Das Angstniveau muss bis mindestens um die Hälfte reduziert sein, ehe die Konfrontation beendet wird.

■■ Mögliche Probleme und Lösungen

Problem: Der Patient vermeidet kognitiv, sodass das Angstniveau nicht maximal ansteigt und somit keine Habituation erfolgen kann. D. h. der Patient lässt sich nicht vollständig auf die Imagination ein, sondern lenkt sich durch andere Gedanken oder Bilder ab.

◘ **Tab. 10.7** Übersicht über die Therapieeinheiten in Modul 5.4	
Therapieeinheit 5.4.1	Hyperventilationstest
Therapieeinheit 5.4.2	Körperliche Bewegung

Lösung: Als Therapeut sollte man sich die Situation konkret beschreiben lassen und zudem auf Gedanken und Gefühle eingehen. So wird der Patient aktiv mit der angstbesetzten Situation konfrontiert, sodass die Angst maximal ansteigen kann.

10.5.4 Modul 5.4: Verhaltensexperimente bei Panikstörung

Modul 5.4 beinhaltet zwei Therapieeinheiten, die im Folgenden dargestellt sind (◘ Tab. 10.7).

Indikation: Bei Patienten mit Panikstörung ohne Agoraphobie, die situationsunabhängige Panik erleben.

Ziel: Der Patient soll die Erfahrung machen, dass Paniksymptome bewusst herbeigeführt werden können und auch mit der Zeit wieder nachlassen. Der Patient soll lernen, dass die Reaktionen des Körpers nicht bedrohlich sind, sondern eine angemessene Reaktion darstellen.

Therapieeinheit 5.4.1: Hyperventilationstest (25 Min)

Bei vielen Patienten mit Panikstörung spielt Hyperventilation eine wichtige Rolle als angstauslösender oder verstärkender Faktor. Um dem Patienten zu verdeutlichen, dass durch Hyperventilation eine Sauerstoff-Kohlendioxyd-Unausgewogenheit (CO^2-Mangel im Blut) herrscht und aufgrund dessen Körpersymptome wie z. B. Schwindel, Herzrasen, Schwitzen als „normale" Reaktion des Körpers auftreten, bietet es sich an dieser Stelle an, einen Hyperventilationstest durchzuführen. Der Therapeut kann den Patienten wie im folgenden Beispiel dargestellt auf den Test vorbereiten:

Fallbeispiel Frau D.
Th.: Wir wollen jetzt mal eine Übung durchführen, in welcher Ihnen gut demonstriert wird, wie wir Körpersymptome selber herbeiführen können. Wir werden jetzt ca. 30–60 Sekunden flach und heftig hechelnd ein- und ausatmen. Dies wird dazu führen, dass in unserem Blut zu wenig Kohlendioxyd vorhanden sein wird, weshalb verschiedene körperliche Reaktionen auftreten können. Es könnte z. B. sein, dass Ihnen schwindelig wird, Ihr Herz anfängt zu rasen, Sie zu zittern beginnen oder anfangen zu schwitzen.
Pat.: Ich habe gehört, dass Hyperventilation eine Ohnmacht begünstigen kann. Davor habe ich wirklich Angst.
Th.: Wenn wir 15 oder 20 Minuten flach und heftig hecheln würden, bestände ein gewisses Risiko einer Ohnmacht, aber wir werden dies ja höchstens eine Minute lang durchführen. D. h. hier besteht eine extrem geringe Wahrscheinlichkeit, dass Sie in Ohnmacht fallen. In meiner therapeutischen Erfahrung mit Angstpatienten habe ich bisher noch keinen solchen Fall erlebt.
Pat.: Mir macht der Gedanke aber trotzdem Angst. Ich könnte ja der Erste sein.
Th.: Ich glaube Ihnen, dass Sie Angst davor haben. Deshalb werde ich den Test mit Ihnen zusammen durchführen. Einverstanden?
Pat.: Ja, das würde mich etwas beruhigen und mir Sicherheit geben.

Der Therapeut sollte den Test ebenfalls durchführen, da er zum einen als Modell dient und zum anderen dem Angstpatienten Sicherheit gibt. Obwohl dieser Test im Großen und Ganzen ungefährlich ist, sollte er erst nach der Abklärung möglicher organischer Beeinträchtigungen durchgeführt werden, da z. B. bei Epileptikern pathologische EEG-Veränderungen ausgelöst werden können. Zudem erweist sich der Test bei Asthmatikern als kontraindiziert.

Der Hyperventilationstest sollte ansonsten wie folgt durchgeführt werden: Therapeut und Patient atmen 30–60 Sekunden lang flach und heftig hechelnd. Die Atmung ist um das drei- bis vierfache beschleunigt. Es werden sich eine Reihe von vegetativen Symptomen wie Schwindel, Herzrasen, Schwitzen einstellen. Sobald dann wieder normal geatmet wird, wird der Patient die Erfahrung machen, dass sich die unangenehmen vegetativen Symptome legen. So erlebt der Patient bewusst, wie ungefährlich die hervorgerufene physiologische Erregung ist und wie sie auch gleich wieder zurückgeht.

Fallbeispiel Frau D. (Fortsetzung)
Th.: Nun atmen wir wieder normal. Wie hat Ihr Körper auf die Hyperventilation reagiert?
Pat.: Mir ist schwindelig geworden und irgendwie etwas übel. Auch hat es in meinem Kopf gerauscht und mein Herz raste. War echt unangenehm.
Th.: Wie geht es Ihnen jetzt, wo Sie wieder normal atmen?
Pat.: Der Schwindel lässt langsam nach und die Übelkeit auch. Mein Herz schlägt immer noch schnell und das Gerausche ist auch noch da.
Th.: Macht Ihnen das Angst?
Pat.: Na ja, etwas aber, aber langsam beruhigt sich mein Herz auch. Mensch, ist ja unglaublich, wie man diese Symptome provozieren kann.
Th.: Ja, das ist wirklich erstaunlich und irgendwie doch auch beruhigend, oder?
Pat.: Ja, es ist schön zu erfahren, dass sich der Körper beruhigt, wenn man wieder normal atmet.

Die Übung hat bei den meisten Patienten häufig ein „Aha-Erlebnis" zur Folge und führt zu einer anschließenden Erleichterung.

Zusammenfassung: Hyperventilationstest
- Übung: Auslösung von Körpersymptomen durch Sauerstoff-Kohlendioxyd-Unausgewogenheit im Blut.
- Ziel: Patient soll lernen, dass Körpersymptome explizit herbeigeführt werden können, aber auch von selbst wieder verschwinden.
- Therapeut soll den Test auch durchführen: dient als Modell, gibt Sicherheit.

- Vorsicht bei Epileptikern, bei Asthmatikern kontraindiziert!

■ ■ Mögliche Probleme und Lösungen
Problem Der Patient hat Angst vor der Übung und möchte sie nicht durchführen.

Lösung Der Therapeut ermutigt den Patienten und führt die Übung gemeinsam mit ihm durch. Er dient somit als Modell, gibt dem Patienten gleichzeitig aber auch Sicherheit.

Therapieeinheit 5.4.2: Körperliche Bewegung (ab 25 Min)

Der Therapeut muss mit dem Patienten besprechen, dass neben der Hyperventilation auch aktive körperliche Bewegung oder auch andere Faktoren, z. B. der Konsum von Koffein vegetative Symptome wie insbesondere Herzrasen, Kurzatmigkeit, Schwindel und Schwitzen leicht hervorrufen können. Je nach gefürchtetem Symptom können verschiedene Verhaltensexperimente durchgeführt werden:

- Herzklopfen, -rasen etc.: Treppensteigen, Kniebeugen, Laufen, Konfrontation mit dem eigenen EKG, Koffeinkonsum.
- Atemnot, -beschwerden: Hyperventilation; Aufforderung, Atmung willentlich zu stoppen; durch einen Strohhalm atmen.
- Schwindel: Auf der Stelle oder einem Drehstuhl drehen.
- Schwitzen: Saunabesuch; in einem schwülen, stickigen Raum aufhalten.

Je nachdem, welche Körpersymptome der Patient am meisten fürchtet (bei manchen sind es vielleicht auch alle), sollen die entsprechenden Übungen ausgewählt und durchgeführt werden. Beispiel: Hat ein Patient besonders Angst vor Schwindel und Atemnot, eignen sich die Drehstuhlübung und der Hyperventilationstest bzw. die Atmung zu stoppen. Fürchtet sich der Patient vor allen genannten Symptomen, können auch alle Experimente durchgeführt werden. Eine konkrete Angsthierarchie muss hier nicht erstellt werden, da es sich um Körpersymptome, nicht um vielfältige Situationen handelt. Ferner können die Experimente auch nach draußen

verlagert werden, z. B. an Orte, wo sich bestenfalls Treppen und Berge befinden. Bei diesen Verhaltensexperimenten wird der Patient die Erfahrung machen, dass die Körpersymptome bei der Bewegung schnell produziert, bei der Erholung nach der Durchführung jedoch auch wieder reduziert werden. Wichtig ist, dass auch die Verhaltensexperimente beim ersten Mal in Begleitung des Therapeuten oder Co-Therapeuten stattfinden, damit der Patient zunächst durch die Anwesenheit etwas entlastet ist. Anschließend soll der Patient aber durchaus dazu angehalten werden, am besten jeden Tag diese Experimente eigenständig zu wiederholen, damit auch hier eine Habituation erfolgen kann. Die Patienten sollen lernen, dass Symptome auftreten und auch wieder vorübergehen, ohne dass etwas Dramatisches passiert.

Zusammenfassung: körperliche Bewegung
- Konfrontation mit den eigenen Körpersymptomen.
- Symptome können leicht produziert und wieder abgebaut werden.
- Je nach gefürchtetem Symptom gibt es verschiedene Verhaltensexperimente.
- Verhaltensexperimente beim ersten Mal in therapeutischer bzw. co-therapeutischer Begleitung.

■ ■ Mögliche Probleme und Lösungen
Problem: Der Patient fürchtet sich davor, Verhaltensexperimente alleine durchzuführen, da die Sicherheit durch den Therapeuten wegfällt.

Lösung: Verhaltensexperimente weiterhin in Begleitung durchführen, aber immer mehr zu selbständiger Durchführung motivieren.

10.5.5 Modul 5.5: Kognitive Therapie

Modul 5.5 beinhaltet drei Therapieeinheiten, die im Folgenden dargestellt sind (◻ Tab. 10.8).

Indikation: Bei allen Angststörungen spielen dysfunktionale Kognitionen eine entschei-

◘ **Tab. 10.8** Übersicht über die Therapieeinheiten in Modul 5.5

Therapie-einheit 5.5.1	Identifikation der Fehlinterpretation und Umstrukturierung mit Hilfe eines Korrektur-schemas
Therapie-einheit 5.5.2	Katastrophenszenario
Therapie-einheit 5.5.3	Identifikation und Modifikation von negativen automatischen Gedanken – das Kognitive Modell und Gedankenprotokoll

dende Rolle, welche dazu beitragen, dass die Angst aufrechterhalten wird.

Ziel: Die Kognitionen der Patienten sollen umstrukturiert werden, sodass sie dazu beitragen, die Angst abzubauen.

Neben den Reizkonfrontationen und Verhaltensexperimenten muss auch an diesen dysfunktionalen Kognitionen angesetzt werden. Hier gibt es nun verschiedene Techniken, die in diesem Modul ausführlich dargestellt werden. Tabelle 10.9 gibt einen Überblick, bei welcher Phobie welche Therapieeinheit indiziert ist (◘ Tab. 10.9).

Therapieeinheit 5.5.1 Identifikation der Fehlinterpretation und Umstrukturierung mit Hilfe eines Korrekturschemas (25–50 Min)

Indikation: Bei Patienten mit Panikstörung mit oder ohne Agoraphobie.

Es ist wichtig, zu einem Zeitpunkt immer nur eine Befürchtung (z. B. „Ich bekomme einen Herzinfarkt!") zu thematisieren, um möglichst konkret und effektiv damit arbeiten zu können. In einer Therapieeinheit sollte somit

◘ **Tab. 10.9** Therapieeinheiten zur kognitiven Therapie

Störung	Therapieeinheiten		
	5.5.1	5.5.2	5.5.3
Panikstörung	X		
Agoraphobie	X	X	
Soziale Phobie			X

nur eine Fehlinterpretation behandelt werden, in den folgenden Einheiten dann aber weitere, falls vorhanden. Gelingt es nicht in einer Therapieeinheit, das Korrekturschema vollständig durchzuführen, muss es in der nächsten Sitzung fortgeführt werden. Das Schema besteht aus acht Schritten, welche mit dem Patienten im Gespräch bearbeitet werden. Allerdings sollten Therapeut und Patient die Resultate auch schriftlich festhalten (kein explizites Arbeitsblatt).

1. Identifikation der Fehlinterpretation: In diesem ersten Schritt muss die Fehlinterpretation zunächst konkret identifiziert werden. Was ist die schlimmste Befürchtung, die der Patient bei aufkommenden Körpersymptomen (Paniksymptomen) hat? Beispiel: „Ich bekomme bestimmt einen Herzinfarkt und werde daran sterben."

2. Einschätzung des Ausmaßes, wie sehr der Patient von der Fehlinterpretation überzeugt ist: Jetzt soll der Patient auf einer Skala von 0 bis 100 einschätzen, wie stark er während bzw. nach einer Panikattacke von der Fehlinterpretation überzeugt ist. Dabei bedeutet 0 „überhaupt nicht überzeugt" und 100 „vollkommen überzeugt – zu 100 %".

3. Sammeln aller Daten, die für die Fehlinterpretation sprechen: Hier sollen nun konkrete Argumente gesammelt werden, welche die Fehlinterpretation begründen und aufrechterhalten.

Fallbeispiel Herr D.

Th.: Ich möchte jetzt mit Ihnen zusammen alle Gründe sammeln, die dafür sprechen, dass Sie während eines Angstanfalls einen Herzinfarkt bekommen können und daran sterben. Wichtig ist, dass Sie wirklich alle Gründe nennen, die Ihnen einfallen, auch wenn sie Ihnen jetzt gerade außerhalb des Anfalls als wenig wahrscheinlich erscheinen.

Pat.: Ich kann mir nicht vorstellen, dass so ausgeprägtes Herzrasen nur Angst ist. Und wenn es Angst ist, müsste es meinem Herzen doch auf Dauer schaden.

Th.: Was gibt es noch für Gründe, welche für Ihre Befürchtung sprechen?

Pat.: Na ja, ich bin ja auch erblich vorbelastet. Mein Vater ist früh an einem Herzinfarkt gestorben.

Th.: Was spricht noch für Ihre Befürchtung?

Pat.: Ich bin meinem Vater sehr ähnlich, deshalb könnte es mir auch so ergehen.

Th.: Fallen Ihnen noch weitere Gründe ein?

Pat.: Ich bin übergewichtig, was dem Herzen absolut nicht gut tut.

Th.: Gibt es noch etwas, was für Ihre Befürchtung spricht?

Pat.: Hm, ich glaube, mehr fällt mir momentan nicht ein.

Th.: Gut, dann fasse ich Ihre Gründe noch einmal zusammen: Sie meinen, dass Angst und schneller Herzschlag dem Herzen auf Dauer schaden. Zudem sind Sie erblich vorbelastet, da Ihr Vater an einem Herzinfarkt gestorben ist und Sie ihm sehr ähnlich sind. Weiterhin glauben Sie, dass Ihr Übergewicht dem Herzen schaden kann.

Pat.: Ja, genau das sind die Gründe.

4. Sammeln aller Daten, die gegen die Fehlinterpretation sprechen: In diesem Schritt sollen nun alle konkreten Gründe gesammelt werden, welche gegen die Fehlinterpretation sprechen.

Fallbeispiel Herr D. (Fortsetzung)

Th.: Ich würde nun gerne mit Ihnen zusammen schauen, ob es vielleicht auch Gründe gibt, die gegen einen Herzinfarkt sprechen. Fällt Ihnen dazu etwas ein?

Pat.: Ich wurde mehrmals von ärztlicher Seite am Herzen untersucht, was jeweils ohne krankhaften Befund blieb.

Th.: Gibt es noch weitere Gründe?

Pat.: Hm, das ist gar nicht so einfach.

Th.: Das glaube ich Ihnen, aber denken Sie noch einmal nach.

Pat.: Na ja, ich hatte jetzt ja schon sehr häufig dieses Herzrasen und lebe immer noch.

Th.: Richtig, bisher haben Sie noch keinen Herzinfarkt bekommen, obwohl Sie seit Monaten immer wieder Herzrasen haben. Fällt Ihnen noch ein Grund ein, der dagegen spricht?

Pat.: Puh nein, ich glaube momentan nicht.

Th.: Dann möchte ich diese Gründe auch noch einmal zusammenfassen: Zum einen wurden Sie mehrmals von ärztlicher Seite am Herzen untersucht, was ohne Befund blieb, zum anderen hatten Sie schon häufig Herzrasen, aber leben immer noch.

5. Erstellen einer alternativen Erklärung: Nachdem nun sowohl Gründe für, als auch gegen die Fehlinterpretation gesammelt wurden, ist es in diesem Schritt wichtig, eine alternative Erklärung zu formulieren.

Th.: Wir haben jetzt sowohl Argumente dafür als auch dagegen gesammelt. Ihre bisherige Annahme kann nur die eine Seite erklären, wir benötigen aber nun auch eine mögliche alternative Erklärung.

Diese alternative Erklärung sollte der Patient selbst formulieren, damit sie für ihn akzeptabel ist.

Beispiel „Alternative Erklärung"

Pat.: Wenn ich Herzrasen habe, befinde ich mich im Teufelskreis der Angst, aber eigentlich ist dieses Körpersymptom nicht bedrohlich, sondern eine normale Reaktion meines Körpers.

6. Sammeln aller Daten, die für die alternative Erklärung sprechen: Hier ist es nun von besonderer Relevanz, Gründe zu sammeln, welche die alternative Erklärung unterstützen.

Fallbeispiel Herr D. (Fortsetzung)

Th.: Fallen Ihnen Argumente ein, welche für die alternative Erklärung, welche Sie so schön formuliert haben, sprechen?

Pat.: Das ist gar nicht so einfach.
Th.: Das glaube ich Ihnen, aber versuchen Sie es mal. Denken Sie auch noch einmal daran, was wir ganz zu Beginn der Therapie über die Körpersymptome des Menschen besprochen haben.
Pat.: Angst ist eigentlich ein normales Gefühl, das Veränderungen im Körper auslöst.
Th.: Ganz richtig, sehr gut. Und welche Rolle spielt Herzrasen in diesem Kontext?
Pat.: Wenn das Herz schneller schlägt, wird mehr Blut durch den Körper gepumpt und man kann besser kämpfen oder fliehen.
Th.: Ja, das haben Sie sehr schön formuliert. Ist Herzrasen somit bedrohlich?
Pat.: Nein, eigentlich nicht, denn es ist eine normale, vor allem auch sinnvolle Reaktion des Körpers in Gefahrensituationen.

7. Überzeugungsrating für die Fehlinterpretation: Hier soll nun erneut eine Einschätzung der Fehlinterpretation vorgenommen werden, wieder auf einer Skala von 0 bis 100. Auf diese Weise kann man die Veränderung zu Schritt zwei besser nachvollziehen.

8. Überzeugungsrating für die alternative Erklärung: Jetzt soll die Überzeugung von der alternativen Erklärung ebenfalls auf einer Skala von 0 bis 100 eingeschätzt werden. Es wäre wünschenswert, dass dieses Rating höher ausfällt als das Überzeugungsrating der Fehlinterpretation.

Hausaufgaben: Die notierten Resultate der acht Schritte wiederholt anschauen.

Zusammenfassung: Korrekturschema – die acht Schritte
1. Identifikation der Fehlinterpretation.
2. Einschätzung des Ausmaßes, wie sehr der Patient von der Fehlinterpretation überzeugt ist.
3. Sammeln aller Daten, die für die Fehlinterpretation sprechen.
4. Sammeln aller Daten, die gegen die Fehlinterpretation sprechen.
5. Erstellen einer alternativen Erklärung.
6. Sammeln aller Daten, die für die alternative Erklärung sprechen.

7. Überzeugungsrating für die Fehlinterpretation.
8. Überzeugungsrating für die alternative Erklärung.

■ ■ **Mögliche Probleme und Lösungen:**
Problem: Der Patient ist von seiner Fehlinterpretation sehr überzeugt und lässt sich nur schwer davon abbringen.

Lösung: Der Therapeut muss Geduld aufbringen und Einfühlungsvermögen zeigen. Er darf den Patienten nicht überreden und drängen, sondern durch geleitetes Entdecken stets zum Denken anregen, ermutigen und Zweifel ausgiebig besprechen. Dennoch sollte der Therapeut stringent und konsequent sein.

Therapieeinheit 5.5.2: Katastrophenszenario (25–50 Min)

Indikation: Bei Patienten mit Agoraphobie mit oder ohne Panikstörung.

In diesem Abschnitt soll nun eine weitere kognitive Technik vorgestellt werden, das Ausmalen eines Katastrophenszenarios. Bei einem Angstpatienten kann man davon ausgehen, dass er seine Befürchtungen nicht zu Ende denkt, weil sie ihn zu sehr ängstigen. Beispiel: „Ich könnte ohnmächtig werden und das wäre das Schlimmste, was mir passieren könnte." (zu „Katastrophisierung" s. Kap. 7 *Depression*, Therapieeinheit 5.3.1).

Zur kognitiven Umstrukturierung und Entkatastrophisierung bittet der Therapeut den Patienten, ihm zu berichten, was passieren würde, sollte die befürchtete Katastrophe tatsächlich eintreten.

Th.: Was würde denn passieren, wenn Sie ohnmächtig würden?
Pat.: Ich würde da liegen.
Th.: Was würde dann passieren?
Pat.: Ich würde irgendwann wieder zu mir kommen.
Th.: Was wäre dann?
Pat.: Ganz viele Leute würden um mich herum stehen und gucken.

Th.: Wie ginge es dann weiter?

Pat.: Ich würde peinlich berührt versuchen aufzustehen.

Th.: Was würde dann passieren?

etc.

Was der Patient dabei lernen soll, ist, dass er dieses Ereignis überlebt, dass es vielleicht unangenehm ist, aber auch nicht das Schlimmste darstellt, was ihm passieren könnte. Der Patient soll die Kette zu Ende denken. Dies hat er zuvor vermieden, weil die Furcht durch die Katastrophisierung übermäßig hoch wurde oder da er glaubte, das Umfallen sei schon das Schlimmste, was passieren könnte. Dieses Katastrophenszenario soll in einer Therapieeinheit durchgeführt werden. Damit der Patient sich aber weiterhin damit beschäftigt und katastrophisierende Gedanken entschärft werden können, kann es sinnvoll sein, wenn der Patient als Hausaufgabe das in der Einheit bearbeitete Szenario aufschreibt und sich wiederholt durchliest. In der nächsten Therapieeinheit soll dies dann erneut thematisiert werden, wodurch die Entkatastrophisierung noch beschleunigt werden kann.

Zusammenfassung: Katastrophenszenario

- Angstpatienten denken ihre Befürchtungen nicht zu Ende, da diese sie zu sehr ängstigen.
- Daher katastrophisierende Gedankenkette weiter bzw. zu Ende denken.
- Patient soll lernen, dass er das Ereignis überlebt, es ist nicht das Schlimmste, was passieren kann.
- Entkatastrophisierung der Gedanken.

Therapieeinheit 5.5.3: Identifikation und Modifikation von negativen automatischen Gedanken – das kognitive Modell und das Gedankenprotokoll (25–50 Min)

Indikation: Bei Patienten mit Sozialer Phobie. Viele negative automatische Gedanken können bereits innerhalb von Reizkonfrontationen identifiziert werden, aber nicht alle, weshalb sich diese Technik hier anbietet. Dabei muss dem Patienten vermittelt werden, dass in belastenden Situationen zunächst die Gefühle, nicht aber die daraus resultierenden unangenehmen Gedanken (negative automatische Kognitionen) wahrgenommen werden. Dies resultiert daraus, dass diese Gedanken häufig nicht bewusst gesteuert werden, sondern automatisch ablaufen. Um dies erreichen zu können, muss dem Patienten zunächst die Beziehung zwischen Gedanken und Gefühlen anhand eines Gedankenexperimentes verdeutlicht werden.

Fallbeispiel Frau K.

Th.: Stellen Sie sich vor, Sie sind alleine zu Hause, alles ist ruhig, es wird langsam dunkel und Sie liegen bereits im Bett. Plötzlich hören Sie ein Geräusch, Sie denken: „Da ist jemand ins Haus gekommen, etwa ein Einbrecher?". Was fühlen Sie?

Pat.: Unbehagen und Angst.

Th.: Nun stellen Sie sich erneut vor, Sie sind alleine zu Hause, alles ist ruhig, es wird langsam dunkel und Sie liegen bereits im Bett. Plötzlich hören Sie ein Geräusch, Sie denken: „Das war bestimmt der Wind, der das Fenster aufgestoßen und die wertvolle Vase zerbrochen hat." Was fühlen Sie?

Pat.: Wut und Trauer.

Dieses Gedankenexperiment verdeutlicht, dass Gefühle davon abhängig sind, was einem gerade durch den Kopf geht. Die Situation ist in beiden Fällen genau die gleiche, jedoch unterscheiden sich jeweils die Gedanken und in Abhängigkeit davon auch die Gefühle. Nachfolgend ein Beispiel für Gedanken und Gefühle, die für einen Sozialphobiker typisch sein können (◘ Tab. 10.10).

Wenn der Patient die Kausalität zwischen Gedanken und Gefühlen verstanden hat, ist es an dieser Stelle nun wichtig, den Unterschied zwischen bewussten und automatischen Gedanken zu erläutern.

Fallbeispiel Frau K. (Fortsetzung)

Th.: Ich weiß morgen noch ganz genau, dass ich Ihnen heute den Zusammenhang zwischen Gedanken und Gefühlen erklärt habe. Somit ist das ein bewusster Gedanke, den ich direkt benennen und erinnern kann. Es gibt nun aber

❏ **Tab. 10.10**   Beispiel für typische Gedanken und Gefühle eines Sozialphobikers

Situation	Die betroffene Person hält einen Vortrag, ein Zuhörer in der ersten Reihe schmunzelt.
Dysfunktionaler Gedanke	„Der Zuhörer schmunzelt bestimmt, da ich gerade entweder wieder gestottert habe oder rot geworden bin. Er macht sich lustig über mich."
Gefühl	Unbehagen, Anspannung
Alternativer Gedanke	„Der Zuhörer schmunzelt bestimmt, da ihm der Vortrag gefällt und er mir gerne zuhört."
Gefühl	Freude, Motivation

auch sogenannte automatische Gedanken. Kennen Sie beispielsweise das Phänomen, dass Sie zwar irgendwie in Gedanken sind, aber auf Nachfrage gar nicht genau benennen können, was Sie gerade gedacht haben?
Pat.: Ja, das habe ich auch schon mal erlebt.
Th.: Das sind sogenannte automatische Gedanken. Ein automatischer Gedanke wird Ihnen nicht bewusst. Nun ist es leider so, dass nicht nur bewusste, sondern auch automatische Gedanken unsere Gefühle beeinflussen können. Daher ist es wichtig, dass wir anhand unserer Gefühle, die wir ja leichter wahrnehmen können, auch automatische Gedanken identifizieren lernen.

An dieser Stelle ist es nun notwendig, dem Patienten eine Einweisung in die Führung eines Gedankenprotokolls zu geben und ihm das Arbeitsblatt 10-5.5 „Gedankenprotokoll" auszuhändigen (siehe vertiefend zum Gedankenprotokoll auch Hauzinger, 2013: Kognitive Verhaltenstherapie der Depression).

Das Gedankenprotokoll besteht aus den folgenden Spalten:
- Datum/Uhrzeit,
- Situation,
- Gefühl,
- Automatischer Gedanke,
- Rationaler Gedanke,
- Ergebnis (neues Gefühl).

Die Führung des Protokolls kann dem Patienten mit Hilfe eines simplen Beispiels nun wie im folgenden Beispiel dargestellt vermittelt werden.

Fallbeispiel Frau K. (Fortsetzung)
Th.: Stellen Sie sich vor, jemand erzählt Ihnen, dass er ganz traurig sei. Wo würden Sie das eintragen?
Pat.: In der Spalte „Gefühl".
Th.: Sehr richtig. Nun fragen Sie den Bekannten, seit wann er traurig ist. Er kommt zu dem Schluss, dass er seit gestern Nachmittag traurig sei, woraufhin Sie fragen, was gestern Nachmittag geschehen ist. Der Bekannte berichtet, dass ein Freund ihm versprochen habe, ihn anzurufen, dies aber nicht geschehen sei. In welcher Spalte würden Sie dies eintragen?
Pat.: Das ist die „Situation".
Th.: Ja, ganz richtig, sehr gut! Nun bleibt noch die Spalte „automatischer Gedanke" frei. Was könnte Ihr Bekannter denn gedacht haben, sodass er traurig wurde?
Pat.: „Ich bin so unwichtig, dass er mich vergessen hat."
Th.: Ja, das könnte ein möglicher automatischer Gedanke sein, der daraufhin ein negatives Gefühl, nämlich die Traurigkeit ausgelöst hat. So haben Sie die ersten drei Spalten ausgefüllt. Jetzt wollen wir uns die letzten beiden Spalten auch noch ansehen. Was könnte denn noch ein Grund dafür gewesen sein, dass der Freund nicht angerufen hat, ein Grund, der das Gefühl auch verändert?
Pat.: Ihm ist etwas Unerwartetes dazwischengekommen, sodass er es nicht geschafft hat, sich bei mir zu melden.
Th.: Was meinen Sie, welches „Gefühl" resultiert daraus?

Pat.: Zumindest keine Traurigkeit, vielleicht Gleichgültigkeit. Auf jeden Fall ein neutrales Gefühl.

Mit dieser Technik gelingt es somit, automatische Gedanken zu identifizieren, aber auch zu modifizieren. Was spricht für den automatischen Gedanken, was für den alternativen (rationalen) Gedanken? Dies nennt man auch *kognitive Umstrukturierung*. Der Therapeut versucht mittels des Sokratischen Dialogs, den ursprünglichen automatischen Gedanken zu hinterfragen und zu falsifizieren und den neuen, rationaleren Gedanken für den Patienten akzeptabel und annehmbar zu machen. Dies bedarf etwas Zeit und Geduld, da sich verfestigte automatische Gedanken nicht von jetzt auf gleich modifizieren lassen. Die Zeitspanne kann abhängig vom Patienten sehr unterschiedlich lang sein, mindestens Tage bis Wochen.

Hausaufgabe: Führung des Gedankenprotokolls.

Zusammenfassung: Kognitives Modell
- Gedanken beeinflussen Gefühle.
- Bewusste vs. automatische Gedanken erkennen.
- Gedankenprotokoll erstellen.

▪▪ Mögliche Probleme und Lösungen
- **Situation 1:**

Problem: Dem Patienten fällt es schwer, Gedanken und Gefühle klar zu differenzieren.

Lösung: Der Therapeut sollte konkret mit dem Patienten anhand von Beispielen durchsprechen, was genau Gedanken und was Gefühle sind.

- **Situation 2:**

Problem: Der Patient kann den automatischen Gedanken nicht rekonstruieren, da er sich erst nach einer gewissen Zeit damit auseinandersetzt. Weil die Gedanken automatisch sind, sind sie nach einem längeren Intervall dem Gedächtnis nicht mehr zugänglich.

Lösung: Den Patienten über diesen Umstand aufklären und dazu anhalten, unmittelbar nach Auftreten eines unerwünschten Gefühls das Gedankenprotokoll auszufüllen.

10.5.6 Modul 5.6: Funktionalität der Angst (50 Min)

Indikation: Bei allen Angstpatienten durchführen.

Ziel: In diesem Modul soll der Ursprung der Angst näher betrachtet werden – Erarbeitung konkreter Auslöser, der Angst zugrunde liegender Faktoren und alternativer Problemlösefertigkeiten.

Funktionalität der Angst
- Was leistet die Angst Positives, weshalb sie weiterhin bestehen kann?
- Welche „Funktion" hat sie?

Der Therapeut muss dem Patienten vermitteln, dass es häufig spezifische Faktoren gibt, die eine Angststörung auslösen bzw. begünstigen können. Solche Faktoren können z. B. eine anhaltende Selbstüberforderung, belastende Lebensereignisse, Konflikte in der Familie oder am Arbeitsplatz sein. Der Patient reagiert auf diese Faktoren eventuell mit einer Angstattacke. Bei einem Patienten mit Angststörung ist es somit relevant, mögliche auslösende Faktoren zu identifizieren, um diese als Bestandteil mit in die Therapie einbeziehen zu können. Es handelt sich bei der Angststörung häufig um eine Art Bewältigungsstrategie, um mit belastenden Situationen umzugehen. Dies kann dem Patienten wie im folgenden Beispiel dargestellt vermittelt werden.

▪▪ Fallbeispiel Herr H.
Th.: Wir wollen uns heute mal die Funktion, d. h. die Bedeutung Ihrer Angststörung anschauen. Sie haben ja schon erlebt, dass die Angst viele negative Komponenten aufweist, aber warum ist sie denn überhaupt entstan-

den und warum bleibt sie bestehen? Sie muss irgendetwas Positives an sich haben, sodass sie weiterhin bestehen kann. In der bisherigen Therapie haben Sie schon gelernt, dass Vermeidung, Sicherheitsverhalten und auch dysfunktionale Gedanken die Angst aufrechterhalten, aber was könnte an der Angst positiv sein? Wäre es Ihnen recht, wenn wir uns das mal genauer ansehen würden? Es gibt häufig bestimmte Faktoren, die eine Angststörung auslösen können. D. h. Bedingungen im Leben, die Sie belasten, zu Stress führen und die letztlich zu einer Angstattacke führen können. Solche Bedingungen können ganz unterschiedlicher Natur sein, z. B. Konflikte, belastende Lebensereignisse oder Selbstüberforderung. Wenn Sie nun mal nachdenken, wie Ihr Leben vor der Angststörung aussah, können Sie irgendetwas benennen, was evtl. unangenehm oder stressig für Sie war?

Pat.: Mir fällt es gerade schwer, an das Leben vor meiner Angsterkrankung zu denken.

Th.: Ja, das glaube ich Ihnen. Aber versuchen Sie doch mal daran zu denken, wie es Ihnen in Ihrer Familie, zwischen Ihren Freunden, bei Ihrer Arbeit ergangen ist. Gab es irgendetwas in Ihrem Leben, was nicht so gut war?

Pat.: In meiner Familie und bei meinen Freunden war alles wunderbar. Da kann ich wirklich nicht klagen. Aber wo Sie jetzt die Arbeit erwähnen, die war insbesondere in den letzten Monaten sehr anstrengend. Häufig habe ich Überstunden gemacht und habe mich auch noch abends manchmal gedanklich mit dem Betrieb beschäftigt.

Th.: Wie ist es Ihnen dabei ergangen?

Pat.: Wenn ich jetzt so darüber nachdenke, war es schon ganz schön stressig und ich habe mich häufig ausgelaugt gefühlt.

Th.: Ihre Arbeit war also stressig und anstrengend?

Pat.: Ja, das war sie, ich war – glaube ich – schon häufig überfordert und belastet.

Th.: Könnte die Überforderung etwas mit Ihrer Angst zu tun haben?

Die Funktionalitäten einer Angststörung können äußerst vielfältig sein, hier soll aber nur auf das Beispiel einer Entlastung eingegangen werden. Diese Art der Entlastung wird allerdings nicht bewusst, sondern implizit herbeigeführt. Beispiel: Eine Person mit zu hohen Leistungsansprüchen hat sich anhaltend überfordert. Die Angsterkrankung zwingt sie dazu, ihren Aktionsgrad einzuschränken. Sie wird durch die Erkrankung gezwungen, sich Freiräume zu schaffen, die sie sich sonst nie gestattet hätte. Es handelt sich um eine Art Notfallreaktion, um eine Entspannung zu erzwingen. Durch solch eine Erkrankung ist der Patient gezwungen, sich Freiräume zu schaffen und Grenzen zu setzen. Da es sich bei der Angst jedoch um keine sinnvolle Bewältigungsstrategie handelt, ist es an dieser Stelle notwendig, adäquate Bewältigungsmöglichkeiten bzw. Problemlösestrategien zusammen mit dem Patienten zu erarbeiten, um zukünftig besser mit Problemen umgehen zu können. Nur dann kann die Angststörung vollständig und dauerhaft bewältigt werden.

Fallbeispiel Herr H. (Fortsetzung)

Th.: Was ist denn mit Ihrer Überforderung und Belastung bezüglich der Arbeit geschehen, seitdem Sie die Angsterkrankung haben?

Pat.: Zu Beginn, als ich noch arbeiten war, habe ich aufgrund der Angstattacken nicht mehr so viel und effektiv arbeiten können. Na ja, und seit ein paar Wochen bin ich ja jetzt krankgeschrieben.

Th.: Was bedeutet das genau?

Pat.: Ich konnte nicht mehr so viele Stunden arbeiten, weshalb ich z. B. auch keine Überstunden mehr machen konnte. Auch die Qualität meiner Arbeit ließ leider nach.

Th.: Haben Sie sich abends noch Gedanken über den Betrieb gemacht?

Pat.: Nein, ich habe mir Gedanken über meine Angstattacken gemacht, der Betrieb war nicht mehr so wichtig.

Th.: Sie haben also keine Überstunden mehr gemacht und haben sich abends nicht mehr mit der Arbeit beschäftigt. Was ist hier mit der Überforderung und Belastung durch Ihre Arbeit passiert?

Pat.: Die ist wohl zurückgegangen.

Th.: Ja, ganz genau. Sie haben diese Überforderung und -belastung quasi bewältigt, indem die Angststörung aufgetreten ist. Sie haben den Stressfaktor „Arbeit" unbewusst durch die Bewältigungsstrategie „Angst" kompensiert. Diese hat Sie unbewusst von der Arbeit entlastet.

Pat.: Hm ja, klingt zwar komisch, aber stimmt wohl.

Th.: D. h., hier hat eine Art Stressbewältigung stattgefunden, allerdings haben Sie dafür nicht die sinnvollste Möglichkeit genutzt. Daher ist es nun ganz wichtig, dass wir zusammen schauen, wie Sie zukünftig mit Stress umgehen können, ohne dass die Angsterkrankung Sie entlasten muss. Welche Möglichkeiten gibt es denn, um Stress durch Überforderung und -belastung zu reduzieren?

Pat.: Ablenkungsmöglichkeiten, die mir Freude machen, z. B. Sport.

Th.: Ja, sehr gut. Sport und generell Bewegung sind sehr gut, um Stress abzubauen.

Die Wahrnehmung von Problemen und deren Lösung in Form von Bewältigungsmöglichkeiten ist hiermit von besonderer Relevanz. Bleibt die Funktionalität einer Angststörung unberücksichtigt, kann dies dazu führen, dass die Therapieziele nicht erreicht werden oder erzielte Erfolge nicht stabil sind. Es ist jedoch wichtig, zu beachten, dass die Kenntnis und Bearbeitung der Funktionalität der jeweiligen Angststörung nicht die o. g. Interventionen wie Reizkonfrontation, Abbau des Vermeidungsverhaltens und Umstrukturierung dysfunktionaler, katastrophisierender Gedanken ersetzt.

Zusammenfassung: Funktionalität der Angst
- Angst ist häufig eine Bewältigungsstrategie für belastende Situationen.
- Entlastung erfolgt durch Angst.
- Entlastung ist nicht bewusst, sondern unbewusst herbeigeführt.
- Angst → Notfallreaktion, um Entspannung zu erzwingen.
- Es ist wichtig, alternative Bewältigungsstrategien finden.
- Bearbeitung der Funktionalität der Angst ersetzt nicht die anderen Interventionen.

▪▪ Mögliche Probleme und Lösungen

Problem: Der Patient kann sich an keine Belastung vor Auftreten der Angsterkrankung erinnern.

Lösung: Mit dem Patienten erarbeiten, dass auch „Kleinigkeiten" wie z. B. „Entscheidungen aufschieben", „zögerliches Herangehen an zwischenmenschliche Konflikte" oder „Ausblenden von Problemen" auf Dauer zur Belastung führen können.

10.5.7 Modul 5.7: Rückfallprophylaxe (25 Min)

Indikation: Zum Abschluss der Behandlung sollte dieses Modul bei allen Patienten durchgeführt werden.

Ziel: Der Patient soll lernen, anhand von Frühwarnzeichen mit erworbenen Bewältigungsstrategien einem Rückfall vorzubeugen.

Gegen Ende der Behandlung ist es erforderlich, die Rückfallprävention zum Gegenstand der Therapie zu machen. Es ist sehr wichtig, im Gespräch gemeinsam mit dem Patienten Frühwarnzeichen zu erarbeiten, die diesen in Alarmbereitschaft versetzen sollen, bevor die Angst in vollem Ausmaß wieder auftritt. Würde er die Frühwarnzeichen nicht kennen, würden die Angstsymptome wieder zunehmen und das Vermeidungsverhalten könnte eventuell wieder auftreten. Die Frühwarnzeichen sollen den Patienten sensibilisieren und aktivieren, die in der Therapie erlernten Techniken angemessen einzusetzen, um einem Rückfall vorzubeugen.

Fallbeispiel Frau K.

Th.: Da wir uns jetzt am Ende der Therapie befinden und Sie Ihre sozialen Ängste mittlerweile ganz gut im Griff haben, ist es jetzt noch wichtig zu schauen, was Sie tun können, wenn Sie merken, dass die Ängste wieder zunehmen. D. h., es wird Vorboten, sogenannte Frühwarnzeichen geben, die Sie, wenn Sie diese wahrnehmen, in Alarmbereitschaft versetzen sollten, um dafür sorgen zu können, dass die

Angststörung sich nicht wieder „ausbreiten" kann. Deshalb sammeln wir jetzt mal entsprechende Vorboten. Welche fallen Ihnen da ein?

Pat.: Wenn ich wieder beginne, die Aufmerksamkeit vermehrt auf mich selbst zu lenken, mich häufiger beobachte und kontrolliere, sollte mich das wohl in Alarmbereitschaft versetzen.

Th.: Ja, sehr gut! D. h., die Zunahme der Selbstaufmerksamkeit ist ein Frühwarnzeichen. Was noch?

Pat.: Wenn ich mich wieder häufiger zurückziehe und versuche, Ausreden zu finden, wenn meine Freunde etwas mit mir unternehmen wollen.

Th.: Ja, prima! Wenn Sie also wieder anfangen, bestimmte soziale Aktivitäten zu vermeiden. Was könnte noch ein Vorbote sein?

Pat.: Na ja, meine Gedanken spielen natürlich auch eine Rolle. Wenn ich wieder beginne, mir stets Gedanken über mich zu machen, mein Aussehen, meine Kompetenzen usw., dann sollte ich wohl schleunigst etwas dagegen tun.

Th.: Sehr gut! D. h., es gibt einige Faktoren, die Sie in Alarmbereitschaft versetzen sollten, sodass Sie dazu motiviert werden, an die Therapie und die möglichen Maßnahmen zur Vorbeugung einer sozialen Angsterkrankung zu denken und entsprechend zu handeln. Generell empfehle ich Ihnen, die erworbenen Strategien jederzeit präsent zu haben und zu trainieren. So beugen Sie am allerbesten vor. Hier dürfte es Ihnen helfen, die erlernten Techniken als Werkzeuge zu betrachten und somit einen symbolischen Werkzeugkoffer zusammenzustellen. Schreiben Sie sich die Frühwarnzeichen und Strategien zur Bewältigung der Angststörung doch auf Karteikarten und packen Sie sich Ihren individuellen symbolischen Werkzeugkoffer, den Sie immer dabei haben.

Pat.: Ja, das ist eine gute Idee, das werde ich machen.

Der Therapeut muss dem Patienten weiterhin vermitteln, dass kleinere Rückfälle keine Katastrophe bedeuten. Der Rückfall sollte nicht als Alles-oder-nichts-Phänomen bewertet werden. Ein Rückfall bedeutet nicht, dass alles Gelernte nun vergessen wurde und die Störung den anfänglichen Schweregrad wiedererlangen wird.

Fallbeispiel Frau K. (Fortsetzung)

Th.: Was zusätzlich noch ganz wichtig zu beachten ist: Kleinere Rückfälle müssen keine Katastrophe bedeuten. Sie brauchen dann keine Angst haben, dass die ganze Therapie umsonst war. Dem ist nämlich nicht so. Wie wir ja in der letzten Sitzung anhand der Funktionalität der Angst erarbeitet haben, können belastende Ereignisse, und seien es auch nur kleinere Gegebenheiten, Angst begünstigen, da diese zur Entlastung führt. D. h., hier spielt der Faktor Stress eine bedeutsame Rolle. Verzweifeln Sie dann nicht und sehen Sie nicht alles als sinnlos an, sondern machen Sie etwas zur Stressreduktion. Wir haben Möglichkeiten gesammelt und diese müssen Sie wieder aktivieren. Hier empfiehlt es sich ebenfalls, diese Bewältigungsstrategien auf Karteikarten zu schreiben, sodass Sie diese auch immer präsent haben. Erinnern Sie sich noch an solche Strategien?

Pat.: Ja, insbesondere Fahrradfahren, Spazierengehen, Musik hören und ein entspannendes Schaumbad helfen mir, Stress zu reduzieren.

Th.: Sehr schön! Dann vergessen Sie niemals diese Bewältigungsmöglichkeiten zur Stressreduktion.

Neben psychotherapeutischen Strategien sollte der Therapeut auch auf die positive Wirkung der Medikamente hinweisen. Somit sollte auch die Rolle der Medikamente bei der Erhaltungstherapie und Rückfallprophylaxe thematisiert werden.

Der Patient sollte wissen:
- welches Medikament und wie viel er einnehmen muss;
- dass er das Medikament nicht abrupt absetzen darf, da sonst das Rückfallrisiko erhöht ist;
- wie lange er das Medikament weiter einnehmen soll.

Falls die Therapie bisher im stationären Setting stattgefunden hat, ist es notwendig, sowohl eine psychiatrische als auch kognitiv-verhaltenstherapeutisch orientierte ambulante Behandlung anzuschließen. Der Therapeut sollte den Patienten darauf hinweisen, bereits während des stationären Aufenthalts Kontakt zu einem niedergelassenen Psychiater und zu einem Psychotherapeuten aufzunehmen.

Hausaufgabe: Frühwarnzeichen und Bewältigungsstrategien als Werkzeuge auf Karteikarten schreiben. Somit wird ein symbolischer Werkzeugkoffer erstellt.

Zusammenfassung: Rückfallprophylaxe
- Frühwarnzeichen erkennen.
- Erworbene Techniken zur Prävention anwenden.
- Bewältigungsstrategien gegen Stress kennen.
- Kenntnis über die Rolle der Medikamente.
- Ambulante Weiterbehandlung einleiten.
- Als Hausaufgabe symbolischen Werkzeugkoffer erstellen.

10.6 Literatur

Hauzinger M. (2013) Kognitive Verhaltenstherapie bei Depression. 7. Aufl. Beltz, Weinheim
Margraf J, Schneider S (1990) Panik, Angstanfälle und ihre Behandlung. 2. Aufl. Springer, Berlin
Margraf J, Schneider S (2017) Agoraphobie und Panikstörung. Aus Fortschritte der Psychotherapie, Manuale für die Praxis. 2. Aufl. Hogrefe, Göttingen
Margraf J, Schneider S (2009) Panikstörung und Agoraphobie. In: Margraf J (Hrsg) Lehrbuch der Verhaltenstherapie. 3. Aufl. Springer, Berlin
Schmidt-Traub S (2008) Panikstörung und Agoraphobie, ein Therapiemanual. Hogrefe, Göttingen
Stangier U, Heidenreich T, Peitz M (2003) Soziale Phobie, ein kognitiv-verhaltenstherapeutisches Behandlungsmanual. Beltz, Weinheim
Stangier U, Clark DM, Ehlers A (2006) Soziale Phobie. Aus Fortschritte der Psychotherapie, Manuale für die Praxis. Hogrefe, Göttingen

10.6.1 Folgende Arbeitsblätter finden Sie auf http://extras.springer.com

Arbeitsblatt 10-4.3 „Angsttagebuch"
Arbeitsblatt 10-4.4 „Angsthierarchie"
Arbeitsblatt 10-5.1-1 „Körpersymptome und ihre Funktion"
Arbeitsblatt 10-5.1-2 „Teufelskreis der Angst"
Arbeitsblatt 10-5.1-3 „Kognitives Modell der Sozialen Phobie"
Arbeitsblatt 10-5.1-4 „Angstverlaufskurven"
Arbeitsblatt 10-5.5 „Gedankenprotokoll"

Zwangsstörungen

Hans Onno Röttgers, Peter Düsel

© Springer-Verlag GmbH Deutschland, ein Teil von Springer Nature 2019
T. Kircher (Hrsg.), *Kompendium der Psychotherapie*
https://doi.org/10.1007/978-3-662-57287-0_11

Aus der Perspektive des Therapeuten sind Zwangsstörungen oft ein zweischneidiges Schwert. Zwar existieren wirksame psychotherapeutische Interventionen, die sich im stationären Alltag bewähren und in vielen Fällen schnell Wirkung zeigen. Allerdings stellt die Psychotherapie von Zwangspatienten gewisse Anforderungen an den Therapeuten. Dieses heterogene Störungsbild bringt unterschiedliche Subtypen hervor, die Ärzte und Psychologen am Beginn Ihrer Laufbahn stark hinsichtlich Störungsverständnis und Therapieplanung fordern. Dieses Kapitel soll es ermöglichen, eine fundierte Therapie für Zwangspatienten zu planen und insbesondere durchzuführen.

11.1 Besonderheiten in der Interaktion/Beziehung

Zwangspatienten berichten rückblickend oft erst in dem Moment von einer ersten leichten Besserung in ihrem Krankheitsverlauf, als sie den ersten Kontakt zu einem Therapeuten herstellen konnten, der mit Störungsverständnis und Akzeptanz auf sie zuging und häufig als Erster die unlogisch erscheinenden, beängstigenden oder gar „verrückt" anmutenden Gedankengänge nicht abwertete. Zwangserkrankte sehen sich und ihre „unsinnigen Gedanken" ständig im direkten Vergleich mit der „gesunden" Bevölkerung und erlegen sich so selbst ein strenges Stigma auf. Die daraus resultierende Scham zu überwinden und sich in stationäre Behandlung zu begeben, ist für viele Betroffene ein schwieriger Schritt. Von den geschätzten 2–3 % der Betroffenen in der Bevölkerung begibt sich daher nur ein Bruchteil in Therapie. So zeigen Studien, dass nur etwa ein Drittel aller Betroffenen die Symptome gegenüber dem Hausarzt überhaupt erwähnt. Zwangspatienten haben oft eine mehrjährige Behandlungsodyssee mit vielen Misserfolgen hinter sich und sind daher misstrauisch und hoffnungslos.

Die Beziehungsgestaltung muss von Empathie und Verständnis geprägt sein, damit der Patient sich ernst genommen und verstanden fühlt. Der Therapeut muss sich in der Behandlung von Zwängen kompetent zeigen und auf Fragen des Patient ausreichend eingehen können, um dem Patienten so Hoffnung und Mut zu machen. Er sollte jedoch davon absehen dem Patienten unrealistische und überzogene Therapieerfolge in Aussicht zu stellen. Das oberste Gebot der diagnostischen Bemühungen, der Therapieplanung und während der eigentlichen Therapie ist die Transparenz. Auf Seiten des Patienten kann sehr unterschiedliches Vorwissen bestehen. Die einen berichten im Wesentlichen ihre Beschwerden, haben darüber hinaus jedoch kein weiteres Störungswissen. Die anderen sind durch Vorbehandlungen oder durch die einschlägige Literatur und das Internet sehr gut über die Störung aufgeklärt und haben genaue Vorstellungen über die bevorstehende Therapie. Bei der Erläuterung der Therapieplanung ist daher darauf zu achten, dass die erste Gruppe nicht durch Begriffe wie „Reizkonfrontation", „Unterbindung der Zwangsrituale" etc. verschreckt wird. Nennt man diese Begriffe bei der zweiten Patientengruppe jedoch nicht oder nur am Rande, kann der Therapeut für unfähig gehalten werden. Daher sind die Vorerfahrungen und das Vorwissen des Patienten genau zu explorieren und bei der Erläuterung des therapeutischen Vorgehens außerordentliches Fingerspitzengefühl an den Tag zu legen.

Insgesamt sollte der Therapeut sich keinesfalls von der Schwere der Erkrankung, der Hoffnungslosigkeit oder einer etwaigen Suizidneigung des Patienten bzw. dessen berichteten Misserfolgen in vorherigen Therapien selbst entmutigen lassen. Grundsätzlich ist ein positiver Therapieverlauf zu erwarten. Voraussetzungen hierfür sind eine ausführliche Diagnostik, eine solide Therapieplanung, die Formulierung realistischer Ziele sowie die sorgfältige Berücksichtigung der Motivation und eine evidenzbasierte Therapiedurchführung, bei der aktuelle Forschungsergebnisse berücksichtigt werden. Im Folgenden soll ein erstes Fallbeispiel dargestellt werden, um eine typische Krankheitsgeschichte aufzuzeigen und im Verlauf des Kapitels die Anwendung einzelner Therapieeinheiten zu verdeutlichen.

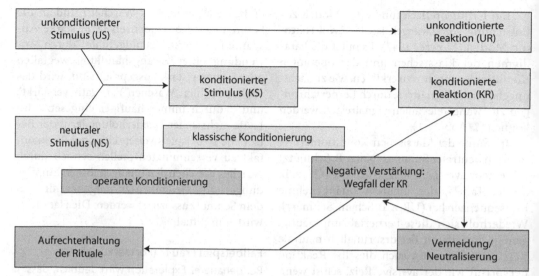

□ Abb. 11.1   Schematische Darstellung des Zwei-Faktoren-Modells (adaptiert nach Mowrer 1947)

Fallbeispiel Frau L.

Frau L. ist eine 37-jährige kaufmännische Angestellte, die sich zur Therapie ihres Waschzwanges stationär in Therapie begibt. Zum Aufnahmezeitpunkt beschreibt sie, den Großteil ihres Alltags (zwölf Stunden und mehr) mit diversen Putz- und Waschritualen zu verbringen. Begonnen hätten diese etwa im 15. Lebensjahr der Patientin, als sie erstmals vermehrt den Drang gespürt habe, sich die Hände zu waschen. Damals habe sie ihre Zwangsrituale noch ausreichend unter Kontrolle gehabt, um diese in der Schule und am späteren Ausbildungsplatz zu unterdrücken. Seitdem hätten die Symptome immer weiter zugenommen. Zunehmend seien der Patientin neue Situationen als problematisch erschienen und Gegenstände als ekelerregend und beschmutzt aufgefallen, sodass sie immer häufiger Putz- und Waschhandlungen ausführen musste. Obwohl die Patientin zunächst von ihrem sozialen Umfeld Anerkennung dafür bekam, so sauber und ordentlich zu sein, versuchte sie aus Scham, die Symptome von Anfang an geheim zu halten. Ihre Fähigkeit, den Zwang zu unterdrücken, habe dann aber im gleichen Maße abgenommen, wie die Symptome sich verschlimmert hätten. In der Folge kam es nicht nur zum Verlust des Arbeits-

platzes, sondern auch zur Trennung vom Ehemann und sozialem Rückzug. Über den Verlauf von 22 Jahren hatte es die Patientin vermieden, sich in professionelle Therapie zu begeben, und sieht sich erst jetzt, da ihr der Verlust des Sorgerechtes droht, zu einer stationären Therapie gezwungen.

Zusammenfassung

- Einnehmen einer destigmatisierenden Haltung.
- Empathischer und geduldiger Umgang mit dem Patienten.
- Vermittlung von Kompetenz.
- Beachten von Therapiehindernissen (z. B. Scham).

11.2 Psychotherapeutisch relevantes Modell zu Entstehung und Aufrechterhaltung

Die Entstehung von Zwängen ist noch nicht völlig geklärt. Zahlreiche Studien sprechen für ein multifaktorielles Geschehen, bei dem genetische Faktoren, Lernerfahrungen und psychosozialer Stress wichtige Entstehungsfaktoren darstellen.

Ein lerntheoretisch fundiertes Modell zur Entstehung von Zwängen ist das **Zwei-Faktoren-Modell** (Mowrer 1947). Es nutzt die Paradigmen der klassischen und der operanten Konditionierung, um zu erklären, wie zunächst ungefährliche Signalreize durch Lernerfahrungen zu zwangsrelevanten Signalreizen werden können (◘ Abb. 11.1).

Im Sinne der klassischen Konditionierung wird ein neutraler Stimulus (NS, z. B. Schmutz) mit einem aversiven Reiz assoziiert (US, z. B. Strafe, Tadel), der inhärent unangenehme Konsequenzen hat (UR, z. B. Scham, Schmerz). Wiederholt sich diese Lernerfahrung häufig, genügt dies, damit der ursprünglich neutrale Reiz (Schmutz) nun auch dieselbe Reaktion hervorruft wie der aversive Reiz, selbst wenn dieser ausbleibt. Der neutrale Stimulus ist zum konditionierten Stimulus (KS) geworden und ruft nun die konditionierte Reaktion (KR) hervor, die ursprünglich die Reaktion auf den unkonditionierten Stimulus war.

Fallbeispiel Frau L. (Fortsetzung)
Frau L. berichtet rückblickend, dass sie in ihrer Kindheit von ihrer Mutter heftig beschimpft wurde, wenn sie mit schmutzigen Schuhen oder Kleidung nach Hause kam. Einmal habe sie sogar eine Ohrfeige erhalten, weil sie ein neues Kleid mit einem Senffleck besudelt hatte. Auch nach dem Tod Ihrer Mutter im 14. Lebensjahr der Patientin erinnert sie sich zurück, dass schmutzige Kleidung – bei sich wie bei anderen Menschen – Unruhe auslöste und Erinnerungen an die strafende Mutter wachrief.

In diesem Beispiel assoziiert die Patientin im Sinne der klassischen Konditionierung Schmutz (KS) mit Schuldgefühlen und innerer Unruhe (KR).

Nach einer solchen Lernerfahrung ist im Sinne einer operanten Konditionierung davon auszugehen, dass der konditionierte Stimulus (hier Schmutz) vom betroffenen Menschen vermieden wird. Ist dies nicht möglich, werden Verhaltensweisen (Zwangshandlungen) eingesetzt, um den Reiz zu entfernen bzw. die unangenehme Reaktion abzumildern, die der Reiz auslöst

(z. B. durch exzessives Waschen). Indem die befürchteten Konsequenzen (z. B. starke Anspannung, Angst, Schuldgefühle) durch Anwendung einer Zwangshandlung wegfallen oder weniger stark ausgeprägt sind, wird das Verhalten (hier „Waschen") „negativ verstärkt" und dadurch immer häufiger eingesetzt. Im Laufe mehrfacher Wiederholung lernt der Betroffene so beispielsweise, schon bei Blickkontakt zu verschmutzten Stellen schnell durch gezieltes Waschen den unangenehmen Empfindungen und Gedanken zu entgehen, die mit dem Schmutz assoziiert werden. Die Handlung wird zum Ritual.

Fallbeispiel Frau L. (Fortsetzung)
Bei genauerer Exploration wird deutlich, dass sich erste Zwangsrituale schon in den Kindheitsjahren der Patientin manifestiert hatten. Zunächst habe sie eine Routine entwickelt, um Ihre Kleidung systematisch nach Schmutz zu untersuchen. Wenn sie hierbei Verschmutzungen entdeckte, führte dies zu übertriebenen Wasch- und Putzhandlungen, so entfernte sie z. B. Staubflecken mit scharfen Reinigungsmitteln. Dieses und andere Rituale seien der Patientin anfänglich nicht unangenehm gewesen. Für sie sei es normal gewesen, großen Wert auf Sauberkeit zu legen. Zunächst fühlte sich die Patientin durch die Zwangsrituale nicht beeinträchtigt, vielmehr vermittelten diese ihr ein Gefühl von Sicherheit. Auf Nachfrage wird deutlich, dass diese schon damals nicht einfach nur dem Entfernen von Schmutz dienten, vielmehr gelang es Frau L. durch ihre Rituale, die unangenehme Anspannung und Erinnerungen, die sie mit dem Schmutz verband, zu reduzieren.

Das Zwei-Faktoren-Modell kann psychoedukativen Wert besitzen, wenn klare Beziehungen zwischen der Zwangsstörung und frühen Lern- bzw. Erziehungserfahrungen des Patienten im Sinne der klassischen Konditionierung bestehen. Oft sind derartige Zusammenhänge aber nicht klar ersichtlich bzw. fehlen völlig, weswegen die Entstehungsgründe einer Zwangsstörung meistens nur retrospektiv vermutet

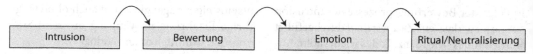

Abb. 11.2   Das kognitiv-behaviorale Modell nach Salkovskis (vereinfachte Darstellung adaptiert nach Reinecker 1994)

werden können. Außerdem differenziert das Zwei-Faktoren-Modell nach Mowrer nicht ausreichend zwischen dem pathologisch beobachtbaren Verhalten des Patienten und den zugrunde liegenden internen kognitiven Prozessen. Dieses psychodukative Modell führt somit selten zu einer Entlastung der oft schon viele Jahre. bzw. Jahrzehnte erkrankten Patienten, da hier in vielen Fällen weder die Entstehung noch das interne Erleben der Zwangserkrankung ausreichend erklärt wird. Es wird daher empfohlen, auf ein Modell zurückzugreifen, das einerseits die Aufrechterhaltung und weniger die ursprüngliche Entstehung der Symptomatik betont und andererseits die kognitiven Prozesse, die das Zwangsverhalten begründen, in den Vordergrund stellt.

In der Therapieplanung hat sich daher vor allem das **Kognitiv-behaviorale Modell des Zwangs** (Salkovskis u. Warwick 1988) bewährt. An dieser Stelle soll eine vereinfachte Variante des Modells dargestellt werden (Abb. 11.2).

Das kognitiv-behaviorale Modell illustriert die Ursachen von Zwangsritualen anhand einer intrapsychischen Ereigniskette. Für den Therapeuten sollte dieses Modell ein Leitfaden bei der Exploration des Zwangssystems des Patienten sein.

Primär auslösend gelten im Modell extern oder intern ausgelöste Intrusionen (aufdringliche Gedanken und Vorstellungen), die unkontrollierbar in die Gedankenwelt des Patienten einschießen. Intrusionen treten bei den meisten Menschen auf und stellen an sich kein pathologisches Merkmal dar. Sowohl bei Gesunden als auch bei zwangserkrankten Menschen haben diese Intrusionen oftmals für das persönliche Wertesystem relevante oder als unangenehm empfundene Inhalte, wie z. B. Ansteckungsängste, Sorgen um das Wohlergehen naher Angehöriger, aggressive, sexuelle oder religiös-blasphemische Inhalte, etc. Bei-

spielsweise könnte der Gedanke „Ich könnte gerade einen Passanten angefahren haben, ohne es bemerkt zu haben" eine typische Intrusion darstellen, die bei Zwangspatienten auftritt.

Charakteristisch für Zwangspatienten ist, dass diese Inhalte im individuellen Wertesystem abgelehnt werden – es kommt zur automatisierten *Bewertung* der Intrusion. Bewertung bedeutet hier nicht nur die Etikettierung der Intrusion als positiv oder negativ, sondern darüber hinaus gehend auch metakognitive Einstellungen und Überzeugungen, Grundannahmen in Bezug auf Eigenverantwortlichkeit, die Wahrscheinlichkeit unangenehmer Ereignisse, etc. Bewertung steht damit für alle kognitiven Rahmenbedingungen und Reaktionen, auf welche die Intrusion trifft.

Häufige Grundeinstellungen bei Zwangspatienten:
- „Wenn ich an eine schlimme Tat denke, stehe ich kurz davor, Sie durchzuführen."
- „Man muss seine Gedanken im Griff haben."
- „Ich bin für das, was ich denke, verantwortlich."
- „Schon der Gedanke an eine Straftat/ Sünde ist kriminell/sündig."
- „Wenn ich nichts tue, um schlimme Gedanken abzuwenden, bin ich ganz allein verantwortlich, wenn tatsächlich etwas Schlimmes passiert."

Wird also z. B. der Gedanke „Ich könnte jemanden angefahren haben" auf diese Weise bewertet, kommt es zur primär emotionalen und sekundär physiologischen Reaktion. Die häufigste von Zwangspatienten beschriebene Reaktion ist Angst, jedoch können abhängig von der Art der Intrusion auch z. B. Ekel oder physiologische Anspannungszustände auftreten. Der so erzeugte emotionale Erregungszustand nimmt in Folge der Bewertungsprozesse der Intrusion so stark zu, dass ein *Zwangsritual* durchgeführt werden muss, wie hier z. B. das wiederholte Abfahren und Kontrollieren der vermeintlichen Unfallstrecke, um den internen Zustand zu regulieren; man spricht von *Neutralisierung*.

Zusammenfassung: psychotherapeutisch relevantes Modell

- Zwei-Faktoren-Modell nach Mowrer als lerntheoretisches Modell, das auf Konditionierungsprozessen des beobachteten Verhaltens basiert.
- Kognitiv-behaviorales Modell nach Salkovskis als lerntheoretisches Modell, das interne kognitive Prozesse hervorhebt.
- Entscheidend ist nicht das Auftreten von, sondern der Umgang mit Intrusionen.

11.3 Evidenzbasierte Grundlagen zur Auswahl der Therapiemodule

In der Psychotherapie der Zwangsstörungen wird die kognitive Verhaltenstherapie (KVT) als wissenschaftlich fundierte als Methode der ersten Wahl eingesetzt. Durch die gleichzeitige Bearbeitung dysfunktionaler Denk- und Verhaltensmuster wird die Pathologie des Zwanges auf mehreren Ebenen therapiert. Neben der KVT werden auch weiterentwickelte Ansätze wie die metakognitive Therapie bzw. alternative Techniken wie systemische Ansätze, CBASP und Schematherapie zur Zwangstherapie eingesetzt. Diese können aber derzeit noch nicht auf eine vergleichbar breite Basis an Wirksamkeitsbelegen zurückblicken. Im Literaturverzeichnis dieses Kapitels finden sich Verweise auf vertiefende Werke, die bei der Verfassung dieses Kapitels prägend waren, zu erwähnen ist hier insbesondere das Manual von Lakatos u. Reinecker (2007). Auf der Basis dieser Literatur wurde der im Folgenden dargestellte Therapieverlauf mit seinen einzelnen Modulen entwickelt, um ein evidenzbasiertes Gesamtkonzept zur Therapie der Zwangsstörungen zu schaffen. Die Auswahl wurde so gestaltet, dass sie für Be-

rufseinsteiger zugänglich und auch ohne langjährige Erfahrung im Umgang mit dem Störungsbild unmittelbar anwendbar ist.

11.4 Diagnostik und Skalen zur Beurteilung des Schweregrades

Die Erfassung möglichst aller vorliegenden Zwangssymptome ist ein wichtiger Schritt in der Therapie, um passgenaue Therapieinterventionen für jeden Patienten zu schaffen. An dieser Stelle sei vermerkt, dass die Bearbeitung von Fragebögen bei Zwangspatienten mit Kontrollzwängen ein besonderes Problem darstellen kann. Häufig sind Lese- und Schreibprozesse stark in das Zwangssystem von Patienten eingebunden und erfordern mehrfache Kontrolle, bevor die Bearbeitung des Bogens fertiggestellt wird. Es müssen daher grundsätzlich im Umgang mit Kontroll- und Wiederholungszwangspatienten ausgedehnte Zeiträume für die Bearbeitung der Psychodiagnostika eingeplant werden. Außerdem sollte klargestellt werden, ob längere Bearbeitungszeiten das Ergebnis ausgeprägter Zwänge waren oder nicht.

11.4.1 Yale-Brown Obsessive Compulsive Scale

Die aus dem englischsprachigen Raum stammende Y-BOCS (deutsche Fassung von Büttner-Westphal u. Hand, 1991; s. Arbeitsblatt 11-4.1 „Y-BOCS") ist ein häufig eingesetztes Verfahren zur Einschätzung des Schweregrades. Die Einstufung der erfassten Symptome in ihrer klinischen Bedeutsamkeit ist schnell möglich. Da es sich um ein Fremdratingverfahren handelt, bietet die Y-BOCS ein Anhaltspunkt für die Exploration von Symptomen sowie Einblick in die Denkmuster des Patienten. In der Interviewsituation hat der Therapeut die Möglichkeit, Verständnisschwierigkeiten direkt mit dem Patienten aus dem Weg zu räumen und vage Informationen zu sensiblen Themengebieten näher zu explorieren. Der Einsatz der

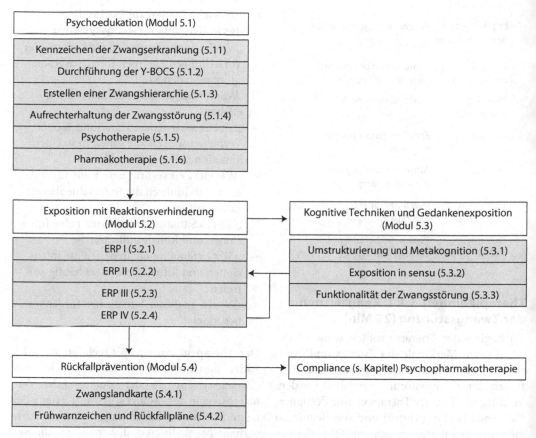

Abb. 11.3 Hierarchischer Ablauf der Zwangstherapie

Y-BOCS ist unter Therapieeinheit 5.1.2 vorgesehen.

Zusammenfassung: Diagnostik und Skalen
- Die Bearbeitungsdauer von Fragebögen ist diagnostisch relevant.
- Bestimmung der Symptomschwere durch Y-BOCS.

11.5 Praktische Therapiedurchführung

Nachfolgend werden psychoedukative und psychotherapeutische Module zur Therapie der Zwangsstörungen erläutert. Das Flussdiagramm in Abbildung 11.3 zeigt einen Vorschlag zur chronologischen und inhaltlichen Abfolge der Module (Abb. 11.3).

11.5.1 Modul 5.1: Psychoedukation

Modul 5.1 beinhaltet sechs Therapieeinheiten, die im Folgenden dargestellt sind (Tab. 11.1).

Indikation: Die Psychoedukation ist für alle Zwangspatienten unverzichtbar.

Ziel: In der Psychotherapie der Zwänge spielt die Psychoedukation eine übergeordnete Rolle, um wirksame Interventionen zu ermöglichen und eine langfristige Motivation des Patienten zu schaffen. Ziel ist nicht nur, eine profunde Wissensbasis für den Patienten zu vermitteln, sondern auch, seine Motivation und Compliance so weit zu erhöhen, dass weitere therapeutische Schritte im Rahmen einer Therapie und darüber hinaus geplant werden können.

◻ Tab. 11.1 Übersicht über die Therapieeinheiten in Modul 5.1

Therapieeinheit 5.1.1	Kennzeichen der Zwangsstörung und Exploration
Therapieeinheit 5.1.2	Durchführung der Y-BOCS
Therapieeinheit 5.1.3	Erstellen einer Zwangshierarchie
Therapieeinheit 5.1.4	Aufrechterhaltung der Zwangsstörung
Therapieeinheit 5.1.5	Psychotherapie der Zwangsstörungen
Therapieeinheit 5.1.6	Pharmakotherapie der Zwangsstörungen

Therapieeinheit 5.1.1: Kennzeichen der Zwangsstörung (25 Min)

Zu Beginn der Therapie sollten zunächst die wichtigsten Merkmale des Zwangs und generelle Informationen zur Entstehung und Häufigkeit der Zwangsstörung vermittelt werden. Wichtig ist, dass der Therapeut eine destigmatisierende Haltung vertritt und von Beginn an empathisch auf etwaige Schamgefühle des Patienten eingeht.

Weiterhin sollten in dieser Sitzung wichtige Störungsbegriffe erläutert werden, um dem Patienten das Verständnis der Zwangsstörung zu erleichtern. Dabei sollte ein direkter Bezug zur Symptomatik des individuellen Patienten hergestellt werden. Eine von Waschzwängen geplagte Patienten sollte z. B. lernen, dass plötzliche Gedanken daran, sich mit einer Krankheit infizieren zu können, als Intrusion bezeichnet werden, und es sich bei den von ihr dagegen eingesetzten Wasch- und Putzhandlungen um *Zwangshandlungen* bzw. Zwangsrituale handelt. Der Patient sollte schon frühzeitig darauf hingewiesen werden, dass Rituale mental ausgeführt werden können (z. B. positive Gegengedanken, gedankliches Zählen u. Ä.).

▪ ▪ Hilfreiche Fragen zur Exploration des individuellen Zwangssystems:

— „Welche beunruhigenden Gedanken oder Vorstellungen kommen Ihnen im Alltag spontan in den Kopf?"
— „Was tun Sie, wenn Sie diese Intrusion erleben?"
— „Gibt es auch andere Handlungen oder Verhaltensweisen, die Ihnen in so einer Situation helfen können?"
— „Wie viel Zeit verbringen sie am Tag mit dem Durchführen der unterschiedlichen Zwangsrituale?"
— „Gibt es Situationen, in denen keine Intrusionen und Rituale auftreten?"
— „Gibt es Situationen, in denen die Intrusionen und Rituale besonders häufig auftreten?"
— „Was ist an diesen Situationen für Sie besonders?"

Der Therapeut muss damit rechnen, dass der Patient ihm nur Schritt für Schritt Einblick zum „Zwangssystem", also der Logik und den Verhaltensregeln des Zwanges, gewährt. Hier ist es keine Seltenheit, dass Zwangspatienten Sachverhalte bagatellisieren, dissimulieren, die Relevanz einzelner Verhaltensweisen für den Zwang zunächst leugnen oder ganze Zwangsbereiche unerwähnt lassen. Die Arbeit mit dem Zwangspatienten mag dadurch, besonders in den frühen Therapiestadien, von geradezu „detektivischer" Explorationstätigkeit geprägt sein. Der Therapeut muss sich daher eine flexible Haltung in der Exploration einnehmen und fortlaufend neue Erkenntnisse in den Therapieplan integrieren, um dem Patienten die bestmögliche Therapie zu gewährleisten. Besonderes Augenmerk sollte der Therapeut dabei auf den Einsatz solider Gesprächsführungstechniken (wie z. B. strukturiertes und offenes Fragen) legen. Dies erleichtert die notwendige Informationsgewinnung und erlaubt dem häufig von starken Schamgefühlen und Zweifeln geplagten Patienten leichter, ein tragfähiges Bündnis mit dem Therapeuten zu gestalten.

Fallbeispiel Frau M.

Frau M. berichtet im Aufnahmegespräch von ausgeprägten Waschritualen. In den letzten Jahren habe sie immer mit der Furcht gelebt, sich durch unachtsames Handeln mit HIV infizieren zu können. In der Anamnese berichtet sie bereitwillig von Ihren Problemen damit, Türklinken und andere Gegenstände zu berühren, sowie häufigem Händewaschen und Duschen. Weitere Zwangssymptome werden verneint und die Patientin kann sich auf eine Begrenzung der Rituale durch das Pflegepersonal einlassen. Dieses bemerkt bald, dass Frau M. auch abseits der Reinigungshandlungen viel Zeit zurückgezogen auf ihrem Zimmer verbringt. Im Einzelgespräch soll exploriert werden, ob weitere, bislang unbekannte Rituale hierfür die Ursache sind.

Th.: Wir haben bemerkt, dass Sie sich häufig auf ihrem Zimmer aufhalten. Wir möchten Ihre Privatsphäre nicht verletzen, machen uns aber Sorgen, dass Ihre Zwänge Sie im Griff haben könnten. Möchten Sie mit mir darüber sprechen?

Pat.: Nein, die Pflege schaut mir doch immer beim Händewaschen zu. Davon habe ich Ihnen schon erzählt.

Th.: Ja, Sie machen das bisher sehr gut, was die Waschrituale angeht (*positive Verstärkung*). Es gibt aber auch noch andere Zwangsformen, die nichts mit dem Waschen zu tun haben. Das können ganz kleine, häufige Handlungen sein, die sich vielleicht auch nicht logisch erklären lassen. Beispielsweise müssen manche Menschen immer wieder schauen, ob sie etwas vergessen haben, oder ob das Fenster geschlossen ist. Kennen Sie solche Verhaltensweisen von sich?

Pat.: Kontrollieren tut doch jeder, das soll nun auch krank sein?

Th.: Alle Rituale haben ihren Ursprung in ganz normalen, gesunden Verhaltensweisen (*Wissen vermitteln*). Rituale sind etwas Wichtiges, ohne sie könnten wir unseren Alltag nicht bewältigen. Viele Zwangspatienten führen solche Handlungen aber aus, weil Sie unangenehme Befürchtungen oder Gefühle haben. Wenn das bei Ihnen der Fall sein sollte, würden wir gerne von Ihnen mehr über solche Befürchtungen erfahren, damit wir Ihnen helfen können, besser damit klar zu kommen.

Pat.: Das ist mir aber sehr unangenehm, darüber zu sprechen. Sie halten mich doch für bekloppt! … Nun ja, wenn ich nicht genau sieben Mal schaue, ob alle Gegenstände an ihrem Platz sind, habe ich die Sorge, dass meiner Familie etwas Schlimmes passieren könnte.

Th.: Ich finde es bemerkenswert, dass Sie mit mir so offen darüber sprechen, obwohl Sie befürchten, dass ich Ihr Problem vielleicht nicht nachvollziehen kann. Ich verstehe, dass es sich für Sie um eine unangenehmes Thema handelt (*Validierung*). Sich um seine Familie zu sorgen, ist eine nachvollziehbare Sache, Sie müssen sich keine Sorgen machen, hier als „bekloppt" abgestempelt zu werden.

Die Logik des Zwanges und deren Bezug zu den individuellen Symptomen eines Betroffenen zu verstehen, ermöglicht dem Therapeuten nicht einfach nur einen empathischeren Patientenkontakt. Das Zwangssystem zu verstehen, ist vielmehr eine Voraussetzung, um später essentielle therapeutische Interventionen zu planen und durchzuführen.

Das Fazit der Sitzung sollte darin bestehen, dem Patienten zu vermitteln, dass es sich bei der Zwangsstörung um eine behandelbare Störung handelt und dass bei entsprechender Therapiemotivation gute Chancen bestehen, die Symptome deutlich zu lindern. Am Ende der Sitzung sollte der Patient eine Vorstellung davon haben, wie seine Symptome in Intrusionen und Rituale unterschieden werden können.

Zusammenfassung:
Kennzeichen der Zwangsstörung
- Destigmatisierung der Symptome.
- Begriffsklärung Intrusion/Ritual.
- Gründliche Exploration des Zwangssystems.
- Verhaltensbeobachtung auf Station nutzen (Bagatellisierungstendenz des Patienten).

Therapieeinheit 5.1.2: Durchführung der Y-BOCS (25–50 Min)

Das bereits dargestellte halbstrukturierte Interview Y-BOCS sollte in dieser Sitzung mit dem Patienten durchgeführt werden, um einen differenzierten Überblick über die Symptome und Beschwerden zu erhalten. Der Interviewleitfaden kann dem Arbeitsblatt 11-4.1 „Y-BOCS" entnommen werden.

Therapieeinheit 5.1.3: Erstellen einer Zwangshierarchie (25 Min)

Die Zwangshierarchie ist eine Methode, das mehreren Zielen im Therapieplan dient. Einerseits ist sie eine notwendige Voraussetzung für die Planung und Durchführung des Therapiemoduls *Exposition mit Reaktionsverhinderung* (5.2). Zusätzlich ist sie für den Patienten eine Möglichkeit, Ordnung in die verworrene Zwangssymptomatik zu bringen und sich einen Überblick darüber zu verschaffen, wie stark die einzelnen Lebensbereiche durch den Zwang beeinträchtigt sind.

Während dieser Therapieeinheit ist das Ziel, gemeinsam mit dem Patienten ein Arbeitsblatt (s. Arbeitsblatt 11-5.1-1 „Zwangshierarchie") zu erstellen, das möglichst umfassend die Rituale des Patienten nach der durch sie subjektiv entstehenden Belastung sortiert. Vorab sollte mit dem Patienten hierzu ein Zwangsthermometer vereinbart werden, also eine Skala, die der subjektiv wahrgenommenen Belastung eine Zahl zuordnet.

Fallbeispiel Frau M. (Fortsetzung)

Th.: Stellen Sie sich vor, wir könnten nun ihre Zwangssymptome messen wie man Fieber mit einem Thermometer misst. Auf einer Skala von 0 bis 100 wären Sie bei 0 völlig symptomfrei. Können Sie mir beschreiben, in welchen Situationen wir bei Ihnen eine 100 messen würden?

Pat.: Wenn ich mit Schmutz in Berührung komme.

Th.: Lassen Sie uns hierfür eine möglichst konkrete Situation aus ihrem Alltag finden. Wann kommen Sie denn mit Schmutz in Berührung?

Pat.: Zum Beispiel, wenn meine Kinder mit dreckigen Schuhen nach Hause kommen und ich die dann putzen muss.

Th.: Wenn Sie dann die Schuhe geputzt haben, melden sich wieder die Zwänge?

Pat.: Ja, dann muss ich mir schnell die Hände waschen.

Th.: Wäre das jetzt schon eine Situation, in der sie im Zwangsthermometer eine 100 erreichen würden?

Pat.: Nein, vielleicht eher eine 70. Da gibt es noch schlimmere Situationen.

Wichtig ist bei der Erstellung der Hierarchie, zunächst alltagsnahe und für den Patienten bekannte und nachvollziehbare Situationen einzustufen. Ebenso sollte man aber Situationen explorieren, die über den aktuellen Alltag des Patienten hinausgehen! Zwangspatienten zeigen oft ausgeprägtes Vermeidungsverhalten gegenüber zwangsbesetzten Auslösereizen, sodass viele relevante Situationen nicht mehr zur Alltagswelt des Patienten gehören.

Fallbeispiel Frau M. (Fortsetzung)

Th.: Von den Situationen, die Sie mir bisher genannt haben, ist also die schlimmste, wenn Sie etwas vom Boden Ihres Badezimmers aufheben müssen, dass heruntergefallen ist.

Pat.: Ja, das ist sehr eklig. Im Bad landet ja immer jeder mögliche Dreck, da waschen sich ja alle. Gerade neulich fiel mir mein Ring auf den Boden, während ich Hände wusch, den wollte ich nicht mehr aufheben.

Th.: Können Sie sich vorstellen, dass es vielleicht Orte gibt, an denen es für Sie noch schlimmer wäre, den Ring wieder aufzuheben? Zum Beispiel auf einer öffentlichen Toilette?

Pat.: Um Himmels Willen, ja! Das würde ich auf keinen Fall machen! Auf einem öffentlichen WC war ich seit Jahren nicht mehr!

Th.: Das heißt ja, dass Ihr Badezimmer in Ihrer Vorstellung nicht so gefährlich ist wie andere Orte. Dann würde Ihr Zwangsthermometer also noch nicht bis 100 ausschlagen. Welche Zahl wäre denn realistischer?

Während der Exploration der unterschiedlichen Situationen kann es hilfreich sein, unterschiedliche Symptome heranzuziehen und diesen einen Zahlenwert zuzuordnen. So sollten sich unterschiedlich belastende Auslösesituationen finden lassen, die einen höheren bzw. niedrigeren Skalenwert rechtfertigen.

Nach Fertigstellung erhalten sowohl Therapeut als auch Patient eine Kopie der Zwangshierarchie. Der Patient ist dazu angehalten, die Hierarchie bei neuen Erkenntnissen zu erweitern oder zu modifizieren. Das kann er beispielsweise im Rahmen eines Therapieauftrags tun.

Zusammenfassung: Zwangshierarchie

- Erfassung zwangsauslösender Situationen und Reize sortiert nach deren Schwierigkeit.
- Gezielt nach Situationen fragen, die der Patient womöglich schon lange vermeidet.
- Die Erstellung der Zwangshierarchie ist eine notwendige Voraussetzung für das Modul 5.2 *Exposition mit Reaktionsverhinderung*.

Therapieeinheit 5.1.4: Aufrechterhaltung der Zwangsstörung (25 Min)

Da eine retrospektive Kausalerklärung für die Entstehung der Zwangsstörung im individuellen Fall nur selten und auch dann nie mit völliger Sicherheit möglich ist, sollte dies dem Patienten auch so mitgeteilt werden. Wichtig ist, bei Fragen wie „Woher kommt meine Zwangsstörung?", „Warum bin gerade ich betroffen?" oder „Welches Ereignis hat das alles ausgelöst?" schon frühzeitig mitzuteilen, dass der Versuch einer Ursachenklärung nur wenig therapeutisch wertvoll ist, aber stattdessen die Mechanismen der Aufrechterhaltung genauer betrachtet werden sollten.

Das hierfür geeignete kognitiv-behaviorale Modell der Zwangsstörung stellt den Zusammenhang von Intrusionen und Zwangsritualen sowie die vermittelnden intrapsychischen Prozesse dar. Sein psychoedukativer Wert besteht darin, dem Patienten aufzuzeigen, dass die belastenden Rituale direkt durch kognitive Einstellungen beeinflussbar sind. Durch die Erarbeitung der Rolle von Bewertung und Angstreaktion bei der Aufrechterhaltung der Zwänge

kann dem Patienten die Notwendigkeit zur eigenen Mitarbeit am therapeutischen Prozess vermittelt werden, indem eigene aufrechterhaltende Anteile konkretisiert werden. Hierfür ist es zunächst notwendig, das Auftreten von Intrusionen zu entpathologisieren, um später vermitteln zu können, dass der aufrechterhaltende Mechanismus in der Bewertung der Intrusionen liegt.

Fallbeispiel Herr C.

Herr C. beschreibt intrusive Vorstellungen und Impulse, in der Öffentlichkeit die Beherrschung verlieren und aggressive sowie exhibitionistische Verhaltensweisen zeigen zu können. Um diese Impulse zu vermeiden, verließ er seine Wohnung nur noch einmal alle zwei Wochen, um seine Einkäufe zu erledigen. Jeder Ausgang ist für den Patienten mit großer Anstrengung verbunden. Zum vermeintlichen Schutz anderer Menschen hält er seine Hände ständig kontrollierend in seinen Manteltaschen verkrampft verborgen.

Th.: Sie sagten mir ja in unserer letzten Sitzung, dass Sie häufig den Gedanken haben, plötzlich einen Passanten schubsen oder schlagen zu müssen.

Pat.: Ja, eigentlich ein völlig blödsinniger Gedanke, ich habe in meinem ganzen Leben ja noch niemanden geschlagen, das weiß ich ja im Grunde auch. Warum komme ich denn trotzdem nicht von dieser fixen Idee los?

Th.: Glauben Sie denn, dass nur Sie unter solchen Vorstellungen leiden?

Pat.: Natürlich, das hat doch kein gesunder Mensch.

Th.: Studien zeigen aber, dass über 80 % aller Menschen im Alltag solche plötzlich auftretenden, unsinnigen oder sogar bedrohlichen Gedanken kennen, oft auch mit aggressiven Inhalten, wie Sie mir ihre aufdringlichen Gedanken beschreiben. Das ist ein sehr verbreitetes Phänomen (*Wissen vermitteln*).

Pat.: So viele Menschen haben das auch? Warum hat dann nicht jeder einen Zwang?

Es wird empfohlen, als grafische Grundlage die vereinfachte Variante des Modells (◘ Abb. 11.2) zu nutzen (s. Arbeitsblatt 11-5.1-2 „Kognitiv-Behaviorales Modell") und einen *sokratischen Gesprächsstil* zu wählen. Die sokratische Gesprächsführung zielt darauf ab, nicht im Sinne eines „Frontalunterrichts" Fakten und Wissen direkt zu präsentieren, sondern den Patienten durch gelenkte Fragestellung selbst Erkenntnisse und Einblicke gewinnen zu lassen. Anstatt also z. B. direkt zu erläutern, dass eine aversive emotionale Reaktion nur dann zustande kommt, wenn vorab eine entsprechende kognitive Bewertung erfolgt, könnte der Patient gefragt werden, welche anderen Bewertungen für eine Intrusion möglich sind, und zu welchen alternativen emotionalen Reaktionen diese führen würden. Der Patient wird auf diese Weise an die Erkenntnis herangeführt, dass erst durch die Bewertung bzw. Bedeutungszuschreibung des Gedankens Intrusionen ihre bedrohliche Wertigkeit erhalten, ohne die sie niemals reaktionsauslösend wirksam sein könnten. Wichtig ist hierbei die ständige Einbindung des Patienten in die Modellausführung und häufiges Gegenüberstellen von Modell und individuellen Symptomen, damit er anhand eigener Erfahrungen das Modell erarbeiten und einen persönlichen Bezug zur Theorie herstellen kann.

Fallbeispiel Herr C. (Fortsetzung)

Th.: (*verdeutlicht anhand des Arbeitsblattes den Pfeil von Intrusion zu Bewertung*) Sie sehen also: Weil sie ein gewaltablehnender Mensch sind, empfinden sie die Vorstellung, jemanden plötzlich schlagen zu können, als besonders unangenehm.
Pat.: Wollen Sie mir sagen, es gibt Menschen, die diese Vorstellung nicht unangenehm finden?
Th.: Jeder Mensch hat unterschiedliche Wertvorstellungen. Aber Bewertung meint hier nicht, dass ihr moralischer Standpunkt das Problem ist. Ein anderer Mensch, der diesen Gedanken plötzlich erlebt, würde sich vielleicht sagen: „Das war jetzt aber ein unsinniger Gedanke, so etwas mache ich doch nicht." und sich nicht weiter daran aufhalten.
Pat.: Wenn ich das denken könnte, würde ich sicher nicht so viel Angst haben.

Th.: Das ist genau richtig! Sehen sie hier (*bezugnehmend auf das Arbeitsblatt*): Ihre Bewertung ist die direkte Ursache für ihre Angstreaktion.

Am Ende der Sitzung sollte der Patient durch die Erläuterung des kognitiv-behavioralen Modells in der Lage sein, zu verstehen, wie Intrusionen und Zwangsrituale miteinander zusammenhängen und welche Einstellungen diesen Zusammenhang ermöglichen. Dazu kann man ihn bitten, das Modell noch einmal mit eigenen Worten zu erklären.

Zusammenfassung: kognitiv-behaviorales Modell

- Darstellen der intrapsychischen Zusammenhangskette von Intrusion und Ritual.
- Persönliche Anteile an der Aufrechterhaltung herausstellen.

Therapieeinheit 5.1.5: Psychotherapie der Zwangsstörungen (25 Min)

Die bisherigen Therapieeinheiten hatten zum Ziel, dem Patienten ein besseres Verständnis seiner Störung zu vermitteln, die Zwangsproblematik zu hierarchisieren und grob orientierend eigene aufrechterhaltende Anteile zu identifizieren. Aufbauend hierauf können gemeinsam mit dem Patienten therapeutische Ziele hergeleitet werden. Nach Vermittlung des kognitiv-behavioralen Störungsmodells kann es unter Umständen notwendig sein, Zielvorstellungen des Patienten zu korrigieren. Beispielsweise könnte er den Wunsch hegen, seine Intrusionen völlig verdrängen zu können, was allerdings unrealistisch ist. In solchen Fällen ist ein empathischer Umgang mit dem Betroffenen besonders wichtig, um angesichts des Leidensdrucks nachvollziehbare Wunschvorstellungen zu modifizieren. Nach dieser Sitzung sollte der Patient durch sein Vorwissen in der Lage sein, mit Hilfestellung durch den Therapeut realistische Therapieziele selbst abzuleiten.

Fallbeispiel Herr C. (Fortsetzung)

Th.: Sie wissen nun ja, wie ihre Intrusionen und die Zwangsrituale zusammenhängen.

Haben Sie denn eine Vorstellung, wie wir nun therapeutisch dagegen vorgehen könnten?
Pat.: Eigentlich müsste ich ja nur aufhören, an diese belastenden Vorstellungen zu denken, und alles wäre wieder gut.
Th.: Ja, die Intrusionen belasten sie ja in sehr vielen Lebensbereichen. Ich verstehe gut, dass Sie die loswerden wollen (*Validierung*). Leider kann man seine Gedanken nie vollständig kontrollieren. Könnten Sie sich denn vorstellen, wie man noch gegen die Zwänge vorgehen könnte (*lösungsorientiertes Handeln fördern*)?
Pat.: Ich glaube, wenn mir die Gedanken nicht so unangenehm wären oder wenn ich weniger Angst vor ihnen hätte, wäre mir auch schon geholfen.
Th.: Sehr gut! Da haben Sie einen Bereich des Zwangs genannt, an dem wir ansetzen können (*positive Verstärkung*). Wir könnten daran arbeiten, Ihnen einen anderen Umgang mit den Intrusionen zu ermöglichen.

Der Wunsch, alle Symptome mit einem Schlag loszuwerden, kann bei Patienten sehr tief verwurzelt sein. Hier gilt es, die am stärksten beeinträchtigten Lebensbereiche anhand der Zwangshierarchie herauszustellen und möglichst konkrete Kriterien zu definieren, an denen sich später der Therapieerfolg messen soll. Gerade angesichts kurzer Therapiezeiträume kann zunächst eine Unterteilung in kurzfristige und langfristige Therapieaufträge notwendig sein. Ein mögliches Ziel für kurze Therapieperioden kann beispielsweise sein, den zeitlichen Aufwand durch einzelne Rituale zu reduzieren. Bei der Formulierung von Therapiezielen sollten auch Komorbiditäten, insbesondere depressive Symptome, berücksichtigt werden, die eigenständige Therapieziele rechtfertigen können. Hier muss zunächst die im Vordergrund stehende Störung behandelt werden, nicht mehrere Syndrome gleichzeitig! Je nach Schwere der Zwangssymptomatik müssen unter Umständen auch zeitliche Vorstellungen des Patienten relativiert werden.

■ ■ Hilfreiche Fragen zur Formulierung von Therapiezielen:
- „Ihre Zwangserkrankung hat sich über eine lange Zeit chronifiziert, sodass wir eine völlige Heilung nicht über Nacht erwarten können. Welches Ritual stört Sie derzeit am meisten?"
- „Gibt es etwas, was Sie schon seit langer Zeit einmal wieder machen wollten, was der Zwang Ihnen jedoch nicht erlaubt?"
- „Könnten Sie sich vorstellen, wieder mehr Freude am Leben zu haben, wenn Sie für ihre Rituale nur noch die Hälfte der Zeit benötigen würden?"

Die Definition von Therapiezielen dient gleichermaßen als Leitfaden für die Gestaltung der folgenden Therapiesitzungen als auch als motivationaler Anreiz für Ihren Patienten. Daher sollten Therapieziele individuell passgenau ausgewählt werden, damit ein aufrichtiger Wunsch des Patienten zur Mitarbeit an der Therapie entstehen kann. Die so vereinbarten Therapieziele können zudem schriftlich (s. Arbeitsblatt 11-5.1-3 „Therapieziele") festgehalten werden. Die wichtigste Botschaft dieser Sitzung ist, dass die Therapiemotivation einer der wichtigsten Prädiktoren für den Therapieerfolg ist. Der Therapeut sollte dem Patienten diese Information vermitteln, ohne ihn dabei unter Leistungsdruck zu setzen oder unrealistische Therapieversprechen zu leisten. Patienten erkundigen sich an dieser Stelle oftmals durch Fragen wie „Aber wie soll ich das erreichen?" nach den konkret geplanten Interventionen. Die genaue Durchführung der Therapie sollte mit dem Patienten in einer eigenständigen, zeitnahen Therapieeinheit besprochen werden. Eine gute psychoedukative Vorbereitung auf Interventionen wie die Exposition mit Reaktionsverhinderung ist zeitaufwändig und sollte nicht beiläufig geschehen, um beim Patienten keine falschen Erwartungen zu wecken (s. Therapieeinheit 5.2.1).

▪▪ Zusammenfassung: Psychotherapie des Zwangs

- Ableitung möglichst konkreter, individueller Therapieziele.
- Berücksichtigung des Schweregrades der Symptomatik und des zeitlichen Umfangs der Therapie.
- Steigerung der Therapiemotivation.

Therapieeinheit 5.1.6: Pharmakotherapie der Zwangsstörungen (25 Min)

Das Gros der Studien zeigt eine klar überlegene Effektstärke für die Kombinationstherapie von kognitiv-verhaltenstherapeutischen Verfahren mit Medikamenten aus der Gruppe der selektiven Serotoninwiederaufnahmehemmer (SSRIs). Die Kombinationstherapie stellt also die beste Form der Therapie dar. Viele vorbehandelte Zwangspatienten haben schon unterschiedliche Psychopharmaka in ihrer Krankheitshistorie eingenommen. Oft bestehen auch Abneigungen gegen Medikamente insgesamt oder einzelne Präparate aufgrund von Nebenwirkungen oder Voreingenommenheit. Ziel dieser Sitzung ist es, dem Patienten zu vermitteln, dass Pharmakotherapie und Psychotherapie einander ergänzende und begünstigende Therapiemaßnahmen sind, die gemeinsam die bestmögliche Chance auf Therapiefortschritt und Genesung bieten.

Fallbeispiel Herr C. (Fortsetzung)

Th.: Herr C., angesichts der Schwere Ihrer Zwangsstörung und der langen Erkrankungszeit möchten wir gerne mit Ihrem Einverständnis ein Medikament zur Unterstützung Ihrer Therapie einsetzen. Wie stehen Sie hierzu?

Pat.: Ich habe schon so viele probiert, da kommt es auf eines mehr oder weniger auch nicht mehr an.

Th.: Welche Erfahrungen haben Sie bisher mit Psychopharmaka gemacht?

Pat.: Die wirken bei mir alle sowieso kaum, ich merke von denen praktisch gar nichts.

Th.: Jeder Mensch reagiert unterschiedlich auf die Wirkstoffe. Wichtig ist, dass ein Medikament mit einer Psychotherapie kombiniert

wird. Oft merkt man erst, wenn man sich bewusst mit dem Zwang auseinander setzt, ob das Medikament nicht doch einen positiven Effekt hat.

Pat.: Naja, ein wenig gelassener habe ich mich schon immer gefühlt, wenn ich die Medikamente genommen habe. Aber haben die denn nicht auch viele Nebenwirkungen?

Der Therapeut muss ungeachtet seiner Profession in der Lage sein, dem Patienten einen umfassenden Überblick über die infrage kommenden Psychopharmaka zu geben. Hierzu gehört neben einer Aufklärung über mögliche (häufige) Nebenwirkungen auch eine transparente Darstellung der Wirkungsweise, des Dosierungsalgorithmus, der angestrebten Zieldosis und einer zeitlichen Perspektive auch bezüglich des Wirkungseintritts und einer Toleranzentwicklung gegenüber eventuellen Nebenwirkungen. Ebenfalls sollte geklärt werden, dass Antidepressiva und Antipsychotika über kein Abhängigkeitspotenzial verfügen. Bei medikamentenängstlichen Patienten wird empfohlen, eine entkatastrophisierende Haltung gegenüber den möglichen Nebenwirkungen einzunehmen, ohne diese zu verharmlosen (s. auch Kap. 6 *Medikamentenadhärenz*).

❶ Cave
Bei medikamentenängstlichen Patienten, die Einblick in den Beipackzettel der Medikation fordern, führt das Aushändigen des Beipackzettels ohne weiteren Kommentar häufig zu einer Verweigerung der Pharmakotherapie. Wir empfehlen in diesem Fall, den Beipackzettel mit dem Patienten gemeinsam zu besprechen und die Häufigkeiten der Nebenwirkungen realistisch einzuordnen. Hilfreich kann hier der Vergleich des Beipackzettels mit dem eines bekannten, „alltäglichen" Präparats sein (z. B. Ibuprofen, ASS).

In letzter Konsequenz ist der Wunsch des Patienten zu respektieren, auch wenn dies bedeutet, dass eine suboptimale Therapiestrategie ohne psychopharmakologische Unterstützung gewählt werden muss. Übermäßige Überzeugungsarbeit kann das therapeutische Bündnis belasten und beim Patienten ein schlechtes Gewissen erzeugen, bzw. sogar zum Therapieabbruch führen, wenn er den Eindruck gewinnt, sich seiner „irrationalen" Medikamentenängste nicht erwehren zu können.

Zusammenfassung: Pharmakotherapie
- Medikamentenvorerfahrungen erheben.
- Wirkweise und Nebenwirkungen vermitteln.
- Medikamentenängste gemeinsam mit dem Patienten besprechen.

11.5.2 Modul 5.2: Exposition mit Reaktionsverhinderung

Modul 5.2 beinhaltet vier Therapieeinheiten, die im Folgenden dargestellt sind (◘ Tab. 11.2).

Indikation: Die *Exposition mit Reaktionsverhinderung* (ERP, exposure and response prevention) muss als zwangsspezifische Form der *Konfrontation* in jedem Therapieplan berücksichtigt werden. Sie ist bei Patienten mit beobachtbaren Ritualen leichter plan- und durchführbar als bei Patienten ohne äußerlich erkennbare Zwangsrituale. In letzterem Fall ist es notwendig, die mentalen Rituale des Patienten gut er erfassen und verstärkt den Schwerpunkt auf die Exposition mit Reaktionsverhinderung in sensu (Therapieeinheit 5.3.2) zu legen.

◘ Tab. 11.2 Übersicht über die Therapieeinheiten in Modul 5.2

Therapieeinheit 5.2.1	Exposition mit Reaktionsverhinderung I
Therapieeinheit 5.2.2	Exposition mit Reaktionsverhinderung II
Therapieeinheit 5.2.3	Exposition mit Reaktionsverhinderung III
Therapieeinheit 5.2.4	Exposition mit Reaktionsverhinderung IV

Ziel: Die Therapieeinheit ERP I liefert wichtige psychoedukative Informationen, um die Bereitschaft des Patienten, an der ERP-Therapie mitzuwirken, zu steigern und das Therapievorgehen transparent zu machen.

Die Therapieeinheit ERP II dient der Planung einzelner Sitzungen und zur Konkretisierung der Auslösesituation gemeinsam mit dem Patienten.

Die Einheiten ERP III und IV haben die eigentliche Durchführung der Konfrontation zum Inhalt und sollten mit dem Patienten mehrfach für jeweils neue Auslösesituationen wiederholt werden. Sie verfolgen das übergeordnete Ziel, dem Patienten zunächst bei schwierigen und bislang nicht bearbeiteten Auslösesituationen als Begleiter zur Seite zu stehen (ERP III). Dies gewährleistet die fehlerfreie Durchführung und hilft, Erwartungsängste zu überwinden. Gerade mit Hinblick auf einen guten Transfer des Therapieerfolges über den stationären Aufenthalt hinaus ist aber die zunehmende Abgabe der ERP in die Eigenverantwortung des Patienten notwendig (ERP IV).

Therapieeinheit 5.2.1: Exposition mit Reaktionsverhinderung I (25 Min)

Die Konfrontation mit zwangsauslösenden Reizen ist zweifelsohne der wichtigste Bestandteil in der Therapie von Zwängen. Die Wirksamkeit der Exposition mit Reaktionsverhinderung ist besser belegt als die jeder anderen Intervention. Ihr Einsatz als Kernbestandteil einer jeden Zwangstherapie muss daher schulübergreifend gefordert werden. Anders als bei der Therapie von Angststörungen reicht es nicht aus, den Patienten mit dem auslösenden Reiz zu konfrontieren, um einen Habituationsprozess zu initiieren. Zusätzlich muss bei der Zwangsstörung das Zwangsritual inklusive kognitiver Vermeidungsstrategien (s. u.) unterbunden werden, damit eine Neubewertung des Reizes und eine Handlungsmodifikation erreicht werden kann.

In dieser Therapieeinheit erfolgt die Aufklärung über die Expositionstherapie. Sie sollte frühzeitig auf die Psychoedukation folgend durchgeführt werden, da ansonsten falsche, katastrophisierende Erwartungen vom Patienten aufgebaut werden können. Eine Feinheit in der stationären Psychotherapie ist, dass Patienten untereinander Therapieerfahrungen austauschen, sodass etwaige Erwartungsängste zwischen Patienten transportiert werden können. Alternativ können Patienten schon selbst Erfahrungen mit falsch durchgeführten Konfrontationen gemacht haben und voreingenommen in der Therapie auftreten. Ziel dieser Therapieeinheit ist, neben der eigentlichen Informationsvermittlung solche Einstellungen des Patienten zu erheben und nach Möglichkeit zu modifizieren, um eine möglichst gute Compliance für die folgenden Therapieeinheiten zu schaffen.

Fallbeispiel Frau L. (Fortsetzung)
Th.: Sie haben wahrscheinlich von Ihren Mitpatienten schon etwas über Expositionstherapie gehört. Was verbinden Sie mit diesem Begriff?
Pat.: Das klingt für mich nach einer Holzhammermethode. Man soll ja genau das machen, was man am wenigsten kann. Ich verstehe nicht, warum mir das helfen sollte.
Th.: Auf den ersten Blick wirkt das Konzept sicher so, als würde man ohne Rettungsring ins kalte Wasser geworfen werden. Tatsächlich müssen Sie bei der Expositionstherapie in Situationen gehen, in denen Ihre Angst und Anspannung auftreten wird. Die Expositionstherapie dient dazu, Ihnen die Erfahrung zu ermöglichen, dass Ängste und Anspannung auch ohne Zwangsrituale vorübergehen. Ich möchte Ihnen erklären, wie man solche Expositionen macht und was Sie davon haben, wenn Sie sich entscheiden, selbst an so einer Therapie teilzunehmen.

Viele Zwangspatienten beschreiben beim Auftreten von Intrusionen Angst als emotionale Reaktion. Im Folgenden wird ein aus der Behandlung von Angststörungen bekanntes Schema, die *Angstverlaufskurven*, adaptiert, um den Verlauf von Angstsymptomen während der Expositionsbehandlung zu verdeutlichen. Wie bereits im Zusammenhang mit dem kognitiv-behavioralen Modell dargestellt (s. Therapieeinheit 5.1.4), tritt aber nicht bei jedem Patienten Angst auf. Alternativ kann sich beispielsweise auch Ekel zeigen. Wieder bei anderen Patienten mag es sich um eine diffuse, physiologische innere Anspannung handeln oder aber auch um aversive Körpersymptome. Der Begriff Angstverlaufskurven wurde deshalb aufgrund der Häufigkeit von Angst bei Zwangspatienten geprägt, kann aber auch alternativ z. B. als Ekelverlaufskurven oder Anspannungsverlaufskurven individuell auf den Patienten zugeschnitten werden. Der Lesbarkeit halber wird im Folgenden der Begriff Angstverlaufskurven als Referenz weiter genutzt. Abbildung 11.4 zeigt ein physiologisch begründetes, grafisch darstellbares Modell, um die Erwartungshaltung des Patenten in Bezug auf zwangsauslösende Situationen zu bestimmen und ggf. zu korrigieren.

Die meisten Zwangspatienten haben in der Vergangenheit die Erfahrung gemacht, dass der innere Druck oder die aversiven Gefühle enorm ansteigen, wenn sie auf ihre Zwangsimpulse nicht mit entsprechenden Vermeidungsritualen reagieren können. Dies führt zu der Annahme, dass im Falle einer gänzlichen Unterlassung des Zwangsrituals die innere Anspannung und die aversiven Gefühle bis ins Unendliche steigen würden. In letzter Konsequenz führt dies, wenn zunächst Widerstand gegen die Rituale geleistet wird, fast immer zu einer verzögerten und intensiveren Durchführung der Zwangsrituale. Dies erzeugt dann wiederum ein ausgeprägt schlechtes Gewissen und den Eindruck, gescheitert zu sein. Unbehandelte Zwangspatienten haben daher meistens noch nicht die Erfahrung, was wirklich passiert, wenn ein Zwangsritual konsequent nicht ausgeführt wird.

Für diese Sitzung ist vorgesehen, die in Abbildung 11.4 abgebildeten Angstverläufe mit dem Patienten gemeinsam zu besprechen (◘ Abb. 11.4).

In der Abbildung lassen sich drei verschiedene Angstverlaufskurven unterscheiden. Kurve 1 zeigt hierbei den Verlauf einer Erwartungsangst, wie ihn viele Patienten vor ihrer

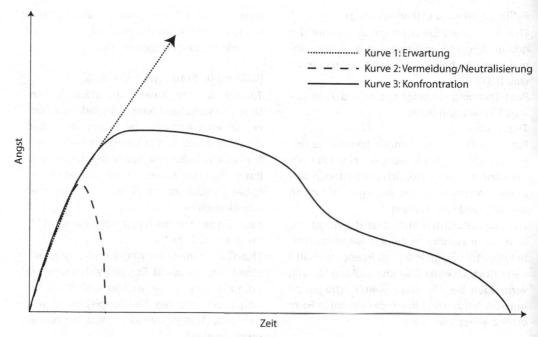

Abb. 11.4   Angstverlaufskurven (adaptiert nach Reinecker 1994)

ersten Konfrontation schildern: Die Angst steigt bis ins Unendliche an. Am Ende steht hier häufig die Angst, ohnmächtig zu werden, vor Angst „verrückt" zu werden oder gar zu sterben. Kurve 2 zeigt den Angstverlauf bei Vermeidung bzw. Neutralisierung des zwangsauslösenden Stimulus: Es kommt zu einem spontanen, steilen Abfall der Angst (negative Verstärkung). Kurve 3 zeigt zuletzt den Verlauf der Angst bei Reizkonfrontation: Der Abfall der Angst geschieht langsam und kontinuierlich.

Wir empfehlen, die Angstverlaufskurven gemeinsam mit dem Patienten grafisch herzuleiten (s. Arbeitsblatt 11-5.2-1 „Angstverlaufskurven"). Zunächst müssen die Erwartungen des Patienten bei Unterdrückung eines Zwangsrituals erfragt werden.

Fallbeispiel Frau L. (Fortsetzung)
Th.: Stellen Sie sich bitte eine Situation vor, in der Sie zuletzt den Drang hatten, sich die Hände zu waschen. Welche Gedanken gingen Ihnen durch den Kopf?
Pat.: Ich dachte mir: „Ich könnte gefährliche Bakterien an der Hand haben."

Th.: Sie wollten also die Hände waschen, um die Bakterien zu entfernen.
Pat.: Genau.
Th.: Haben Sie schon einmal versucht, sich die Hände nicht zu waschen, nachdem so ein Gedanke aufgetreten ist?
Pat.: Ja, natürlich.
Th.: Was passierte dann mit Ihrer Angst?
Pat.: Die stieg immer weiter. Am Ende war mir vor Angst ganz schlecht.
Th.: Lassen Sie uns das einmal als Kurve einzeichnen. Was glauben Sie, passiert mit Ihnen, wenn die Angst immer weiter ansteigt?

Patienten ohne Vorerfahrung im Bereich der ERP schildern häufig die Erwartung, dass ihre Angst ohne Durchführung der Zwangsrituale bis ins Unendliche steigen könnte, oder aber ewig andauernd auf maximalem Niveau anhalten würde (Kurve 1). Diese erste Kurve sollte zunächst um den Angstverlauf bei Vermeidung ergänzt werden.

Fallbeispiel Frau L. (Fortsetzung)

Th.: Was haben Sie denn getan, um mit der großen Angst fertig zu werden, wenn Sie einmal versucht haben, sich nicht die Hände zu waschen?

Pat.: Das ging nie lange gut. Irgendwann wasche ich sie dann doch.

Th.: Warum?

Pat.: Die Angst wird immer schlimmer, je länger ich mir die Hände nicht wasche. Ich male mir dann aus, wie stark sich die Bakterien verbreiten, oft reicht es dann auch gar nicht mehr, nur die Hände zu waschen.

Th.: Sie befürchten also, dass die Angst gar nicht mehr aufhört, zu steigen, wie unsere erste Kurve hier zeigt. Indem es irgendwann also dann doch zu einer Zwangshandlung kommt, vermeiden Sie, die Angst weiter ertragen zu müssen. Ich zeichne Ihnen das einmal in Form einer zweiten Kurve ein.

Der dem Patienten aus dem Alltag bekannte Angstverlauf wird durch die zweite Angstkurve, „Vermeidung/Neutralisierung", dargestellt. Der Therapeut macht anhand dieser Kurve deutlich, dass die Erwartungen des Patienten nach weiterhin steigender bzw. langanhaltender Angst zunächst vernünftig erscheinen, da der Angstverlauf frühzeitig abgebrochen wird. Auch wenn die Erwartung des Patienten überzogen sein mag, so ist die Annahme, dass bei Konfrontation mit dem auslösenden Stimulus zunächst ein sehr intensiver Angstzustand eintreten wird, korrekt. An dieser Stelle ist es wichtig, den Patienten aber darauf hinzuweisen, dass dieses Verhalten zur Aufrechterhaltung des Zwangs führt! Durch die Vermeidung bzw. Neutralisierung von zwangsauslösenden Situationen kommt es zur negativen Verstärkung seines Verhaltens, da die negative Konsequenz (Angst) entfällt!

Hierdurch erhält das Ritual einen instrumentellen Wert als Mittel zur Bewältigung der Akutangst. Die Wahrscheinlichkeit, auf zwangsauslösende Reize mit Vermeidung und Ritualen zu reagieren, erhöht sich durch wiederholte Vermeidung also im Laufe der Zeit.

Wenn der Patient begriffen hat, dass er durch das wiederholte Vermeidungs- bzw. Neu-

tralisierungsverhalten störungsaufrechterhaltende Lernerfahrungen macht, kann die dritte Angstkurve eingetragen werden.

Fallbeispiel Frau L. (Fortsetzung)

Th.: Ich möchte Ihnen nun etwas zeigen. Durch Ihr Verhalten konnten Sie bislang zu keiner anderen Annahme gelangen, als zu der, dass Ihre Angst immer weiter ansteigt, wenn Sie keine Handlungen durchführen. Das zeigt Ihnen die erste Kurve, die wir aufgezeichnet haben. Tatsächlich ist diese Erwartung aber unrealistisch.

Pat.: Sie meinen, die Angst steigt gar nicht bis ins Unermessliche?

Th.: Ganz genau, der Angst sind physiologische Grenzen gesetzt. Es gibt Mechanismen in unserem Körper, die wichtiger sind als die Angst. Was würden Sie beispielsweise tun, wenn Sie hungrig werden? Was, wenn Sie müde werden?

Pat.: Hm, wahrscheinlich müsste ich irgendwann essen und schlafen, da haben Sie recht.

Th.: Sie sagten mir, dass Sie im Grunde genommen wüssten, dass Ihre Angst unberechtigt ist. Das ist eine Erfahrung, die Sie nun noch verinnerlichen müssen. Ich zeichne Ihnen einmal auf, wie sich die Angst verhalten wird, wenn Sie es einmal schaffen, die Hände gar nicht zu waschen, nachdem Sie mit Schmutz in Berührung gekommen sind.

Der Therapeut erklärt dem Patienten, dass die Angst sowohl durch Ermüdungs- als auch durch Gewöhnungseffekte (Habituation) nach einer Weile nachlässt, auch wenn keine Rituale eingesetzt wurden. Dies ist die wichtigste Botschaft, welche in dieser Therapieeinheit vermittelt wird. Der Patient soll erkennen, dass bisherige Lernerfahrungen (Vermeidungs-/Neutralisierungskurve) durch neue Lernerfahrungen mittels Habituation korrigiert werden müssen: Er kann also die Erfahrung machen, dass die zwangsauslösende Situation ungefährlich ist.

Wenn dieser Mechanismus vom Patienten verstanden worden ist, können zuletzt als Ausblick die Angstkurven bei wiederholter Konfrontation eingetragen werden (◉ Abb. 11.5).

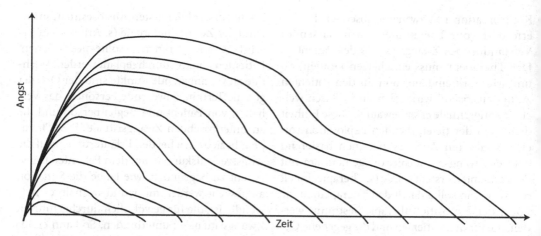

Abb. 11.5 Angstverlaufskurven bei wiederholter Konfrontation (adaptiert nach Reinecker, 1994)

Aufgrund der neuen Lernerfahrungen wird die zwangsauslösende Situation zunehmend entschärft, sodass im Verlauf der Wiederholungen sowohl weniger starke als auch kürzere Angstverläufe zu erwarten sind.

⊘ Cave
Während es natürlich Ziel dieser Therapieeinheit ist, Ihrem Patienten die Angst vor der Expositionstherapie zu nehmen, warnen wir vor einer übermäßigen Bagatellisierung. Dem Patienten sollte klar sein, dass vor allem die ersten ERP-Sitzungen zu einer Situation eine sehr intensive Symptomprovokation umfasst, die es zu überwinden gilt!

Am Ende der Sitzung sollten offene Fragen zur Expositionstherapie geklärt werden. Patienten entwickeln häufig an diesem Punkt bereits große Erwartungsängste vor noch nicht näher besprochenen, in ihrer Vorstellung katastrophisierten Konfrontationen. Der Therapeut sollte klar vermitteln, dass alle Konfrontationen nur mit Zustimmung des Patienten durchgeführt werden und dass ohne eine Eigenmotivation die ERP nur wenig effektiv ist. Es empfiehlt sich, die folgende Therapieeinheit (Konkretisierung der Konfrontation) in enger zeitlicher Nähe durchzuführen, um diese eventuell entstehenden Erwartungsängste gering zu halten.

Zusammenfassung: ERP
- Vermittlung der Angstverlaufskurven.
- Besprechung unrealistischer Angsterwartungen.

■■ Mögliche Probleme und Lösungen
Problem: Der Patient berichtet über unangenehme Vorerfahrungen mit der Methode und ist wenig motiviert, einen erneuten Versuch mit der Expositionstherapie zu unternehmen.

Lösung: Der Therapeut sollte anhand der Angstverlaufskurven deutlich machen, dass die Expositionstherapie auf eine Reduktion der unangenehmen Empfindungen des Patienten zielt. Damit können etwaige Widerstände vermindert werden. Es empfiehlt sich weiterhin, zurückliegende Expositionserfahrungen in bisherigen Therapien ausführlich vom Patienten schildern zu lassen. In Therapieeinheit 5.2.2 sind mögliche Durchführungsfehler beispielhaft angeführt. Diese könnten bei ungünstiger Vorerfahrung mit der Methode eine Rolle spielen, deshalb ist in diesen Fällen besonders auf deren Vermeidung zu achten!

Therapieeinheit 5.2.2: Exposition mit Reaktionsverhinderung II (25 Min)
Nach Vermittlung der Angstverlaufskurven können die individuellen ERP-Sitzungen mit dem Zwangspatienten geplant werden. Die

Konfrontation mit zwangsauslösenden Reizen erfordert vom Therapeuten ein umfassendes Verständnis des Zwangssystems des Patienten. Der Therapeut muss einschätzen können, ob und wie stark eine Situation für den Patienten zwangsauslösend wirkt, aber auch, durch welche Zwangsrituale er sie bewältigt. Diese Einheit dient nun der tiefergehenden Exploration solcher konkreten Auslösesituationen basierend auf der Zwangshierarchie, die gemeinsam mit dem Patienten erstellt wurde (s. Therapieeinheit 5.1.3). Vorab sollte durch den Therapeuten die Form der Expositionstherapie bestimmt werden, die für den Patienten und die gegebene Gesamtsituation am besten geeignet ist.

Arten von Expositionstherapie

„In vivo" versus „in sensu"

- In vivo bezeichnet die Konfrontation mit einer zwangsauslösenden Situation in der Realität. Alternativ hierzu kann die Exposition auch in der Vorstellung des Patienten (in sensu) durchgeführt werden. In nahezu allen Fällen ist, bei gegebener Durchführbarkeit, der Variante in vivo der Vorzug zu geben. Möglichkeiten zur Exposition in sensu sind unter Therapieeinheit 5.3.2 dargestellt.

Massiert versus graduiert

- Massierte Exposition bezeichnet die Auswahl einer möglichst schwierigen Auslösesituation zu Beginn bzw. die Kombination mehrerer unterschiedlicher Auslösereize (flooding). Graduierte Exposition bezeichnet ein gestuftes Vorgehen, beginnend mit einer einfachen Situation. Die Vor- und Nachteile beider Therapieformen können in der weiterführenden Literatur nachgeschlagen werden. Wir empfehlen das graduierte Vorgehen mit Auswahl einer moderat schweren bis schwierigen Auslösesituation in der ersten ERP-Situation.

Nach Auswahl der ersten Auslösesituation anhand der Zwangshierarchie (s. Arbeitsblatt 11-5.1-1 „Zwangshierarchie") sollte diese mit dem Patienten konkret durchgeplant werden. Wichtige zu vereinbarende Punkte sind der Ort, der genaue Termin, anwesende Personen, das Verhalten von Patient und Begleitperson und die zu unterlassenden Zwangsrituale. Der Therapeut bezieht sich bei den Erläuterungen auf die Angstverlaufskurven, um dem Patienten transparent zu begründen, wie lange die Situation aufgesucht werden muss und weshalb es notwendig ist, die für gewöhnlich durchgeführten Zwangsrituale zu unterbinden. So kann erläutert werden, dass ein vorzeitiger Abbruch zu einer ungünstigen Lernerfahrung durch negative Verstärkung führt.

Für die ERP muss weiterhin mit dem Patienten das sogenannte Zwangsthermometer eingeführt werden. Anhand seiner individuellen Symptome soll der Patient mittels einer Zahl die Intensität der Anspannung mitteilen. Hierbei können Parallelen zur Zwangshierarchie gezogen werden.

Zu beachten ist, dass das Zwangsthermometer nicht für jeden Zwangspatienten dieselben Symptome erfasst. Der Therapeut muss gründlich explorieren, ob die zu erwartenden Symptome in der Auslösesituation eher emotionaler (Angst, Ekel), gedanklicher (Sorgen, Vorstellungen) oder physiologischer (innere Unruhe, Körpersymptome) Natur sind. Das Thermometer sollte dieser Unterscheidung Rechnung tragen. Vielen Patienten gelingt die eher abstrakte Angabe eines inneren Zustandes als Zahl nicht auf Anhieb oder nur mit Schwierigkeiten. An dieser Stelle kann der Therapeut unterstützende Hilfestellung anbieten, indem er Beispiele unterschiedlicher Symptomkonstellationen für die Thermometerwerte definiert. Wegen der eher abstrakten Art des Zwangsthermometers sollte der Therapeut auf klare, konkrete Sprache achten, um kognitiv belastete Patienten hier nicht zu überfordern. Es empfiehlt sich daher, eine schlichte Skala zu vereinbaren (ein Zahlenspektrum von 1 bis 100 entsprechend der Prozent-Skala hat sich hierbei in der klinischen Praxis bewährt).

⬛ Tab. 11.3 Mögliche Vermeidungs- und Neutralisierungsstrategien bei einer Konfrontation

Art der Vermeidung	Beschreibung/Beispiel	Mögliche Lösung
Flucht	Patient verlässt die Situation	Intervention mittels Aufforderungen (keine physische Restriktion!)
Rückversicherung	Patient versucht, Zwangsbefürchtungen durch Rückfragen zu entschärfen	Antworten auf Rückversicherungsverhalten begründet verweigern
Mentale Zwangsrituale	Patient formuliert spezielle Gedanken wider die Intrusion	Exploration während der Konfrontation, Verdeutlichung der Dysfunktionalität
Ablenkung/ kognitive Vermeidung	Patient „flüchtet" sich imaginativ oder durch Aufmerksamkeitslenkung hin zu unbedrohlichen Vorstellungen/ Reizen	Exploration während der Konfrontation, Verdeutlichung der Dysfunktionalität
Versteckte Rituale	z. B. Handbewegungen in der Jackentasche, Kontrolle durch mehrfaches Hinschauen, etc.	Exploration während der Konfrontation, Verdeutlichung der Dysfunktionalität
Aufschiebung	Patient plant, Zwangsritual später/ nach ERP durchzuführen	Psychoedukation, Zwangsprotokoll im Anschluss an Konfrontation
Symptomverschiebung	Generierung neuer, bis dahin unbekannter Rituale	Exploration während der Konfrontation, Verdeutlichung der Dysfunktionalität
Begleitereffekte	Patient erhält Sicherheit, wenn Begleitperson kritische Handlungen „vormacht" bzw. sich dem Auslösereiz aussetzt	Patient begleiten, ohne mit Auslösereizen zu interagieren bzw. deren Gefahrlosigkeit zu demonstrieren

Fallbeispiel Frau L. (Fortsetzung)

Th.: Wenn wir die Konfrontation gemeinsam durchführen, werde ich Sie in regelmäßigen Abständen fragen, wie stark ihre Angst gerade ist. Dazu möchte ich mit ihnen ein Thermometer vereinbaren, damit Sie sich mir mithilfe eines Zahlenwertes schnell und einfach mitteilen können.

Pat.: Wie bei der Zwangshierarchie also?

Th.: Genau. Lassen Sie uns noch einmal wiederholen, wie z. B. eine 50 aussieht.

Pat.: Bei einer 50 bin ich schon deutlich angespannt, da werde ich mir bestimmt schon die Hände reiben und nachsehen wollen, ob ich irgendwo Dreck an der Hand habe.

Th.: Ja, das Nachsehen ist eines Ihrer Zwangsrituale. Sie sollten ja nun in der Exposition versuchen, keine Rituale durchzuführen. Wie kann ich Ihnen dabei helfen, damit Ihnen das gelingt?

Wie in der Therapieeinheit 5.2.1 bereits dargestellt, zeigen Zwangspatienten starke Vermeidungs- und Neutralisierungstendenzen, wenn sie einer Auslösesituation ausgesetzt werden. Auch nach erfolgter Psychoedukation muss der Therapeut beachten, dass die Vermeidungshaltung vom Patienten nicht gleich völlig aufgegeben werden kann. Eine wichtige Aufgabe innerhalb dieser Therapieeinheit ist daher, konkrete Verhaltensweisen für den Fall zu vereinbaren, dass der Patient solche Vermeidungs- bzw. Neutralisierungshandlungen zeigt. Diese können in unterschiedlicher Art und Weise gezeigt werden (⬛ Tab. 11.3).

❶ Cave

Bei der Planung einer Konfrontation sollten die in Tabelle 11.3 dargestellten Vermeidungs- und Neutralisierungsstrategien berücksichtigt und im Vorfeld besprochen und reduziert werden.

Angesichts dieser vielfältigen und für den Beobachter nur schwer zu erfassenden Vermeidungsmöglichkeiten ist es wichtig, während der Vorbesprechung der ERP detailliert die beim Patienten üblichen Vermeidungsstrategien zu erfassen und Lösungsmöglichkeiten zu besprechen. Der Therapeut sollte hierbei zunächst Copingmöglichkeiten des Patienten explorieren, die diesen akut entlasten können, ohne sich dabei von der Auslösesituation abzulenken.

Versäumnisse, eine individuelle Vermeidungsstrategie zu erkennen, können den Therapieerfolg durch ERP verhindern. Letzten Endes kann Vermeidungsverhalten nur dann völlig ausgeschlossen werden, wenn der Patient bereitwillig Auskunft darüber gibt, sobald er den Drang zur Vermeidung spürt.

Neben der Klärung individueller Vermeidungstendenzen muss in der Vorbereitung der ERP die Auslösesituation möglichst konkret erfasst werden. Es sollten so viele zwangsauslösende Kontextfaktoren wie möglich erfasst und gegebenenfalls ausgeschlossen werden, um während der Durchführung den Patienten nicht durch weitere, unerwartete Auslösereize unter zusätzlichen Druck zu bringen. Beispielsweise könnten innerhalb eines Zwangssystems bestimmte Farben mit besonders unangenehmen Zwangsinhalten assoziiert sein, es könnte eine Rolle spielen, ob ein Gegenstand Eigentum des Patienten ist oder nicht, etc.

Abschließend sollte noch darauf hingewiesen werden, dass die Durchführung der Konfrontation in einer für den Patienten möglichst relevanten Umgebung geschehen sollte. Die Nachbildung alltagsnaher Auslösesituationen im stationären Setting provoziert unter Umständen nur geringe oder gar keine Zwangssymptome, wenn sie vom Patienten als zu stark vom relevanten Alltag losgelöst erlebt wird. Wann immer die Möglichkeit gegeben ist, sollte die ERP daher in dem für den Patienten relevanten Kontext durchgeführt werden (z. B. in der Wohnung des Patienten, am Arbeitsplatz des Patienten, mit Gegenständen aus dem Besitz des Patienten etc.).

Fallbeispiel Frau L. (Fortsetzung)

Th.: Sie haben sich dazu entschlossen, während der Konfrontation alle Türklinken der Station zu berühren, ohne sich danach die Hände zu waschen. Wie schwierig ist diese Situation denn für Sie?

Pat.: Ich denke, das ist schon eine 70.

Th.: Wir können also erwarten, dass der Zwang sich deutlich bemerkbar machen wird. Wäre es noch schwieriger, wenn sie diese Konfrontation bei sich zu Hause machen würden?

Pat.: Ja, ganz sicher! Ich bin jetzt ja schon einige Tage in der Klinik und konnte zu Hause nicht mehr putzen, die sind ja mittlerweile alle völlig verdreckt! Hier kommt ja wenigstens einmal am Tag die Putzfrau.

Th.: Denken Sie an den Sinn der Konfrontation: Sie sollen die Möglichkeit haben, zu lernen, dass Ihre Angst und die Zwangsgedanken auch vorübergehen, wenn Sie die Hände nicht waschen. Wenn wir diese Konfrontation bei Ihnen zu Hause schaffen, meinen Sie, dass Ihnen dann unsere Türklinken an der Klinik noch Probleme bereiten würden (*Transfer bahnen*)?

Pat.: Nein, wahrscheinlich nicht. Aber dann ist die Situation schon eher bei 90.

Am Ende dieser Therapieeinheit sollte der Patient in der Lage sein, den Sinn der anstehenden Konfrontation nachzuvollziehen und ausreichende Eigenmotivation zeigen, diese bewältigen zu wollen. Der Therapeut kann dies unterstützen, indem er immer wieder den individuellen Gewinn herausstellt, den der Patient durch Überwinden dieses Zwangsrituals perspektivisch erlangen wird.

Je nach Schwierigkeit der Auslösesituation kann zudem eine deutliche Erwartungsangst auftreten, die mit dem Patienten anhand der Angstkurven besprochen werden sollte. In Fällen intensiver Erwartungsangst wird empfohlen, die Module ERP II und ERP III in zeitlich enger Abfolge durchzuführen.

Zusammenfassung: ERP II

- Auswahl einer Auslösesituation, Erfassung von Kontext- und Umgebungsfaktoren.
- Besprechung von Vermeidungsverhalten und Lösungsmöglichkeiten.
- Hinzunahme der Angstverlaufskurven.
- Durchführung möglichst in vivo.
- Graduiertes Vorgehen mit moderat schwerer Anfangssituation empfohlen.
- Transfer in den Alltag gewährleisten.

▪▪ Mögliche Probleme und Lösungen

Problem: Beim Patienten tritt nach der Therapieeinheit eine starke Erwartungsangst vor der bevorstehenden Konfrontation auf.

Lösung: Die Therapieeinheit ERP III sollte in rascher zeitlicher Abfolge auf die Therapieeinheit ERP II erfolgen. Außerdem sollten etwaige Verständnisprobleme, die eine Erwartungsangst erzeugen könnten, mit dem Patienten geklärt werden. Es ist unbedingt zu vermeiden, Bedarfsmedikation zur Akutentlastung einzusetzen oder gar mit dem unter anxiolytischer Wirkung stehenden Patienten die nächste Therapieeinheit durchzuführen!

Therapieeinheit 5.2.3: Exposition mit Reaktionsverhinderung III

Auf einer gründlichen Vorbesprechung aufbauend sollte die erste ERP durch den Therapeuten begleitet durchgeführt werden. Die Begleitung dient mehreren Zwecken: Einerseits kann der Therapeut wichtige diagnostische Informationen aus der Verhaltensbeobachtung gewinnen, da Zwangspatienten außerhalb von Auslösesituationen nahezu symptomfrei sein können.

Weiterhin wird durch die Begleitung sichergestellt, dass während der Konfrontation keine Vermeidungsstrategien eingesetzt werden oder aber die Konfrontation vorzeitig abgebrochen wird, was für den Therapiefortschritt ungünstig wäre. Zuletzt fühlen sich Patienten durch die Begleitung des Therapeuten oftmals im ersten Moment entlastet. Dieser Effekt ist in Teilen erwünscht, um den Einstieg in die ERP zu erleichtern. Zu beachten ist jedoch, dass durch die Anwesenheit des Therapeuten keine über-

mäßige, habituationsverhindernde Angstreduktion erzeugt wird, was einer Vermeidung gleich käme (◻ Tab. 11.3).

Die Dokumentation der ERP erfolgt durch Anlegen eines Protokolls (s. Arbeitsblatt 11-5.2-2 „ERP-Protokoll"). Bei erstmaliger Durchführung empfiehlt es sich, das Protokoll vom Begleiter ausfüllen zu lassen, um den Patienten nicht unnötig zu belasten oder abzulenken.

In regelmäßigen Zeitabständen sollte die Intensität der Angst mittels des Zwangsthermometers vom Patienten erfragt und notiert werden. Hierbei gilt es, etwaiger Erwartungsangst Rechnung zu tragen und bereits vor der eigentlichen Konfrontation mit der Auslösesituation die ersten Werte zu vermerken.

> **Wichtige Hinweise zum Verhalten des Therapeuten während der ERP:**
> - Stellen Sie präzise, einfache und leicht verständliche Fragen nach der Intensität der Symptome.
> - Vermeiden Sie regelmäßige Blicke auf die Uhr, um den Patienten nicht unter Druck zu setzen. Stattdessen: Zeigen Sie sich geduldig und planen Sie genügend Zeit für die ERP ein.
> - Diskutieren Sie etwaige Unentschlossenheiten des Patienten nicht während der Konfrontation, sondern bei der Nachbesprechung.
> - Fragen Sie in angemessenen Zeitintervallen nach den Symptomen und deren Stärke, damit kein Eindruck von Rigidität entsteht.

Für die Planung dieser Therapieeinheit ist eine ausreichende zeitliche Flexibilität des Therapeuten sowie des Patienten erforderlich. Als „goldene Regel" der ERP gilt, eine Auslösesituation nicht zu verlassen, bevor der Patient nicht ausreichend an die Situation habituiert ist, also einen mindestens 50prozentigen Spannungsabfall im Zwangsthermometer berichtet. Diese Faustregel ist das in der klinischen Praxis etablierte Vorgehen. Der Abbruch der Exposition, bevor ein ausreichender Anspannungsabfall erreicht wurde, kann noch bestehende Vermeidungstendezen des Patienten verstärken und langfristig zu einer Chronifizierung des Zwangsverhaltens beitragen.

Eine ERP-Einheit sollte zur zunehmenden Habituation ausreichend oft wiederholt werden.

Fallbeispiel Frau L. (Fortsetzung)

Th.: Sie haben jetzt fast alle Türklinken in Ihrem Haus einmal mit der Handfläche abgestreift, das machen Sie sehr gut (*positive Verstärkung*). Wie hoch ist das Thermometer derzeit?

Pat.: Gerade ist es ganz schlimm, ich würde am liebsten sofort ins Bad und mir die Hände waschen. Ungefähr bei 90.

Th.: Erinnern Sie sich an die Angstkurven. Sie sind gerade am höchsten Punkt angekommen, Sie sollten diese Anspannung eine Weile aushalten, bevor es leichter wird.

Pat.: Ich möchte es nur noch hinter mich bringen, lassen Sie uns zur letzten Klinke gehen.

Th.: Denken Sie an den Sinn der Konfrontation: Sie sollen die Möglichkeit haben, zu lernen, dass Ihre Angst und die Zwangsgedanken auch vorübergehen, wenn Sie die Hände nicht waschen. Wenn wir diese Konfrontation bei Ihnen zu Hause schaffen, meinen Sie, dass Ihnen dann unsere Türklinken in der Klinik noch Probleme bereiten würden (*Transfer bahnen*)? Ich möchte Sie ermutigen, bewusst in der Situation zu bleiben. Berühren Sie die Klinke komplett und ganz aufmerksam, auch wenn der Zwang dabei stärker wird.

Für den unerfahrenen Therapeuten kann es zunächst schwierig sein, eine sichere therapeutische Haltung während der Durchführung der ERP einzunehmen. Der Leidensdruck des Patienten manifestiert sich beeindruckend und beunruhigend zugleich, was bei der Begleitperson ebenfalls zu unangenehmen Empfindungen und Mitleid führen kann. Entscheidend ist, dass der Therapeut dem Patienten in der Situation vermittelt, dass der Anspannungszustand nicht von Dauer ist und auch ohne Vermeidungsverhalten überwunden werden kann. Die

therapeutische Haltung sollte freundlich, unterstützend und motivierend sein, ebenso sollte Verständnis für die Akutbelastung des Patienten gezeigt werden, um seine etwaigen Schamgefühle zu überwinden. Der Therapeut muss jedoch beachten, dass allzu empathisches Mitschwingen dem Patienten das Gefühl geben kann, dass seine Ängste gerechtfertigt seien und er sich in einer tatsächlich gefährlichen Situation befände! Der Therapeut muss sich daher deutlich von den Befürchtungen des Patienten distanzieren, indem er auf das kognitiv-behaviorale Modell zurückgreift und betont, dass nicht die Intrusionen, sondern der Umgang mit diesen die Pathologie ausmacht.

Bei steigender Angst kann die Manifestation der Symptome über mehrere Patienten betrachtet sehr unterschiedlich ausfallen. Wie bereits geschildert, kann anstelle von Angst z. B. auch Ekel oder innere Anspannung im Vordergrund stehen. Abhängig davon sind unterschiedliche physiologische Reaktionen denkbar. Während in den meisten Fällen die Angst bzw. die Anspannung des Patienten für den Beobachter klar ersichtlich ist, gibt es auch solche Patienten, welchen die Angstreaktion äußerlich kaum anzumerken ist. Dies kann den Therapeuten in der Interaktion dazu verleiten, eine aktivere Rolle in der ERP zu übernehmen, während der äußerlich passiv wirkende Patient internal damit beschäftigt ist, gegen die Durchführung eines Rituals anzukämpfen. Der Therapeut sollte in solchen Situationen darauf achten, keine ablenkenden Gesprächsangebote anzubieten. Die Konversation mit dem Patienten sollte thematisch klar auf die aktuelle Situation und deren Notwendigkeit für den Therapieprozess begrenzt sein. Außerdem muss der Therapeut auch während der Durchführung immer wieder prüfen, ob es zu verdecktem Vermeidungsverhalten kommt, wie z. B. mentaler Vermeidung, indem er den Patienten gezielt dazu befragt.

Da diese Therapieeinheit mehrfach wiederholt werden sollte, empfiehlt es sich, falls eine direkte Begleitung durch den Therapeuten nicht möglich ist, eine andere co-therapeutische Begleitung, wie z. B. eine mit dem Patienten vertraute Pflegekraft, aus dem Personal auszuwählen. Dieselbe co-therapeutische Begleitung sollte perspektivisch für alle ERP-Sitzungen zur Verfügung stehen, um diese nicht unnötigerweise durch immer wieder neuen Beziehungsaufbau zu erschweren.

Nach Abschluss der ERP ist damit zu rechnen, dass der Patient erschöpft ist. Es sollte daher, wenn nötig, ein gesonderter Termin für eine Nachbesprechung vereinbart werden. In der Nachbesprechung muss geklärt werden, ob seitens des Patienten die Einschätzung der Bedrohung vor und nach der Exposition unterschiedlich war und wie er diese bewertet. Der Therapeut bespricht mit dem Patienten, welche Schlussfolgerungen dieser daraus zieht und inwieweit diese sein Verhalten und seinen Umgang mit den zwangsauslösenden Reizen und Situationen beeinflussen oder gar verändern können.

Zusammenfassung: ERP III
- Exposition dient Verhaltensbeobachtung und Habituation gleichermaßen.
- Die ersten Durchführungen finden immer in Begleitung des Therapeuten statt.
- Ggf. einen vertrauten Co-Therapeuten hinzuziehen.
- Protokollierung des Spannungsverlaufes vor und in der Auslösesituation.
- Einnahme einer unterstützenden Haltung.
- Ausreichend Zeit für die Dauer der Übung einplanen.
- Während der Exposition den Patienten nicht durch Gespräche ablenken.
- Verdecktes Vermeidungsverhalten überprüfen.
- Ausprägung der aversiven Emotionen anhand des Zwangsthermometers erfragen.
- Übung erst dann beenden, wenn die Angst um mindestens 50 % gesunken ist.
- Wiederholung der Konfrontation mit dem Ziel der Habituation.

■■ **Mögliche Probleme und Lösungen**
■ **Situation 1:**
Problem: Der Patient berichtet auch bei zeitlich fortgeschrittener Konfrontation keine nennenswerte Symptomreduktion.

Lösung: In aller Regel ist die Ursache ausbleibender Habituation in (verdecktem) Vermeidungs- bzw. Neutralisierungsverhalten durch den Patienten zu suchen. Der Therapeut sollte durch Wiederholung der Grundlagen (s. Therapieeinheit 5.2.1) sicherstellen, dass das Procedere der Expositionstherapie vom Patienten verstanden wurde und dass eine ausreichende Motivationsbasis besteht, um dem Therapeuten Vermeidungs- und Neutralisierungsstrategien bereitwillig mitzuteilen!

■ **Situation 2:**
Problem: Der Patient gerät während der Konfrontation in einen Zustand unerwartet starker Angst bzw. Anspannung und bricht die Übung gegen therapeutischen Rat vorzeitig ab.

Lösung: In der Nachbesprechung muss dafür gesorgt werden, dass der Patient kein schlechtes Gewissen wegen des Abbruchs entwickelt oder gar sich selbst abwertet. Daher sollte der Therapeut ihn dafür loben, einen ersten Versuch gewagt zu haben. Es ist wichtig, die positiven Verhaltensanteile des Patienten herauszustellen und zu bekräftigen. Für die nächste Übung sollte eine weniger schwierige Auslösesituation der Zwangshierarchie ausgewählt werden. Auch muss ausführlich besprochen werden, ob bei den vom Patienten angegebenen Schwierigkeitswerten Bagatellisierungstendenzen bestehen.

Therapieeinheit 5.2.4: Exposition mit Reaktionsverhinderung IV (25 Min)

Durch Wiederholung der Konfrontation mit demselben Auslösestimulus ist damit zu rechnen, dass eine Habituation anhand von geringeren und kürzeren Angstverläufen in den Protokollen ersichtlich wird. Dem Patienten sollte es während der Konfrontation also immer leichter gelingen, auf seine Zwangsrituale zu verzichten und die Konfrontation anspannungsfreier zu bestehen. Die Therapieeinheit ERP IV dient nun nach mehrmaliger Wiederholung des vorangegangenen Schrittes ERP III dazu, solche Auslösesituationen zur Konfrontation in Eigenregie an den Patienten zu übergeben und ihn auf die unbegleitete ERP vorzubereiten. Begleitend kann hierzu die Therapieeinheit „Zwangslandkarte" (Therapieeinheit 5.4.1) durchgeführt werden. In Absprache mit dem Patienten sollte der Therapeut daher regelmäßig überprüfen, ob eine eigenständige Durchführung der ERP bereits möglich ist.

Fallbeispiel Frau L. (Fortsetzung)

Th.: Wir haben die Konfrontation mit den Türklinken jetzt einige Male sehr erfolgreich gemeinsam durchgeführt. Was für ein Fazit ziehen Sie bislang?

Pat.: Die Konfrontation hat sehr gut geholfen. Hier auf Station habe ich gar keine Probleme mehr, Türen zu öffnen. Zu Hause ist es sicher noch ein wenig schwieriger, aber auch da habe ich gemerkt, dass es mit jeder Wiederholung einfacher wurde.

Th.: Ich denke, es ist an der Zeit, dass wir eine neue Situation aus Ihrer Zwangshierarchie auswählen, die für Sie noch schwierig ist, und diese gemeinsam üben. Es wäre sehr gut, wenn Sie an den Fortschritten mit den Türklinken weiter arbeiten und diese Konfrontation ab jetzt selbst durchführen könnten.

Pat.: Aber wenn ich die Konfrontation alleine mache, sind Sie ja nicht dabei, um mich vom Händewaschen abzuhalten.

Th.: Ja, dadurch wird die Konfrontation zunächst wieder etwas schwieriger für Sie werden. Ich habe aber bei der letzten ERP den Eindruck gewonnen, dass Sie sich hier schon gut vom Zwang distanzieren können. Wenn Sie Schwierigkeiten bei der Durchführung haben sollten, werden wir diese danach besprechen und uns gemeinsam eine Lösung überlegen.

Hierbei gilt es, selbstunsichere Tendenzen des Patienten und etwaige noch bestehende Erwartungsängste zu reflektieren und zu besprechen. Patienten mit entsprechenden Persönlichkeitsakzentuierungen können Überzeugungen wie z. B. „Ohne meinen Therapeuten kann ich die Konfrontation nicht überstehen." ausprägen. Derartige Abhängigkeitshaltungen gilt es frühzeitig zu identifizieren und abzubauen. Mitunter kann die Beurteilung, ob einem Patienten die eigenständige Konfrontation bereits zuzumuten ist, schwierig sein. Als Faustregel kann gelten, keine Auslösesituation in die Eigenregie des Patienten zu übergeben, bevor sich in dieser nicht eine deutliche Habituation gezeigt hat und solange die Therapiemotivation bzw. gar die Compliance des Patienten unzureichend ist, da sonst sowohl Erwartungsängste als auch Abbruchtendenzen noch stark ausgeprägt sein können.

Der Patient sollte für die Durchführung in Eigenregie mit einem geeigneten Protokoll (s. Arbeitsblatt 11-5.2-2 „ERP-Protokoll") ausgestattet werden und über die korrekte Art der Protokollierung informiert werden (Therapieeinheit 5.2.3). Vor Konfrontationen in Eigenregie sollte jeweils eine kurze Vorbesprechung erfolgen, um den Patienten vorzubereiten.

Wichtige Regeln für die ERP in Eigenregie:
- Die Konfrontation sollte alleine, d. h. ohne co-therapeutische Begleitung durch Freunde/Familie/Mitpatienten etc. erfolgen. Grundsätzlich sollten nur dann Dritte einbezogen werden, wenn diese Gegenstand des Zwanges sind (z. B. Mutter mit der Befürchtung, ihr Kind zu verletzen).
- Es sollten Lösungsmöglichkeiten für Vermeidungstendenzen besprochen werden (z. B. Telefonkontakt mit dem Therapeuten oder mit der Station).
- Die ERP sollte zu Beginn möglichst am selben Ort stattfinden bzw. mit denselben Gegenständen durchgeführt werden wie in den vorherigen Sitzungen.
- Dem Patienten muss das Beendigungskriterium für die ERP-Einheit klar vermittelt werden (ausreichende Habituation).

Im Laufe der Zeit sollte die Eigenverantwortung des Patienten in Bezug auf die Planung und Dosierung der ERP zunehmend in den Vordergrund gerückt werden. Wenn durch den Therapiefortschritt einzelne Situationen ausreichend zwangsfrei sind, kann die Konfrontation mit diesen Auslösesituationen eingestellt werden. Der Therapeut muss zuvor jedoch sicherstellen, dass der Patient über ausreichend gutes Verständnis der ERP verfügt, um etwaiges Vermeidungsverhalten zu erkennen!

⚠ **Cave**
Vergewissern Sie sich fortlaufend, z. B. durch Verhaltensbeobachtungen, über den Fortschritt der Expositionen in Eigenregie. Ein vorzeitiges Beenden der Expositionsreihe wegen ungenügender Krankheitseinsicht oder Dissimulation durch den Patienten ist zu vermeiden!

Zusammenfassung: ERP IV
- Übergabe der ERP in die Eigenregie des Patienten, wenn zuvor eine deutliche Habituation während wiederholter Expositionen erreicht werden konnte.
- Patienten mit selbstunsicheren Persönlichkeitszügen nicht diesbezüglich verstärken.
- ERP-Protokoll muss vom Patienten selbst ausgefüllt werden.
- Angehörige nur dann in die Übungen einbeziehen, wenn sie zum System der Zwangsstörung gehören.
- Patienten über Beendigungskriterium (Habituation um mindestens 50 %) aufklären.
- Fortlaufende Abstimmung mit dem Patienten über Fortschritte in der ERP.

■■ Mögliche Probleme und Lösungen
Problem: Der Patient führt die ihm aufgetragene ERP in Eigenregie entweder gar nicht oder nur unregelmäßig bzw. halbherzig durch.

Lösung: Zunächst muss herausgearbeitet werden, ob hier ein motivationales Problem vorliegt oder ob die Aufgabenschwierigkeit zu hoch ist. Im ersten Fall sind Maßnahmen zur Motivationssteigerung zu ergreifen. Im zweiten Fall sollten Situationen mit einem geringeren Schwierigkeitsgrad (niedrigere Hierarchieebene) geübt werden oder die Exposition ist noch weiter unter therapeutischer Begleitung durchzuführen.

◻ Tab. 11.4 Übersicht über die Therapieeinheiten in Modul 5.3

Therapieeinheit 5.3.1	Kognitive Umstrukturierung und metakognitives Bewusstsein
Therapieeinheit 5.3.2	Exposition in sensu/Gedankenexpositionen
Therapieeinheit 5.3.3	Funktionalität der Zwangsstörungen

11.5.3 Modul 5.3: Kognitive Techniken und Gedankenexposition

Modul 5.3 beinhaltet zwei Therapieeinheiten, die im Folgenden dargestellt werden (◻ Tab. 11.4).

Indikation: Sowohl bei Patienten mit besonders belastenden und überdauernden Zwangsgedanken als auch bei Patienten mit komplexen mentalen Ritualen eignen sich diese kognitiven Interventionen besonders gut. Dieses Modul kann begleitend zum oben dargestellten ERP-Modul durchgeführt werden. Die Therapieeinheit Gedankenexposition sollte dabei eng in den ERP-Prozess eingebunden sein.

Ziel: Nachdem die Identifikation und Modifikation von Intrusionen und deren subjektiver Bewertung erfolgt ist, sollen Patienten lernen, durch kognitive Experimente und die Gedankenexposition mit ihren kognitiv manifesten Zwangssymptomen besser umzugehen, indem die Überwertigkeit von Gedanken und Vorstellungen reduziert wird.

Therapieeinheit 5.3.1:
Kognitive Umstrukturierung und metakognitive Haltung (25 Min)
Wie bereits dargestellt, ist die Bewertung von Intrusionen ein wichtiges Element in der Entstehung und Aufrechterhaltung der Zwangsdynamik. Zwangspatienten bewerten die Wichtigkeit von Gedanken und ihre eigene Verantwortlichkeit für negative Ereignisse übermäßig hoch.

Wenn der Therapeut mit diesem Modul beginnt, haben sich vermutlich schon während der Psychoedukation vom Patienten erste Hinweise auf solche Einstellungen ergeben. Diese sog. *Fusionsüberzeugungen* (auch: *thought-action-fusion*) treten bei Zwangspatienten häufig auf. Fusionsüberzeugungen bezeichnen metakognitive Einstellungen in Bezug auf die Natur von Gedanken und deren Wirkung auf die Umwelt (z. B. „Wenn ich an eine Handlung denke, stehe ich unmittelbar davor, sie auszuführen.").

Diese Therapieeinheit sollte begleitend zum Modul Exposition mit Reaktionsverhinderung (5.2) durchgeführt werden. Ziel dieser Therapieeinheit ist die Identifikation und Modifikation von ungünstigen Grundannahmen, welche zunächst exploriert und gemeinsam mit dem Patienten ausformuliert werden. Es gilt, suggestiv wertende Fragestellungen zu vermeiden und die Exploration ergebnisoffen zu führen.

Beispiele für typische Einstellungen von Zwangspatienten:

- „Wenn ich an eine schlimme Handlung denke, dann stehe ich auch kurz davor, sie umzusetzen."
- „Meine Gedanken bestimmen, was für ein Mensch ich bin."
- „Ein schlimmer Gedanke ist genau so verwerflich wie eine schlimme Tat."
- „Falls wegen einem meiner Fehler irgendetwas Negatives passiert, bin ich alleine für die Konsequenzen verantwortlich."
- „Wer seine Gedanken nicht kontrollieren kann, kann auch seine Handlungen nicht kontrollieren."

Solche und ähnliche Einstellungen erschweren es meist, sich von den Zwangsgedanken zu distanzieren. Da die Ursprünge dieser Überzeugungen durch mehrfache Lernerfahrungen oft bis in die Kindheit zurückreichen, ist deren Modifikation auch nur durch mehrfache und wiederholte kognitive Intervention möglich. Beispielsweise genügt es nicht, einem Zwangspatienten lediglich mitzuteilen, dass Gedanken ein automatisierter und nicht völlig kontrollierbarer kognitiver Mechanismus sind. Stattdessen sind Intrusionen oft schon derart eng mit aversiv emotionalen Zuständen verknüpft, dass dem Patienten ein direkt rationaler Zugang unmöglich ist. Meistens sind die Grundannahmen des Patienten in dessen Gedankenwelt nicht ausformuliert abrufbar, sondern müssen erfragt werden, indem der Zwischenschritt über sein alltägliches Verhalten gegangen wird.

Fallbeispiel Frau K. (Fortsetzung)

Frau K. leidet unter Zwangsgedanken mit dem Inhalt, ihrem Kind durch Unachtsamkeit Schaden zufügen zu können. Zum Zeitpunkt ihrer stationären Aufnahme war ihr Alltag davon bestimmt, das Haus möglichst „sicher" zu gestalten, so wickelte sie z. B. Messer in Geschirrhandtücher ein, sperrte diese in einem Schrank weg und führte den Schlüssel mit sich, um zu verhindern, dass ihr Sohn Markus aus Versehen in Berührung mit den Messern kommen könnte. Weiterhin litt die Patientin unter ausgeprägten Kontrollhandlungen, so mussten z. B. Fenster und Elektrogeräte immer wieder von ihr kontrolliert werden, um sicherzustellen, dass diese keine Gefahr für ihren Sohn darstellten.

Th.: Ich möchte mit Ihnen Ihre Sorge, dass Sie Ihrem Kind durch Unachtsamkeit Leid zufügen könnten, näher überprüfen. Sie haben mir gesagt, dass eine Ihrer wiederkehrenden Intrusionen während der letzten Jahre war, dass Ihr Sohn sich durch ein herumliegendes Messer selbst verletzen könnte.

Pat.: Ja, und ich wäre dann schuld, weil ich das Messer nicht weggeschlossen habe.

Th.: Wären Sie denn dann alleine schuld am Leid Ihres Sohnes? Hätte nicht auch z. B. Ihr Mann das Messer bemerken müssen?

Pat.: Nein, das wäre mein Versagen! Eine gute Mutter muss ihr Kind doch vor allen Gefahren beschützen können (*dysfunktionale Annahme*)!

Th.: Ich gebe Ihnen Recht, dass es zu den Aufgaben einer Mutter gehört, Ihr Kind zu schützen. Aber ist es wirklich möglich, eine hundertprozentig sichere Umgebung zu schaffen?

Durch Hinterfragung der dysfunktionalen Annahme wird der Patient angeregt, Einstellungen zu relativieren, die sein Denken und Handeln wesentlich bestimmen. Im weiteren Vorgehen ist es notwendig, mit dem Patienten alternative Gedanken und Einstellungen zu formulieren, die dieser für sich annehmen kann. Neben diesem Vorgehen im Sinne kognitiver Umstrukturierung kann es zudem hilfreich sein, eine metakognitive Haltung des Patienten zu fördern. Diese erlaubt es Zwangserkrankten, auftretende Intrusionen mit mehr Distanz zu verarbeiten.

Fallbeispiel Frau K. (Fortsetzung)

Th.: Bei der Besprechung des kognitiv-behavioralen Modells haben wir herausgearbeitet, dass Ihren Kontrollhandlungen immer ein bestimmter Gedanke vorausgeht. Können Sie mir ein Beispiel nennen?

Pat.: Ganz oft denke ich z. B. „Habe ich Markus gerade weinen gehört?".

Th.: Was würde denn mit diesem Gedanken passieren, wenn Sie Ihre Kontrollhandlungen daraufhin einmal nicht ausführen würden?

Pat.: Er würde bestimmt in meinem Kopf hängenbleiben (*metakognitive Überzeugung*).

Th.: Ich möchte versuchen, das mit Ihnen gemeinsam infrage zu stellen. Können Sie mir sagen, woran Sie gedacht haben, als Sie in diesen Raum gekommen sind?

Pat.: Ich glaube, ich habe mir gedacht, dass es sehr warm hier drin ist.

Th.: Wo ist dieser Gedanke jetzt?

Pat.: Na, weg. Zu Ende gedacht.

Th.: Was haben Sie dafür getan, dass der Gedanke verschwunden ist?

Pat.: Nichts.

Th.: Sehen Sie: unsere Gedanken verschwinden nach einer Weile ganz von selbst. Dafür müssen wir nichts aktiv tun, im Gegenteil: Wir müssen aktiv daran arbeiten, damit ein Gedanke bleibt oder immer wieder kommt!

Durch Aufklärung über die Natur von Gedanken kann die metakognitive Haltung von Patienten, also die Fähigkeit, die eigenen Gedanken als solche zu erkennen, gesteigert werden. Diese Therapieeinheit verfolgt das Ziel, die Bedeutung von Gedanken zu relativieren und dem Patienten einen gelasseneren Umgang mit den Intrusionen zu ermöglichen. Der Thera-

peut sollte die Einstellungen mit dem Patienten und dysfunktionale Überzeugungen infrage stellen.

Metaphern über die Natur von Gedanken

Gedanken sind wie …

- … Wellen im Meer, sie kommen und gehen.
- … ein Angelhaken, sie verführen dazu, anzubeißen.
- … ein Echo unserer Umwelt.
- … Schaltkreise in einem Netzwerk automatisiert.
- … Knoten in einem Fischernetz miteinander verbunden.

Am Ende der Therapieeinheit sollte der Patient die wichtigsten Zwangsgedanken auf der Metaebene hinterfragt haben um so durch die Korrektur der Bewertung von Intrusionen die Zwangssymptome zu reduzieren. Diese Sitzung kann bei Patienten, die auch nach fortgeschrittener Therapie nur eine geringe Distanzierungsfähigkeit zu ihren Zwangsbefürchtungen zeigen, wiederholt und vertieft werden. Oftmals entstehen hier Komplikationen, wenn Patienten unrealistische Therapieziele verfolgen und z. B. insgeheim hoffen, die Intrusionen „irgendwie doch abschalten" zu können. In diesem Fall muss der Therapeut darauf achten, zurückliegende psychoedukative Elemente zu wiederholen, um erneut kognitive Anteile an der Störungsaufrechterhaltung aufzuzeigen. Dabei ist zu betonen, dass das direkte Unterdrücken von Intrusionen nicht möglich ist.

⊗ Cave

Die aus den kognitiven Techniken anderer Störungsbilder bekannte „Stoppschildtechnik", also das „Entgegenhalten" eines verbalen oder bildlichen Gegengedankens, sollte bei Intrusionen von Zwangspatienten nicht eingesetzt werden! Durch den inneren Widerstand gegen eine Intrusion geraten Patienten

häufig unter stärkere Belastung und emotionale Anspannung, die sich letztendlich in Form von Zwangsritualen entlädt.

Zusammenfassung: Kognitive Umstrukturierung und metakognitive Haltung
- Erarbeiten und Umstrukturierung dysfunktionaler Überzeugungen.
- Förderung einer metakognitiven Haltung.
- Metaphern verwenden.
- Relativierung der Bedeutung von Gedanken wirkt symptomreduzierend.
- „Stoppschildtechnik" oder innerer Widerstand sind kontraindiziert!

■■ Mögliche Probleme und Lösungen
Problem: Der Patient beginnt nach der Therapieeinheit, seinen Intrusionen entkatastrophisierende Gedanken entgegenzuhalten, die den Charakter von mentalen Ritualen annehmen (z. B. das Denken des Gedankens „Meine Gedanken sind ungefährlich" in ritualhafter Weise).

Lösung: In diesem Fall wird die Intervention vom „Zwangssystem" des Patienten verdreht und in die Psychopathologie integriert. Der Therapeut sollte durch Rückbezug auf die Psychoedukation das kognitiv-behaviorale Modell erneut besprechen und aufzeigen, wie durch zwanghaftes Denken von erleichternden Gegengedanken die Intrusionen aufrechterhalten werden. Siehe hierzu auch Therapieeinheit 5.3.2.

Therapieeinheit 5.3.2. Exposition in sensu/Gedankenexpositionen (25 Min)

Diese Therapieeinheit eignet sich besonders bei Patienten, die vorwiegend unter Zwangsgedanken und vergleichsweise weniger unter beobachtbaren Ritualen leiden, kann aber bei allen Zwangspatienten eingesetzt werden. Diese Subgruppe an Patienten leidet unter oft ganztägig anhaltenden, situationsungebundenen Intrusionen und dem Formulieren von Gegengedanken zu deren Neutralisierung. Die Durchführung der „klassischen" ERP, wie sie in Modul 5.2 dargestellt ist, wird hier erschwert. Oft sind

keine klaren Auslösestimuli eruierbar bzw. keine beobachtbaren Zwangsrituale, die zu unterdrücken wären, erkennbar.

 Cave
Für die Durchführung dieser Therapieeinheit muss klar unterscheidbar sein, welche gedanklichen Inhalte des Patienten Intrusionen und welche gedankliche Rituale im Sinne von Neutralisierung darstellen!

Häufig vermeiden Betroffene, sich inhaltlich mit den Intrusionen und auf sie folgenden Vorstellungen auseinanderzusetzen, da diese deren Wertesystem stark widersprechen und unangenehme Gefühlszustände erzeugen. Während der vertiefenden Exploration sollte der Therapeut behutsam vorgehen und durch Rückbezug auf das kognitiv-behaviorale Modell auslösende Intrusionen klar von reaktiven Gedankenritualen trennen.

Fallbeispiel Frau K. (Fortsetzung)
Th.: Können Sie mir schildern, welche Zwangsgedanken bei Ihnen besonders hartnäckig und häufig auftreten?
Pat.: Ich denke den ganzen Tag, dass ich unachtsam gewesen sein könnte. Zum Beispiel könnte ich vergessen haben, den Geschirrschrank abzuschließen, bevor ich in die Klinik kam. Was ist nun, wenn mein Sohn sich mit dem Besteck verletzt?
Th.: Wie gehen Sie damit um, wenn diese Gedanken auftreten?
Pat.: Ich muss dann immer so etwas denken wie: „Ich bin eine gute Mutter, meinem Sohn geht es gut". Ich glaube, das ist der Gedanke, den ich am Tag am häufigsten habe.
Th.: Erinnern Sie sich bitte an das kognitiv-behaviorale Modell. Weil der Gedanke, dass Sie durch Unachtsamkeit Ihrem Sohn schaden könnten, so unangenehm für Sie ist, geraten Sie unter Druck. Der Satz „Ich bin eine gute Mutter" ist Ihr Ritual, um mit diesem Druck fertig zu werden. Ich möchte mit Ihnen heute eine Methode der Expositionstherapie besprechen, bei der Sie diese Rituale nicht durchführen sollten.

Bei der Gedankenexposition werden unangenehme Intrusionen konfrontativ aufgegriffen, um diese mittels Habituation in ihrer emotionalen Bedeutung zu reduzieren. Wie im Modul ERP (5.2) soll dem Patienten die Erfahrung ermöglicht werden, dass die Intrusion an sich keine Gefahr birgt, sondern deren Bewertung den Leidensdruck schafft. Ziel dieser Therapieeinheit ist, eine sogenannte „Zwangsgeschichte", also eine schriftliche Ausarbeitung der wichtigsten Intrusionen, zu schaffen, die als Stimulus für die ERP in sensu dient.

Der Therapeut erarbeitet gemeinsam mit dem Patienten zunächst stichpunktartig eine Liste der am häufigsten auftretenden Intrusionen. Bei Patienten mit vielfältigen Sorgen sollte sich diese zunächst auf maximal fünf Einträge beschränken, eine nachfolgende Erweiterung der Zwangsgeschichte ist jederzeit möglich. Die so erfassten Gedanken sind vom Patienten nach Bedrohlichkeit aufsteigend zu ordnen, analog zur Zwangshierarchie.

Fallbeispiel Frau K. (Fortsetzung)

Th.: Können Sie mir einige Ihrer Intrusionen möglichst im Wortlaut nennen?

Pat.: Ich muss zum Beispiel oft denken: „Das Fenster steht offen, Markus könnte herunterstürzen.", oder auch oft: „Da könnte ein scharfes Messer auf dem Küchentisch liegen, an dem sich Markus schneiden wird."

Th.: Welcher dieser Gedanken ist der für Sie schlimmere?

Pat.: Die sind beide sehr unangenehm. Das kann ich nicht genau sagen.

Th.: Tritt einer der Gedanken häufiger auf als der andere?

Pat.: Ja, an das Messer muss ich viel öfter denken.

Th.: Notieren Sie diesen Gedanken dann bitte ganz oben auf der Liste in Stichworten.

Nach Auflistung der wichtigsten Intrusionen müssen diese im Detail exploriert werden. Ziel ist es, jeden Gedanken und die mit ihm assoziierten Vorstellungen und Gefühle in Fließtextform möglichst umfassend und detilreich vom Patienten niederschreiben zu lassen.

An dieser Stelle muss beachtet werden, dass bereits das bewusste Heranführen an Intrusionen bei Patienten deutliche Anspannung erzeugt. Zudem kann der Akt des Schreibens bei Patienten mit einem Kontroll- bzw. Wiederholungszwang ebenfalls von der Störung betroffen sein. Es sollte daher graduiert mit den weniger bedrohlichen Intrusionen begonnen und Pausen genutzt werden, um Schritt für Schritt eine möglichst genaue Zwangsgeschichte zu schreiben. Bei Patienten mit besonders quälenden Zwangsvorstellungen ist es ratsam, diese Therapieeinheit über mehrere Sitzungen zu strecken und die Zwangsgeschichte Stück für Stück zu erweitern, da bereits mit einzelnen verschriftlichten Einträgen fortgefahren werden kann.

Je mehr die Intrusion „ausgeschmückt" wird, desto größer wird die Belastung, die auf den Patienten einwirkt. Bei manchen Patienten mögen die Intrusionen abstrakt und nur wenig nachvollziehbar in ihrer Belastung für den Patienten wirken. Der Therapeut muss sich dann vor Augen führen, dass dem Patienten abverlangt wird, z. T. Gedanken zu Ende zu führen, die er für gewöhnlich nur durch Zwangsrituale bewältigen kann. Oberstes Gebot ist der empathische und unterstützende Umgang mit dem Patienten!

In anderen Fällen, wie möglicherweise in folgendem Fallbeispiel, kann bei der Ausarbeitung der Zwangsinhalte auch dem Therapeuten die anschauliche Darstellung von Zwangsbefürchtungen nahe gehen.

Fallbeispiel Frau K. (Fortsetzung)

Th.: Lassen Sie uns damit anfangen, den aufdringlichen Gedanken „Das Fenster steht offen." jetzt in voller Länge aufzuschreiben. Wie geht dieser Zwangsgedanke weiter?

Pat.: Das möchte ich mir am liebsten gar nicht weiter vorstellen.

Th.: Versuchen Sie bitte, das Niederschreiben des Gedankens schon als erste Konfrontation zu sehen, die wir überwinden müssen. Denken Sie daran, dass Gedanken keinen Einfluss auf die Realität haben (*metakognitive Überzeugungen korrigieren*).

Pat.: Ich stelle mir dann vor, wie Markus auf seinen kleinen Beinchen unbeholfen im Wohnzimmer herumläuft.

Th.: Schreiben Sie diesen Satz bitte so nieder. Wie geht die Vorstellung weiter?

Pat.: Ich habe dieses Bild im Kopf, wie Markus neugierig auf den Heizkörper klettern könnte, um aus dem offenen Fenster zu schauen, und dann abrutscht und herausfällt.

Th.: Sie machen das sehr gut, ich sehe Ihnen an, dass es Ihnen große Schwierigkeiten bereitet, diese Gedanken auszusprechen (*Validierung*). Machen Sie bitte weiter und schreiben Sie alles auf. Wie geht die Zwangsvorstellung weiter?

Pat.: Ich sehe Markus dann von oben auf dem Asphalt liegend, er ist ganz regungslos und lacht nicht mehr …

Der Therapeut sollte sich seine eigenen Hemmungen bei der Exploration von für ihn persönlich nachvollziehbaren oder makaber anmutenden Zwangsinhalten vergegenwärtigen. Widerstände des Therapeuten im Umgang mit sensiblen Themen werden vom Patienten schnell registriert und können zur Vermeidung beitragen. Als Faustregel gilt: Die Ängste des Patienten sind oft nicht irrational, beruhen aber auf einer dysfunktionalen Bewertung (wie z. B. übermäßiger Gefahreneinschätzung oder überhöhter Eigenverantwortlichkeit)! Der Therapeut sollte immer Bezug auf das kognitiv-behaviorale Modell nehmen, um dem Patienten diesen Sachverhalt vor Augen zu führen.

Dem Therapeuten wird hier eine Gratwanderung zwischen Mitgefühl und Therapieanleitung abverlangt. Er muss eine empathische Haltung aufrechterhalten, ohne aber einen mildernden Kompromiss in der Ausarbeitung der Intrusion einzugehen. Werden bei der Niederschrift der Intrusion und der auf sie folgenden Gedanken wichtige Aspekte ausgespart, leidet die Effektivität der Therapie stark darunter, da die Zwangsgeschichte dann bei der Exposition keine ausreichende Habituation erfährt. Der Patient sollte die Niederschrift einer Zwangsgeschichte nicht abbrechen, bevor die zugehörige Intrusion völlig ausgeschöpft wurde.

Nach Fertigstellung der Zwangsgeschichte dient diese als auslösender Stimulus für die Konfrontation und kann in der Therapieeinheit ERP II (Therapieeinheit 5.2.3) genutzt werden. Auch hier sollte die Konfrontation zunächst unter therapeutischer Begleitung erfolgen, um Vermeidungsverhalten auszuschließen und eine zeitlich ausreichende Beschäftigung mit dem Text zu gewährleisten. Der Patient ist zu instruieren, den Text immer wieder zu lesen, ohne sich dabei abzulenken oder lange Pausen einzulegen. Nach jeder Wiederholung der Geschichte ergeben sich Gelegenheiten, die aktuelle Anspannung des Zwangsthermometers zu protokollieren.

Nach anfänglich begleiteter Konfrontation muss die Gedankenexposition vom Patienten in Eigenregie durchgeführt werden. Im individuellen Tagesplan sollten feste Zeiten eingerichtet werden, zu denen der Patient die Zwangsgeschichte liest. Der Therapeut sollte bei der Instruktion zur ERP in Eigenregie (Therapieeinheit 5.2.4) darauf achten, sich regelmäßig vom Patienten über etwaige Schwierigkeiten und Fortschritte informieren zu lassen.

Zusammenfassung: Exposition in sensu/ Gedankenexposition

- Häufig auftretende und belastende Intrusionen auflisten.
- Graduierte Exposition in sensu anhand einer schriftlich ausgearbeiteten Zwangsgeschichte.
- Eigene Hemmungen und Befürchtungen nicht in den Therapieverlauf einfließen lassen.
- Intrusionen und deren Konsequenzen zu Ende denken.
- Wiederholtes Lesen der Zwangsgeschichte zunächst im Beisein des Therapeuten, dann zunehmend in Eigenregie.
- Beendigungskriterium bei mindestens 50 % Symptomreduktion.

■■ Mögliche Probleme und Lösungen

Problem: Die vom Patienten verfasste Zwangsgeschichte führt beim Durchlesen nur zu unwesentlicher bzw. gar keiner Symptomatik.

Lösung: Der Therapeut sollte in diesem Fall sicherstellen, dass mit dem Patienten die Intrusionen korrekt identifiziert wurden und nicht versehentlich gedankliche Neutralisierungsrituale schriftlich ausgeführt wurden. Wenn die verschriftlichten Intrusionen keine Symptomatik provozieren, liegt dies häufig daran, dass wichtige, symptomauslösende Aspekte vom Patienten vermieden werden. Der Therapeut muss daher die hinter den Intrusionen stehenden Befürchtungen gründlich explorieren und dem Patienten auftragen, keine unangenehmen Details auszusparen.

Therapieeinheit 5.3.3: Funktionalität der Zwangsstörung (25–50 Min)

In der fortschreitenden Psychotherapie der Zwangsstörungen kommt es immer wieder vor, dass trotz korrekt durchgeführter ERP-Behandlung und kognitiver Bearbeitung dysfunktionaler Einstellungen greifbare Therapieerfolge ausbleiben. Ein Grund hierfür kann in der Motivation des Patienten zu suchen sein. Häufig blicken gerade schon langjährig erkrankte Patienten auf eine große Menge psychosozialer Verluste durch die Störung zurück, sodass der Wegfall von Zwangsverhalten dazu führt, dass der Patient die freiwerdende Zeit nicht sinnvoll nutzen kann. Darüber hinaus können Zwangsstörungen andere Funktionalitäten haben, deren Wegfall für den Patienten nicht zu bewältigen wäre, was ebenfalls den Therapiefortschritt behindern kann. Für die Behandlung bedeutet dies, dass der Wunsch des Patienten, ein Zwangsverhalten zu beseitigen, in solchen Fällen nur vordergründig sein mag und nicht die volle Motivation des Patienten bei der Therapiedurchführung gegeben ist.

Wir möchten zweierlei Umstände betonen, bevor auf die inhaltlichen Aspekte dieser Therapieeinheit eingegangen wird. Erstens soll, wenn über die Funktionalität von Zwangsstörungen gesprochen wird, nicht der Eindruck entstehen, dass die Störung durch den Patienten artifiziell oder absichtlich inszeniert sei. Vielmehr ist davon auszugehen, dass in einzelnen Fällen die Zwangsstörung zwar zu beträchtlichem Leidensdruck führt, jedoch die vermeintliche Alternative zur Zwangsstörung für den Betroffenen noch bedrohlicher wirken

mag. Zweitens kann hier nur oberflächlich auf die Bearbeitung von systemischen bzw. Funktionalitätsaspekten der Zwangsstörung eingegangen werden, sodass wir auf die weiterführende Literatur verweisen möchten, um umfassendere Therapieangebote für diese Gruppe von Patienten anzubieten.

Die Therapieeinheit „Funktionalität der Zwangsstörung" sollte vor allem bei Patienten eingesetzt werden, denen es auch nach den ersten erfolgten ERP-Durchführungen schwerfällt, mit voller Motivation an der weiteren Behandlung teilzunehmen.

> **❶ Cave**
> **Nutzen Sie eine unmissverständliche Sprache und stellen Sie durch Nachfragen sicher, dass die Bearbeitung der Funktionalität der Zwänge vom Patienten korrekt aufgefasst wird. Beim Patienten darf nicht der Eindruck erweckt werden, dass ihm die Verantwortung für die Erkrankung zugeschoben wird!**

Ziel der Therapieeinheit ist, die Problemsicht des Patienten auf die Zwangssymptome zu fokussieren und dabei wichtige Bezüge zu Lebenszielen und Werten herzustellen, die für den Patienten wichtig genug sind, um Energie in deren Erlangung zu investieren. Es stellt sich die Frage: Bestehen neben den intrapsychischen Faktoren noch weitere, lebenssituative Faktoren, welche die Aufrechterhaltung der Zwangsstörung begünstigen?

Lebensumstände, die zur Aufrechterhaltung der Zwangsstörung beitragen können:
- anhaltende Selbstüberforderung,
- anhaltende Überforderung durch das Umfeld,
- überdauerndes Insuffizienzerleben,
- belastende Lebensereignisse,
- Konflikte in der Familie,
- Konflikte am Arbeitsplatz.

An dieser Stelle können keine klaren, kausalen „Wenn-dann-Beziehungen" postuliert werden, um aufgrund von Lebensumständen die Entwicklung einer Zwangsstörung vorherzusagen. Vielmehr sollte die Störung im Sinne einer

Vulnerabilitäts-Stress-Betrachtung auch als Anlass zur Veränderung der Lebensumstände betrachtet werden. Zwangspatienten sind in der Tat gezwungen, sich Freiräume von gesellschaftlichen Verpflichtungen zu schaffen, um den Regeln ihrer Störung gerecht zu werden. Hierdurch werden Grenzen in unterschiedlichen Lebensbereichen geschaffen, die vielleicht ohne die Störung nicht gezogen worden wären.

Fallbeispiel Frau K (Fortsetzung)

Th.: Was hat sich für Sie am stärksten geändert, seitdem Sie unter der Zwangsstörung leiden?

Pat.: Meine Arbeit, meine Ehe und meine Freizeit. Ich habe gekündigt, mein Mann hat die Scheidung eingereicht und Zeit für schöne Dinge habe ich eigentlich bei der ganzen Kontrolliererei gar nicht mehr.

Th.: Die Zwangsstörung hat Sie also in vielen Bereichen deutlich eingeschränkt. Ich stelle Ihnen jetzt eine vielleicht absurd anmutende Frage: Gibt es denn Bereiche, in denen Sie seit der Erkrankung besser klar kommen als noch vor Ausbruch der Störung?

Pat.: Also, besser ist dadurch sicher nichts geworden. Aber man hat schon mehr Zeit, auf eine komische Art. Ich kann mich viel mehr um Markus kümmern, seitdem ich nicht mehr zur Arbeit gehe. Aber was bringt mir das, wenn ich mir den ganzen Tag nur Sorgen um sein Leben machen muss?

Die Exploration möglicher aufrechterhaltender Faktoren lässt sich nur selten umfassend in einer Sitzung abhandeln. Die zeitlichen Begrenzungen dieser Therapieeinheit müssen daher flexibel gehalten werden, um sie, wenn notwendig, auf mehrere Sitzungen zu verteilen. Sollte der Therapeut im Laufe der Therapie zu dem Eindruck gelangen, dass beim Patienten funktionale Störungsaspekte vorliegen, sollten diese zunächst im Gespräch mit ihm als Hypothese überprüft und transparent gemacht werden.

Fallbeispiel Frau K. (Fortsetzung)

Th.: Haben Sie sich schon einmal Gedanken gemacht, was Sie mit Ihrem Leben anfangen, wenn Sie den Zwang völlig los sind?

Pat.: Das ist eine gute Frage. Ich würde wieder arbeiten gehen wollen, denke ich.

Th.: Ja, ich habe auch den Eindruck gewonnen, dass Arbeit für Sie etwas Wichtiges ist, das in Ihrem Leben nicht fehlen sollte. Wenn Sie jetzt aber wieder einen normalen Alltag pflegen würden, würde das ja auch bedeuten, dass Sie weniger Zeit mit Markus verbringen könnten, oder?

Pat.: Ja, eigentlich ist es schlimmer. Es würde auch bedeuten, dass ich nicht weiß, ob es ihm gut geht. Sehen Sie, es ist für mich ja schon furchtbar, in der Klinik zu sein, ohne zu wissen, wie es meinem Kleinen geht oder ob er sich vielleicht etwas getan hat ...

Th.: Ihr Zwang bringt Ihnen also gewissermaßen einen Vorteil.

Pat.: Wie meinen Sie das?

Th.: Ich glaube, dass trotz all der Belastungen, die der Zwang für Sie mitbringt, er Ihnen auch die Möglichkeit gibt, sich mehr Ihrer Mutterrolle zu widmen. Ich vermute, dass Ihnen das noch wichtiger sein könnte als die Arbeit.

Pat.: So habe ich das noch nicht gesehen. Da könnten Sie recht haben.

Wenn es gelingt, funktionale Aspekte der Zwangsstörung mit dem Patienten zu identifizieren, können eigentliche Lebensziele des Patienten abgeleitet werden. Es gilt hier, dysfunktionale Überzeugungen in Bezug auf Lebensziele bzw. Erwartungen aufzugreifen und zu modifizieren (Therapieeinheit 5.3.1). Häufig kann es an dieser Stelle notwendig sein gemeinsam mit dem Patienten Lebensziele so zu planen, dass auch bei Rückgang der Zwangssymptome eine Möglichkeit für den Patienten besteht, seine Bedürfnisse zu berücksichtigen. Dies bildet meist die Grundlage für einen fortlaufenden, eigenständigen Therapieplan, sodass diese Therapieeinheit im Grunde genommen nicht beendet werden kann, sondern eine fortlaufende Intervention darstellt.

Zusammenfassung:
Funktionalität der Zwangsstörung

- Erarbeitung von aufrechterhaltenden Lebensumständen.

- Ableitung von Lebenszielen/-motiven bzw. Bedürfnissen.
- Formulierung möglicher Zukunftsperspektiven.

▪▪ Mögliche Probleme und Lösungen
Problem: Der Patient zeigt keine Einsicht in funktionale Aspekte seiner Zwangsstörung.

Lösung: Das Thema „Funktionalität" ist in vielen Fällen ein sehr sensibles. Der Therapeut sollte nicht versuchen, den Patienten von etwaigen Hypothesen über die Funktion der Störung zu überzeugen. Es kann passieren, dass Patienten durch die Herausarbeitung von funktionalen Aspekten ihre gesamte bisherige Störungsbewältigung oder gar ihre Lebensführung kritisiert sehen, was zu nachvollziehbaren Widerständen in der Themenbearbeitung führt. Es gilt, als Therapeut eine unterstützende Haltung zu bewahren und mittels sokratischer Gesprächsführung den Patienten selbst funktionale Aspekte formulieren zu lassen.

11.5.4 Modul 5.4: Rückfallprävention

Modul 5.4 beinhaltet zwei Therapieeinheiten, die im Folgenden dargestellt sind (◘ Tab. 11.5).

Indikation: Rückfallprävention ist ein wichtiger Bestandteil in der Psychotherapie, dies gilt besonders auch bei der Behandlung von Zwangsstörungen.

Ziel: Nach fortgeschrittener Therapiedauer und ersten Teilerfolgen bei der Erreichung der Therapieziele muss von Seiten des Therapeuten

dafür gesorgt werden, dass die erzielten Fortschritte stabilisiert und auf den Alltag des Patienten übertragen werden. Für eine dauerhafte Stabilisierung sind Verhaltensstrategien für den Umgang mit Rückfällen unverzichtbar. Die hier dargestellten Therapieeinheiten können dem Patienten helfen, nach der stationären Therapie wieder auftretende Symptome frühzeitig zu erkennen und zu bewältigen.

Therapieeinheit 5.4.1: Zwangslandkarte (25 Min)

Die Zwangslandkarte ist eine Intervention, die direkt auf der bereits erfolgten Zwangshierarchie aufbaut und begleitend zur Exposition mit Reaktionsverhinderung in Eigenregie (Therapieeinheit 5.2.4) eingesetzt werden sollte. In dieser Therapieeinheit wird der Therapiefortschritt grafisch festgehalten. Sie eignet sich insbesondere für Patienten mit Schwierigkeiten, die innere Erlebniswelt in Worte zu fassen. Ziel ist die Schaffung einer Fortschrittskarte der bisherigen Sitzungen im Modul Exposition mit Reaktionsverhinderung (5.2). Neben der Visualisierung des Fortschritts in der ERP ist die Zwangslandkarte auch eine motivationserhaltende Maßnahme, die vom Patienten über die stationäre Therapie hinaus genutzt werden kann. Wichtig für die Durchführung dieser Therapiesitzung ist, zu überprüfen, wie motiviert der Patient ist, bisherige und künftige Fortschritte unverfälscht abzubilden. Wenn der Ansatz, die Therapiefortschritte grafisch zu protokollieren, vom Patienten abgelehnt wird und keine Bereitschaft hergestellt werden kann, sich auf diesem Weg mit der Störung auseinanderzusetzen, führt die Einführung der Zwangslandkarte zu keinem therapeutischen Nutzen.

Der Therapeut greift mit dem Patienten auf die Zwangshierarchie zurück und orientiert sich zunächst an Situationen, die bereits für die ERP genutzt wurden. Je nach Häufigkeit der ERP sollten bestimmte Situationen zunehmend zwangsfreier erlebt werden, während andere noch nicht in der Konfrontation erfahren wurden oder nur von geringem Fortschritt gekennzeichnet sein mögen.

◘ Tab. 11.5	Übersicht über die Therapieeinheiten in Modul 5.4
Therapieeinheit 5.4.1	Zwangslandkarte
Therapieeinheit 5.4.2	Frühwarnzeichen und Rückfallpläne

Fallbeispiel Frau L. (Fortsetzung)

Th.: In den Expositionen haben Sie mittlerweile schon große Fortschritte gemacht. Welche Situation würden Sie selbst denn mittlerweile als die zwangsfreiste bezeichnen?

Pat.: Das Händewaschen klappt jetzt schon sehr gut, da muss ich kaum mehr Wiederholungen durchführen.

Th.: Wie sieht es denn mit den anderen Zwangsbereichen aus?

Pat.: Da sind noch so viele unterschiedliche, das kommt mir vor wie ein riesiger Berg, den ich noch hochklettern muss.

Th.: Ich glaube, Sie sind eigentlich schon viel weiter, als Sie gerade erkennen können. Ich möchte gerne mit Ihnen eine Zwangslandkarte zeichnen, damit Sie sich einen Überblick verschaffen können.

Der Patient wird instruiert, auf einer ausreichend großen Fläche die Landkarte eines fiktiven „Landes" oder Kontinents zu zeichnen. Die gesamte Fläche steht als Symbol für das Ausmaß der vom Zwang erzeugten Beeinträchtigung in allen Lebensbereichen. Sie soll durch eingezeichnete Grenzen vom Patienten in unterschiedlich großflächige Regionen unterteilt werden. Es sollte zuerst die Situation mit dem größten Fortschritt eingezeichnet werden. Dies geschieht durch Abgrenzung eines angemessen großen Stück „Landes" auf der Landkarte, welches dann mit einem aussagekräftigen Namen beschriftet wird (z. B. „Hände Waschen", „Müll sortieren", „Fenster kontrollieren" etc.).

Fallbeispiel Frau L. (Fortsetzung)

Th.: Sie sagen, das Händewaschen hat Sie zu Beginn der Therapie am meisten belastet. Malen Sie doch bitte ein großes Stück „Land" in ihre Karte, das symbolisiert, wie viel vom Zwang das Händewaschen ursprünglich ausgemacht hat, aber lassen Sie noch Platz für weitere Zwänge.

Nach diesem Muster erfolgt Schritt für Schritt die Unterteilung der Zwangslandkarte in unterschiedliche Zwangsbereiche. Dem Patienten sollte hier gestalterische Freiheit gewährt wer-den. Die Bearbeitungsregeln der Zwangslandkarte sollten jedoch von Beginn an vereinbart werden.

Regeln zum Zeichnen und Bearbeiten der Zwangslandkarte:

- Schwierigere Auslösesituationen werden durch größere „Länder" auf der Karte repräsentiert.
- Wurde mit einer Auslösesituation noch nicht konfrontiert, bleibt das entsprechende „Land" zunächst leer.
- Jedes „Land" soll im Laufe der Zeit entsprechend dem Fortschritt ausgemalt werden, abhängig davon, wie viel Konfrontationsbedarf der Patient selbst in der dazugehörigen Auslösesituation noch sieht.
- Ein völlig ausgemaltes „Land" entspricht einer Auslösesituation, die den Patienten nicht mehr belastet.

Für den Verlauf der Therapie wird dem Patienten die Bearbeitung der Zwangslandkarte als fortlaufender Therapieauftrag erteilt. Daher sollte sie auch nach Eintragung aller Situationen der Zwangshierarchie noch Platz bieten, um sie später durch ggf. neu aufgetretene Zwänge zu erweitern. Dem Therapeuten kann die Zwangslandkarte helfen, die Selbstwahrnehmung des Patienten und die Wahrnehmung seiner Zwänge sowie des erzielten Therapiefortschritts anschaulich zu machen. Abbildung 11.6 zeigt eine mögliche Zwangslandkarte, wie sie nach Durchführung mehrerer ERP-Sitzungen aussehen kann (◘ Abb. 11.6).

Am Ende der Therapieeinheit sollte der Patient in der Lage sein, den Sinn der Zwangslandkarte nachzuvollziehen und sie für künftige Expositionen in Eigenregie zu nutzen. Sollte die Zeit für die Eintragungen in der Sitzung nicht ausreichen, kann die Fertigstellung vom Patienten alleine durchgeführt werden.

Während der nachfolgenden Sitzungen kann sich der Therapeut regelmäßig vom Patienten aufzeigen lassen, wie einzelne Regionen

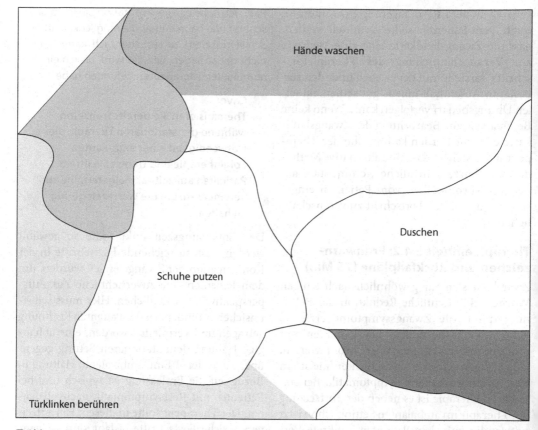

Abb. 11.6 Ausschnitt einer möglichen Zwangslandkarte eines Patienten mit Waschzwängen

eingefärbt wurden. Sollten Diskrepanzen in der Wahrnehmung des Therapeuten und der Eigenwahrnehmung des Patienten auftreten (z. B. wenn ein Patient nur unwesentliche Fortschritte bei objektiv deutlichem Symptomrückgang einzeichnet), müssen diese im Gespräch aufgegriffen und geklärt werden.

■ ■ **Hilfreiche Veranschaulichungen zur Zwangslandkarte:**
— „Stellen Sie sich vor, Sie seien Feldherr und müssten Ihre Ländereien wieder vom Zwang zurückerobern!"
— „Gebiete, die Sie zurückerobert haben, dürfen Sie nicht mehr an den Zwang abtreten!"
— „Hüten Sie sich davor, den Zwang in neue Lebensbereiche eindringen zu lassen. Je mehr Sie ihn in den bekannten Gebieten

zurückdrängen, desto eher wird er versuchen, in neuen Gebieten in Ihre Landkarte einzudringen!"

Zusammenfassung: Zwangslandkarte
— Gestalterische Standortbestimmung im bisherigen ERP-Fortschritt.
— Eigenverantwortliche, veranschaulichende Dokumentation durch den Patienten.
— Erhöhung der Motivation und Veränderungsbereitschaft.

■ ■ **Mögliche Probleme und Lösungen**
Problem: Der Patient bearbeitet die Zwangslandkarte nicht oder tut dies nur unregelmäßig.

Lösung: Der Therapeut sollte sich vom Patienten schildern lassen, ob dieser nur an der Bearbeitung der Zwangslandkarte oder aber generell an der ERP in Eigenregie Desinteresse zeigt. Dem Patienten sollte vermittelt werden, dass die Zwangslandkarte eine gute Methode zur Veranschaulichung des Therapiefortschritts darstellt, mit der er auch über den stationären Aufenthalt hinaus gut seinen aktuellen Übungsbedarf verfolgen kann. Wenn keine Bereitschaft zur Bearbeitung der Zwangslandkarte erreicht werden kann, sollte der Therapeut sicherstellen, dass eine alternative Methode (z. B. kurze schriftliche Kommentare auf den ERP-Protokollen) vom Patienten eingesetzt wird, um den Fortschritt zu veranschaulichen.

Therapieeinheit 5.4.2: Frühwarnzeichen und Rückfallpläne (25 Min)

Zwar lässt sich für gewöhnlich nach einigen Wochen eine deutliche Reduktion der Belastung durch die Zwangssymptome erzielen, jedoch bleibt besonders bei Patienten mit multimorbider Belastung oder chronifizierten, langjährigen Krankheitsgeschichten meist ein Rest an unbearbeiteter Symptomatik. Bei stationärer Therapie ist es neben der Fortsetzung der Therapie im ambulanten Setting schon jetzt notwendig, mit dem Patienten konkrete Verhaltensstrategien für die Zeit nach der Entlassung zu etablieren. Dies ist wichtig, um nicht angesichts noch verbleibender Zwangsbelastung einen Rückfall zu begünstigen.

Fallbeispiel Frau L. (Fortsetzung)

Th.: Sie stehen nun kurz vor dem Ende Ihrer Therapie bei uns. In welchem Bereich ist der Zwang denn noch sehr stark?

Pat.: Das Händewaschen habe ich ja mittlerweile im Griff, aber was mir noch nicht so gut gelingt, ist das Duschen. Ich brauche zwar nicht mehr so viel Zeit wie zu Beginn der Therapie, aber heute Morgen stand ich wieder 45 Minuten im Bad.

Th.: Ja, Sie müssen in der nächsten Zeit weiter an Ihren Zwängen üben. Benutzen Sie immer Ihre Landkarte, um sich zu verdeutlichen, wo noch der größte Handlungsbedarf besteht. Glauben Sie, dass Sie Ihre Fortschritte aufrechterhalten können?

Pat.: Ich hoffe es. Hier auf Station bin ich ja geschützt und habe immer die Möglichkeit, über Schwierigkeiten zu sprechen, ich kann noch nicht genau sagen, wie das wird, bis ich einen ambulanten Therapeuten gefunden habe.

 Cave
Thematisieren Sie bereits frühzeitig während der stationären Therapie die Notwendigkeit einer ambulanten Folgetherapie und tragen Sie Ihrem Patienten auf zeitnah Folgetermine zu vereinbaren, um die Wartezeit gering zu halten.

Der Entlassungszeitpunkt sollte so gewählt werden, dass ausreichende Fortschritte in der Konfrontation der Zwänge erzielt wurden, um dem Patienten eine zuversichtliche Zukunftsperspektive zu ermöglichen. Hier muss selbstunsicheren Tendenzen des Patienten Rechnung getragen und vermieden werden, eine abhängige Haltung dem stationären Setting gegenüber zu fördern! Eine ambivalente Haltung in Bezug auf die Entlassung ist typisch und bei Patienten mit Restsymptomatik nachvollziehbar. Der Therapeut sollte in diesem Fall aufzeigen, welche Fortschritte bislang durch eigene Arbeit des Patienten erzielt werden konnten. Sorgen und Befürchtungen des Patienten dürfen hier jedoch nicht ignoriert werden.

Ziel dieser Therapieeinheit ist, Frühwarnzeichen zu bestimmen, die für eine Verschlechterung der Zwangssituation sprechen. Diese sollten auch schriftlich festgehalten werden (s. Arbeitsblatt 11-5.4 „Frühwarnzeichen"). Der Therapeut sollte hierzu den Patienten gezielt nach Symptomen auf gedanklicher, emotionaler, körperlicher oder der Verhaltensebene befragen, die das Auftreten von Zwangssymptomen kennzeichnen. Hierbei kann es sich z. B. um die Erkennung bestimmter Intrusionen handeln, die beim Patienten schnell zu starker emotionaler Beteiligung führen, oder auch um bestimmte Zwangsrituale, die der Patient unbewusst ausführt. Wichtig ist an dieser Stelle auch, zu verdeutlichen, dass Zwangssymptome ähnlich wie die Tagesform Veränderungen unterliegen und es zu erwarten ist, dass abhängig von

Stress und Entlastung gewisse Schwankungen auftreten können.

Fallbeispiel Frau L. (Fortsetzung)

Th.: Wie würden Sie denn vorgehen, wenn Sie sich dabei ertappen, wieder Ihr Händewaschritual durchzuführen?

Pat.: Dann würde ich mich erst mal katastrophal fühlen. Dann wäre ja der ganze Fortschritt dahin.

Th.: Setzen Sie sich bitte nicht zu sehr unter Druck. Problematisch wird es dann, wenn Sie die Handlungen wieder ausführen, ohne überhaupt zu merken, dass der Zwang am Werk ist. Solange Sie das aber mitbekommen, können Sie auch wieder etwas gegen ihn tun, Sie haben das Händewaschen hier ja aus eigener Kraft in den Griff bekommen (*Überarbeitung dysfunktionaler Kognitionen*).

Pat.: Ich denke, ich würde erst mal in der Zwangslandkarte eine neue Stelle für das Händewaschen einzeichnen.

Th.: Sehr gut! Sie sollten möglichst schnell wieder damit anfangen, das Händewaschen zu üben, indem Sie schwierige Objekte berühren und dann bewusst auf das Ritual verzichten. Was käme dafür bei Ihnen zu Hause infrage?

Bei der Besprechung möglicher Rückfälle sollte insbesondere darauf geachtet werden, die Möglichkeit eines Rückfalles zu entkatastrophisieren. Besonders bei Patienten mit Zwängen, die sich im eigenen Haushalt manifestieren, stellt die Zeit nach der Entlassung eine kritische Phase dar, da wegen der oft noch bestehenden Arbeitsunfähigkeit große Anteile des Tages in zwangsauslösenden Situationen verbracht werden müssen.

Es ist ebenfalls darauf zu achten, dass bei der Besprechung der Rückfallstrategien eine realistische Haltung des Patienten gefördert wird. Gerade bei Patienten, die durchschlagende Erfolge im Rahmen der ERP-Therapie erfahren haben, kann die Motivation, sich mit allen weiteren Zwangssituationen zu konfrontieren, geradezu euphorische Züge annehmen. Dies ist einerseits eine wertvolle Entwicklung und muss dementsprechend positiv verstärkt werden,

andererseits bleibt die ERP-Therapie in Eigenregie eine anstrengende Angelegenheit, für deren Durchführung der Patient auch Ruhe- und Erholungsphasen einplanen sollte.

Zusammenfassung: Rückfallprophylaxe
- Entlassung begünstigt Rückfälle.
- Identifikation gefährdeter Fortschritte und gefährdender Auslösesituationen.
- Ambulante Therapie unbedingt vorausschauend planen.
- Besprechung von Lösungsstrategien und Einbettung in ERP in Eigenregie.

▪▪ Mögliche Probleme und Lösungen

Problem: Der Patient ist aufgrund der bevorstehenden Entlassung aus der stationären Behandlung ambivalent und fürchtet sich vor einem Rückfall.

Lösung: Der Therapeut sollte betonen, dass Schwankungen in der Symptomausprägung immer möglich sind und ein vorübergehendes Wiederaufleben „alter" Symptome nicht immer mit einem Rückfall gleichzusetzen ist. Die positiven, während der Therapie vom Patienten erlernten Verhaltensmuster müssen betont und bekräftigt werden, damit der Patient das Gefühl bekommt, sich selbstständig seiner Störung stellen zu können.

Abschließende Hinweise

Die hier dargestellten Methoden stellen lediglich eine Auswahl aus dem reichhaltigen Instrumentarium dar, die dem Therapeuten zur Verfügung stehen. Der Therapeut ist dazu angehalten, sich auf den hier dargestellten Grundlagen der Zwangstherapie aufbauend stetig fortzubilden, um neueste Erkenntnisse in den Therapieplan von Zwangspatienten zu integrieren. So findet z. B. eine Reihe unterschiedlicher Medien zunehmenden Eingang in die Therapie der Zwänge. Betroffene tauschen sich häufig über Internetforen aus und bilden virtuelle Selbsthilfegruppen. Für die Therapie von Zwangsstörungen stehen begleitend auch computergestützte Selbsthilfeprogramme zur Verfügung, die auf psychoedukativem Weg dem

Patienten Zugang zur Störung bieten und bereits während der stationären Behandlung eingesetzt werden können.

Von unseren Patienten wurden insbesondere auch bibliotherapeutische Angebote dankbar angenommen. Zwangserkrankte berichten häufig, dass durch die Lektüre von Betroffenenberichten und Selbsthilfebüchern ihre Motivation zur Mitwirkung an oder zur Aufnahme einer Psychotherapie erheblich beigetragen hat. Für den Therapeuten empfiehlt sich bei häufigem Kontakt zu Zwangspatienten, einen Überblick über die gängige Selbsthilfeliteratur zu erwerben, um die dort genutzten Metaphern und Therapieempfehlungen in den eigenen Therapieplan zu integrieren. Im Literaturanhang findet sich eine Auswahl gut anwendbarer Selbsthilfeliteratur.

11.6.2 Folgende Arbeitsblätter finden Sie auf http://extras.springer.com

Arbeitsblatt 11-4.1 „Y-BOCS"
Arbeitsblatt 11-5.1-1 „Zwangshierarchie"
Arbeitsblatt 11-5.1-2 „Kognitiv-Behaviorales Modell"
Arbeitsblatt 11-5.1-3 „Therapieziele"
Arbeitsblatt 11-5.2-1 „Angstverlaufskurven"
Arbeitsblatt 11-5.2-2 „ERP-Protokoll"
Arbeitsblatt 11-5.4 „Frühwarnzeichen"

11.6   Literatur

Hand I, Büttner-Westphal H (1991) Die Yale-Brown Obsessive Compulsive Scale: Ein halbstrukturiertes Interview zur Beurteilung des Schweregrades von Denk- und Handlungszwängen. *Verhaltenstherapie*, 1 (3): 223–225. http://dx.doi.org/10.1159/000257972
Hoffmann N, Hofmann B (2012) *Expositionen bei Ängsten und Zwängen* (3. Aufl.). Beltz, Weinheim
Lakatos A., Reinecker H (2016) *Kognitive Verhaltenstherapie bei Zwangsstörungen:* Ein Therapiemanual (4. überarb. Aufl.). Hogrefe, Göttingen
Mowrer OH (1947) On the dual nature of learning – a re-interpretation of „conditioning" and „problemsolving." *Harvard Educational Review*, 17 : 102-148
Reinecker H (1994) *Zwänge: Diagnose, Theorien und Behandlung* (2. Aufl.). Hans Huber, Bern
Wells A, Schweiger U, Schweiger J, Korn O, Hauptmeier M, Sipos V (2011) *Metakognitive Therapie bei Angststörungen und Depression.* Beltz, Weinheim

11.6.1   Selbsthilfeliteratur

Fricke S, Hand I (2013) *Zwangsstörungen verstehen und bewältigen: Hilfe zur Selbsthilfe* (7. Aufl.). Balance Buch + Medien, Bonn
Rufer M, Fricke S (2016) *Der Zwang in meiner Nähe: Rat und Hilfe für Angehörige zwangskranker Menschen* (2. Aufl.). Hogrefe, Göttingen

Qualifizierter Alkoholentzug

Gabriel Lacourt, Ulrich Schu

© Springer-Verlag GmbH Deutschland, ein Teil von Springer Nature 2019
T. Kircher (Hrsg.), *Kompendium der Psychotherapie*
https://doi.org/10.1007/978-3-662-57287-0_12

12.1 Besonderheiten in der Interaktion/Beziehung

Therapeuten verstehen sich in der Regel als Helfer und Sachverständige, alkoholabhängige Patienten sehen sie aber oft als Kontrolleure, Richter oder allerhöchstens Beichtväter. Dadurch kann im ungünstigen Fall eine angespannte Behandlungsatmosphäre entstehen. Der Patient projiziert möglicherweise seine Erwartungen, dass man ihn sowieso nicht versteht und ihm vorschreiben will, wie er in Zukunft zu leben hat, auf seinen Therapeuten, der sich diese autoritäre Rolle leicht zuschreiben lassen kann. Die wäre aber der Therapie abträglich und es gehört zur Grundhaltung des Motivational Interviewing, solche Therapiefallen zu vermeiden. Ein weiteres Problem ist die ambivalente Therapiemotivation: Etwa die Hälfte aller Patienten mit einer Alkoholabhängigkeit sind zur Behandlung fremdmotiviert, selbst dann, wenn sie sich anscheinend freiwillig vorstellen. Die Ursachen für diese Ambivalenz sind für den Therapiebeginn entscheidend: Verdrängung oder Verleugnung des Alkoholproblems (z. B. „Ich habe kein Alkoholproblem, ich könnte jederzeit aufhören."), Rationalisierung der Entstehung (z. B. „Ich habe gelesen, dass Alkoholabhängigkeit erblich ist.") oder Projektionen (z. B. „Daran sind vor allem die unmöglichen Bedingungen an meinem Arbeitsplatz schuld!") sind häufige dysfunktionale Bewältigungsstrategien bei Patienten mit einer Alkoholabhängigkeit. Therapeuten, die es gewohnt sind, dem Patienten eine aktive, eigenverantwortliche Rolle innerhalb der Therapie zuzuschreiben, können durch diese Strategien schnell frustriert werden und resignieren. Es ist jedoch die Aufgabe des Therapeuten, die Therapiemotivation des Patienten so zu fördern, dass dieser wieder mehr Vertrauen in seine Fähigkeiten fasst, ein erwünschtes Ziel zu erreichen *(Selbstwirksamkeit)*, und dadurch Zuversicht in die Wirksamkeit der Alkoholentzugsbehandlung entwickeln kann. Das „Motivational Interviewing" wird für die Lösung der interaktionellen Besonderheit zwischen Therapeut und alkoholabhängigem Patienten als auch der ambivalenten Haltung des Patienten gegenüber der Therapie eingesetzt und nachfolgend beschrieben.

12.1.1 Motivational Interviewing (MI)

Die Beziehungsgestaltung bei der Behandlung Abhängiger beruht auf den Prinzipien des „Motivational Interviewing" (Miller u. Rollnick 2015). Dieser kooperative und zielorientierte Behandlungsansatz ist gleichzeitig direktiv und patientenzentriert und legt eine besondere Aufmerksamkeit auf die Sprache der Veränderung aus dem Munde des Patienten. Es ist daraufhin konzipiert, die persönliche Motivation für und die Selbstverpflichtung auf ein spezifisches Ziel zu stärken, indem es die Motive eines Menschen, sich zu ändern, in einer Atmosphäre von Akzeptanz und Mitgefühl herausarbeitet und erkundet.

12.1.2 Die Grundhaltung des Motivational Interviewing

Partnerschaftlichkeit statt Konfrontation

Der Therapeut versucht nicht, als Experte den Patienten autoritär zu überzeugen, zu überreden oder zu ermahnen, sondern erforscht aus einem partnerschaftlichen Verhältnis heraus mit ihm seine persönliche Situation.

Evokation statt Ratschläge

Jeder Mensch schenkt den eigenen Überzeugungen mehr Glauben als denen der anderen. Der Therapeut hat die Aufgabe, eine intrinsische Veränderungsmotivation hervorzulocken und zu verstärken. Er hilft dem Patienten, eigene Erkenntnisse, Motivationen und Veränderungsmöglichkeiten zu erforschen und selbst formulieren zu lassen, statt ihm seine eigenen Auffassungen durch Ratschläge einzureden oder aufzuzwingen.

Autonomie statt Autorität

Nur wenn der Patient sich vom Therapeuten akzeptiert fühlt, kann eine Veränderung aus eigener Motivation erfolgen. Akzeptanz hat vier Teilaspekte, die der Therapeut einzubringen hat: 1. Bedingungsfreie positive Wertschätzung, was nicht bedeutet, alles gut zu heißen oder zu billigen; 2. Empathie als aktives Interesse an der Innenperspektive des anderen und das Bemühen, diese zu verstehen; 3. Unterstützung der Autonomie durch Anerkennung und Respekt vor der Eigenständigkeit des Patienten, seinen Weg selbst zu finden; und zuletzt 4. die Würdigung, d. h. Stärken und Anstrengungen des Patienten zu finden und anzuerkennen.

12.1.3 Die grundlegenden Prinzipien des Motivational Interviewing

Empathie ausdrücken

Voraussetzung für Empathie ist die Bereitschaft, sich in die Situation des Patienten einzufühlen und sein Verhalten als bestmögliche gegenwärtige Anpassung an seine Voraussetzungen und seine Situation aufzufassen – was nicht das Gleiche ist wie Zustimmung zu seinem Verhalten. Daraus resultiert der Verzicht auf negative Bewertungen oder Schuldzuweisungen. Mittels offener Fragen und aktivem, reflektierendem Zuhören gelingt es, dem Betroffenen Veränderungsmöglichkeiten einzuräumen und ihm gleichzeitig das Gefühl von Interesse und Verständnis zu vermitteln.

Beispiel „Empathie ausdrücken"

Pat.: Ich kann ohne Alkohol nicht zur Ruhe kommen oder schlafen.
Th.: Dann finde ich es mutig von Ihnen, auf Alkohol verzichten zu wollen. Hoffentlich können wir Ihnen helfen, Entspannung und Schlaf auf andere Weise zu erreichen!

Diskrepanzen entwickeln

Eine wertfreie Betrachtung ermöglicht es, Vorteile wie auch Nachteile des momentanen Verhaltens zu betrachten. Aber nicht der Therapeut liefert die negativen Aspekte. Dem Betroffenen soll es aus dieser Betrachtung heraus selber gelingen, die Nachteile seines Verhaltens darzustellen. Aus den Diskrepanzen seiner aktuellen Situation und seiner Ziele soll er anschließend eine Veränderungsmotivation entwickeln. Sofern der Patient keine Diskrepanzen und keine Veränderungsmotivation zeigt, der Therapeut aber von einer Veränderungsnotwendigkeit überzeugt ist, kann es helfen, mittels eines Sets von allgemeinen Eigenschaften, Werten oder Lebenszielen neue Aspekte zu finden. Ein deutsches Beispiel findet sich in dem Buch von Miller und Rollnick (2015, S. 105 ff), eine englische Version unter www.guilford.com/add/miller2/values.pdf.

Beispiel „Diskrepanzen entwickeln"

Pat.: Ich denke schon, dass ich zu viel trinke, aber es hilft mir, dass ich die Konflikte mit meinem Mann ertrage. Ich würde gerne darauf verzichten, wenn wir besser miteinander sprechen könnten.
Th.: Ich verstehe es richtig, dass Sie teilweise negative Konsequenzen des Alkohols in Kauf nehmen, um andererseits die Konflikte mit Ihrem Mann zu ertragen. Und dennoch erkennen Sie, dass Sie anders damit umgehen möchten.

Beweisführungen vermeiden

Auf Beweise für das Suchtproblem des Betroffenen wird verzichtet, stattdessen werden seine eigenen Wahrnehmungen zu den Nachteilen des Suchtmittelkonsums gesucht und mit ihm diskutiert. Die Eigenständigkeit seiner beginnenden Veränderungsmotivation soll erhalten bleiben, genauso wie seine bleibende Entscheidungsfreiheit, ob er den Konsum weiterführen möchte oder nicht.

Beispiel „Beweisführung vermeiden"

Pat.: Ich glaube gar nicht, dass ich wirklich süchtig bin. An vielen Tagen im letzten Jahr habe ich nichts getrunken.
Th.: Das ist sehr erfreulich und eine gute Voraussetzung. Ich habe aber richtig herausge-

hört, dass Sie an manchen Tagen unzufrieden waren mit Ihrem Trinkverhalten?

Selbstwirksamkeit und Zuversicht fördern

Selbstwirksamkeit ist ein entscheidender Faktor auf dem Weg zur Änderung des Suchtmittelkonsums. Ein entsprechend wichtiger Teil der Therapie besteht darin, Stärken und Fähigkeiten des Betroffenen zu erarbeiten und bereits gelungene Veränderungen herauszustellen.

Beispiel „Selbstwirksamkeit fördern"

Pat.: Ich bezweifele, dass ich dauerhaft ohne Alkohol die Trauer durch die Trennung von meiner Freundin ertragen kann. Ich habe schon zweimal aufgehört zu trinken und bin jedes Mal nach wenigen Wochen wieder rückfällig geworden.

Th.: Mich überzeugt am meisten, dass Sie so einen entschiedenen Anfang gemacht haben. Sie haben es geschafft, selbst nach einem Rückfall wieder abstinent zu werden, und haben wieder den Mut gefunden, es noch einmal zu versuchen.

12.1.4 Die vier Prozesse im Motivational Interviewing

Ein Entscheidungsprozess verläuft eher zirkulär als linear. Eine feste Reihenfolge der „Therapiephasen" entspricht nicht der Realität. In der Praxis handelt es sich vielmehr um vier sich überlappende Prozesse, deren hier ausgeführte Reihenfolge in etwa dem Ablauf in der Therapie entspricht. Zunächst besteht die Aufgabe im *Beziehungsaufbau* zwischen Therapeut und Patient. Nur mit einem guten Bündnis können sich beide auf einen Problembereich *fokussieren*. Eine klare Fokussierung erfolgt als Grundlage der anschließenden *Evokation*. Erst wenn diese drei Prozesse stattgefunden haben und der Patient selbst die Entscheidung trifft, sich zu verändern, kann anschließend die *Planung* erfolgen. Die jeweiligen Prozesse enden nicht, sobald der nächste anfängt. Sie fließen ineinan-

der, überlappen und/oder wiederholen sich. MI ist das Zusammenwirken aller vier Prozesse.

Beziehungsaufbau

Die ersten Eindrücke haben eine große Bedeutung, unter anderem inwieweit der Patient dem Therapeuten vertrauen kann und ob er wieder zu ihm kommen wird. In diesem Prozess stellen beide Parteien ein Bündnis her. Der Beziehungsaufbau wird durch Gesprächsgestaltung und -stil maßgeblich beeinflusst und ist die Voraussetzung für alles Folgende. Mit den Begriffen *Konsonanz* und *Dissonanz* beschreiben wir die Beziehung von Gesprächspartnern – hier Patient und Therapeut. Sprechen sie einvernehmlich über den gleichen Aspekt des Themas, entwickeln sie das Thema mit der gleichen Geschwindigkeit weiter, haben sie die gleichen Auffassungen über die gegenseitigen Rollen (Konsonanz)? Wenn Therapeut und Patient sich über etwas nicht einig sind, sie nicht „auf derselben Wellenlänge" liegen, sie aneinander vorbeireden oder andere Störungen in der therapeutischen Beziehung auftreten, liegt Dissonanz vor. Ein schönes Bild für konsonante Beziehungen ist Tanzen, dissonante Beziehungen sind wie Ringkämpfe aufzufassen. Die Kunst liegt darin, dass der Therapeut – um im Bild zu bleiben – in diesem Tanz führt, denn Motivational Interviewing ist trotz allem eine direktive Therapiemethode.

Auf der Verhaltensebene drückt der Patient Konsonanz durch Veränderungsbereitschaft aus. Für entsprechende Äußerungen hat sich als Übernahme aus dem Englischen die Formulierung *Change-talk* eingebürgert. *Change-talk* sind „Äußerungen, mit denen Patienten ihre *Fähigkeit*, ihre *Bereitschaft*, ihre *Gründe*, ihre *Wünsche* und ihre *Selbstverpflichtung für eine Veränderung* zum Ausdruck bringen". *Change-talk* wird durch die aufgezählten Haltungen des Motivational Interviewing gefördert. In den letzten Jahren wurde in MI ein neuer Begriff herausgearbeitet: *Sustain-talk*. Es sind Äußerungen zugunsten des Status quo, die sich in die gleichen Kategorien wie bei *Change-talk* aufteilen lassen. *Sustain-talk* ist an sich nicht krankhaft. Es hat im ersten Moment nichts mit dem

Therapeuten zu tun und stellt lediglich die andere Seite der Ambivalenz dar. Demgegenüber liegt die Ursache für Dissonanz beim Therapeuten, häufig hervorgerufen durch Konfrontation, Vorwürfe, Ratschläge, fehlende Empathie oder autoritäre Haltung.

Beispiel für Dissonanz und Konsonanz in einem Gespräch

Pat.: Manchmal denke ich, dass ich zu viel trinke und etwas ändern sollte (*Change-talk – Bereitschaft*).

Th.: Ich denke auch, dass ich Sie für eine Entwöhnungsmaßnahme anmelden sollte (*Expertenfalle – s. u.*).

Pat.: Wie meinen Sie das? Ich bin doch kein Pegeltrinker! (*Dissonanz*).

Th.: Sie haben wohl recht, über Ihre Art des Alkoholkonsums haben wir noch gar nicht gesprochen. (*Reaktion auf Dissonanz*). Mich würde jetzt interessieren, was andere von Ihrem Umgang mit Alkohol halten (*offene Frage*).

Pat.: Freunde sagen mir gelegentlich, dass ich zu viel trinken würde, aber die trinken doch auch nicht weniger als ich (*Sustain-talk*).

Th.: Ein bisschen scheinen Sie es ernst zu nehmen, sonst würden Sie mir nicht davon berichten (*Reflexion mit Würdigung – s. u.*).

Pat.: Ich merke es doch selber, dass es so nicht weitergeht (*Change-talk – Grund*), aber ich weiß nicht, wie ich daran etwas ändern kann (*Sustain-talk – Fähigkeit – und dennoch Konsonanz*).

In diesem Beispiel entstand Dissonanz durch die autoritäre Haltung des Therapeuten. Beide Parteien waren auf verschiedenen „Wellenlängen". Im Gesprächsverlauf kam es zu Konsonanz, als der Therapeut dem Patienten vermittelte, ihm auf Augenhöhe zu begegnen und ihn zu respektieren. Durch das Stellen einer gezielten offenen Frage und später durch eine Reflexion kam es zu *Change-talk*. Inhalt der folgenden Module werden Techniken des Motivational Interviewing zum Umgang mit *Change-talk* sein (Stellen offener Fragen, Würdigen, selektives Reflektieren und Zusammenfassungen). Weitere Techniken zum Umgang mit *Sustain-*

talk, die wir hier nicht ausführen können, sind Fokusveränderungen, Umformulierungen wie auch Bestätigungen mit Wendung; bei Dissonanz wäre es die Betonung der persönlichen Wahlfreiheit und Kontrolle sowie „zur Seite treten". Je deutlicher Beziehungen zu nahen Angehörigen durch Dissonanz oder andere dysfunktionale Mechanismen geprägt sind, desto dringlicher ist es, sie in Gespräche miteinzubeziehen und ihnen den Besuch von Angehörigengruppen zu empfehlen.

Fokussierung

In diesem Prozess einigen sich Patient und Therapeut auf eine gemeinsame Richtung der Veränderung. Die Ziele müssen partnerschaftlich erarbeitet werden. Die Herausforderung liegt für den Therapeuten darin, die Ziele vom Patienten formulieren zu lassen oder diese aus *Change-talk* Aussagen des Patienten durch eine Reflexion herauszuarbeiten, wie in der Fortsetzung des vorangegangenen Beispiels dargestellt wird.

Fallfortsetzung – Fokussierung

Th.: Sie sagen, dass es so nicht weitergeht und würden gerne wissen, wie Sie Ihren Alkoholkonsum in den Griff kriegen können (*Fokussierung durch Zusammenfassung von Change-Talk und einer gezielten Interpretation von Sustain-talk*).

Pat.: Ganz genau! Ich mache alles, sofern ich bei meiner Arbeit nicht fehlen muss (*Change-talk – Bereitschaft*).

Evokation

In diesem Prozess wird die Selbstmotivation des Patienten zu einer Veränderung hervorgerufen. Die Aufgabe des Therapeuten besteht darin, den Patienten dazu zu bringen, die Argumente für eine Veränderung, aber auch Hoffnung und Selbstvertrauen zu formulieren. Der Patient wird durch den Therapeuten in seiner Autonomie und seinen Fähigkeiten gestärkt. Auch hierzu ist es erforderlich, auf konkrete Ratschläge oder unrealistische Aufmunterungen zu verzichten, aber dennoch Hoffnung zu verbreiten und sich nicht von hoffnungslosen

Patienten anstecken zu lassen. Es gilt, den Patienten im Gespräch selber Zuversicht entwickeln zu lassen (*Confidence-talk*), die begonnene Entgiftung durchzuhalten und über eine nachfolgende Entwöhnungsbehandlung eine dauerhafte Abstinenz zu erreichen. Ähnlich wie beim Change-talk geht es darum, durch offene Fragen oder Abgleich der Verfassung des Patienten auf einer Zuversichtsskala (▶ Abschn. 12.4.2) die vorhandene Zuversicht für eine Veränderung wachsen zu lassen. Nützlich ist es zur Verbesserung der Selbstwirksamkeit außerdem, den Patienten frühere Erfolge, persönliche Stärken oder soziale Ressourcen besprechen zu lassen. Ratschläge sind dann erlaubt, wenn beim Brainstorming des Patienten nicht ausreichend Ideen kommen, aber dezidiert „mit Erlaubnis des Patienten" und nur wenn er die Freiheit behält, die Ratschläge abzulehnen. Eine andere Technik sind Umformulierungen: „Ein misslungenes Absetzen von Alkohol ist ein wichtiger Versuch, den man mehrfach unternehmen muss, bis es funktioniert" (*Umdeutung*). Die ausführliche Darstellung erfolgt in der Therapieeinheit 5.3.2.

Planung

Planung ist mehr als die Formulierung eines konkreten Handlungsplans. Sie beinhaltet auch die Entwicklung einer Selbstverpflichtung zur Veränderung. Während zu einem an den Patienten „maßgeschneiderten" Veränderungsplan übergegangen wird, laufen alle drei oben ausgeführten Prozesse weiter. Die Planung soll jedoch flexibel bleiben. Sonst können unvorhergesehene Hindernisse, die das Leben ausmachen, den Patienten dazu bringen, Pläne und Selbstverpflichtung infrage zu stellen. Einzelheiten und Beispiele zur Umsetzung dieses Prozesses in der Praxis werden im Modul 5.4 erörtert.

Zusammenfassung: Die vier Prozesse in MI

- Die Prozesse stützen sich aufeinander und gehen ineinander über. Keiner endet mit dem nächsten. Manche müssen wiederholt werden.
- Der Beziehungsaufbau beeinflusst die ganze Therapie. Nur in einer konsonanten Bezie-

hungsgestaltung kann Change-talk entstehen und Veränderung unterstützt werden. Dissonanz soll frühzeitig erkannt und beseitigt werden.
- Mit der Fokussierung entscheidet sich der Patient für die Richtung, geleitet durch den Therapeuten.
- Evokation bedeutet, dass mithilfe von MI der Therapeut vom Patienten Gründe für die Veränderung, Hoffnung und Selbstvertrauen entwickeln lässt.
- Planung beinhaltet auch die Selbstverpflichtung. Beim Planen sind alle MI-Prozesse aktiv.

12.1.5 Umsetzen der Bereitschaft zur Veränderung

Wenn zu erkennen ist, dass der Patient Veränderungswünsche entwickelt hat und auch eine Zuversicht zur Umsetzung entstanden ist, darf der Therapeut den Moment nicht versäumen, daraus eine Selbstverpflichtung und konkrete Handlungsbereitschaft zu entwickeln. Hierfür steht ein begrenztes Zeitfenster zur Verfügung, denn es besteht die Gefahr, dass der Patient die zuvor entwickelte Diskrepanz zwischen seinem Verhalten und seinen Wünschen ohne Veränderungspläne nicht mehr erträgt und die Therapie abbricht.

Der richtige Zeitpunkt ist am nachlassenden *Sustain-talk* und an selbstmotivierenden Äußerungen des Patienten zu erkennen. Seine Fragen gelten dann nicht mehr der Problematik, sondern den Veränderungsmöglichkeiten, er lässt Entschlüsse zu Veränderungen und Fantasien für eine Zukunft ohne Substanzkonsum erkennen. Auch in dieser Phase bleibt es entsprechend den Prinzipien des Motivational Interviewing wichtig, verbliebene Ambivalenzen nicht zu übersehen und ernst zu nehmen, die Veränderungsbereitschaft des Patienten nicht zu überfordern und ihm das Steuer nicht aus der Hand zu nehmen. Schlüsselfragen gelten nicht mehr der Situation („Was besorgt Sie am meisten an Ihrem Alkoholkonsum?"), sondern gelten jetzt der Veränderung („Was glauben Sie, können Sie jetzt tun?"). Jetzt müssen mit dem Patienten Ziele gesetzt, Veränderungs-möglichkeiten erwogen und Pläne erstellt werden (Therapieeinheit 5.4.2 *Veränderungsplan aushandeln*). Vergessen Sie nicht, diese Schritte jeweils mit einer Bestätigung der Selbstverpflichtung des Patienten abzuschließen.

Zusammenfassung: Veränderungspläne

- Wenn Veränderungswünsche und Zuversicht vorhanden sind, müssen Veränderungspläne gemacht werden, ohne die Grundhaltung des Motivational Interviewing zu verlassen.

12.2 Psychotherapeutisch relevantes Modell zur Entstehung und Aufrechterhaltung

Alkohol kann positive Emotionen verursachen und negative Empfindungen abmildern. Die positiven Emotionen halten nach dem Konsum nicht lange an, die negativen Emotionen kommen verstärkt zurück, dazu kommen dann schädigende Wirkungen der Substanz und der Abbauprodukte. Auf diese Weise entwickelt Alkohol eine zweiphasige Wirkung (s. Therapieeinheit 5.2.2 *Kennzeichen der Alkoholabhängigkeit*) mit kurzer früher positiver erwünschter Wirkung und anhaltender später unangenehmer Nachwirkung. Schon dieser Mechanismus alleine kann eine Zunahme des Alkoholkonsums bewirken. Bei dem Versuch, durch die angenehmen frühen Wirkungen die unangenehmen späten Nachwirkungen zu übertönen, müssen die Betroffenen immer öfter und in immer größeren Mengen Alkohol konsumieren. Diese Prozesse werden überwiegend durch das **Belohnungssystem** vermittelt. Dabei handelt es sich um ein weitverzweigtes System vor allem dopaminerger Neuronen, die sich vom Mittelhirn bis zum Großhirn ausbreiten und durch Alkohol zunächst stimuliert und anschließend gedämpft werden. Auf diese Weise entsteht eine psychische Abhängigkeit, also ein anhaltendes Verlangen nach weiterem Alkoholkonsum.

Dazu kommt eine **körperliche Gewöhnung**. Durch die lang anhaltende dämpfende

Nachwirkung kommt es zu einer Adaptation unterschiedlicher Neurotransmittersysteme. Die hemmenden Systeme, vor allem GABA-vermittelt (GABA = Gamma-Amino-Butter-Säure), geraten in Unterfunktion, die aktivierenden Systeme, vor allem Glutamat-vermittelt, geraten in Überfunktion. Sofern jetzt der Alkoholspiegel sinkt, treten psychische und körperliche Entzugssymptome auf, indem aus der weiterbestehenden Überfunktion der aktivierenden Systeme und der Unterfunktion der hemmenden Systeme ein neuronaler Erregungszustand resultiert. Zeichen dafür sind Angst, Unruhe, Schwitzen, Zittern, Kreislaufstörungen, aber auch Halluzinationen, Bewusstseinsstörungen und hirnorganische Anfälle. Vor Einführung ausreichend wirksamer dämpfender Pharmaka hatten solche Entzüge eine Letalität von über 20 %.

Durch **klassisch-konditioniertes Lernen** entstehen Trinkgewohnheiten. Umgebungsvariablen und Situationen verknüpfen sich mit Alkoholgenuss wie beispielsweise der Konsum von Bier mit dem Fernsehen nach Feierabend oder Geselligkeit mit Alkoholkonsum. Dies kann auch für bestimmte Stimmungen gelten, indem z. B. Niedergeschlagenheit, Einsamkeit, Langeweile oder auch Entspannung mit bestimmten Alkoholkonsumgewohnheiten verbunden werden. Die Schlüsselreize sind dem Betroffenen nicht bewusst, was insbesondere die Rückfallgefahr dieser Verknüpfungen ausmacht. Diese Mechanismen machen die Notwendigkeit Kognitiver Verhaltenstherapie in der Behandlung Abhängiger besonders deutlich. Die gelernten Verbindungen zum Alkohol bleiben im **Suchtgedächtnis** (◘ Abb. 12.1). Auch nach Jahren der Abstinenz kann durch die früher wirksamen Schlüsselreize, Stimmungen oder Situationen ein massives Verlangen nach Alkohol ausgelöst werden. Dies ist im Sinne der konditionierten Trinkgewohnheiten zu verstehen, aber auch im Sinne eines Ansprechens des Belohnungszentrums. In solchen Situationen können die Betroffenen derartig auf das Suchtmittel fixiert sein, in ihrem Handlungsspielraum eingeschränkt und in Stimmung und körperlichem Zustand verändert

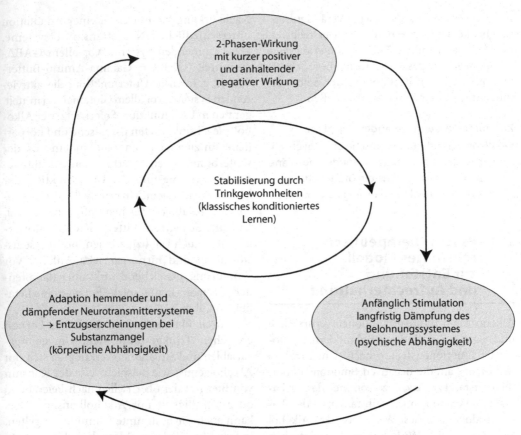

Speicherung und Reaktivierung auch nach Jahren (Suchtgedächtnis)

◨ Abb. 12.1   Das Suchtgedächtnis

sein, dass sie nachher nicht mehr wissen, wie es zu dem Rückfall kam. Es bedarf intensiver therapeutischer Arbeit, solche Situationen in Gedanken vorwegzunehmen bzw. im Nachhinein die Zusammenhänge ins Gedächtnis zu rufen.

12.3 Evidenzbasierte Grundlagen zur Auswahl der Therapiemodule

Evidenzbasierte Untersuchungen liegen zum Motivationssteigerungsansatz und zu kognitivverhaltenstherapeutischen Interventionen vor, ebenso zum Zwölf-Schritte-Programm basierend auf dem Konzept der Anonymen Alkoholiker. Eine der größten Untersuchungen dazu ist das Match-Projekt (Match-Project-Group

1998). Weitere Untersuchungen liegen zu sozialem Kompetenztraining, Paar- und Familientherapie, Reizexpositionsverfahren und gemeindenahen Verstärkermodellen vor (Zusammenfassung s. Mann et al. 2006). Eine absolute Überlegenheit eines dieser Ansätze hat sich bisher nicht erwiesen, aber die Rolle des Motivationssteigerungsansatzes und der Kognitiven Verhaltenstherapie wird deutlich.

Bewährt hat es sich vor allem, die sensible Phase der Entgiftung mit manualisierter Psychotherapie nach dem Motivationssteigerungsansatz und der Kognitiven Verhaltenstherapie zu kombinieren, dies ist unter der Bezeichnung „Qualifizierter Alkoholentzug" bekannt geworden und im Weiteren erläutert. Alle beschriebenen Therapiemodule lassen sich sowohl im stationären Einzel- als auch Gruppensetting

anwenden. Wir haben uns in der Zusammenstellung der einzelnen Behandlungseinheiten
an Therapiemanualen von Mann et al.
(2006), Lindenmeyer (2016) und an der Darstellung
des Motivational Interviewing von Miller u.
Rollnick (2015) orientiert. Zur Behandlung gehören Psychoedukation in Gruppen sowie differenzierte Psychotherapie im Einzel- oder
Gruppensetting. Psychoedukation ist als alleinige Intervention nicht sinnvoll, kann im
Rahmen einer Komplexbehandlung aber empfohlen werden (Schmidt et al. 2006; Kaminer et
al. 2002). Die Qualifizierte Entzugsbehandlung
ist mehrfach untersucht worden. Eine der größten Untersuchungen mit 529 Patienten stammt
von Stetter u. Mann (1997), nach 3-wöchiger
Behandlung auf einer Suchtstation sind nach
8 Monaten noch 46 % der behandelten Patienten abstinent. Die Abstinenzzuversicht der Patienten ist bei Behandlungsabschluss besser,
weiterführende Behandlungen werden in grö-
ßerem Umfang wahrgenommen und die
Abstinenzraten sind in der Katamnese höher
(Loeber et al. 2009). Laut weiterer Studien lassen sich bei Katamnesezeiträumen zwischen 6
und 28 Monaten Abstinenzzahlen der behandelten Patienten von 32–48 % erzielen (Veltrup
1995; Bauer u. Hasenöhrl 2000; Olbrich 2001).

12.4 Psychotherapierelevante Dokumentation

Die im Folgenden vorgestellten Verfahren
dienen der Erfassung individueller Wahrnehmungen des Betroffenen bezüglich des Trinkverhaltens, dessen Vor- und Nachteilen und
den Konsequenzen einer Veränderung bzw.
Nicht-Veränderung sowie zur Einschätzung
der Dringlichkeit und Zuversicht für die Veränderung. Beide Verfahren können von Beginn
der Behandlung an eingesetzt werden.

12.4.1 Die Entscheidungswaage

Alkoholabhängige erkennen oft die Risiken,
Kosten und Gefahren, die mit ihrem Verhalten
verbunden sind. Aus vielerlei Gründen fühlen
sie sich jedoch zu ihrem abhängigen Verhalten
hingezogen und sind darin verhaftet. Sie wollen
trinken und sie wollen es auch nicht. Ambivalenz ist ein normaler Aspekt der menschlichen
Natur und sogar ein Teil des Veränderungs-
prozesses. Deshalb stellt Ambivalenz eine zentrale Herausforderung dar, die gelöst werden
muss, bevor eine Veränderung eintreten kann.
Eine hilfreiche Metapher für die Darstellung
von Ambivalenz ist das Bild einer Waage oder
einer Schaukel. Weil beide Seiten mit Nutzen
und Kosten verbunden sind, empfindet die Person widersprüchliche Motivationen. Zur Bearbeitung dessen hat sich ein 4-Felder-Kasten
bewährt (s. Arbeitsblatt 12-4.1 „Entscheidungswaage"). Zunächst werden die verschiedenen
Themenbereiche in die jeweiligen Felder eingetragen, die anschließende Besprechung wird
durch die Vorstellung einer Waage anschaulich.
Als Erstes wird erarbeitet, welchen Nutzen der
Suchtmittelkonsum für den Betroffenen hatte.
Der Patient versucht, sich Rechenschaft über
die Funktion des Suchtmittels zu geben (beruhigend, entspannend, Belohnung, Schlafmit-
tel), also die Vorteile des Konsumierens. Es sind
die Aspekte, die gegen eine Veränderung sprechen, da der Patient an dieser Stelle vom Alkohol „profitiert". Als Nächstes sollen die negativen Folgen des Suchtmittelkonsums erarbeitet
werden. Häufig genannte Aspekte sind hier
beispielsweise Arbeitsplatzverlust, soziale
Schwierigkeiten, Führerscheinverlust, körperliche Beschwerden und Partnerschaftsprobleme. Somit werden hier die akuten Nachteile
oder Kosten beim Fehlen einer Veränderung
klargestellt. Des Weiteren soll überlegt werden,
welche negativen Erlebnisse des Nichtkonsu-
mierens bei zukünftiger Abstinenz zumindest
kurzfristig auftreten können. Häufig haben die
Betroffenen Schwierigkeiten, sich vorzustellen,
dass die Abstinenz auch Nachteile mit sich
bringt, da ihre Aufmerksamkeit besonders zu
Beginn der Therapie eher auf positive Veränderungen gerichtet ist. Die Patienten übersehen
die Funktionalität des Alkohols und beachten
nicht, welche Situationen in Zukunft ohne Alkohol schwierig sein werden. Es sollte auch

deutlich werden, dass diese Situationen potenzielle Risiko- und Rückfallsituationen sind. Zur Verstärkung der Veränderungsmotivation werden zum Schluss die positiven Entwicklungen erarbeitet, die sich aus der Abstinenz ergebenen können – mit anderen Worten, welche Ziele der Betroffene bezüglich Arbeit, Familie, Gesundheit etc. erreichen möchte. Besonders hier muss der Therapeut mittels reflektierender Aussagen und offener Fragen den Patienten dazu bringen, die Notwendigkeit einer Veränderung zu erkennen, um später (s. Therapieeinheit 5.4.2. *Veränderungsplan aushandeln*) für sich selbst die konkreten Ziele herausfinden zu können. Zum Schluss soll der Patient die gewonnene Information in wenigen Sätzen zusammenfassend formulieren. Was spricht für eine Veränderung? Was könnte schwierig sein? Was möchte der Patient erreichen und warum?

Fallbeispiel Herr V.

Th.: Sie haben Gelegenheit gehabt, über Vor- und Nachteile des aktuellen Alkoholkonsums nachzudenken und haben diese auf das Arbeitsblatt geschrieben. Wenn Sie es sehen, was fällt Ihnen ein? (*offene Frage*)

Pat.: Ich merke, dass es so nicht weitergehen kann. Ich verliere den Respekt meiner Arbeitskollegen und lasse meine Familie in Stich.

Th.: Und dennoch gibt es Situationen, die mit Alkohol einfacher zu bewältigen sind. Was würde Ihnen schwerfallen?

Pat.: Ich habe Angst, nicht runterzukommen, wenn ich gestresst bin, oder mich nicht entspannen zu können, wenn ich nach Feierabend nach Hause komme.

Th.: Ich möchte Sie jetzt bitten, anhand des Arbeitsblatts und der Diskussion in wenigen Sätzen das, was Sie heute gelernt haben, zusammenzufassen: Die Vorteile einer Veränderung, Bedingungen, die eine Veränderung erschweren sowie die Ziele, die Sie mit einer Veränderung erreichen möchten.

Pat.: Wenn ich abstinent wäre, könnte ich meinen Job erhalten und für meine Familie da sein. Es wird mir schwerfallen, mich zu entspannen, weil ich es anders nicht gelernt habe als mit Alkohol. Ich möchte mit einer Veränderung für immer abstinent bleiben, ein verantwortlicher Vater und Ehemann sein und Respekt bei der Arbeit wiedererlangen.

Th.: Sie haben erfahren, dass es sehr wichtig ist, dass Sie etwas ändern und dass es Situationen geben wird, in denen Sie Schwierigkeiten haben könnten, ohne Alkohol klarzukommen (*zusammenfassen*). Ich finde es sehr gut, dass Sie klare Vorstellungen haben, wie Sie es erreichen möchten (*würdigen*). Wie Sie es schaffen und wer Ihnen dabei helfen kann, werden wir in einer anderen Sitzung besprechen.

Zusammenfassung: Entscheidungswaage
- Differenzierte Darstellung der Vor- und Nachteile einer Veränderung.
- Anwendung in der Auflösung der Ambivalenz (5.3.1) und im Aufbau der Veränderungsbereitschaft (5.3.2).
- Erarbeitung der Ziele der Veränderung.
- Zusammenfassung mit dem Patienten diskutieren.

12.4.2 Dringlichkeits- und Zuversichtsskala

Zu Beginn der Therapie ist es hilfreich, die Wahrnehmung hinsichtlich Wichtigkeit und Zuversicht bezüglich einer Veränderung zu kennen, um die Ambivalenz des Patienten zu verstehen. Die Beschreibung in einer Skala von 0 bis 10 (s. Arbeitsblatt 12-4.2 „Dringlichkeits- und Zuversichtsskalen") ist eine einfache Methode, um beide Dimensionen zu untersuchen und deren Verlauf während und nach der Therapie zu beobachten. Die Skalen können mit dem Patienten bearbeitet werden. Oft reicht es einfach aus, die Skalen mit Wörtern zu beschreiben.

Beispiele für Fragen bei der Dringlichkeitsskala (◧ Abb. 12.2):
- „Wie dringend ist es für Sie, den Alkoholkonsum einzuschränken?"
- „Wo würden Sie sich einordnen auf einer Skala von 0 bis 10, wobei 0 ‚gar nicht wichtig‘ und 10 ‚extrem wichtig‘ ist?"

Dringlichkeitsskala

0	1	2	3	4	5	6	7	8	9	10
gar nicht wichtig									extrem wichtig	

Abb. 12.2 Dringlichkeitsskala (nach Miller u. Rollnick 2009)

Zuversichtsskala

0	1	2	3	4	5	6	7	8	9	10
gar nicht zuversichtlich									extrem zuversichtlich	

Abb. 12.3 Zuversichtsskala (nach Miller u. Rollnick 2009)

Beispielfrage für die Zuversichtsskala (**Abb. 12.3**):

— „Wie würden Sie einschätzen, wie wahrscheinlich es ist, auf einer Skala von 0 bis 10, dass Sie Ihre Veränderungsziele erreichen?"

Ergänzend ist oft hilfreich, frühere Erfolge mit dem Patienten zu diskutieren. Hier ist besonders darauf zu achten, dass man von Veränderungs- und nicht von Abstinenzzielen spricht, da der Patient selber seine Ziele festlegen muss (► Abschn. 12.1.2.2 *Evokation statt Ratschläge* und ► Abschn. 12.1.2.3 *Autonomie statt Autorität*). Bei der Diskussion führt es weiter, wenn man fragt, warum der Wert nicht niedriger ist statt umgekehrt. Dann kann man den bestehenden Wert entschiedener würdigen und den Patienten Zuversicht erkennen lassen.

Fallbeispiel Herr S.

Th.: Ihrer Meinung nach liegt Ihre Zuversicht, dauerhaft abstinent zu bleiben, bei 6 auf einer Skala von 0 bis 10. Warum haben Sie 6 und nicht 3 oder Null angekreuzt *(Hervorrufen von Confidence-talk)*?

Pat.: Ich weiß, dass es nicht einfach wird, aber ich bin genug motiviert und glaube, die Kraft zu haben, um es durchzusetzen.

Th.: Sie sind sehr motiviert für eine Veränderung und wissen, dass es Ihnen nicht leichtfallen wird *(würdigen, einfache Reflexion)*. Wann haben Sie in der Vergangenheit eine wichtige Lebensumstellung erfolgreich durchgeführt? *(Besprechen früherer Erfolge)*

Die Zuversichtsskala kann vor und nach der Behandlung genutzt werden, um den Effekt von Motivational Interviewing im Rahmen des Qualifizierten Entzuges zu prüfen. Der Verlauf kann mit dem Patienten nach Abschluss der Behandlung diskutiert werden.

Zusammenfassung: Dringlichkeits- und Zuversichtsskala

— Erfassung der wahrgenommenen Wichtigkeit einer Veränderung.
— Erfassung der Zuversicht und Besprechen früherer Erfolge.
— Verlauf mit dem Patienten diskutieren.

12.5 Praktische Therapiedurchführung

Nachfolgend werden verschiedene psychoedukative und psychotherapeutische Module zur Behandlung der Alkoholabhängigkeit im Rahmen des Qualifizierten Entzuges erläutert. Die Module zur Psychoedukation können auch in Gruppen erarbeitet werden. Abbildung 12.4 zeigt einen Vorschlag zur chronologischen und inhaltlichen Anwendung der Module (**Abb. 12.4**).

Die Module *Psychoedukation* (5.2), *Aufbau der Veränderungsmotivation* (5.3), *Verstärkung der Selbstverpflichtung zur Veränderung* (5.4) und *Rückfallprävention* (5.5) sollten in jedem Fall durchgeführt werden. Die *Kurzintervention* (5.1) kommt bei jenen Patienten infrage, bei denen der Alkoholkonsum auffällig ist und bei denen beispielsweise wegen zeitlicher Einschränkung eine adäquate Anwendung von Motivational Interviewing nicht möglich ist. Neben der Beratung und Therapie des Patienten ist es von therapeutischer Bedeutung für den Therapieverlauf und noch entscheidender von präventiver Bedeutung für Partner oder Kinder, dass auch sie beraten und vielleicht sogar behandelt werden. Erwachsene können zu Suchtberatungsstellen oder Angehörigengruppen gehen. Für Kinder gibt es in vielen Regionen spezielle Beratungsangebote über die Suchtberatungsstellen.

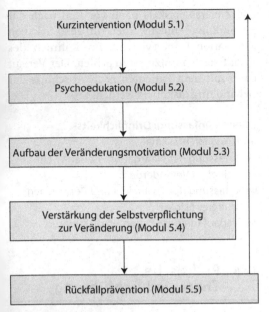

Abb. 12.4 Inhaltlicher und chronologischer Ablauf der Behandlung der Alkoholkrankheit

12.5.1 Modul 5.1: Die Kurzintervention (3–10 Min)

Indikation: Interventionen für Patienten, bei denen wegen Zeitknappheit oder gänzlich fehlender Motivation eine ausführliche Beratung oder die Anwendung eines effektiven Motivational Interviewing nicht möglich sind.

Ziel: Gesundheitsförderliches Verhalten verstärken und ausbauen. Motivation zur Veränderung und Wahrnehmen von Hilfsangeboten, z. B. zur Teilnahme an einem Qualifizierten Alkoholentzug.

Es gibt immer wieder Behandlungskontexte, in denen eine ausführliche Beratung bei auffälligem Alkoholkonsum eines Patienten mangels Zeit nicht adäquat stattfinden kann. Um diese wichtige (für viele Patienten vielleicht auch einzige) Gelegenheit, eine Veränderung hervorzurufen, nicht zu versäumen, wurden die Prinzipien des Motivational Interviewing an einen zeitlich eingeschränkten Rahmen adaptiert. Die Interventionen sollten an die jeweiligen Bedürfnisse des Patienten und den zeit-

lichen Rahmen adaptiert werden. Es kann sich hier um schriftliche Information, Ratschlag oder Kurzberatung handeln. Die wesentlichen Elemente sind mit dem Akronym „FRAMES" (eng. Rahmen) zusammengefasst und werden im folgenden Kasten dargestellt.

Elemente der Kurzintervention

- *Feedback (Rückmeldung):* Teilen Sie dem Patienten *sachlich und wertungsfrei* die Ergebnisse von Fragebögen, Laboruntersuchungen, körperlichen Untersuchungen oder strukturierten Interviews mit. Sie fördern dadurch die Wahrnehmung des Widerspruches zwischen dem Ist-Zustand (pathologisches Trinkverhalten) und den wichtigen persönlichen Wünschen und Zielen des Patienten, dem Soll-Zustand. Beispiel: „Das Ergebnis des Fragebogens spricht für einen ungesunden Umgang mit Alkohol. Es entspricht außerdem den Ergebnissen der Laboruntersuchungen, in denen man erkennt, dass die Leberwerte pathologisch hoch sind."

- *Responsibility (Verantwortung):* Betonen Sie stets, dass der Betroffene alleine die Verantwortung für die Umsetzung und den Erfolg der Behandlung trägt. Beispiel: „Ich möchte Ihnen die Entscheidung nicht abnehmen, ob Sie etwas dagegen tun oder nicht. Das liegt selbstverständlich bei Ihnen."

- *Advice (Ratschlag):* Im Gegensatz zu den in Abschnitt 12.1.2 beschriebenen Prinzipien des Motivational Interviewing sollten Sie nicht auf einen Ratschlag verzichten, wenn Evokation aufgrund der Zeitknappheit nicht durchführbar ist. Geben Sie klare, verständliche und umsetzbare Handlungsanweisungen. Fragen Sie zuvor den Patienten. Beispiel: „Bevor Sie gehen, würde ich Ihnen gerne einen Ratschlag geben, wenn Sie es erlauben."

Nehmen Sie Ihren Alkoholkonsum ernst und gehen Sie zu einer Suchtberatungsstelle oder kommen Sie gerne jederzeit zu mir. Es kann nur etwas Positives daraus entstehen."

- *Menue (Auswahl):* Bieten Sie dann dem Patienten eine Palette von Therapieoptionen, aus der er das für ihn am besten Zutreffende aussuchen kann. Beispiel: „Falls Sie etwas unternehmen möchten, gibt es unterschiedliche Therapieformen (s. Therapieeinheit 5.2.4 *Therapieschritte: Weg zur Abstinenz*): Suchtberatungsstellen, Langzeitentwöhnungsbehandlung, stationäre oder teilstationäre Therapien bei psychiatrischen oder psychosomatischen Kliniken, Selbsthilfegruppen und Hausärzte."
- *Empathy (Empathie):* Sie müssen sich stets um eine zugewandte, verständnisvolle und beurteilungsfreie therapeutische Haltung bemühen. Beispiel: ► Abschn. 12.1.3 *Empathie ausdrücken*.
- *Self-efficacy (Selbstwirksamkeit):* Versuchen Sie stets, die Selbstwirksamkeitserwartung des Patienten zu fördern und zu erhöhen, um das Gefühl der Ungewissheit und die innere Anspannung des Patienten zu reduzieren, damit die Veränderungsbereitschaft nicht gehemmt wird. Beispiel: ► Abschn. 12.1.3 *Selbstwirksamkeit und Zuversicht fördern* und ► Abschn. 12.1.4 *Fokussierung*.

Anhand dieser praktischen Therapieelemente können Sie in kurzer Zeit einen Patienten dazu bringen, erstmals eine Entscheidung zur Veränderung zu erwägen, zu verstärken oder eine Handlung zu fördern.

Zusammenfassung: Kurzinterventionen

- Gesundheitsförderliches Verhalten verstärken und ausbauen.
- Anpassung an die Bedürfnisse des Patienten und den zeitlichen Rahmen.
- FRAMES hebt die Verantwortlichkeit und Selbstwirksamkeit des Patienten hervor und verhilft ihm möglicherweise zur Veränderungsbereitschaft.

■ ■ Mögliche Probleme und Lösungen

Problem: Der Patient ist nicht bereit, über seinen Alkoholkonsum zu reden. Wenn der Therapeut darauf besteht, das Problem zu thematisieren, kann Dissonanz entstehen.

Lösung: Der Therapeut muss die zurzeit fehlende Veränderungsbereitschaft des Patienten akzeptieren und einen zeitnahen Termin zur Kontrolle anbieten. Hier hat der Therapeut eine erneute Chance, den Patienten mit den Elementen der Kurzintervention zu einer Veränderung zu motivieren.

12.5.2 Modul 5.2: Psychoedukation

Modul 5.2 beinhaltet fünf Therapieeinheiten, die im Folgenden dargestellt sind (◘ Tab. 12.1).

Indikation: Das Modul *Psychoedukation* wird von Beginn der Psychotherapie an im Rahmen des Qualifizierten Alkoholentzuges durchgeführt. Die Inhalte dieses Moduls lassen sich bevorzugt in Gruppen vermitteln.

◘ **Tab. 12.1** Übersicht über die Therapieeinheiten in Modul 5.2

Therapieeinheit 5.2.1	Entstehung der Alkoholabhängigkeit
Therapieeinheit 5.2.2	Kennzeichen der Alkoholabhängigkeit
Therapieeinheit 5.2.3	Aufrechterhaltung der Alkoholabhängigkeit
Therapieeinheit 5.2.4	Der Weg zur Abstinenz
Therapieeinheit 5.2.5	Der Rückfall

Ziel: Ausräumen von Vorurteilen durch Informationsvermittlung, Förderung der Änderungsmotivation, Förderung der Kompetenz zur Erhaltung der Abstinenz.

Therapieeinheit 5.2.1: Entstehung der Alkoholabhängigkeit (50 Min)

Die Entstehung der Alkoholabhängigkeit kann nicht allein durch biologische, psychologische oder soziologische Faktoren erklärt werden, sondern bedarf einer Zusammenschau aller Faktorengruppen, die sich gegenseitig beeinflussen können. In diesem Modul sollen Vorurteile über die Entstehung der Alkoholabhängigkeit ausgeräumt werden und Klarheit über die Komplexität der Abhängigkeitsentstehung geschafft werden. Zunächst soll mit dem Patienten über seine „Abhängigkeitskarriere" und deren Ursachen besprochen werden. Auf das Arbeitsblatt „Persönliche Lebenslinie" (s. Arbeitsblatt 12-5.2-1 „Persönliche Lebenslinie") soll der Patient seine biografischen Ereignisse sowie die Höhe des Alkoholkonsums zu diesen Zeitpunkten eintragen, um Rückschlüsse auf mögliche Einflüsse auf das Trinkverhalten ziehen zu können. Anhand dessen sollen mit dem Patienten persönliche Faktoren und Umweltfaktoren aufgelistet werden, die nach seiner Auffassung die Entstehung seiner Abhängigkeit begünstigt haben.

▪▪ Hilfreiche Fragen zur Entstehung der Alkoholabhängigkeit:

— „Wie würden Sie die Entstehung der Alkoholabhängigkeit erklären?"
— „Wer wird Alkoholiker und warum?"
— „Wie ist es zu ihrem aktuellen Trinkmuster gekommen?"

Anhand der persönlichen Lebenslinie gewinnt der Patient Verständnis in seine persönliche Krankheitsentwicklung und kann seine Krankheitseinsicht vertiefen.

Neben der persönlichen Lebenslinie soll der Patient über häufige Vorurteile bei Alkoholismus aufgeklärt werden. Die Aspekte „Persönlichkeit", „Genetik" und „Schicksalsschläge" erscheinen in diesem Zusammenhang beson-

ders relevant und können mit dem Patienten folgendermaßen besprochen werden:

Persönlichkeit: Ein weit verbreitetes Vorurteil über Alkoholiker ist, dass sie durch eine „schwache Persönlichkeit" oder „Willensschwäche" gekennzeichnet sind. Zahlreiche Studien belegen, dass es keine typischen prämorbiden Persönlichkeitsmerkmale von Alkoholikern gibt. Andererseits können Persönlichkeitsveränderungen als Folge der Erkrankung entstehen, die sich durch psychische Veränderungen wie Beeinträchtigung des Willens oder Einschränkungen der Bewältigungsstrategien zeigen können.

Genetik: Es gibt genetische Unterschiede, die die Gefahr einer Abhängigkeitsentwicklung beeinflussen können. Dazu gehört eine größere Alkoholabbaukapazität der Leber, sodass höhere Mengen vertragen werden. Vererbt wird hiermit die Alkoholverträglichkeit als Disposition, eine Abhängigkeit zu entwickeln. Die Sucht entsteht jedoch erst, wenn über eine längere Zeit größeren Mengen an Alkohol konsumiert werden.

Schicksalsschläge: Viele Abhängige haben die Vorstellung, erst ab einem gewissen Zeitpunkt einen problematischen Konsum entwickelt zu haben. Tatsächlich handelt es sich meist um eine über Jahre schleichende Erhöhung der Konsummenge oder -häufigkeit, was der Therapeut dem Patienten anhand der persönlichen Lebenslinien zeigen kann. Meistens wird der pathologische Konsum erst nach einem Schicksalsschlag verstärkt und erkennbar.

Zusammenfassung: Entstehung der Alkoholabhängigkeit
— Besprechen der persönlichen Lebenslinie.
— Ausräumen von Vorurteilen.

▪▪ Mögliche Probleme und Lösungen
Problem: Der Patient bringt keine Ideen in die Diskussion und erweckt den Eindruck, wichtige Informationen nicht preisgeben zu wollen.

Lösung: Damit keine Dissonanz entsteht, muss der Therapeut vermeiden, Druck auszuüben, um die erwarteten Antworten seitens des Patienten zu bekommen. Stattdessen kann sich der Therapeut eine fiktive, aber realistische Lebenslinie ausdenken und an einer Tafel darstellen.

Therapieeinheit 5.2.2: Kennzeichen der Alkoholabhängigkeit (75 Min)

In diesem Modul soll dem Patienten vermittelt werden, welche Eigenschaften zu einer Alkoholabhängigkeit gehören und dass es unterschiedliche Arten von Alkoholabhängigkeit gibt. Die allgemeine Meinung über einen Alkoholiker ist von vielen Vorurteilen geprägt: rote Nase, ungepflegt, „Alkoholfahne", aggressiv etc. Mit folgenden Fragen können Sie die Diskussion anfangen.

■■ **Hilfreiche Fragen zu Kennzeichen der Alkoholabhängigkeit:**
- „Was stellt man sich unter einen Alkoholiker vor?"
- „Welche Arten von Alkoholabhängigkeit gibt es?"
- „Was bedeutet Abhängigkeit?"
- „Wie würden Sie Ihr Trinkverhalten beschreiben?"

Mit der ersten Seite des Arbeitsblatts „Abhängigkeitsverständnis" (s. Arbeitsblatt 12-5.2-2 „Abhängigkeitsverständnis") kann der Therapeut vom Patienten erfahren, welche Meinung dieser als auch seine Umwelt zur Alkoholkrankheit haben. Bevor der Therapeut zur nächsten Seite wechselt, sollen die Ergebnisse besprochen und Vorurteile ausgeräumt werden. Mit der Bearbeitung der Seiten 2 und 3, bevorzugt in einem Gruppensetting, kann der Patient ein Verständnis der eigenen Abhängigkeitsentwicklung gewinnen und der Therapeut erfährt den Grad der Einsicht des Patienten, was für die Therapie eine entscheidende Rolle spielt (s. Therapieeinheit 5.3.1). Ergänzend ist es an dieser Stelle hilfreich, die von Jellinek (1960) beschriebenen Haupttypen des Trinkverhaltens zu erarbeiten.

Trinktypen nach Jellinek (1960)
- *Alpha-Typ (Konflikt- oder Erleichterungstrinken):* Der Betroffene greift in bestimmten Situationen zum Alkohol, um Gedanken und Gefühle i. S. einer psychischen Abhängigkeit ertragen zu können, da er über keine alternativen Lösungs- oder Bewältigungsstrategien verfügt. Beispiel: familiäre Konflikte, Enttäuschungen, Langeweile.
- *Beta-Typ (Gelegenheitstrinken):* Gelegenheitstrinker übernehmen gesellschaftliche Trinkmuster, bleiben sozial und psychisch unauffällig und werden weder körperlich noch psychisch abhängig.
- *Gamma-Typ (Rauschtrinken):* Hier erleben die Betroffenen in ganz bestimmten Situationen (z. B. Feste) nach wenigen Schlucken einen Kontrollverlust, geäußert durch einen starken Drang weiterzutrinken, dem sie nicht widerstehen können.
- *Delta-Typ (Spiegeltrinken):* Spiegeltrinker konsumieren in regelmäßigen Abständen Alkohol, um zu verhindern, dass dessen Blutkonzentration unter einen bestimmten „Spiegel" sinkt, da es zu Entzugserscheinungen führen kann (z. B. Zittern, Übelkeit, Unruhe, Angst). Spiegeltrinker neigen weniger zu Räuschen und bleiben in der Regel lange Zeit unauffällig.
- *Epsilon-Typ (Periodisches Trinken):* Bei dieser Art von Trinkverhalten erreichen die Betroffenen zwischenzeitlich längerer Abstinenzphasen, was die Entstehung von Krankheitseinsicht stark hindert. Charakteristisch sind wiederkehrende Phasen eines exzessiven und unkontrollierten Konsums.

Beim Besprechen der Trinktypen wird dem Patienten deutlich, dass Alkoholiker keine einheitliche Gruppe sind, was ihm hilft, unter dem Licht wachsender Veränderungsbereitschaft

Scham zu überwinden und sich auf eine Therapie einzulassen. Des Weiteren sollen auch in diesem Modul die generellen Eigenschaften einer Abhängigkeit besprochen werden, indem der Therapeut dem Patienten folgende Informationen vermittelt: Die psychische Abhängigkeit ist das „unwiderstehliche Verlangen nach einer weiteren oder dauernden Einnahme der Substanz, um Lust zu erzeugen oder Missbehagen zu vermeiden" (WHO 1965) sowie die mangelnde Kontrollfähigkeit. Die körperliche Abhängigkeit ist durch zwei Phänomene gekennzeichnet: die Toleranzentwicklung und das Entzugssyndrom. Toleranz ist dadurch gekennzeichnet, dass nach längerem Konsum größere Mengen nötig sind, um die gleiche Wirkung zu erzielen. Einerseits entsteht Toleranz durch die erhöhte Abbaukapazität der Leber. Wenn der Blutalkoholspiegel eines Menschen längere Zeit über 0,5 Promille liegt, wird das Enzym MEOS (Mikrosomales Ethanol-Oxidations-System) hergestellt, das den Blutalkohol beschleunigt abbaut. Das Entzugssyndrom wird in der Therapieeinheit 5.2.3 (▶ Abschn. 12.5.2) erläutert, weil der verantwortliche Wirkablauf von Alkohol auch bei der Aufrechterhaltung der Abhängigkeit eine wesentliche Rolle spielt.

Alkoholiker verbinden mit der Zeit eine Reihe von physiologischen Reaktionen (beschleunigter Herzschlag, vermehrte Speichelproduktion, veränderte Hauttemperatur) mit angenehmen Wirkungen des Alkohols in gewohnten Trinksituationen. Bestimmte Reize, wie z. B. der Anblick einer Flasche Bier, werden verstärkt wahrgenommen und die Konzentrationsfähigkeit ist eingeschränkt. Diese Reaktionen werden als „Suchtgedächtnis" bezeichnet. Sie bleiben selbst nach Jahren der Abstinenz vorhanden, sind kein Ausdruck von fehlender Abstinenzmotivation, können aber das Rückfallrisiko erhöhen. Es soll in diesem Modul verdeutlicht werden, dass Abhängigkeit nicht durch die Menge, Häufigkeit oder Regelmäßigkeit des Konsums bestimmt wird, sondern vielmehr dadurch, dass trotz negativer psychischer, sozialer und physischer Folgen der Konsum nicht beendet wird, weil unangenehme körperliche oder psychische Symptome auftreten.

Zusammenfassung:
Kennzeichen der Alkoholabhängigkeit
- Arten von Alkoholabhängigkeit
- Psychische Abhängigkeit: Verlangen und Kontrollverlust
- Körperliche Abhängigkeit: Toleranz und Entzugssyndrom
- Zweiphasenwirkung von Alkohol
- Das Suchtgedächtnis

■■ Mögliche Probleme und Lösungen:
Problem: Der Patient bagatellisiert sein Trinkmuster und nimmt es weiterhin nicht als pathologisch wahr.

Lösung: Den Patienten fragen, was seine Umwelt über seinen Alkoholkonsum denkt. Zur Unterstützung kann der Therapeut den *CAGE-Fragebogen* abfragen. Meistens gewinnt der Patient damit Krankheitseinsicht. Geschieht dies nicht, muss der Therapeut betonen, dass es gut sei, wenn der Patient nicht abhängig sei, und dass man trotzdem mit den anderen psychoedukativen Therapieeinheiten arbeiten möchte. Später, im Einzelgespräch, soll der Therapeut zeitintensiver bei der Auflösung der Ambivalenz (s. Therapieeinheit 5.3.1) arbeiten.

CAGE-Fragen:
- *Cut down (Verringern):* „Haben Sie schon einmal gefühlt, dass Sie Ihren Alkoholkonsum verringern sollten?"
- *Annoyed by criticism (Geärgert durch Kritik):* „Hat es Sie gestört, wenn jemand Ihren Alkoholkonsum kritisiert hat?"
- *Guilty (Schuldig):* „Haben Sie wegen Ihren Alkoholkonsums Gewissensbisse gehabt oder sich schuldig gefühlt?"
- *Eye-opener („Augenöffner"):* „Mussten Sie jemals morgens als Erstes Alkohol trinken, um sich wohl zu fühlen oder einen Kater loszuwerden?"

Therapieeinheit 5.2.3: Aufrechterhaltung der Abhängigkeit (50 Min)

Einer der wichtigsten Mechanismen, der zur Aufrechterhaltung der Abhängigkeit führt, ist das Wechselspiel von angenehmen Wirkungen und Entzugserscheinungen. Dabei spielen Wahrnehmungen und Erwartungen der Wirkungen des Alkohols eine entscheidende Rolle (Arbeitsblatt 12-5.2-3 „Wirkablauf bei Alkohol"). Es kommt zu einer sofort auftretenden, angenehmen Hauptwirkung, die fast nur während des Anstiegs des Blutalkoholspiegels besteht. Es werden dabei je nach Situation und Trinkmenge bestimmte Gefühlszustände erzeugt: Gelassenheit, Ruhe, Enthemmung, Schmerzlinderung oder Stimmungshoch. Nach dem Abbau des Alkohols und der Bildung von Acetaldehyd folgt dann die zweite Phase mit einer weniger ausgeprägten, dafür länger anhaltenden unangenehmen Nachwirkung, die je nach Situation als Antriebslosigkeit, Unruhe, Verstimmung oder Verstärkung der wahrgenommenen Schmerzen erlebt wird. Um der unerwünschten Nebenwirkung entgegenzuwirken, müssen Alkoholabhängige erneut konsumieren. Bei häufigem Alkoholkonsum müssen sie zuletzt immer höhere Mengen konsumieren, bis eine angenehme Hauptwirkung überhaupt spürbar ist. Die „Endstation" dieses Teufelskreises sind dauerhafte unangenehme Nachwirkungen und zusätzliche körperliche Entzugserscheinungen. Das Entzugssyndrom ist charakterisiert durch eine Reihe psychischer (Unruhe, Angst) und körperlicher (Zittern, vermehrtes Schwitzen, Kreislaufstörungen, Übelkeit, epileptische Krampfanfälle) Symptome, die je nach Ausprägung beim Absetzen oder bei der Reduktion der üblichen Alkoholmenge auftreten können.

Außerdem sollte der Patient erkennen, mittels welcher Mechanismen ein Abhängiger und seine Umwelt die Folgen der Abhängigkeit sowie der Entzugserscheinungen zu bewältigen oder zu verbergen versuchen und welche Rolle dies in der Aufrechterhaltung der Abhängigkeit spielt.

Dafür sammelt der Therapeut auf einer Flipchart mithilfe von Brainstorming die verschiedenen Strategien und Ausreden, mit de-

nen Patienten das Konsummuster „unentdeckt" weiterzuführen versuchen: heimliches Trinken, sich auf der Arbeit krank melden, Ausreden für körperliche Symptome (z. B. Schwitzen, Zittern oder Nachlassen der Potenz u. v. m. als Folge von vermeintlichen Medikamentennebenwirkungen), Verlust von Interessen oder Hobbys, nachlassendes Interesse an Sexualität oder gemeinsamen Unternehmungen. Der Therapeut soll dann betonen, dass es Alkoholkranken meist über eine lange Zeit gelingt, ihren Suchtmittelkonsum heimlich und unauffällig fortzuführen. Sie entwickeln Trinksysteme, um bei der Arbeit oder in der Familie weniger aufzufallen. Wenn es auffällt, reagieren Familienangehörige häufig mit Vorwürfen und Beschimpfungen, die die Abhängigen dazu bringen, ihren Konsum zu bestreiten oder zu verheimlichen. Insbesondere Partner Alkoholkranker, oft auch deren Kinder, übernehmen bei zunehmender Abhängigkeitsentwicklung die Verantwortung für die Familie. Oft beschaffen sie selber Alkohol oder sprechen den Betroffenen nicht mehr an, um Konfliktsituationen zu vermeiden. Dieses System, in dem das Trinkverhalten indirekt oder direkt unterstützt wird, nennt man Co-Abhängigkeit. Es ist wichtig, derartig involvierte Angehörige in ein Einzelgespräch mit einzubeziehen. Der Therapeut muss den Beteiligten vermitteln, dass er nicht Partei ergreifen möchte und diesen Vorsatz einhalten. Das Ziel, gegenseitige Vorwürfe oder Schuldgefühle zu entschärfen und stattdessen gegenseitigen Respekt für die jeweilige Situation herzustellen, ist derart anspruchsvoll, dass man solche Gespräche nicht in jeder Konstellation und nicht in jeder Therapiephase führen kann. Dann sollten die Angehörigen wenigstens zum Besuch einer Angehörigengruppe ermuntert werden. Sofern Kinder in eine Co-Abhängigkeit geraten sind, sollten sie unter Mithilfe der nicht-betroffenen Angehörigen zu einem spezialisierten Angebot der Suchtberatungsstellen vermittelt werden.

Der Therapeut soll dann erklären, dass in der Arbeitswelt ein paralleler Mechanismus entsteht. Hier gelingt es den meisten Alkoholikern, über viele Jahre ihre Sucht zu verheimlichen. Durch Häufung der Fehl- und Pausenzeiten oder Trinken am Arbeitsplatz fallen sie meistens erst nach langer Zeit auf. Oft reagieren Kollegen mit Gleichgültigkeit, Abneigung („Jeder muss es für sich selber besser wissen") oder Mitleid („Er hat schon genug Probleme. Wenn ich ihm etwas sage, belaste ich ihn nur zusätzlich"). Der Patient soll vom Therapeuten erfahren, dass viele Unternehmen entsprechende Vereinbarungen für den Umgang mit abhängigen Mitarbeitern abgeschlossen haben (z. B. Auflagen, eine Entgiftungs- bzw. eine Entwöhnungsbehandlung durchzuführen und anschließende Wiederaufnahme der Tätigkeit). Falls nicht geschehen, soll der Therapeut aufgrund der enormen Bedeutung die Rolle der Gesellschaft und deren Normen erläutern: Freundschaften, bei denen weniger getrunken wird, werden aufgrund von Schamgefühlen vernachlässigt, da der Konsum nicht verringert werden kann. Stattdessen verschiebt sich der Freundeskreis zu Personen, denen die gewohnte Alkoholeinnahme nicht auffällt. Zuletzt soll erläutert werden, welche Systeme die Betroffenen Ärzten gegenüber zur Aufrechterhaltung der Abhängigkeit entwickeln. Selbst wenn viele mindestens einmal im Jahr zum Arzt gehen, bleibt der Konsum oft unentdeckt oder unbesprochen. Problematischer Konsum wird bagatellisiert, auffällige Befunde (Laborwerte, Fettleber in der Sonografie) werden nicht beachtet oder auf andere Ursachen zurückgeführt (z. B. Ernährung) oder der Hausarzt wird gewechselt, wenn über Alkoholkonsum gesprochen wird. Somit versucht der Patient, seinen Konsum unerkannt aufrechtzuerhalten.

Zusammenfassung: Aufrechterhaltung der Abhängigkeit

- Der Versuch, Entzugssymptome zu vermeiden, führt bei Unkenntnis des zweizeitigen Wirkverlaufes zur Ausbildung und Aufrechterhaltung der Abhängigkeit.
- Entwicklung von Trinksystemen oder -routinen.
- Rolle der Familie in der Co-Abhängigkeit: Angehörige, vor allem Kinder, benötigen selber Beratung oder gar Therapie.
- Rolle von Arbeitswelt und Gesellschaft in der Aufrechterhaltung der Alkoholabhängigkeit.

▪▪ **Mögliche Probleme und Lösungen**

Problem: Patient und Therapeut können sich nicht einigen, was als Abwehrmechanismus aufgefasst werden kann, bei Insistieren des Therapeuten entsteht Dissonanz.

Lösung: Auflösung der Dissonanz nach den Regeln des Motivational Interviewing statt Verstärken durch Insistieren.

Therapieeinheit 5.2.4:
Der Weg zur Abstinenz (25 Min)

Diese Therapieeinheit dient zur Informationsvermittlung über die individuellen Möglichkeiten der Aufgabe der Abhängigkeit und den Weg zur Abstinenz sowie die Institutionen, die dabei Hilfe anbieten. Viele Betroffene können sich kaum vorzustellen, zu entgiften und abstinent zu bleiben. Viele sind der Meinung, Abstinenz sei nur durch bestimmte Therapieschritte möglich, auf die sie sich wiederum nicht einlassen möchten. Sie möchten beispielsweise eine Langzeitentwöhnungsbehandlung wegen der Abwesenheit von zu Hause nicht aufsuchen, eine Selbsthilfegruppe, eine Suchtberatungsstelle oder eine psychiatrische Klinik nicht aufsuchen aus Angst, als Abhängiger oder Kranker „etikettiert" zu werden. Stattdessen können sie sich z. B. vorstellen, ihr Trinkverhalten mit einem Hausarzt zu besprechen und gegebenenfalls auf dessen Rat entsprechende professionelle Hilfe in Anspruch zu nehmen. Andere möchten das Trinken nicht aufgeben und halten kontrolliertes Trinken für eine plausible Alternative.

In dieser Therapieeinheit soll der Therapeut dem Patienten ebenfalls erläutern, dass der Weg zur Abstinenz im Einzelfall nur individuell festzusetzen ist. Der Therapeut soll die Versuchung unterdrücken, die „bessere Lösung" vorzuschreiben, und stets vor Augen haben, dass viele Wege zur Abstinenz führen: Beispielsweise ist bei einem schwierigen sozialen Umfeld eine Langzeitentwöhnungsbehandlung oft unumgänglich. In anderen Fällen ist sie nicht indiziert und eine Abstinenz kann durch eine ambulante Entgiftung und anschließende Betreuung durch Suchtberatungsstellen oder Aufsuchen einer Selbsthilfegruppe aufrechterhalten bleiben. Der Therapeut muss auf jeden Fall dahingehend beraten, dass kontrolliertes Trinken nur schwer aufrechtzuerhalten und mit einem hohen Rückfallrisiko verbunden ist. Der erste gemeinsame Schritt ist die Gewinnung von Einsicht und die Bereitschaft zur Veränderung.

■ ■ **Hilfreiche Fragen zum Weg zur Abstinenz:**
— „Wie stellen Sie sich vor, abstinent zu werden?"
— „Welche professionellen therapeutischen Angebote stehen zur Verfügung?"
— „Was käme für Sie in Frage?"

In dieser Einheit ist ebenfalls wichtig, die Funktionen der verschiedenen Institutionen der Suchtbehandlung zu besprechen: Suchtberatungsstellen zur Motivation, zur Koordination mit den übrigen Institutionen sowie oftmals auch für eine eigenständige ambulante Therapie; Kliniken zur Entgiftung, besser zum Qualifizierten Entzug; Übergangseinrichtungen; stationäre und ambulante Rehabilitationseinrichtungen für Entwöhnungsbehandlungen sowie Selbsthilfegruppen, die in der Motivationsphase und vor allem zur Abstinenzerhaltung von entscheidender Bedeutung sind. Teilweise kommen auch langfristige Wohnangebote auf Selbsthilfebasis oder über öffentliche Kostenträger infrage. In der Therapieeinheit 5.4.2 wird im Einzelgespräch ein Veränderungsplan formuliert und im Modul 5.5 wird über die Rückfallprävention zur Aufrechterhaltung der Ziele des Patienten gearbeitet.

Zusammenfassung: Weg zur Abstinenz
— Es gibt keine einheitliche Lösung für allen Betroffenen.
— Schwierigkeiten und Gefahr beim kontrollierten Trinken darstellen.
— Funktionen der verschiedenen Institutionen bei der Behandlung von Alkoholsucht.

■ ■ **Mögliche Probleme und Lösungen**
Problem: Der Patient zeigt sich ambivalent oder ängstlich bezüglich der Kontaktaufnahme

mit den erwähnten Institutionen. Eventuell schämt er sich davor.

Lösung: Oft müssen Patienten sich sehr überwinden, ehe sie Kontakt zu den Institutionen aufnehmen. Viele davon, insbesondere Selbsthilfegruppen und Suchtberatungsstellen, bieten Besuchstermine in den psychiatrischen Krankenhäusern an. Es empfiehlt sich zur Erleichterung der Kontaktaufnahme, Vertreter von Beratungsstellen, Selbsthilfegruppen oder Rehabilitationseinrichtungen zur Vorstellung auf Station einzuladen.

Therapieeinheit 5.2.5: Der Rückfall (50 Min)
Betroffene und Angehörige vermeiden es in der Regel, über die Möglichkeit eines Rückfalls zu sprechen, möglicherweise weil sie denken, dadurch einen Rückfall zu provozieren. Der Therapeut soll durch diese Einheit unter anderem klarstellen, dass die Patienten auf abstinenzgefährdende Situation besonders achten sollen, auch wenn sie nicht mit einem Rückfall rechnen (Arbeitsblatt 12-5.5-1 „Vermeidung von Rückfällen"). Alkoholiker, die mehrere Rückfälle erlitten haben, betrachten den Rückfall als totalen und unvermeidbaren „Absturz". Der Therapeut muss dann verdeutlichen, dass Rückfälle häufig sind und zur Alkoholkrankheit gehören, dass es jedoch Möglichkeiten gibt, sie zu verhindern bzw. wieder abstinent zu werden. Es sollte außerdem klar werden, dass ein Rückfall aus einem *beabsichtigten und bewussten* Konsum von Alkohol nach einer Zeit der Abstinenz besteht, vor allem wenn dadurch ein bestimmter Gefühlszustand erreicht werden soll. Unbeabsichtigter, vor allem unbemerkter Konsum von Alkohol z. B. beim Verzehr von verstecktem Alkohol in Speisen (Kuchen, Soßen) ist nicht zwangsläufig als Rückfall zu bezeichnen. Um es zu erläutern, soll der Therapeut den Patienten bitten, auf einem Blatt Papier Situationen zu beschreiben, die erfahrungsgemäß oder seiner Meinung nach mit einer großen Rückfallgefahr behaftet sind, und diese anschließend an einer Tafel nach den im Folgenden ausgeführten Kategorien zu sortie-

ren. Die nicht erwähnten Situationen sollen vom Therapeuten ergänzt werden.

■ ■ Häufigste Rückfallsituationen:
— *Unangenehme Gefühlssituationen:* Langeweile, Depression, Einsamkeit.
— *Angenehme Gefühlssituationen:* Freude, Verliebtheit, Erfolgserlebnisse.
— *Konfliktsituationen:* Ärger in der Familie oder Stress am Arbeitsplatz.
— *Soziale Situationen:* Familienfeier, Treffen mit Freunde, Kneipenbesuch.
— *Körperliche Beschwerden:* Schlafstörungen, Schmerzen.
— Der Glaube, kontrolliert trinken zu können.

Der Betroffene fühlt sich in vielen dieser Situationen wie „ausgeliefert" und glaubt, schicksalhaft in einen Rückfall „geraten" zu sein. Durch Unaufmerksamkeit oder Selbstüberschätzung hat er eine Reihe von Entscheidungen getroffen, die scheinbar harmlos waren: Alkoholvorräte für mögliche Besucher im Hause zu haben, sich mit alten „Trinkkumpanen" zu treffen oder zu einer Feier zu gehen, Termine bei Selbsthilfegruppen oder Beratungsstellen nicht mehr wahrnehmen, schwierige Probleme ohne Hilfe lösen zu wollen etc.

Betonen Sie, dass der Betroffene in der Regel einen Rückfall nicht plant, sondern eher seine Wachsamkeit nachgelassen hat. Vor und während des Rückfalls ist das Suchtgedächtnis (s. Therapieeinheit 5.2.2) aktiviert. Die Wahrnehmung ist auf Alkohol und die damit verbundenen Reize eingeschränkt, der Betroffene wird stressempfindlicher und seine Körperwahrnehmung unbewusst verändert. Somit verringert sich die Wahrscheinlichkeit, abstinent zu bleiben. Das Verhalten nach einem Rückfall wird im Einzelgespräch ausführlich besprochen (s. Therapieeinheit 5.5.2).

Der Therapeut soll zuletzt über die Gründe und Definitionen vom Rückfall und Rückfallschock wie folgt referieren: Rückfälle sind weniger eine Folge von Schicksalsschlägen als vielmehr von einer Reihe von scheinbar harmlosen Entscheidungen, d. h. Einzelhandlungen und

Reaktionen, die durch Unachtsamkeit und Abnahme der Abstinenzzuversicht entstanden sind. Es soll dem Patienten erklärt werden, dass ein Rückfall durch eine Reihe von Phänomenen gekennzeichnet ist, die als Rückfallkette bezeichnet werden können: Scheinbar harmlose Entscheidungen, die zu der Alkoholeinnahme führen, das Bewusstwerden dessen (der Rückfallschock) sowie das Weitertrinken, um dieses unangenehme Gefühl ertragen zu können. Entscheidend ist es nicht, wieder getrunken zu haben, sondern ob dem Betroffenen die Alkoholeinnahme bewusstwird und er dadurch einen „Rückfallschock" bekommt, der durch folgende Eigenschaften gekennzeichnet ist: Er fühlt sich schuldig, seine Abstinenz gebrochen zu haben, und denkt „Jetzt ist alles egal". Dabei verliert der Betroffene seine Abstinenzzuversicht. Der Schock vergrößert sich durch die Enttäuschung und Verzweiflung der Angehörigen und Bezugspersonen (und ggf. des Therapeuten). Diese unangenehmen Gefühlzustände werden unerträglich und der Betroffene trinkt weiter, um sie zumindest kurzfristig ertragen zu können. Es handelt sich um eine Art Teufelskreis oder Spirale, die der Therapeut mit dem Patienten auf einem Blatt Papier aufmalen sollte. Tatsächlich rückfällige Patienten sollten am besten in einer Einzelsitzung das entsprechende Arbeitsblatt zum Verständnis ihres Rückfalls (s. Arbeitsblatt 12-5.5-2 „Verständnis meines letzten Rückfalls") bekommen, um später im Einzelgespräch über Rückfallverhütung zu arbeiten (s. Therapieeinheit 5.5.1).

Zusammenfassung: Rückfall
— Definition: Beabsichtigte und bewusste Einnahme von Alkohol nach einer Zeit der Abstinenz.
— Häufigste Risikosituationen.
— Die Rückfallkette: scheinbar harmlose Entscheidungen – Aktivierung des Suchtgedächtnisses – Rückfallschock.

■ ■ Mögliche Probleme und Lösungen
Probleme: Trotz ausführlicher Erörterung bleibt der Patient bei seiner Auffassung eines schicksalhaften Rückfalles, vor allem kann er

◘ **Tab. 12.2** Übersicht über die Therapieeinheiten in Modul 5.3

Therapieeinheit 5.3.1	Auflösung der Ambivalenz
Therapieeinheit 5.3.2	Aufbau der Veränderungszuversicht

sich keine raschere Auflösung des Rückfallschockes vorstellen.

Lösung: In dieser Situation (Psychoedukation) soll der Therapeut darauf achten, nicht in die Expertenfalle zu geraten und die Sichtweise des Patienten respektieren, sollte sich aber das Problem für die nachfolgenden Therapieeinheiten merken (s. Therapieeinheit 5.5.1 *Vermeidung von Rückfällen* und Therapieeinheit 5.5.2 *Verhalten nach einem Rückfall*).

12.5.3 Modul 5.3: Aufbau der Veränderungsmotivation

Modul 5.3 beinhaltet zwei Therapieeinheiten, die im Folgenden dargestellt sind (◘ Tab. 12.2).

Indikation: Bei Patienten mit fehlender Einsicht bezüglich ihres problematischen Alkoholkonsums, bei fehlender Bereitschaft zur Veränderung oder bei mangelnder Zuversicht bezüglich des Erfolges einer Veränderung.

Ziel: Auflösung der Ambivalenz und Aufbau der Veränderungsbereitschaft.

Therapieeinheit 5.3.1: Auflösung der Ambivalenz (50 Min)

Fallbeispiel Frau P.

Frau P. (42 Jahre, Altenpflegerin) leidet unter einer depressiven Episode und befindet sich deswegen in Behandlung in einer psychiatrischen Klinik. Aufgrund von Überlastung an der Arbeit und familiärer Konflikte hat sie angefangen, zunächst zur Entspannung nach Feierabend regelmäßig eine halbe Flasche Wein zu trinken. Da der Stress am Arbeitsplatz zunahm

(Übernahme von Diensten wg. Krankheitsfällen) hat sie außerdem angefangen, während der Arbeitszeiten heimlich zu trinken, um überhaupt „funktionieren zu können". Sie entwickelte dann ein System, abhängig von der Tagesplanung über den Tag verteilt so zu trinken, dass sie weder bei der Arbeit noch bei der Familie auffiel, indem sie z. B. eine Stunde, bevor sie zur Arbeit ging oder bevor ihre Kinder nach Hause kamen, nicht trank. Frau P. gibt jedoch an, mit ihrem Alltag zufrieden zu sein und wünscht sich lediglich ein Antidepressivum, damit sie zurück zu Familie und Arbeit gehen kann.

Um die Ambivalenz von Frau P. zu verstehen, ist es hilfreich, ihre Wahrnehmung über die Notwendigkeit einer Veränderung zu kennen. Hier kommt das Arbeitsblatt 12-4.2 „Dringlichkeits- und Zuversichtsskalen" zur Anwendung. Mit der Frage „Wie dringend ist es für Sie, den Alkoholkonsum einzuschränken?" gewinnt man schon erste Informationen darüber, wie wichtig eine Veränderung für den Patienten ist. Der Fokus dieser Therapieeinheit richtet sich auf Patienten mit geringer Einsicht bezüglich des problematischen Alkoholkonsums und/oder deren Folgen. Sofern dem Patienten die hohe Dringlichkeit einer Veränderung bereits bewusst ist, können Sie direkt mit Therapieeinheit 5.3.2 *Aufbau der Veränderungszuversicht* weiterarbeiten.

Zur Ergänzung der in Abschnitt 12.1.3 beschriebenen Prinzipien des Motivational Interviewing folgen vermeidbare Fallen sowie praktische Basisstrategien. Die folgenden Beispiele zeigen vermeidbare Fallen bei der Auflösung von Ambivalenz.

▪▪ Frage-Antwort-Falle

Wenn Sie mit geschlossenen Fragen arbeiten, gewöhnt sich der Patient daran, kurze und einfache Antworten statt Erläuterungen über sein Befinden zu geben. Außerdem gerät der Patient in eine passive Rolle und bekommt kaum Möglichkeiten, seine eigene Motivation zu ergründen und mit *Change-talk* zu reagieren. Um diese Falle zu vermeiden, sollte der Therapeut offene Fragen stellen, aktiv zuhören und den Patienten seine Sorgen, Ziele, Ideen und Motivationen ausdrücken lassen. Im folgenden Beispiel hat der Patient keine Chance, seine Sorgen oder Motivationen zu erläutern und der Therapeut erfährt nichts außer *Sustain-talk*.

Beispiel „Frage-Antwort-Falle"

Th.: Sie sind gekommen, um über Ihre Alkoholsucht zu reden, nicht wahr?
Pat.: Eigentlich weil meine Frau mich hierher schickt (*Sustain-talk – Gründe*).
Th.: Erkennen Sie nicht, dass Sie mit Alkohol ungesund umgehen?
Pat.: Ja, aber so schlimm ist es nicht. Meine Eltern waren schlechter dran und meine Freunde trinken mehr als ich (*Sustain-talk*).
Th.: Aber Sie sind nicht Ihre Eltern oder Freunde. Sie müssen was ändern, oder?
Pat.: Kann sein.
Th.: Was trinken Sie, wenn Sie trinken?
Pat.: Bier oder Wein, je nach Situation.

▪ ▪ Partei ergreifen

Die meisten Patienten befinden sich zu Beginn der Therapie in einem Zustand der Ambivalenz. Wenn Sie in dieser Phase für eine Seite der Ambivalenz plädieren, die „Problem-Veränderung", werden beim Patienten die entgegengesetzten „Kein-Problem"-Argumente hervorgerufen.

Beispiel „Partei ergreifen"

Th.: Dann wollen wir mal sehen, für welche Weiterbehandlung wir Sie anmelden können, denn ich bin mir sicher geworden, dass Sie längere Zeit Hilfe benötigen.
Pat.: Meinen Sie wirklich? Ich habe jetzt so viele Erfahrungen mit dem Trinken gewonnen, mir kann niemand mehr was erzählen. Nachdem ich mich entschieden habe, schaffe ich es alleine, trocken zu bleiben.

▪ ▪ Expertenfalle

In die Expertenfalle geraten Sie, wenn Sie den Eindruck vermitteln, alle Antworten parat zu haben, indem Sie fertige Problemlösungen anbieten und Antworten und Lösungen verordnen. Der Patient hat dann keine Gelegenheit, seine Ambivalenz zu erforschen und aufzulösen und wird in eine passive Rolle gedrängt. Merksatz: **Der Patient ist der wirkliche Experte!** Er kennt am besten seine Situation, Ziele, Probleme und Fähigkeiten.

Beispiel „Expertenfalle"

Th.: Ich habe mit dem Sozialarbeiter gesprochen. Das Beste wird sein, wenn wir Sie für eine Langzeitentwöhnungsbehandlung anmelden.
Pat.: Ich kann mir nicht vorstellen, für so einen langen Zeitraum fortzubleiben, schließlich steht meine Frau noch hinter mir, und ich verliere sicher meinen Arbeitsplatz, wenn ich so lange fehle.

▪ ▪ Vorschnelle Fokussierung

Wenn Sie das Gespräch zu früh auf eine Veränderung des Konsums konzentrieren, kann Dissonanz entstehen. Sie sollten zu Beginn der Behandlung die Aufmerksamkeit auf den Bereich legen, wo der Patient am meisten Sorgen hat. In dem folgenden Beispiel wäre es sinnvoll, sich zunächst mit der Überforderung an der Arbeit und der häuslichen Situation zu beschäftigen, um später über die wechselseitigen Einflüsse zwischen den Sorgen des Patienten und der Entstehung und Aufrechterhaltung der Sucht sprechen zu können.

Beispiel „Vorschnelle Fokussierung"

Th.: Gut, dass Sie endlich Ihren Alkoholkonsum einschränken wollen, dann wird es Ihnen sicher bald besser gehen.
Pat.: Wissen Sie, ich denke nicht, dass ich wirklich zu viel trinke, höchstens wenn es an der Arbeit wieder mal zu viel wird oder ich wieder Stress mit meiner Frau habe.

❗ Cave
1. Der Patient ist der wirkliche Experte!
2. Auf vermeidbare Fallen achten!

▪ ▪ Grundlegende Kommunikationsstrategien

Es gibt vier im Folgenden aufgeführte Basisstrategien des Motivational Interviewing, die der Therapeut erlernen und während der gesamten Therapie anwenden sollte.

> **Basisstrategien des Motivational Interviewing**
> - *Offene Fragen stellen:* Ermutigen Sie den Patienten mittels offener Fragen dazu, die meiste Zeit zu reden, während Sie aufmerksam zuhören. Sie sollten Fragen verwenden, die eine weitere Exploration durch den Patienten ermöglichen.
> - *Aktives Zuhören – Reflektieren:* Entscheiden Sie nach einer offenen Frage, was reflektiert und was ignoriert wird, um die Bedeutung des Gesagten zu beschreiben. Reflektieren Sie bevorzugt die *Change-talk*-Aussagen des Patienten, selbst wenn diese in *Sustain-talk* eingebettet sind. Damit wird die Wahrscheinlichkeit des Auftretens von *Change-talk* erhöht.
> - *Würdigen:* Bestätigen Sie die Stärken und Bemühungen des Patienten, die für eine Veränderung sprechen, durch Anerkennung, Komplimente oder Vermittlung von Verständnis. Damit bauen Sie ein positives Verhältnis auf und verstärken eine offene Exploration.
> - *Zusammenfassen:* Eine gute Zusammenfassung ist eine komplexe Reflexion, die verschiedene Elemente zusammenbringt. Sie fördert *Change-talk* und stärkt automatisch die Therapeut-Patienten-Beziehung. Sie zeigen dadurch, dass Sie interessiert sind und aufmerksam zugehört haben. Je nach Betonung kann sie würdigend sein oder als Überleitung von *Sustain-talk* zu *Change-talk* eingesetzt werden.

Fallbeispiel zu den Basisstrategien
Th.: Was bringt Sie zu mir (*offene Frage*)?
Pat.: Meine Frau möchte, dass ich hierher komme. Ich finde nicht, dass ich ein Problem mit Alkohol habe (*Sustain-talk – Grund*).

Th.: Sie sind gekommen, weil sich Ihre Frau Sorgen um Ihren Umgang mit Alkohol macht (*reflektieren*). Wie kann ich Ihnen helfen (*offene Frage*)?
Pat.: Sie müssen mir helfen, meine Ehe zu retten! Sie hat damit gedroht, mich zu verlassen, wenn ich keine Hilfe annehme.
Th.: Sie möchten Ihre Ehe retten und sind dazu bereit, Hilfe wahrzunehmen (*würdigen*).
Pat.: Ja. Ich würde alles für sie tun (*Change-talk – Motivation*).
Th.: Wenn ich Sie richtig verstanden habe, möchten Sie Ihre Ehe retten, indem Sie etwas an Ihrem Umgang mit Alkohol ändern. Dazu gehört, dass Sie zu mir kommen, um einen Rat zu holen (*überleitende Zusammenfassung*). Bevor ich einen Rat erteile, muss ich vorerst wissen, was Sie von Ihrem Alkoholkonsum halten (*offene Frage*).

Im Gegensatz zu der Frage-Antwort-Gesprächsführung konnte der Therapeut durch offene Fragen und Reflexionen die Sorgen und Motivationen des Patienten explorieren und erreichte außerdem, ohne in die Experten-Falle zu geraten, dass der Patient selbst die Gründe für eine Veränderung ausspricht. Anhand dieser Basisstrategien kann der Therapeut mit der Behandlung beginnen und sich auf die Auflösung der Ambivalenz konzentrieren. Er aktiviert beim Patienten *Change-talk*, die Veränderungssprache. Damit ist gemeint, dass der Patient selber zum Ausdruck bringt, welche Argumente für eine Veränderung sprechen (Vorteile der Abstinenz und Nachteile der aktuellen Situation) sowie anschließend die Absicht kundtut, sich zu verändern. *Change-talk* zu evozieren und zu unterstützen, ist ein wesentlicher Bestandteil des Motivational Interviewing. Ein hilfreicher Anfang ist immer das Besprechen der Entscheidungswaage (s. Arbeitsblatt 12-4.1 „Entscheidungswaage"). Hier sind die positiven und negativen Aspekte des gegenwärtigen Verhaltens dargestellt. Der Therapeut fragt zunächst nach den positiven Aspekten, damit der Patient sich äußern kann, ohne sein Verhalten „verteidigen" zu müssen, d. h., um Dissonanz zu vermeiden. Der Betroffene merkt, dass der Therapeut beide Seiten seiner Ambivalenz besser versteht. Es ist außerdem hilfreich, nach einer Seite der Ambivalenz zu fragen, um die andere Seite hervorzurufen.

Beispiel

Th.: Was spricht dafür, wie bisher weiter mit Alkohol umzugehen?

Pat.: Ich behalte meinen Freundeskreis und kann mich entspannen, wenn ich nach Hause komme.

Th.: Und was wäre positiv daran, auf Alkohol zu verzichten?

Pat.: Ich müsste mir weniger Sorgen um meine Gesundheit machen und könnte besser meinen Hobbys nachgehen: Lesen und Sport. Außerdem könnte ich wieder Kontakt mit meinem Sohn aufnehmen, der mich wegen meines Alkoholproblems nicht mehr sehen möchte.

Nun kann der Therapeut mit diesen Basisstrategien die Ambivalenz des Patienten bezüglich einer Veränderung auflösen, wie in der Fortsetzung des Fallbeispiels von Frau P. dargestellt ist.

Fallbeispiel Frau P. (Fortsetzung)

Pat.: Ich verstehe nicht, was diese Aufgabe (Entscheidungswaage) mir bringen soll. Ich weiß schon, dass die Art, wie ich trinke, nicht normal ist, aber damit kann ich leben.

Th.: Sie haben sich Zeit genommen, um zu überlegen, welche Vor- und Nachteile Ihr aktuelles Trinkverhalten mit sich bringt, und erkennen, dass etwas damit nicht stimmt (*reflektieren*). Wenn Sie die Entscheidungswaage betrachten, was fällt Ihnen ein (*offene Frage*)?

Pat.: Ich sehe, dass ich mit Alkohol besser funktioniere und die Probleme vergessen kann. Auf der anderen Seite habe ich Angst, dass etwas verloren gehen könnte (*Nachteile der aktuellen Situation, Ambivalenz*).

Th.: Sie erkennen, dass bei unverändertem Konsum Konsequenzen entstehen können (*würdigen*) und Sie machen sich deswegen Sorgen (*zusammenfassen*). Was könnte passieren, wenn Sie nichts verändern (*offene Frage, Evokation von Change-talk*)?

Pat.: Es könnte sein, dass ich die Arbeit verliere, wenn ich erwischt werde. Es wäre eine Katastrophe für die Familie, da das Geld schon recht knapp ist. Es wäre mir außerdem peinlich, meinem Mann erklären zu müssen, warum ich arbeitslos bin (*Nachteile der aktuellen Situation*).

Th.: Was für Vorteile hätten Sie, falls Sie sich für die Abstinenz entscheiden würden (*offene Frage, Evokation von Change-talk*)?

Pat.: Ich hätte auf jeden Fall weniger Angst um die Arbeit und könnte bestimmt ein gesünderes Leben führen (*Vorteile einer Veränderung*). Aber es scheint mir unerreichbar! (*mangelnde Veränderungszuversicht*)

Wie man an dem Beispiel erkennen kann, reflektiert der Therapeut wertungsfrei die Aussagen des Patienten und erreicht durch offene Fragen, dass der Patient selbst die Gründe für eine Veränderung ausdrückt. Obwohl der Patient an seiner Fähigkeit zur Veränderung zweifelt, stellt er sich auf die Seite der Veränderung, ohne dass ihn der Therapeut durch Ratschläge oder moralisierende Aussagen zu „der richtigen Antwort" gedrängt hätte. Jetzt kann der Therapeut am Aufbau der Veränderungszuversicht (s. Therapieeinheit 5.3.2) arbeiten.

❶ Cave
Der Betroffene muss selber die Gründe für eine Veränderung ausdrücken.

Zusammenfassung: Auflösung der Ambivalenz
- Achtung vor vermeidbaren Fallen.
- Beachtung der Basisstrategien.
- Evokation von *Change-talk*.

■■ Mögliche Probleme und Lösungen
Problem: Trotz Anwendung der Basisstrategien entsteht beim Patienten kein *Change-talk*.

Lösung: Der Therapeut lässt den Patienten anhand des Arbeitsblattes „Ein typischer Suchttag" (s. Arbeitsblatt 12-5.3 „Ein typischer Suchttag") einen typischen Suchttag beschreiben. Damit können Gefühle und Gedanken des

Patienten vor und nach dem Suchmittelkonsum sowie dessen Funktionen exploriert werden: z. B. ob es sich um Vermeiden unangenehmer Gefühle oder Erreichen positiver Zustände (Entspannung) handelt. Der Patient soll dann seine Gefühle und Gedanken während des Tages beschreiben, inwiefern das Suchtmittel seinen Tag bestimmt hat und welche Aktivitäten dabei vernachlässigt wurden. Damit gewinnt der Patient Einsicht über seinen problematischen Alkoholkonsum und beginnt mit *Change-Talk* zu antworten.

Therapieeinheit 5.3.2: Aufbau der Veränderungszuversicht (25–50 Min)

Im oben dargestellten Beispiel erkennt die Patientin Frau P. die Dringlichkeit einer Veränderung, fühlt sich aber nicht fähig, sie umzusetzen. Um die Zuversicht eines Menschen aufbauen zu können, müssen zunächst die Gründe für die mangelnde Zuversicht erforscht werden. Die Zweifel des Patienten sollten dabei als Ausdruck seiner Ambivalenz betrachtet werden: Jede Person hat Gründe, sich zuversichtlich zu fühlen, und Gründe, an der Möglichkeit einer Veränderung zu zweifeln.

Nachdem die Notwendigkeit einer Veränderung erkannt wurde, benutzt der Therapeut die Zuversichtsskala, um herauszufinden, wie fähig sich der Patient zur Erreichung der Veränderung einschätzt. Hierbei muss sich der Therapeut auf das Hervorrufen und die Verstärkung von *Confidence-talk*, der Zuversichtssprache, konzentrieren. Eine Möglichkeit, das Gespräch in dieser Richtung fortzusetzen, ist das Besprechen früherer wichtiger Entscheidungen des Patienten, die er erfolgreich umgesetzt hat und worauf er besonders stolz ist. Therapeut und Patient sollten gemeinsam erarbeiten, worauf der Erfolg zurückzuführen ist und welche Stärken dem Patienten damals geholfen haben, sich zu verändern. Der Therapeut sollte dabei auf positive Eigenschaften des Patienten achten, die im Laufe der Therapie vom Therapeuten erfasst wurden und beim Veränderungsprozess hilfreich sein können, und diese mit dem Patienten besprechen. Dabei

wird der Patient unterstützt, sich wieder mehr auf seine Ressourcen und Stärken zu konzentrieren. Im Folgenden sind einige offene Fragen dargestellt, die die Wahrnehmung einer Person bezüglich ihrer Veränderungsfähigkeit hervorrufen können.

▪▪ Hilfreiche Fragen zum Hervorrufen von *Confidence-talk*:
— „Welche Eigenschaften werden Ihnen helfen, die Veränderung umzusetzen?"
— „Wie werden dann die ersten Schritte aussehen?"
— „Welche Hindernisse könnten vorkommen und wie würden Sie damit umgehen?"

Wenn der Patient sich mit *Confidence-talk* ausdrückt, muss der Therapeut ihn unterstützen, um seine Zuversicht zu verstärken. Offene Fragen, reflektierendes Zuhören, Würdigung und Zusammenfassung sind dabei wesentliche Fertigkeiten. Folgende Fragen können helfen, den Patienten bei der Lösungsfindung zu unterstützen, ohne dass der Therapeut Lösungen vorschreibt und dadurch eventuelle Einschränkungen des Patienten aufzeigt. Die Lösungen sollte der Patient aufschreiben und später bei Therapieeinheit 5.4.2 in seinen Veränderungsplan einbringen.

▪▪ Hilfreiche Fragen zum Unterstützung der Lösungsfindung:
— „Was könnte geschehen, wenn ...?"
— „Wie wäre Ihre Reaktion, falls ...?"
— „Was könnten Sie tun, wenn ...?"

❶ Cave
Keine Lösungen vorschreiben! Unterstützen Sie den Patienten, die Lösung eigenständig zu finden.

Fallbeispiel Frau P. (Fortsetzung)
Th.: Sie erkennen, dass etwas sich ändern muss und zweifeln auf der anderen Seite, es schaffen zu können (*zusammenfassen*). Sie hatten sicherlich in der Vergangenheit wichtige Entscheidungen getroffen, die Sie umsetzen konnten.

Pat.: Ja. Ich war mitten in der Ausbildung, als ich schwanger wurde. Ich wollte das Kind auf jeden Fall haben, zweifelte aber, die Ausbildung zu schaffen. Doch ich habe mich für beides entschieden und es hat sich trotz der vielen Mühe auf jeden Fall gelohnt! (*Besprechen früherer Erfolge*)

Th.: Sie sind eine starke und entschiedene Frau (*würdigen*). Welche positiven Eigenschaften besitzen Sie, die Ihnen helfen können, abstinent zu leben?

Pat.: Ich bin vertrauenswürdig und sicherlich auch verantwortungsbewusst (*positive Eigenschaften*).

Th.: Wie könnten dann die ersten Schritte auf dem Weg zur Abstinenz aussehen?

Pat.: Ich kann mir vorstellen, zu einer Selbsthilfegruppe zu gehen. Wenn ich mich verpflichte, weiß ich, dass ich es mache (*Confidence-talk*). Ich würde außerdem meinen Arbeitgeber um eine geringere Stundenzahl pro Woche bitten. Wenn das nicht klappt, dann kann ich mich um einen Stellenwechsel kümmern (*Lösungsfindung*).

Am Beispiel von Frau P. konnte der Therapeut mittels reflektierender Aussagen und Besprechen früherer Erfolge Zuversicht aufbauen und die Patientin bei der Lösungsfindung unterstützen.

Zusammenfassung: Aufbau der Veränderungszuversicht

- Ambivalenz der Zuversicht erforschen.
- Besprechen früherer Erfolge und Analysieren positiver Eigenschaften.
- Zuversichtsaufbauende Argumente hervorrufen und verstärken.
- Patienten bei der Lösungsfindung unterstützen.

■■ Mögliche Probleme und Lösungen

Problem: Der Patient kann keine positiven Eigenschaften nennen bzw. identifiziert sich mit positiven Eigenschaften, die der Therapeut nicht für plausibel hält.

Lösung: Wenn der Patient sich selber keine positiven Eigenschaften zuschreiben kann,

■ **Tab. 12.3**   Übersicht über die Therapieeinheiten in Modul 5.4

| Therapieeinheit 5.4.1 | Verschiebung des Fokus auf die Selbstverpflichtung |
| Therapieeinheit 5.4.2 | Veränderungsplan aushandeln |

kann der Therapeut ihn fragen, welche positive Eigenschaften ihm denn ein guter Freund zuschreiben würden. Andererseits muss der Therapeut die genannten Eigenschaften nicht fraglos hinnehmen, sondern darf sie mit dem Patienten unter Berücksichtung der Fallen und Basisstrategien diskutieren.

12.5.4 Modul 5.4: Verstärkung der Selbstverpflichtung zur Veränderung

Modul 5.4 beinhaltet zwei Therapieeinheiten, die im Folgenden dargestellt sind (■ Tab. 12.3).

Indikation: Sobald Patienten die Wichtigkeit einer Veränderung erkennen und zuversichtlich sind, sie umsetzen zu können.

Ziel: Dem Patienten helfen, die Entscheidung zur Veränderung zu festigen und zu rechtfertigen.

Therapieeinheit 5.4.1: Verschiebung des Fokus auf die Selbstverpflichtung (25 Min)

An diesem Punkt der Behandlung zeigen sich die Patienten willens und fähig zu einer Veränderung, da sie die Diskrepanz zwischen dem Ist- und dem Soll-Zustand erkennen. Es sind für sie unangenehme Erkenntnisse, die zu einer Veränderung führen können. Wenn jetzt aber keine Veränderung eingeleitet wird, kann es geschehen, dass der Patient kognitive Abwehrmechanismen anwendet, um die unangenehmen Gefühlzustände zu ertragen. Somit wäre der Veränderungsprozess gefährdet. Die Schlüsselaufgabe des Therapeuten besteht in dieser

Therapieeinheit darin, die Bereitschaft des Patienten zur Veränderung zu erkennen, um den Fokus rechtzeitig auf die Verstärkung der Selbstverpflichtung richten zu können. Dieser Schritt im Veränderungsprozess kann bereits in den ersten Sitzungen erfolgen. Der Therapeut sollte dann die Anzeichen für Veränderungsbereitschaft erkennen können.

> **Anzeichen für Veränderungsbereitschaft:**
> - *Nachlassen von Sustain-talk:* Argumente gegen eine Veränderung werden nicht mehr geäußert.
> - *Entschluss:* Der Patient zeigt sich zu einer Veränderung entschlossen.
> - *Selbstmotivierende Äußerungen:* Der Patient erkennt die Nachteile des aktuellen Trinkverhalten („Ich denke, ich habe ein Problem mit dem Trinken."), ist offen für Veränderungen („Ich muss etwas tun.") oder zeigt sich diesbezüglich optimistisch („Ich kann es schaffen.").
> - *Experimente:* Der Patient versucht zeitweise abstinent zu bleiben, nimmt Kontakt mit Selbsthilfegruppen oder Suchtberatungsstellen auf, versucht Situationen zu vermeiden, in denen er normalerweise trinken würde etc.

Der Therapeut sollte sich auf die Verstärkung der Selbstverpflichtung fokussieren, d. h. den Patienten dazu bringen, über konkrete Veränderungsschritte nachzudenken und darüber zu reden. Dabei sollte der Therapeut die Inhalte der bisherigen Therapieeinheiten zusammenfassen: die Ambivalenz des Patienten, die Gründe, die gegen eine Veränderung sprechen, die wahrgenommene Wichtigkeit der Abstinenz, Wünsche und Vorstellungen des Patienten für eine Veränderung, bereits gewonnene Zuversicht sowie Einschätzung der aktuellen Situation. Er sollte offene Fragen bezüglich der nächsten Schritte stellen, ohne sich zu sehr auf Problemlösungen zu konzentrieren (z. B. „Wie geht es denn weiter?", „Was soll als Nächstes geschehen?"). Wichtig ist dabei, dass der Thera-

peut stets die Autonomie des Patienten betont und respektiert. Daher sollte er nur dann Informationen oder Ratschläge geben, wenn der Patient danach fragt oder der Therapeut den Patienten um Erlaubnis gebeten hat. Hier gilt es nach wie vor, keine Lösungen vorzuschreiben.

Zusammenfassung: Verschiebung des Fokus auf die Selbstverpflichtung
- Erkennen der Anzeichen für Veränderungsbereitschaft.
- Zusammenfassen der bisherigen Gespräche und Nachdenken über die Veränderung.
- Fragen nach den nächsten Schritten.
- Autonomie des Patienten respektieren, d. h. keine Lösungen vorschreiben.

■■ Mögliche Probleme und Lösungen

Problem: Der Patient entwickelt keine konkreten Veränderungsmöglichkeiten oder keine realistischen Ziele. Dies können Hinweise auf eine mangelhafte Selbstverpflichtung sein. Dies ist andererseits die Therapiephase, in der der Patient auch darauf angewiesen ist, vom Therapeuten auf konkrete Veränderungs- und Behandlungsmöglichkeiten hingewiesen zu werden. Der Patient darf auch nicht zu lange in diesem veränderungsbereiten Zustand ohne Entwicklung konkreter Ziele verharren.

Lösung: Angesichts der Ziele, die der Patient nennt, muss der Therapeut immer wieder überprüfen, ob die Selbstverpflichtung ausreicht bzw. ob ihm ausreichend Informationen vorliegen. In dieser Situation müssen gleichzeitig die Autonomie des Patienten gewahrt, Informationsdefizite ausgeglichen und der kritische Zeitraum genutzt werden.

Therapieeinheit 5.4.2: Veränderungsplan aushandeln (50 Min)

Fallbeispiel Herr B.

Herr B. (27 Jahre, Installateur) trinkt seit dem 15. Lebensjahr regelmäßig Alkohol in größeren Mengen. Trotzdem konnte er seine Ausbildung im 19. Lebensjahr abschließen und anschließend in einer Firma arbeiten. Vor zwei Jahren wurde er in betrunkenem Zustand mehrmals an der Arbeitsstelle auffällig, was zur Kündigung führte. Er ist seitdem arbeitslos. Seine Freundin verließ ihn wegen der Alkoholprobleme und er brach den Kontakt zu seiner Familie ab. Daraufhin begann Herr B., immer größere Mengen an Alkohol zu sich zu nehmen, zuletzt bis zu drei Flaschen Wodka täglich. Es folgten mehrere stationäre Entgiftungen innerhalb eines Jahres. Der Rückfall überraschte ihn jedes Mal und er konnte sich nie erklären, wie es dazu kommen konnte. Eine Langzeitentwöhnungsbehandlung lehnte er stets ab, da er glaubte, ohne jegliche Hilfe dauerhaft abstinent bleiben zu können. Nun stellt er sich erneut in der Klinik zur Entgiftung vor mit dem Wunsch, endgültig sein Alkoholproblem zu bewältigen.

Bei diesem Patienten ist es noch nicht gelungen, einen konkreten und praktikablen Veränderungsprozess in Gang zu bringen. Nach der Entgiftung zeigt er einen deutlichen Veränderungswillen, lässt zunächst keine Ambivalenz erkennen und die Selbstverpflichtung wirkt gut. Erst beim Versuch, konkrete Ziele zu vereinbaren, kommt Ambivalenz zutage. Der Patient muss jetzt einen konkreten Plan erstellen, um einen Veränderungsprozess zu ermöglichen. Die Ziele des Patienten bezüglich seines Trinkverhaltens müssen geklärt sein. Zu dem Prozess gehört auch die Erkenntnis, für die Abstinenz weitergehende Veränderungen im Leben zuzulassen, und sei es zunächst die weiterführende Behandlung. Diese Zielsetzungen des Patienten wurden ansatzweise in Therapieeinheit 5.3.2 besprochen und können mithilfe folgender Fragen vertieft exploriert werden.

■■ Hilfreiche Fragen zur Zielsetzung des Patienten:
— „Wie möchten Sie sich verändern?"
— „Was möchten Sie mit einer Veränderung erreichen?"

Es kann die Situation eintreten, dass die Ziele des Patienten nicht mit den Zielen des Therapeuten übereinstimmen, z. B. wenn der Patient lediglich eine Konsumreduktion erreichen möchte, um seine Ehe zu retten, der Therapeut

aber von ihm eine absolute Alkoholabstinenz erwartet. Der Therapeut muss an dieser Stelle die Freiheit des Patienten respektieren und die seiner Ansicht nach angemesseneren Ziele höchstens als – vom Patienten erlaubten – Ratschlag darstellen. Sollte der Therapeut auf einer radikaleren Zielsetzung bestehen, könnte er dadurch Dissonanz erzeugen, was den Veränderungsprozess gefährden würde.

❗ Cave
Keine Ziele erzwingen.

Therapeut und Patient sollten sich gemeinsam vergewissern, ob das vom Patienten erwünschte Ziel umsetzbar ist. Der Therapeut diskutiert außerdem mit dem Patienten über die verschiedenen Möglichkeiten, um die ersten Schritte zur Zielerreichung unternehmen zu können. „Brainstorming" ist ein bewährter Ansatz, der dem Patienten hilft, so viele Ideen wie möglich zu sammeln, die den Veränderungsprozess unterstützen können. Mit der Frage „Was/Wer kann Ihnen helfen, Ihr Ziel zu erreichen?" exploriert der Therapeut, über welche persönlichen und sozialen Ressourcen der Patient verfügt. Der Therapeut kann, wenn vom Patienten erwünscht, selbst Ideen beitragen, vor allem hinsichtlich der Therapiemöglichkeiten (Selbsthilfegruppen, Langzeitentwöhnung, Suchtberatungsstellen etc.).

Wenn Vorstellungen darüber vorliegen, welche konkreten Schritte zur Erreichung der erwünschten Veränderung infrage kommen, sollte der Patient einen Veränderungsplan anhand eines Arbeitsblattes (s. Arbeitsblatt 12-5.4 „Veränderungsplan") erstellen. Hier soll der Patient mit klaren Sätzen oder Stichworten die Gründe und Ziele seiner Veränderung ausführen sowie die notwendigen Tätigkeiten, die Personen, die ihm helfen können, die möglichen Hindernisse, deren mögliche Lösungen und die Anzeichen dafür, dass sein Plan erfolgreich ist. Es soll ein klar umsetzbarer Veränderungsplan formuliert werden, der den Zielen, Prioritäten und Absichten des Patienten angepasst ist. Korrekturen des Plans können notwendig sein. Beim Ausfüllen des Veränderungsplans sollte der Therapeut auf mögliche strategische Schwächen achten (z. B. fehlende Bereitschaft, Kontakt zu einer Suchtberatungsstelle aufzunehmen, Selbstüberschätzung bezüglich des Überwindens von typischen Trinksituationen) und dem Patienten gegebenenfalls Empfehlungen anbieten.

Ist der Plan bereits erstellt, konzentrieren sich Therapeut und Patient auf die Selbstverpflichtung des Patienten. Mit der Frage „Stellt dieser Plan dar, was Sie tun möchten?" exploriert der Therapeut die Selbstverpflichtung des Patienten. Ein „Ich denke ja" oder „Ich werde es mir überlegen" deutet auf Ambivalenz hin und der Therapeut muss mithilfe der in Therapieeinheit 5.3.1 beschriebenen Strategien die Ambivalenz erforschen und sie auflösen. Das Bekanntmachen des Veränderungsplans kann die Selbstverpflichtung verstärken. Der Patient sollte dann dem Ehepartner, einem Freund oder Familienangehörigen seinen Plan mitteilen. Erste Schritte, die sofort stattfinden sollten, sollten unverzüglich markiert und gemeinsam geplant werden. Optimalerweise sollte es zu den ersten Schritten gehören, falls noch nicht stattgefunden, Kontakt mit einer Suchtberatungsstelle und Selbsthilfegruppe aufzunehmen.

Der Tag der Umsetzung des ersten Schrittes soll mit dem Patienten genau festgelegt werden. Bitten Sie dann den Patienten, einen erneuten Vorstellungstermin zu vereinbaren, um über den weiteren Verlauf des Veränderungsplans reden zu können und eventuelle Fragen auszuräumen.

Fallbeispiel Herr B. (Fortsetzung)
Herr B. gibt das Ziel an, dauerhaft abstinent bleiben wollen, um wieder in seinem Job als Installateur zu arbeiten und eine Beziehung aufbauen zu können, zweifelt jedoch sehr daran, dass er das schaffen kann. Mittels Brainstorming stellt sich heraus, dass er aus seiner aktuellen Wohnung ausziehen muss, um aus dem „schlechten Bekanntenkreis" wegzukommen, dass er von seinem besten Freund und seinen Eltern eine starke Unterstützung hat und dass eine Langzeitentwöhnung eine gute Alternative darstellt. Dem Vorschlag seines Therapeuten, Kontakt zu einer Suchtbera-

tungsstelle zu halten, stimmt er zu, von einer Selbsthilfegruppe hält er jedoch nichts. Therapeut und Patient einigen sich auf einen Veränderungsplan, den der Patient in einem gemeinsamen Gespräch den Eltern bekanntmacht. Im ersten Schritt wird Herr B. vorübergehend zu seinen Eltern ziehen. Seine alte Wohnung kann er mithilfe des Sozialdienstes kündigen. Den ersten Termin bei einer Suchtberatungsstelle nimmt er während des stationären Aufenthaltes wahr. Vor der Entlassung erstellt der Therapeut bereits den Antrag auf eine Langzeitentwöhnung.

Der Veränderungsplan im Fallbeispiel von Herrn B. könnte wie in Tabelle 12.4 dargestellt aussehen ◘ Tab. 12.4).

Zusammenfassung: Veränderungsplan aushandeln
- Ziele festlegen
- Nach Ressourcen suchen.
- Therapieoptionen erläutern
- Umsetzbaren Veränderungsplan aushandeln
- Einigung auf die ersten sofortigen Schritte

▪▪ Mögliche Probleme und Lösungen
Problem Der Patient hat einen Veränderungsplan erstellt und zögert, ihn umzusetzen.

Lösung Dieser Unschlüssigkeit liegt mit größter Wahrscheinlichkeit Ambivalenz des Patienten zugrunde. Versuchen Sie, diese mithilfe der in Therapieeinheit 5.3.1 gelernten Basisstrategien aufzulösen. Um Dissonanz zu vermeiden, üben Sie jedoch keinen Druck aus. Diskutieren Sie Alternativen und setzen Sie das Gespräch gegebenenfalls in einer nächsten Sitzung fort.

❶ Cave
Keinen Druck ausüben. Türen offen lassen.

12.5.5 Modul 5.5: Rückfallprävention

Modul 5.5 beinhaltet zwei Therapieeinheiten, die im Folgenden dargestellt sind (◘ Tab. 12.5).

◨ **Tab. 12.4**   Beispiel für Veränderungsplan von Herrn B.

Die wichtigsten Gründe, warum ich diese Veränderung umsetzen will:
Ich habe ein Problem mit Alkohol und verliere dadurch alles: Arbeit, Freundin, Familie.

Die wichtigsten Ziele für mich selbst bei dieser Veränderung sind:
Wieder in den alten Job zurückkommen und eine Beziehung aufbauen können.

Um meine Ziele zu erreichen, werde ich Folgendes tun:

Spezifische Tätigkeit	Wann?
Umzug zu meinen Eltern, alte Wohnung kündigen	Sofort!
Langzeitentwöhnung	Gleich nach Genehmigung
Termine der Suchtberatungsstelle regelmäßig wahrnehmen	Ab jetzt

Andere Personen, die mir bei dieser Veränderung helfen können:

Person	Mögliche Hilfe
Eltern	Hilfe beim Umzug, kontrollieren, dass kein Alkohol zu Hause ist
Bester Freund	Ablenkung, Unterstützung, Hilfe bei Jobsuche

Mögliche Hindernisse und wie ich sie überwinden könnte:

Hindernis	Möglich Lösung
Einladung zu einer Feier, Rückfallgefahr!	Mit Eltern oder eingeweihtem Freund zusammen oder gar nicht hingehen
Keinen Job finden	Auf alte Kontakte zurückgreifen, ggf. zum Kreisjobcenter gehen
Langweile, keine Tagesstruktur	Einen Sportverein aufsuchen, beim Haushalt helfen, regelmäßig „gute Freunde" treffen, wieder Gitarre spielen

Ich weiß, dass mein Plan erfolgreich ist, wenn folgende Ergebnisse eintreten:
- Ich mache die Langzeitbehandlung und bleibe ab dann trocken.
- Ich bekomme einen Job, der mir gefällt, und kann ihn problemlos ausüben.
- Ich kann wieder alleine wohnen.
- Ich kann zu Feiern oder Treffen gehen, ohne etwas zu trinken.

◨ **Tab. 12.5**   Übersicht über die Therapieeinheiten in Modul 5.5

Therapieeinheit 5.5.1	Vermeidung von Rückfällen
Therapieeinheit 5.5.2	Verhalten nach einem Rückfall

Indikation: Dieses Modul sollte mit jedem Patienten besprochen werden, ungeachtet der Therapieoptionen, die der Patient wahrnimmt oder ob bereits Rückfälle stattgefunden haben.

Ziel: Dem Patienten soll bewusst gemacht werden, dass Rückfälle möglich sind und wie er nach einem Rückfall den Weg zur Abstinenz erneut und schnell findet.

Therapieeinheit 5.5.1: Vermeidung von Rückfällen (25 Min)

Wie in Therapieeinheit 5.2.5. besprochen wurde, gehört der Rückfall zur Alkoholkrankheit und kann in bestimmten Situationen ungewollt vorkommen. Die Betroffenen fühlen sich dem Alkohol gegenüber machtlos und wissen nicht, was sie tun sollen, um einen Rückfall zu vermeiden. Die Patienten sollen lernen, ungünstige Bewältigungsstrategien (Trinken zum Entspannen oder um Langeweile zu überstehen) durch langfristig günstigere Strategien (Ablenkung durch Sport, Lesen, Fernsehen) zu ersetzen. Dieser Prozess kann viele Jahre dauern.

In diesem Modul geht es darum zu lernen, wie der abstinente Mensch Risikosituationen erkennt und mit ihnen umgehen soll. Zunächst werden die in Therapieeinheit 5.2.5 beschriebenen Risikosituationen individuell erarbeitet. Es könnte auch hilfreich sein, eine Hierarchie der Risikosituationen zu erarbeiten, die sich von Patient zu Patient unterscheiden können. Mithilfe von „Brainstorming" werden abstinenzerhaltende Strategien mit dem Patienten erarbeitet und in Kategorien eingeteilt: Vermeidung, Ablenkung, soziale Unterstützung, kognitive Strategien etc. Zur Ergänzung kann das Arbeitsblatt „Vermeidung von Rückfällen" (s. Arbeitsblatt 12-5.5-1 „Vermeidung von Rückfällen") verwendet werden. Der Patient soll hier in den verschiedenen Gruppen Strategien aufschreiben, die ihm helfen können einen Rückfall zu vermeiden.

Diese Einheit kann in einem Gruppensetting stattfinden, um den Austausch von Erfahrungen unter den Patienten zu ermöglichen. Der Therapeut sammelt alle Strategien in Stichworten auf einer Tafel und lässt den Patienten diese mit konkreten Beispielen erklären. Kognitive Bewältigungsstrategien wie positives Denken („Ich schaffe es, abstinent zu bleiben.") oder negatives Denken („Wenn ich wieder trinke, könnte alles verloren gehen.") sind effektive Selbstkontrollmethoden, die der Therapeut mit dem Betroffenen besonders intensiv erarbeiten muss: Hierbei sollte der Therapeut die Bedeutung des Rückfallschocks (s. Therapieeinheit 5.2.5) in der Rückfallspirale betonen.

Bei mehrmals Rückfälligen soll der Rückfall nicht als Versagen, sondern als wertvolle Erfahrung sowie als Quelle wichtiger Informationen auf dem Weg zur Abstinenz angesehen werden. Der Therapeut sollte dabei folgende Aspekte explorieren: „Wie ist der Patient wieder rückfällig geworden?", „Welche ‚scheinbar harmlosen' Entscheidungen hat der Patient getroffen?" Ein Rückfall (wenn möglich ein „unerwarteter") soll anhand des Arbeitsblattes „Verständnis meines letzten Rückfalls" (s. Arbeitsblatt 12-5.5-2 „Verständnis meines letzten Rückfalls") exemplarisch erarbeitet werden.

Zusammenfassung: Vermeidung von Rückfällen
- Erkennen von möglichen Rückfallsituationen
- Bei Rückfälligen: Analyse eines Rückfalls
- Besprechen und Einüben von abstinenzerhaltenden Strategien

▪▪ Mögliche Probleme und Lösungen

Probleme: Der Patient sieht sich nicht in der Lage, sich einen Rückfall vorzustellen.

Lösung Der Therapeut erarbeitet das Problem am Beispiel eines fiktiven Freundes mit ihm.

Therapieeinheit 5.5.2: Verhalten nach einem Rückfall (50 Min)

Die Vorbereitung auf einem möglichen Rückfall ist ein entscheidender Punkt in der Behandlung Alkoholkranker. Ausschlaggebend ist die kognitive Verarbeitung von Gedanken und Gefühlen („Ich versuche kontrolliert zu trinken." oder „Ich habe es schon wieder gemacht, es klappt nicht, abstinent zu bleiben."), die mit dem Rückfallschock verbunden sind. Diese negativen Gedanken führen zu einem erneuten Verlangen nach Alkohol. Dadurch entsteht eine Abwärtsspirale, die mit der Fortsetzung des Alkoholkonsums verbunden ist.

Der Therapeut erläutert dem Betroffenen, dass solche Gedanken erwartungsgemäß öfter vorkommen und verständlich sind und dass er nur aus der Spirale aussteigen kann, indem er sich den Rückfall eingesteht, seine Schamgefühle überwindet und nach Hilfe sucht. Für den

Fall eines Rückfalls sollte außerdem gemeinsam ein Notfallplan erarbeitet werden (s. Arbeitsblatt 12-5.5-3 „Notfallplan"). Dabei kann der Therapeut folgende hilfreiche Fragen stellen: „Wer ist der geeignete erste Ansprechpartner?", „Welche Notfallmaßnahmen müssen getroffen werden?", „Ist eine Entgiftungsbehandlung notwendig?" Der Therapeut sollte betonen, dass als Erstes die Trinksituation sofort verlassen werden und der Rückfallschock erkannt werden muss, damit der Patient im Rahmen eines erneuten Therapiesettings den Weg zur Abstinenz schnell erneut finden kann.

Am Fallbeispiel von Herrn B. kann sein Notfallplan wie in folgendem Beispiel dargestellt aussehen.

NOTFALLPLAN

Sofort aufhören zu trinken! Trinksituation verlassen!

Herrn K. von der Suchtberatungsstelle/Selbsthilfegruppe anrufen; Tel. XXXX – Notfalls nach Hause zu meinen Eltern.

Achtung Rückfallschock! Es lohnt sich aufzuhören. Es ist nicht egal! Ich habe es bisher geschafft und werde es auch weiter schaffen.

Notfalls ins Krankenhaus zur Entgiftung.

Zusammenfassung: Verhalten nach einem Rückfall

- Rückfallschock erkennen
- Abwärtsspirale vermeiden
- Erarbeitung eines Notfallplans

■■ **Mögliche Probleme und Lösungen**

Probleme: Der Patient ist fest davon überzeugt, eine Trinksituation selbst nach erneuter Einnahme von Alkohol problemlos überwinden zu können und bezweifelt die Notwendigkeit eines Notfallplans.

Lösung: Der Therapeut sollte im Einzelgespräch mit dem Patienten die Rollen des Suchtgedächtnisses (s. Therapieeinheit 5.2.2) und den Wirkablauf bei Alkohol (s. Therapieeinheit 5.2.3) sowie die Konsequenzen scheinbar harmloser Entscheidungen und des Rückfallschocks (s. Therapieeinheit 5.2.5) besprechen.

Bei Rückfälligen ist ein früherer Rückfall erneut intensiver zu analysieren (s. Therapieeinheit 5.2.5).

12.6 Literatur

Feuerlein W (2006) Alkoholismus: Warnsignale, Vorbeugung, Therapie. Beck, München

Frick KM, Brueck R (2016) Kurzinterventionen mit Motivierender Gesprächsführung. Ärzte-Verlag, Köln

Lindenmeyer J (2016) Lieber schlau als blau. Beltz, Weinheim

Loeber S, Kiefer F, Wagner F, Mann K, Croissant B (2009) Behandlungserfolg nach qualifiziertem Alkoholentzug. Vergleichsstudie zum Einfluss motivationaler Interventionen. Nervenarzt 80:1085–1092

Mann K, Loeber S, Croissant B, Kiefer F (2006) Qualifizierte Entzugsbehandlung von Alkoholabhängigen. Ärzte-Verlag, Köln

Miller WR, Rollnick S (2015) Motivierende Gesprächsführung. Lambertus, Freiburg i. Br.

Olbrich R (2001) Die qualifizierte Entzugsbehandlung in der stationären Alkoholismustherapie. In: Olbrich R, Suchtbehandlung. Neue Therapieansätze zur Alkoholkrankheit und anderen Suchtformen, S 95–109. Roderer, Regensburg

Project Match Group (1998) Matching Alcoholism Treatments to Client. Heterogeneity: Project MATCH Three-Year Drinking Outcomes. Alcohol ClinExp Res 22 : 1300–1311

Schmidt LG, Gastpar M, Falkai P, Gaebel W (2006) Evidenzbasierte Suchtmedizin. Ärzte-Verlag, Köln

Soyka M, Küfner H (2008) Alkoholismus – Missbrauch und Abhängigkeit. Thieme, Stuttgart

Veltrup C (1995) Abstinenzgefährdung und Abstinenzbeendigung bei Alkoholabhängigen nach einer umfassenden stationären Entzugsbehandlung. Waxmann, Münster

12.6.1 Folgende Arbeitsblätter finden Sie auf http://extras.springer.com

Arbeitsblatt 12-4.1 „Entscheidungswaage"
Arbeitsblatt 12-4.2 „Dringlichkeits- und Zuversichtsskalen"
Arbeitsblatt 12-5.2-1 „Persönliche Lebenslinie"
Arbeitsblatt 12-5.2-2 „Abhängigkeitsverständnis"
Arbeitsblatt 12-5.2-3 „Wirkablauf bei Alkohol"
Arbeitsblatt 12-5.3 „Ein typischer Suchttag"

Arbeitsblatt 12-5.4 „Veränderungsplan"
Arbeitsblatt 12-5.5-1 „Vermeidung von Rück-
fällen"
Arbeitsblatt 12-5.5-2 „Verständnis meines letz-
ten Rückfalls"
Arbeitsblatt 12-5.5-3 „Notfallplan"

Somatoforme Störungen

Karin Ademmer

© Springer-Verlag GmbH Deutschland, ein Teil von Springer Nature 2019
T. Kircher (Hrsg.), Kompendium der Psychotherapie
https://doi.org/10.1007/978-3-662-57287-0_13

13.1 Besonderheiten in der Interaktion/Beziehung

Stärker als andere psychische Krankheitsbilder erfordert die Behandlung von Patienten mit somatoformen Körperbeschwerden eine klare und stetige Grundhaltung. Diese ist gekennzeichnet durch Empathie, Verbindlichkeit und Freundlichkeit. Der Patient erwartet zu Recht eine Besserung seiner Symptome durch die psychotherapeutische Behandlung. Gleichzeitig muss der Therapeut versuchen, die häufig sehr hohen Ansprüche und Erwartungen des Patienten zu relativieren.

Die subjektive Krankheitstheorie des Patienten ist handlungsleitend für den Therapeuten. Diese Information hilft ihm, seinen Patienten zu verstehen und in seinem Leid anzunehmen. Sowohl Inhalt als auch Beschreibung der geäußerten Beschwerden liefern ihm wichtige Hinweise auf deren zwischenmenschliche Bedeutung und die zugrunde liegenden Entstehungsbedingungen. Zudem schafft er Klarheit hinsichtlich diagnostischer und therapeutischer Entscheidungen, ohne sich ausschließlich auf somatische Beschwerden zu beschränken.

In der Beziehung zum Therapeuten finden sich bei Patienten mit somatoformen Beschwerden innere Arbeitsmodelle von prägenden früheren Beziehungen wieder. Beispielsweise lernt ein Patient, der in seiner Hinwendung zu wichtigen Beziehungspersonen tiefgreifend enttäuscht wurde, nur sich selbst zu vertrauen. Er hat deshalb ein starkes Kontrollbedürfnis und ist dem Therapeuten gegenüber misstrauisch eingestellt. Dieser könnte ein solches Misstrauen als aggressive Anspannung wahrnehmen, auf die er dann häufig mit Ungeduld und Ablehnung reagiert. Der Patient reagiert hierauf mit einer Verstärkung seines Misstrauens und wendet sich vom Behandler ab, um neue Therapeuten oder Ärzte aufzusuchen. Er hofft, jemanden zu finden, der seine Krankheitsüberzeugungen teilt. Die neuen Therapeuten werden schließlich ebenfalls entwertet, wenn sie die erwartete Bestätigung nicht liefern können. Hilfreich in der Interaktion mit diesen Patienten ist eine freundliche, verständnisvolle Akzeptanz.

Andere Patienten mit somatoformen Störungen haben die Erfahrung gemacht, dass sie eigene Bedürfnisse den ihnen wichtigen Bezugspersonen unterordnen mussten, ohne ausreichende emotionale Unterstützung im Gegenzug erhalten zu haben. In der Beziehung zum Therapeuten wirken diese Patienten ängstlich klammernd. Dies spiegelt sich wider in einer ängstlichen Beschäftigung mit dem Körper und der Entwicklung von hypochondrischen Ängsten. Einerseits sind die Betroffenen von einer organischen Ursache ihrer Symptome überzeugt, andererseits machen sie häufig die Erfahrung, dass ihre Beschwerden mit der Aussage des Therapeuten „Sie haben nichts" abgetan werden. Dabei ist jedoch der Patient überzeugt, ernsthaft krank zu sein. Er fühlt sich, als ob sein Gegenüber annimmt, dass er seine Beschwerden nur vortäuschen würde. Der Patient verliert so das Vertrauen in seinen Therapeuten, sucht infolgedessen andere Therapeuten oder Ärzte auf, die seine Beschwerden ernster nehmen und eine organische Erklärung seiner Beschwerden liefern können. So kommt es zu dem vielfach beobachteten „Doctor hopping" oder „Doctor shopping". Gemeint ist mit diesem Begriff das Aufsuchen von vielen Ärzten unterschiedlicher Fachrichtungen.

In Bezug auf Untersuchungen bei Patienten, die an einer somatoformen Störung leiden, neigen Therapeuten (insbes. nicht psychiatrisch-psychotherapeutisch versierte Ärzte) dazu, bei der Diagnostik erfasste Normvarianten als pathologisch zu werten und zu behandeln. So wird versucht, dem enormen Leidensdruck des Patienten durch eine Verordnung diverser Therapien und Medikamente entgegenzuwirken, auch wenn diese nicht indiziert sind. In manchen Fällen kommt es sogar zu unnötigen chirurgischen Eingriffen, zuweilen verbunden mit einer Zunahme der Beschwerden (insbes. Wirbelsäule und Abdomen).

Beispiel aus einem Erstgespräch mit einem Patienten mit somatoformer Schmerzstörung

Pat.: Ich weiß nicht, was ich bei Ihnen soll. Ich bin nicht verrückt, ich habe nur Schmerzen im ganzen Körper. In der Schmerzklinik haben die Ärzte nichts gefunden, sie konnten mir nicht weiterhelfen und meinen, dass ich mit Ihnen reden soll. Mittlerweile nehme ich viele Medikamente, aber die helfen alle nicht.

Th.: Ich verstehe, dass Sie belastet sind durch Ihre Schmerzen und nach Erklärungen dafür suchen. Auch wenn eine organische Ursache für Ihre Beschwerden nicht gefunden wurde, können Sie dennoch Schmerzen spüren, Sie sind deshalb nicht verrückt (*Wissen vermitteln*). Ich finde es bemerkenswert (*positive Verstärkung*), dass Sie hier hergekommen sind zu diesem Gespräch, um weitere Möglichkeiten im Umgang mit Ihren Schmerzen zu suchen.

Pat.: Mir bleibt nichts anderes übrig, so kann ich mit den Schmerzen nicht weiterleben.

Th.: Können Sie mir erzählen, wie Sie Ihre Schmerzen erleben? Inwieweit sind Sie dadurch in Ihrem Alltag eingeschränkt? (*Akzeptanz für die Beschwerden des Patienten zeigen*)

Besondere Aufmerksamkeit in der Therapeut-Patient-Interaktion bei Patienten mit somatoformen Störungen richtet sich auf die Therapiemotivation des Patienten. Beispielsweise könnte ein Patient, um eine Erwerbsunfähigkeitsrente zu beantragen, einen Therapeuten aufsuchen oder sich in eine Klinik einweisen lassen. Sein Interesse liegt an einer ärztlichen oder therapeutischen Stellungnahme, um einen Rentenantrag zu stellen, aber nicht an einer Therapie. Diese Intention des Patienten sollte frühzeitig besprochen werden und der Wunsch nach Berentung vor Beginn einer Behandlung abgeklärt werden, sonst steht der Patient vor einem Dilemma. Eine Besserung seiner Beschwerden könnte seine Chancen auf Gewährung einer Erwerbsunfähigkeitsrente schmälern.

Häufig fällt es dem an einer somatoformen Störung leidenden Patienten schwer, sein subjektives medizinisches Krankheitskonzept aufzugeben und sich auf eine Psychotherapie einzulassen. Hilfreich ist es also zunächst, sein somatisches Krankheitskonzept durch psychosoziale Faktoren zu erweitern. Dem Patienten soll erklärt werden, dass Symptome nicht immer nur organisch bedingt sein müssen, sondern auch durch psychischen Stress entstehen oder sich verschlechtern können.

Zusammenfassung: Therapie-Patient-Beziehung

- Besonderheiten der Interaktion zwischen Therapeuten und Patienten sollen beachten werden. Der Patient kann abweisend und sehr an einem somatischen oder organischen Krankheitsmodell festhaltend oder ängstlich klammernd wirken. Beide Interaktionsverhalten können Ablehnung seitens des Therapeuten hervorrufen.
- Vertrauensaufbau gelingt durch verständnisvolles Zuhören und Akzeptanz zeigen.
- Wunsch nach Berentung soll vor Beginn einer Therapie exploriert werden.

13.2 Psychotherapeutisch relevantes Modell zur Entstehung und Aufrechterhaltung

Den Kern des ätiologischen Modells nach Henningsen (Henningsen et al. 2007) bilden belastende Körperbeschwerden, deren Chronifizierung und daraus resultierende funktionelle Beeinträchtigungen. Die Ursachen der belastenden Körperbeschwerden sind multifaktoriell. Aufrechterhalten werden die Symptome durch die Fehlinterpretation, dass körperliche Beschwerden Ausdruck einer schwerwiegenden Erkrankung seien. Potenziert wird dieser Vorgang durch Steigerung der psychischen und vegetativen Anspannung sowie durch Angst und Depressivität. Es kommt zu einer Intensivierung der belastenden körperlichen Beschwerden. Beeinflusst wird die Wahrnehmung der Symptome durch die Vorstellungen des Patienten sowie seines kulturellen Gefüges über Ausdruck und Bedeutung von somatischen Beschwerden.

Bei zunehmender Chronifizierung der beklagten Beschwerden wendet sich der Patient an Ärzte und Therapeuten, in der Hoffnung, diese mögen sein Krankheitsmodell substantivieren. Da seine Beschwerden durch Untersuchungen nicht objektiviert werden und Medikamente häufig keine Linderung bringen, fühlt sich der Patient enttäuscht. Diese Enttäuschung führt zu einer Beschwerdepersistenz und pathologisiert die Patienten-Therapeuten-Beziehung zunehmend. Die Intensivierung und Persistenz der beklagten Beschwerden schlagen sich in Funktionseinschränkungen in vielen Lebensbereichen nieder.

Fallbeispiel Herr S.

Herr S. (34 Jahre, Beamter) erkundigt sich sehr ängstlich bei seiner Aufnahme in die Klinik, ob er ein anderes Zimmer haben könnte. Er habe einen Funkmast auf dem Klinikdach gesehen und habe jetzt Angst, dass er Krebs entwickeln könnte. Aus dem Internet habe er die Information, dass der Aufenthalt in der Nähe von Funkmasten ein höheres Krebsrisiko birgt. Er fühle sich nicht wohl und wisse nicht, ob es damit einen Zusammenhang gäbe. Er ließ sich etwas beruhigen mit der Bemerkung, dass er gerade angereist und sicherlich etwas aufgeregt sei. Der Patient konnte angeben, dass er an dem Tag auch nicht hätte frühstücken können. Er sei aufgeregt gewesen, dies sei seine erste stationäre Behandlung und er wisse nicht, was ihn in der Therapie erwarte.

Ein abnormes Krankheitsverhalten dient als Grundlage des Modells von Pilowsky (1997). In diesem Konzept geht es um die Art, Bedeutung und Bewertung der Störung, die der Betroffene seiner Krankheit beimisst. Ungünstige Verhaltensweisen führen zu Fehlschlüssen, beispielhaft hierfür ist die Erfahrung, dass ein anfängliches Schonverhalten zu einer Linderung einer somatoformen Störung führen kann. Die anschließende Dekonditionierung des Körpers durch fehlende Bewegung und Aktivität führen zu einer körperlichen Schwäche, die dann als krankhaft wahrgenommen wird.

Fallbeispiel Frau D.

Frau D. (46 Jahre, Sekretärin) habe sich nach dem Tod des Vaters vor zwei Jahren vermehrt um ihre kranke Mutter kümmern müssen. In dieser Zeit habe sie auch einen neuen Chef am Arbeitsplatz bekommen, mit dem sie sich nicht verstehe. Eine zunehmende Erschöpfung habe

sich eingestellt. Ihre Hände fühlten sich steif an und sie sei über eine längere Zeit krankgeschrieben gewesen. Sie könne, ohne anhalten zu müssen, nicht mehr als 100 Meter gehen, da sie sonst Schwindel verspüre. Sie gehe davon aus, dass sie schwer krank sei, nur finde sie keinen Arzt, der ihr das bestätigt habe.

In seinem interpersonell angelegten Modell der Körperbeziehungsstörung beschreiben Rudolf und Henningsen (1998) die Beziehung zwischen Körperempfindungen und Affekt. Dieses basiert auf Ergebnissen der Bindungsforschung, welche die Interaktion zwischen einer Person und deren wichtigen Bezugspersonen beschreibt. Wenn diese Interaktion ungünstig verläuft, dann zeigt die Person Unsicherheiten in der Wahrnehmung eigener Gefühle und der Gefühle anderer. Hierdurch entstehen Defizite im Ausdruck von Bedürfnissen und Gefühlen. Neben den sozialen, genetischen und biologischen Faktoren, welche eine somatoforme Störung begünstigen, findet sich eine emotionale Vernachlässigung oder Einschränkung der Entfaltungsmöglichkeiten des Betroffenen durch wichtige Bezugspersonen. Hieraus resultieren für den Patienten Schwierigkeiten in der Differenzierung zwischen affektiven Spannungszuständen und körperlichen Empfindungen. Beispielsweise werden Magenschmerzen in einer Konfliktsituation als Ausdruck eines Geschwürs gedeutet und nicht als ein Affekt.

Hinweis: Im Volksmund werden viele Affekte mit Körpervorgängen ausgedrückt: „Mir wird es schwindelig nur vom Zuhören", „Ich habe eine Wut im Bauch", „Die Nachricht traf mich wie ein Schlag in die Magengrube" oder „Schmetterlinge im Bauch" beim Verliebtsein.

Diese Beispiele veranschaulichen die Verbindung von starken Affekten mit Körpersensationen.

Fallbeispiel Herr Sch.

Pat.: Ich habe sehr starke Schmerzen im rechten Arm, als ob jemand mit einer Kreissäge versuchen würde, den abzuschneiden (der Patient grimassiert und hält den rechten Arm mit seinem linken).

Th.: Wir haben über das Schmerzgedächtnis, nämlich die Erinnerungen an Schmerzen, die man im Laufe der Zeit sammelt, gesprochen. Frühe Erfahrungen, die Sie mit Schmerzen gemacht haben, beeinflussen, wie Sie später mit Schmerzen umgehen oder sie bewerten.

Pat.: An meiner Kindheit kann es nicht liegen. Das war eine sehr schöne Zeit. Wir hatten einen großen Garten, in dem ich spielen konnte, während meine Eltern und Großeltern auf dem Hof beschäftigt waren.

Th.: Sie haben mir auch erzählt, dass Sie ein Einzelkind waren und die anderen viel zu tun hatten.

Pat.: Ja, das stimmt. Alle waren am Arbeiten. Mein Vater hat häufig einen über den Durst getrunken und duldete keine Widerworte von meiner Mutter. Wenn er betrunken war, schlug er mich mit seinem Gürtel. (Diesen letzten Satz erzählte er ohne starke emotionale Beteiligung.)

Dieses Beispiel verdeutlicht eine Tendenz, gefühlsbetonte Inhalte als neutral zu bewerten, gleichzeitig werden körperliche Beschwerden sehr in den Vordergrund gestellt.

Engel (1977) fasst in seinem bio-psycho-sozialen Modell das Zusammenspiel von biologischen Faktoren am Beispiel von genetischen Veränderungen, psychischen Faktoren wie die Interaktion und Beziehung zwischen den Familienmitgliedern und sozialen Faktoren, beispielsweise die Wohnsituation sowie die finanzielle Grundlage der Familie, zusammen. Dieses ist ein grundlegendes Modell zur Erklärung der Einflüsse unterschiedlicher Faktoren auf die Entstehung und Aufrechterhaltung von psychischen Störungen. Als Erklärung für Patienten, die nur das „somatische" an ihrer Störung sehen wollen, bietet dieses Modell eine sehr gute Erweiterung, um die psychischen und sozialen Faktoren zu berücksichtigen.

Zusammenfassung: Psychotherapeutisch relevantes Modell

- Das Modell der somatosensorischen Verstärkung erklärt, wie die Wahrnehmung von Vor-

gängen im Körper durch die darauf fokussierte Aufmerksamkeit und ängstliche Besorgnis über den Körper zu einer Verstärkung der Wahrnehmung und zu einer Fehlbewertung führen kann. Dieses Modell ist besonders hilfreich in der Erklärung von hypochondrischen Ängsten und kann bei der Psychoedukation gut verwendet werden.
- Im Modell der Körperbeziehungsstörung wird als Erklärung für die Wahrnehmungsstörungen und Fehlattributionen von körperlichen Empfindungen eine defizitäre Beziehungsinteraktion zugrunde gelegt.
- Das bio-psycho-soziale Modell ermöglicht eine Erweiterung des subjektiven Krankheitsmodells des an einer somatoformen Störung erkrankten Patienten um die psychosozialen Dimensionen.

13.3 Evidenzbasierte Grundlagen zur Auswahl der Therapiemodule

In der psychotherapeutischen Behandlung somatoformer Störungen werden die Kognitive Verhaltenstherapie und die tiefenpsychologisch-psychodynamische Psychotherapie als evidenzbasierte, wissenschaftlich evaluierte Verfahren am häufigsten eingesetzt (Kroenke 2007; Abbass 2008). An diesen Konzepten orientiert sich das vorliegende Kapitel. Zunächst sieht die Psychotherapie die Vermittlung eines bio-psycho-sozialen Modells der somatoformen Störung vor. Dysfunktionale Gedanken bezüglich der eigenen Gesundheit und Krankheit sollen durch kognitive Umstrukturierung behandelt werden. Vermeidungsverhalten, das ein Patient als Reaktion auf seine Störung zeigt, soll abgebaut werden. Dieser Ansatz vermittelt ein Grundverständnis für die eigenen Symptome.

13.4 Psychotherapierelevante Dokumentation

Für einen Einstieg in die Psychotherapie der somatoformen Störungen ist es notwendig, den

Patienten „da abzuholen, wo er steht". Der Patient, der an einer somatoformen Schmerzstörung leidet, ist eher bereit, über seine Schmerzen zu sprechen als über seinen Alltag. Für den Einstieg in die Behandlung ist eine Beschäftigung mit den Symptomen, derentwegen der Patient in die Behandlung kam, sehr hilfreich.

13.4.1 Das Symptom- bzw. Schmerztagebuch

Patienten mit einer somatoformen Schmerzstörung fühlen sich ihren Symptomen häufig ausgeliefert und können zunächst keinen Zusammenhang zwischen ihrem Schmerzerleben und dessen Auslöser herstellen. Das Symptom- beziehungsweise Schmerztagebuch ist ein strukturiertes Protokoll (s. Arbeitsblatt 13-4.1 „Symptomtagebuch"), mit dem der Patient den Schweregrad seiner Schmerzen auf einer Skala von 0 = „keine Schmerzen" bis 10 = „schwerste vorstellbare Schmerzen" erfassen kann. Die Beschreibung des Schmerzes ist kontextgebunden, d. h. der Patient beschreibt, in welcher Situation er sich befand, was er sich dabei gedacht hat, was er gefühlsmäßig und körperlich empfand und anschließend wie er in dieser Situation reagiert hat. Diese differenzierte Erfassung seiner Schmerzen verdeutlicht dem Patienten zum einen, dass seine Schmerzen unterschiedlich stark sein können, und zum anderen, dass die Schmerzen „nicht einfach da sind", sondern situationsabhängig sind. Wichtig bei der Dokumentation ist das Besprechen des Schmerztagebuches mit dem Patienten. Hierbei spielt die Differenzierung zwischen Affekt und Schmerz sowie die Beeinflussbarkeit der Beschwerden durch den Patienten eine wesentliche Rolle.

Fallbeispiel Herr Sch. (Fortsetzung)

Th.: Am Montag nach unserem Gespräch haben Sie in ihrem Schmerztagebuch die Intensität ihrer Schmerzen mit 8 bewertet.
Pat.: Ja, ich fand das Gespräch mit Ihnen über die Beziehung zu meinem Vater sehr anstrengend.

Th.: Aber noch am Abend desselben Tages haben Sie eine 5 angegeben.
Pat.: Ja, da war ich selbst überrascht.
Th.: Was haben Sie denn gemacht?
Pat.: Ich bin kurz spazieren gewesen und dann waren die Gedanken an das Gespräch weg.

Das Schmerztagebuch: Nutzen und Nachteil

Nutzen:
- Der Patient fühlt sich ernst genommen mit seinen Schmerzen, da sich der Therapeut für seine Beschwerden interessiert.
- Bei der Durchführung des Schmerztagebuches lernt der Patient sich differenzierter zu beobachten.
- Der Patient erfährt, dass seine Symptome Schwankungen unterliegen. Somit kann er seinen katastrophisierenden Gedanken entgegenwirken, wie beispielsweise dem Gedanken: „Es wird immer nur noch schlimmer."
- Er sieht deutlicher, welche Aktivitäten oder Situationen seine Schmerzen verstärken oder lindern können.
- Selbstwirksamkeitselemente sind zu erfassen, wenn der Patienten merkt, dass er aus seiner eigenen Kraft und Aktivität seine Schmerzen beeinflussen kann.
- Veränderungen des Befindens über die Behandlungsdauer kann zur Beurteilung des Verlaufes herangezogen werden.

Nachteil:
- Ein sehr langes Einsetzen des Schmerztagebuches ohne ausreichende Besprechung kann zu einer unnötigen Fokussierung auf das Schmerzerleben führen. Insbesondere wenn das katastrophisierende Denken stark ausgeprägt ist, kann es zu einer Fixierung auf die Schmerzen kommen.

Zusammenfassung: Symptom- bzw. Schmerztagebuch

- Differenzierte Darstellung von auslösenden Stressoren, Schwere und positiven Verstärkern.
- Hinweis: Bei Patienten, die keine Schmerzen haben, aber andere somatoforme Symptome aufweisen, kann ein „Symptomtagebuch" geführt werden.

13.4.2 Das ABC-Schema

Ähnlich wie bei anderen psychischen Störungen wie Angst und Depression kann dysfunktionales Denken bei somatoformen Störungen als ein wesentliches Merkmal der Psychopathologie gesehen werden. Das ABC-Schema wie im ▶ Kapitel 7 „Depression" ausführlich beschrieben (s. Arbeitsblatt 7-4.2 „Das ABC-Schema") ermöglicht es dem Patienten, sein dysfunktionales Denken zu erfassen. Mithilfe einer Skala von 1 bis 10 kann dann die allgemeine Befindlichkeit angegeben werden.

Fallbeispiel Frau D.

Als Frau D. (46 Jahre, Sekretärin) neu auf der Station war, hat sie sich vor der ersten Sitzung einer Gruppentherapie Sorgen gemacht, dass sie daran nicht teilnehmen könne. Sie könne nicht so lange auf einem Stuhl sitzen bleiben. Sie machte sich dann Gedanken, wie krank sie tatsächlich sein müsse, um nicht mehr in der Lage zu sein, eine Stunde sitzen zu können. Sie wisse nicht, ob sie überhaupt fähig wäre, eine Therapie zu machen, es würde alles nur schlimmer werden. Die Patientin beschloss daraufhin mit ihrer Therapeutin zu sprechen, um zu fragen, ob es nicht besser wäre, die Therapie abzubrechen.

Frau D. kommt anhand ihrer dysfunktionalen Gedanken zu einer Schlussfolgerung, ohne die neue Situation tatsächlich zu kennen. Anhand des ABC-Protokolls könnte Frau D. feststellen, dass sie Angst vor möglichen Erwartungen der Gruppentherapie an sich hatte. Die Angst war ihr nicht bewusst, sie fokussierte sich auf ihre Beschwerden. Auslöser „A" war die neue Situation der Gruppentherapie („Kann ich so lange sitzen in der Gruppentherapie?"). Dieses bewertet sie in Spalte B („Wenn ich nicht in der Lage bin, an der Gruppentherapie teilzunehmen, dann muss ich sehr krank sein."). Im Spalte C steht die Konsequenz („Soll ich die Therapie abbrechen?").

Nutzen des ABC-Schemas:

- Mithilfe des ABC-Schemas wird das Denkschema deutlich und bietet Ansatzpunkte für therapeutische Interventionen, beispielsweise kognitive Umstrukturierung.
- Überfordernde Situationen werden schneller erfasst und können besser bearbeitet werden.

Zusammenfassung: ABC-Schema

- Exploration von Stressoren und dysfunktionalen Denkmustern.
- Grundlage zur Erarbeitung adäquater Bewertungen.

13.5 Praktische Therapiedurchführung

Aufbauend auf einer tragfähigen therapeutischen Beziehung können die weiteren Module der Therapie von Psychoedukation, Umgang mit Symptomen, dysfunktionalem Verhalten und Gedanken sowie die Affektregulation erfolgen, wie in ◘ Abb. 13.1 dargestellt.

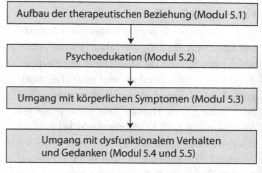

◘ **Abb. 13.1** Zeitlicher und inhaltlicher Ablauf der Behandlung somatoformer Störungen

13.5.1 Modul 5.1: Therapeutische Beziehung und Umgang mit Patienten mit somatoformen Störungen (50 Min)

Indikation: Dieses Modul dient als Basis für den Aufbau der nachfolgenden Module.

Ziel: Aufbau einer vertrauensvollen Beziehung. Vermittlung eines bio-psycho-sozialen Krankheitsmodells. Erklärung der Hoffnungs- und Enttäuschungsspirale.

Der Aufbau einer tragfähigen therapeutischen Beziehung steht am Anfang jeder Behandlung. Die Begegnung mit an somatoformen Störungen erkrankten Patienten kann sehr unterschiedliche Reaktionen beim Therapeuten hervorrufen. Patienten, die ihre Symptome als Ausdruck einer ausschließlichen Organogenese sehen, zeigen meistens keine große Motivation für eine Psychotherapie, da sie den Sinn und Zweck einer Therapie, die nicht direkt an den Beschwerden ansetzt, nicht sehen können. Hier ist es wichtig, dem Patienten ein psychosomatisches Krankheitsmodell zu vermitteln. Zudem kann sich der Therapeut in dieser Situation frustriert fühlen, weil er die Ablehnung einer psychosomatischen Krankheitserklärung des Patienten wahrnimmt. Das Wissen über das Verhalten des Patienten hilft dem Therapeuten, sich seine eigenen Reaktionen in der Interaktion mit dem Patienten bewusst zu machen und bei der psychosomatischen Krankheitserklärung zu bleiben.

Fallbeispiel Frau D.
Beim Erstgespräch vor der stationären Aufnahme berichtet Frau D. (46 Jahre, Sachbearbeiterin) über ihre körperlichen Beschwerden. Bei ihr sei eine Fibromyalgie und eine rheumatische Erkrankung diagnostiziert worden. Eine Behandlung mit Humira (ein sehr potentes Medikament) und Schmerzmitteln sei initiiert worden. Neben diesen Symptomen leide sie an einer Kraftlosigkeit sowie einer schnellen Erschöpfbarkeit. Sie verstehe nicht, warum keine Besserung der Symptome eintrete, obwohl sie viele Medikamente einnehme. Der Therapeut erklärte ihr, dass es sich um chronische Schmerzen handeln würde, die auch durch Stress und andere Belastungen beeinflusst werden.

Auf die Hoffnung-Enttäuschungs-Spirale der Patienten ist zu achten. Beim Aufsuchen eines neuen Therapeuten schöpft der Patient Hoffnung, dass der neue Therapeut ihm die „richtige Behandlung" geben kann (nach dem subjektiven Krankheitskonzept des Patienten). Dies kann beim Therapeuten die Vorstellung wecken, in einer besonderen Art und Weise befähigt zu sein, dem Patient zu helfen. Diese Vorstellung entpuppt sich als Irrtum, da der Therapeut nicht nach dem Krankheitskonzept des Patienten handeln kann.

Fallbeispiel Herr W.
Pat.: Sie sind meine letzte Hoffnung, ich bin mit meinen Schmerzen von Pontius zu Pilatus gerannt und niemand konnte die richtige Diagnose stellen. Ich habe bis jetzt nicht die richtige Behandlung meiner Schmerzen erhalten.
Th.: Ich kann Ihnen nicht sagen, ob Sie tatsächlich von der Behandlung bei mir profitieren werden. Ich möchte aber gerne von Ihnen wissen, welche Erwartungen Sie an eine Behandlung in der Klinik haben und wie wir gemeinsam erreichbare Therapieziele formulieren können.
Pat.: Ich möchte keine Schmerzen mehr haben.
Th.: Eine völlige Schmerzfreiheit kann ich Ihnen nicht versprechen. Einen anderen Umgang mit den Schmerzen können Sie hier erfahren, sodass sie nicht mehr so unerträglich sind.
Pat.: Ja, mein Hausarzt meint auch, dass ich einen Umgang mit meinen Schmerzen finden soll. Da ich die Schmerzen – für die bisher keine Ursache gefunden wurde – so lange habe, ist es vielleicht auch zu viel verlangt, dass die Schmerzen ganz verschwinden werden.

Die Verwendung einer „Körpersprache" wird häufig bei Personen, die an einer somatoformen Störung leiden, beschrieben. Hier sollen auch kulturelle Einflüsse berücksichtigt werden. Es fällt machen Personen leichter, von einem „körperlichen Schmerz" als von einem „seelischen Schmerz" zu sprechen. Hier stehen körperbezogene Missempfindungen im Vordergrund der Symptomdarstellung, psychische Symptome werden entweder gar nicht oder nur beiläufig erwähnt.

Fallbeispiel Herr T.

Th.: Sie beschreiben einen Schmerz im ganzen Körper seit vielen Jahren.

Pat.: Ja, ich habe immer nur Schmerzen, ich kann keine Treppen mehr steigen, kann nicht aus dem Haus gehen.

Th.: Haben Sie außer den Schmerzen auch andere Beschwerden?

Pat.: Nein, nur Schmerzen, die ganze Zeit.

Th.: Wie ist Ihre Stimmung?

Pat.: Wenn Sie mich so fragen, dann muss ich sagen, dass ich entweder traurig bin oder schnell gereizt.

Die Fragen des Patienten sollen mit klaren Aussagen beantwortet werden. Formulierungen wie: „In den meisten Fällen können diese Symptome nicht durch eine bösartige Erkrankung erklärt werden." werden falsch verstanden. Bei einer Neigung zur selektiven Aufmerksamkeit auf Negatives kann der Patient schnell zu dem Schluss kommen, dass er doch an einer schwerwiegenden Erkrankung leidet. Um diese Art von Informationsverzerrung sowie Fehlschlüsse aufzudecken oder zu verhindern, ist es hilfreich, den Patienten zu fragen, wie er die Aussage aufgefasst hat.

Fallbeispiel Herr T.

Th.: Aus dem mitgebrachten Schreiben der überweisenden Klinik entnehme ich, dass mit hoher Wahrscheinlichkeit Ihre Beschwerden nicht auf das Vorliegen einer malignen Erkrankung zurückzuführen sind.

Pat.: Mein Vater ist an Krebs gestorben und lange Zeit haben die Ärzte nicht gesehen, dass er schwer krank war.

Th.: Haben Sie Angst, dass Ihnen auch das Gleiche passieren könnte?

Pat.: Ja, eine hohe Wahrscheinlichkeit, dass meine Beschwerden nicht durch eine schwere

Krankheit verursacht sind, schließt aber nicht ganz aus, dass es immer noch möglich ist.

Th.: Gut, dass Sie Ihre Bedenken äußern. Ich habe mich vielleicht nicht eindeutig genug ausgedrückt. Eine organische Ursache wurde für Ihre Beschwerden nicht festgestellt, Herr T. Es ist aber sehr gut, dass Sie jetzt hier in der Klinik sind, da Sie einen besseren Umgang mit Ihren Beschwerden erlernen wollen.

Patienten mit somatoformen Störungen und insbesondere diejenigen mit hypochondrischen Ängsten suchen Ihre Therapeuten schnell auf, wenn sie kleine Veränderungen der Körpervorgänge bei sich wahrnehmen. Eine Verhaltensänderung kann der Therapeut einführen, indem er dem Patienten feste Termine gibt und nicht auf jede neue Missempfindung sofort reagiert. Lernziel hierbei ist für den Patienten, eine Abnahme der hypochondrischen Ängste zu erfahren, indem er lernt, sie auszuhalten und nicht sofort Zuwendung zu suchen.

Fallbeispiel Herr Sch.

Pat.: Vor zwei Tagen habe ich plötzlich zu den Schmerzen im rechten Arm einen Juckreiz gespürt und wollte sofort mit Ihnen sprechen, aber die Pflegekräfte haben mir gesagt, dass Sie nicht mehr in der Klinik waren.

Th.: Haben Sie die Beschwerden jetzt auch?

Pat.: Nein, nicht mehr. Am Anfang habe ich gedacht, dass ich etwas Schlimmes habe, deshalb wollte ich mit Ihnen sprechen und nicht den nächsten festen Gesprächstermin abwarten.

Th.: Was haben Sie gemacht, damit der Juckreiz zurückgeht?

Pat.: Ich habe mich an Ihre Worte erinnert. Der Juckreiz kam nach einem belastenden Telefonat mit meiner Frau. Dass meine Beschwerden sich in Stresssituationen verstärken könnten, hatten Sie mir ja bereits erklärt. Als ich an Ihre Worte gedacht habe, merkte ich, dass der Juckreiz wie von alleine schwächer wurde.

Um unrealistischen Erwartungen der Patienten an die Therapie entgegenzuwirken, ist die Vermittlung von Information über die Krankheit empfohlen.

Dies beinhaltet:

- Wahrnehmung und Einordnung von körperlichen Missempfindungen und deren Differenzierung von Krankheitszeichen.
- Ein körperlicher Zustand kann „sowohl als auch" von somatischen und psychischen Faktoren beeinflusst werden.
- Begriffe wie „Stress", „Überforderung" kennen und lernen, diese bei sich zu erkennen und voneinander abzugrenzen.
- Erlernen, die Aufmerksamkeit gezielt zu lenken, um eine Fixierung auf die körperlichen Missempfindungen abzuwenden.

Zusammenfassung: Umgang mit Patienten mit somatoformen Störungen

- Das Krankheitsmodell des Patienten führt zu unrealistischen Erwartungen an den Therapeuten. Dieses soll um die Dimensionen psychische und soziale Faktoren erweitert werden.
- Behandlungsgrundlagen sollen dem Patienten vermittelt werden.
- Die „Körpersprache" des Patienten soll im Kontakt mit dem Patienten berücksichtigt werden.

13.5.2 Modul 5.2: Psychoedukation

Modul 5.2 beinhaltet 3 Therapieeinheiten, die im Folgenden dargestellt sind (◻ Tab. 13.1)

Indikation: Wichtiger Bestandteil der Therapie somatoformer Störungen.

◻ **Tab. 13.1** Übersicht über die Therapieeinheiten in Modul 5.2	
Therapie-einheit 5.2.1	Kennzeichen der somatoformen Störungen
Therapie-einheit 5.2.2	Entstehung der somatoformen Störungen
Therapie-einheit 5.2.3	Aufrechterhaltung der somatoformen Störung: die Symptomspirale

Ziel: Wissen über ihre Krankheit befähigt Patienten, einen besseren Umgang mit sich und ihrer Erkrankung zu entwickeln und ihre Unsicherheit und krankheitsbezogenen Ängste zu reduzieren.

Therapieeinheit 5.2.1: Kennzeichen der somatoformen Störungen (25 Min)

Die meisten Patienten, die an einer somatoformen Störung leiden, haben somatische Erklärungsmodelle. Eine Erweiterung dieser Erklärungsmodelle um psycho-soziale Dimensionen und die Vermittlung eines besseren Verständnisses für die Interaktion zwischen somatischen und psychischen Prozessen ist die erste Aufgabe der Psychoedukation. Somatoforme Störungen sind mehr, als nur das Vorhandensein von Symptomen „ohne eine organische Erklärung". Dies ist besonders anschaulich bei somatoformen Schmerzstörungen. Nach einem somatischen Modell des Schmerzes soll sich im Gehirn ein peripherer Schmerzreiz genau abbilden. Zahlreiche Beispiele widerlegen diese Theorie, zum Beispiel Fakire auf Nagelbetten, Vernachlässigung von Verletzungen bei Sportlern in wichtigen Spielen. Die somatoformen Störungen sind chronische Störungen, deren Symptome zu erheblichen Belastungen für die Betroffenen und deren Familien oder Angehörigen führen. Akut auftretende Symptome wie Schmerz können als sinnvolle biologische Warnsignale gesehen werden. Beispielsweise führt ein Schmerzreiz an der Hand, die eine heiße Herdplatte anfasst, zum Wegziehen der Hand. Akute Symptome sind häufig genau lokalisierbar, haben klare Ursachen, deren Behebung zur Symptomlinderung führt. Chronische Symptome weisen nicht immer auf eine Organschädigung hin. Charakteristischerweise finden sich bei somatoformen Störungen diffuse Beschwerden, die länger als sechs Monate anhalten, häufig in schillernden Begriffen dargestellt werden und meistens mit weiteren psychischen Symptomen einhergehen. Die Wahrnehmung von Beschwerden wird von deren Bewertung, der darauf gewandten Aufmerksamkeit, subjektiven Krankheitserklärungen sowie dem Alarmsystem des Körpers beeinflusst.

Dieses Wissen kann der Therapeut anhand des Arbeitsblatts dem Patienten vermitteln (s. Arbeitsblatt 13-5.2-1 „Kennzeichen der somatoformen Störungen"). Zunächst kann der Therapeut mit dem Patienten das Arbeitsblatt bearbeiten. Eine Einteilung in akute und chronische Schmerzen wird gemeinsam mit dem Patienten vorgenommen. Anhand dieser Beispiele kann dem Patienten nähergebracht werden, dass die chronischen Zustände nicht alleine durch den Schmerzreiz zu erklären sind.

Zusammenfassung:

- Unterschiede zwischen akuten und chronischen Symptomen oder Zuständen werden anhand eines Arbeitsblatts mit dem Patienten erarbeitet.
- Das Reiz-Reaktion-Modell bei akuten Zuständen und der Einfluss unterschiedlicher Faktoren bei chronischen Zuständen werden anhand des Arbeitsblatts verdeutlicht.

Therapieeinheit 5.2.2: Entstehung der somatoformen Störungen (25 Min)

Wie im bio-psycho-sozialen Modell von Engel beschrieben (▶ Abschn. 13.2) spielen psychische und soziale Faktoren entscheidende Rollen in der Entstehung und der Aufrechterhaltung von somatoformen Symptomen. Hier kann mit dem Patienten die Rolle von biologischen, psychischen und sozialen Faktoren auf die Symptome anhand des Arbeitsblatts „Entstehung der somatoformen Störungen" (s. Arbeitsblatts 13-5.2-2 „Entstehung der somatoformen Störungen") ausgearbeitet werden. Schmerzreize und Körperempfindungen werden über entsprechende Rezeptoren und Nervenbahnen über das Rückenmark ins Gehirn geleitet, gleichzeitig werden diese Reize durch absteigende Bahnen vom Gehirn gehemmt.

Therapieeinheit 5.2.3: Aufrechterhaltung der somatoformen Störung: die Symptomspirale (50 Min)

Die Symptomspirale basiert auf dem Modell der Verstärkung der Symptome durch eine vermehrte Aufmerksamkeit auf die körperlichen Empfindungen. Der Patient hat gelernt, die Einflüsse auf seine Symptome zu erkennen. Im nächsten Schritt wird der Zusammenhang zwischen Gedanken, Gefühlen und Verhaltensweisen hergestellt. Dazu wird ein Arbeitsblatt verwendet (s. Arbeitsblatt 13-5.2-3 „Die Symptomspirale"), auf dem eine abwärts gerichtete Spirale abgebildet ist, die sogenannte Symptomspirale. Der Therapeut erarbeitet mit dem Patienten anhand seines Symptoms eine typische Abfolge a) eines dysfunktionalen Gedankens, b) eines dazugehörigen Gefühls und c) einer Verhaltensweise und schreibt diese untereinander in der linken Spalte neben die Symptomspirale. Er erklärt dem Patienten anhand eines alltagsnahen Beispiels, wie ein Gedanke ein Gefühl hervorruft und dass daraus ein entsprechendes Verhalten folgt. Wenn der Patient bereits ein ABC-Schema (s. Arbeitsblatt 7-4.2 „Das ABC-Schema") ausgefüllt hat, können auch darin enthaltende Beispiele verwendet werden, um die Aufrechterhaltung des Symptoms anhand der Symptomspirale zu veranschaulichen.

Fallbeispiel Frau C.

Th.: Beim letzten Mal haben Sie durch das bio-psycho-soziale Modell herausgefunden, dass es einen Zusammenhang zwischen Ihrem Symptom und anderen Einflüssen in Ihrem Leben gibt. Was Sie denken, beeinflusst was Sie fühlen und tun. Gedanken, Gefühle und Verhalten hängen miteinander zusammen.

Pat.: Ja, ich glaube, das kenne ich.

Th.: Sie haben mir erzählt, dass Sie nach der Arbeit nach Hause kamen und sich ins Bett gelegt haben, obwohl Sie ins Fitnessstudio gehen wollten.

Pat.: Ja, stimmt. Wissen Sie, ich fühle mich einfach schlecht und dann kann ich keinen Sport treiben. Wenn ich mich dazu zwingen würde, wurden meine Symptomen sich nur noch verschlechtern.

Th.: So ein Gedanke ist häufig der Beginn einer Symptomspirale, die einen dann immer weiter nach unten zieht. Ich schreibe Ihren Gedanken „Ich fühle mich schlecht und kann keinen Sport treiben" mal oben an den Anfang der Spirale. Wie haben Sie sich denn gefühlt, als Sie das gedacht haben?"

Pat.: Natürlich schlecht und erschöpft. Ich habe mir vorgeworfen, dass ich faul und bequem bin.

Th.: Diese Gefühle passen ja auch zu Ihrem Gedanken. Der Gedanke, dass Sie sich schlecht fühlen und keinen Sport treiben können, führt dazu, dass Sie sich frustriert und traurig fühlen, verstehen Sie?

Pat.: Ja, das leuchtet mir ein.

Th.: Ich schreibe Ihr Gefühl unter Ihren Gedanken. Gedanken und Gefühle beeinflussen auch das Handeln. Was haben Sie denn dann gemacht?

Pat.: Ich hab mich hingelegt und habe mich schlecht gefühlt.

Th.: Was passierte dann?

Pat.: Ich habe gedacht: „Die Symptome werden immer schlimmer und ich werde nie gesund."

Hier wird deutlich, dass Rückzug die Symptome des Patienten intensiviert und wodurch sich das negative Denken verstärkt. Der Therapeut kann demnach unter die erste Abfolge aus Gedanken, Gefühlen und Verhaltensweisen eine daraus resultierende zweite oder dritte Abfolge schreiben. Gegebenenfalls wird das Modul solange wiederholt, bis der Patient verstanden hat, wie die Symptomspirale „funktioniert".

Zusammenfassung Symptomspirale
- Zusammenhang zwischen Denken, Fühlen und Handeln
- Voraussetzung für den Einstieg in die Psychotherapie

13.5.3 Modul 5.3: Umgang mit körperlichen Symptomen

Modul 5.3 beinhaltet 2 Therapieeinheiten, die im Folgenden dargestellt sind (◘ Tab. 13.2)

Indikation: Patienten, die an somatoformen Störungen leiden, beschäftigen sich sehr stark mit dem körperlichen Empfinden. Durch Auf-

◘ **Tab. 13.2**   Übersicht über die Therapieeinheiten in Modul 5.3

Therapieeinheit 5.3.1	Aufmerksamkeitslenkung
Therapieeinheit 5.3.2	Entspannungsverfahren

merksamkeitslenkung und Entspannungsverfahren können sie lernen, selbst ihre Symptome beeinflussen.

Ziel: Patienten erlangen mehr Flexibilität der Aufmerksamkeit, die von ihren körperlichen Missempfindungen weggelenkt werden kann.

Therapieeinheit 5.3.1 Aufmerksamkeitslenkung (25 Min)

Für Patienten, die an einer somatoformen Störung leiden, stehen die körperbezogenen Beschwerden im Vordergrund ihres Leidens. Eine Lenkung der Aufmerksamkeit auf die Symptome kann diese stärker, eine Ablenkung das Empfinden der Beschwerden schwächer erscheinen lassen.

Demonstrationsbeispiel
In diesem Beispiel geht es um eine Patientin, die über ein Kloßgefühl im Hals klagt. Im Rahmen der Exploration könnte eruiert werden, dass die Patientin gerne in die Therme geht, da sie dieses als angenehm empfindet.
Einleitung der Übung:
„Setzen Sie sich bitte bequem hin. Wenn Sie mögen, können Sie ihre Augen schließen. Falls es Ihnen unangenehm ist, die Augen zu schließen, können Sie einfach auf den Boden schauen. Beachten Sie, wie Sie sitzen, wie Sie ein- und ausatmen. Jetzt lassen Sie Ihre Aufmerksamkeit auf Ihren Hals und Ihre Kehle (hier zum Beispiel Globusgefühl) gehen. Versuchen Sie sich auf diese Stelle zu konzentrieren und nehmen Sie alles, was abläuft, genau wahr. Dabei kann das Gefühl, nicht schlucken zu können, stärker werden ... Nehmen Sie Ihre Empfindungen genau wahr ... Betrachten Sie diese Empfindungen im Detail, versuchen Sie sich alle

Einzelheiten genau zu merken. Wie fühlt sich Ihre Kehle an, wird sie enger? Wenn Sie jetzt Ihren Speichel herunterschlucken, verstärkt sich die Empfindung? Ist es jetzt schwieriger zu schlucken? Gibt es eine Vorstellung, was das Schlucken schwieriger macht? Schnürt sich Ihre Kehle zusammen? Umfahren Sie mit Ihrer Aufmerksamkeit, wo genau die Stelle ist ... Lassen Sie Ihre Aufmerksamkeit hier verweilen. Lässt sich dieser Bereich abgrenzen?
Nun kommen Sie mit Ihrer Aufmerksamkeit zurück hier in den Raum, wie fühlt es sich in Ihrer Kehle an?"

Dies ist der erste Teil der Übung. Zu erwarten ist, dass die Fokussierung der Aufmerksamkeit auf den „Problembereich" zu einer Verstärkung der Beschwerden führt. Anschließend soll eine Übung erfolgen, wodurch die Patientin eine Verminderung der Intensität ihrer Beschwerden erleben kann.

Fortsetzung Demonstrationsbeispiel
Einleitung der Übung:
„Setzen sich bequem hin und schließen Sie die Augen, wenn Sie mögen. Falls es Ihnen unangenehm ist, die Augen zu schließen, können Sie auf den Boden schauen. Beachten Sie, wie Sie sitzen, wie Sie ein- und ausatmen. Jetzt lassen Sie Ihre Aufmerksamkeit zu Ihrem Hals und Ihrer Kehle (hier zum Beispiel Globusgefühl) gehen. Versuchen Sie sich auf diese Stelle zu konzentrieren und nehmen Sie alles, was hier abläuft, genau wahr. Jetzt lenken Sie Ihre Aufmerksamkeit auf eine angenehme Situation. Sie hatten vor Anfang dieser Übung erzählt, dass Sie gerne in der Therme sind. Stellen Sie sich vor, Sie sind in Ihrer Lieblingstherme. Sie können die angenehme Wärme des Wassers an Ihrer Haut spüren. Sie merken, dass Ihr Körper im Wasser schwebt und eine Leichtigkeit erfüllt Sie. Sie lassen sich im Wasser treiben, machen dabei langsame Bewegungen mit den Armen und Beinen. Es mag ein wohliges Gefühl bei Ihnen entstehen. Lassen Sie jetzt dieses Gefühl langsam verblassen und kommen mit allen Ihren Sinnen wieder in das Hier und Jetzt. Wenn Sie mögen, können Sie tief Luft holen, die

Arme und Beinen schütteln. Lenken Sie jetzt Ihre Aufmerksamkeit auf Ihre Kehle und Ihren Rachen und richten Sie Ihre Aufmerksamkeit auf Ihre Empfindungen."

Viele Sinne anzusprechen, hilft die Veränderbarkeit der Empfindungen zu vertiefen.

Die Besprechung des Symptomtagebuches verdeutlicht dem Patienten, wie er seine Wahrnehmung beeinflussen kann. Hier können Situationen, in denen es zu einer Intensivierung oder Reduktion der Symptome kam, mit diesem besprochen werden. Um selbstständig seine Aufmerksamkeit zu lenken, benötigt der Patient nicht nur Informationen, wie dies gelingen kann, sondern er muss auch die Erfahrung machen, dass es ihm gelingt.

Die Auslenkbarkeit der Aufmerksamkeit wird auch in Entspannungsverfahren verwendet.

Zusammenfassung
- Durch die Lenkung der Aufmerksamkeit machen Patienten die Erfahrung, dass sie ihre Symptome durch ihre Vorstellung beeinflussen können.
- Die Fokussierung der Aufmerksamkeit kann durch Vorstellungsübungen erfolgen.
- Das Symptomtagebuch kann auch genutzt werden, um die Interaktion zwischen Symptomen und Aufmerksamkeit zu verdeutlichen

■■ Mögliche Probleme und Lösungen
Problem: Der Patient könnte beanstanden, dass diese Übung nur auf Einbildung basiert. Er habe sich von den Suggestionen des Therapeuten leiten lassen und mit der Wahrnehmung seiner Beschwerden hätte es nichts zu tun.

Lösung: Hier können dann neutrale Beispiele gewählt werden, die nicht mit den Beschwerden des Patienten zusammenhängen. Neutrale Vorstellungen, wie die Betrachtung der Farbe von vorbeifahrenden Autos, können als Beispiele dienen. „Haben Sie gemerkt, dass Sie, wenn Sie denken, dass sehr viele rote Autos auf der Autobahn fahren, auch bemerken, dass viele rote Autos auf der Straße sind?"

Therapieeinheit 5.3.3 Entspannungsverfahren (25 Min, wiederholen bis der Patient das Verfahren beherrscht)

Entspannungsverfahren basieren auf Einleitung und Verstärkung normaler Entspannungsreaktionen, wie beispielsweise kurz vor dem Einschlafen. Sie stellen den „Gegenspieler" der Alarmreaktion dar und gehen mit Gefühlen des Wohlbefindens, der Ruhe und der Gelöstheit einher. Zudem kommt es zu einer Dämpfung des Sympathikus und einer Umschaltung auf ein parasympathisches Innervationsmuster, begleitet von unspezifischen körperlichen und seelischen Veränderungen. Kognitiv führt die Entspannungsreaktion zu einer Einengung der Konzentration mit einer erhöhten Selbstaufmerksamkeit, wodurch wenig beachtete angenehme körperliche Vorgänge besser wahrgenommen werden können. Die bessere Selbstwahrnehmung ergibt eine bessere Selbstkontrolle. Bei der Aufrechterhaltung der somatoformen Störungen spielt Stress eine wichtige Rolle. Die Entspannungsreaktion, die mittels eines Entspannungsverfahrens trainiert werden kann, wirkt diesem entgegen. Durch das Erlernen eines Entspannungsverfahrens stellen die Patienten fest, dass sie durch aktives und eigenes Handeln nachweislich die Intensität ihrer Symptome positiv beeinflussen können, wodurch sie sich ihren Symptome weniger ausgeliefert fühlen. Für den Patienten, der gewohnt ist, seinen Körper als Quelle von unangenehmen Empfindungen zu betrachten, stellt das bewusste Erleben der Entspannungsreaktion ein ganz neues Erlebnis dar.

Unter den gängigen Verfahren der Entspannung finden das autogene Training und die Progressive Relaxation nach Jacobson häufig Anwendung. Ziel beider Verfahren ist es, die Entspannungsreaktion willentlich herbeizuführen. Die Verfahren sind leicht erlernbar und können im Alltag eingesetzt werden (◘ Tab. 13.3).

Für Entspannungsverfahren braucht es ein kontinuierliches mehrfaches Training, um einen anhaltenden Effekt zu erreichen.

Zusammenfassung
- Einüben der Entspannungsreaktion
- Beeinflussbarkeit von körperlichen Vorgängen und Beschwerden
- Erleben des Körpers kann verändert werden: Angenehme Empfindungen des Körpers werden ermöglicht
- Verstärkung des Erlebens der internen Kontrollüberzeugung und dadurch verbesserte Krankheitsbewältigung

Mögliche Probleme:
- Der Patient fühlt sich mehr angespannt als entspannt bei der Durchführung des Entspannungsverfahrens.
- Der Patient erlebt die Entspannung als unangenehm.

Lösungen: Die Gründe der Anspannung sind zu eruieren:

◘ **Tab. 13.3**   Beispiele für Entspannungstechniken

Progressive Muskelrelaxation	Autogenes Training
Körperorientierte Übung	Imaginative Übung
Entspannungsreaktion herbeigeführt durch Muskelentspannung nach Anspannung	Entspannung herbeigeführt durch Autosuggestion von Schwere und Wärme
Übungserfolge schneller sichtbar	Längeres Üben, bevor Übungserfolge einsetzen
Konzentration auf die Muskelgruppen	Formelhafte Vorsatzbildung
Bewirkt eine begrenzte Selbstkontrolle	Kann über eine Veränderung der Körperwahrnehmung bis hin zu Veränderungen von persönlichen Ressourcen und Fähigkeiten reichen

- Hat der Patient Schwierigkeiten, in einer Gruppe zu sein? Ist er schnell abgelenkt durch die Anwesenheit der anderen?
- Lehnt der Patient das Verfahren grundsätzlich ab?
- Leidet der Patienten unter dissoziativen Zuständen? Bei solchen Patienten kann Entspannung als unangenehm wahrgenommen werden. Die Ruhe und Entspannung, die bei den Übungen eintritt, kann unter Umständen als bedrohlich erlebt werden und Angst vor Auflösung oder Verlust des Halts in der Realität hervorrufen.

13.5.4 Modul 5.4: Umgang mit dysfunktionalen Verhalten und Gedanken

Modul 5.4 beinhaltet 2 Therapieeinheiten, die im Folgenden dargestellt sind (◘ Tab. 13.4)

Indikation: Bei Patienten mit inaktivem Verhalten, sozialem Rückzug, Anstrengungsvermeidung, inadäquater Verteilung von Stress und Entlastung.

Ziel: Aktivierung, Etablierung einer geregelten Tagesstruktur unter Berücksichtigung der individuellen Belastungsgrenze, Abbau von Vermeidungsverhalten.

Therapieeinheit 5.4.1. Abbau von Schonverhalten und Vermeidungsstrategien (50 Min)

Schonverhalten stellt zunächst eine normale Reaktion auf eine akute körperliche Erkrankung dar, beispielsweise führt hohes Fieber beim Betroffenen dazu, Bettruhe zu halten.

◘ **Tab. 13.4** Übersicht über die Therapieeinheiten in Modul 5.4

Therapieeinheit 5.4.1	Abbau von Schonverhalten und Vermeidungsstrategien
Therapieeinheit 5.4.2	Aufbau angenehmer Aktivitäten

Akut auftretende Schmerzen durch einen Knochenbruch veranlassen zu einer Schonhaltung der betroffenen Region. Ein Schonverhalten bei somatoformer Störung verursacht jedoch einen Abbau der körperlichen Fähigkeiten und führt bei Anstrengung zu stärker wahrnehmbaren Körpermissempfindungen.

Fortsetzung Fallbeispiel Herr Sch.

Pat.: Am Wochenende wollte ich mit meiner Frau den Keller aufräumen.

Ther.: Wie ist es gelaufen?

Pat.: Letztes Mal, als ich etwas heben wollte, habe ich fast einen Hexenschuss bekommen. Danach habe ich nichts mehr gemacht.

Ther.: Wann ist Ihnen das passiert?

Pat.: Es muss vor mindestens einem Jahr gewesen sein.

Ther.: Wir haben über den Teufelskreis der Aufrechterhaltung der Beschwerden gesprochen, können Sie sich daran erinnern?

Pat.: Ja, Schonverhalten führt zum Muskelabbau, haben Sie erzählt.

Ther.: Infolgedessen kommt es zu einer verschärften Wahrnehmung für Anstrengungen und weiterem Schonverhalten.

Pat.: Vielleicht sollte ich erst mit leichteren Gegenständen anfangen und mich dann langsam an die schweren Sachen im Keller hinarbeiten.

Ther.: Das ist eine sehr gute Idee, Sie können sich in dieser Woche Gedanken machen, welche Gegenstände Sie in Ihrem Keller haben und wie Sie es angehen möchten.

Pat.: Ich kann zusammen mit meiner Frau einen Plan machen.

Bei Veränderung des Schonverhaltens kann es zu einer vorübergehenden Verschlechterung der Symptome kommen. Hierfür braucht der Patient aktive Unterstützung durch den Therapeuten, um diesen teilweise als sehr schwierig erlebten Schritt anzugehen. Der Therapeut bespricht mit dem Patienten, wie dieser sich belohnen kann, wenn er das Schonverhalten aufgegeben hat. Das Wissen, dass es ihm zunächst schlechter gehen könnte, bevor es ihm besser geht, hilft dem Patienten, seine Empfindungen besser einzuschätzen und zu verstehen. Um Schonverhalten zu verhindern, plant der Therapeut mit dem Patienten, wie dieser konkret Anforderungen angehen kann. Vermeidungsstrategien können neben Schonverhalten somatoforme Beschwerden aufrechterhalten. Anhand des Symptomtagebuchs oder durch gezielte Exploration können sie eruiert werden.

Fallbeispiels Frau D. (Fortsetzung)

Pat.: In der letzten Zeit war ich nicht mehr in der Lage, meine Mutter zu besuchen, obwohl sie mich mehrmals angerufen und mich darum gebeten hat.

Ther.: Was hat Sie davon abgehalten oder daran gehindert?

Pat.: Ich weiß, dass meine Mutter wollte, dass ich sie besuche. Ich war einfach nicht imstande, es zu tun.

Ther.: Waren Ihre Beschwerden stärker in dieser Zeit?

Pat.: Ja, meine Mutter ist sehr anstrengend und will ständig etwas von mir. Schon wenn ich daran denke, geht es mir schlechter.

Ther.: Ich kann es verstehen, dass Sie belastet sind durch die Ansprüche Ihrer Mutter, die seit dem Tod Ihres Vaters zugenommen haben. Können Sie Ihrer Mutter erzählen, wie es Ihnen damit ergeht?

Pat.: Nein, meine Mutter wird es nicht verstehen. Nur wenn meine Beschwerden stärker werden, habe ich einen Grund, sie nicht besuchen zu müssen.

Ther.: Merken Sie selbst, dass die Verschlechterung Ihrer Beschwerden Sie von der Begegnung mit Ihrer Mutter abhält?

Pat.: Nein, ich kann es mir nicht so richtig vorstellen.

Ther.: Ich bin sicher, dass die Verschlechterung Ihrer Beschwerden nicht von Ihnen willentlich herbeigerufen wurde. Aber es ist ganz natürlich, dass man sich schwierigen Situationen nicht stellen kann, wenn es einem schlecht ergeht, oder?

In dem Beispiel konnte Frau D. einsehen, dass sie durch die Aufgabe, sich um ihre Mutter zu kümmern, überfordert war. Da sie sich nicht in der Lage sah, sich adäquat von der Mutter abzugrenzen und keinen Ausweg für sich sah, war sie zunehmend angespannt und es kam so zu einer Verstärkung ihren Beschwerden. Erst unter den geänderten Umständen in der Therapie konnte sie sich ihrer Mutter gegenüber besser abgrenzen und war so in der Lage, eine schwierige Situation zu vermeiden.

Vermeidung kann sich auch in anderem Verhalten zeigen. Patienten können körperliche Anstrengungen vermeiden. Sie gehen davon aus, dass diese zu einer deutlichen Verschlechterung ihrer Symptome führen können. Für Patienten kann dann der Aufbau von angenehmen Aktivitäten hilfreich sein, wie in der nächsten Therapieeinheit beschrieben wird.

Zusammenfassung

- Schonverhalten und Vermeidung führen zu einer Verschlechterung oder Aufrechterhaltung der Beschwerden. Dieses kann anhand des Symptomtagebuchs oder Besprechen von schwierigen Situationen, in denen Vermeidung oder Schonung gezeigt wurde, mit dem Patienten exploriert werden.
- Verhaltensveränderung durch Aufhebung der Vermeidung wird angestrebt, der Patient wird ermutigt aktiv zu werden, anstatt passiv zu vermeiden.

▪ ▪ Mögliche Probleme und Lösungen

Problem: Der Patient hat zwar erkannt, dass er Vermeidungsverhalten zeigt, aber kann keine Veränderung in seinem Verhalten zeigen.

Lösung: Erklären Sie dem Patienten, dass Veränderungen immer Zeit brauchen. Lassen Sie sich die positive Aktivität an einem konkreten Beispiel schildern. In der Regel macht es einen Unterschied, ob der Patient aktiv etwas unternimmt oder ob er sich wie üblich verhält. Arbeiten Sie mit dem Patienten zusammen diese Unterschiede heraus und motivieren Sie ihn dazu, weiterhin aktiv zu bleiben.

Problem: Der Patient ist nicht davon überzeugt, dass ein aktiveres Verhalten zu einer Besserung seines Befindens führen kann.

Lösung: Erst mit der Erfahrung, dass eine Veränderung seines Verhaltens zu einer Besserung seines Befindens führen kann, wird der Patient davon überzeugt. Der Therapeut soll den Patienten motivieren kleine Übungen zu machen, die eine tatsächliche Veränderung bringen. Dies gelingt besser, wenn der Patient angenehme Aktivitäten unternimmt. Je größer der Zweifel, umso einfacher sollte die geplante Aktivität sein.

Therapieeinheit 5.2.2: Aufbau angenehmer Aktivitäten (25 Min)

Aufgrund ihres Schonverhaltens schränken Patienten, die an einer somatoformen Störung leiden, ihre Aktivitäten sehr stark ein. Unter der Vorstellung, dass Aktivitäten ihre Symptome verschlechtern könnten, werden sie zunehmend passiver.

Fallbeispiel Frau D. (Fortsetzung)

Aufgrund der schnellen Erschöpfbarkeit verlässt Frau D. kaum noch ihre Wohnung. Sie besucht ihre kranke Mutter einmal in der Woche. Früher ist sie mit ihrem Ehemann mit dem Motorrad unterwegs gewesen. Das könne sie jetzt nicht mehr. Wenn sie daran denkt, dass sie jetzt kaum etwas unternehmen kann, glaube sie, doch sehr schwer krank zu sein.

Die Vernachlässigung angenehmer Aktivitäten verengt den Blick auf die körperlichen Einschränkungen. Diese weitere Fokussierung auf den Körper führt zu einer negativen Spirale, sodass Frau D. am Ende sogar eine Depression entwickeln kann. Dieses sollten Therapeut und Patientin anhand der Symptomspirale (► Abschn. 13.5.2, Modul 5.2.3) gemeinsam erarbeiten.

Neben der Festigung der Symptome kann eine negative Konsequenz sein, dass die Partnerschaft durch den Wegfall von gemeinsamen angenehmen Aktivitäten leidet. In der stationären Therapie erhält Frau D. die Möglichkeit, im Rahmen von erlebnisorientierten Therapien (Physiotherapie, körperbezogene Psychotherapien, kreative Therapien) Angenehmes wieder zu erfahren.

Als Arbeitsblatt steht eine Liste angenehmer Aktivitäten (s. Arbeitsblatt 7-5.2-1 „Liste ange-

nehmer Aktivitäten") zur Verfügung. Aus der Liste wählt die Patientin Aktivitäten aus, die sie bewusst in ihren Tagesablauf einplant, indem sie diese in den Wochenplan einträgt.

⊘ Cave

Patienten mit somatoformen Störungen unterliegen häufig der Fehleinschätzung, dass sie die angenehmen Aktivitäten erst aufnehmen können, wenn sie sich besser fühlen.

Der Therapeut soll dem Patienten die Folgen dieses Abwartens erklären.

Zusammenfassung Aktivitätenaufbau

- Aufbau von Aktivitäten verbessert das Befinden. Aktivitäten können aus einer Liste ausgewählt und bewusst in den Tagesablauf eingeplant werden.
- Schon- und Vermeidungsverhalten wird entgegengewirkt.

▪▪ Mögliche Probleme und Lösungen

Problem: Der Patient hat zwar eine angeehme Aktivität unternommen, aber noch keine wesentliche Veränderung seiner Beschwerden bemerkt, im Gegenteil, es gehe ihm schlechter. Er will keine weiteren positiven Aktivitäten unternehmen.

Lösung: Lassen Sie sich die positive Aktivität an einem konkreten Beispiel schildern. Möglicherweise hat sich der Patient etwas vorgenommen, das ihn überfordert hat. Das kann eine zu starke körperliche Anstrengung sein, oder er „erlaubt" sich selbst nicht, etwas Angenehmes zu erfahren. Eine weitere Erklärung kann sein, dass der Patient von der Aufgabe nicht überzeugt ist und nur widerwillig etwas unternimmt. Anhand der konkreten Beschreibung von der unternommenen Aktivität sowie der Entwicklung der Verschlechterung kann die Ursachen für seinen Zustand genauer eruiert werden.

Problem: Der Patient hat sich zu viele Aktivitäten auf einmal vorgenommen und ist dadurch erschöpft.

○ **Tab. 13.5**   Übersicht über die Therapieeinheiten in Modul 5.5

Therapie-einheit 5.5.1	Typische dysfunktionale Gedanken
Therapie-einheit 5.5.2	Prüfung der dysfunktionalen Gedanken
Therapie-einheit 5.5.3	Korrektur von dysfunktionalen Gedanken

Lösung: Dass Patienten sich zu viel auf einmal vornehmen, kann unterschiedliche Gründe haben. Ein wichtiger Grund für Überlastung kann sein, dass der Patient meint, „immer funktionieren zu müssen". Dieses Verhalten wird auch auf die Behandlungssituation übertragen. Dabei merkt der Patient nicht, dass er sich überfordert. Der Therapeut kann den Patienten auf den Unterschied zwischen „funktionieren" und „aktiv für sich sein" aufmerksam machen. Dieses Verhalten führt zu einer Vermeidung der Auseinandersetzung mit wichtigen Themen. Zudem kann dieses Verhalten einer tatsächlichen Veränderung im Wege stehen.

13.5.5   Modul 5.5: Umgang mit dysfunktionalen Gedanken

Modul 5.5 beinhaltet 3 Therapieeinheiten, die im Folgenden dargestellt sind (○ Tab. 13.5)

Indikation: Verzerrte, unlogische, negative Annahmen des Patienten, die ihn daran hindern, situationsangemessen zu reagieren, aber zu negativen Gefühlen führen.

Ziel: Identifikation, Prüfung und Korrektur dysfunktionaler Denkmuster.

Therapieeinheit 5.5.1: Typische dysfunktionale Gedanken (25 Min)

Dysfunktionale Gedanken sind verzerrte Gedanken, die Patienten mit somatoformen Störungen häufig aufweisen. Sie beschreiben, dass die Gedanken „automatisch" ablaufen und ihre Handlungen und Einstellungen stark beeinflussen. Anhand konkreter Beispiele können Betroffene diese Gedanken besser wahrnehmen. Eine verbesserte Wahrnehmung ermöglicht dann mehr Kontrolle über sich und die Krankheit. Im Alltag können diese Gedanken mittels des Symptomtagebuches erfasst werden, wie im Beispiel von Herrn Sch. (○ Tab. 13.6)

Anhand des oben geschilderten Beispiels kann mit dem Patienten angeschaut werden, ob er ähnliche Gedanken in anderen Situationen hatte. Diese Gedanken hatten einen negativen Einfluss, nicht nur damals, als der Patient noch ein Kind war, sondern sie beeinträchtigen ihn noch heute, da er sich bei der Schilderung schlecht fühlt.

Beispiele für dysfunktionale Gedanken bei somatoformen Störungen:
- *Negatives Denken:* Es wird ein negatives Ergebnis oder negativer Ausgang erwartet.
  - Beispiel: „Meine Schmerzen sind immer mehr geworden, sie gehen nie weg."
- *Katastrophisieren:* Es wird vom Schlimmsten ausgegangen.
  - Beispiel: „Meine Schluckbeschwerden können nur durch einen Tumor verursacht sein."

○ **Tab. 13.6**   Symptomtagebuch von Herrn Sch.

Zeit	Situation	Schmerzen (0-10)	Körperreaktion	Gedanken	Gefühl, Empfindung
9.30	Gespräch mit dem Therapeuten über die Beziehung zu meinem Vater	8	Schwitzen, leichter Schwindel	Es ändert sich nichts, egal was ich mache, ich kann es nicht richtig machen.	Unwohl, die Schmerzen im Arm werden stärker

— *Verallgemeinern*: Der Ausgang einer Situation wird auf unterschiedliche Situationen
übertragen.
  ▬ Beispiel: „Wenn ich diese kurze Strecke
  nicht ohne anzuhalten gehen kann,
  kann ich nicht mehr arbeiten.“
— *Willkürliches Schlussfolgern*: Es wird eine
Bewertung vorgenommen, ohne eindeutigen Anlass dafür.
  ▬ Beispiel: „Meine Kollegen mögen mich
  nicht, weil ich krank bin.“

Es lassen sich für jede Art des dysfunktionalen
Denkens Beispiele für den Patienten erarbeiten
(s. Arbeitsblatt 13-5.5: „Typische dysfunktionale Gedanken“). Anhand dieser Beispiele kann
ihm veranschaulicht werden, wie er mit seinen
Gedanken oder seiner Bewertung von Situationen seine Empfindungen beeinflussen kann.
Wenn der Patient sich zunächst schlechter
fühlt, kann er für sich vergegenwärtigen, welche Gedanken er in der Situation hatte, und wie
diese seine Empfindungen beeinflusst haben.
Er kann dazu das ABC-Schema verwenden,
beispielsweise im Rahmen einer Hausaufgabe.
Mit etwas Übung ist der Patient dann in der
Lage, typische dysfunktionale Gedanken zu erkennen.

Zusammenfassung dysfunktionale Gedanken
— Automatische Bewertungen können Verzerrungen unterliegen.
— Dysfunktionale Gedanken sind wenig hilfreiche und unrealistische Bewertungen,
  die häufig in problematischen Situationen
  auftreten.
— Sie können zu problematischen Verhaltensweisen führen.
— Patienten können sich diese Gedanken bewusst machen.

Therapieeinheit 5.5.2: Prüfung der dysfunktionalen Gedanken (25 Min)

Eine kritische Auseinandersetzung mit den
dysfunktionalen Gedanken ermöglicht dem
Patienten die Bewertung, ob diese Gedanken
für ihn hilfreich sind.

Fallbeispiel Herr Sch. (Fortsetzung)
Ther.: Herr Sch., Sie haben mir jetzt mehrere
Male gesagt, was Sie auch im Symptomtagebuch eingetragen hatten: „Es ändert sich
nichts, egal was ich mache, ich kann es nicht
richtig machen.“
Pat.: Ja, das hat mein Vater zu mir gesagt. Ich
habe es auch immer wieder feststellen müssen
in meinem Leben.
Ther.: Können Sie mir Ausnahmen nennen, in
denen es anders war?
Pat.: Es fällt mir schwer, ich habe es auch mit
meinem Arm nicht richtig gemacht damals. Ich
stand auf der Leiter und wollte etwas gerade
außerhalb meiner Reichweite greifen, dann
stürzte ich zu Boden, genau auf die Stelle am
Rücken, wo ich schon einen Bandscheibenvor-
fall hatte.
Ther.: Es war ein Unfall.
Pat.: Ich bin auch unglücklich gefallen.
Ther.: Wäre es passend zu sagen, dass Sie etwas falsch gemacht haben?
Pat.: Nein, es hätte auch gut gehen können.

Gemeinsam mit dem Patienten konnten die
Argumente für und gegen die Annahme des
Patienten gesammelt und angeschaut werden.
Alternative Gedanken können dann erarbeitet
werden. In dem obigen Beispiel bietet der Therapeut eine alternative Erklärung: „Es war ein
Unfall“. Eine weitere Möglichkeit ist, den Gedanken so weiter zu führen, dass die immanen-
te Absurdität deutlich wird. Wichtig dabei ist,
den Patienten in seiner Sichtweise ernst zu nehmen und gemeinsam auszuarbeiten, inwieweit
seine Gedanken kognitiven Verzerrungen unterliegen.
  Siehe zu diesem Thema auch Modul 5.3 in
► Kapitel 7 „Depression“ dieses Buchs.

Therapieeinheit 5.5.3: Korrektur von dysfunktionalen Gedanken (50 Min)

Wie bereits geschildert, handelt es sich bei den
dysfunktionalen Gedanken um automatisierte
Gedanken, die sich in unterschiedlichen Stress-
situationen zeigen. Erst die Erarbeitung von
alternativen Gedanken und Bewertungen kann

hier eine Veränderung herbeiführen. In Stress-situationen treten die alten dysfunktionalen Gedanken jedoch auf. Dies ist ein ganz norma-ler Vorgang und der Patient kann lernen, dass er diesen Gedanken wenig Beachtung schenken soll. Das Einüben von hilfreichen Gedanken kommt durch Wiederholung und möglichst viele Sinneskanäle sollten beim Erlernen der neuen Gedanken angesprochen werden.

Fallbeispiel Herr Sch. (Fortsetzung)
Ther.: Herr Sch., wie kann der Satz: „Es ändert sich nichts, egal was ich mache, ich kann es nicht richtig machen" jetzt anders lauten?
Pat.: Vielleicht kann ich mir sagen: „Manch-mal, wenn mir etwas passiert, kann es am Zu-fall liegen und ich bin nicht schuld daran".
Ther.: Wie wahrscheinlich ist es, dass Sie diese neuen Gedanken einsetzen können?
Pat.: Das ist schwer zu sagen, der andere Ge-danke sitzt so fest in meinem Kopf und ist fast wie automatisch da, wenn etwas passiert: Ich kann genau die Stimme meines Vaters hören, wie er zu mir sagte: „Dummkopf, du machst im-mer alles falsch!"
Ther.: Wenn sie den neuen Gedanken auf ein Kärtchen aufschreiben, können Sie diesen Satz immer bei sich tragen, beispielsweise in Ihrem Portemonnaie. Sie können das Kärtchen in schwierigen Situationen laut vorlesen, dann haben Sie Ihre eigene Stimme, die Ihnen klare Wörter sagt.
Pat.: Ja, das kann ich ausprobieren.

Der Patient soll jetzt in der Lage sein, seine dys-funktionalen Gedanken zu erkennen und zu überprüfen. Mit dieser Information geht es, die neuen Bewertungen der Gedanken zu einer Gewohnheit zu machen. Die neuen Gedanken sollen aufgeschrieben werden. Anhand der ABC-Bögen können die dysfunktionalen Ge-danken festgestellt werden. Anschließend sol-len dann alternative Gedanken oder eine Über-prüfung der Annahmen vorgenommen wer-den. Als Ergebnis dieses Prozesses werden neue Gedanken entwickelt, die dann immer wieder geübt werden müssen, sodass sie auch wie „fast automatisch" ablaufen.

Zusammenfassung: Korrektur von dysfunktio-nalen Gedanken
- Formulierung von neuen, situationsange-messenen und hilfreichen Gedanken
- Neue Bewertung schriftlich festhalten
- Generalisierung auf ähnliche Situationen

13.6   Literatur

Abbass A (2008) Short-term psychodynamic psycho-therapies for chronic pain. Can J Psychiatry 53(10):710
Engel GL (1977) The care of the patient: art or science? Johns Hopkins Med J. 140(5):222–232
Kroenke K (2007) Efficacy of treatment for somatoform disorders: a review of randomized controlled trials. Psychosomatic Medicine 69(9):881–888
Pilowsky I (1997) Abnormal illness behaviour Wiley & Sons, Chichester, New York
Rudolf G, Henningsen P (1998) Somatoforme Störun-gen: theoretisches Verständnis und therapeutische Praxis. Schattauer, Stuttgart

13.6.1   Folgende Arbeitsblätter finden Sie auf http: extras.springer.com

Arbeitsblatt 13-4.1 „Symptomtagebuch"
Arbeitsblatt 13-5.2-1 „Kennzeichen der soma-toformen Störungen"
Arbeitsblatt 13-5.2-2 „Entstehung der somato-formen Störungen"
Arbeitsblatt 13-5.2-3 „Die Symptomspirale"
Arbeitsblatt 13-5.5 „Typische dysfunktionale Gedanken"

Borderline-Störung

Michael T. Frauenheim

© Springer-Verlag GmbH Deutschland, ein Teil von Springer Nature 2019
T. Kircher (Hrsg.), *Kompendium der Psychotherapie*
https://doi.org/10.1007/978-3-662-57287-0_14

14.1 Besonderheiten in der Interaktion/Beziehung

Das bisher am besten wissenschaftlich evaluierte störungsspezifische Behandlungsverfahren für Borderline-Persönlichkeitsstörung (BPS) ist die in den 1980er Jahren von M. Linehan entwickelte Dialektisch-Behaviorale Therapie (DBT). Übergeordnetes Ziel dieser Therapie ist der Aufbau einer „dialektischen Beziehungsgestaltung". *Dialektik* in der DBT heißt, dass jeder Sachverhalt aus mindestens zwei polaren Standpunkten („These" und „Antithese") zu betrachten ist. Aus dem Balancieren dieser Gegensätze erwächst die sog. „dialektische Spannung", die treibende Kraft für Veränderung durch Synthese, d. h. Integration dieser Gegensätze ist. Durch die Gegenüberstellung von einer Sache innewohnenden Gegensätzen können Patient und Therapeut zu neuen Deutungen gelangen. Diese enthalten sowohl Elemente der These als auch der Antithese. Für die therapeutische Interaktion bedeutet dies, dass eine Balance zwischen gegensätzlichen Interaktionsmustern Grundlage einer erfolgreichen Therapie ist. Eine Metapher von Linehan (2006a) beschreibt dies in Form eines Tanzes: „Der Therapeut muss auf die Schritte der Patientin sehr sensibel reagieren und sie ganz leicht aus der Balance bringen, dabei aber immer eine stützende Hand bereithalten … Häufig geraten die Bewegungen der Patientin jedoch außer Kontrolle, sodass der Therapeut sofort mit einer Gegenbewegung reagieren muss, damit die Patientin nicht von der Tanzfläche stürzt. Dieser Tanz mit der Patientin erfordert vom Therapeuten ein rasches Wechseln zwischen Strategien, von Akzeptanz zu Veränderung, von Kontrolle zu Loslassen, von Konfrontation zu Unterstützung, von Zuckerbrot zu Peitsche, von Härte zu Nachlässigkeit." Der Therapeut steht mit dem Patienten in einer oszillierenden Interaktion, in derer er ihn beobachtet und jederzeit bereit ist, zwischen unterstützender Akzeptanz einerseits und Veränderung/Forderung andererseits zu wechseln.

Beispiel „Akzeptanz und Veränderung"

Pat.: (längere Pause) Ich schaff das nicht mehr und sehe keinen Sinn mehr im Leben.

Th.: *(Akzeptanz)* Ich verstehe, dass Sie sich derzeit überfordert und hilflos fühlen. *(Der Versuch, den momentanen Zustand des Patienten lediglich validieren zu wollen, kann ihm vermitteln, dass seine Situation sich niemals ändern wird.)*

(Veränderung) Die Situation überfordert Sie, aber Sie werden schon sehen, dass Sie es schaffen werden. Lassen Sie uns nach Lösungen suchen! *(Der Versuch, lediglich Veränderungsmöglichkeiten zu thematisieren, kann dem Patienten vermitteln, dass sich seine Situation nur ändere, wenn er sich noch mehr anstrengen würde.)*

(Dialektik) Wenn Sie mir signalisieren, dass Sie Suizidgedanken haben, nehme ich eine tiefe Verzweiflung bezüglich Ihrer gegenwärtigen Situation wahr. Gleichzeitig nehme ich einen Teil von Ihnen war, der heute zur Therapie erschienen ist, der kämpft und weiterleben möchte. Offensichtlich haben beide Anteile ihre Berechtigung. Ist das richtig? *(Akzeptanz)*

Pat.: Ja.

Th.: Warum möchten Sie lieber sterben?

Pat.: Dann müsste ich meine Probleme nicht mehr ertragen.

Th.: Was wäre denn, wenn Sie Ansatzpunkte für die Lösung Ihrer Probleme hätten?

Pat.: Dann würde ich nicht mehr sterben müssen. *(Veränderung)*

Th.: Ich weiß, dass es für Sie sehr schwer ist, sich mit Ihren Problemen auseinanderzusetzen. Sie schaffen es vielleicht nicht allein. *(Akzeptanz)* Deswegen möchte ich Ihnen dabei helfen und glaube, dass Sie es Schritt für Schritt schaffen können. *(Veränderung)*

Zur Förderung der Therapiecompliance und einer geeigneten therapeutischen Haltung spielen die von Linehan (2006a) formulierten therapeutischen Grundannahmen eine wesentliche Rolle (s. Arbeitsblatt 14-1.1 „Therapeutische-Grundannahmen"). In der Beziehungsgestaltung berücksichtigt der Therapeut die im Folgenden aufgeführten Aspekte.

Zusammenfassende Hinweise zur Beziehungsgestaltung bei Patienten mit Borderline-Störung:

1. Der Therapeut handelt als Coach, welcher zusammen mit dem Patienten die Verantwortung für den Verlauf und das Ergebnis der Therapie übernimmt. Er formuliert sein Vertrauen in die Stärken des Patienten (Cheerleading).
2. Therapeut und Patient orientieren sich gemeinsam an einem übergeordneten Ziel.
3. Der Therapeut berücksichtigt und teilt seine Grenzen rechtzeitig und transparent mit.
4. Der Therapeut balanciert zwischen einer annehmenden Haltung und Forderung nach Veränderung.
5. Im Umgang mit Fehlern ist der Therapeut Modell für die Patienten. Dazu nutzt er einen offenen Umgang mit seinen Fehlern.
6. Der Therapeut balanciert zwischen Einhaltung von Regeln und deren flexiblem Umgang.
7. Der Therapeut balanciert zwischen stützender und wohlwollend fordernder Haltung. Er muss sich entscheiden, wann er dem Patienten Hilfestellung geben möchte und wann diese Hilfe unnötig ist.
8. Der Therapeut ist zuversichtlich, indem er Fortschritte in subjektiver Relation zum Patienten sieht.

14.2 Psychotherapeutisch relevantes Modell zur Entstehung und Aufrechterhaltung

Die **Biosoziale Theorie** erklärt die Entstehung und Aufrechterhaltung der BPS als Folge des Zusammenspiels zweier Faktoren. Der erste Faktor umfasst eine *emotionale Vulnerabilität*, welche genetisch, neurobiologisch und biografisch bedingt ist. Sie ist gekennzeichnet durch eine ausgeprägte Sensibilität gegenüber emotionalen Reizen, intensives und längeres Erleben von insbesondere aversiven Emotionen und verzögertem Rückgang auf ein neutrales emotionales Ausgangsniveau. Zweitens spielt ein *invalidierendes soziales Umfeld* eine bedeutende Rolle, welches adäquate emotionale Äußerungen oder Mitteilungen persönlicher Erfahrungen beispielsweise nicht wahrnimmt, trivialisiert oder bestraft und somit diese als nicht stimmige Reaktionen rückmeldet. Manchmal treten zusätzliche *psychosoziale Risikofaktoren* hinzu. Dazu gehören u. a. Vernachlässigung im Kindesalter durch primäre Bezugspersonen, emotionale Misshandlungen sowie Erfahrungen körperlicher und/oder sexueller Gewalt. Ein in einem derartigem Umfeld aufwachsendes „Kind" lernt nicht, Gefühle richtig zuzuordnen, zu benennen, mitzuteilen, Vertrauen in die eigenen emotionalen und kognitiven Erfahrungen zu entwickeln. Probleme, die zu unangenehmen bzw. schmerzlichen Gefühlen führen, können nicht ausreichend gelöst werden. Durch den Mangel an Fertigkeiten zur Steuerung von Gefühlen *(Emotionsregulation)* entwickelt sich eine Störung der Affektregulation, welche häufig plötzlich und anhaltend auftretende Zustände intensiver innerer Anspannung (allgemeiner Erregungszustand) zur Folge hat. Wesentlich ist dabei, dass Borderline-Patienten unter starker Anspannung die entsprechenden zugehörigen Emotionen nicht oder nur schwer zuordnen können. Borderline-Patienten entwickeln häufig dysfunktionale Verhaltensmuster, wie z. B. Selbstverletzungen, Suizidversuche, Drogen- und Alkoholkonsum. Merkmal derer ist, dass sie kurzfristig intensive, aversive Anspannungszustände reduzieren, jedoch längerfristig negative Auswirkungen auf zwischenmenschliche Beziehungen, Selbstbild und Affektregulation haben.

❗ Cave
Dysfunktionale Verhaltensmuster und Glaubenssätze sind im subjektiven Kontext des Patienten sinnvolle kurzfristig wirksame Bewältigungsversuche, die

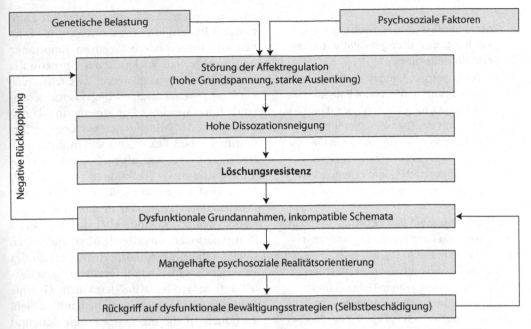

Abb. 14.1 Neurobehaviorales Entstehungsmodell der Borderline-Störung (angelehnt an Bohus, 2009)

jedoch längerfristig selbst zur Entwicklung und Aufrechterhaltung der Emotionsregulationsstörung beitragen.

Fallbeispiel Frau S.

Frau S. (26 Jahre, Studentin) berichtete, dass ihr Vater Alkoholiker ist und ihre Stiefmutter beruflich bedingt kaum zu Hause war. Um ihre eigenen Angelegenheiten wie Abendessen und Schularbeiten hatte sie sich schon früh selbst kümmern müssen. Den Vater erlebte sie überwiegend betrunken und in seinen Reaktionen unberechenbar. Selbst bei Kleinigkeiten reagierte er aggressiv und bestrafend. Des Weiteren neigte er in betrunkenem Zustand zur körperlichen Gewalt. Die Stiefmutter vermittelte Frau S., dass sie unerwünscht und eine lästige Plage sei. Frau S. begann bereits im Jugendalter, sich mehrmals täglich oberflächlich an den Unterarmen zu ritzen, um panikartige Angst- und Unruhezustände besser ertragen zu können. Schon früh traten Gefühle der Hoffnungslosigkeit, Ohnmacht und suizidale Gedanken auf. Nach Suizidversuchen durch Tablettenintoxikation warfen ihr die Eltern vor,

dass sie sämtliche Aufmerksamkeit und Zuwendung auf sich ziehen wolle. Die Beziehung zu ihrem Lebenspartner leide aktuell unter ihren häufigen extremen Wutausbrüchen im Rahmen von Streitsituationen. Diesbezüglich fühle sie sich anschließend meist schuldig, wertlos und befürchtet, von ihrem Freund verlassen zu werden.

Das **neurobehaviorale Entstehungsmodell** der BPS (■ Abb. 14.1) berücksichtigt sowohl genetisch bedingte neurobiologische Faktoren wie hohe Dissoziationsneigung, Störung der Reizkontrolle und Affektregulation, als auch psychosoziale Risikofaktoren wie Vernachlässigung, Erfahrungen sexueller und körperlicher Gewalt, weibliches Geschlecht und fehlende zweite Bezugsperson. Auf der biologischen Ebene gilt eine genetische Disposition bezüglich der Entwicklung dissoziativer Symptomatik, affektive Labilität und Impulsivität als gesichert. Das Zusammenspiel biologischer und psychosozialer Faktoren führt zu einer Störung der Affektregulation. Im Rahmen von hohen Anspannungszuständen sowie dissoziativen

Phänomenen ist die Fähigkeit des Lernens von korrigierenden Erfahrungen beeinträchtigt *(assoziatives Lernen)*, sodass es zur Entwicklung und Aufrechterhaltung zum Teil widersprüchlicher dysfunktionaler Grundannahmen bzw. Schemata kommt. Es resultieren schließlich Störungen der Identität, zwischenmenschlicher Beziehungen, Affektregulation und der Einsatz von dysfunktionalen Bewältigungsversuchen. Letztere führen zu einer kurzfristigen Linderung subjektiven Leidens, jedoch längerfristig zu einer Aufrechterhaltung der emotionalen Instabilität und fehlenden korrigierenden Lernerfahrungen. Dadurch persistieren dysfunktionale Grundannahmen, wie z. B. „Die Welt ist gefährlich.", „Ich bin machtlos." und „Ich werde immer alleine bleiben.".

14.3 Evidenzbasierte Grundlagen zur Auswahl der Therapiemodule

In der psychotherapeutischen Behandlung der BPS liegen empirische Hinweise auf Wirksamkeit für vier manualisierte störungsspezifische Psychotherapieverfahren vor. Dazu gehören die Dialektisch-Behaviorale Therapie (DBT, Linehan et al. 1993), die Schemafokussierte kognitive Therapie (SFT, Young et al. 2003; Arntz et al. 2010), die Mentalisierungsbasierte Psychotherapie (MBT, Bateman u. Fonagy 1999, 2001) und die von O. Kernberg entwickelte Übertragungsfokussierte Psychotherapie (TFP, Clarkin et al. 2001). Die Dialektisch-Behaviorale Therapie (DBT) ist bisher das störungsspezifische Psychotherapieverfahren mit der besten empirischen Evidenz für BPS, dessen Wirksamkeit erneut in einer 2012 veröffentlichten Metaanalyse der Cochrane Collaboration belegt werden konnte, was u. a. die Reduktion von Wutausbrüchen, Selbstverletzungen und Verbesserung des generellen Funktionsniveaus einschließt (Stoffers-Winterling et al. 2012). Gemeinsamkeiten dieser störungsspezifischen Behandlungsformen sind eine vor Beginn der Therapie durchgeführte und dem Patienten offengelegte operationalisierte Eingangsdiagnostik, zeit-

liche Limitierung der Therapiedauer, mündliche oder schriftliche Therapievereinbarungen, Hierarchisierung der Therapieziele, Erstellung und Verwendung von „Krisenplänen" und Telefonberatung. Im Verlauf der Therapie wird der Schwerpunkt einer Therapieeinheit anhand der aktuellen Gegebenheiten des jeweiligen Patienten und einer vorbesprochenen Hierarchie überprüft und ausgewählt. Psychotherapeutische Therapiekonzepte der BPS unterscheiden sich in der „dynamischen Hierarchisierung" der Behandlungsziele grundlegend von anderen störungsspezifischen Behandlungskonzepten, deren Ablauf häufig eine festgelegte zeitliche Struktur aufweist. Mit überwiegender Orientierung an der DBT werden in den folgenden Abschnitten die für die stationäre Behandlung von Borderline-Patienten wichtigsten therapeutischen Strategien besprochen. Sie lehnen sich an die Manuale Bohus (2002), Linnehan (2006a, 2006b und 2016), Sendera u. Sendera (2016) und Bohus u. Wolf (2013) an.

14.4 Psychotherapierelevante Dokumentation und Diagnostik

Die im Folgenden vorgestellten Verfahren dienen der Erfassung oder Dokumentation dysfunktionaler Denk- und Verhaltensweisen im Kontext der BPS. Sie werden im Folgenden näher beschrieben.

14.4.1 Wochenprotokoll (inital: 25 Min; im Verlauf: 5 Min)

Im Wochenprotokoll bzw. Diary Card (s. Arbeitsblatt 14-4.1 „Diary Card", in Anlehnung an Bohus u. Wolf 2009) werden therapierelevante dysfunktionale Verhaltensweisen und Verhaltensfertigkeiten durch den Patienten täglich im Verlauf einer Woche protokolliert. Patienten dokumentieren das Ausmaß an suizidalen Ideen, das Ausmaß des Drangs zu parasuizidalen Handlungen (z. B. Schneiden) und weiteren

Problemverhaltens sowie deren Auftreten, Art und Menge des Konsums von Alkohol- und Drogen sowie das Ausmaß des Drangs danach und die Qualität ihres Schlafes. Spezielles Problemverhalten wie Essanfälle u. a. sind individuell mit dem Patienten festzulegen. Neben positiven Ereignissen werden des Weiteren eingesetzte Verhaltensfertigkeiten und deren Wirksamkeit als erwünschtes Zielverhalten dokumentiert. Im Sinne eines Stimmungsbarometers kann die Befindlichkeit als Not/Elend bzw. Freude täglich einmal beurteilt werden. Die Ausprägung wird auf einer Skala von 0 = „keine" bis 5 = „sehr groß" skaliert. Das Wochenprotokoll wird zum Beginn jeder Therapieeinheit ca. 5 Minuten angesehen und mit dem Patienten besprochen. Anhand dessen und der Hierarchie der Behandlungsziele wird eine Agenda für die anstehende Therapieeinheit abgeleitet.

Zusammenfassung: Diary Card
- Dokumentation von zentralen therapierelevanten Verhaltensweisen der vergangenen Woche.
- Neben der Erstellung einer Agenda für die jeweilige Therapieeinheit kann die Wirksamkeit einzelner therapeutischer Strategien überprüft werden.

■■ **Mögliche Probleme und Lösungen**
■ **Situation 1:**
Problem: Eine einseitige Besprechung der dysfunktionalen Verhaltensmuster bzw. Misserfolge kann vom Patienten aversiv erlebt werden.

Lösung: Der Therapeut hat deshalb darauf zu achten, dass sowohl dysfunktionale Verhaltensmuster als auch – besser zuerst – funktionale Verhaltensmuster ausgewogen besprochen werden.

■ **Situation 2:**
Problem: 1. Das Protokoll ist nur unvollständig ausgefüllt oder wurde vergessen. 2. Der Patient weigert sich das Protokoll auszufüllen.

Lösung: Im ersten Fall wird das Protokoll zu Beginn der Therapiesitzung ausgefüllt. Im

zweiten Fall ist das Verhalten des Patienten als therapiegefährdendes Verhalten einzustufen und muss thematisiert werden. In einer genauen Verhaltensanalyse (▶ Abschn. 14.4.2) können zugrunde liegende Beweggründe des Patienten geklärt werden.

14.4.2 Verhaltensanalyse (25–50 Min)

Die Verhaltensanalyse stellt den ersten Schritt einer Problemlösung dar. Sie untersucht anhand lerntheoretischer Grundlagen die Entstehungsbedingungen (S = Stimuli) (klassische Konditionierung) sowie die aufrechterhaltenden Faktoren (C = Konsequenzen) (operante Konditionierung) einer Reaktion (R). Als theoretische Grundlage der nachfolgenden Erläuterungen dient das S-O-R-[K]-C-Modell (s. auch Kap. 4 *Fallkonzeptualisierung*). An inhaltlichen Bestandteilen der Verhaltensanalyse (s. Arbeitsblatt 14-4.2-1 „VA-kurz" bzw. Arbeitsblatt 14.4.2-2 „VA-lang", angelehnt an Sender 2008) wird erstens das *Problemverhalten (R = Reaktion)* definiert und anschließend im Detail hinsichtlich seiner vier Modalitäten (Gedanken, Gefühle, Körperreaktion und Motorik) analysiert: *„Wann, wo, wie geschah genau was?", „Was haben Sie genau gemacht?"* Anschließend werden *vorausgehende Bedingungen/Auslöser (S= Stimulus)* vom Patienten erfragt: *„Welche Ereignisse gingen voraus?", „Was passierte dann?"* Auslöser können sowohl Situationen *(externe Stimuli, S_extern)*, als auch Gedanken, Gefühle und Körperzustände *(innere Stimuli, S_intern)* sein. Im dritten Schritt werden *Anfälligkeitsfaktoren (O = Organismus)* für das Problemverhalten bestimmt, z. B. Schlafmangel, Alkoholkonsum und Selbsthass. Die *Organismusvariable (O)* berücksichtigt situationsübergreifende biologisch-physiologische und psychische Merkmale eines Individuums, welche für ein Verhalten mit ursächlich sein können. Viertens werden dem Verhalten kurzfristig oder längerfristig folgende *Konsequenzen (C-kurz, C-lang)* analysiert: *„Welche Folgen hatte Ihr Verhalten?", „Welche Auswirkungen hatte*

◻ Tab. 14.1 Fallbeispiel Frau S. – Verhaltensanalyse anhand des S-O-R-[K]-C-Modells

S-O-R-[K]-C-Komponente		Verhaltensanalyse
Auslöser (S)	Extern	Frau S. kam nach ihrer Arbeit nach Hause und sah den vom Freund nicht erledigten Haushalt. Der Freund bemerkte sie nicht und war am PC beschäftigt. In der darauf folgenden lauten verbalen Auseinandersetzung warf ihr Freund ihr schließlich vor, dass sie überreagiere und unerträglich sei. Daraufhin zog sich Frau S. ins Bad zurück.
	Intern	Kognitiv: „Immer bin ich diejenige, die hier was tut.", Emotional: Wut, Körperreaktion: Anspannung.
Organismus (O)		Gestörtes Essen und Schlafen, „Keiner hält es länger bei mir aus, wenn er mich nur gut genug kennen würde.", „Ich bin ein schlechter Mensch und verdiene Bestrafung."
Reaktion (R)	Verhalten	Frau S. fügte sich innerhalb einer halben Stunde mit einer Rasierklinge mehrere Verletzungen an den Armen zu.
	Kognitiv	„Er wird sich eine andere suchen.", „Das darf nie wieder passieren.", „Ich halte das nicht mehr aus."
	Emotional	Angst vor Verlust des Freundes, Wut auf sich selbst
	Physiologisch	Zunahme der Anspannung, Herzklopfen
Kontingenz (K)		Regelmäßiger Ablauf von Paarkonflikten bei Frau S.
Konsequenz (C)	C-kurz	Frau S. erfährt kurzfristig eine Reduktion ihrer Anspannung und ihrer Angst (C–). Sie erhält ein Gefühl der Kontrolle (C+). Der Freund sorgte sich und bat mehrmals um Verzeihung (C+).
	C-lang	Längerfristig wird die Wut auf sich selbst steigen (C–). Frau S. behält Narben an den Armen zurück (C–). Sie entwickelt keine adäquaten zwischenmenschlichen Fertigkeiten (C–).

das auf Sie?", „Wie reagierten andere?", „Wie ging es Ihnen damit?". Dabei kann es sich um situative, kognitive, emotionale sowie somatische Konsequenzen handeln, welche sowohl verstärkend als auch bestrafend wirken können. Das Augenmerk des Patienten ist bei interpersonellen Konflikten auf die Beziehung zwischen eigenem Verhalten und der Reaktion anderer zu lenken. Kontingenz (K) ist die Art und Weise des Zusammenhangs zwischen Reaktion (R) und Konsequenz (C) hinsichtlich der Frequenz (z. B. immer, jedes 3. Mal, sporadisch) und des zeitlichen Intervalls (kurz, lang). Im nächsten, fünften Schritt folgt die Lösungsanalyse, in der nach passenden Bewältigungsstrategien bzw. Skills gesucht wird. Zugehörig zu klärende Aspekte sind: „Wo und wann hätte ich anders handeln können?", „Welche Fertigkeiten (Skills)

könnten hilfreich sein?" Damit in Zukunft die Anfälligkeit für das Problemverhalten geringer ist, müssen sechstens Präventionsstrategien ermittelt werden: „Was können Sie tun, um Ihre Anfälligkeit zu vermindern?". Der letzte Schritt umfasst bei aufgetretenen Schäden die Wiedergutmachung mit sich selbst oder anderen (◻ Tab. 14.1).

> **❶ Cave**
> **Verhaltensanalysen werden zunächst gemeinsam mit dem Patienten durchgeführt. Im Verlauf wird der Patient dazu angehalten, diese selbstständig anzufertigen.**

Zusammenfassung: Verhaltensanalyse

- Diagnostik, Entwicklung von Einsicht und Verständnis für die Entstehungsbedingungen, aufrechterhaltende Faktoren und für das Problemverhalten.

- Über Verhaltensanalysen erfolgt die Konfrontation/Exposition mit dysfunktionalen Verhaltensmustern, zugehörigen Rahmenbedingungen und Emotionen.
- Dient der Planung und Kontrolle der weiteren Therapieschritte.

▪ ▪ Mögliche Probleme und Lösungen
Problem: Die einseitige Anfertigung von Verhaltensanalysen zu dysfunktionalem Verhalten kann vom Patient aversiv und zum Teil als Bestrafung erlebt werden.

Lösung: Es empfiehlt sich, neben Verhaltensanalysen zu dysfunktionalem Verhalten auch Verhaltensanalysen zu funktionalem Verhalten durchzuführen (s. Arbeitsblatt 14-4.2-3 „VA-positiv"). Erklären Sie dem Patienten, dass Verhaltensanalysen zum besseren Verstehen von Verhaltensmustern dienen und nicht als Bestrafung beabsichtigt sind.

14.5   Praktische Therapie-durchführung

Zunächst wird der Ablauf der stationären und ambulanten Behandlung sowie die damit verbundene hierarchisierte Behandlungsstruktur vorgestellt. Die **ambulante Therapie** erstreckt sich über einen Zeitraum von zwei Jahren und beinhaltet 1–2 wöchentliche Therapiesitzungen. Sie umfasst Einzeltherapie, Skills-Training, Telefon-Kontakte und Supervision/Intervision. Der Ablauf der Behandlung gliedert sich in eine Vorbereitungsphase und drei Behandlungsphasen, die im Arbeitsblatt „Behandlungsphasen" (s. Arbeitsblatt 14-5.1 „Behandlungsphasen") aufgeführt sind und übergeordnet auch für die stationäre Therapie gelten. Es hat sich als sinnvoll erwiesen, Borderline-Patienten gemeinsam auf einer Schwerpunktstation **stationär** zu behandeln. Gründe dafür sind u. a., dass Patienten voneinander lernen können und Behandlungsmodule wie die Psychoedukation (Modul 5.1) und das Skillstraining (Modul 5.7) in

Gruppen durchgeführt werden können. Die *Hierarchische Gliederung der Ziele der stationären Behandlung* sind 1.) der Aufbau von Strategien zur Bewältigung von suizidalen und selbstschädigenden Verhaltensmustern, 2.) der Aufbau von Therapiecompliance und 3.) die Befähigung zur ambulanten Therapie.

Es werden **vier Behandlungsphasen der stationären Behandlung** unterschieden. Erstere ist die *Vorbereitungsphase*, welche Diagnostik, Aufklärung über Borderline-Störung sowie Behandlungskonzept und einen Anti-Suizidvertrag umfasst (s. u. a. Modul 5.1 *Psychoedukation*). Damit verbunden ist die Klärung der Therapiemotivation. Die *Stufe I (1.–3. Woche)* umfasst eine Anamneseerhebung, schriftliche Verhaltensanalyse zum letzten Suizidversuch (Eruierung von Auslösern und Frühwarnzeichen), Verhaltensanalysen zu vorherigen Therapieabbrüchen. Der Therapeut muss sich als Erstes fragen: „Welche Gründe liegen vor, dass der Patient aktuell stationär und nicht ambulant behandelt wird?". Diese zur stationären Behandlung führenden Verhaltensmuster stellen den primären Behandlungsfokus. Dessen Relevanz wird an der Frage geprüft: „Kann der Patient nach Erreichen des primären Behandlungsziels wieder eine ambulante Behandlung aufnehmen?" In Abbildung 14.2 wird ersichtlich, dass die zu bearbeitenden Problembereiche hierarchisch geordnet sind (◘ Abb. 14.2). Der Fokus der Therapie richtete sich immer auf jene dysfunktionalen Verhaltensmuster, die an höchster Stelle der Hierarchie stehen (s. Arbeitsblatt 14-5.2 „Behandlungsfoki"). Therapiegefährdendes Verhalten umfasst jedes Verhalten des Patienten oder Therapeuten, das den Fortschritt bzw. den Bestand der Therapie gefährdet.

In Verhaltensanalysen werden anschließend die Faktoren identifiziert, die das Problemverhalten bedingen bzw. aufrechterhalten (Verhaltensanalysen). Entsprechend derer wird die passende Interventionsstrategie ausgewählt (◘ Abb. 14.3). In der Teamsitzung werden vom Patienten und Therapeuten gemeinsam letztere Verhaltensanalyse, Behandlungsfokus und Behandlungsplanung dem Behandlungsteam (10–

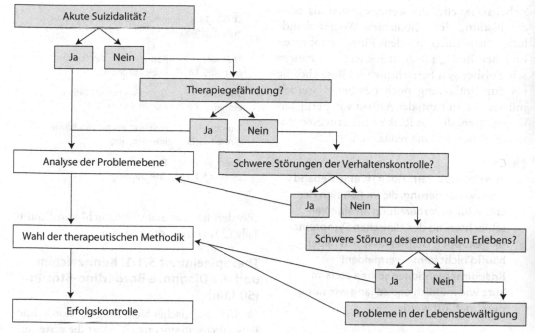

⬛ Abb. 14.2 Flussdiagramm zur Wahl des Behandlungsfokus (angelehnt an Bohus, 2009)

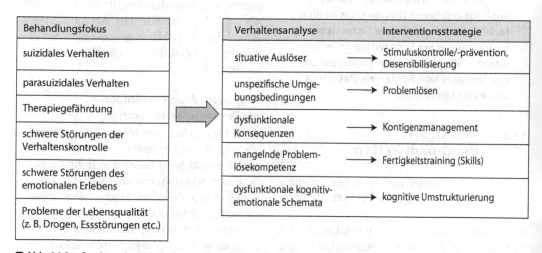

⬛ Abb. 14.3 Struktur der Behandlungsplanung (angelehnt an Bohus, 2002)

15 Minuten) vorgestellt. Im Anschluss entwickeln alle Beteiligten gemeinsam die weitere Behandlungsplanung. Gegebenenfalls ist eine Überarbeitung bzw. Korrektur der Behandlungsplanung notwendig. In der *Stufe II (4.–9. Woche)* werden die in der Teambesprechung entworfene Behandlungsplanung umgesetzt. Je nach Behandlungsfokus werden dem Patienten

im Skillstraining diejenigen Fertigkeiten vermittelt, die am schnellsten eine Veränderung ermöglichen. Das Pflegepersonal unterstützt den Patienten im Lernprozess und der Umsetzung der Fertigkeiten.

Die *Stufe III (10.–12. Woche)* befasst sich mit der Vorbereitung der Entlassung. Diese umfasst sowohl Belastungserprobungen sowie

Arbeitsversuche, Probeentlassungen als auch die Planung der ambulanten Weiterbehandlung. Zusammen mit dem Einzeltherapeuten und der Bezugspflege reflektiert der Patient seine bisherigen Fortschritte und Bereiche, die bis zur Entlassung noch bearbeitet werden müssen. Dazu kann der Aufbau von Fertigkeiten gehören, die das Risiko einer erneuten stationären Behandlung reduzieren.

> ❗ **Cave**
> Prinzipiell zu vermeiden ist eine Behandlungsverlängerung, die im Rahmen der Entlassungsvorbereitung an eine Verschlechterung der klinischen Symptomatik gekoppelt ist. Dies lässt sich leider häufig nicht immer vermeiden! Kriseninterventionen sollten stets so kurz wie möglich und so lang wie nötig durchgeführt werden.

> ❗ **Cave**
> Nicht nur für Berufsanfänger, sondern auch für erfahrene Therapeuten ist eine fachliche und emotionale Unterstützung im Rahmen einer Supervision oder Intervision (kollegiale Beratungsgruppe) bei der Therapie von Borderline-Patienten unbedingt notwendig.

14.5.1 Modul 5.1: Psychoedukation

Modul 5.1 beinhaltet vier Therapieeinheiten, die im Folgenden dargestellt sind (◘ Tab. 14.2).

Indikation: Das Modul *Psychoedukation* muss zu Beginn der Psycho- und Pharmakotherapie mit allen Borderline-Patienten besprochen werden. Liegen bereits ausreichende Kenntnisse vor, können diese bei Bedarf vertieft werden.

Ziel: Entlastung und Perspektive durch Informationsvermittlung, Förderung der Bereitschaft zur aktiven Therapieteilnahme, Förderung der Kompetenz bezüglich der eigenen Erkrankung. Weitere Informationen können u. a. in Form von Patienten-Ratgebern wie

◘ **Tab. 14.2** Übersicht über die Therapieeinheiten in Modul 5.1

Therapieeinheit 5.1.1	Kennzeichen der Borderline-Störung
Therapieeinheit 5.1.2	Ursachenmodell: Biosoziales Krankheitsmodell
Therapieeinheit 5.1.3	Psychotherapie der Borderline-Störung
Therapieeinheit 5.1.4	Pharmakotherapie der Borderline-Störung

„Borderline: Das Selbsthilfebuch" von Knuf u. Tilly (2014) angeboten werden.

Therapieeinheit 5.1.1: Kennzeichen und die Diagnose Borderline-Störung (50 Min)

Nach diagnostischer Sicherung der Borderline-Persönlichkeitsstörung (BPS) ist die erste Aufgabe des Therapeuten, dem Patienten zu vermitteln, was unter dem Begriff Persönlichkeitsstörung (PS) zu verstehen ist. Als Anhaltspunkt kann folgende Erklärung verwendet werden. Wichtig ist dabei die Botschaft, dass BPS behandelbar ist.

Beispiel zur Arbeitsdefinition von Persönlichkeitsstörung

„Jeder Mensch hat seine eigene Art und Weise, wie er grundsätzlich denkt, fühlt, handelt und mit Mitmenschen in Beziehung steht. Gerade diese zeitlich und situativ überdauernden individuellen Eigenschaften machen ihn unverwechselbar und sind die Grundlage seiner Persönlichkeit. Dabei ist gewährleistet, dass ein Individuum sich gesellschaftlich-kulturellen Anforderungen und Erwartungen anpassen kann. Von Persönlichkeitsstörung wird gesprochen wenn die Persönlichkeitseigenschaften so stark ausgeprägt sind, dass der Betreffende oder seine Umwelt daran leiden, das daraus resultierende Verhalten häufig unflexibel, unangepasst oder unzweckmäßig ist und die Funktionsfähigkeit im privaten oder beruflichen Bereich beeinträchtigt ist. Dabei sind die Eigenschaften nicht krankhaft, sondern ihre extreme Ausprägung bildet den Störungswert. Persönlichkeitsstörungen sind von langer Dauer und ihr Beginn lässt sich bis ins Jugend- oder frühe Erwachsenenalter zurückverfolgen. Menschen können sich verändern, d. h. die Diagnose einer PS muss nicht für das ganze Leben gelten."

Der Therapeut sollte dem Patienten vermitteln, dass Persönlichkeitseigenschaften an sich nicht krankhaft sind. Lediglich ihre extreme Ausprägung bedingt den Störungswert einer Persönlichkeitsstörung. Zu diesem Aspekt kann die im Folgenden dargestellte Metapher mit dem Patienten besprochen werden. Es kann alternativ anhand einer Eigenschaft des Patienten deren Vor- und Nachteile besprochen werden.

Metapher des Buchhalters

„Stellen Sie sich einen Buchhalter vor, der immer sehr genau ist und bei der Arbeit wiederholt seine Berechnungen auf ihre Richtigkeit überprüft. Dies fordert so viel Zeit, dass er kein Privatleben mehr neben seinem Beruf führt und seine Arbeit nur mit größter Anstrengung schafft. Er war schon immer bedacht, keine Fehler zu begehen. Im Rahmen einer betrieblichen Umstrukturierungsmaßnahme verlor er eines Tages seinen Job. Er fand zunächst lediglich eine Beschäftigung am Fließband und musste mangelhafte Produkte aussortieren. Wird der Buchhalter das Arbeitspensum zeitlich meistern können, wenn er alles sehr oft und genau kontrollieren möchte? Welche Vor- und Nachteile hat er durch seine Eigenschaft „sehr genau zu sein"?"

Was kennzeichnet eine Borderline-Persönlichkeitsstörung? Als klinisches Leitsymptom der Erkrankung sind häufige einschießende Episoden intensiver aversiver innerer Anspannung hervorzuheben. BPS umfasst jedoch mehrere Symptome, die unterschiedlichen Bereichen zugeordnet werden können. Gemeinsam mit dem Patienten werden dessen Beschwerden

gesammelt und anhand des Arbeitsblattes „Kennzeichen der BPS" (s. Arbeitsblatt 14-5.1-1 „Kennzeichen der BPS") den Störungsbereichen „Affektivität/Emotionsregulation", „Denken und Identität", „Wahrnehmung", „Verhalten" und „zwischenmenschlicher Bereich" zugeordnet. Um den Patient bei der Aufzählung seiner individuellen Symptomatik zu unterstützen, können folgende Fragen gestellt werden:

■■ Hilfreiche Fragen zur individuellen Symptomatik:
- „Welche Beschwerden erleben Sie aktuell?"
- „Wie reagieren Freunde oder Angehörige darauf?" und „Wie geht es Ihnen damit?"
- „Gab es bereits selbstverletzendes Verhalten oder Suizidversuche in Ihrer Vorgeschichte?"
- „Gibt es Eigenschaften an Ihnen, die Sie besonders störend finden? Welche Vorteile könnten diese haben?"

Der Therapeut hilft dem Patienten, die jeweiligen Symptome im Kontext der Borderline-Störung zu verstehen und hilft ggf. bei der schriftlichen Zuordnung zu den jeweiligen Bereichen auf dem Arbeitsblatt. Zum weiteren Verständnis von Borderline-Störungen dienen die DSM-5-Kriterien, von denen fünf von neun für die Diagnose erfüllt sein müssen (s. Arbeitsblatt 14-5.1-2 „Diagnostische Kriterien der BPS"). Auftretende für den Patienten unklare Begrifflichkeiten werden durch den Therapeuten erklärt. Am Ende des Moduls soll der Patient seine individuellen Symptome erarbeitet haben und diese zu den diagnostischen Kriterien der Borderline-Störung nach DSM-5 in Beziehung setzen können.

Zusammenfassung:
Kennzeichen der Borderline-Störung

- Zuordnung der Symptome zu den Störungsbereichen Gedanken und Identität, Gefühle, Verhalten, Wahrnehmung und interpersoneller Bereich anhand des Arbeitsblattes.
- Zuordnung der individuellen Symptome zu den diagnostischen Kriterien der Borderline-Störung nach DSM-IV.

Therapieeinheit 5.1.2: Ursachenmodell: Biosoziales Krankheitsmodell (25 Min)

In dieser Therapieeinheit wird die bereits im ▶ Abschn. 14.2 beschriebene Biosoziale Theorie nach Linehan als Krankheitsmodell vermittelt. In aller Regel spielen die beiden Faktoren „emotionale Vulnerabilität" und „invalidierendes Umfeld" eine wichtige Rolle. Ersterer ist hauptsächlich genetisch/neurobiologisch bedingt und umfasst eine ausgeprägte Sensibilität gegenüber emotionalen Reizen, intensives und langes Erleben von Emotionen und verzögerte Rückbildung derer. Der zweite Faktor „invalidierendes Umfeld" bedeutet, dass emotionale Reaktionen und Mitteilungen persönlicher Erfahrungen nicht als stimmige Selbstbeschreibungen zugelassen werden. Invalidierung umfasst in diesem Zusammenhang „nicht wahrnehmen, trivialisieren und entwerten". An weiteren psychosozialen Risikofaktoren können beispielsweise Verwahrlosung, psychische oder körperliche Traumatisierung vorliegen, was aber nicht immer der Fall ist. Aus dem Zusammenwirken dieser Faktoren resultiert eine Anfälligkeit zur Affektregulationsstörung. Daraus resultieren dysfunktionale Verhaltens- und Gedankenmuster. Merkmal derer ist, dass sie kurzfristig aversive Anspannungszustände reduzieren, jedoch längerfristig negative Auswirkungen auf zwischenmenschliche Beziehungen, Selbstbild und Affektregulation haben.

Es ist wichtig, sich zu vergewissern, dass der Patient das Biosoziale-Modell in eigenen Worten wiedergeben kann. Zur weiteren Festigung des Gelernten wird der Patient gebeten, seine wichtigsten dysfunktionalen Verhaltensmuster in die Grafik des Arbeitsblattes „Biosoziales Ursachenmodell" (s. Arbeitsblatt 14-5.1-3 „Biosoziales Ursachenmodell") einzutragen. Anschließend werden die Auswirkungen auf das Umfeld und die Anfälligkeit für Emotionsregulationsstörung eingetragen.

Zusammenfassung: Biosoziales Ursachenmodell

- Zusammenhang zwischen Umfeld/Biologie und der Emotionsregulationsstörung, die durch dysfunktionale Verhaltensweisen aufrechterhalten wird.
- Voraussetzung für den Einstieg in die Psychotherapie mit Fokus auf Reduktion der dysfunktionalen Verhaltensweisen.

Therapieeinheit 5.1.3: Grundlagen der Psychotherapie der Borderline-Störung (50 Min)

Der Therapeut erläutert dem Patienten, dass es sich bei der DBT um ein störungsspezifisches Behandlungsverfahren handelt, dessen Elemente Einzeltherapie, Telefonberatung, Gruppentherapie und Supervision des Therapeuten sind. Das wichtigste Ziel ist, dem Patienten zu helfen persönliche Lebensziele zu erreichen. Die Wirksamkeit konnte in Studien nachgewiesen werden. Als Nächstes wird die der Therapie zugrundeliegende dialektische Betrachtungsweise erläutert: Es gibt keine absolute Wahrheit, sondern individuelle Sichtweisen, die im subjektiven Kontext eines Menschen ihre Berechtigung haben. Ziel ist eine Balance gegensätzlicher Positionen, um ein lebendiges Gleichgewicht/Synthese derer zu erreichen. Das wichtigste dialektische Prinzip kann unter Verwendung der folgenden Metapher verdeutlicht werden. Es besagt, dass Veränderung erst durch Akzeptanz der bestehenden Realität möglich ist.

Beispiel für Veränderung durch Akzeptanz

Metapher „Raubüberfall": Auf dem abendlichen Heimweg wurde ein Mann von dunklen Gestalten überfallen und ausgeraubt. Anschließend wurde er in den Fluss gestoßen. Der Mann hat zwei Wahlmöglichkeiten. 1.) Weil er für das Ereignis nicht verantwortlich ist, wartet er im Fluss treibend auf Hilfe. 2.) Er kann sich trotz des ihm widerfahrenen Unrechts dafür entschließen, mit all seinen Kräften zurück ans Ufer zu schwimmen. Wofür würden Sie sich entscheiden? Welchen Zusammenhang mit Ihrer Situation sehen sie?

Damit verbunden sind die Anforderungen an den Patienten, trotz seiner Vorgeschichte alle Mühen einzusetzen, um anstelle der „alten

Wege" „neue Wege" einzuschlagen und zu gehen. Dabei steht der Therapeut behilflich zur Seite, aber er kann den „neuen Weg" nicht für den Patienten gehen. Die therapeutische Haltung wird durch die therapeutischen Grundannahmen geprägt, die als Nächstes mit dem Patienten besprochen werden können (s. Arbeitsblatt 14-5.1 „Therapeutische Grundannahmen"). Zur Klärung der gemeinsamen Behandlungsziele werden als Nächstes die Ziele des Patienten schriftlich aufgelistet. Es wird überprüft, ob diese kurzfristig oder längerfristig erreicht werden können. In diesem Zusammenhang wird die Hierarchisierung der Behandlungsfoki der DBT vorgestellt (s. Arbeitsblatt 14-5.1 „Behandlungsphasen"). Anhand dieser können die Ziele des Patienten nach ihrer Relevanz geordnet werden. In der Einführung zum Wochenprotokoll (s. Arbeitsblatt 14-4.1 „Diary Card") können nun dysfunktionale Verhaltensmuster eingetragen werden. Am Ende dieser Therapieeinheit wird zwischen Patient und Therapeut ein Therapievertrag (s. Arbeitsblatt 14-5.1-4 „Therapievertrag") geschlossen, der Rechte und Pflichten beider Seiten festlegt. Das innerhalb des Vertrags schriftlich fixierte Anti-Suizid-Abkommen bedeutet, dass der Patient während des gesamten Behandlungszeitraums keinen Suizidversuch begeht.

Zusammenfassung: Psychotherapie
- Vermittlung der Grundzüge der DBT und der damit verbundenen therapeutischen Grundannahmen und Behandlungshierarchisierung.
- Therapievertrag.

Therapieeinheit 5.1.4: Pharmakotherapie der Borderline-Störung (50 Min)

Der Patient soll verstehen, dass Psychotherapie und Pharmakotherapie komplementäre Behandlungsformen sind. Besprochen wird, dass zur Behandlung von psychischen Störungen verwendete Medikamente allgemein Psychopharmaka genannt werden. Dem Patienten sollte vermittelt werden, dass es keine Medikation gibt, die auf die gesamte Borderline-Symptomatik zugeschnitten ist oder damit verbun-

dene Probleme beseitigt. Behandlung der ersten Wahl bleibt stets die Psychotherapie. Der Einsatz von Medikamenten dient lediglich der Linderung abgrenzbarer psychopathologischer Symptome oder komorbider psychischer Störungen (z. B. Depression). Der Patient ist über die noch unzureichende wissenschaftliche Evidenz für den Einsatz von Psychopharmaka bei Borderline-Störung und über deren Off-label-Einsatz aufzuklären. Dem Patienten muss nahegelegt werden, dass eine Mehrfachmedikation sowie extreme Dosierungen abzulehnen sind. Gründe dafür sind u. a. fehlende Evidenz für Polypharmazie sowie erhöhtes Nebenwirkungsrisiko. Für die Pharmakotherapie sollte deswegen eine klare Zielsymptomatik ausgewählt werden und die Wirksamkeit verordneter Medikamente kritisch überprüft werden. Zur Besprechung der für die jeweilige Zielsymptomatik einsetzbaren Medikamente bietet sich das Arbeitsblatt Pharmakotherapie bei BPS (s. Arbeitsblatt 14-5.1-5 „Psychopharmaka") an. Grundlegende psychopharmakologische Kenntnisse des Therapeuten werden vorausgesetzt. Der Therapeut informiert den Patienten darüber, dass die im Arbeitsblatt „Psychopharmaka" aufgelisteten Medikamente bis auf Benzodiazepine kein Abhängigkeitspotenzial aufweisen.

🛈 **Cave**
Die Verschreibung von Medikamenten mit Gefährdungspotenzial z. B. bei Überdosierung in suizidaler Absicht (trizyklische Antidepressiva, MAO-Hemmer, Lithium) oder Abhängigkeitspotenzial (Benzodiazepine) sollte bei Borderline-Patienten möglichst vermieden werden.

Im Anschluss werden zusammen mit dem Patienten bisherige medikamentöse Behandlungsversuche (in Hinblick auf deren Wirksamkeit und Nebenwirkungen) sowie alternative medikamentöse Behandlungsstrategien besprochen. Nach Auswahl einer geeigneten Medikation wird der Patient auf die Wirklatenz von Psychopharmaka hingewiesen. Mögliche Nebenwirkungen der ausgewählten Präparate müssen im Verhältnis zum möglichen Nutzen beurteilt werden. Unter Verwendung einer Pro- und-Contra-Liste kann dies im Verlauf auch wiederholt erfolgen.

❗ **Cave**
Die Frage nach dem Aushändigen von Beipackzetteln: Patienten haben selbstverständlich ein Anrecht darauf, die Beipackzettel der ihnen vorgeschlagenen Medikamente einzusehen. Wir empfehlen, den Beipackzettel zusammen mit dem Patienten durchzugehen, damit die aufgelisteten Nebenwirkungen im Gesamtkontext gesehen und relativiert werden können.

❗ **Cave**
Probleme der Medikamentenadhärenz äußern sich bei Borderline-Patienten u. a. in unregelmäßiger Einnahme, selbstständigem Pausieren oder Absetzen verordneter Medikamente. Des Weiteren ist nach der Einnahme weiterer nicht verordneter Medikamente zu fragen. Besonders im Rahmen von starken aversiven Spannungszuständen oder suizidalen Krisen neigen manche Borderline-Patienten dazu, Medikamente in Überdosierung oder in Kombination mit Alkohol einzunehmen. Eine Fortführung der Medikation bei derartigen destruktiven Verhaltensweisen ist kontraindiziert. Zugrunde liegende Motive einer Non-Adhärenz müssen im Gespräch geklärt werden. Eine Weiterführung oder Wiederaufnahme der Medikation ist nur unter einer tragfähigen psychotherapeutischen Arbeitsbeziehung und glaubhaften Absprachen möglich (*Commitment*).

Das Ziel der Akutbehandlung ist die Verbesserung der Zielsymptomatik, sodass dadurch psychotherapeutische Prozesse erleichtert werden können. Wichtig ist die Überprüfung der Wirksamkeit verordneter Medikamente. Dies kann sowohl im Hinblick auf die zu behandelnden Zielsymptome als auch unter Verwendung von diagnostischen Instrumenten zur Schweregradbestimmung im Therapieverlauf wie bei-

spielsweise der Borderline-Symptome-Liste (BSL; Bohus et al. 2001, 2006) erfolgen. Unwirksame Medikamente sollten abgesetzt werden. Eine wirksame Medikation sollte bei klinischer Stabilität erst nach einigen Monaten zuerst vorsichtig reduziert werden, bevor sie abgesetzt wird.

Zusammenfassung: Pharmakotherapie
- Bisherige Erfahrungen des Patienten mit Psychopharmaka berücksichtigen.
- Information über Arten und Wirkung von Psychopharmaka zur Behandlung der BPS.
- Kein eigenständiges Studium des Beipackzettels, sondern Thematisierung möglicher Nebenwirkungen im Gesamtkontext.
- Keine Verordnung von Medikamenten, bevor therapiegefährdende Non-Compliance besprochen und eine tragfähige Arbeitsbeziehung hergestellt wurde.
- Dauer, Wirkungseintritt und Wirkungsüberprüfung der medikamentösen Behandlung besprechen.

14.5.2 Modul 5.2: Therapeutische Basisstrategien

Modul 5.2 beinhaltet drei therapeutische Basisstrategien, die im Folgenden dargestellt sind (◻ Tab. 14.3).

Indikation: Dialektische Strategien und Validierung sind im Rahmen der gesamten Therapie anzuwendende Behandlungsstrategien. Wann immer ein Problem mit der Verpflichtung zu therapeutischen Regeln oder Maßnahmen entsteht, sind Commitment-Strategien anzuwenden.

◻ **Tab. 14.3** Übersicht über die therapeutischen Basisstrategien in Modul 5.2

Basisstrategie 5.2.1	Dialektische Strategien
Basisstrategie 5.2.2	Validierung
Basisstrategie 5.2.3	Commitment

Ziel: Übergreifendes Ziel ist die Vermittlung dialektischer Denk- und Verhaltensmuster. Die Therapie ist kein weiteres invalidierendes Umfeld für den Patienten. Durch Verpflichtung zu Therapieelementen soll die Mitarbeit des Patienten gefestigt werden.

Basisstrategie 5.2.1: Dialektische Strategien

Die Bedeutung der Dialektik wurde bereits im Abschnitt 14.1 *Besonderheiten in der Interaktion/Beziehung* besprochen. Dialektik in der DBT heißt, dass jedes „Ding/Sache" aus mindestens zwei polaren Standpunkten („These" und „Antithese") zu betrachten ist. Die Spannung zwischen gegensätzlichen Denkmustern, Wertvorstellungen und Verhaltensstrategien ist die treibende Kraft für Veränderung. So können beispielsweise aus extremen Sichtweisen ausgewogenere, integrative Beurteilungen einer Situation entstehen. Übergeordnetes Ziel in der Behandlung von Borderline-Patienten ist es, dialektische Denk- und Verhaltensmuster anzuregen. Um dies zu erreichen, können die nachfolgend beschriebenen Gesprächsstrategien wiederholt in den verschiedenen Therapieeinheiten eingesetzt werden.

■ ■ Was ist bezüglich der Dialektik in der Therapie zu beachten?

- Der Therapeut achtet auf eine Balance zwischen Akzeptanz- und Veränderungsstrategien.
- Der Therapeut balanciert zwischen wohlwollendem Sorgen für den Patienten und der Forderung, dass der Patient sich selbst helfen muss.
- Der Therapeut balanciert zwischen „Im Moment sein" (Flexibilität bezüglich der Wünsche und Ziele des Patienten) und der Zentriertheit auf die Zielhierarchie.
- Der Therapeut fördert „balancierte" Lösungen.
- Der Therapeut erhöht Spannung, um Unterschiede zwischen gegensätzlichen Denkmustern, Wertvorstellungen oder Verhaltensstrategien aufzuzeigen.

- Der Therapeut ist Modell für dialektisches Denken und Handeln, in dem er Veränderungen als Entwicklungsprozess darstellt, die Unveränderbarkeit von Gegebenheiten infrage stellt, für einen Mittelweg Stellung bezieht und gegensätzliche Standpunkte in Äußerungen vereint (Linehan 2006a).
- Jede Interpretation von Ereignissen ist relativ zu sehen und stellt nicht die absolute Wahrheit dar; auch der Therapeut stellt eigene Überzeugungen infrage und sucht nach gegensätzlichen Standpunkten.

■ ■ Welche Strategien können dafür eingesetzt werden?

Metaphern – oder Parabeln, Anekdoten oder Geschichten ermöglichen neue Deutungen bzw. Sichtweisen der Gegebenheiten. Aussagen an den Patienten, wie Auswirkungen seines Verhaltens auf andere, wirken weniger konfrontativ. Anhand von Metaphern können mit dem Patienten beispielsweise, wie im nachfolgenden Beispiel dargestellt, Sachverhalte wie das gemeinsame Verfolgen eines übergeordneten Therapieziels, therapiestörendes Verhalten und drohender Therapieabbruch besprochen werden.

Metapher: Bergtour

Die Therapie ist wie eine Bergbesteigung. Die Patientin bucht einen Bergführer (Therapeut), der ihr Anweisungen und Hilfestellungen gibt, um einen sehr hohen Berg zu überwinden. Er berichtet ihr, dass er Erfahrungen habe und den Weg kenne. Er betont dabei, dass er den Weg für sie nicht gehen (Vorwegnahme der Grenze „Überforderung des Therapeuten") und die sicherlich auftretenden Anstrengungen nicht ersparen könne. So könnte der Aufstieg gerade kurz vor der Bergspitze durch die dünnere Luft schwerer und mühsamer werden (Vorwegnahme eines drohenden Therapieabbruchs). Im Verlauf der Tour kam es zu einer unverhofften Verschlechterung der Wetterlage, sodass der Aufstieg zum nächsten Zwischenlager forciert werden musste. Die Bergsteigerin verlangte nach Pausen, die der Bergführer immer wieder verkürzen musste. Trotz drohender Schneefront setzte sie sich auf einem Felsvorsprung und ging nicht weiter (therapiegefährdendes Verhalten in Form von „passiver Aktivität"). Der Bergführer zerrte mehr und mehr am sie verbindenden Seil (therapiegefährdendes Verhalten des Therapeuten). Die Bergsteigerin versuchte schließlich die Pausen im nächsten Schritt zu erzwingen, indem sie immer näher an der Klippe lief (parasuizidales Verhalten). Sie bat den Bergführer, sie ein Stück zu tragen. Er vermittelte ihr, dass er das könnte, aber bald am Rande seiner Kräfte sei und das Erreichen des Zwischenlagers erheblich gefährdet sei (Äußerung eigener Grenzen). Der Bergführer erinnerte die Bergsteigerin an die anfängliche Vereinbarung, spornte sie an (Cheerleading) und gab ihr zu trinken, sodass der Weg gemeinsam fortgesetzt werden konnte (Unterstützung in Krisensituationen).

Paradoxes Vorgehen – dient dazu, dem Patienten Widersprüche u. a. in seinem Verhalten, im therapeutischen Prozess oder der Realität deutlich zu machen. Dabei betont der Therapeut im Sinne des „sowohl als auch", dass jede Antwort auf eine Frage sowohl ein „ja" als auch ein „nein" beinhaltet. Selbst bei Meinungsverschiedenheiten erkennt der Therapeut den Standpunkt des Patienten an, gibt aber nicht nach. Beispielsweise kommt ein Patient zur Therapie und möchte Veränderung in seinem Leben. Er beharrt jedoch auf seinen alten Verhaltensweisen. Der Therapeut wirft in der Therapie die Frage auf, „warum er sowohl gewaschen werden wolle, als auch dabei nicht nass werden wolle.".

Advocatus diaboli – heißt, dass der Therapeut eine Extremposition vertritt, die dysfunktionale Denkmuster des Patienten widerspiegelt und vom Patienten derart nicht vertreten wird

(These). Dies hat zur Folge, dass der Patient diesbezüglich entkräftende Argumente (Antithese) anzuführen versucht. In der Diskussion wird eine Synthese der jeweiligen Position angestrebt.

Beispiel „Advocatus diaboli":
Th.: Die Therapie wird von Ihnen längerfristige Anstrengungen und teilweise schmerzhafte Veränderungen erfordern. Warum sollten Sie dies auf sich nehmen?
Oder:
Pat.: Ich muss mich anderen unterordnen, damit ich nicht verlassen werde.
Th.: Selbst wenn Sie rechtlich für die Fehler anderer verurteilt werden, würden Sie Ihren Kopf hinhalten?

Übertreiben (Extending) – bedeutet, dass der Therapeut denjenigen Anteil einer Mitteilung des Patienten ernster nimmt, als dieser es selbst beabsichtigte.
Beispiel „Übertreiben":
Pat.: Der eine Termin mit Ihnen letzte Woche war viel zu wenig. Ich habe eine Woche darum gekämpft, damit ich mir nichts antue.
Th.: Gut das Sie das sagen. Es ist dann auf alle Fälle besser, wenn wir uns um die Klinikeinweisung kümmern. Wir müssen uns erst einmal um dieses Thema vorrangig kümmern. Wie wollen Sie sich denn umbringen?
Pat.: Eigentlich bin ich ja nicht so suizidal, dass ich stationär aufgenommen werde müsste.

Aus Zitronen Limonade machen – heißt, dass trotz negativer Ereignisse bzw. Verhaltensweisen die darin befindlichen positiven Aspekte in einem anderen Kontext dargestellt werden.

Beispiel „Aus Zitronen Limonade machen":
Pat.: Ich sehe sowieso keinen Sinn, Skills anzuwenden. Mir wird schon übel, wenn ich das Wort höre. Ich werde mich auch weiterhin schneiden.
Th.: Wenn Sie die zur Aufrechterhaltung Ihrer Aversion gegenüber Skills verwendete Energie für die Therapie einsetzen würden, wäre dies für Sie absolut gewinnbringend.

Oder:

Pat.: Meine Wohnung ist mir gekündigt worden.

Th.: Das ist die beste Gelegenheit, Ihre zwischenmenschlichen Fertigkeiten bei der anstehenden Wohnungssuche zu praktizieren.

Zusammenfassung: Dialektische Strategien

- Es gibt keine absolute Wahrheit.
- Gerade aus der Spannung von gegensätzlichen Denkmustern, Wertvorstellungen und Verhaltensstrategien erwächst die treibende Kraft für Veränderung und Neubewertung.
- Es gibt verschiedene Gesprächsführungsstrategien für den Therapeuten, um dialektische Sichtweisen und Verhaltensweisen in der Therapie zu fördern.

■ ■ Mögliche Probleme und Lösungen

Problem: Die vorgestellten Strategien können bei einseitiger und unbedachter Verwendung künstlich und abgehoben wirken. Einseitig vertretene Standpunkte können neuerliche Invalidierungen des Patienten darstellen. Beispielsweise kann bei der Strategie „Aus Zitronen Limonade machen" der dafür benötigte Zucker fehlen, sodass die therapeutische Beziehung durch den sauren Nachgeschmack belastet wird. Extending kann des Weiteren leicht sarkastisch oder ironisch wirken.

Lösung: Der Therapeut vertritt nicht die absolute Wahrheit, sondern sucht vielmehr im Sinne eines Hüters der Dialektik nach dem, was der individuellen Sichtweise des Patienten und seiner eigenen fehlt bzw. ausgelassen wird. Hierfür können regelmäßige Supervisionen oder Intervisionen sehr hilfreich sein.

Basisstrategie 5.2.2: Validierung

Validierung bedeutet, dass der Therapeut dem Patienten vermittelt, dass dessen Verhaltens- und Erlebensweisen aus seiner subjektiven Sicht stimmig und daher nachvollziehbar sind. Sie sind jedoch nicht unbedingt die einzig möglichen und sinnvollsten Reaktionsweisen. Trotz der Dysfunktion eines Verhaltens wird der Sinn in der subjektiven Sicht des Patienten aufmerk-

sam gesucht und beschrieben. Durch Validierung wird im Gegenüber das Gefühl des Verstanden- und Wahrgenommen-Werdens erzeugt. Validierung stellt eine akzeptanzorientierte Strategie dar. In einer den Patienten annehmenden sowie wertfreien Haltung werden u. a. seine Gedanken, Gefühle, Körperreaktionen und Handlungen validiert. Dies kann sowohl verbal als auch non-verbal geschehen. Sowohl in der Anwendung von Veränderungsstrategien als auch in schwierigen Therapiezeiten stellt die Validierung ein wiederholt eingesetztes Element in der Behandlung von Borderline-Patienten dar. Sechs „Stufen" der Validierung werden unterschieden (■ Tab. 14.4).

Zusammenfassung: Validierung

- Dem Patienten wird vermittelt, dass sein Erleben und Verhalten aus seiner subjektiven Sicht stimmig und verständlich ist. Die Suche und Anwendung von alternativen Reaktionsmustern ist zentrales Ziel der Therapie.
- Sechs Validierungsformen werden unterschieden und sind zentraler Bestandteil der Therapie.

■ ■ Mögliche Probleme und Lösungen

Problem: Der Versuch, die individuellen Sichtweisen oder Verhaltensweisen des Patienten im aktuellen Kontext lediglich verstehen zu wollen, kann ihm vermitteln, dass seine Situation sich niemals ändern wird. Ebenso kann übertriebenes Drängen auf Veränderung zu erheblichen Konflikten bis hin zu Therapieabbrüchen führen.

Lösung: Entscheidend ist die Wahrung der dialektischen Balance zwischen Akzeptanz und Veränderung. Die Anwendung sämtlicher Veränderungsstrategien erfordert als stützendes Fundament den wiederholten Einsatz von Validierung.

Basisstrategie 5.2.3: Commitment (Verpflichtung)

Commitment bedeutet, dass der Patient sich u. a. zur Mitarbeit, Einhaltung von Regeln sowie Maßnahmen der Therapie entweder münd-

□ Tab. 14.4   Sechs Stufen von Validierungsstrategien bei der Behandlung von Borderline-Patienten

Validierungsstrategien (V)	Vorgehen	Beispiel
V1: Aufmerksames Zuhören und Beobachten	Der Therapeut ist teilnehmender Beobachter und bringt ungeteilte Aufmerksamkeit, Interesse sowie Akzeptanz für die Erlebens- und Verhaltensweisen des Patienten auf. Er nimmt keine Wertungen vor, fragt zum besseren Verständnis ggf. nach und erinnert früher Gesagtes. Der Patient erfährt dadurch Wertschätzung.	– Pat.: Ich schaff das nicht. – Th.: Was könnte der Grund dafür sein?
V2: Genaue Reflexion – Intermodale Kommunikation	Der Therapeut vermittelt, dass das Gesagte gehört und verstanden wurde. Äußerungen des Patienten werden wertfrei reflektiert, indem sie kurz zusammengefasst werden. Der Therapeut antwortet konform der geäußerten Erlebensmodalität (Kognition – Kognition, Emotion – Emotion). Dem Patienten wird Verständnis für seine aktuelle Situation vermittelt.	– Pat.: Ich schaff das nicht. – Th.: Sie sind derzeit überfordert.
V3: Verbalisieren – Crossmodale Kommunikation	Nicht vom Patienten geäußerte Gedanken, Gefühle und Verhaltensmuster werden empathisch vermutet und angesprochen. Der Therapeut antwortet konträr zur geäußerten Erlebensmodalität (Kognition – Emotion, Emotion – Kognition). Dem Patienten wird verdeutlicht, dass seine Reaktion objektiv nachvollziehbar ist. Zur Verbalisierung gehört auch die Vorhersage, welche Konsequenzen mit einer therapeutischen Intervention verbunden sind.	– Pat.: Ich schaff das nicht. – Th.: Ich kann mir vorstellen, dass Sie dabei zunächst viel Angst haben. Wenn Sie mit der Exposition beginnen, werden Sie wahrscheinlich vorher sehr unsicher sein und denken, dass Sie das nicht schaffen werden.
V4: Validieren hinsichtlich vergangener Lebenserfahrungen oder biologischer Dysfunktion	Vermittelt wird, dass das Erleben und Verhalten des Patienten vor dem Hintergrund seiner Biografie oder einer neurobiologischen Störung von ihm nachvollziehbar ist.	– Pat.: Ich schaff das nicht. – Th.: Bei Ihrer Vorgeschichte mit vielen Rückschlägen und Misserfolgen ist für mich einleuchtend, dass Sie sich demgegenüber verhalten äußern.
V5: Validierung der jeweils aktuellen Umstände und aktivierten Schemata	Dem Patienten soll vermittelt werden, dass sein Verhalten aufgrund gegenwärtiger Umstände/Stimuli oder aktivierter Schemata/ Grundannahmen („Ich komme alleine nicht zurecht.") nachvollziehbar ist. Gleichzeitig werden veränderungsorientierte Interventionen vorbereitet.	– Pat.: Ich schaff das nicht. – Th.: Solange Sie denken, dass nur ich als Therapeut Ihnen helfen kann, wird es schwer sein, andere um Hilfe zu bitten, wenn ich nicht da bin.
V6: Radikale Echtheit = Normative Validierung	Der Therapeut behandelt den Patienten respektvoll als gleichwertiges Gegenüber. Vermittelt wird, dass sein Verhalten bezogen auf die gesellschaftliche Norm normal ist. Dadurch kann es entpathologisiert werden. Der Therapeut ist sich der Fähigkeiten und Ressourcen des Patienten zur Veränderung bewusst.	– Pat.: Ich schaff das nicht. – Th.: In dieser Situation hätte das jeder gedacht.

lich oder schriftlich in Form von Verträgen bereit erklärt. Dies kann unter Umständen mehrere Gesprächseinheiten in Anspruch nehmen. In der Therapie muss das Commitment regelmäßig überprüft, ggf. mehrmals erneuert oder modifiziert werden. Eine Verpflichtungserklärung kann u. a. abgegeben werden zu: der Reduktion von suizidalen Verhaltensweisen (Non-Suizid-Commitment), der Arbeit an therapiegefährdenden Verhaltensweisen, Themen der Therapieeinheiten, Teilnahme am Fertigkeitstraining und der Anwendung von Skills. Strategien, die diesbezüglich eingesetzt werden, werden nachfolgend beschrieben.

Pro- und Contra – Patienten halten dann besser Vereinbarungen ein, wenn sie von deren Relevanz selbst überzeugt sind. Zur Entscheidungsfindung kann der Patient selbstständig oder zusammen mit dem Therapeuten kurzfristige sowie längerfristige Vor- und Nachteile für ein Verhalten auf dem Arbeitsblatt „Pro-und-Contra-Liste" (s. Arbeitsblatt 14-5.2-1 „Pro-und-Contra-Liste") sammeln und ihre Wertigkeit auf einer Skala von 1 = „nicht wichtig" bis 5 = „sehr wichtig" bewerten lassen. Derart kann sowohl bezüglich eines Problemverhaltens als auch eines entsprechenden Alternativverhaltens vorgegangen werden. Die Listen können zur Erinnerung an frühere Zustimmungen herangezogen werden.

Advocatus diaboli – Gibt der Patient ein zögerliches Commitment, so sollte dieses weiter gestärkt werden. Im Gespräch führt der Therapeut Gegenargumente gegen die Verpflichtung auf, sodass der Patient seine Argumente dafür einbringen kann. Dem Patienten wird dadurch eine gewisse Wahlmöglichkeit vermittelt. Dabei sollten die Argumente des Therapeuten in ihrer Stärke schwächer sein als die des Patienten.

Fuß-in-der-Tür/Tür-im-Gesicht-Technik – *Fuß in der Tür*: Der Therapeut formuliert als Erstes eine leichte Forderung, der nach Zustimmung des Patienten eine schwierigere Forderung folgt. *Tür im Gesicht*: Der Therapeut fordert zunächst viel zu viel ein und einigt sich dann mit

dem Patienten auf eine leichtere Forderung. Auch eine Kombination dieser beiden Techniken ist sinnvoll.

Beispiel „Fuß in der Tür/Tür im Gesicht"
Th.: Ich möchte, dass Sie sich ab heute nie wieder verletzen. (*Anfang: Tür im Gesicht*)
Pat.: Das kann ich aber nicht.
Th.: Dann bitte ich Sie, sich nächste Woche nicht zu verletzen. (*Ende: Tür im Gesicht, Anfang: Fuß in der Tür*)
Pat.: Ok, ich denke, das schaffe ich.
Th.: Wenn Sie es nicht schaffen sollten, würden Sie mich dann bitte vorher anrufen? (*Ende: Fuß in der Tür*)

Erinnern an eine frühere Zustimmung – wird verwendet, um bereits gegebene Verpflichtungen/Zustimmungen auf ihre weitere Gültigkeit zu prüfen und ggf. zu erneuern (Th.: „Ich dachte, dass wir uns auf … geeinigt hatten.").

Betonung der Wahlfreiheit – Verpflichtungen werden von Patienten besser eingehalten, wenn sie eine freie Wahl hatten und keine anderen Alternativen zur Erreichung ihrer Ziele zur Verfügung standen.

Fallbeispiel Herr G.
Herr G. äußerte nach mehreren Therapiestunden, dass er im Umgang mit seinen partnerschaftlichen Konflikten keine neuen Strategien erlernen und probieren wolle. Er wolle sich mit diesen nicht mehr auseinandersetzen und den damit verbundenen Druck durch Selbstverletzung oder Alkoholexzesse abbauen. Der Therapeut äußert gegenüber dem Patient, dass dies seine freie Wahl sei, derart mit Konflikten umzugehen. Zugleich werden Herrn G. durch den Therapeuten die mit der Wahlfreiheit verbundenen realistischen Konsequenzen aufgezeigt:
Th.: Herr G., ich denke, dass Sie dann eine andere Therapie finden müssen.
Pat.: Wieso, ich komme mit Ihnen bisher am besten klar!
Th.: Der Grund ist, dass in unserer Therapie die Reduktion und nicht die Aufrechterhaltung

Ihrer Selbstverletzungen und Alkoholexzesse das Ziel sind. (*Einsatz einer guten therapeutischen Beziehung als Kontingenz*)

Cheerleading – bedeutet, dass der Therapeut an die Kompetenzen des Patienten glaubt und ihm wie ein Trainer Mut macht und für jeden noch so kleinen Fortschritt verstärkt. Weiterhin vermittelt er dem Patienten seine Zuversicht, dass er sein Ziel erreichen kann.

Zusammenfassung: Commitment
- Die Mitarbeit, Verpflichtung zur Einhaltung von Regeln sowie Maßnahmen der Therapie werden durch Commitmentstrategien erarbeitet.
- Das Commitment muss in der Therapie wiederholt überprüft werden.

▪▪ Mögliche Probleme und Lösungen
Problem: Hinsichtlich eines Therapieziels oder -elements kann mit dem Patienten nach mehreren Gesprächen nicht mehr ein vorher bestandenes Commitment aufrechterhalten werden.

Lösung: Zunächst hat sich der Therapeut die Frage zu stellen, ob das entsprechende Ziel oder die therapeutische Strategie unmittelbarer Bestandteil des Therapieverfahrens oder seiner eigenen Grenzen ist. In ersterem Fall ist dies dem Patienten erneut mit den damit zusammenhängenden Konsequenzen mitzuteilen und diese ggf. umzusetzen. In letzterem Fall ist eine gewisse Flexibilität vom Therapeuten zu fordern, damit dieser seine eigenen Ziele oder Vorgehensweisen überdenkt und nicht dem Patienten überstülpt.

14.5.3   Modul 5.3: Veränderungsstrategien „Wochenprotokoll" und „Verhaltensanalyse"

Modul 5.3 beinhaltet zwei Veränderungsstrategien, die im Folgenden dargestellt werden (◻ Tab. 14.5).

◻ Tab. 14.5   Übersicht über die therapeutischen Basisstrategien in Modul 5.3

Veränderungsstrategie 5.3.1	Wochenprotokoll (▶ Abschn. 14.4.1)
Veränderungsstrategie 5.3.2	Verhaltensanalyse (▶ Abschn. 14.4.2)

Indikation und Ziel: Der Therapeut versucht eine Balance zwischen Validierung- und Veränderungsstrategien herzustellen.

Veränderungsstrategie 5.3.1: Wochenprotokoll (5–7 Min)
Das Wochenprotokoll (Diary Card) wurde bereits im Abschnitt 14.4.1 besprochen und wird hier zur Vollständigkeit aufgeführt.

Veränderungsstrategie 5.3.2: Verhaltensanalyse (25–50 Min)
Die Veränderungsstrategie „Verhaltensanalyse" wurde bereits im Abschnitt 14.4.2 besprochen und wird hier zur Vollständigkeit angeführt.

14.5.4   Modul 5.4: Veränderungsstrategie „Kontingenzmanagement" (25 Min)

Die nachfolgenden Module befassen sich mit den Veränderungsstrategien *Kontingenzmanagement* (5.4), *Problemlösen* (5.5), *Kognitive Umstrukturierung* (5.6) und *Aufbau von Alternativfertigkeiten (Skills)* (5.7).

Lerntheoretische Grundlage für das Kontingenzmanagement ist die *operante Konditionierung* nach Skinner. Sie stellt einen Lernprozess dar, bei dem die Wahrscheinlichkeit für das Auftreten von Verhalten durch seine Konsequenzen erhöht oder erniedrigt wird. Dabei sind kurzfristige Konsequenzen wesentlich verhaltenswirksamer als längerfristige. Kontingenzmanagement heißt, dass der Therapeut mit den operanten Methoden *Verstärkung, Löschung* und wenn nicht vermeidbar mit *Bestrafung* arbeitet. Konsequenzen werden dabei derart eingesetzt, dass angemessenes Verhalten durch Verstärkung ausgeformt und unangemessenes Verhalten gelöscht oder ersetzt wird. Wirksamster Verstärker ist die Modulation einer festen positiven therapeutischen Beziehung (*Beziehungskontingenz*).

> **Operante Methoden:**
> - Konsequenzen, die eine Zunahme eines Verhaltens zur Folge haben, gelten als Verstärker.
> - Folgt einem Verhalten ein positiver/ angenehmer Stimulus, handelt es sich um eine positive Verstärkung (C+).
> - Unter negativer Verstärkung (Ȼ–) versteht man, dass ein dem Verhalten folgender bzw. erwarteter aversiver Stimulus beendet wird bzw. entfällt.
> - Bestrafung bzw. Löschung reduziert die Auftretenswahrscheinlichkeit eines Verhaltens.
> - Bei der direkten Bestrafung – Strafe Typ I (C–) folgt einem Verhalten ein negativer/unangenehmer Stimulus.
> - Falls nach einem Verhalten ein positiver/angenehmer Stimulus entfällt, wird von indirekter Bestrafung/Löschung – Strafe Typ II (Ȼ+) – gesprochen.

Erster Schritt im Kontingenzmanagement ist, dass der Patient über operantes Lernen und Verstärkerprinzipien informiert wird. Zu thematisieren ist auch die Frage, ob dysfunktionales Verhalten „bewusst" eingesetzt wird, um verstärkende Konsequenzen zu bekommen (s. unten: Fallbeispiel Frau A.). Generell gilt, dass Konsequenzen nicht die Absicht eines gezeigten Verhaltens beweisen und häufig unser Verhalten automatisch außerhalb unserer bewussten Wahrnehmung steuern. Als Nächstes werden einsetzbare operante Methoden erklärt.

Verstärkung: Verstärkung heißt, dass zielrelevante angemessene Verhaltensweisen unmittelbar verstärkt werden. Anfangs treten angemessenere Verhaltensweisen selten auf und werden deswegen jedes Mal verstärkt. Mit zunehmender Häufigkeit positiven Verhaltens wird die Verstärkung schrittweise reduziert. Zur Verstärkung können u. a. Validierung, zusätzliche Termine und Lob dienen. Ob Konsequenzen verstärkend, neutral oder bestrafend wirken, hängt häufig vom Einzelfall ab und muss jeweils an diesem überprüft werden. So kann Lob für Patienten mit erhöhten unrealistischen Maßstäben demütigend wirken. Sie können ihre Fortschritte gegenüber anderen als unbedeutend sehen und fühlen sich in ihrer Unzulänglichkeit eher bestätigt. Zum anderen kann Lob für Fortschritte in der Therapie auch das Gefühl von Angst vor baldigem Therapieende auslösen. Derartige Probleme sollten in Verhaltensanalysen analysiert werden. Um Lob lernen zu können, kann ein Lob zunächst mit dem gekoppelt werden, was für einen Patienten verstärkend wirkt (z. B. durch Lächeln oder Nicken Wärme und Nähe zeigen).

Löschung: Löschung bedeutet, dass ein unerwünschtes Verhalten dadurch reduziert wird, dass die es aufrechterhaltenden verstärkenden Konsequenzen ausbleiben. Derartige Konsequenzen sind hauptsächlich Vermeidung von unangenehmen Situationen oder verstärkende zwischenmenschliche Kontakte. Löschung soll keine Bestrafung sein. Neben der sofortigen positiven Verstärkung alternativer angemessener Verhaltensweisen ist im Rahmen des Löschungsprogramms die Beruhigung des Patienten essentiell.

Fallbeispiel Frau A. „Löschung"

Frau A. zeigte nach mehrstündigen Telefonaten mit ihren Eltern wiederholt selbstverletzendes Verhalten, sodass anschließend Pflegekräfte der Station ihre Wunden versorgten und ausführliche Gespräche mit ihr führten (verstärkende zwischenmenschliche Konsequenzen). Damit ging einher, dass Frau A. an ihrem Verhalten nichts änderte und auf die Hilfe anderer angewiesen blieb. Im Verlauf wurde mit Frau A. nach Selbstverletzungen und adäquater Wundversorgung eine Therapiepause (*time out*) von 2 Stunden vereinbart (*Löschung*). Während dieser Zeit hatte sie diesbezüglich eine Verhaltensanalyse (VA) zu schreiben, welche sie anschließend mit ihrer Bezugsgruppe (*mindestens 3 Patienten*) zu besprechen hatte. Anschließend durfte Frau A. wieder am Therapieprogramm teilnehmen. Die VA sollte dann dem Pflegepersonal als Bezugsgruppe durch eine andere Patientin vorgestellt werden. Im nächsten Einzelgespräch hatte Frau A. ihre VA ihrem Einzeltherapeuten vorzustellen, welcher ihr bei der Suche und Umsetzung von Alternativverhaltensweisen half. Dazu gehörten u. a. Stresstoleranz und zwischenmenschliche Fertigkeiten (s. Modul 5.7).

Vorsichtige Bestrafung: Diese erfolgt durch den Einsatz aversiver Konsequenzen. Diese werden nur dann eingesetzt, wenn dysfunktionale Verhaltensmuster nicht auf andere Weise beseitigt werden können und die Therapie erheblich behindern. Beispiele für aversive Konsequenzen sind Kritik, Konfrontation und Zurückziehen von emotionaler Wärme, Therapiepause bzw. -urlaub, Therapieabbruch. Generell ist es empfehlenswert, dass die Indikation und Vorgehensweise für Bestrafung vorher im Rahmen der Supervision oder Intervision besprochen wird. Therapieabbruch ist für Patienten die härteste Strafe. Im Unterschied zum Therapieabbruch wird beim Therapieurlaub bzw. der Therapiepause die Therapie bis zur Erfüllung einer dem Patienten bekannten Bedingung unterbrochen.

Fallbeispiel Frau A. „Therapieurlaub"

Th.: Ich würde gerne die Vorkommnisse des letzten Abends auf der Station mit Ihnen besprechen.
Pat.: Was meinen Sie damit?
Th.: In der Teambesprechung wurde erwähnt, dass Sie erneut alkoholisiert auf die Station zurückkamen.
Pat.: (*Schweigen*)
Th.: In den vergangenen Gesprächen wurde aus den Verhaltensanalysen deutlich, dass Sie unerträgliche Gefühle häufig mit exzessivem Alkoholkonsum ertränken. Können Sie mir den Auslöser des letzten Rückfalls nennen?
Pat.: Ich musste ständig an meine Tochter denken, die ich die vergangenen Wochen nicht

sehen konnte. Ich muss mich dann mit Alkohol betäuben, um nichts Schlimmeres zu tun. Da sonst nichts hilft, kann ich nicht darauf verzichten.
Th.: Ich bin froh, dass Sie es geschafft haben, auf die Station zurückzukehren. Mit Rücksicht auf den Therapievertrag sowie die letzten Gespräche über die Stationsregeln möchte ich wegen des erneuten Alkoholrückfalls einen Therapieurlaub mit Ihnen vereinbaren. (*Benennung des Verhaltens, dass geändert werden muss.*)
Pat.: Was meinen Sie damit? Wollen Sie mich etwa entlassen?
Th.: Ich schätze Sie als Person und möchte betonen, dass es um den Alkoholkonsum geht. Solange Sie mit mir nicht an diesem Thema arbeiten wollen, kann ich mir nicht vorstellen, die Therapie fortzusetzen. Falls Sie sich anders entscheiden, würde ich die Therapie mit Ihnen gern nach sechs Wochen Alkoholabstinenz fortsetzen. (*Bedingung und Zeitspanne für eine Rückkehr zur Therapie*)
Pat.: Sie wollen mich nur loswerden.
Th.: Im Unterschied zu Ihren früheren Beziehungsabbrüchen könnte ich Ihnen während des Therapieurlaubs gern telefonisch zur Beratung zur Verfügung stehen. Im Notfall können Sie sich gerne in unserer Institutsambulanz an Herrn K. wenden.

Grenzen setzen und beachten   Neben institutionellen Regeln hat jeder Therapeut persönliche Grenzen, die in der Therapie berücksichtigt werden. Patientenverhalten, welches die Grenzen des Therapeuten sowie der Klinik überschreitet, stellt einen Sonderfall von therapiegefährdendem Verhalten dar. Im Falle des Auftretens sollte es vom Therapeuten zunächst auf persönliche und nicht strafende Weise angesprochen werden. Dadurch erhält der Patient die Möglichkeit, sein Verhalten zu ändern. Im Falle, dass keine Änderung im Verhalten des Patienten eintritt, werden angemessene Konsequenzen schrittweise angepasst. Die gewichtigste Konsequenz ist der im obigen Abschnitt besprochene Therapieurlaub. In Tabelle 14.6 sind schrittweise angepasste Konsequenzen bei Missachtung von Grenzen aufgeführt (◗ Tab. 14.6).

◻ Tab. 14.6 Konsequenzen bei Missachtung von Grenzen (angelehnt an Arntz 2010)

Verletzung von Grenzen oder Regeln	Konsequenzen
Verspätung oder Verpassen von Therapiesitzungen	– Anstelle einer Verlängerung der Therapiesitzung sollten Sie diese um die Zeit der Verspätung verkürzen. – 10 Minuten Therapiesitzung mit Thematisierung der „Verspätung bzw. des Verpassens der Therapiesitzung". – Therapiepause zur Erstellung einer Verhaltensanalyse. – Keinen Ersatztermin anbieten bis hin zum Aussetzen des nächsten Gesprächstermins. – Therapieende, wenn der Patient beim Skills-Training viermal unentschuldigt gefehlt hat.
Zunahme der Häufigkeit, Zeit und Dauer der Kontakte außerhalb der Therapie	– Begrenzung der Kontakte durch Reduktion der Verfügbarkeit auf eine bestimmte Uhrzeit. – Begrenzung der Dauer und des Inhaltes eines Telefonats beispielsweise auf die Dauer von 10 Minuten und die Vermittlung von Skills.
Aggressives Verhalten gegenüber dem Therapeuten	– Äußerung der Bitte, dass der Patient das entsprechende Verhalten unterlassen soll. – „Ich möchte Sie bitten das Zimmer zu verlassen. Wenn Sie Ihr Verhalten unter Kontrolle haben, dürfen Sie in die Therapiestunde zurückkehren." – Der Therapeut verlässt für einen Moment selber das Zimmer.
Substanzmissbrauch (Alkohol, Drogen)	– Reduktion des Gebrauchs auf ein normales Niveau oder Abstinenz. – Therapiesitzung inhaltlich auf das Thema „Substanzmissbrauch" beschränken bis hin zur zeitlichen Verkürzung. – Therapiepause zur Erstellung einer Verhaltensanalyse. – Bei Intoxikation keine Therapie, Vereinbarung einer Therapiesitzung mit Thema „Substanzmissbrauch". – Bei wiederholtem Substanzmissbrauch Vereinbarung eines Therapieurlaubs bis zur Einwilligung bzgl. des Therapieziels Abstinenz".
Medikamentenmissbrauch	– Siehe u. a. Substanzmissbrauch. – Die Verfügbarkeit von Medikamenten kann durch Verschreibung begrenzter Mengen erfolgen. – Wurden Medikamente wiederholt für Suizidversuche benutzt, werden diese nicht mehr verschrieben.

Das wiederholte Überschreiten eigener persönlicher Grenzen hat zur Folge, dass die Motivation und Bereitschaft, mit einem bestimmten Patienten zusammenzuarbeiten, sinkt und Gefühle der Überforderung und Erschöpfung auftreten können. Dem Festhalten an Grenzen steht jedoch im Sinne der Dialektik manchmal die Notwendigkeit entgegen, Grenzen gegebenenfalls vorübergehend auszudehnen.

Zusammenfassung: Kontingenzmanagement

■ Lerntheoretische Grundlagen der operanten Konditionierung sind die Basis des Kontingenzmanagements.

■ An operanten Methoden sind generell Verstärkung bzw. Löschung gekoppelt mit Verstärkung einer alleinigen Bestrafung oder Löschung immer vorzuziehen.

** Mögliche Probleme und Lösungen

Problem: Es kommt zu einer Zunahme des zu löschenden Verhaltens. Beispiel: Eine Patientin, die zahlreiche dissoziative Anfälle (psychogene nicht-epileptische Anfälle) hatte, wurde über die zugrunde liegenden Verstärkerprinzipien bei Zuwendung des Personals und Mitpatienten aufgeklärt. Anschließend wurde vereinbart, dass bei erneutem dissoziativem Anfall keine weitere Zuwendung als die Notfallmaßnahmen erfolgen würden. Infolge dessen kam es zunächst zu einer kurzfristigen Zunahme von dissoziativen Anfällen.

Lösung: Selbst bei Zunahme des zu löschenden Verhaltens wird das Löschungsprogramm beibehalten, da sonst dysfunktionales Verhalten intermittierend verstärkt und somit löschungsresistenter wird.

14.5.5 Modul 5.5: Veränderungsstrategie „Problemlösen"

Modul 5.5 beinhaltet zwei Therapieeinheiten, die im Folgenden dargestellt sind (◘ Tab. 14.7).

Indikation: Bei dysfunktionalen Problemlösestrategien und dysfunktionalen Verhaltensmustern im Rahmen von wiederkehrenden, belastenden Problemsituationen.

Ziel: Förderung der strukturierten Auseinandersetzung mit einem Problem, Erarbeitung von realistischen Zielen und anzuwendenden Lösungsstrategien. Überprüfung und Bewertung nach Anwendung von neuen Verhaltensweisen.

◘ **Tab. 14.7** Übersicht über die therapeutischen Basisstrategien in Modul 5.5

| Therapieeinheit 5.5.1 | Problemdefinition und Erarbeitung einer Lösungsstrategie |
| Therapieeinheit 5.5.2 | Bewertung der Lösungsstrategie |

Therapieeinheit 5.5.1: Problemdefinition und Erarbeitung einer Lösungsstrategie (25 Min)

Bewältigungsversuche unerträglicher Spannungszustände, Konflikte mit Mitmenschen u. Ä. können sich sowohl in emotionalen Äußerungen wie Wut oder Hoffnungslosigkeit als auch in Form von suizidalem und parasuizidalem Verhalten ausdrücken. Dysfunktionales Verhalten stellt für BPS-Patienten eine fehlgeleitete Problemlösung dar. Im Rahmen detaillierter Verhaltensanalysen (► Abschn. 14.4.2) werden das Problemverhalten sowie auslösende, destabilisierende und aufrechterhaltende Faktoren eruiert. Im **ersten Schritt** wird das vorrangigste Problem zur weiteren Veränderung in Form von konkretem Verhalten definiert (*Problemdefinition*). Der Therapeut sollte darauf achten, dass Probleme nicht zu allgemein formuliert werden und in Teilprobleme zergliedert werden. Als Nächstes wird das zu erreichende *Ziel definiert*. Dieses sollte möglichst positiv, konkret und verhaltensnah formuliert werden, z. B.: anstelle „Ich möchte, dass es mir besser geht." besser: „Ich möchte weniger Aufgaben am Arbeitsplatz übernehmen." Am folgenden Beispiel soll neben der konkreten Definition eines Problems auch verdeutlicht werden, dass eine therapeutische Veränderung nur im Kontext von Akzeptanz des subjektiven Erlebens und Verhaltens des Patienten erfolgen kann. Die beschriebenen Validierungsstrategien unterstützen dies.

Beispiel „Problemlösen"

Pat.: Ich schaff das alles nicht mehr. Ich halte den Druck nicht mehr aus.

Th: In der Verhaltensanalyse zum selbstverletzenden Verhalten konnten wir erkennen, dass einer der Auslöser die Mehrbelastung am Arbeitsplatz ist. Ich glaube, dass dies damit zusammenhängt, dass Sie aktuell sehr viele Aufgaben gleichzeitig bewältigen müssen. (*Validierung V3*)

Pat.: Das stimmt. (*Pause*) Ich bin halt zu blöd und auf mich allein gestellt. Ich habe auch nie eine Arbeitsstelle länger halten können.

Th.: Ich kann mir vorstellen, dass Sie gerade in dieser Situation besonders Angst haben, weitere Aufgaben abzulehnen oder andere um Hilfe zu bitten. (*Validierung V2*)
Pat.: Das fiel mir schon immer schwer.
Th.: Das zu bearbeitende Problemverhalten wäre demnach, dass Sie sich nicht trauen, „nein" zu sagen oder andere um Hilfe zu bitten. (*Veränderung: Problemdefinition*)

Im **zweiten Schritt** „*Entwicklung von Lösungsmöglichkeiten*" werden mittels „Brainstorming" alle Lösungsideen ungeachtet ihrer Umsetzbarkeit bewertungsfrei gesammelt. Der Therapeut kann bei der Generierung von Lösungen unterstützend helfen. **Drittens** werden alle Lösungsmöglichkeiten hinsichtlich ihrer Vor-/Nachteile (s. Arbeitsblatt 14-5.2-1 „Pro-und-Contra-Liste") für die eigene Person und die Umwelt und ihrer kurz-/längerfristigen Konsequenzen überdacht (*Bewertung von Lösungsmöglichkeiten*). Der Patient wählt im **vierten Schritt** die Lösung(-skombination) mit dem besten Gewinn aus (*Entscheidung über die beste Lösungsmöglichkeit*). Im **fünften Schritt** wird die ausgewählte Lösung in Einzelschritte sowie zugehörige Ziele zerlegt, die abgearbeitet und überprüft werden können (*Planung der Umsetzung: „Was wäre der nächste Schritt?"*). Jeweilige Hindernisse in der Umsetzung werden vorwegnehmend berücksichtigt. Anhand des Formblattes zur Problemlösung (s. Arbeitsblatt 14-5.5 „Problemlösen") können die einzelnen Schritte mit dem Patienten erarbeitet und dokumentiert werden.

Zusammenfassung: Problemdefinition und Erarbeitung einer Lösungsstrategie
- Definition des Problems.
- Wertfreie Sammlung von Lösungsmöglichkeiten.
- Vor- und Nachteile einzelner Strategien.
- Auswahl einer Lösungsstrategie.

■ ■ **Mögliche Probleme und Lösungen**
Problem: In einer Krisensituation formuliert der Patient ein dysfunktionales Verhalten als Lösung für ein Problem, z. B. „Ich brauche Ab-

stand und Ruhe. Ich werde mich am besten mit Tabletten betäuben."

Lösung: Der Patient wird in einer akuten emotional aufgeladenen Krise kaum in der Lage sein, die Vor- und Nachteile verschiedener Handlungsweisen abzuwägen. Im Falle negativer Auswirkungen des Handelns des Patienten sollte er diese klar benennen. Der Therapeut kann im Anschluss der Validierung des aktuellen Schmerzes des Patienten die Position vertreten, dass andere Strategien in der Lösung der jeweiligen Probleme längerfristig günstiger sind. Dabei können auch Reaktionsalternativen vom Therapeuten angeboten werden.

Therapieeinheit 5.5.2: Bewertung der Lösungsstrategie (25 Min)

Die vom Patienten dokumentierte Umsetzung einer Lösungsmöglichkeit wird im **letzten Schritt** der Problemlösung ausgewertet. Jeder Umsetzungsversuch wird vom Therapeuten verstärkt. Bei partiellem oder völligem Misserfolg müssen betreffende Stufen des Problemlöseprozesses zurückgehend vertieft werden. Der Problemlöseprozess wird solange durchlaufen, bis der Patient erneut eine Lösungsstrategie ausgewählt hat, die er umsetzen möchte. Zur Generalisierung von Verhaltensänderungen können die im Folgenden aufgeführten Fragen hilfreich sein.

■ ■ **Hilfreiche Fragen zur Generalisierung der Verhaltensänderung**
- „Was nehmen Sie aus der Besprechung heute mit?"
- „Auf welche anderen Situationen könnten Sie Ihre Lösung außerdem anwenden?"

Zusammenfassung: Problemdefinition und Erarbeitung einer Lösungsstrategie
- Überprüfung der Vorgehensweise.
- Auswahl einer alternativen Problemlösestrategie.
- Generalisierung.

▪▪ Mögliche Probleme und Lösungen

Problem: Der Patient konnte das erwünschte Verhalten einsetzen und das Problem erfolgreich lösen. Der Therapeut lobt daraufhin den erfolgreichen Umsetzungsversuch des Patienten. Dennoch ist der Patient unzufrieden.

Lösung: Borderline-Patienten setzen sich häufig unrealistisch hohe Maßstäbe, wie z. B. „Das hätte doch jeder geschafft." oder „Ich hätte selbst das Problem auf die Reihe bekommen müssen.". Dementsprechend kann ein Lob zu einer Verstärkung des schon vorhandenen Unzulänglichkeitsgefühls des Patienten führen. Der Therapeut sollte diese Unfähigkeit des Patienten, Lob anzunehmen, analysieren und im Rahmen kognitiver Umstrukturierung bearbeiten.

14.5.6   Modul 5.6: Veränderungsstrategie „Kognitive Umstrukturierung"

Voraussetzung für die folgenden Therapieeinheiten ist die Kenntnis der Module des Kapitels 7 *Depression*, Modul 5.3 *Denkfallen* und Modul 5.4 *Denkfallen für Fortgeschrittene*. Darauf aufbauend werden in den folgenden Therapieeinheiten die für Borderline-Patienten spezifischen Sachverhalte erläutert.

Modul 5.6 beinhaltet vier Therapieeinheiten, die im Folgenden dargestellt werden (◧ Tab. 14.8).

◧ Tab. 14.8   Übersicht über die therapeutischen Basisstrategien in Modul 5.6

Therapie-einheit 5.6.1	Denkfallen
Therapie-einheit 5.6.2	Grundannahmen identifizieren
Therapie-einheit 5.6.3	Grundannahmen überprüfen
Therapie-einheit 5.6.4	Gegen Grundannahmen handeln

Indikation: Verzerrte, unlogische, negative Annahmen des Patienten, die zu dysfunktionalen Verhaltensmustern führen. Relativierung von dysfunktionalen Selbsteinschätzungen.

Ziel: Identifikation, Überprüfung und Korrektur dysfunktionaler Denkmuster.

Therapieeinheit 5.6.1: Denkfallen (50 Min)

Denken beeinflusst einerseits unsere emotionalen Reaktionen und Verhaltensmuster. Andererseits haben insbesondere in Hochstressphasen emotionale Erregungszustände und dysfunktionale Verhaltensweisen einen starken Einfluss auf die Art unseres Denkens. Der erste Schritt ist, dass der Patient zunächst eigenes Denken achtsam beobachtet. Problematische Denkmuster und -stile können unter Verwendung von Verhaltensanalysen oder mit dem ABC-Schema (s. Kap. 7 *Depression*, Arbeitsblatt 7-4.2 „Das ABC-Schema") erfasst werden. Dafür werden gezielt problematische Situationen analysiert, in denen verzerrte Bewertungen zu problematischem Fühlen und Handeln führen. Situationsbezogene „automatische Gedanken" laufen reflexhaft, stereotyp und unfreiwillig ab. Sie enthalten typische kognitive Verzerrungen bzw. Denkfallen und bedingen ihrerseits unmittelbare Gefühlszustände und Handlungsentwürfe. Typische Denkfallen sind bei Borderline-Störung u. a. Übergeneralisierung, Emotionale Beweisführung, Personalisierung und Schwarz-Weiß-Denken (Dichotomes Denken). Entsprechend des Moduls 5.3 *Denkfallen* des Depressionskapitels (s. Kap. 7.5.3 *Depression*) können Denkfallen identifiziert, geprüft und korrigiert werden.

Zusammenfassung: Denkfallen

▬ Automatische Bewertungen können Denkfallen unterliegen. Diese können voreilige, wenig hilfreiche und verzerrte Bewertungen zur Folge haben.

▬ Patienten können sich ihre Denkfallen bewusst machen, infrage stellen und ggf. korrigieren.

▪▪ Mögliche Probleme und Lösungen

Problem: Bei der Borderline-Störung ist zu beachten, dass jede Relativierung der subjektiven Sicht eine erneute Invalidierung des Patienten darstellen kann, z. B. „Du musst einfach anders denken, damit es dir besser gehen kann."

Lösung: Entsprechend der Dialektik der DBT ist eine Veränderung nur durch die Akzeptanz/ Validierung der gegenwärtigen Sicht des Patienten möglich. Dem Patienten kann vermittelt werden, dass alle Menschen aufgrund ihrer bisherigen Erfahrungen voreingenommen sind und eine verzerrte Wahrnehmung der Dinge haben. Im Rahmen von kognitiv-verhaltenstherapeutischen Veränderungsstrategien soll überprüft werden, welchen Bewertungen vertraut werden kann und wann diese anzuzweifeln sind. Denkfallen können ein Hilfsmittel sein, problematische Denkmuster zu erkennen und anschließend zu überprüfen. Meist können kognitive Veränderungsstrategien erst bei ausreichender Stabilität des Patienten und somit erst im zweiten und dritten Teil der Behandlung angewendet werden.

Therapieeinheit 5.6.2: Grundannahmen identifizieren (2 x 50 Min)

Schemata bzw. Grundannahmen sind in der Biografie erworbene Konzepte bzw. Annahmen über das eigene Selbst, die Umwelt und das Leben. Deren automatische, üblicherweise nicht bewusste Aktivierung durch spezifische Stimuli beeinflusst die weitere Wahrnehmung und Informationsverarbeitung (Denkfallen) von Ereignissen im Hier und Jetzt. Die Folge sind spezifische Erlebensmuster (automatische Gedanken, Emotionen, Körperzustände) und assoziierte Handlungsentwürfe. Dysfunktionale Schemata bzw. Grundannahmen (Lebensfallen) sind mit negativen Konsequenzen wie extrem negativen Gefühlen und dysfunktionalen Gedanken assoziiert. Dysfunktionale Schemata sind das Resultat von in der Kindheit nicht erfüllten Bedürfnissen. An Grundbedürfnissen werden nach Grawe sichere Bindung, Kontrolle, Selbstwerterhöhung und Lust-/ Unlustvermeidung unterschieden. In Tabelle

14.9 sind einige für die Borderline-Störung typischen Schemata und zugehörigen Grundannahmen aufgeführt (◻ Tab. 14.9).

Zu Beginn der Therapieeinheit informiert der Therapeut den Patienten darüber, dass hinter situationsgebundenen Denkfallen allgemeingültige innerste Überzeugungen stehen, die man Schemata bzw. Grundannahmen nennt.

Beispiel „Grundannahmen"

Th.: In den letzten Therapieeinheiten haben wir uns mit Ihren Denkfallen beschäftigt. Daneben gibt es Grundannahmen, die auch dysfunktionale Schemata genannt werden. Sie haben ihre Wurzeln in unserer Kindheit und prägen unser Bild von anderen Menschen, von uns selbst und der Welt. Genau wie Denkfallen können Grundannahmen verzerrte Annahmen sein und trotz des Gefühls der Stimmigkeit ganz oder weitgehend im Hier und Jetzt falsch sein. Gerade in extremen emotionalen Zuständen sind wir anfällig dafür, Situationen fehlerhaft einzuschätzen. Folge ist, dass wir nach alten uns vertrauten Regeln handeln und aktuelle Probleme häufig nicht ausreichend lösen können. Grundannahmen haben die Eigenschaft, dass stützende Informationen sofort und ungeprüft akzeptiert und widersprüchliche Informationen ignoriert oder abgewertet werden. Man tappt sozusagen ganz leicht in alte „Lebensfallen".

Mittels des Informationsblatts „Grundannahmen und Glaubenssätze" (s. Arbeitsblatt 14-5.6-1 „Grundannahmen & Glaubenssätze"), das im Rahmen des Skills-Moduls „Selbstwert" des „Interaktiven Skillstraining für Borderline-Patienten" von Bohus u. Wolf (2013) angewandt wird, wird dem Patienten das Prinzip von Grundannahmen und Glaubenssätzen näher vermittelt. Zur Identifikation der Grundannahmen kann sich der Patient die Sammlung seiner typischen Denkfallen anschauen. Der Therapeut ist dabei behilflich, das den Denkfallen zugrunde liegende gemeinsame Thema zu formulieren. Dabei ist zu beachten, dass es bei der Borderline-Störung häufig zur Aktivie-

◻ **Tab. 14.9**   Schemata und Grundannahmen bei Borderline-Störung

Schema	Grundannahme
Emotionale Vernachlässigung	„Ich muss immer alles selbst tun. Es ist nie jemand da, der mir hilft. Ich bin wertlos und unwichtig."
Verlassenheit/Instabilität	„Ich bin immer alleine. Ich werde alles verlieren, was mir wichtig ist." „Auch wenn ich glücklich bin, wird wieder etwas Schlimmes passieren." „Wenn mir jemand etwas bedeutet, wird dieser mich verlassen."
Misstrauen/Missbrauch	„Andere werden mich verletzen, angreifen, ausnutzen, weil ich es nicht besser verdient habe." „Ich kann niemandem vertrauen."
Unzulänglichkeit/Scham	„Wenn andere mich kennenlernten, würden sie mich bald ablehnen."
Abhängigkeit/Inkompetenz	„Alleine komme ich nicht zurecht." „Ich kann alleine nicht überleben."
Unzureichende Selbstkontrolle/-disziplin	„Ich kann mich nicht kontrollieren oder disziplinieren. Ich halte das nicht aus."
Emotionale Gehemmtheit	„Ich werde bestraft, wenn ich meine Gefühle äußere." „Ich darf nicht wütend oder ärgerlich sein."
Unterordnung/ Unterwerfung	„Ich muss meine Bedürfnisse anderen unterordnen, weil ich sonst verlassen oder verletzt werde. Andere sind klüger als ich und werden immer im Recht sein."
Bestrafung	„Ich verdiene es nicht anders, als bestraft zu werden."

rung von einander widersprechenden Schemata bzw. Grundannahmen kommt, die wiederum einander gegensätzliche und blockierende Gefühle, Gedanken und Handlungstendenzen zur Folge haben. Schemata können das Erleben und Verhalten des Patienten auf dreierlei Weise beeinflussen: 1. durch schemakonformes Verhalten, 2. durch Umgehen eines Schemas durch Vermeidungsverhalten, 3. durch Aktivierung konträrer Schemata. Beschränken Sie sich in der Therapie deshalb auf die 3–4 wichtigsten Schemata und Grundannahmen.

Fallbeispiel Frau K.

Das Schema „Abhängigkeit/Inkompetenz" mit der Grundannahme „Ich kann nicht alleine überleben." führt dazu, dass Frau K. sich alleine hilflos fühlt und die Übernahme von Verantwortung vermeidet und die Entscheidungen an ihren Partner abgibt. Wiederholtes Streitthema sei laut ihres Partners ihre „krankhafte" Eifersucht. So rief Frau K. ihren Freund die letzte Woche mehrmals hintereinander an, als er ohne sie in die Stadt mit Freunden ausgegangen war. Frau K. könne dies keine einzige Minute aushalten und könnte in diesen Situationen ihrem Freund nicht trauen. Neben dem Schema „Abhängigkeit/Inkompetenz" ist als zweites Schema „Verlassenheit/Instabilität" mit der Grundannahme „Wenn mir jemand etwas bedeutet, wird dieser mich verlassen." aktiviert. Dieses ruft panikartige Verlustängste bei Frau K. hervor. Gleichzeitig hat Frau K. jedoch durch die wiederholten traumatisierenden Übergriffe in ihrer Familie die Erfahrung gemacht, dass Nähe in Beziehungen gefährlich ist und sie sich schützen muss. Daraus resultiert das Gefühl Angst und der Handlungsimpuls der Flucht. Das zugrunde liegende Schema „Misstrauen/ Missbrauch" geht mit der Grundannahme „Andere werden mich verletzen, wenn sie mir nahe kommen." einher. Die Folge sind die gegensätzlichen und blockierenden Handlungstendenzen „Nähe versus Flucht".

Eine weitere Möglichkeit der Identifikation von Schemata/Grundannahmen besteht darin, dass neben dem bereits im Depressionskapitel beschriebenen Vorgehen zur Diagnostik und Identifikation von Grundannahmen der Schema-Fragebogen (Schmidt, Joiner et al. 1995) verwendet wird. Des Weiteren können die Grundannahmen über das Arbeitsblatt „Glaubenssätze protokollieren" (Bohus u. Wolf 2013) (s. Arbeitsblatt 14-5.6-2 „Glaubenssätze protokollieren") protokolliert werden. Zu Beginn kann es hilfreich sein typische Grundannahmen für Borderline-Patienten anhand des Arbeitsblatts „Liste der Glaubenssätze" (Bohus u. Wolf 2013) (s. Arbeitsblatt 14-5.6-3 „Liste der Glaubenssätze") mit dem Patienten zu diskutieren.

Beispiele der „Liste der Glaubenssätze" (nach Bohus u. Wolf 2013)
- „Ich kann alleine nicht überleben."
- „Ich bin nicht liebenswert."
- „Ich habe es nicht verdient, anständig behandelt zu werden."
- „Ich bin anders als alle andere."
- „Ich darf nicht wütend oder ärgerlich sein."

Dem Patienten wird anschließend die Aufgabe aufgetragen, dass er seine eigenen Gedankenmuster zunächst in alltäglichen Situationen, später in besonderen Situationen bzw. Bedingungen beobachten und schriftlich protokollieren soll. In die erste Spalte des Arbeitsblatts „Glaubenssätze protokollieren" (Bohus u. Wolf 2013) (s. Arbeitsblatt 14-5.6-2 „Glaubenssätze protokollieren") wird die zu beschreibende Situation eingetragen. In die zweite Spalte wird der automatische Gedanke eingetragen, der unmittelbar mit der Situation verknüpft war. Die dritte Spalte enthält die zu erschließende Grundannahme. In der vierten Spalte wird der zugehörige Verhaltensimpuls eingetragen. Schließlich wird in die fünfte Spalte das tatsächliche Verhalten eingetragen. Häufig kann es zunächst leichter sein, dass der Patient vom dysfunktionalen Verhalten (fünfte Spalte) ausgeht, um anschließend auf die damit verbundenen Gedanken und übergeordneten Grundannahmen schlussfolgern zu können.

Beispiel Frau K. – „Grundannahmen protokollieren"
- Situation: Mein Freund geht heute mit seinen Arbeitskollegen aus.
- Gedanken: Er wird neue Leute kennenlernen und mehr Freude haben als mit mir.
- Grundannahme: „Wenn mir jemand etwas bedeutet, wird dieser mich verlassen."
- Verhaltensimpuls: Ich rufe ihn an und bitte ihn, das Treffen abzusagen.
- Tatsächliches Verhalten: Ich habe ihn mehrmals angerufen und ihn nicht erreicht. Nachdem er spät zurückkam, hatten wir einen heftigen Streit.

Im Verlauf wiederholter Situationsanalysen können so zunächst hypothetisch angenommene Grundannahmen bei wiederholtem Auftreten als zentrale Grundannahmen für den Patienten angesehen werden. Diese werden anschließend auf der „Liste der Glaubenssätze" (Bohus u. Wolf 2013) (s. Arbeitsblatt 14-5.6-3 „Liste der Glaubenssätze") hervorgehoben oder schriftlich ergänzt. Der Therapeut kann in der Identifikation von Grundannahmen sokratisch unterstützend zur Seite stehen.

Zusammenfassung: Lebensfallen
- Lebensfallen können anhand wiederkehrender Themen der Denkfallen oder mittels des Schema-Fragebogens erfasst werden.
- Sie werden als ganzer Satz formuliert und schriftlich festgehalten.
- Für die Prüfung und Korrektur der Lebensfallen können die Techniken aus dem Depressionskapitel (s. Kap. 7.5.4) angewandt werden.

■■ Mögliche Probleme und Lösungen
Problem: Patienten mit Borderline-Störung können mehrere Schemata gleichzeitig aktiviert haben, sodass der Therapeut nur schwer die Übersicht über rasch wechselnde Veränderungen im Fühlen, Denken und Handeln des Patienten bewahren kann.

Lösung: Konzentrieren Sie sich auf die 3–4 wichtigsten zentralen Grundannahmen. Bei raschem Wechsel und gleichzeitiger Aktivierung konträrer Schemata kann dies ein Zeichen für eine Invalidierung sein, sodass Validierungsstrategien (▶ Abschn. 14.5.2 *Basisstrategien 5.2.2*) zur Wahrung der Dialektik „Akzeptanz und Veränderung" dringend zum Einsatz kommen sollten. Kognitive Umstrukturierungsmaßnahmen dürfen keinesfalls in Krisen durchgeführt werden und sollten generell mehr Gewichtung auf Validierung als auf Modifikation legen.

Therapieeinheit 5.6.3: Grundannahmen überprüfen (50 Min)

Zur Überprüfung von Grundannahmen können dieselben Techniken eingesetzt werden, wie sie bereits in den Therapieeinheiten 5.3.2 und 5.4.2 in Kapitel 7 *Depression* beschrieben sind. An Methoden zur Prüfung von Grundannahmen werden dort u. a. „Vergleiche ziehen", „neue Erfahrungen berücksichtigen" und „Verhaltensexperimente" besprochen. Mittels des Arbeitsblatts „Glaubenssätze überprüfen" (Bohus u. Wolf 2013) (s. Arbeitsblatt 14-5.6-4 „Glaubenssätze überprüfen") sollen zentrale Grundannahmen auf ihre Berechtigung überprüft werden. Dafür wird eine zentrale Grundannahme des Patienten ausgewählt. Im nächsten Schritt wird eine alternative passendere und realisierbare Annahme formuliert. Die Förderung von dialektischem Denken bedeutet hierbei nicht, dass der Patient vom Unrecht seiner Annahmen überzeugt wird, sondern dass er die Fähigkeit entwickelt, in Gegensätzen zu denken und einander konträre Standpunkte zu vereinen. Für jede Annahme (alter Glaubenssatz und Alternative) werden unterstützende Fakten gesammelt. Schließlich wird überlegt, wie die jeweiligen Fakten überprüft werden können. Die Überprüfung ist dabei auf funktionales und zielführendes Verhalten im Alltag gerichtet.

Beispiel Frau K. „Grundannahmen überprüfen"

- Alter Glaubenssatz: „Wenn jemand sieht, wie ich wirklich bin, wird er mich verlassen."
- Alternative: „Einige Personen können mich so annehmen wie ich bin."

- 3a: Was spricht für den alten Glaubenssatz? „Viele Freundschaften gehen nach anfänglichem Kennenlernen und anschließenden Meinungsverschiedenheiten auseinander."
- 3b: Was spricht für die Alternative? „Mit einer sehr guten Freundin bin ich in den letzten Jahren durch dick und dünn gegangen."
- Wie können die Fakten überprüft werden? „Ich versuche mich in Gesprächen mit anderen bewusst etwas mehr zu öffnen, anstelle mich ständig zurückzuziehen."

Sammeln Sie mit dem Patienten Situationen, in denen zentrale Grundannahmen typischerweise aktiviert sind. Verhaltensexperimente können vom Patienten als Hausaufgabe eigenständig durchgeführt werden. Anschließend besprechen Sie die daraus gezogenen Schlussfolgerungen, die schriftlich festgehalten werden sollten. Kommt der Patient zu dem Schluss, dass seine bisherige Grundannahme in Hinblick auf sein Verhalten und seine Gefühle weniger hilfreich ist oder weniger im Hier und Jetzt stimmig ist, kann die Therapieeinheit 5.6.4 angeschlossen werden.

Zusammenfassung: Grundannahmen überprüfen

- Einsatz der Techniken des Kapitels 7 *Depression* und in Ergänzung Verwendung des Arbeitsblatts „Glaubenssätze überprüfen" (Bohus u. Wolf 2009) (s. Arbeitsblatt 14-5.6-4 „Glaubenssätze überprüfen").
- Formulierung alternativer Grundannahmen, die realistisch, nützlich und positiv sein sollten.
- In alltäglichen Situationen werden die für die jeweiligen Annahmen sprechenden Fakten überprüft.
- Schriftliche Aufzeichnung wichtiger Erkenntnisse im Sinne von neuen hilfreichen Grundannahmen.

Mögliche Probleme und Lösungen

Problem: Sowohl die Identifikation als auch die Überprüfung von dysfunktionalen Schemata stellt an sich schon eine Relativierung der

◻ Tab. 14.10 Beispiel Frau K. „Gegen Grundannahmen handeln"

Grundannahme	Gegen die Grundannahme handeln
„Ich kann nicht alleine überleben."	– Treffe Entscheidungen selbstständig! – Verbringe jeden Tag eine Stunde ganz alleine! – Gehe alleine ins Kino oder spazieren!
„Andere werden mich verletzen, wenn sie mir nahe kommen."	– Versuche kontrolliert Nähe zu anderen Menschen herzustellen! – Treffe dich mit Freunden! – Tue etwas Gutes für jemanden! – Wenn dich jemand immer schon verletzt hat: Beuge durch das Meiden dieses Kontaktes vor!

subjektiven Stimmigkeit des Erlebens von Borderline-Patienten dar (Invalidierung).

Lösung: Der Therapeut hat zum einen die Aufgabe, funktionale kognitive Denkmuster zu identifizieren und zu validieren (s. Therapieeinheit 5.2.2). Andererseits zielt die Anwendung von kognitiven Strategien auf die Identifikation und Modifikation von dysfunktionalen Schemata und damit verbundenen aktivierten Erlebniszuständen.

Therapieeinheit 5.6.4: Gegen Grundannahmen handeln (50 Min)

Anstatt den Anspruch an eine absolute Wahrheit zu haben, werden die Grundannahmen des Patienten als einmal sinnvoll validiert (s. oben: *Validierungsstrategien V4, V5*). Anhand der folgenden Metapher soll mit dem Patienten diskutiert werden, dass zu starre und unflexible Grundannahmen unter den Bedingungen des Hier und Jetzt wie Lebensfallen wirken können. Deswegen ist es wichtig, diese zu erweitern und an aktuell veränderte Bedingungen anzupassen.

Beispiel: Metapher „Anpassung von Grundannahmen"

Th.: „Stellen Sie sich vor, ein Kind wird in Schwarzafrika geboren und Zeit seiner Kindheit vor weißen Sklavenhändlern gewarnt. Auch wird es zweimal Zeuge, wie mehrere Altersgenossen von einbrechenden bewaffneten Weißen verschleppt werden und nie wiederkommen. Es lernt also: ‚Alle Weißen sind gefährlich. Wann immer sie auftauchen: Versuche dich zu verstecken.' Einige Jahre später hat dieses Kind die Gelegenheit, an einer europäischen Universität zu studieren. Es kommt also nach Paris. Leider wimmelt es hier nur so von Weißen. Getreu seiner Grundeinstellungen versteckt es sich die ersten Tage im Keller des Studentenheimes. Doch dann wird es gut daran tun, seine Einstellungen zu ändern." (Bohus u. Wolf 2013)

Im nächsten Schritt wird erneut eine der zentralen Grundannahmen des Patienten gewählt, um anhand des Arbeitsblatts „Gegen Glaubenssätze handeln" (Bohus u. Wolf 2013) (s. Arbeitsblatt 14-5.6-5 „Gegen Glaubenssätze handeln") zu den dysfunktionalen Grundannahmen konträre alternative Verhaltensweisen auszuwählen. Diese sollten dabei sowohl die eigene Aktivität des Patienten im Vordergrund haben als auch jederzeit für den Patienten kontrollierbar bzw. beherrschbar sein (◻ Tab. 14.10).

Nach jedem Versuch wird das neue Verhalten entsprechend seiner Vertrautheit bewertet. Der Therapeut kann auf positive emotionale Reaktionen auf neues Handeln hinweisen, um den Zusammenhang zwischen Denken und Fühlen hervorzuheben. Zur Festigung kann der Patient erneut das Arbeitsblatt „Glaubenssätze protokollieren" (Bohus u. Wolf 2013) (s. Arbeitsblatt 14-5.6-2 „Glaubenssätze protokollieren") in alltäglichen Situationen ausfüllen und ggf. neue Glaubenssätze formulieren. An dieser Stelle kann das Modul 5.7 *Selbstwertaufbau* von Kapitel 7 *Depression* angeschlossen werden. Es sei betont, dass die kognitive Umstrukturierung ein langsamer Prozess ist, der mehrmalige

☐ Tab. 14.11	Übersicht über die therapeutischen Basisstrategien in Modul 5.7
Therapieeinheit 5.7.1	Einführung Skillstraining
Therapieeinheit 5.7.2	Spannungskurve und Zugangskanäle
Therapieeinheit 5.7.3	Einführung Stresstoleranzskills
Therapieeinheit 5.7.4	Stresstoleranz – Sich ablenken
Therapieeinheit 5.7.5	Stresstoleranz – Sich selbst beruhigen mit Hilfe der 5 Sinne
Therapieeinheit 5.7.6	Stresstoleranz – Den Augenblick verändern
Therapieeinheit 5.7.7	Stresstoleranz – Pro & Contra
Therapieeinheit 5.7.8	Stresstoleranz – Notfallkoffer und Telefonberatung

Wiederholungen der beschriebenen Therapieeinheiten umfassen kann.

Zusammenfassung:
Grundannahmen korrigieren

- Die Korrektur von Grundannahmen ist ein langsamer Prozess.
- Grundannahmen werden durch gegensätzliches funktionales Handeln korrigiert.
- Das protokollieren von Glaubenssätzen veranschaulicht verändertes Fühlen und Handeln.
- Optional kann Modul 5.7 aus dem Kap. 7 *Depression* angeschlossen werden.

■■ Mögliche Probleme und Lösungen
Problem: Die Korrektur von Grundannahmen kann zur Aktivierung von konträren Schemata und zu einer Verschlechterung der Stimmung führen. Oft scheuen sich die Patienten, ihre Grundannahmen in der Praxis zu überprüfen oder zu korrigieren.

Lösung: In vielen Fällen muss der Therapeut am Anfang dem Patienten wie ein Trainer Mut machen, anfeuern und für jeden noch so kleinen Fortschritt verstärken *(Cheerleading)*. Bei Verhaltensdefiziten muss funktionales Verhalten in Rollenspielen aufgebaut und ausgeformt werden *(Shaping)*.

14.5.7   Modul 5.7: Veränderungsstrategie „Aufbau von Alternativfertigkeiten (Skills)"

Modul 5.7 beinhaltet acht Therapieeinheiten, die im Folgenden dargestellt sind (☐ Tab. 14.11).

Indikation: Defizite in der Stressregulation, im Umgang mit Gefühlen, in Beziehung zu anderen Menschen und Selbstwert.

Ziel: Durch die Anwendung von Skills sollen dysfunktionale Verhaltens-, Denk- und Gefühlsmuster verändert werden, um Fortschritte in der Bewältigung von Krisen, Gefühlsregulation, zwischenmenschlichen Beziehungen und Selbstbild zu erzielen.

Voraussetzung: Die Erläuterungen zum Fertigkeitstraining (Skillstraining) orientieren sich an dem in Form einer CD verfügbaren „Interaktives Skillstraining für Borderline-Patienten" (Bohus u. Wolf 2013). Dieses kann sowohl zur Vorbereitung auf eine Skills-Gruppe, vor einem stationären Aufenthalt und zur Rekapitulation bereits vermittelter Inhalte verwendet werden. Patienten können sich dadurch das theoretische Wissen über Skills aneignen und dieses in Übungen beginnend praktizieren. Auch der Therapeut sollte die Skills-CD sowie das zugehörige Manual durcharbeiten, um entsprechende Kenntnisse und Erfahrungen erwerben zu können. Skills sollten in der Einzeltherapie wiederholt integriert und an Beispielen konkretisiert werden, wodurch das Verständnis, die Begrifflichkeiten und die Motivation zur weiteren Verwendung gesteigert werden.

In den nachfolgenden Therapieeinheiten wird ein einführender Überblick in die Vermittlung von Stresstoleranzskills gegeben. Für eine Vertiefung hinsichtlich der einzelnen Komponenten des Fertigkeitstrainings sei an dieser Stelle auf das Skillstraining nach Linehan (2006b, 2016), Bohus u. Wolf (2013) und Sendera u. Sendera (2016) verwiesen.

Therapieeinheit 5.7.1:
Einführung Skillstraining (25 Min)

Einführend soll ein Überblick über die Struktur und Begrifflichkeiten des Fertigkeitstrainings (Skillstraining) gegeben werden. *Skills* sind sämtliche Verhaltensmuster, die in der Bewältigung schwieriger Situationen kurzfristig wirksam sowie langfristig nicht schädlich und wirksam sind. Im Gegensatz dazu sind *dysfunktionale Verhaltensmuster* zwar kurzfristig effektiv, jedoch längerfristig mit erheblichen Nachteilen und seelischen Belastungen verbunden.

> **Skills**
> Durch die Anwendung von Skills sollen dysfunktionale Verhaltens-, Denk- und Gefühlsmuster verändert werden, um Fortschritte in der Bewältigung von Krisen, Gefühlsregulation, zwischenmenschlichen Beziehungen und Selbstbild zu erzielen. Skills zielen dabei als alternative Reaktionsweisen auf eine Maximierung von positiven und Minimierung von negativen kurz- und langfristigen Konsequenzen.

Hervorzuheben ist, dass Skills von allen Menschen mehr oder weniger bewusst angewendet werden. Der Unterschied zu Gesunden ist, dass Borderline-Patienten oft über kein ausreichendes Repertoire an Skills verfügen oder diese gerade in schwierigen Situationen nicht anwenden können. Zur Einführung empfiehlt es sich, diesen Sachverhalt an einem eigenen Beispiel zu verdeutlichen.

Beispiel für alltägliche Skills-Anwendung

Th.: Sie haben die letzte öffentliche Fahrgelegenheit nach Hause verpasst. Es regnet in Strömen und Sie haben trotz gestriger Wetterprognose für Regenwetter keinen Schirm mitgenommen. Denken Sie nun darüber nach, welche Faktoren zu Ihrer misslichen Situation beigetragen haben (z. B. eigenes Verschulden, keinen Schirm mitgenommen zu haben, erneu-

ter Beweis für eigene Unzulänglichkeit)? Es ist möglich, dass Sie vor Wut anfangen zu fluchen oder sich zunehmend abwerten. Oder überlegen Sie, was Sie benötigen, um aus dem Regen zu kommen, wie Sie Hilfe organisieren können? Sie telefonieren mit Ihrem Freund und bitten diesen um Hilfe. Sie warten in der Zwischenzeit in einem Restaurant, trinken einen warmen Tee und nehmen eine kleine Mahlzeit zu sich. Bei fehlender Unterstellmöglichkeit ist es auch möglich anzuerkennen, dass die Situation (im Regen stehen) sich nicht verändern lässt und so, wie sie ist, anzunehmen ist.

Im nächsten Schritt ist ein Überblick über die Elemente des Fertigkeitstrainings und deren Bedeutung zu vermitteln. Das Fertigkeitstraining gliedert sich in die fünf Skills-Gruppen: Stresstoleranz, Umgang mit Gefühlen, zwischenmenschliche Fertigkeiten, Achtsamkeit, Selbstwertsteigerung. Basierend auf der fernöstlichen Meditationsmethode des Zen zielt *Innere Achtsamkeit* darauf ab, nicht übereinstimmende Anteile von Gefühlen und Gedanken im gegenwärtigen Augenblick zu balancieren, was zu „intuitivem Wissen" als neuem Weg der Erkenntnis, Stimmigkeit und Identität führt. Grundprinzip ist die nicht-wertende, konzentrierte und wirkungsvolle Beobachtung oder Beschreibung gegenwärtiger äußerer und innerer Prozesse oder eine entsprechende Teilnahme an Aktivitäten. *Stresstoleranzskills* verbessern die Fähigkeit, Hochstressphasen sowie damit verbundene aversive Gefühls- und Spannungszustände zu bewältigen oder bei deren fehlender Veränderbarkeit zu ertragen. Das Ziel ist dabei, nicht auf dysfunktionale Verhaltensmuster angewiesen zu sein. *Emotionsregulationsfertigkeiten* sind wichtig, um eigene schmerzhafte Gefühle zu identifizieren, zu verstehen und willentlich zu regulieren. Dadurch soll die emotionale Verwundbarkeit reduziert werden und aus Gefühlen resultierende Handlungsimpulse besser gesteuert werden. *Zwischenmenschliche Fertigkeiten* dienen dem verbesserten Umgang mit interpersonellen Konflikten unter emotionaler Belastung. Dabei kann die Priorität je nach Situation in unterschiedlichem Maße auf das Erreichen und Umsetzen eigener Ziele, die Beziehungsgestaltung oder die Wahrung der eigenen Selbstachtung gerichtet sein. Wesentliche Aspekte zwischenmenschlicher Skills werden zunächst theoretisch vermittelt und anschließend im Rollenspiel geübt. *Skills zum Selbstwert* sind spezifische Fertigkeiten zum Aufbau des Selbstwerts. Dabei sollen erstens auf die eigene Person gerichtete dysfunktionale Grundannahmen besser wahrgenommen, relativiert und verändert werden. Zweitens gehören dazu Handlungsweisen, die einen besseren Umgang mit sich selbst widerspiegeln.

Die Vermittlung von Skills ist sowohl im Einzel- als auch im Gruppentraining möglich. Die Inhalte unterscheiden sich nicht. Das Skillstraining wird ambulant häufig in Gruppen über 6–12 Monate durchgeführt. Im stationären Kontext (12 Wochen) können spezifische Skills jeweils vom Einzeltherapeuten ausgewählt, vermittelt oder in der Gruppe vom Fertigkeitstrainer vermittelt werden. Im Falle des Fehlens einer Skillsgruppe kann der Einzeltherapeut in inhaltlich oder räumlich getrennten Sitzungen die Aufgabe des Fertigkeitstrainings übernehmen.

Zusammenfassung:
Einführung in das Skillstraining
- Begriffsdefinition „Skills" und Abgrenzung zu dysfunktionalen Verhaltensmustern.
- Botschaft: Alle Menschen nutzen Skills.
- Überblick über die Elemente/Module des Fertigkeitstrainings und deren Bedeutung.

■■ Mögliche Probleme und Lösungen
Problem: In der Besprechung der Diary Card wurde vom Patient berichtet, dass er Skills in einer Krisensituation angewendet hatte, diese jedoch nicht halfen.

Lösung: Entscheidend für den Erfolg und die Integration von Skills ins alltägliche Leben ist deren wiederholtes Üben. In Analogie zur Feuerwehr, die nicht erst im Brandfall zu üben beginnt, sind Skills zunächst vor ihrem Einsatz in schwierigen Situationen zuerst in neutralen

Situationen zu praktizieren. Das Anwenden und Üben kann während der Sitzung, in Rollenspielen oder mit Unterstützung der Pflege als Hausaufgabe erfolgen.

Therapieeinheit 5.7.2: Spannungskurve und Zugangskanäle (25 Min)
Der Begriff der „inneren Anspannung" umfasst den aktuellen allgemeinen Erregungszustand einer Person. Anhand der Spannungskurve (s. Arbeitsblatt 14-5.7-1 „Spannungskurve") wird dem Patienten vermittelt, dass verschiedene Spannungszustände unterschieden werden. Zur raschen gemeinsamen Verständigung über den Zustand einer Person kann der Grad der Anspannung auf einer Skala von 0 bis 100 % beurteilt werden.

> **Skala zur Einschätzung von Anspannungszuständen**
> - 0 % = „keine Anspannung" bis 30 % = „leichte/niedrige Anspannung",
> - 30–70 % = „mittlerer Anspannungsbereich",
> - > 70 % = „Hochspannungsbereich". Das Denken ist auf eine schnellstmögliche Beendigung der Anspannung eingeengt. Die Kontrolle über Gefühle, Gedanken und Verhalten geht zunehmend verloren.
> - 100 % = „Zustand extremer Anspannung". In diesem Zustand gibt es keinen Handlungsspielraum mehr.

Der allgemeine Erregungszustand bzw. Anspannungszustand einer Person beeinflusst deren Denken, Fühlen, Körperreaktion und Verhalten. Diese vier Komponenten werden im nächsten Schritt in ihrer Qualität und Ausprägung hinsichtlich der drei Spannungsdimensionen schriftlich festgehalten.

Fallbeispiel zum Hochstressbereich
Kognition: „Ich bin ein Versager und kann nicht einmal die einfachsten Dinge auf die Reihe bringen. Die Gedanken rasen und drehen sich nur noch darum. Es hat sowieso keinen Sinn

mehr. Ich halte diesen Zustand nicht aus und Suizidgedanken und Schneidedruck werden immer stärker. Ich habe häufig den Eindruck, dass alle gegen mich sind."

Gefühle: „In mir ist ein absolutes Gefühlschaos. Ich verspüre nur noch massiven Druck und habe das Gefühl, gleich zu explodieren."

Körperreaktion: „Meine Fäuste sind geballt, die Fingernägel graben sich schon in die Handinnenflächen ein. Der Schmerzen ist kaum spürbar und ich bin wie erstarrt."

Verhalten: „Ich ziehe mich in mein Zimmer zurück. Da die Verletzungen mit der bloßen Hand nicht ausreichen, nehme ich ein Messer und schneide mich."

Letztendlich werden die Skillstechniken den verschiedenen Spannungsdimensionen zugeordnet.

> **Zuordnung der Skillstechniken zu den Spannungsdimensionen:**
> - 70–100 % = Stresstoleranz,
> - 30–70 % = Zwischenmenschliche Fertigkeiten, Umgang mit Gefühlen,
> - 0–30 % = Achtsamkeit.

Während Anspannung Denken, Fühlen, Körperreaktion und Handeln einer Person beeinflusst, lässt sich diese umgekehrt auch durch diese vier Komponenten als sogenannte Zugangskanäle von Skills beeinflussen. Dementsprechend werden handlungsbezogene, gedankenbezogene, sinnesbezogene und körperbezogene Skills unterschieden. Im Hochstressbereich sind häufig nicht alle diese Kanäle gleich gut verfügbar. Zu Beginn der Behandlung können mit dem Patienten bisher eingesetzte Fertigkeiten (Skills) gesammelt und nach ihrer Wirksamkeit den jeweiligen Spannungsdimensionen und Zugangskanälen zugeordnet werden. Es ist ratsam, besonders zu Beginn der Behandlung den Patienten zwischen den Sitzungen für zwei Tage ein Spannungsprotokoll (s. Arbeitsblatt 14-5.7-2 „Spannungsprotokoll") führen zu lassen. Dadurch soll der Patient das Ausmaß seiner inneren Anspannung differen-

zieren und beobachten lernen. Werden vom Patienten im Spannungsprotokoll die Bereiche Hochspannung (>70 %), Frühwarnzeichen bzw. mittlere Anspannung (ca. 50 %) protokolliert, sollten diese jeweils mindestens einmal bzgl. der damit verbundenen Komponenten des Erlebens und Handelns (Denken, Fühlen, Körperreaktion und Verhalten/Handlungsimpuls) exemplarisch schriftlich ausformuliert werden. Bei Problemverhalten an den beiden Tagen kann das Spannungsprotokoll in die Verhaltensanalyse einbezogen werden.

Zusammenfassung:
Spannungskurve und Zugangskanäle
- Innere Anspannung ist der aktuelle allgemeine Erregungszustand einer Person, der durch handlungs-, gedanken-, körper- und sinnesbezogene Skills beeinflusst werden kann.
- Die Skills-Module werden den drei Spannungsdimensionen zugeordnet – Achtsamkeit zu niedriger Anspannung (0–30 %), zwischenmenschliche Fertigkeiten und Umgang mit Gefühlen zu mittlerer Anspannung (30–70 %) und Stresstoleranzskills zu Hochspannung (70–100 %).

■ ■ Mögliche Probleme und Lösungen
Problem: Den Patienten bereitet es zum Teil Schwierigkeiten, ihr Anspannungsniveau realistisch einzuschätzen. Beispielsweise berichten Patienten, dass ihr Anspannungsniveau entweder ständig gleichbleibend hoch sei oder plötzlich ohne jegliche Ursache aus heiterem Himmel verändern würde.

Lösung: Der Therapeut bittet den Patienten für zwei Tage das Spannungsprotokoll (s. Arbeitsblatt 14-5.7-2 „Spannungsprotokoll") stündlich auszufüllen. Anhand des eingetragenen Verlaufs der Anspannung können damit zusammenhängende Ereignisse in ihrer ursächlichen Rolle besprochen werden.

Therapieeinheit 5.7.3: Einführung Stresstoleranzskills (15 Min)

Einführend werden im Modul Stresstoleranz zwei Gruppen von Stresstoleranzskills unterschieden. *Skills zur Krisenbewältigung* zielen auf die rasche Beendigung, Abmilderung und das Aushalten von Krisen und damit verbundenen Spannungszuständen. Dadurch sollen dysfunktionale Verhaltensmuster verhindert werden. An dieser Stelle sollte der Patient daran erinnert werden, dass die im Modul *Stresstoleranz* vermittelten Skills in Hochstressphasen und somit bei Spannungszuständen über 70 % eingesetzt werden. Skills sollen im Gegensatz zu dysfunktionalen Verhaltensweisen kurzfristig wirksam und längerfristig sowohl wirksam als auch nicht schädlich sein. *Skills zum Annehmen von Realität und Verantwortung* sind entscheidend, um eine nicht änderbare Situation mit assoziierten unangenehmen Gefühlen im Hier und Jetzt wahrzunehmen, anzunehmen und Verantwortung für Veränderung zu übernehmen. Sie sind entscheidend für eine längerfristige und situationsübergreifende Stabilität. Skills im Modul *Stresstoleranz* können einer der beiden Gruppen von Stresstoleranzskills zugeordnet werden. Dem Patienten werden in den nachfolgenden Therapieeinheiten die in Tabelle 14.12 aufgeführten Skills zur Krisenbewältigung zur Erstellung eines sogenannten Notfallkoffers vermittelt (◘ Tab. 14.12).

Nach dieser Einleitung werden als Erstes persönliche Erfahrungen des Patienten in der Abwendung von akuten Belastungssituationen gesammelt. Anschließend werden bisherige erfolgreiche und noch unbekannte Skills in den folgenden Therapieeinheiten der Skills-Module „Stresstoleranz" und „Umgang mit Gefühlen" vertieft. Danach wählt der Patient die vier effektivsten Skills aus, die er jederzeit im Sinne eines „Notfallkoffers" parat haben soll.

Zusammenfassung:
Einführung Stresstoleranzskills
- Unterscheidung zwischen Skills zur Krisenbewältigung und zum Annehmen von Realität und Verantwortung.

Therapieeinheit 5.7.4: Stresstoleranz – Sich ablenken (25 Min)

Basis dieser Strategien ist, dass der Patient den auf die eigene Befindlichkeit und Krisensituation gerichteten Fokus auf andere Aspekte abwendet. Erst durch die damit verbundene Abschwächung oder Auflösung aktivierter Schemata kann der Patient eine für die Krisenbewältigung erforderliche Perspektive bzw. Bewertung einnehmen. Wodurch kann man sich eigentlich ablenken? Anhand der Beispiele, die der Patient nennt, werden die einzelnen Ablenkungsmethoden besprochen und am Flipchart schriftlich in der im Arbeitsblatt „Sich ablenken" (s. Arbeitsblatt 14-5.7-3 „Sich ablenken") aufgeführten Reihenfolge gesammelt. Zu dem Skill „sich ablenken" werden Aktivitäten, Hirn-Flick-Flacks, Vergleichen, Unterstützen anderer, Beiseiteschieben, Gefühle ersetzen und Körperempfindungen gezählt. Anhand der „Skillssammlung" des „Interaktiven Skillstraining für Borderline-Patienten" (Bohus u. Wolf 2013) kann der Patient weitere konkrete Beispiele zum Skill „sich ablenken" hinsichtlich ihres Einsatzes und ihrer Wirksamkeit beurteilen.

Zusammenfassung: Sich ablenken
- Skills zur Krisenbewältigung.
- „Sich ablenken" bewirkt eine Distanzierung gegenüber Stimuli, durch die Stress- oder Krisensituationen ausgelöst werden.
- Sieben verschiedene Ablenkungsstrategien werden unterschieden (▶ s. Tab. 14.12).

■ ■ Mögliche Probleme und Lösungen
Siehe Therapieeinheit 5.7.1

◘ **Tab. 14.12**   Skills zur Stresstoleranz

Skills zur Krisenbewältigung	Skills zum Annehmen von Realität und Verantwortung
– Sich ablenken, – sich beruhigen mit Hilfe der 5 Sinne, – den Augenblick verändern, – Pro und Contra abwägen.	– Entscheidung für einen neuen Weg, – innere Bereitschaft, – radikale Akzeptanz.

Therapieeinheit 5.7.5: Stresstoleranz – Sich selbst beruhigen mit Hilfe der 5 Sinne (25 Min)

Grundlage dieser Skills ist, dass man sich durch Fokussierung der gesamten Aufmerksamkeit auf eine der fünf Sinnesmodalitäten beruhigen kann. Voraussetzung in der Anwendung dieser Skills ist das regelmäßige Üben von Achtsamkeit, bevor sie in Stress- oder Krisensituationen wirkungsvoll eingesetzt werden können. Der Therapeut vermittelt dem Patienten anhand von Beispielen, die den fünf Sinnesmodalitäten Sehen, Hören, Riechen, Schmecken und Spüren zugeordnet sind, worauf er sich achtsam und bewusst konzentrieren soll. Diesbezüglich können nachfolgend aufgeführte Beispiele als Arbeitsblatt (s. Arbeitsblatt 14-5.7-4 „Sich selbst beruhigen mit Hilfe der 5 Sinne") ausgehändigt werden.

Beispiele – Sich selbst beruhigen mit Hilfe der 5 Sinne

- **Sehen:** Betrachten Sie die Natur, die am Himmel ziehenden Wolken, die Sterne bei Nacht, angenehme Fotografien von schönen Erlebnissen,
eine brennende Kerze, eine Lavalampe, ein Aquarium, Exponate in einem Museum oder Tiere im Zoo.
- **Hören:** Hören Sie schöne und beruhigende Musik, Laute in der Natur (Vogelgezwitscher, Rauschen der Wellen, Regentropfen), Audioaufnahme einer Einzeltherapiesitzung oder Geräusche in der Wohnung an. Singen oder Summen Sie Ihr Lieblingslied. Lernen Sie ein Musikinstrument oder spielen sie eines.
- **Riechen:** Riechen Sie Ihr Lieblingsparfüm, Creme, Seife oder Duftkerze. Nehmen sie Gerüche beim Kochen oder Backen wahr. Riechen Sie an Früchten und Rosinen.
- **Schmecken:** Schmecken Sie etwas Leckeres wie beispielsweise frische, kräftige Kräuter, Bonbons, Schokolade oder Eissorten.
- **Spüren:** Streicheln Sie ein Tier (Katze, Hund, Pferd). Fassen Sie Samt oder Seide an. Klopfen Sie sich ab oder laufen Sie bar-

fuß. Nehmen Sie ein Bad oder lassen Sie sich massieren.

Zusammenfassung

- Es handelt sich um Skills zur Krisenbewältigung, die einige Übung in Achtsamkeit erfordern.
- Sich beruhigen mit Hilfe der 5 Sinne bedeutet, etwas achtsam und bewusst zu sehen, hören, riechen, schmecken oder spüren.

▪▪ Mögliche Probleme und Lösungen

Problem: Patienten können durch dysfunktionale Grundannahmen Schwierigkeiten beim „Sich selbst beruhigen" aufweisen. Beispielsweise könnte der Gedanke bei einer Patientin auftreten „Ich darf für mich nichts Gutes tun. Ich habe das nicht verdient." Entsprechend gekoppelte Gefühle können Schuld oder Scham sein. Andere Patienten erwarten möglicherweise, dass andere Personen sie trösten oder sich um sie kümmern. Bei Unterlassung kann Ärger auf andere auftreten.

Lösung: Trotz möglicherweise auftretender Widerstände sollten Patienten diese Übungen wiederholt praktizieren. Der Therapeut hilft dem Patienten bei der Lösung explorierter Schwierigkeiten.

Therapieeinheit 5.7.6: Stresstoleranz – Den Augenblick verändern (25 Min)

Eine weitere Gruppe von Skills zielt auf die Veränderung des aktuellen negativen Augenblicks sowie der damit verbundenen Emotionen und ersten Handlungsimpulse ab, indem diese durch positive Ereignisse im Sinne des „entgegengesetzten Handelns" ersetzt werden. Dazu gehören kognitive Strategien wie Veränderung der Beurteilung einer Situation (Fantasie, Sinngebung) oder der Selbsteinschätzung (Ermutigung). Des Weiteren können dem Ereignis entgegengesetzte körperliche Reaktionen durch Entspannungstechniken hergestellt werden (Linehan 2006b). Bevor diese Skills in Hochstressphasen Einsatz finden, sollten sie vom Patient mehrfach geübt werden. Zur weiteren Erläuterung kann das Arbeitsblatt „Den Augenblick verändern" (s. Arbeitsblatt 14-5.7-5 „Den Augenblick verändern") verwendet werden.

▪▪ Mögliche Probleme und Lösungen
Siehe Therapieeinheit 5.7.1

Therapieeinheit 5.7.7: Stresstoleranz – Pro und Contra (25 Min)

Wesentlicher Gesichtspunkt dieses Skills ist die Verdeutlichung und Abwägung kurzfristiger sowie längerfristiger Konsequenzen von dysfunktionalem und funktionalem Verhalten. Pro-und-Contra-Listen sind Vier-Felder-Tafeln. Zusammen mit dem Patienten kann das Arbeitsblatt „Pro-und-Contra-Liste" (s. Arbeitsblatt 14-5.2-1 „Pro-und-Contra-Liste") sowohl für ein Problemverhalten als auch für die Skillsanwendung besprochen werden. In der Pro-und-Contra-Liste werden anschließend die Nachteile für Problemverhalten und die Vorteile für die Skillsanwendung schriftlich hervorgehoben und dem für Hochstressphasen eingesetzten „Notfallkoffer" (s. Therapieeinheit 5.7.8) hinzugefügt. In Hochstressphasen soll sich der Patient dadurch besonders auf die langfristigen positiven Konsequenzen der Skillsanwendung und auf die langfristigen Nachteile des Problemverhaltens konzentrieren.

Zusammenfassung:
An das Pro und Contra denken
- Es handelt sich um einen Skill zur Krisenbewältigung.
- In der Klärung des Für und Wider für bestimmte Verhaltensweisen ist der Fokus auf die längerfristigen Konsequenzen und Ziele zu legen.
- Vier-Felder-Schema.

▪▪ Mögliche Probleme und Lösungen
Problem und Lösung: An dieser Stelle sei angemerkt, dass Pro-und-Contra-Listen nicht in Hochstressphasen ausgefüllt werden sollen. Diese sind vorher anzufertigen und können in Krisensituationen als Erinnerungsstütze für eine bereits getroffene Entscheidung für einen „neuen Weg" ohne dysfunktionales Verhalten dienen.

Therapieeinheit 5.7.8: Notfallkoffer und Telefonberatung (25 Min)

Zu Beginn der Behandlung hat es sich bewährt, dass der Patient sich eine Art „Notfallkoffer" mit den individuell am wirksamsten und zuverlässigsten Stresstoleranzskills sowie Notfalltelefonnummern und Adressdaten zulegt. Dies kann eine kleine Tasche oder ein Teil des Rucksacks sein, welcher die für die Skills benötigten Utensilien enthält. Der Notfallkoffer sollte nicht mehr als vier Skills enthalten, die in regelmäßigen Abständen hinsichtlich ihrer Wirksamkeit und Zuverlässigkeit überprüft und ggf. durch andere Skills ersetzt werden. In der Regel handelt es sich um Skills aus dem Bereich der Krisenbewältigung wie „Sich ablenken", „Den Augenblick verändern" oder „Pro-und-Contra". Neben der telefonischen Erreichbarkeit von Freunden und Verwandten sind die telefonische Erreichbarkeit des Therapeuten oder Skills-Trainers hinsichtlich deren persönlichen Grenzen und Belastbarkeit genau vorzusprechen. Dies umfasst u. a. das Wann, das Wie und wie lange der Therapeut erreichbar sein wird. Telefonische Kontakte können neben der Lösung akuter suizidaler Krisen mittels Skills-Coaching auch der Klärung der therapeutischen Beziehung dienen. Im Rahmen der stationären Behandlung können diese auch durch die Bezugspflege oder andere Teammitglieder übernommen werden. Zusätzlich werden für akute Krisen relevante Anlaufstellen zur weiteren Behandlung (Adresse, Telefonnummer) notiert. Als Hilfsmittel kann der Therapeut dem Patienten das Arbeitsblatt „Notfallkoffer" (s. Arbeitsblatt 14-5.7-6 „Notfallkoffer") zur Verfügung stellen.

Schritte und Fragen für die Telefonberatung in einer akuten Krise
- Wo sind Sie gerade? Wie sind Sie erreichbar?
- Was ist passiert? Wie hoch ist Ihre aktuelle Anspannung? Was würden Sie am liebsten jetzt tun?
- Problemlösung: Könnten Sie das Problem auf eine andere Weise lösen?

Entfernen von Risikofaktoren wie beispielsweise Tabletten, Alkohol oder
Rasierklingen. Diese können z. B. dem
Partner, der Freundin ausgehändigt
werden oder entsorgt werden. Anschließend werden Skills besprochen,
die bis zum nächsten Kontakt angewendet werden.
- Commitment: Zur Überprüfung des
Commitment wird der Patient gefragt,
ob er die getroffenen Absprachen einhalten und sich nach zwei Stunden
wieder melden kann.
- Antizipieren des Fortbestehens einer
Krise: Es könnte sein, dass es Ihnen
weiter schlecht geht und der Schneidedruck steigt. In diesem Falle wenden
Sie sich unmittelbar erneut an mich.

Zusammenfassung:
Notfallkoffer und Telefonberatung
- Es handelt sich um eine Auflistung der wirk-
samsten und zuverlässigsten Stresstoleranz-
skills, die regelmäßig überprüft und ggf. er-
neuert wird.
- Für akute Krisen werden zur telefonischen
Beratung Telefonnummern des Therapeu-
ten und relevante Anlaufstellen zur weiteren
Behandlung (Adresse, Telefonnummer)
notiert.
- Telefonberatung kann zur Bewältigung von
Krisen und Klärung der therapeutischen Be-
ziehung dienen.

■■ **Mögliche Probleme und Lösungen**
Problem: Der Therapeut befürchtet, dass die
Telefonberatung vom Patienten missbraucht
wird und scheut sich diese anzubieten.

Lösung: Es zeigt sich eher, dass derartige Angebote von Patienten in der Regel selten genutzt
werden und sehr hilfreich für den Transfer von
Skills in ihren Alltag sind. Dabei sind die Tele-
fonkontakte auf maximal 10 Minuten beschränkt. Der Therapeut übernimmt eine aktive
und fragende Gesprächsführung (Coaching)

und beschränkt sich beispielsweise auf die für
die Problemlösung wesentlichen Aspekte.

14.6 Literatur

Bohus M (2002) Borderline-Störung. Fortschritte der
Psychotherapie, Band 14. Hogrefe, Göttingen
Bohus M, Wolf M (2013) Interaktives Skillstraining für
Borderline-Patienten: Das Therapeutenmanual.
2., aktual. und erw. Aufl. Schattauer, Stuttgart
Bohus M (2009) Borderline-Störungen. In: Margraf J,
Schneider S: Lehrbuch der Verhaltenstherapie,
Band 2, 3. Aufl. Springer, Heidelberg
Linehan MM (2006a) Dialektisch-Behaviorale Therapie
der Borderline-Persönlichkeitsstörung. CIP-Medien,
München
Linehan MM (2006b) Trainingsmanual zur Dialektisch-
Behavioralen Therapie der Borderline Persönlich-
keitsstörung. CIP-Medien, München
Linehan MM (2016) Handbuch der Dialektisch-Behavio-
ralen Therapie: Zur Behandlung psychischer Stö-
rungen. Band 1: Skills Training Manual, Band 2:
Arbeitsbuch. CIP-Medien, München
Sendera A, Sendera M (2016) Skills-Training bei Border-
line- und posttraumatischer Belastungsstörung.
4. Aufl. Springer, Wien
Rentrop M, Reicherzer M, Bäuml J (2007) Psychoeduka-
tion Borderline-Störung. Manual zur Leitung von
Patienten- und Angehörigengruppen, Elsevier,
München
Arntz A, van Genderen H (2010) Schematherapie bei
Borderline-Persönlichkeitsstörung. Beltz, Weinheim
Knuf A, Tilly C (2014) Borderline: Das Selbsthilfebuch.
7. Aufl., Balance buch + medien, Bonn
Sender I (2008) Ratgeber Borderline-Syndrom. Wissens-
wertes für Betroffene und deren Angehörigen.
CIP-Medien, München

14.6.1 Folgende Arbeitsblätter finden Sie auf http://extras.springer.com

Arbeitsblatt 14-1.1 „Therapeutische-Grundan-
nahmen"
Arbeitsblatt 14-4.1 „Diary Card"
Arbeitsblatt 14-4.2-1 „Verhaltensanalyse –
SORC"
Arbeitsblatt 14-4.2-2 „Verhaltensanalyse"
Arbeitsblatt 14-4.2-3 „Verhaltensanalyse –
Neuer Weg"
Arbeitsblatt 14-5.1 „Behandlungsphasen"

Arbeitsblatt 14-5.1-1 „Kennzeichen der BPS"
Arbeitsblatt 14-5.1-2 „Diagnostische Kriterien der BPS"
Arbeitsblatt 14-5.1-3 „Biosoziales Ursachenmodell"
Arbeitsblatt 14-5.1-4 „Therapievertrag"
Arbeitsblatt 14-5.1-5 „Psychopharmaka"
Arbeitsblatt 14-5.2 „Behandlungsfoki"
Arbeitsblatt 14-5.2-1 „Pro-und-Contra-Liste"
Arbeitsblatt 14-5.5 „Problemlösen"
Arbeitsblatt 14-5.6-1 „Grundannahmen & Glaubenssätze"
Arbeitsblatt 14-5.6-2 „Glaubenssätze protokollieren"
Arbeitsblatt 14-5.6-3 „Liste der Glaubenssätze"
Arbeitsblatt 14-5.6-4 „Glaubenssätze überprüfen"
Arbeitsblatt 14-5.6-5 „Gegen Glaubenssätze handeln"
Arbeitsblatt 14-5.7-1 „Spannungskurve"
Arbeitsblatt 14-5.7-2 „Spannungsprotokoll"
Arbeitsblatt 14-5.7-3 „Sich ablenken"
Arbeitsblatt 14-5.7-4 „Sich selbst beruhigen mit Hilfe der 5 Sinne"
Arbeitsblatt 14-5.7-5 „Den Augenblick verändern"
Arbeitsblatt 14-5.7-6 „Notfallkoffer"

Kognitive Beeinträchtigung im Alter

Stephanie Mehl, Maria Seipelt, Christoph Tennie, Karin Ademmer

© Springer-Verlag GmbH Deutschland, ein Teil von Springer Nature 2019
T. Kircher (Hrsg.), *Kompendium der Psychotherapie*
https://doi.org/10.1007/978-3-662-57287-0_15

In diesem Kapitel wird die psychotherapeutische Behandlung von Patienten mit leichten dementiellen Erkrankungen beschrieben (z. B. Alzheimer-Demenz, vaskuläre Demenz, frontotemporale Demenz, Parkinsonerkrankung, Lewy-Body-Demenz, etc.). Die Diagnose muss durch eine vorausgegangene ausführliche differentialdiagnostische Abklärung, inklusive aparativer und neuropsychologischer Untersuchungen, gesichert sein.

15.1 Besonderheiten in der Interaktion/Beziehung

Die Erkrankung an einer hirnorganischen Störung mit einer derzeit noch ungünstigen Prognose stellt Betroffene vor große Herausforderungen. Ihnen gelingt es allein häufig nicht, sich an die veränderte Situation anzupassen und geeignete Copingstrategien zu entwickeln. Das Risiko komorbider depressiver Störungen oder Angsterkrankungen steigt. Viele Patienten versuchen auch, nicht an die drohende Verschlechterung einer dementiellen Erkrankung zu denken und diese „so lange wie möglich zu verdrängen", sie zeigen eine „Anosognosie" (fehlende Krankheitseinsicht, ggf. einhergehend mit Symptomverkennung). Dies kann sich ungünstig auf die Behandlungsbereitschaft des Patienten auswirken. Infolgedessen kommt es zu einer höheren Belastung der teilweise pflegenden Angehörigen und der sozialen Umwelt des Betroffenen. Nachfolgend werden Beispiele für die Reaktionen der Personen auf ihre kognitiven Störungen in der Interaktion mit den Therapeuten aufgeführt.

15.1.1 Ängste bei der Mitteilung der Diagnose einer dementiellen Erkrankung

Pat.: Sie haben mir letztes Mal mitgeteilt, dass ich eine Gedächtnisstörung habe. Seitdem habe ich Angst. Bis jetzt hatte ich immer nur Angst, körperlich krank zu werden. Aber dass ich mit dem Denken Schwierigkeiten haben könnte, ist jetzt richtig die Hölle.
Th.: Ich verstehe, dass es Sie belastet und Ihnen Angst macht. Sie haben eine schwerwiegende Erkrankung, die Ihr Leben und das Ihrer Angehörigen verändern wird (*Wissen vermitteln*). Ich finde es aber sehr gut, dass Sie offen über Ihre Ängste sprechen (*positive Verstärkung*). Viele Betroffene sind kaum in der Lage, ihre Ängste bezüglich der Diagnose einer Demenz zu äußern. Sie ziehen sich zurück und fühlen sich isoliert.

In dem Beispiel äußert der Patient existentielle Ängste, die mit der Krankheit verbunden sind. Es ist wichtig, dass der Therapeut auf die Ängste des Patienten *empathisch*, d. h. einfühlsam, reagiert. Ziel ist es, dem Patienten zu vermitteln, dass er mit der Erkrankung nicht allein ist und die Emotionen des Patienten für den Therapeuten nachvollziehbar sind. Der Patient soll ermutigt werden, seine Gefühle offen anzusprechen, da ein emotionaler Rückzug den ersten Schritt einer Spirale der Isolation, Einsamkeit und Depression darstellen kann.

15.1.2 Trauer und Depression

Trauer stellt eine adäquate Reaktion auf Verluste dar. Patienten, die an einer leichten dementiellen Erkrankung leiden, können die damit verbundenen Defizite als Verlust eines Teiles ihrer Person erleben, um den sie trauern. Das folgende Beispiel verdeutlicht, wie der Therapeut mit der Trauer des Patienten umgehen kann.

Dialogbeispiel zum Umgang mit Trauer
Pat.: Ich habe das Gefühl, dass ich mich als Person verliere. Freunde rufen mich nicht mehr an. Mit meinem Mann und den Kindern kann ich über meine Probleme nicht sprechen.
Th.: Worüber würden Sie gern mit Ihrem Mann und Ihren Kindern sprechen wollen?
Pat.: Ich habe das Gefühl, dass ich den Verstand verliere, ich verliere einfach einen Teil meines Selbst. Ich bin nicht mehr die Person, die ich früher war.

Th.: Das kann ich gut nachvollziehen. Es tut mir sehr leid, dass Sie an einer dementiellen Erkrankung leiden. Das ist eine schwierige Lebensumstellung. Es ist wichtig, dass Sie sich Zeit geben, um sich daran zu gewöhnen. Ein solcher Anpassungsprozess dauert. Viele Patienten sind in dieser Zeit abwechselnd mal wütend, mal sehr traurig, mal möchten sie gar nicht wahrhaben, dass Ihnen das passiert ist. Es ist ganz wichtig, dass Sie sich diese Gefühle nicht verbieten, sondern sich eher selbst sagen, dass das vielen Menschen so geht. Meinen Sie, Sie schaffen das?

Pat.: Ich hoffe es.

Th.: Für viele Betroffene ist es auch wichtig, dass sie von anderen Menschen unterstützt werden. Was meinen Sie, würde passieren, wenn Sie mit Ihrer Familie sprechen würden? Würde sie verstehen, was mit Ihnen los ist? Wie würden Sie selbst reagieren, wenn Ihr Ehemann und nicht Sie selbst an einer Störung des Gedächtnisses erkrankt wäre? (*Perspektivwechsel fördern*)

Pat.: Ich denke, wenn mein Ehemann betroffen wäre, würde ich sein Leid mittragen und ihm helfen wollen.

Th.: Meinen Sie, ihrem Ehemann geht das umgekehrt auch so?

Pat.: Ja, eigentlich schon. Möglicherweise könnte uns die neue Herausforderung als Familie einander sogar etwas näherbringen.

Trauer ist in diesem Zusammenhang eine angemessene Emotion; sie kann sich jedoch zu einer depressiven Störung entwickeln, die für die betroffenen Patienten eine zusätzliche Einschränkung ihrer Lebensqualität bedeutet. Versagenserlebnisse durch die zunehmenden Fehlleistungen im Alltag sowie das Ausbleiben von positiv verstärkenden Ereignissen, gekoppelt mit dem erlebten Verlust der eigenen Leistungsfähigkeit, wirken sich sehr negativ aus. Sie können zu sozialem Rückzug und zu Passivität führen. Diese können wiederum die kognitiven und emotionalen Symptome verstärken und einen weiteren Kompetenzverlust begünstigen. Hierdurch entsteht ein „Teufelskreis" der depressiven Symptome und der kognitiven Störung. In der Interaktion mit Patienten muss genau auf Symptome einer depressiven Störung geachtet werden, da diese psychotherapeutisch und psychopharmakologisch behandelt werden muss.

Beispiel „Depressives Syndrom bei dementieller Entwicklung"

Pat.: Ich habe keine Kraft mehr. Ich kann mich nicht konzentrieren und alles fällt mir schwer. Sie haben mir ja im letzten Gespräch gesagt, dass ich an einer Gedächtnisstörung leide. Ich weiß nicht, wie meine Frau es noch mit mir aushält. Manchmal sagt sie mir, dass ich langsamer geworden bin und alles vergesse. Und sie hat Recht, ich vergesse immer, den Hausschlüssel mitzunehmen, wenn wir mit den Hunden spazieren gehen. Und dann sperre ich mich immer aus und muss meine Frau anrufen, damit sie mir die Tür öffnet. Das ist alles sehr anstrengend.

Th.: Dann fasse ich mal zusammen, wie ich Sie verstanden habe: Aufgrund Ihrer Gedächtnisstörung fällt es Ihnen schwer, sich zu konzentrieren und sich Sachen zu merken. Dies strengt Sie sehr an, und Sie machen sich Sorgen, Ihre Frau zu überlasten.

Pat.: Ja, das stimmt. Deswegen fühle ich mich auch wertlos.

Th.: Die Kraftlosigkeit, Erschöpfung und Ihr Wertlosigkeitsgefühl könnten Symptome einer Depression sein. Personen, die an Gedächtnis- und Konzentrationsstörungen leiden, entwickeln recht oft ebenfalls eine depressive Erkrankung. Ich würde gern überprüfen, ob bei Ihnen ebenfalls eine depressive Erkrankung vorliegt und Sie nun genauer danach fragen. Sind Sie einverstanden?

Ein weiterer Faktor, der eine depressive Episode begünstigen kann, ist der Verlust der gesellschaftlichen Rollen (in der Familie, im Beruf, in der Partnerschaft). Angehörige können bei Patienten mit einer dementiellen Störung dazu neigen, ihnen vorschnell alltägliche Pflichten abzunehmen, ohne auf die Fluktuation der Symptomatik Rücksicht zu nehmen. Es ist schwer für den Angehörigen zu berücksichtigen, dass der Betroffene an manchen Tagen alltägliche Aktivitäten allein gut und selbstständig bewältigen kann, aber an anderen Tagen dazu nicht in der Lage ist. Manchmal übernehmen Angehörige auch zu viel Verantwortung für die Betroffenen. Insbesondere für Ehepartner ist es schwierig, eine partnerschaftliche Beziehung aufrechtzuerhalten. Hier kann der Therapeut als Modell dienen, indem er dem Patienten würdevoll und mit dem Bewusstsein seiner Individualität begegnet.

15.1.3 Anosognosie

Mangelnde Einsicht in krankheitsbedingte Symptome/Beeinträchtigungen wird häufig bei Patienten mit einer kognitiven Störung beobachtet. Typischerweise kommt der Patient in Begleitung seines Angehörigen in die Behandlung. Er selbst sieht keine Notwendigkeit für eine Behandlung und erlebt in erster Linie Einschränkungen seiner Kompetenzen und Freiheiten, die aufgrund seiner Störung notwendig werden (z. B. Einschränkung der Fahrerlaubnis), als ungerecht. Zur weiteren Erläuterung dient das im Folgenden aufgeführte Beispiel.

Beispiel für eine bestehende Anosognosie
Pat.: Ich verstehe nicht, warum ich kein Auto mehr fahren darf. Ich bin doch die letzten 45 Jahre gefahren und soll es plötzlich nicht mehr können. Mir fehlt doch nichts, ich kann genauso gut sehen wie früher. Ich habe keine Krankheiten. Ich verstehe es einfach nicht.
Angehörige: Der Therapeut hat dir das schon erklärt. Du bist vergesslich geworden und dein räumliches Sehen ist auch eingeschränkt.
Pat.: Ich nehme es nicht so wahr. Du stellst diese Behauptung auf.
Th.: Als Sie zu mir in die Behandlung gekommen sind, haben wir einige Untersuchungen gemacht und festgestellt, dass Sie Probleme mit der Merkfähigkeit und der räumlichen Wahrnehmung haben.
Pat.: Ja, ich weiß noch, dass ich eine Reihe von Tests machen musste.
Th.: Das ist gut, dass Sie sich daran erinnern können. Bei den Untersuchungen hat sich her-

ausgestellt, dass das Autofahren für Sie und für andere eine Gefahr darstellt.
Pat.: Sie haben Recht, ich hatte vergessen, was die Untersuchungen ergeben hatten.

Die Vermittlung von Krankheitseinsicht kann im Rahmen der Therapie angestrebt werden, erfolgsversprechend ist eine behutsame Aufklärung über die Konsequenzen von mangelnder Krankheitseinsicht (z. B. sich und andere in Gefahr bringen). Weiterhin kann eine Fokussierung auf die Ressourcen des Patienten eine bessere Akzeptanz seiner Situation ermöglichen. Um die Krankheitseinsicht des Patienten zu fördern, ist es wichtig, ihm die Ergebnisse möglicher neuropsychologischer Untersuchungen genau zu erklären und auch zu verdeutlichen, was Defizite in verschiedenen Bereichen (Gedächtnis, Aufmerksamkeit) im Alltag für ihn bedeuten.

■ ■ **Zur Förderung der Krankheitseinsicht können folgende Fragen helfen:**
 ▬ „Merken Sie eine Veränderung bei sich? Haben Sie den Eindruck, dass sich in Ihrem Denken oder Verhalten etwas verändert hat?"
 ▬ „Welche Rückmeldungen bekommen Sie von Ihrem Umfeld über Ihr Verhalten, Ihr Befinden und Ihre Persönlichkeit?"

15.1.4 Altersunterschied

Eine Besonderheit in der Behandlung Älterer ist, dass die Therapeuten üblicherweise wesentlich jünger sind. Der Altersunterschied kann dazu führen, dass der Patient den Therapeuten nicht ernst nimmt („Was kann mein Therapeut vom Leben wissen, er ist noch so jung."). Andererseits ist es wichtig für den Therapeuten, seine eigene Einstellung gegenüber älteren Personen zu reflektieren. Der Altersunterschied kann dazu führen, dass der Therapeut sich in der Rolle des Sohnes oder des Enkels sieht. Das kann ihn in seiner Professionalität ungünstig beeinflussen, möglicherweise verhält er sich unsicherer im Vergleich zu anderen Patientenkontakten. Bedeutsam ist eine Sensibilisierung für diese Vorgänge, die in der psychotherapeutischen Arbeit mit jüngeren oder gleichaltrigen Patienten nicht auftreten. Der junge Therapeut sollte sich kein idealisiertes Bild vom Alter zu eigen machen („weise, gütige, in sich ruhende, ausgeglichene, wohlwollende Alte"). Unverarbeitete intrapsychische und zwischenmenschliche Konflikte wie auch Persönlichkeitszüge/ -akzentuierungen bestehen im Alter fort und interagieren komplex mit der hirnorganischen Veränderung!

Zusammenfassung: Patient-Therapeut-Beziehung bei kognitiven Störungen im Alter
- Besonderheiten im Umgang mit älteren Personen beachten: Auswirkung eines Altersunterschieds.
- Reaktionen des Patienten auf seine Störung erkennen und therapeutisch intervenieren.
- Die Aufnahmekapazität des Patienten bei der Therapiegestaltung berücksichtigen.

15.2 Psychotherapeutisch relevantes Modell zur Behandlung kognitiver Störungen

Das **Selektion-Optimierung-Kompensation-Modell** nach Baltes und Carstensen (1996) nimmt an, dass erfolgreiches Altern über eine gelungene Anpassung an altersspezifische Einschränkungen bei älteren Menschen ermöglicht werden kann. Dabei sind drei Mechanismen zielführend: Selektion, Optimierung und Kompensation. Die *Selektion* bezieht sich auf die gezielte Auswahl und Neuanpassung von Lebenszielen anhand der vorhandenen Ressourcen und die Eingrenzung der Anzahl möglicher Alternativen. *Optimierung* bedeutet, dass vorhandenen Ressourcen und Möglichkeiten stärker genutzt werden. *Kompensation* zielt auf das Entgegenwirken vom Verlust der Fertigkeiten und Fähigkeiten durch stärkere Nutzung von noch vorhandenen Fertigkeiten. Aus dem Modell kann geschlussfolgert werden, dass psychotherapeutische Interventionen so ausgewählt werden sollten, dass die drei Anpassungs-

mechanismen gefördert werden können. Beispielsweise muss die Umgebung eines Patienten mit Gedächtnisproblemen stärker auf seine Bedürfnisse zugeschnitten werden. Das ist günstiger, als von ihm zu erwarten, dass er sich stärker an seine Umgebung anpassen sollte.

15.3 Grundlagen zur Auswahl der Therapiemodule

In der psychotherapeutischen Behandlung von leichten dementiellen Erkrankungen werden die kognitive Verhaltenstherapie (Logsdon et al. 2007) und angehörigenzentrierte psychologische Interventionen (Gallagher-Thompson 2007) als evidenzbasierte, wissenschaftlich evaluierte Verfahren eingesetzt. Die kognitiv-verhaltenstherapeutischen Interventionen umfassen den Aufbau angenehmer Aktivitäten, Training von Alltagsfähigkeiten, die Vermittlung von Techniken der Verhaltensmodifikation und Interventionen zur Krankheitsbewältigung.

Bei den angehörigenzentrierten psychologischen Interventionen werden vorrangig psychoedukative Programme zur Vermittlung von Information über kognitive Störungen und Demenzerkrankungen, Strategien zum Umgang mit störungsspezifischen Verhaltensweisen, zur Stressreduktion, zur Prävention depressiver Erkrankungen und Ärger über die Betreuungsperson vermittelt. In Verbindung mit einer geeigneten Psychoedukation können psychotherapeutische Interventionen zu einer Abnahme von Depression und Angst bei den pflegenden Angehörigen führen. Die Reduktion von Stress und funktionale Bewältigungsstrategien führen auch zu einer Reduktion begleitender psychischer Symptome der Betroffenen und zum Hinauszögern der Zeit bis zum Umzug in ein Alten- oder Pflegeheim.

Diese Verfahren dienen als Grundlage für den Aufbau der Therapiemodule. Sie sind lösungsorientiert und folgen einer festgelegten Struktur.

15.4 Psychotherapierelevante Dokumentation und Diagnostik

Das im Folgenden vorgestellte Verfahren dient der Erfassung dysfunktionaler Denk- und Verhaltensweisen im Kontext von depressiven Symptomen im Rahmen kognitiver Störungen. Es kann im Rahmen depressiver Symptome und dysfunktionaler Denkweisen im Kontext kognitiver Störungen eingesetzt werden (s. Modul 5.5 *Kognitive Umstrukturierung belastender Gedanken*).

15.4.1 Das ABC-Schema

Das ABC-Schema wird im Kapitel 7 *Depressionen* (Abschn. 4.2) umfassend beschrieben. Für ein Beispiel kann das Arbeitsblatt „ABC-Schema" (s. Kap. 7 *Depression*, Arbeitsblatt 7-4.2 „ABC-Schema") herangezogen werden. Es wird im Modul 5.5 *Kognitive Umstrukturierung belastender Gedanken* verwendet. Das Arbeitsblatt kann z. B. eingesetzt werden, um belastende Situationen, in denen z. B. Gedächtnis- oder Aufmerksamkeitsdefizite auftreten, zu analysieren und belastende Gedanken in den Situationen zu verändern. Dies führt dazu, dass die Situationen als weniger beeinträchtigend wahrgenommen werden und der Patient mehr Kontrolle über sein Leben erlebt. Belastende Situationen werden in die Spalte A eingetragen (A = Auslösende Situation). Ungünstige Gedanken, die in einer Situation auftreten, in die Spalte B (B = Bewertung). Die Konsequenzen der belastenden Gedanken, z. B. Emotionen wie Traurigkeit und Wut, werden in die Spalte C eingetragen (C = Consequenzen). Zu den Konsequenzen kann auch ungünstiges Verhalten gerechnet werden, z. B. sozialer Rückzug oder Aufgeben.

15.5 Praktische Therapiedurchführung

Nachfolgend werden die verschiedenen Module zur Behandlung der leichtgradigen De-

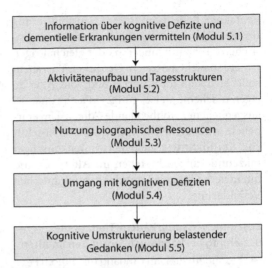

◘ Abb. 15.1 Sitzungsablauf und Struktur

menz erläutert. Abbildung 15.1 zeigt einen Vorschlag zur chronologischen und inhaltlichen Anwendung der Module (◘ Abb. 15.1).

Das hier dargestellte Programm umfasst sechs Module. Jedes Modul besteht aus verschiedenen Therapieeinheiten, in denen Patient und Therapeut gemeinsam ein Thema erarbeiten. Die Module bestehen jeweils aus Einheiten für a) Patienten und b) Angehörige. Beide Einheiten dienen der Bearbeitung desselben Themas, die Unterschiede bestehen jedoch in zwei Punkten: In den **Patienteneinheiten** liegt der Schwerpunkt in der praktischen Umsetzung und Anwendung der Inhalte im stationären Setting. In den **Angehörigeneinheiten** liegt der Schwerpunkt dagegen in der Vermittlung des theoretischen Hintergrundes der einzelnen Module und in der Entwicklung von Plänen zur Umsetzung der bearbeiteten Inhalte im ambulanten poststationären Setting (zu Hause). Falls Patienten keine Lebenspartner haben, ist es auch möglich, dass Kinder des Patienten oder andere nahe Verwandte an den Angehörigensitzungen teilnehmen, die entsprechenden Themen werden dann leicht modifiziert. Die Angehörigeneinheiten finden in Form einer offenen Gruppe statt, in der die einzelnen Therapieeinheiten erarbeitet werden.

Bei Patienten mit leichtgradigen Demenzen ist es günstig, stets darauf zu achten, dass die

◘ Tab. 15.1	Übersicht über die Therapieeinheiten in Modul 5.1
Therapieeinheit 5.1.1	Informationen über die dementielle Erkrankung vermitteln
Therapieeinheit 5.1.2	Informationen über die Möglichkeiten des professionellen Unterstützungsnetzwerks vermitteln

während der Therapieeinheit vermittelten Informationen auch behalten werden. Dies kann durch die Einführung eines Therapieordners gelingen (s. Therapieeinheit 5.2.1). Des Weiteren sollten die Themen und Informationen aus der letzten Therapieeinheit jeweils zu Beginn der darauffolgenden Therapieeinheit wiederholt werden.

15.5.1 Modul 5.1: Information über kognitive Defizite und dementielle Erkrankungen vermitteln

Modul 5.1 beinhaltet zwei Therapieeinheiten, die im Folgenden dargestellt sind (◘ Tab. 15.1).

Indikation: Patienten mit kognitiven Störungen im Rahmen von dementiellen Erkrankungen, Patienten mit Gedächtnis- und Aufmerksamkeitsstörungen, Patienten mit räumlichen und zeitlichen Orientierungsdefiziten, bei Ängsten in Bezug auf die Erkrankung bei Patienten und Angehörigen, bei Überforderung von Angehörigen und bei Hemmungen der Angehörigen und Patienten, sich Informationen und professionelle Unterstützung zu suchen.

Ziel: Vermittlung von Informationen über dementielle Erkrankungen, den möglichen Verlauf der Erkrankung, Behandlungsmöglichkeiten und das professionelle Unterstützungsnetz sowie Beratungsangebote vor Ort.

Therapieeinheit 5.1.1: Informationen über die dementielle Erkrankung vermitteln

■ ■ **Therapieeinheit 5.1.1 A: Patienteneinheit (50–100 Min)**

Meist wurde Patienten, die sich aufgrund von kognitiven Defiziten in Behandlung begeben, schon die Diagnose einer dementiellen Erkrankung vermittelt. Häufig erfolgte dies in einer emotional sehr belastenden Situation. Daher ist es in einem ersten Schritt wichtig, zu überprüfen, über welche Informationen der Patient bereits in Bezug auf die dementielle Erkrankung verfügt. Bei dieser Therapieeinheit kann der Angehörige ebenfalls anwesend sein. Das im Folgenden dargestellte Beispiel verdeutlicht die Vorgehensweise.

Beispiel „Vermittlung von Informationen über die dementielle Erkrankung"

Th.: Frau K., Ihr vorheriger Therapeut hat Ihnen ja schon gesagt, dass bei Ihnen der Verdacht besteht, dass Sie eine dementielle Erkrankung haben (*hier kann auch die spezifische Diagnose genannt werden*). Deswegen haben Sie sich ja auch zu uns in Behandlung begeben. Ich würde Sie gerne fragen, wie Sie darauf reagiert haben?

Pat.: Also das war schon ein totaler Schock. Ich war mit den Nerven am Ende. Ich habe ja vorher schon immer gedacht, dass mit mir irgendetwas los ist, aber so etwas habe ich nicht kommen sehen. Und mein Mann ist auch am Ende. Jetzt habe ich das Gefühl, der beobachtet mich ständig und schaut, wann es mit der Demenz losgeht. Und ich selbst beobachte mich auch. Das ist ganz schrecklich. Ich mache mir solche Sorgen. Und ich bin total traurig darüber. Außerdem habe ich ständig das Gefühl, dass mein Mann damit beginnt, mich wie ein kleines Kind zu behandeln, mir alles abzunehmen. Wir streiten uns auch ständig deswegen.

Th.: Das kann ich gut verstehen, dass Sie das belastet.

Pat.: Ja, das ist wohl Schicksal. Ich kann Ihnen sagen, Krebs wäre mir lieber.

Th.: Ich würde Sie gerne als Nächstes fragen, was Sie bereits über die Erkrankung wissen.

Pat.: Also ich habe natürlich schon oft in der Zeitung darüber gelesen. Das ist ja in aller Munde.

Th.: Gibt es Dinge, die Ihnen noch unklar sind? Wie ist das denn, würden Sie gerne mehr darüber wissen oder sind Sie jemand, der es lieber auf sich zukommen lassen möchte.

Pat.: Na ja, das wäre schon gut, etwas mehr darüber zu wissen, vor allem auch über Behandlungsmöglichkeiten.

Th.: Viele Patienten belastet das jedoch sehr. Ich würde gerne mit Ihnen vereinbaren, dass Sie mir auf jeden Fall sagen, wann es Ihnen zu viel wird. Sie können mir aber auch mir ganz viele Fragen stellen. Ist das ok?

Pat.: Ja, klar.

Der Therapeut sollte dem Patienten in einem nächsten Schritt die Symptome und den Verlauf der dementiellen Erkrankung erklären. Dabei kann das Arbeitsblatt „Symptome der Demenz" (s. Arbeitsblatt 15-5.1 „Symptome der Demenz") verwendet werden. Der Therapeut sollte dabei genau auf die Mimik des Patienten achten und bei allen Hinweisen auf Überforderung anbieten, nicht noch weitere Informationen zu vermitteln. Auch eine Pause oder ein Vertagen auf die nächste Therapieeinheit kann sinnvoll sein. Der Therapeut sollte die emotionalen Reaktionen des Patienten wie Trauer und Wut *validieren*, d. h. dem Patienten vermitteln, dass er die Gefühle gut nachvollziehen kann. Am Ende der Sitzung sollte der Therapeut den Patienten fragen, ob es etwas gibt, das er tun kann, um sich von der belastenden Darstellung des Erkrankungsverlaufs zu erholen.

▪▪ Mögliche Probleme und Lösungen
Problem: Der Patient möchte lieber nichts über die dementielle Erkrankung erfahren.

Lösung: Der Therapeut sollte dem Patienten vermitteln, dass er dies gut verstehen kann. Der Therapeut sollte nichtsdestoweniger versuchen, die Informationen, die dem Patienten bisher über die Erkrankung vermittelt wurden, zu erfragen und diese eventuell korrigieren. Der Therapeut kann anbieten, dass der Patient

zu einem späteren Zeitpunkt in der Therapie erneut über die Erkrankung sprechen kann.

▪▪ Therapieeinheit 5.1.1 B: Angehörigeneinheit (50–100 Min)
Der Therapeut sollte die Angehörigen umfassend über Veränderungen der geistigen Leistungsfähigkeit, der Sprache, des Verhaltens und des Erlebens informieren. Dabei ist es wichtig, dass die Patienten nicht anwesend sind, damit die Angehörigen die Möglichkeit haben, unvoreingenommen Fragen zu stellen. Gleichzeitig haben so die Angehörigen in der Gruppe die Möglichkeit, emotional auf die Informationen zu reagieren, ohne in Bezug auf den Patienten befürchten zu müssen, ihn zu überlasten. Der Therapeut sollte die Angehörigen nicht mit Informationen überfrachten oder überfordern. Gleichzeitig sollte er aber auch nicht Informationen verschweigen oder schönreden. Dazu kann das beiliegende Arbeitsblatt „Symptome einer Demenz" (s. Arbeitsblatt 15-5.1 „Symptome der Demenz") verwendet werden, auf dem auch Verhaltenstipps für den Umgang mit Demenzkranken enthalten sind. Das im Folgenden dargestellte Beispiel verdeutlicht eine Methode, wie dies in der Gruppe gelingen kann:

Beispiel „Vermittlung von Informationen über die dementielle Erkrankung"
Th.: Heute ist das Thema unserer Gruppensitzung, welche Veränderungen im Rahmen dementieller Erkrankungen auftreten können. Bei diesem Thema ist es ganz wichtig, dass Sie viele Fragen stellen. Bitte geben Sie mir Rückmeldung, falls ich zu viele Informationen auf einmal vermittle. Und bitte stellen Sie mir auch Fragen. Zunächst möchte ich aber mit Ihnen gemeinsam auf einem Flipchart sammeln, was Sie bereits über dementielle Erkrankungen wissen.

Der Therapeut kann im Folgenden gemeinsam mit den Angehörigen Symptome sammeln, die im Rahmen einer dementiellen Erkrankung auftreten können. Diese kann der Therapeut auf einer Flipchart nach den folgenden Kategorien sortieren: Denken, Sprache, Handeln, Emotionales Erleben. Der Therapeut kann von den Angehörigen nicht benannte Symptome ergänzen, gemäß dem Arbeitsblatt „Symptome der Demenz" (s. Arbeitsblatt 15-5.1 „Symptome der Demenz"), das nach denselben Kriterien sortiert ist. Im Anschluss sollte das Arbeitsblatt an die Angehörigen verteilt werden. Wichtig ist, den Angehörigen zu vermitteln, dass die Veränderungen durch eine dementielle Erkrankung bei jeder Person andere Formen annehmen kann. Man kann also im Vorfeld nicht genau sagen kann, wie sich ihr betroffener Angehöriger verändern wird. Auch ist es günstig, den Angehörigen zu vermitteln, dass die Symptome im Rahmen einer dementiellen Erkrankung *fluktuierend* sind, d. h. sich von Tag zu Tag verändern. Den Angehörigen sollte vermittelt werden, dass sie dem Patienten nicht alle wichtigen Aufgaben dauerhaft abnehmen sollten, sobald sie zum ersten Mal bemerken, dass der Patient sie nicht mehr ausführen kann, da dies einen Verlust seiner Lebensqualität beinhalten würde. Es ist besser, täglich neu zu überprüfen, ob der Patient in der Lage ist, die Aufgabe zu übernehmen.

Im nächsten Abschnitt kann mit den Angehörigen besprochen werden, wie sie mit kognitiven Defiziten im Rahmen dementieller Erkrankungen umgehen können. Viele Angehörige haben große Probleme, sich an Veränderungen bei ihrem Partner im Rahmen der dementiellen Erkrankung anzupassen und versuchen, ihn/sie so zu behandeln wie vor der Erkrankung. Sie versuchen z. B., Probleme auszudiskutieren und Dinge zu erklären und bemerken nicht, dass dies von Patienten eventuell nicht mehr verstanden wird. Insbesondere ist es wichtig, dass die Angehörigen Ruhe und Sicherheit ausstrahlen und sich durch die Veränderung des Patienten nicht verunsichern lassen. Dem Arbeitsblatt „Symptome der Demenz" (s. Arbeitsblatt 15-5.1 „Symptome der Demenz") sind einige Verhaltensregeln zu entnehmen, die der Therapeut in der Gruppe vorstellen kann. Dabei ist es günstig, den Angehörigen Beispiele für die Verhaltensweisen zu nennen.

Zusammenfassung: Informationen über die dementielle Erkrankung vermitteln

- Patienten und Angehörigen getrennt voneinander möglichst viele Informationen über die Erkrankung und ihren Verlauf vermitteln.
- Auf Überforderungssignale bei Patienten und Angehörigen achten und die Menge der Information an diese anpassen.
- Patienten und Angehörige ermutigen, Fragen zu stellen.
- Angehörigen auch Möglichkeiten vermitteln, mit dem Erkrankten gut umzugehen.

▪▪ Mögliche Probleme und Lösungen

Problem: Die Angehörigen sind deutlich überfordert und es gibt Hinweise darauf, dass diese ebenfalls eine psychische Erkrankung entwickelt haben könnten (Anpassungsstörung, Depressive Episode, etc.).

Lösung: Der Therapeut sollte mit dem/der Angehörigen ein Einzelgespräch durchführen und seine Eindrücke schildern. Er kann im Anschluss direkt erfragen, ob es Hinweise auf eine beginnende psychische Erkrankung gibt und den Angehörigen eine psychiatrisch-psychotherapeutische Behandlung empfehlen.

15.5.2 Modul 5.2: Aktivitätenaufbau und Tagesstrukturierung

Modul 5.2 beinhaltet drei Therapieeinheiten, die im Folgenden dargestellt sind (◨ Tab. 15.2).

◨ **Tab. 15.2** Übersicht über die Therapieeinheiten in Modul 5.2

Therapieeinheit 5.2.1	Einführung in die Verwendung des Therapieordners
Therapieeinheit 5.2.2	Etablierung einer regelmäßigen Tagesstruktur
Therapieeinheit 5.2.3	Aufbau angenehmer Aktivitäten

Indikation: Patienten mit kognitiven Störungen im Rahmen von dementiellen Erkrankungen, Patienten mit Gedächtnis- und Aufmerksamkeitsstörungen, Patienten mit räumlichen und zeitlichen Orientierungsdefiziten, Patienten mit Unsicherheit und Angst vor der neuen Umgebung in der Klinik, bei Antriebsarmut, inaktivem Verhalten, sozialem Rückzug, ungeregeltem Tagesrhythmus.

Ziel: Aktivierung, Etablierung einer regelmäßigen Tagesstruktur zur Reduktion von Unsicherheit, Wiederherstellung der Freudfähigkeit, Abbau von Schonverhalten.

Therapieeinheit 5.2.1: Einführung in die Verwendung des Therapieordners

■■ **Therapieeinheit 5.2.1 A:**
   Patienteneinheit (15 Min)

Bei dementiellen Erkrankungen bestehen häufig Defizite im Kurz-, Arbeits- und Langzeitgedächtnis, die bereits in frühen Erkrankungsstadien die Aufnahme- und Informationsverarbeitungskapazität des Patienten einschränken und dazu führen, dass der Patient weniger von der Therapie profitiert. Um Problemen vorzubeugen, wird bereits zu Beginn der Therapie mit dem Patienten die Benutzung eines Therapieordners erarbeitet, den der Patient zu jeder Sitzung mitbringen sollte. Im Rahmen der ersten Sitzung können gemeinsam bereits Informationsmaterialien über die Station und das stationäre Therapieangebot in den Ordner geheftet werden. Als ersten Therapieauftrag kann mit dem Patienten vereinbart werden, sich die Unterlagen über die Station anzusehen und Fragen aufzuschreiben.

Zusammenfassung: Einführung in die Verwendung eines Therapieordners

— Vorstellung des Ordners und der beiden Unterkategorien „Inhalte" und „Therapieaufträge".
— Praktische Einübung der Verwendung des Ordners.

■■ **Mögliche Probleme und Lösungen**

Problem: Der Patient möchte den Ordner nicht benutzen. Er sagt, dass er lieber sein Gedächtnis trainieren möchte und sich die Therapieinhalte selbstständig merken möchte.

Lösung: Der Therapeut sollte dem Patienten erklären, dass das Gedächtnis zwar prinzipiell trainiert werden kann, es aber bei Gedächtnisproblemen auch wichtig ist, das Gedächtnis zusätzlich zu unterstützen. Der Therapeut kann vermitteln, dass der Patient so die Stressbelastung durch Gedächtnisprobleme reduzieren kann.

Therapieeinheit 5.2.2: Etablierung einer regelmäßigen Tagesstruktur

■■ **Therapieeinheit 5.2.2 A:**
   Patienteneinheit (50 Min)

Ziel dieser Sitzung ist es, mit dem Patienten zusammen eine regelmäßige Tagesstruktur mit festen Tagesaktivitäten festzulegen. Der Rahmen dieser Tagesstruktur orientiert sich an dem Tagesablauf auf der Station mit morgendlichem Wecken, Waschen, Frühstück und Teilnahme an den individuellen Therapien bis zum Abendessen und dem Zubettgehen. Wichtig ist es hierbei, den Patienten nicht mit zu vielen verschiedenen Tagesaktivitäten zu überfordern und ein gesundes Mittel zwischen täglicher Routine und Abwechslung über den Wochenverlauf zu finden. Der Therapeut sollte die verschiedenen zur Auswahl stehenden Aktivitäten anbieten und erklären; gemeinsam mit dem Patienten sollte eine Auswahl entsprechend den Erwartungen und Bedürfnissen des Patienten getroffen werden. Zu diesem Zweck kann der Therapeut dem Patienten zunächst einen Plan des allgemeinen Stationsablaufs zeigen. Dieser wird in den Therapieordner geheftet. Dem Patienten werden alle Therapieangebote genau erklärt. In einem nächsten Schritt erklärt der Therapeut dem Patienten zunächst das Arbeitsblatt „Wochenplan" (s. Arbeitsblatt 15-5.2-1 „Wochenplan"). In den Wochenplan werden alle regelmäßigen Aktivitäten auf der Station eingetragen (Wecken, Körperpflege, Essenszeiten). Danach sucht der Patient gemeinsam mit dem Therapeuten Aktivitäten aus, die er gern im Rahmen der stationären Behandlung durchführen möchte und trägt diese in den Wochenplan ein. Die einzelnen Tagespunkte sollten farblich gut voneinander unterscheidbar markiert werden; die von der Tagesroutine abweichenden Aktivitäten werden besonders hervorgehoben.

Beispiel „Besprechung des Stationsplans"

Th.: Heute möchte ich gern mit Ihnen Ihren Tagesablauf auf der Station besprechen. Können Sie sich vorstellen, warum dies wichtig sein kann?

Pat.: Ja, das kann ich. Hier auf einer Station ist das Leben sicher anders als zu Hause. Von anderen Aufenthalten in Krankenhäusern kenne ich es, dass morgens alle Patienten gemeinsam geweckt werden und dass es zu festen Zeiten Mahlzeiten gibt. Ich weiß allerdings nicht, wie der Tag hier aufgebaut ist und ob ich mich hier zurechtfinde.

Th.: Viele Patienten befürchten zu Beginn, sich in dieser neuen Umgebung nicht zurechtzufinden. Um Ihnen die Eingewöhnung zu erleichtern, möchte ich Ihnen daher die einzelnen Tagesaktivitäten kurz vorstellen. (*Der Tagesablauf wird vom Therapeuten kurz skizziert.*)

Pat.: Das ist alles ganz schön viel. Ich kann mir nicht vorstellen, das alles im Kopf zu behalten.

Th.: Sich so viele verschiedene Zeiten und Abläufe einzuprägen, würde die meisten Menschen überfordern, mich wahrscheinlich auch (*Validierung*). Daher möchte ich Ihnen vorschlagen, heute gemeinsam einen Wochenplan zu erstellen, der Ihnen jederzeit als Orientierungshilfe dienen kann. Auf diesem Plan hier sind die gleich bleibenden Tagespunkte, z. B. die Mahlzeiten, bereits eingetragen. In die leeren Felder möchte ich nun verschiedene Therapien wie Sport-, Gruppen- oder Ergotherapie mit Ihnen gemeinsam planen und in den Wochenplan eintragen.

Mit dem Patienten sollte in einem nächsten Schritt festgelegt werden, wo der Plan aufbewahrt werden kann (z. B. im Krankenzimmer) und zu welchen Zeiten er auf den Plan sehen soll. Günstig ist es, abends vor dem nächsten Tag, morgens nach dem Aufstehen und z. B. mittags nach der Mittagsruhe auf den Plan zu schauen.

❗ Cave
Abhängig von Gedächtnis- und Orientierungsdefiziten können zu viele Inhalte und Tagespunkte den Patienten schnell überfordern. Hier sollte, gerade zu Beginn des stationären Aufenthaltes, mit wenigen Aktivitäten begonnen werden. Nach einer Eingewöhnungsphase kann das Spektrum der Aktivitäten sukzessive erweitert werden.

Zusammenfassung: Etablierung einer regelmäßigen Tagesstruktur
- Erarbeitung eines Wochenplanes mit hohem Anspruch an Klarheit und Übersichtlichkeit.
- Verabredung von Aktivitäten, die der Patient auf der Station ausführen möchte.
- Mit dem Patienten erarbeiten, wo der Plan aufbewahrt wird und zu welchen festen Tageszeiten er sich diesen ansehen kann.

▪▪ Mögliche Probleme und Lösungen
Problem: Der Patient hat Schwierigkeiten, sich auf einen Tagesplan einzulassen, und fühlt sich durch diesen fremdbestimmt und unmündig.

Lösung: Bitten Sie den Patienten, sich auf eine Probephase für eine Woche einzulassen und mit diesem Instrument vertraut zu machen, um danach darüber zu befinden, ob der Plan für ihn hilfreich war oder nicht. Versuchen Sie, dem Patienten zu vermitteln, dass der Sinn des Wochenplanes nicht in einer Gängelung oder fehlendem Vertrauen liegt, sondern dass er den Plan als Hilfe und Gedächtnisstütze begreifen kann, insbesondere für die Zeit nach dem stationären Aufenthalt.

▪▪ Therapieeinheit 5.2.2 B:
**   Angehörigeneinheit (50 Min)**
In der Angehörigengruppe können die in der Patienteneinheit besprochenen Inhalte kurz dargestellt werden. Den Angehörigen sollte nähergebracht werden, dass eine geordnete Tages- und Wochenstruktur für die Patienten vorteilhaft sein kann. Als Vorteile einer regelmäßigen Tagesstruktur kann die Bildung von Routinen und Gewohnheiten genannt werden,

die insbesondere für Patienten mit Gedächtnis- und Aufmerksamkeitsdefiziten wichtig sind. Die festen Zeiten wie Aufstehen, Mahlzeiten und Zubettgehen dienen als fixe Struktur und Fixpunkte zur Orientierung über den Tag. In dieses Gitter können nach der Entlassung für das häusliche Umfeld Tagesaktivitäten durch Patienten und Angehörige festgelegt und eingetragen werden. Hierüber wird der Patient in die Lage versetzt, sich Routinen und Gewohnheiten anzueignen, die über Tag und Woche Halt geben und ein Gefühl der Vertrautheit und Sicherheit vermitteln können. Mit den Angehörigen wird ebenfalls eingeübt, einen gemeinsamen Wochenplan für die Zeit nach der stationären Aufnahme zu erstellen (s. Arbeitsblatt 15-5.2-1 „Wochenplan"). Dies wird zunächst auf einem Vorführplan an einem Flipchart eingeübt, später wird den Angehörigen das entsprechende Arbeitsblatt ausgeteilt. Es wird überlegt, wo der Wochenplan in der Wohnung aufgehängt werden kann, sodass er für Patienten und Angehörigen leicht zugänglich ist. Des Weiteren wird thematisiert, wie und wann die Angehörigen wichtige Termine in den Wochenplan eintragen können. Dies kann auch gemeinsam mit dem Patienten geschehen. Ziel ist es, dass die Angehörigen den Wochenplan des Patienten kennenlernen und in Zukunft einen gemeinsamen Wochenplan für den Patienten und sich selbst für die Zeit nach der Entlassung aufstellen.

Zusammenfassung: Etablierung einer regelmäßigen Tagesstruktur für Angehörige

- Vermittlung der Wichtigkeit einer regelmäßigen Tages- und Wochenstruktur, von Gewohnheiten und Routinen bei dementiellen Erkrankungen.
- Vorstellung des Wochenplans des Patienten.
- Informationsvermittlung über die Anwendung des Wochenplans im häuslichen Rahmen (Anbringung, regelmäßiges Anschauen, Eintragen aller wichtigen Termine).

▪▪ Mögliche Probleme und Lösungen

Problem: Der Patient kann wegen eines eingeschränkten Sehvermögens den Plan nicht selbstständig lesen.

Lösung: Der Angehörige des Patienten liest die Termine vor. Auf der Station kann diese Aufgabe durch die Pflegekräfte übernommen werden. Für den poststationären Aufenthalt kann mit dem Patienten trainiert werden, Termine für den nächsten Tag auf ein Diktiergerät/ Handy aufzusprechen, sodass der Patient diese abhören kann.

Therapieeinheit 5.2.3 A: Aufbau angenehmer Aktivitäten

▪▪ Therapieeinheit 5.2.3 A: Patienteneinheit: (2 x 50 Min)

Ziel der aktuellen Therapieeinheit ist es, dem Patienten zu vermitteln, dass ein Risiko bei kognitiven Störungen im Alter darin besteht, sich aufgrund von Ängsten, fehlender Orientierung und dem Gefühl, weniger Kompetenzen zu haben, zurückzuziehen und Aktivitäten zu vermeiden. Dieses Verhalten kann wiederum in negativer Stimmung, Unsicherheit, Immobilisierung, weiterer Vermeidung von Aktivitäten und Einschränkung sozialer Kontakte resultieren. Wenn angenehme Aktivitäten selten ausgeführt werden, werden sie sozusagen „verlernt", und den Patienten fällt gar nicht mehr ein, dass ihnen die Aktivität früher Freude bereitete.

Beispiel „Einführung des Prinzips angenehmer Aktivitäten"

Th.: Ich würde gern von Ihnen erfahren, ob Ihnen der Wochenplan hilft.

Pat.: Anfangs habe ich mich noch nicht gut zurechtgefunden, einige Therapien hätte ich ohne Erinnerung der Schwestern fast verpasst. Ich habe versucht, öfter am Tag, zu den Mahlzeiten, auf den Plan zu schauen, was für den Tag vorgesehen ist. So musste ich auch die Schwestern nicht mehr so oft fragen.

Th.: Es freut mich, dass Sie sich mit dem Plan anfreunden konnten und so auch selbstständiger wurden (*positive Verstärkung*). Heute würde ich gern mit Ihnen einige weiße Stellen auf Ihrem Wochenplan füllen.

Pat.: Meinen Sie noch mehr Therapien?

Th.: Nein, ich meine eher angenehme Aktivitäten. Dinge, die Ihnen Spaß machen. Viele unserer Patienten sagen, dass sie wenig machen, was ihnen Freude bereitet. Gibt es denn etwas, was Ihnen in der letzten Woche Freude bereitet hat? Gibt es etwas, was Sie regelmäßig gemacht haben und was Ihnen Freude bereitet hat, bevor Sie ins Krankenhaus gekommen sind?

Pat.: Viel habe ich zu Hause nicht mehr gemacht. Ich hatte einfach wenig Lust, etwas zu machen, oder wusste nicht, was ich tun sollte. Nach draußen habe ich mich auch nicht mehr getraut. Zu Hause fühle ich mich sicher, da ich da weniger Sachen vergesse. Sonst muss ich mich sehr darauf konzentrieren, dass ich nichts vergesse, und bin erschöpft, bevor ich aus dem Haus gehe.

Th.: Wenn man nur ganz selten Freunde oder Bekannte trifft oder mit anderen Menschen ins Gespräch kommt, kommt man aus der Übung und es fällt einem sehr schwer.

Pat.: Ja, so war das bei mir. Ich konnte mir dann irgendwann gar nicht mehr vorstellen, dass ich genug Energie habe, um jemanden zu treffen oder spazieren zu gehen.

Th.: Wenn Sie sich die Waage auf unserem Arbeitsblatt ansehen (*Th. zeigt das Arbeitsblatt „Aktivitäten"*), sehen Sie auf der einen Waagschale Belastungen, die die Waage nach unten drücken. Auf die andere Waagschale muss man Entlastungen, angenehme Aktivitäten oder Aktivitäten zur aktiven Erholung legen. Wenn man diese nicht mehr ausführt, erholt man sich nicht mehr so gut. Man ist vielen Belastungen ausgesetzt und die Stimmung wird immer schlechter. Daraus kann sich sogar eine Depression entwickeln.

Pat.: Ja, bei mir war das so. Ich hatte nur noch Belastungen durch die Krankheit, die vielen Arztbesuche und das Grübeln über die Diagnose. Und zur Erholung habe ich mich dann nur ins Bett gelegt und ferngesehen. Das war nicht sehr erholend.

Th.: Ja, eine aktive Erholung ist da besser, Dinge, wie man sie in einer Kur auch machen würde. Wie sieht es denn bei Ihnen aus, welche Belastungen bestehen bei Ihnen auf der einen Seite und welche angenehmen Aktivitäten führen Sie auf der anderen Seite aus? Zu den angenehmen Aktivitäten werden z. B. Bewe-

gung, Entspannung oder auch angenehme Kontakte mit anderen Menschen gerechnet. Welche gibt es denn bei Ihnen?

In einem nächsten Schritt kann der Therapeut gemeinsam mit dem Patienten auf dem Arbeitsblatt „Aktivitäten" (s. Arbeitsblatt 15-5.2-2 „Aktivitäten") generelle Aktivitäten des täglichen Lebens sammeln, die der Patient jede Woche durchführt. Dabei gruppiert der Therapeut die vom Patienten benannten Aktivitäten in die beiden vorgegebenen Spalten „Aufgaben/ Pflichten" und „Aktivitäten/Erholung" ein. Zu den Pflichten gehört z. B. Einkaufen, Aufräumen, Körperpflege; zu den angenehmen Aktivitäten kann z. B. Kaffee trinken, Musik hören oder Spazierengehen gezählt werden. Falls dem Patienten hier keine Beispiele einfallen, kann auf die Fremdanamnese mit Angehörigen oder auf Verhaltensbeobachtungen auf der Station zurückgegriffen werden. Nachdem die Aktivitäten gesammelt wurden, können Therapeut und Patient sich schon einmal ansehen, in welchem Verhältnis aktuell Belastungen und angenehme Aktivitäten zueinander stehen. Bis zur nächsten Sitzung wird der Patient gebeten, täglich zu protokollieren, welche angenehmen Aktivitäten er durchführt. Der Patient kann sich auf dem Handy einen stündlichen oder zweistündlichen Signalton einstellen, der ihm dabei helfen kann, an das Führen des Aktivitätstagebuchs zu denken.

In der nächsten Sitzung schauen sich der Therapeut und der Patient zunächst den Aktivitätsplan des Patienten an. Mit dem Patienten wird gemeinsam ausgewertet, welche Aktivitäten er im Rahmen des stationären Aufenthaltes ausgeführt hat und ob diese die Stimmung des Patienten verbessert haben. Im nächsten Schritt schauen sich Therapeut und Patient die Liste angenehmer Aktivitäten (s. Arbeitsblatt 15-5.2-3 „Liste angenehmer Aktivitäten") an und besprechen, ob auf der Liste Aktivitäten aufgeführt sind, die dem Patienten auch noch Spaß machen würden, oder ob darauf Aktivitäten aufgeführt sind, die der Patient früher gern gemacht, jetzt jedoch vernachlässigt hat. Mit dem Patienten werden die neu identifizierten Aktivitäten ebenfalls in das Arbeitsblatt „Aktivitäten" (s. Arbeitsblatt 15-5.2-2 „Aktivitäten") eingetragen und besprochen, welche der neuen Aktivitäten er in der nächsten Woche ausführen möchte. Diese Aktivitäten werden gemeinsam in den Wochenplan des Patienten eingetragen. Es gilt natürlich, den Patienten nicht mit zu vielen angenehmen Aktivitäten zu überfordern. Auf Ausgewogenheit und das richtige Maß an Abwechslung ist ebenso zu achten. Eher aktive Tätigkeiten (z. B. Spaziergänge oder das Lesen eines Buches) sollten gleichermaßen berücksichtigt werden wie passive Aktivitäten (z. B. Kaffeepausen und Entspannungsphasen). Als Therapieauftrag wird dem Patienten erneut aufgetragen, nach den Aktivitäten jeweils die bei ihm vorherrschende Stimmung einzutragen. Dazu kann er jeweils nach der Aktivität ein Pluszeichen für gute Stimmung, ein Minuszeichen für schlechte Stimmung und eine Null für eine neutrale Stimmung eintragen.

In der darauffolgenden Therapiesitzung können die Aktivitäten des Patienten mit Hilfe des Wochenplans besprochen werden. Anhand der vergebenen Plus-, Null- und Minuszeichen können die Aktivitäten hinsichtlich ihrer Wirkung auf Stimmung und Antrieb evaluiert werden.

Beispiel „Nachbesprechung der Therapieaufträge"
Th.: Heute würde ich gern noch mal auf unser letztes Thema kommen: Den Aufbau angenehmer Aktivitäten. Was haben Sie letzte Woche an angenehmen Dingen unternommen?
Pat.: Ich habe täglich mit der Schülerin (*Anm.:* *Pflegeschülerin*) einen Spaziergang gemacht. Das erste Mal ging es nur zu einer Bank auf dem Gelände. Zwei Tage später haben wir fast das ganze Gelände umrundet.
Th.: Das sind doch schon tolle Erfolge! Und wie ist es Ihnen dabei ergangen?
Pat.: Das erste Mal hatte ich wenig Lust und fühlte mich zu müde und zu schlapp. Aber ich habe mich von der Schülerin überreden lassen, und der kurze Spaziergang hat mir sogar Spaß gemacht.

Im Sinne der positiven Verstärkung soll der Patient für alle absolvierten Aktivitäten gelobt werden. Falls es Probleme oder Widerstände auf Seiten des Patienten gab, so sollen diese ergründet werden. Zu unterscheiden ist hier zwischen internen Hindernissen (Patient konnte sich nicht aufraffen, fühlte sich zu müde, hatte Angst oder fühlte sich überfordert) und externen Hindernissen, die eher auf die Aktivität selbst zurückzuführen sind. Bei internen Hindernissen kann der Patient motiviert werden, diese zu überwinden. Der Patient kann sich z. B. eine Karteikarte schreiben, auf der Gründe stehen, warum es sich lohnt, aufzustehen (Stimmung wird besser) und diese Karteikarte auf sein Nachttischschränkchen legen. Bei externen Hindernissen sollte der Patient ebenfalls motiviert werden, alternative Lösungen zu suchen (statt mit dem Bus, der nicht fuhr, mit dem nächsten Bus fahren). Im nächsten Schritt sollte ein neuer Wochenplan erstellt werden, in den noch mehr Aktivitäten aufgenommen werden können, die dem Patienten Spaß gemacht und seine Stimmung verbessert haben. Im stationären Kontext kann diese Aufgabe an die Bezugspflege übertragen werden, mit der der Patient weiter einüben kann, den Wochenplan gezielt einzusetzen, um seine Stimmung zu verbessern.

Zusammenfassung: Aufbau angenehmer Aktivitäten für Patienten
- Erarbeitung einer Liste von angenehmen Aktivitäten.
- Nachbesprechung der positiven Aktivitäten. Gelungenes soll gelobt werden. Probleme in der Umsetzung sollen genau analysiert werden.

■■ Mögliche Probleme und Lösungen
Problem: Der Patient möchte seine Stimmung nicht beobachten, da er denkt, dass er dadurch noch trauriger/depressiver wird.

Lösung: Mit dem Patienten sollte thematisiert werden, dass es wichtig ist, sich seine aktuelle Stimmung genau anzusehen, um diese gezielt durch angenehme Aktivitäten verbessern zu können.

■ ■ Therapieeinheit 5.2.3 B:
Angehörigeneinheit (2 x 50 Min)

In dieser Einheit soll wie auch in der Patienten-einheit der Zusammenhang von Aktivitäten und Stimmung erklärt werden. Auch den Angehörigen kann dabei das Waagemodell (s. Arbeitsblatt 15-5.2-2 „Aktivitäten") vermittelt werden. Die Angehörigen können hier eigene Belastungen eintragen. Mit der Liste positiver Aktivitäten (s. Arbeitsblatt 15-5.2-3 „Liste angenehmer Aktivitäten") sollen in der Gruppe individuelle Beispiele und Vorschläge für angenehme Tätigkeiten, Reaktivierung aufgegebener Hobbys oder sozialer Kontakte gesammelt werden. Danach können die Angehörigen auf dem Arbeitsblatt angenehme Aktivitäten sammeln, die sie gemeinsam mit dem Patienten durchführen können. Hierzu können durch den Therapeuten auch Kontakte für soziale Anlaufzentren wie Seniorenvereine und -sport-gruppen, Tanztees oder Gemeindetreffs etc. in der Nähe vermittelt werden. In der Gruppe sollte angeregt werden, dass die Angehörigen auch eigene angenehme Aktivitäten wiederauf-nehmen sollten, um sich von den Belastungen durch die Erkrankung des Partners zu erholen. Eine Möglichkeit, Zeit für angenehme Aktivitäten zu gewinnen, besteht darin, nach tages-klinischen oder anderen Betreuungsmöglich-keiten über den Tag zu suchen. Häufig werden von Altenheimen in der Umgebung Betreu-ungsnachmittage für Menschen mit dementi-ellen Erkrankungen angeboten, um die Angehö-rigen zu entlasten. Idealerweise sollte der Therapeut bereits Adressen und Telefonnummern solcher Angebote an die Angehörigen weiterge-ben und sie darin unterstützen, diese aktiv zum Ende des stationären Aufenthaltes aufzusu-chen. In einem darauf folgenden Schritt kann besprochen werden, wie der Angehörige die neu gewonnene Zeit nutzen kann und welche Aktivitäten er in dieser Zeit ausführen kann. Treten Schwierigkeiten beim Aufbau angeneh-mer Aktivitäten mit dem Patienten auf, werden diese mit den Angehörigen besprochen. Wich-tig ist es, gestuft und angepasst an die Lage des Angehörigen vorzugehen und das Aktivitäts-niveau allmählich auszuweiten.

Mit dem Angehörigen sollte auch bespro-chen werden, soziale Kontakte zu reaktivieren, mit Freunden und Bekannten in Kontakt zu treten und Treffen zu vereinbaren. Mit Hilfe des Arbeitsblattes „Mein soziales Netzwerk" (s. Arbeitsblatt 15-5.2-4 „Soziales Netzwerk") kann erarbeitet werden, welche sozialen Kontakte bestehen und welche wieder aufgenommen werden können. Das Arbeitsblatt besteht aus drei Kreisen. Der Therapeut teilt das Arbeits-blatt aus und bittet einen Teilnehmer, mit ihm gemeinsam auf einem Flipchart eine Netzwerk-analyse durchzuführen. Dazu wird in den in-nersten Kreis der Name des Angehörigen ge-schrieben. Danach fragt der Therapeut nach wichtigen Personen im Leben des Angehörigen (Familie, Freunde). Der Angehörige entscheidet dann jeweils, ob diese weit von ihm entfernt oder nah an ihm dran auf der Netzwerkkarte zu platzieren sind, enge Kontakte werden in eher innere Kreise eingezeichnet und entfernte Be-kannte sind weiter weg von dem Angehörigen einzuzeichnen. Es ist ebenfalls wichtig, nach Personen zu fragen, mit denen vielleicht Kon-flikte bestehen. Es ist zu überlegen, ob diese auf-lösbar sind. Im Anschluss kann der Therapeut sich mit dem Angehörigen und der Gruppe ansehen, ob es Personen gibt, zu denen der An-gehörige den Kontakt wieder intensivieren möchte. In der Gruppe kann überlegt werden, wie der Angehörige dies realisieren könnte.

Wichtig ist es, mit dem Angehörigen auch über den Umgang mit der dementiellen Er-krankung bei sozialen Kontakten zu sprechen. Viele Angehörige haben den Eindruck, dass sie verpflichtet sind, die Erkrankung des Patienten gegenüber Freunden und Bekannten zu ver-heimlichen. Mit den Angehörigen kann be-sprochen werden, dass ein offener Umgang mit der dementiellen Erkrankung oft entlastend ist, da Freunde und Bekannte dann viel mehr Ver-ständnis haben, z. B. wenn ein Termin auf-grund einer aufgetretenen Notfallsituation aus-fallen muss.

Zusammenfassung: Aufbau angenehmer Aktivitäten für Angehörige

— Prinzip eines ausgewogenen Gleichgewichts (Waage-Modell) zwischen belastenden und angenehmen Aktivitäten vermitteln.
— Belastungen und angenehme Aktivitäten des täglichen Lebens zusammenstellen.
— Erarbeitung von neuen angenehmen Aktivitäten, die Angehörige ausführen können; Möglichkeiten sammeln, wie die Angehörigen diese realisieren können (Tagesbetreuung für den Patienten).
— Analyse sozialer Kontakte der Angehörigen.
— Planung der Wiederaufnahme sozialer Kontakte, die vernachlässigt wurden.

■■ **Mögliche Probleme und Lösungen**
Problem: Der Angehörige hat viele Konflikte mit Bekannten und Freunden.

Lösung: Mit dem Angehörigen Lösungen für die Konflikte erarbeiten (s. Kap. 7 *Depression*, Modul 5.8 *Problemlösen*) und planen, wie sie die Lösungen umsetzen können.

15.5.3 Modul 5.3: Nutzung biografischer Ressourcen (2 x 50 Min)

Indikation: Patienten mit gedrückter Stimmung, geringen Selbstwertgefühlen durch einseitig negative Rückschau auf die eigene Lebensvergangenheit.

Ziel: Nutzung von positiven Erinnerungen zur Wiederherstellung früher erlebter Glücksgefühle, Stärkung des Selbstvertrauens durch Entdecken von Erfolgs- und Selbstwirksamkeitserlebnissen in der Vergangenheit.

Therapieeinheit 5.3.1: Nutzung biografischer Ressourcen

■■ **Therapieeinheit 5.3.1 A:**
   Patienteneinheit (2 x 50 Min)
Ziel des Moduls ist es, mit dem Patienten gemeinsam seine Lebensgeschichte zu betrachten und diese positiv zu würdigen.

Mögliche Einstiegsfragen können hier lauten:

— „Gibt es Ereignisse in ihrem Leben, auf die Sie besonders stolz sind?"
— „Können Sie sich an Momente erinnern, in denen Sie sich sehr über etwas gefreut haben, vor Freude hätten platzen können?"
— „Denken Sie manchmal gerne an Ihre Hochzeit/Examen/Geburt des ersten Kindes/erste große Liebe zurück? Was empfinden Sie dabei?"
— „Gibt es komische Anekdoten aus Ihrem Leben, die Sie immer gerne erzählt haben, weil dabei alle gelacht haben?"

Beispiel „Positive Lebenserinnerungen reaktivieren"
Th.: Herr G., gibt es Ereignisse in ihrem Leben, auf die Sie besonders stolz sind?
Pat.: Nein. Ich habe mein Leben lang immer viel gearbeitet, aber so richtig fällt mir nichts Genaues ein, was mich stolz gemacht hätte.
Th.: Haben Sie denn Ihren Beruf gern ausgeübt?
Pat.: Eigentlich schon. Ich war 45 Jahre Busfahrer, war fast nie krank und bin bei Wind, Hagel und Glatteis gefahren.
Th.: Gab es bei Ihrem Ausscheiden aus dem Beruf einen besonderen Abschied?
Pat.: Oh ja, es gab eine große Feier von den Kollegen, der Leiter der Stadtwerke war auch da und hat eine Rede gehalten.
Th.: Und hat Sie das berührt?
Pat.: Nein, der kannte mich überhaupt nicht, und ich kannte seine Rede schon von anderen Abschieden. Aber von meinen Kollegen habe ich ein goldenes Lenkrad bekommen und sie haben mir ein Ständchen gesungen, weil ich immer gut gelaunt war und oft für meine Kollegen eingesprungen bin. Das hat mir sehr viel bedeutet.

Anschließend kann mit dem Patienten gemeinsam das Arbeitsblatt „Lebensgeschichte" (s. Arbeitsblatt 15-5.3 „Lebensgeschichte") ausgefüllt werden (eventuell mehrere Ausdrucke verwenden). Der Therapeut kann den Patienten chronologisch über den Verlauf seines gesamten

Lebens befragen und Meilensteine auf das Arbeitsblatt schreiben. Dabei sollte der Therapeut die Erlebnisse und Leistungen des Patienten immer wieder angemessen würdigen und positiv verstärken.

Im Anschluss kann dem Patienten anhand von Beispielen positiver Erinnerungen vermittelt werden, dass das gedankliche Wiederauflebenlassen angenehmer Ereignisse und damit verbundener Stimmungen auch die jetzige Stimmung heben und das Selbstwertgefühl steigern kann. Dem Patienten kann vor dem Hintergrund der ausgefüllten Arbeitsblätter seiner Lebensgeschichte verdeutlicht werden, dass sein Langzeitgedächtnis trotz Gedächtnisstörungen noch intakt ist und eine Quelle von Erinnerungsschätzen für ihn sein kann. Als Therapieauftrag kann dem Patienten aufgetragen werden, sich einmal am Tag eine positive Erinnerung aus seinem Leben ins Gedächtnis zu rufen.

Zusammenfassung: Nutzung biografischer Ressourcen
- Mit dem Patienten gemeinsam die Lebensgeschichte betrachten.
- Ressourcen des Patienten positiv würdigen.
- Belastungen angemessen betrauern.
- Mit dem Patienten erarbeiten, dass sein Langzeitgedächtnis noch funktioniert und dass er durch Erinnerungen an seine Lebensgeschichte seine Stimmung positiv verbessern kann.

■ ■ Mögliche Probleme und Lösungen
Problem: Der Patient berichtet nur über negative Ereignisse.

Lösung: Der Therapeut kann den Patienten oder den Angehörigen einerseits genau fragen, ob es nicht doch auch positive Ereignisse in seinem Leben gab. Andererseits kann der Therapeut positiv würdigen, dass der Patient die negativen Ereignisse bewältigen konnte und z. B. nicht aufgegeben hat.

■ ■ Therapieeinheit 5.3.1 B:
Angehörigeneinheit (50 Min)
Ziel der Therapieeinheit ist es, die Angehörigen in die Lage zu versetzen, sich gemeinsam mit

dem Patienten an positive gemeinsame Erlebnisse zu erinnern. Der Therapeut sollte die Angehörigen motivieren, ebenfalls das Arbeitsblatt „Lebensgeschichte" (s. Arbeitsblatt 15-5.3 „Lebensgeschichte") für ihr eigenes Leben auszufüllen und dabei insbesondere auf die gemeinsamen Erlebnisse zu achten.

In einem nächsten Schritt sollte der Therapeut die Angehörigen anregen, damit zu beginnen, eine gemeinsame Erinnerungsschatzkiste für den Patienten und sich zu erstellen. Den Angehörigen sollte erklärt werden, dass Sinnesreize (z. B. durch eine persönliche Erinnerung) häufig schlagartig bestimmte, lang vergessene Erinnerungen zurück ins Bewusstsein bringen und auch die mit den Erinnerungen verbundene positive Stimmung neu erfahrbar machen. Um für den Patienten weitere Erinnerungen auch optisch, taktil und olfaktorisch erfahrbarer zu machen, bietet es sich an, den Angehörigen vorzuschlagen, zuhause eine Erinnerungsschatzkiste zusammenzustellen. In die Schatzkiste können Fotos, Urkunden, Trophäen, aber auch einfache, jedoch für den Patienten mit positiven Erinnerungen assoziierte Objekte gelegt werden. Die Angehörigen können zu Hause Gegenstände aussuchen und dem Patienten mitbringen, oder die Patienten können mit den Angehörigen zusammen gemeinsam auf die Suche nach derartigen Objekten gehen, um die Erinnerungsschatzkiste zu füllen (z. B. im Rahmen von Belastungserprobungen in der häuslichen Umgebung oder nach dem stationären Aufenthalt). Wichtig ist es, dass Angehörige und Patienten sich gemeinsam die Erinnerungen ansehen und über die früheren Ereignisse ins Gespräch kommen. Dies trainiert gleichzeitig auch die Kommunikationsfähigkeit des Patienten.

Zusammenfassung: Lebensgeschichte des Patienten positiv würdigen für Angehörige
- Zusammenstellung von gemeinsamen positiven Erinnerungen (im Verlauf des Lebens).
- Zusammenstellen einer Erinnerungskiste für Patienten und Angehörige.
- Therapieauftrag: sich gemeinsam über Erinnerungen austauschen.

15.5.4   Modul 5.4: Umgang mit kognitiven Defiziten

Modul 5.4 beinhaltet drei Therapieeinheiten, die im Folgenden dargestellt sind (◻ Tab. 15.3).

Indikation: Bei ungünstigen Problemlösestrategien (allgemein und für kognitive Defizite), Antriebs- und Ideenmangel in sozial schwierigen Situationen, unrealistischen Annahmen bei der Bewältigung eines Problems, für jedes wiederkehrende, belastende Problem, das den Patienten entweder stark und/oder über mehrere Tage beschäftigt und für das er selbst keine Lösung findet.

Ziel: Förderung der strukturierten Auseinandersetzung mit einem Problem, Erarbeitung von realistischen Erwartungen und Verhaltensweisen.

Bei allgemeinen Problemen kann das Modul 5.8 *Problemlösen* aus dem Kapitel 7 *Depression* (s. Kap. 7.5.8) eingesetzt werden. Das vorliegende Modul in diesem Kapitel konzentriert sich auf Problemlösen im Rahmen kognitiver Defizite.

Therapieeinheit 5.4.1: Problemdefinition und Erarbeitung einer Lösungsstrategie

■■ **Therapieeinheit 5.4.1 A:**
    Patienteneinheit (50 Min)

Für das im Folgenden vorgestellte Modul kann das Arbeitsblatt „Problemlösen" verwendet werden (s. Arbeitsblatt 15-5.4 „Problemlösen"). Zunächst wird das *Problem definiert* und auf das Arbeitsblatt eingetragen. Es soll dabei genau beschrieben werden, in welchen Situationen der Patient unter einem kognitiven Defizit leidet (z. B.: „Beim Einkaufen vergesse ich immer, was ich mitbringen möchte.").

Der nächste Schritt umfasst die Generierung von Lösungsmöglichkeiten durch ein *„Brainstorming"*, Lösungsvorschläge werden zunächst gesammelt, ohne sie zu bewerten. Dabei wird schematisch vorgegangen und zunächst untersucht, ob der Patient eine externe Hilfe oder eine bestimmte Strategie einsetzen kann oder Unterstützung von außen benötigt. Erst im nächsten Schritt wird bewertet, ob die Lösungsvorschläge für den Patienten *durchführbar* sind. An dieses Prinzip sollte der Therapeut den Patienten immer wieder erinnern, falls dieser Lösungsvorschläge sofort bewertet. Der Therapeut darf bei dem Brainstorming behilflich sein und kann selbst Lösungsmöglichkeiten vorschlagen.

Zunächst kann der Patient prüfen, ob er eine *externe Hilfe* (eine Merkhilfe) verwenden kann. Zu externen Hilfen zählen Erinnerungszettel, Kalender oder ein Handyklingelton, der den Patienten erinnern kann. Als Nächstes kann der Patient prüfen, ob er eine bestimmte *Strategie* anwenden kann. Eine bei kognitiven Defiziten gut einsetzbare Strategie ist es, sich selbst bestimmte Instruktionen zu geben (sogenannte Selbstinstruktionen). Mit dem Patienten werden zunächst belastende Situationen gesammelt. Der Therapeut kann den Patienten in einem nächsten Schritt fragen, was sich der Patient in der Situation selbst sagen könnte, um sich zu beruhigen. Wenn der Patient z. B. in einer Überforderungssituation ruhig bleiben möchte, kann er sich dies selbst in der Situation sagen („Bleib ruhig, bewahre einen kühlen Kopf."). Die Selbstinstruktionen kann sich der Patient aufschreiben (z. B. auf eine Karteikarte). Mit dem Patienten sollte zunächst in einer nicht belastenden Situation (z. B. in der Therapieeinheit) eingeübt werden, wie er die Karte einsetzen kann. Dabei kann sich der Patient z. B. vorstellen, dass er in einer Überlastungssituation ist (z. B. sich auf einem Geburtstag Namen merken). Der Patient soll sich in einem nächsten Schritt vorstellen, wie er dann die Karte aus seiner Tasche zieht und sich vorliest. Als Therapieauftrag kann der Patient gebeten werden, die Karte zunächst in einer nicht belastenden Situation einzusetzen (z. B. wenn er zu Hause etwas vergisst).

Beispiel „Selbstinstruktionen als Copingstrategien erarbeiten"

Th.: Eine Strategie, die vielen meiner Patienten in einer Überforderungssituation geholfen hat, ist es, positive Selbstinstruktionen einzusetzen. Das ist ein bisschen so, als wenn man der eigene Fußballtrainer ist und sich Aufforderungen zuruft.

Pat.: Das klingt ein bisschen albern. Ich soll mein Fußballtrainer werden?

Th.: Ja, z. B. wenn Sie sich in einer schwierigen Situation sagen „Ich bleibe jetzt ruhig", so hat das einen positiven Einfluss. Sie erinnern sich daran, dass Sie sich vorgenommen haben, eine bestimmte Strategie einzusetzen, und haben mehr Energie, Dinge umzusetzen.

Pat.: Ja, aber wenn ich überfordert bin, vergesse ich bestimmt, was ich mir sagen möchte.

Th.: In der Situation ist es sicherlich schwierig, aber Sie könnten sich auch die Sätze aufschreiben und auf einer Karteikarte immer mit sich führen. Dann können Sie sich die Karte vorlesen. Sie können das am besten bei einfacheren Situationen trainieren, dann gelingt es auch bei schwierigeren Situationen.

In einem nächsten Schritt soll der Patient gemeinsam mit dem Therapeuten die gesammelten *Lösungsstrategien bewerten*, inwiefern diese realistisch und praktisch umsetzbar sind. Eine oder mehrere Lösungsstrategien werden ausgewählt, und die genaue Umsetzung der Lösungsstrategien wird geplant. Manchmal kann es für den Patienten hilfreich sein, wenn eine *andere Person* ihn in der Durchführung der Lösung unterstützt.

Zusammenfassung: Problemdefinition und Erarbeitung einer Lösungsstrategie
- Definition des Problems.
- Sammlung von externen Hilfen, Sammlung von Strategien und von möglichen Hilfestellungen durch andere Personen.

- Vor- und Nachteile einzelner Strategien abwägen.
- Auswahl einer Lösungsstrategie und konkrete Formulierung des Zielverhaltens.

Therapieeinheit 5.4.2:
Bewertung der Lösungsstrategie
■ ■ **Therapieeinheit 5.4.2 A:**
   Patienteneinheit (50 Min)

In dieser Sitzung wird mit dem Patienten ausgewertet, ob er die ausgewählte Problemlösung umsetzen konnte. Zunächst soll bestimmt werden, ob der Patient sein Zielverhalten zeigen konnte und ob es ihm bei der Lösung seines Problems behilflich war. Konnte der Patient sein Zielverhalten nicht durchführen, muss geprüft werden, ob das Zielverhalten auch in der Realität für den Patienten noch erreichbar und realistisch war oder ob er eine andere Lösungsstrategie auswählen sollte. Dazu soll die vorherige Therapieeinheit noch einmal durchgeführt werden. Wenn der Patient zwar sein Zielverhalten zeigen konnte, aber dennoch unzufrieden mit dem Ergebnis seines Lösungsprozesses ist, kann ebenfalls in die erste Phase des Problemlöseprozesses zurückgegangen werden.

Die Schritte des Problemlöseprozesses önnen so lange durchlaufen werden, bis der Patient eine Strategie gewählt hat, die für ihn hilfreich ist. Sobald der Patient Übung in der formalen Durchführung des Moduls „Problemlösen" hat, kann er das Arbeitsblatt eigenverantwortlich, z. B. in Form eines Therapieauftrags, bearbeiten. Dann wird vorrangig die zweite Phase des Problemlöseprozesses im Einzelgespräch besprochen.

Zusammenfassung:
Bewertung der Lösungsstrategie
- Prüfung der Vorgehensweise.
- Gegebenenfalls Auswahl einer alternativen Problemlösestrategie.
- Generalisierung.

■ ■ **Mögliche Probleme und Lösungen**
Problem: Der Patient schafft es nicht, sein Zielverhalten (Selbstinstruktionen) einzusetzen.

Lösung: Der Patient kann z. B. mit Unterstützung des Angehörigen oder eines Mitglieds des Pflegeteams die Situation aufsuchen und er kann die Karte mit dem Angehörigen/Mitglied des Pflegeteams gemeinsam lesen.

▪▪ Therapieeinheit 5.4.2 B: Angehörigeneinheit (50 Min)

Im vorliegenden Modul wird den Angehörigen zunächst das Arbeitsblatt (s. Arbeitsblatt 15-5.4 „Problemlösen") genau erklärt und es werden die durch den Patienten ausgewählten Lösungsmöglichkeiten vorgestellt. Die Angehörigen werden geschult, sodass sie das Arbeitsblatt und das Grundprinzip der Suche und Auswahl von praktischen Lösungsstrategien für kognitive Defizite verstanden haben und selbst in der Lage sind, gemeinsam mit den Patienten das Arbeitsblatt einzusetzen, um Lösungsstrategien für Probleme bei kognitiven Defiziten zu suchen. Dazu können die Angehörigen beispielhaft das Arbeitsblatt ausfüllen, eine Lösung für ein Gedächtnisproblem des Patienten entwickeln und deren Umsetzung genau planen. Der Therapeut steht dabei für Fragen zur Verfügung.

Zusammenfassung: Umgang mit kognitiven Defiziten bei Angehörigen
- Informationsvermittlung über das Problemlösemodell und das Arbeitsblatt vermitteln.
- Problemlösen anhand eines Gedächtnisproblems des Patienten selbstständig einüben.

▪▪ Mögliche Probleme und Lösungen

Problem: Die Angehörigen werten alle Lösungsmöglichkeiten sofort ab, da sie nicht umsetzbar seien.

Lösung: Der Therapeut erklärt den Angehörigen erneut, dass es wichtig ist, zunächst Lösungsvorschläge zu sammeln und sie erst in einem nächsten Schritt zu bewerten.

▣ **Tab. 15.4** Übersicht über die Therapieeinheiten in Modul 5.5

Therapieeinheit 5.5.1	Kognitive Umstrukturierung belastender Gedanken
Therapieeinheit 5.5.2	Akzeptanz von Veränderung und Krankheit

15.5.5 Modul 5.5: Kognitive Umstrukturierung belastender Gedanken

Modul 5.5 beinhaltet zwei Therapieeinheiten, die im Folgenden dargestellt sind (▣ Tab. 15.4).

Indikation: Vorliegen von ungünstigen Einstellungen über die Erkrankung, Vorliegen von depressiogenen, abwertenden, bagatellisierenden oder verleugnenden Denkmustern.

Ziel: Identifikation von dysfunktionalen, negativen Kognitionen mit dem Ziel der Umwandlung zu funktionalen Denkmustern wie Akzeptanz, konstruktiv-pragmatischem Umgang mit der Erkrankung und Teilkompensation der Defizite.

Therapieeinheit 5.5.1: Kognitive Umstrukturierung belastender Gedanken

▪▪ Therapieeinheit 5.5.1 A: Patienteneinheit (2 x 50 Min)

Im Rahmen kognitiver Defizite im Alter treten bei Patienten viele belastende Gedanken auf, die einen Einfluss auf Gefühle und Verhalten haben können. Zusätzlich können belastende Gedanken auch dazu führen, dass kognitive Defizite sich verstärken, weil der Patient nicht mehr motiviert ist, sich z. B. Termine aufzuschreiben. Es ist wichtig, dem Patienten zu verdeutlichen, dass sie seine eigenen Gedanken verändern können und dass dies auch Einfluss auf ihre Stimmung und ihren Umgang mit der Erkrankung hat. Das im Folgenden dargestellte Beispiel verdeutlicht die Diagnostik belastender Gedanken im Rahmen der dementiellen Erkrankung.

Hilfreiche Fragen zur Erfassung belastender Gedanken:

- „Gibt es bestimmte Gedanken, die Ihnen spontan in den Sinn kommen, wenn Ihnen ein Versehen passiert, das Ihnen früher vielleicht nicht passiert wäre?"
- „Kommt es häufig vor, dass Sie mit sich unzufrieden sind?"
- „Würden Sie sagen, dass Sie anderen Menschen zur Last fallen?"

Der Therapeut kann dem Patienten im nächsten Schritt das Arbeitsblatt „ABC-Schema" (s. Kap. 7 *Depression*, Arbeitsblatt 7-4.2 „ABC-Schema") vorstellen und eine belastende Situation auswählen, die in das Schema eingetragen wird. Dies kann z. B. eine Situation sein, in der kognitive Defizite des Patienten auftreten. In der Spalte A (A = Auslösende Situation) wird die Situation genau beschrieben, in der Spalte B (B = Bewertung) werden die Gedanken des Patienten in der Situation eingetragen und in der Spalte C (C = Konsequenzen) werden Gefühle (Wut, Ärger, Traurigkeit) oder das Verhalten eingetragen. Im nächsten Schritt soll der Therapeut mit dem Patienten die Rolle der Bewertung erarbeiten.

Beispiel „Rolle der Bewertung erarbeiten"

Th.: Herr G., wenn wir uns die Situation, die wir hier eingetragen haben, ansehen, dann ist die auslösende Situation (= A), dass Sie im Laden stehen und Ihnen nicht mehr einfällt, was Sie einkaufen wollten. In der Spalte B (= Bewertung) sind Ihre Gedanken eingetragen. Sie denken: „Ich kann das alles nicht, das hat alles keinen Zweck, ich bin dement. Warum gehe ich überhaupt noch hinaus?" Die Konsequenz (= C) ist, dass Sie wütend auf sich selbst sind und traurig. Eine weitere Konsequenz ist, dass Sie gar nichts mehr einkaufen, sondern nach Hause gehen. Was meinen Sie, haben denn Ihre Gedanken auch etwas damit zu tun, wie es Ihnen in der Situation geht?

Pat.: Es ist doch ganz natürlich, in der Situation so zu denken.

Th.: Ja, sind Sie sicher? Was würde denn Ihre Frau in der Situation denken?

Pat.: Die würde denken: „Warum habe ich es mir nicht aufgeschrieben, selbst schuld. Ich schaue mal, was mir noch einfällt."

Th.: Und, geht es Ihrer Frau dann besser als Ihnen?

Pat.: Schon, ein bisschen, sie wäre schon ein bisschen sauer auf sich, aber würde vielleicht nicht gleich nach Hause gehen, sondern ein paar Dinge einkaufen. Aber die ist ja auch nicht dement.

Th.: Ja, da haben Sie recht. Trotzdem, sie setzt ja eine Strategie ein, sie probiert aus, ob ihr noch etwas einfällt, sie gibt nicht gleich auf. Hätten Sie das auch machen können?

Pat.: Ja, eigentlich schon.

Th.: Was hätten Sie denn denken können, damit Sie aktiver an die Situation herantreten?

Pat.: Ich hätte ja eigentlich auch denken können, dass ich mal schauen kann, was mir noch einfällt.

Th.: Was ist jetzt Ihr Fazit, wenn Sie sich die Situation ansehen?

Pat.: Ich sollte nicht sofort aufgeben. Hm, und Gedanken sind wichtig.

In einem nächsten Schritt kann mit dem Patienten erarbeitet werden, welche alternativen Gedanken er in der Situation bewusst denken kann. Der Patient kann die Gedanken in Form von Selbstinstruktionen auf eine Karteikarte schreiben und die Karteikarte an einem Ort aufbewahren, an dem er sie gut wiederfindet (Handtasche, Portemonnaie). Falls der Patient erneut in eine ähnliche Situation gerät, kann er die Karteikarte hervorholen und versuchen, alternative Gedanken zu denken.

Beispiel „Alternative Gedanken entwickeln"

Th.: Herr G., wir haben uns ja gestern mit der Situation beschäftigt, in der Sie dachten, dass Sie ein schlechter Vater sind, weil Sie den Geburtstag ihrer Tochter vergessen hatten. Sie haben gemerkt, dass dieser Gedanke Sie sehr traurig macht. Heute würde ich gern mit Ihnen überlegen, ob Sie auch etwas anderes denken könnten in dieser Situation? Einen Gedanken, der Sie weniger traurig macht? (*Th. holt eine*

Karteikarte hervor). Wir können diesen anderen Gedanken auf diese Karteikarte schreiben. Die Karteikarte können Sie dann in ihrer Tasche immer mitnehmen. Wenn Sie erneut etwas vergessen, können Sie sich auf der Karte die Alternativgedanken ansehen und versuchen, eher diese Gedanken zu denken.

Pat.: Ok.

Th.: Fällt Ihnen denn ein anderer Gedanke ein für die Situation mit dem Geburtstag?

Pat.: Ja, schon. Ich könnte ja auch denken: Ich vergesse jetzt mehr Sachen als früher, weil ich eine Demenz habe. Das ist nicht meine Schuld.

Th.: Sehr gut. Dann schreibe ich das mal auf.

Pat.: Und ich könnte auch denken: Meine Tochter weiß ja, dass ich Demenz habe. Nächstes Jahr programmiere ich den Geburtstag in mein Handy, dann passiert mir das nicht mehr.

Th.: Das war schon sehr gut. Das können wir gerne gleich jetzt umsetzen.

Der Patient kann als Therapieauftrag eine eigene Situation mit dem ABC-Schema analysieren und sich alternative Gedanken zu den negativen Gedanken aufschreiben (◻ Tab. 15.5).

Zusammenfassung: Kognitive Umstrukturierung belastender Gedanken

- Informationsvermittlung über die Auswirkungen belastender Gedanken.
- Einsatz des ABC-Schemas und Identifikation belastender Gedanken.
- Generierung alternativer Gedanken.

■ ■ Mögliche Probleme und Lösungen

Problem: Der Patient findet keinen alternativen Gedanken.

Lösung: Der Therapeut kann den Patienten fragen, wie er sich gerne in der Situation fühlen würde. Dann kann der Therapeut den Patienten fragen, was er denken müsste, um sich in der Situation anders zu fühlen.

■ ■ Therapieeinheit 5.5.1 B:
Angehörigeneinheit (50 Min)

In der Angehörigengruppe sollte das Prinzip der kognitiven Umstrukturierung in erweiter-

◻ **Tab. 15.5**   Beispiel dysfunktionaler Kognitionen von Patienten vor und nach Umstrukturierung

Ursprüngliche Grundannahme	Neue, hilfreiche Grundannahme
„Ich bin ganz allein."	„Ich gehöre dazu."
„Ich bin wertlos."	„Es gibt Menschen, denen ich viel bedeute und die mich brauchen."
„Keiner darf von meiner Erkrankung erfahren."	„Es ist leichter das Unabänderliche zu akzeptieren um das Beste daraus zu machen."

ter Form auch den Angehörigen vermittelt werden. Auch hier ist es hilfreich, das ABC-Schema (s. Arbeitsblatt 7-4.2 „ABC-Schema") einzusetzen.

Ebenso wichtig wie die Thematisierung ungünstiger Gedanken mit den Patienten sind dysfunktionale Kognitionen seitens der Angehörigen. Typische Inhalte dysfunktionaler Gedanken Angehöriger sind Gedanken über Enttäuschung, Wut oder Verbitterung angesichts von Unzulänglichkeiten oder wichtiger, aber vom Patienten vergessener Ereignisse oder Umstände. Es ist günstig, in der Gruppe zu erarbeiten, dass viele negative Gedanken eine Folge des Stresses aufgrund der Überlastung durch die Erkrankung des Partners sind. Die Angehörigen können ebenfalls lernen, gezielt funktionalere Gedanken einzusetzen. Sie können sich z. B. klar machen, dass die Verhaltensweisen des Patienten eine Folge der Erkrankung und nicht gegen sie gerichtet sind. Das Ziel der Umstrukturierung ist, wie auch im Falle des Patienten, ein gelassenes Akzeptieren der Erkrankung. Mit den Angehörigen sollte ebenfalls eine Situation mit dem ABC-Schema analysiert werden, in der die Angehörigen belastet sind. Neue funktionalere Gedanken sollen für die Situation entwickelt werden. Diese können ebenfalls auf eine Karteikarte geschrieben und so aufbewahrt werden, dass der Angehörige in zukünftigen belastenden Situationen die Karteikarte lesen kann, um „auf andere Gedanken zu kommen."

Zusammenfassung: Kognitive Umstrukturierung ungünstiger Gedanken
- Informationsvermittlung über Auswirkungen belastender Gedanken.
- Vermittlung des ABC-Schemas.
- Generierung alternativer Gedanken mit Hilfe des ABC-Schemas.

■ ■ Mögliche Probleme und Lösungen
Problem: Die Angehörigen bezweifeln, dass es Ihnen gut tun könnte, anders über die Situation zu denken.

Lösung: Der Therapeut kann betonen, dass andere Denkweisen zunächst eingeübt werden müssen und dass dies nicht von selbst funktioniert. Er kann vorschlagen, dass die Angehörigen an ungeraden Tagen bewusst alternative Gedanken einsetzen und an geraden Tagen denken wie immer. Er kann die Angehörigen bitten, in der nächsten Therapieeinheit beide Situationen miteinander zu vergleichen.

Therapieeinheit 5.5.2: Vermittlung von Strategien zur Akzeptanz der Erkrankung

■ ■ Therapieeinheit 5.5.2 A:
Patienteneinheit (2 x 50 Min)
Wie zuvor wird noch einmal Bezug auf die vorangegangene Therapieeinheit genommen. Der Patient kann mit Unterstützung des Therapeuten die zuletzt behandelten Inhalte wiederholen und versuchen, weitere Beispiele für ungünstige Gedanken zu benennen, alternative Gedanken zu generieren und auf einer Karteikarte zu sammeln. Der Therapeut soll den Patienten gezielt für alle Versuche loben, die ungünstigen Gedanken umzustrukturieren. Des Weiteren soll er erfragen, ob es dem Patienten bereits gelungen ist, ungünstige Denkkonzepte innerhalb einer belastenden Situation zu verändern und gezielt hilfreichere Gedanken zu denken.
Im jetzigen Modul soll die Akzeptanz der Erkrankung verbessert werden. Viele Patienten

□ Tab. 15.6 Beispiel dysfunktionaler Kognitionen Angehöriger vor und nach Umstrukturierung

Ursprüngliche Grundannahme	Neue, hilfreiche Grundannahme
„Ich bin ihm gleichgültig."	„Ich bin ihm wichtig, auch wenn es ihm schwerfällt, das zu zeigen."
„Er ist immer so gedankenlos."	„Seine Erkrankung schränkt ihn ein, ich muss einfach öfter für ihn mitdenken."
„Ich werde ihn verlieren."	„Es ist leichter, das Unabänderliche zu akzeptieren, um das Beste daraus zu machen."

haben große Probleme zu akzeptieren, an Demenz erkrankt zu sein. Häufige Reaktionen sind Selbstmitleid (*„Ich bin schon ein armer Tropf, warum trifft es gerade mich?!"*), Katastrophisieren der Erkrankung (*„Jetzt ist alles aus, das ist der Anfang vom Ende."*) und Hass (*„Ich hasse meinen Körper und diese Krankheit."*). Nicht selten sind auch Abwehr, Verleugnen und Bagatellisierungen. Diese ungünstigen Copingstrategien führen dazu, dass der Patient viel Energie verliert und sich nicht an die Erkrankung anpasst. Dies kann zu einer komorbiden depressiven Störung führen und beeinflusst die Stimmung, die Emotionen und den Antrieb des Patienten negativ. Um den Blickwinkel des Patienten von den belastenden Problemen weg, hin zu einem Erkennen der bestehenden Möglichkeiten zu richten, sind sogenannte lösungsorientierte Fragen hilfreich. Mit diesen kann eine Akzeptanz der Krankheit und der damit verbundenen Defizite gefördert werden. In Tabelle 15.7 sind einige Beispiele aufgeführt (□ Tab. 15.7).
Die Antworten zu den oben beschriebenen Fragen sollen auf einem Arbeitsblatt gesammelt werden, das in der Therapiemappe aufbewahrt wird. Mit dem Patienten sollte erarbeitet werden, über welche Stärken er noch verfügt. Dazu kann das Arbeitsblatt „Meine Stärken" eingesetzt werden (s. Arbeitsblatt 15-5.5 „Meine Ressourcen").

Tab. 15.7 Lösungsorientierte Fragen	
Fragen nach	**Beispiel**
Ausnahmen vom Problem	– „Wie lange ist dieses Problem nicht aufgetreten?" – „Durch welche Änderung des Verhaltens oder der Umstände kam es zu dieser Phase?" – „Wie haben Sie diese Ausnahme ermöglicht?"
Ressourcen	– „Wo liegen Ihre Stärken?" – „Was fällt Ihnen immer noch leicht?" – „Wie können Sie mit diesen Pfunden wuchern?"
Wunder	– „Wenn Sie einen Wunsch frei hätten, wäre das Problem dann sofort weg?" – „Was würden Sie im Anschluss machen?" – „Gibt es etwas, das Sie in Ihrem Leben vermissen würden, falls das Problem weg wäre?"

Zusammenfassung:
Akzeptanz der Erkrankung verbessern

- Lösungsorientierte Fragen stellen.
- Ressourcen und Stärken des Patienten herausarbeiten.

■ ■ **Mögliche Probleme und Lösungen**

Problem: Dem Patienten fällt keine Ausnahme vom Problem ein. Auch Ressourcen können nicht benannt werden.

Lösung: Bitten Sie den Patienten sich vorzustellen, es würde ein Wunder geschehen, das alle seine Probleme auf einmal beseitigt. Darauf erkundigen Sie sich danach, was der Patient in einem solchen Fall machen würde. Nicht selten nennt der Patient häufig angenehme Tätigkeiten, die er bereits jetzt schon manchmal ausführt. Eine anschließende Intervention besteht darin, dass der Patient für einen kurzen Zeitraum so tut, als sei das Wunder eingetreten, und dass er versucht, sich so zu verhalten.

■ ■ **Therapieeinheit 5.5.2 B:**
Angehörigeneinheit: (2 x 50 Min)

Das Fördern von Akzeptanz der Erkrankung auf Seiten des Angehörigen ist entscheidend. Gemeinsam mit den Angehörigen sollen Beispiele dafür gesammelt werden, in welchen Bereichen die Angehörigen Akzeptanzprobleme aufweisen. Meist bestehen diese insbesondere in Situationen, in der die Symptomatik des Patienten belastend ist.

Beispiel „Erfragen von Akzeptanzproblemen"

Th.: Auch wenn man als Angehöriger versucht, beim erkrankten Partner die Erkrankung und die Einschränkungen zu sehen, so können viele Probleme es schwierig machen, die Erkrankung zu akzeptieren. Kennt jemand aus Ihrer Mitte die Situation, dass Sie regelmäßig den Schlüssel nicht finden können, weil der Erkrankte ihn verlegt hat? Kommt es manchmal bei Ihnen zu Hause vor, dass Ihr Angehöriger störrisch auf falschen Dingen beharrt und Sie ihn mit viel Aufwand umstimmen müssen? Wie gehen Sie damit um, dass der Patient immer wieder dasselbe fragt?

Im vorliegenden Modul soll die Kommunikation zwischen den Angehörigen über die belastenden emotionalen Aspekte der dementiellen Störung ihrer Partner gefördert werden. Durch die Erkenntnis, dass es anderen Betroffenen ähnlich geht und diese mit vergleichbaren Schwierigkeiten zu kämpfen haben, können die Akzeptanz und ein gewisser Stoizismus gefördert werden. Durch den Austausch von Lösungsstrategien ist es möglich, dass sowohl Rat gebende als auch Rat erhaltende Angehörige Selbstbestätigung und Hoffnung für den Umgang mit künftigen Problemen erhalten. Bei ausgeprägten Akzeptanzproblemen kann das Modul 5.8 *Problemlösen* des Depressionskapitels (s. Kap. 7.5.8) erneut eingesetzt werden. Statt des auf kognitive Defizite zugeschnittenen Arbeitsblatts kann ein allgemeines Arbeitsblatt für Problemlösungen verwendet werden (s. Arbeitsblatt 7-5.8 „Problemlösen" aus Kap. 7 *Depression*).

Zusammenfassung:
Förderung von Akzeptanz der Erkrankung

- Mit Patienten und Angehörigen Situationen sammeln, in denen wenig Akzeptanz der Erkrankung besteht.
- Ressourcen sammeln.
- Austausch zwischen Angehörigen über problematische Aspekte der Erkrankung fördern.
- Eventuell erneutes Problemlösetraining.

■ ■ **Mögliche Probleme und Lösungen**
Problem: Der Angehörige kann die Erkrankung nicht akzeptieren.

Lösung: Der Therapeut sollte versuchen, dem Angehörigen zu vermitteln, dass Akzeptanz ein erster Schritt für die Erarbeitung einer Lösungsstrategie ist. Erst danach kann die aktuelle Situation analysiert werden und es können geeignete Lösungsstrategien gefunden werden.

15.5.6 Modul 5.6: Abschied (50 Min)

Indikation: Das Modul sollte bei allen Patienten zum Abschluss der Behandlung durchgeführt werden.

Ziel: Wiederholung wichtiger therapeutischer Inhalte.

Therapieeinheit 5.6.1: Abschied
■ ■ **Therapieeinheit 5.6. A:**
Patienteneinheit (50 Min)
Zum Ende des stationären Aufenthaltes oder der ambulanten Therapie sollte man gemeinsam mit dem Patienten noch einmal alle Strategien sammeln, die der Patient als hilfreich empfand. Um den Patienten dabei zu helfen, die für sie relevanten Strategien noch einmal herauszustellen, können der Therapieverlauf noch einmal chronologisch reflektiert und die Arbeitsblätter durchgesehen werden. Die wichtigsten Strategien, die zur Stabilisierung beigetragen haben, können dann schriftlich auf dem Arbeitsblatt „Mein Werkzeugkoffer" aus

Kapitel 7 *Depression* (s. Arbeitsblatt 7-5.10 „Mein Werkzeugkoffer") eingetragen werden. Dazu zählen nicht nur psychotherapeutische, sondern auch pharmakologische Strategien.

Beispiel „Erarbeitung eines Werkzeugkoffers"
Th.: Herr K., ich würde heute gerne noch einmal auf die Therapie zurückblicken. Wir können uns noch einmal gemeinsam ansehen, was Ihnen hier auf der Station geholfen hat, welche Techniken Sie als hilfreich empfanden. Was fanden Sie denn besonders hilfreich?
Pat.: Das mit dem Problemlösen bei Gedächtnisproblemen, das war gut.
Th.: Dann würde ich das auf das Arbeitsblatt „Werkzeugkoffer" eintragen, ok?

Der Patient soll rechtzeitig vor der Entlassung einen Termin bei seinem ambulanten Psychiater vereinbaren bzw. einen niedergelassenen Facharzt für Psychiatrie aufsuchen, falls er vor der stationären Therapie medikamentös unbehandelt war. Des Weiteren soll man sich mit dem Patienten über die erreichten Erfolge freuen. Wichtig ist es auch, den Patienten um Rückmeldung zu bitten, welche Interventionen hilfreich waren und was ihm nicht so gut gefallen hat. Beim Abschied wünscht man dem Patienten alles Gute für die Zeit nach der Entlassung.

Zusammenfassung: Abschied
- Mit dem Patienten gemeinsam Techniken sammeln, die er in der Therapie als hilfreich empfand.
- Den Patienten für die erreichten Erfolge loben und ihm alles Gute wünschen.

■ ■ **Therapieeinheit 5.6. B:**
Angehörigeneinheit (50 Min)
Auch mit den Angehörigen kann einerseits der Werkzeugkoffer des Patienten besprochen werden, andererseits können mit Hilfe des Arbeitsblattes „Mein Werkzeugkoffer" aus Kapitel 7 *Depression* (s. Arbeitsblatt 7-5.10 „Mein Werkzeugkoffer") alle für den Angehörigen hilfreichen Strategien noch einmal aufgeschrieben werden.

Wenn bei den Angehörigen weiterer Bedarf für Unterstützung besteht, kann man Ihnen empfehlen, sich eine ambulante psychotherapeutisch-psychiatrische Unterstützung zu suchen. Weiterhin kann sich die Angehörigengruppe in Form einer Selbsthilfegruppe weiter regelmäßig treffen, oder die Teilnehmer können auf Selbsthilfegruppen in der näheren Umgebung verwiesen werden.

Zusammenfassung: Abschied

- Wiederholung hilfreicher Psychotherapietechniken.
- Planung der ambulanten Weiterbehandlung.

15.6 Literatur

Baltes MM, Carstensen LL (1996) The process of successful ageing. Ageing and Society, 16 : 397–422

Beck JS (1995) Praxis der kognitiven Therapie. Beltz, Weinheim

Exner C, Döring BK, Conrad N, Rief W (2010) Integration von Verhaltenstherapie und Neuropsychologie. Verhaltenstherapie 20 : 119–126

Gallagher-Thompson D, Coon DW (2007) Evidence-based psychological treatments for distress in family caregivers of older adults. Psychology and Aging 22(1) : 37–51

Hautzinger M, Stark W, Treiber R (2003) Kognitive Verhaltenstherapie bei Depressionen. Beltz, Weinheim

Livingston G, Johnston K, Katona C, Paton J, Lyketsos CG; Old Age Task Force of the World Federation of Biological Psychiatry (2005) Systematic review of psychological approaches to the management of neuropsychiatric symptoms of dementia. Am J Psychiatry. 162(11) : 1996–2021

Logsdon RG, Mc Curry M, Teri L (2007) Evidence-based psychological treatments for disruptive behaviour in individuals with dementia. Psychology and Ageing 22 : 28–36

Potreck-Rose F, Jacob G (2008) Selbstzuwendung, Selbstakzeptanz, Selbstvertrauen. Psychotherapeutische Interventionen zum Aufbau von Selbstwertgefühl. Klett-Cotta, Stuttgart

Werheid K, Thöne-Otto A (2010) Alzheimer-Krankheit. Beltz, Weinheim

Wilz G, Adler C, Gunzelmann T (2001) Gruppenarbeit mit Angehörigen von Demenzkranken. Ein therapeutischer Leitfaden. Hogrefe, Göttingen

15.6.1 Folgende Arbeitsblätter finden Sie auf http://extras.springer.com

Anorexia nervosa und Bulimia nervosa

Kurt Quaschner

© Springer-Verlag GmbH Deutschland, ein Teil von Springer Nature 2019
T. Kircher (Hrsg.), *Kompendium der Psychotherapie*
https://doi.org/10.1007/978-3-662-57287-0_16

16.1 Besonderheiten in der Interaktion/Beziehung

Besonderheiten in der Interaktion und der Beziehungsgestaltung mit essgestörten Patienten ergeben sich aus den krankheitsbedingten Einschränkungen. Vor allem die massiven kognitiven Veränderungen, die sich bei der Anorexie aufgrund des Untergewichts entwickeln können, erschweren den Zugang zum Patienten. Damit sind nicht nur störungsspezifische Eigenheiten wie Gedankenkreisen im Sinne einer fortlaufenden Beschäftigung mit dem Thema „Essen und Gewicht" oder die Körperschemastörung gemeint, sondern Symptome, wie eine allgemeine psychische Verlangsamung, Konzentrationsschwächen und Merkfähigkeitsprobleme, die in schweren Fällen durchaus das Ausmaß einer organischen kognitiven Leistungsminderung annehmen können. Vor diesem Hintergrund ist die vor allem bei der Anorexia nervosa in der Regel gering ausgeprägte oder gar nicht vorhandene Krankheitseinsicht und der damit verbundene fehlende Leidensdruck zu sehen. Diese krankheitsspezifische Grundhaltung erschwert nicht nur die Durchführung von therapeutischen Maßnahmen (z. B. Psychoedukation, Einsatz kognitiver Techniken i. e. S.), sondern prägt auch sehr stark die therapeutischen Rahmenbedingungen bzw. das Setting der gesamten Behandlung. Die geringe Therapiemotivation stellt eine deutliche Abbruchgefahr für die Behandlung dar. Die Abbruchgefahr ist dabei nicht nur ein Phänomen, das initial bei Behandlungsbeginn auftritt. Wenn deutlich wird, wie mühsam die konkrete Umsetzung der vorbesprochenen und ausgehandelten therapeutischen Bedingungen ist und wie langwierig und kleinschrittig die Behandlung voranschreitet, dann treten immer wieder Stimmungseinbrüche und Motivationsprobleme auf. Im direkten therapeutischen Kontakt stellt sich für den Therapeuten die Gesprächsführung als besonders schwierig heraus. Von Patientenseite werden beispielsweise immer wieder dieselben, mit der Symptomatik zusammenhängenden Themen vorgebracht, oft mit dem Ziel, Bedingungen und Vereinba-rungen neu zu verhandeln und anders zu gestalten. Insbesondere für den unerfahrenen Therapeuten ist es dabei nicht einfach, die Patienten von der fortlaufenden Diskussion über Kleinigkeiten und Details zu anderen Themen hinzuführen, die er perspektivisch für therapeutisch relevanter und sinnvoller hält.

Des Weiteren führt das fortlaufende Verhandeln von Details und vermeintlichen „Kleinigkeiten" auch häufig zu Uneinigkeiten, Diskrepanzen und Konflikten bei den beteiligten Personen. Diese Konflikte betreffen natürlich vorrangig das Therapeut-Patient-Verhältnis. Aber auch andere Personen wie beispielsweise Angehörige, je nach Alter der Patienten die Eltern oder Partner, sind mehr oder minder intensiv in die Behandlung einbezogen und nehmen an dieser Diskussion teil. Die Komplexität der Behandlung führt auch dazu, dass die Mitglieder der therapeutischen Teams, die im stationären oder teilstationären Setting wesentliche Behandlungsschritte umzusetzen haben, in diese Konflikte miteinbezogen werden. In diesen kritischen Phasen wird besonders deutlich, wie wertvoll erfahrenes, geschultes und mit Symptomatik und Behandlung bestens vertrautes Personal ist. Hinzu kommt ein weiteres Interaktionsproblem, das den therapeutischen Umgang mit den betroffenen Patienten häufig erschwert. Durch die therapeutischen Vereinbarungen geraten die Patienten sehr häufig unter Druck, wenn sie diese Vorgaben, beispielsweise Gewichtszunahmen, nicht einhalten können. Diese Situation führt häufig zu Manipulations- und Täuschungsversuchen, die als Teil der Symptomatik bzw. als Aspekt der therapeutischen Beziehung und nicht als moralisches Problem zu sehen sind. Die beschriebenen Interaktionsphänomene sind bei der Bulimia nervosa aufgrund der geringeren kognitiven Einschränkungen in der Regel nicht so ausgeprägt. Allerdings kann manipulatives Verhalten, z. B. Verheimlichen von Erbrechen, bei der Behandlung dieses Störungsbildes ebenfalls eine erhebliche Belastung für die therapeutische Beziehung darstellen und muss deshalb unbedingt in die Therapie mit einbezogen werden.

Ein weiterer Belastungsfaktor für die therapeutische Beziehung ergibt sich daraus, dass bestimmte Aspekte der Behandlung nicht (nur) fachlich von Therapeutenseite vorgegeben werden können, sondern durchaus normativen Charakter haben. Beispielsweise lässt sich auf die Frage, was ein „normales" Essverhalten ist, eine große Brandbreite von Antworten geben. Jenseits von extremen Ausprägungsformen kann das individuelle Essverhalten sehr stark variieren. Dies erfordert in der Behandlung ein stark individualisiertes, auf den Einzelfall bezogenes Vorgehen.

Aus den geschilderten Punkten wird deutlich, dass sich die Interaktion und die therapeutische Beziehung in der Behandlung der Essstörungen nicht nur störungsspezifisch unterscheiden (zwischen Anorexie und Bulimie), sondern dass von Seiten des Therapeuten ein sehr stark vom jeweiligen Zustandsbild und der damit verbundenen Behandlungsphase abhängiges Kontaktverhalten gefordert wird. Dies verlangt eine eingehende Kenntnis der Störungsbilder und ihrer Verlaufsmuster, ein differenziertes Technikwissen und ein flexibles, auf den jeweiligen Einzelfall bezogenes Therapeutenverhalten. Während die Grundhaltung des Therapeuten zu Beginn der Behandlung durch ein hohes Maß an Verantwortungsübernahme gekennzeichnet ist, hat er sich im Verlauf der Behandlung mehr und mehr zurückzunehmen und den Patienten eigene Entscheidungen treffen zu lassen.

Zusammenfassung: Interaktion und Beziehung
- Die Interaktion/Beziehungsgestaltung mit essgestörten Patienten ist durch eine Reihe von krankheitsbedingten Einschränkungen geprägt.
- Dazu zählen eine geringe Motivation und eine begrenzte Einsicht in die Behandlungsbedürftigkeit, die abhängig ist vom Schweregrad.
- Der Gesprächskontakt ist häufig gekennzeichnet durch eine thematische Einengung auf essstörungsspezifische Inhalte.

16.2 Psychotherapeutisch relevantes Modell zur Entstehung und Aufrechterhaltung

Es existiert eine Vielzahl von theoretischen Erklärungsmodellen für die Entstehung von Essstörungen. Allerdings gibt es kein einheitliches, empirisch fundiertes Modell, welches Ursachen und Aufrechterhaltung der Störungsbilder umfasst. Häufig werden Einzelaspekte oder bestimmte Komponenten des Störungsmodells in Teil-Modellen thematisiert.

Das allgemeine, multifaktorielle verhaltenstherapeutische Modell mit der Unterscheidung von prädisponierenden, auslösenden und aufrechterhaltenen Faktoren ist für den therapeutischen Alltag oft zu komplex. Aus pragmatisch therapeutischen Gründen empfiehlt sich die Wahl eines einfachen, leicht zu verstehenden und didaktisch gut zu vermittelnden **Störungsmodells**, das sich – wie erwähnt – nur auf bestimmte Komponenten eines umfassenden Störungsbildes bezieht. Die einzelnen Komponenten eines derartigen allgemeinen Modells seien kurz vorgestellt.

Als *prädisponierende Faktoren* werden zeitlich überdauernde persönliche Merkmale oder Umweltbedingungen bezeichnet, die das Risiko erhöhen, im Laufe des Lebens an einer Störung zu erkranken. Die Vielzahl der Risikofaktoren, die in Längs- und Querschnittsuntersuchungen für Essstörungen gefunden wurden, können in vier Kategorien aufgeteilt werden: soziokulturelle, familiäre, biologische und psychische Faktoren. Hervorzuheben ist dabei, dass diese Risikofaktoren nicht kausal zu interpretieren sind und auch keine Prognose eines genauen Erkrankungszeitpunktes erlauben.

Als Beispiel für einen wichtigen *sozio-kulturellen Faktor* kann das Schönheits- und Schlankheitsideal gelten, das in den westlichen Industrieländern vorherrscht. Die Orientierung an diesem Schlankheitsideal wirkt sich vor allem auf Frauen gefährdend aus, die sich aufgrund eines niedrigen Selbstwertgefühls zu stark an diesem Ideal orientieren und auf diese Weise versuchen, Selbstwertdefizite über eine Gewichtsreduktion zu kompensieren.

An *familiären Faktoren* sind vor allem pathologische Interaktions- und Kommunikationsstrukturen zu nennen, die mit der Essstörung verknüpft sind. Es geht dabei um spezifische Beziehungsmuster wie Verstrickung, Rigidität, Konfliktvermeidung sowie das Überschreiten von generationalen Grenzen. Naturgemäß sind insbesondere Jugendliche durch diese Beziehungsstrukturen in der Identitätsentwicklung, insbesondere in der Autonomie- und Selbstwertentwicklung gefährdet. Nicht zu unterschätzen ist auch die Modellwirkung von essgestörten Elternteilen, vor allem von Müttern. Auch wenn diese Mütter keine aktuelle Symptomatik aufweisen, prägen sie doch ein familiäres Essverhalten, das sich förderlich auf die Entstehung einer Essstörung bei Kindern und Jugendlichen auswirken kann.

An *biologischen Einflüssen*, die sich auf die Entstehung einer Essstörung auswirken können, sind zu nennen: genetische und neurobiologische Faktoren, Veränderungen im Serotoninstoffwechsel, konstitutionelle Gewichtsfaktoren wie beispielsweise ein höheres Set-point-Gewicht.

Psychische Faktoren, die die Entwicklung einer Essstörung begünstigen können, sind ein niedriges Selbstwertgefühl, Perfektionismus und eine überzogene Leistungs- und Ehrgeizhaltung (im Falle der Anorexie), Impulsivität (bei der Bulimie) sowie kognitive Defizite.

Als *auslösende Faktoren* werden diejenigen Umstände bezeichnet, die das erstmalige Auftreten einer Essstörung hervorrufen und somit den Krankheitsbeginn provozieren. Dazu können kritische Lebensereignisse wie Trennungs- und Verlusterlebnisse, Umzüge, neue Anforderungen in Schule und Beruf, akut auftretende Leistungs- und Versagensängste, körperliche Erkrankungen, ein Übermaß an körperlichen und sportlichen Aktivitäten, Diätversuche, aber auch abfällige und kränkende Bemerkungen von Personen aus dem sozialen Nahbereich zählen.

Aufrechterhaltende Bedingungen führen dazu, dass eine Essstörung bestehen bleibt und chronifiziert. Sie sind einerseits häufig eine Folge derjenigen ursächlichen Probleme, die

zur Entstehung geführt haben. Andererseits ergeben sich im Verlauf der Störung Entwicklungen, die dazu führen, dass die ursprünglichen Entstehungsbedingungen keine oder nur eine nachrangige Rolle spielen. So können etwa Erbrechen oder ein dauerhaft restriktives Essverhalten habitualisieren und – über die ursprüngliche essstörungsspezifische Funktion hinaus – als defizitäre und dysfunktionale Strategien in der Bewältigung von Stress und Belastungen aufgefasst werden.

In der Behandlung spielen derartige ritualisierte und automatisierten Prozesse, seien sie nun kognitiver oder motorischer Art, eine sehr große Rolle. Sie werden als ursächliche aufrechterhaltende Faktoren häufig unterschätzt, weil sie dem gängigen, auch von Patientenseite vertretenen „naiven" Attributionsstil nicht entsprechen. Die Langwierigkeit und Zähigkeit der Behandlung erklärt sich ganz wesentlich aus dem großen Stellenwert dieser chronifizierenden Faktoren. So führt der „*anorektische Zirkel*" über das restriktive Essverhalten und dem damit einhergehenden Gewichtsverlust (kurzfristig) zu einer Steigerung von Selbstkontrolle und Selbstwirksamkeit, was das Selbstwertgefühl der Patienten enorm steigert. Langfristig ist es aber genau dieser „anorektische Zirkel", der die Habitualisierung der Symptomatik soweit vorantreibt, dass im chronifizierten Zustand Selbstkontrolle und Selbstwirksamkeit sehr stark reduziert sind bzw. ganz verloren gehen. Besonders eindrucksvoll ist dies bei denjenigen Patienten, die bei entsprechend starkem Untergewicht angesichts der möglichen Folgeschäden bzw. der bereits eingetreten Beeinträchtigungen (z. B. körperliche Schwäche, Konzentrationsstörungen u. Ä. m.) versuchen, über vermehrtes Essen wieder an Gewicht zuzunehmen, dies aber nicht mehr schaffen. Im bulimischen Bereich zählt dazu das habitualisierte Erbrechen, das anfangs als gegensteuerndes „Purging"-Verhalten eingesetzt wird, über die Zeit hinweg aber zur Affektregulation benutzt wird.

Aus dem in Abbildung 16.1 dargestellten umfassenden multifaktoriellen Störungsmodell lassen sich je nach Behandlungsphase (d. h. Be-

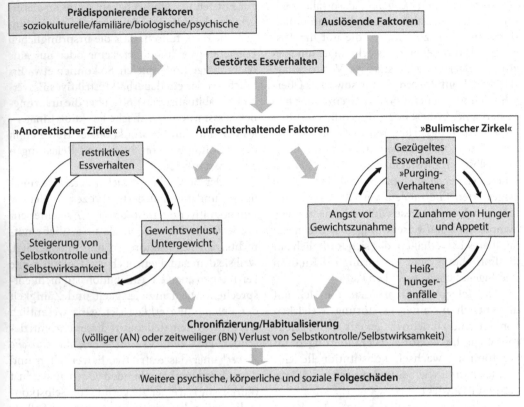

■ **Abb. 16.1**   Multifaktorielles Störungsmodell

findlichkeit des Patienten bzw. seines kognitiven Zustandes) und der therapeutischen
Zielsetzung bestimmte Komponenten und Teilaspekte hervorheben und in vielfältiger Weise
nutzen (■ Abb. 16.1).

Beispielsweise können sowohl der „bulimische" wie der „anorektische Zirkel" als Erläuterung und *Begründung für die zentralen Interventionen* der Gewichtsanhebung und der
Regulation des Essverhaltens herangezogen
werden. Mit diesen Modellen können die direkten, unmittelbaren Therapieziele begründet
werden. Weiterhin kann die Erläuterung und
Diskussion der körperlichen und psychischen
Langzeitfolgen der Erkrankung zur *Motivation
und Steigerung der Mitarbeit* genutzt werden
(auch wenn dies in frühen Phasen der Behandlung zunächst wenig erfolgreich erscheint). Aus
den Modellen lässt sich auch die *Einbeziehung
von Familienmitgliedern bzw. Bezugspersonen* in

die Therapie ableiten, wenn sich beispielsweise
Hinweise auf Zusammenhänge zwischen
Symptomatik und bestimmten Interaktions-
mustern ergeben.

Auch die von den betroffenen Patienten
und den Bezugspersonen häufig vorgenommenen *„naiven Ursachen-Attributionen"*, die nach
dem Muster erfolgen, dass nach einer einzigen,
zeitlich weiter zurückliegenden und klar
abgrenzbaren und benennbaren Ursache im
Sinne eines singulären Ereignisses gesucht
wird, lässt sich unter der Zuhilfenahme des
Modells zumindest infrage stellen, wenn nicht
gar korrigieren. Nicht zuletzt kann die im Rahmen der Therapie betriebene *Rückfallprophylaxe* anhand des ätiologischen Modells betrie-
ben werden. Hier geht es beispielsweise um die
gemeinsam mit dem Patienten zu erarbeiten-
den Frühwarnzeichen, die Rückfälle ankündigen und ihnen vorausgehen, und die bei

rechtzeitigem Erkennen korrigierende Gegensteuerungsmaßnahmen möglich machen.

Zusammenfassung:
Psychotherapeutisch relevantes Modell
- Als Störungsmodell wird ein multifaktorielles verhaltenstherapeutisches Modell mit prädisponierenden, auslösenden und aufrechterhaltenen Bedingungen zugrundegelegt.
- Hinzu kommen störungsspezifische Mechanismen wie der „anorektische" und der „bulimische Zirkel", die den Verlauf und die damit einhergehenden Chronifizierungsprozesse erklären.

16.3 Evidenzbasierte Grundlagen zur Auswahl der Therapiemodule

Die Befundlage zur Wirksamkeit von psychotherapeutischen Verfahren ist bei Anorexia nervosa und Bulimia nervosa sehr unterschiedlich (Jacobi et al. 2008; Legenbauer u. Vocks 2017; Legenbauer 2008). Während die Situation bei der Anorexia nervosa durch einen Mangel an kontrollierten Studien sowie erhebliche methodische Probleme in den vorliegenden Studien gekennzeichnet ist, liegen für die Behandlung der Bulimia nervosa bessere Wirksamkeitsnachweise vor. Hinsichtlich der Anorexia nervosa lässt sich sagen, dass die kurzfristige Wirksamkeit vor allem von operanten verhaltenstherapeutischen Maßnahmen belegt ist, um spezifische Symptome wie etwa Untergewicht zu verändern. Demgegenüber existieren aus Mangel an empirischen Daten keine verlässlichen Angaben über die langfristige Wirksamkeit. Die gelegentlich berichtete (zusätzliche) Wirksamkeit von kognitiven Techniken (im Vergleich zu behavioralen Techniken) bei der Behandlung der kognitiven Symptome der Anorexia nervosa ist klinisch mit Skepsis zu begegnen. Wer je versucht hat, eine schwere Körperschemastörung mit herkömmlichen kognitiven Techniken zu modifizieren und dabei in der Regel gescheitert ist, der weiß, dass allenfalls leichte Symptome über diesen Zugang

zu verändern sind. Daher ist der Einsatz kognitiver Techniken kritisch zu prüfen und sehr genau auf die Bedingungen des Einzelfalles abzustimmen.

Die Studienlage bei der Bulimia nervosa ist besser als bei der Anorexia nervosa. Fasst man die Ergebnisse der Studien zusammen, dann werden auch langfristig gute Behandlungserfolge für die zentralen Symptome durch kognitive Verhaltenstherapie erreicht. Dies betrifft sowohl die Reduktion der Heißhungerattacken und des Erbrechens sowie auch die positive Veränderung des Essverhaltens. Darüber hinaus zeigen sich positive Veränderungen auch hinsichtlich der Stimmungslage sowie bei spezifischen körperbezogenen Einstellungen.

16.4 Psychotherapierelevante Dokumentation und Diagnostik

Zur objektiven Einschätzung und Beurteilung des Therapieverlaufs ist eine Reihe von Parametern regelmäßig und kontinuierlich zu erheben. Über die objektive Bewertung therapeutischer Vorgänge hinaus haben diese Daten in aller Regel auch eine eminente therapeutische Wertigkeit, weil sie zentrale Inhalte der Therapie berühren. Im Einzelnen handelt es sich dabei um die regelmäßige Gewichtskontrolle, die Beurteilung des Essverhaltens, die Erfassung von gegensteuernden Verhaltensweisen sowie die Beurteilung der Stimmungslage und der emotionalen Befindlichkeit der Patienten. Bei entsprechend ausgeprägtem Schweregrad ist auch die Kontrolle der Vitalparameter unerlässlich.

16.4.1 Gewichtskontrolle

Die Kontrolle des Gewichts durch *regelmäßiges Wiegen* liefert die wichtigsten Baselinedaten zur Erfassung des Therapiefortschrittes und in Abhängigkeit davon die Entscheidungskriterien für den Einsatz oder die Veränderung einer ganzen Reihe von weiteren therapeutischen Maßnahmen (z. B. Sondierung, Planessen,

„freies Essen"). Über die reinen Zahlenwerte hinaus zentrieren sich in ganz unterschiedlicher Art und Weise um das Gewicht inhaltliche Themen der Therapie. Für die einen Patienten besteht beispielsweise ein enger Zusammenhang zwischen Gewichtszahl und Gewichtsphobie oder Körperschemastörung. Weiterhin damit verbunden ist für viele Patienten der Aspekt der Kontrolle bzw. des möglichen Kontrollverlusts. So haben manche Patienten durch (z. T. sehr) häufiges Wiegen versucht, ein Gefühl der Kontrolle aufrechtzuerhalten, das den katastrophisierenden gewichtsphobischen Befürchtungen vor einem hemmungslosen Zunehmen entgegenwirkt. Die Haltung dieser Patienten dem Wiegen gegenüber ist ausgesprochen ambivalent. Einerseits kann sich beim Wiegen der (therapeutisch zwar intendierte, aber) gefürchtete Anstieg des Gewichts zeigen, andererseits kann das Wiegen ein Gefühl der Kontrolle und der Sicherheit vermitteln. Dementsprechend schwankend und wechselhaft reagieren viele Patienten auf die Ergebnisse des Wiegevorganges. Und nicht zuletzt besteht bei sehr vielen Patienten ein enger Zusammenhang zwischen Gewicht und Stimmungslage. Mit ausgeprägtem Untergewicht geht häufig eine deutliche depressive Verstimmung einher. Diese verschwindet bei ansteigendem Gewicht. Für den Beobachter stellt sich dieses Phänomen häufig so dar, dass in einem recht eng umgrenzten Gewichtsfenster die Stimmung regelrecht ins Positive kippt und die Patienten ab diesem „Punkt" nicht nur besser gestimmt sind, sondern auch sehr viel offener und zugänglicher für andere Therapieinhalte. Diese komplexen Zusammenhänge verweisen nicht nur darauf, dass das Wiegen unabdingbarer und integraler Bestandteil jeglicher Psychotherapie der Essstörungen ist, sondern, dass die Wiegemodalitäten möglichst für den jeweiligen Einzelfall sehr genau zu überdenken und festzulegen sind. Dies betrifft nicht nur die Festlegung von Tageszeit und Kleidung, in der gewogen wird, sondern natürlich auch die Häufigkeit. Als Faustregel kann formuliert werden: Je schwerwiegender die Symptomatik ist, desto häufiger sollte gewogen werden. Während es bei ausge-

prägtem Untergewicht und kritischen körperlichen Zustand erforderlich ist, die Patienten täglich zu wiegen, um eine unmittelbare Rückmeldung zu bekommen, werden die Wiegetermine im weiteren Verlauf der Therapie reduziert auf zweimal oder einmal die Woche, im späteren Verlauf auch im ambulanten Setting auf größere Abstände. Bei manchen Patienten, für die die regelmäßige Konfrontation mit der Gewichtszahl einen zu großen Stressfaktor darstellt, ist zu überlegen, diese Patienten für eine begrenzte Zeit auch „blind" zu wiegen, das heißt, dass die Patienten den jeweiligen Zahlenwert beim Wiegen selbst nicht erfahren. Es ist klar, dass ein derartiges Vorgehen nur vorübergehend praktiziert werden kann, da zum einen die Patienten Gewichtsveränderungen natürlich auch an anderen Parametern festmachen können und zum zweiten die Auseinandersetzung mit der „Realität" der Gewichtszahl über kurz oder lang ein unverzichtbarer therapeutischer Inhalt ist.

Zusammenfassung: Gewichtskontrolle
- Die regelmäßige Kontrolle des Gewichts stellt den wichtigsten Parameter zur Beurteilung des Therapieverlaufs dar.
- Je schwerwiegender die Symptomatik, desto häufiger sollte gewogen werden.

16.4.2 Erfassung des Essverhaltens

Ein weiterer wichtiger diagnostischer Bereich ist die *Erfassung des Essverhaltens*. Während im stationären Setting die Beurteilung des Essverhaltens durch die Fremdbeobachtung von geschultem Personal im Vordergrund steht, werden im ambulanten Bereich sehr häufig *Essens- oder Ernährungsprotokolle* (s. Arbeitsblatt 16-4.2-1 „Wochenprotokoll Mahlzeiten") durch die Patienten selbst geführt, die natürlich nicht nur einen bestimmten körperlichen Zustand voraussetzen, sondern auch eine kooperative, vertrauensvolle Haltung. Diese Protokolle können ganz auf die individuellen Bedürfnisse und Fragestellungen des Einzelfalles abgestimmt werden und unterschiedlich komplex sein. Beispielsweise können darin die Menge und Zusammensetzung der zu sich genommenen Mahlzeiten, aber auch die dafür verbrauchte Zeit oder andere Spezifika erfasst werden.

Darüber hinaus können derartige Essensprotokolle ausdifferenziert werden, z. B. in *Selbstbeobachtungsbögen*, mit denen die Zusammenhänge des Essverhaltens mit bestimmten situativen Gegebenheiten oder intrapsychischen Faktoren erfasst werden (s. Arbeitsblatt 16-4.2-2 „Selbstbeobachtungsbogen Essverhalten").

Zusammenfassung:
Erfassung des Essverhaltens
- Neben dem Gewicht ist das Essverhalten der zweite wesentliche Parameter zur Beurteilung des Therapieverlaufs.
- Das Essverhalten kann abhängig sein von ganz unterschiedlichen situativen und intrapsychischen Bedingungen.

16.4.3 Erfassung gegensteuernder Maßnahmen

Die *Erfassung von gegensteuernden Maßnahmen*, wie beispielsweise Erbrechen oder Bewegungsdrang oder andere ähnliche Verhaltensweisen, soll nicht nur Daten zur Einschätzung des Therapieverlaufs liefern, sondern berührt häufig die Ebene der Zusammenarbeit und damit die therapeutische Beziehung. Gegensteuernde Maßnahmen werden häufig heimlich durchgeführt und haben manipulativen Charakter und berühren dadurch die Rahmenbedingungen der Therapie. Dies bedeutet auch, dass derartige Verhaltensweisen nicht nur als assoziierte Ärgernisse zu sehen sind, die durch vermehrte Kontrolle und technische Überwachungsmaßnahmen zu „lösen" sind, sondern dass sie integraler Bestandteil der Therapie sind. Gerade weil durch derartiges Verhalten die Grundlagen der Zusammenarbeit bzw. des therapeutischen Prozesses infrage gestellt werden, sind sie auf keinen Fall zu vernachlässigen.

Unter stationären Bedingungen erfolgt die Registrierung von gegensteuernden Maßnahmen mittels Fremdbeobachtung durch erfahrenes und geschultes Personal, das mit den vielfältigen Formen und Möglichkeiten dieser Verhaltensweisen vertraut ist. Im weiteren Verlauf der Therapie bzw. in weniger schweren Fällen kann die Erfassung durch den Patienten selbst vorgenommen werden. Inhaltlich bietet sich hier die Möglichkeit Selbstkontrolle und Selbstwirksamkeit aufzubauen, indem gemeinsam mit dem Patienten alternative Verhaltensweisen ausprobiert und in Eigenverantwortung umgesetzt werden.

Zusammenfassung:
Erfassung gegensteuernder Maßnahmen
- Die häufigsten gegensteuernden Maßnahmen sind Erbrechen, Laxantienabusus sowie körperliche bzw. sportliche Aktivitäten.
- Diese Maßnahmen werden sehr oft heimlich durchgeführt.

16.4.4 Erfassung der Stimmung

Der Zusammenhang von Essstörungssymptomen mit Stimmungsproblemen der Patienten kann es erforderlich machen, die *Stimmungslage der Patienten* durch Stimmungsprotokolle systematisch zu registrieren. Dies betrifft etwa Zusammenhänge der Symptomatik mit bestimmten Affekten wie Ärger oder Stress bzw. ganz allgemeinen Problemen der Affektregulation. Hinsichtlich der Durchführung dieser Stimmungsprotokolle sei auf die ausführlichere Darstellung in dem Kapitel 7 *Depression* (z. B. Arbeitsblatt 7-4.1 „Das Zustandsbarometer") verwiesen.

Zusammenfassung: Erfassung der Stimmung
- Untergewicht geht fast immer mit einer depressiven Stimmungslage einher, die starvationsbedingt ist.
- Mit Ansteigen des Gewichts verschwindet diese Verstimmung meist von selbst.

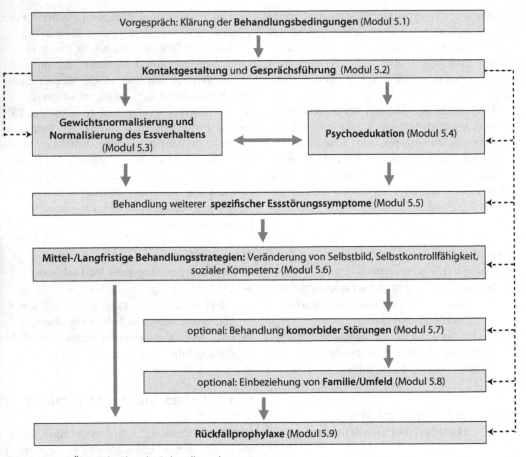

▣ Abb. 16.2   Übersicht über die Behandlungskomponenten

16.5   Praktische Therapie-durchführung

In Abbildung 16.2 sind die einzelnen Behandlungskomponenten in einer Übersicht als Module zusammengestellt. Es sei allerdings darauf hingewiesen, dass der Modularisierung im Sinne einer Bildung von unabhängigen Behandlungskomponenten Grenzen gesetzt sind (▣ Abb. 16.2). Diese Grenzen ergeben sich zum einen aus der Komplexität und Vielgestaltigkeit der Symptomatik, zum anderen aus den Bedingungen des individuellen Falles. Beide Faktoren erschweren eine Standardisierung bzw. Modularisierung und machen es u. U. erforderlich, Module umzustellen, in ihrer Abfolge zu verändern und anders zu gewichten. Dies führte bei-

spielsweise dazu, die Psychoedukation nicht wie bei der Darstellung der meisten anderen Störungsbilder an den Anfang zu stellen, sondern diesen Baustein erst im späteren Behandlungsverlauf zu verorten.

16.5.1   Modul 5.1: Vorgespräch(e): Klärung der Behandlungs-bedingungen (50 Min)

Indikation: Das Modul sollte vor Beginn aller Behandlungsmaßnahmen durchgeführt werden.

Ziel: Herstellen von Transparenz und Orientierung durch Informationsvermittlung, Klä-

Tab. 16.1 Kriterien für eine stationäre Behandlung (in Anlehnung an DGKJP-Leitlinie, 2003; S3-Leitlinie Essstörung, 2011)	
Medizinische Kriterien	
Anorexie	**Bulimie**
– Insbesondere kritisches Untergewicht, Gewichtsverlust oder keine hinreichende Gewichtszunahme, keine ausreichende Flüssigkeitszufuhr, häufiges Erbrechen – Somatische Komplikationen – Suizidgefahr – Komorbidität mit schwerwiegenden anderen psychiatrischen Erkrankungen – Ausgeprägtes Selbstverletzungsverhalten	– Insbesondere somatische Komplikationen (z. B. ausgeprägte Elektrolytstörung) – Hohe Essattackenfrequenz (fakultativ) oder häufiges Erbrechen – Bulimie mit anderen Störungen der Impulskontrolle – Automutilation – Substanzmissbrauch – Borderline-Persönlichkeitsstörung
Psychosoziale Kriterien (gelten für beide Essstörungen) – Festgefahrene familiäre Interaktion – Dekompensation der Eltern bzw. Bezugspersonen – v. a. Misshandlung oder Missbrauch – Soziale Isolation – Scheitern ambulanter und/oder tagesklinischer Behandlungsversuche	

rung von Erwartungen und Zielen, Entwicklung einer realistischen Behandlungsperspektive.

Vor Aufnahme einer wie auch immer gearteten Behandlung, d. h., sei es im stationären oder ambulanten Setting ist es dringend zu empfehlen, in einem oder – wenn erforderlich – mehreren Vorgesprächen die Behandlungsbedingungen soweit wie möglich zu klären. Im Einzelnen sollten die im Folgenden aufgeführten Punkte und Themen behandelt werden.

■■ Klärung von Settingfragen
Die Wahl des Settings hängt oft nicht nur vom objektiven Zustand der Patienten ab, sondern ist sehr stark von deren Krankheitsvorstellungen und Erwartungen geprägt. Insbesondere die Tatsache, dass das Ausmaß der Beeinträchtigung meist verkannt oder auch verleugnet wird, führt dazu, dass viele Patienten es „ambulant noch einmal versuchen wollen", auch wenn der Schweregrad eindeutig dagegen spricht.

Kriterien, die für eine stationäre Behandlung sprechen sind in Tabelle 16.1 (S3-Leitlinie Essstörungen, 2011; Leitlinien der DGKJP, 2003) aufgeführt (❑ Tab. 16.1).

Ein schwieriger Punkt ist auch die Frage der **Zwangsbehandlung**. Die freiwillige Bereit-

schaft zur Behandlung ist normalerweise nicht nur ethisch geboten, sondern auch therapeutisch sinnvoll. Wenn sich jedoch aus der Behandlungsverweigerung einer anorektischen Patientin Gefahren für deren Leben ergeben, kann eine Zwangsbehandlung aufgrund des starken Untergewichts und eines schlechten Allgemeinzustandes medizinisch und ethisch notwendig sein. Wenn die Patienten aufgrund der Erkrankung nicht ausreichend für sich sorgen können, kann ein juristischer Betreuer eingesetzt werden und auf diesem Wege eine zwangsweise Unterbringung und Behandlung erreicht werden. Nach dem Betreuungsgesetz (§ 1906 BGB) kann dies auf Antrag des Betreuers genehmigt werden. Eine derartige Zwangsbehandlung kann die Psychotherapie nicht ersetzen, sie schließt sie allerdings auch nicht aus. Insofern ist Thiel u. Paul (2015) zuzustimmen, wenn sie die verbreitete Ansicht, Psychotherapie sei nur unter absolut freiwilligen Rahmenbedingungen möglich, als falsch bezeichnen. Als untere Gewichtsgrenze, die die Einleitung einer Zwangsbehandlung rechtfertigen würde, wird von den Autoren ein BMI von kleiner/gleich 13 kg/m² vorgeschlagen, da unterhalb dieses Wertes die Mortalität deutlich ansteigt.

▪▪ Erläuterung der Rahmenbedingungen

Selbst wenn die Entscheidung für ein bestimmtes Setting getroffen ist, sollte man die Rahmenbedingungen des Settings erläutern. Die Patienten sind zu informieren über Aufwand und voraussichtliche Dauer der Behandlung. Die äußeren Umstände spielen natürlich im stationären Setting eine große Rolle. Sehr zu empfehlen ist daher eine ausführliche Besichtigung der infrage kommenden Station. Dazu zählen auch Informationen über die auf Station geltenden Bedingungen, Abläufe und Regeln. Soweit dies im Vorhinein möglich ist, sollte auch über den Ablauf und die Inhalte der Therapie informiert werden. Das Thema Therapie beinhaltet nicht nur die möglichst ausführliche Beschreibung einzelner Maßnahmen und Techniken, sondern schließt auch die Frage nach der Kooperationshaltung der Patienten, nach ihrer *Therapiemotivation* mit ein.

▪▪ Klärung von Erwartungen und Zielen

Kooperationsbereitschaft und Kooperationsfähigkeit hängen wiederum eng zusammen mit den *Erwartungen und Zielsetzungen*, die die Patienten an die Behandlung haben. Diese sind abzugleichen und abzustimmen auf die realen Gegebenheiten des jeweiligen Settings und die Behandlungsmaßnahmen, die der Therapeut anbieten und inhaltlich auch vertreten kann.

▪▪ Klärung von Diskrepanzen

Nicht zuletzt sollten zu diesem Zeitpunkt kritische Punkte angesprochen und – wenn möglich – geklärt werden. Diskrepanzen, die sich aus widersprüchlichen Zielsetzungen ergeben, unrealistische Forderungen und Erwartungen sollten soweit als möglich thematisiert und geklärt werden, da sich erfahrungsgemäß derartige Diskrepanzen im späteren Verlauf nachteilig auf die Therapie auswirken können.

Zusammenfassung:
Klärung der Behandlungsbedingungen
- Vor Behandlungsbeginn sollten Setting und Rahmenbedingungen geklärt werden sowie Erwartungen und Ziele der Patienten.

- Auftretende Diskrepanzen sollten offen gelegt und, soweit sie mit den therapeutischen Rahmenbedingungen vereinbar sind, beseitigt werden.

▪▪ Mögliche Probleme und Lösungen

Problem: Die Patienten versuchen im Vorfeld der Therapie zu verhandeln und eigene Bedingungen zu formulieren, die vom therapeutischen Angebot abweichen.

Lösung: Der Therapeut sollte zwar versuchen, dem Patienten entgegenzukommen, aber dabei auf den unverzichtbaren Behandlungskomponenten bestehen.

16.5.2 Modul 5.2: Kontaktgestaltung und Gesprächsführung (25 Min)

Indikation: Bei allen essgestörten Patienten während der gesamten Behandlungszeit.

Ziel: Sicherung eines tragfähigen therapeutischen Kontaktes über die verschiedenen Behandlungsphasen hinweg, Förderung von Therapiemotivation und Kooperationsbereitschaft, „Einbettung" der übrigen Therapiemaßnahmen.

Im Abschnitt über die Besonderheiten in der Interaktion wurde bereits auf Probleme hingewiesen, die die Kontaktgestaltung und Gesprächsführung erschweren. So verhindert beispielsweise ein ausgeprägtes Untergewicht oder die intensive gedankliche Beschäftigung mit dem Thema Essen ein „normales" Therapiegespräch. Dies bedeutet, dass Kontaktgestaltung und Gesprächsführung eine zentrale Funktion in der Regulation und Fundierung des Therapieprozesses zukommt – über den gesamten Behandlungsverlauf hinweg und bei sich ändernden Befindlichkeiten der Patienten. In formaler Hinsicht lassen sich dabei eine Reihe von bewährten Regeln für die Beziehungsgestaltung formulieren.

Regeln zur Beziehungsgestaltung bei Patienten mit Essstörungen:

- So haben sich vor allem zu Therapiebeginn u. U. häufige, aber kurze Gesprächskontakte bewährt, die dem Patienten das kontinuierliche Kontaktangebot des Therapeuten signalisieren, ohne sich dabei in langwierige, sich im Kreise bewegende Diskussionen zu verlieren.
- Dies bedeutet auch, dass es im Gespräch kein andauerndes, fortwährendes Verhandeln derselben Themen geben sollte und dass dies, wenn es eintritt, vom Therapeuten beendet werden sollte.
- Das häufig sehr fordernde, drängende Verhalten der Patienten verleitet Therapeuten leicht dazu, Versprechungen und Ankündigungen zu machen, die sich als voreilig und nicht haltbar bzw. nicht umsetzbar entpuppen, was wiederum Anknüpfungspunkte für neuerliche Diskussionen sein können.
- Ganz allgemein sollte die Haltung des Therapeuten durch Offenheit und Transparenz hinsichtlich der Therapiebedingungen gekennzeichnet sein, eine Haltung, die bereits im Vorgespräch und in den „Verhandlungen" vor dem eigentlichen Therapiebeginn sehr wichtig ist.
- Dies bedeutet auch, dass der Therapeut dem Patienten realistische Einschätzungen seines Zustandes und des therapeutischen Standes gibt. Ganz allgemein lässt sich dies als „Realitätsprinzip" formulieren, das der Therapeut im Kontakt mit dem Patienten umsetzt.

Neben diesen eher formalen Kriterien taucht immer wieder die Frage nach *Inhalten der Therapiegespräche* auf, die über die unmittelbare Situation, d. h. die Themen Gewicht und Essverhalten, hinausführen. Als Orientierung kann dabei sowohl für die Anorexia nervosa und in abgewandelter Form auch für die Bulimia nervosa ein „thematischer Gesprächsleitfaden" vorgegeben werden, der verschiedene therapierelevante Ebenen miteinander verknüpft und aufeinander bezieht. Im Sinne eines „Geleiteten Entdeckens" (s. auch Kap. 2.3) soll der Patient über die verschiedenen Ebenen zu thematisch relevanteren und allgemeineren Inhalten geführt werden. So kann beispielsweise zwischen den Themen „Untergewicht/Essverhalten" (Anorexie) und „Heißhungerattacken/Erbrechen" (Bulimie), die von den Patienten häufig perseverierend vorgebracht werden, eine direkte Verbindung hergestellt werden zu den Bereichen „Körper, Figur", die häufig mit negativen, aversiven Affekten assoziiert sind. Diese Unzufriedenheit mit dem Aussehen und dem äußeren Erscheinungsbild, das die Patienten abgeben bzw. meinen abzugeben, stellt einen wesentlichen Aspekt des Selbstbildes, des „inneren Erscheinungsbildes" dar. Damit ist das zentrale Thema der Identität und der damit assoziierten störungsbedingten Unzufriedenheiten und Defizite vorgegeben. Die Essstörung als Teil der Identität ist bei nahezu allen Patienten das wesentliche Thema der Einzelpsychotherapie. An das Thema „Identität" schließen sich direkt und unmittelbar Fragen der Identitätsentwicklung und damit der Biografie an. Derartige entwicklungsgeschichtliche Aspekte können beispielsweise bei der Entwicklung eines gemeinsamen Störungsmodells hilfreich sein. Über das Thema Biografie und Entwicklung wird letztendlich auch der Bereich Herkunft und Familie angesprochen, der von den betroffenen Patienten nicht selten als konflikthaft erlebt wird. Mit diesem Gesprächsleitfaden vor Augen kann der Therapeut die nach therapeutischen Zielsetzungen unterschiedlichen Themen bzw. Themenbereiche vorgeben, die für die Einleitung und Umsetzung weiterer Therapiemaßnahmen hilfreich sein können. Im Folgenden ist dieser „Gesprächsleitfaden" aufgeführt (◻ Abb. 16.3). Er soll zur Orientierung und Strukturierung in der Gesprächssituation dienen.

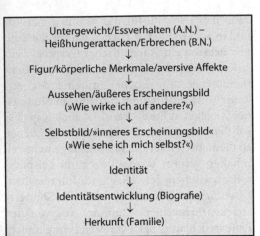

Untergewicht/Essverhalten (A.N.) –
Heißhungerattacken/Erbrechen (B.N.)
↓
Figur/körperliche Merkmale/aversive Affekte
↓
Aussehen/äußeres Erscheinungsbild
(»Wie wirke ich auf andere?«)
↓
Selbstbild/»inneres Erscheinungsbild«
(»Wie sehe ich mich selbst?«)
↓
Identität
↓
Identitätsentwicklung (Biografie)
↓
Herkunft (Familie)

▫ Abb. 16.3 Gesprächsleitfaden zur Vorgabe therapeutisch relevanter Themengebiete

In dem im Folgenden aufgeführten Beispieldialog wird der Übergang zwischen verschiedenen Gesprächsebenen demonstriert.

Beispiel „Orientierung am Gesprächsleitfaden"

Pat.: Ich habe jetzt schon wieder so viel zugenommen und fühle mich ganz fett und dick. Können wir nicht den Essensplan so ändern, dass ich etwas weniger essen muss?

Th.: Wir haben unser Vorgehen im Therapieplan, mit dem Sie einverstanden sind, festgelegt und Ihnen zugesichert, dass wir bei zu „schneller" Gewichtszunahme reagieren und gegensteuern. Jetzt sind wir bei der Gewichtsentwicklung aber noch im Plan. Wie kommt es aber, dass Sie sich bei dieser – planmäßigen – Zunahme schon derart fett und unattraktiv fühlen? Mit welchen anderen Merkmalen ihres Aussehens sind Sie denn noch unzufrieden?

Pat.: Eigentlich bin ich auch zu klein und dann meine Haare, schauen Sie nur, meine Haare.

Th.: Was ist mit Ihren Haaren? Mir fällt daran nichts Ungewöhnliches auf.

Pat.: Na, die Haare, die sind doch viel zu dünn. Sie lassen sich kaum frisieren und die Farbe ist außerdem völlig unmöglich.

Th.: Hat denn jemand schon einmal abfällige Bemerkungen über Ihre Haare oder Ihr sonstiges Aussehen gemacht?

Pat.: Nicht direkt, aber sehen tut das doch jeder sofort.

Th.: Gibt es denn neben Ihrem Aussehen noch andere Dinge, mit denen Sie bei sich unzufrieden sind? Welche Eigenschaften z. B. sehen Sie negativ, welche finden Sie positiv? Was können Sie besonders gut? Was können Sie nicht so gut? Welche Eigenschaften und Fähigkeiten hätten Sie gerne, welche würden Sie lieber verändern wollen?

Pat.: Also darüber habe ich mir noch gar keine Gedanken gemacht. Das müsste ich mir mal überlegen.

Th.: Das ist ein wichtiges Thema, mit dem wir uns noch ausführlicher beschäftigen sollten. Als Anregung und Vorbereitung dafür würde ich Sie bitten, für die nächste Sitzung eine Liste aufzuschreiben, in der die positiven und negativen Seiten Ihres Selbstbildes aufgeführt sind.

Zusammenfassung: Kontaktgestaltung und Gesprächsführung

- Essgestörte Patienten neigen dazu, einige wenige gewichts- und essensnahe Themen immer wieder perseverierend mit dem Therapeuten besprechen zu wollen.
- Wenn der Therapeut versucht, andere Themen anzusprechen, kommen sie immer wieder auf diese Themen zurück oder geben nur kurze, knappe Antworten bis hin zum Schweigen.
- Trotz dieser Probleme sollte der Therapeut regelmäßige Kontakt- und Gesprächsangebote machen.

▪ ▪ Mögliche Probleme und Lösungen

Problem: Thematische Einengung im Kontakt- und Gesprächsverhalten der Patienten.

Lösung: Der Therapeut sollte ausgehend von den Themen der Patienten systematisch andere Themenbereiche ansprechen und im Sinne eines „geleiteten Entdeckens" einführen.

□ Tab. 16.2 Übersicht über die Therapieeinheiten in Modul 5.3

Therapie-einheit 5.3.1	Behandlung der Anorexie
Therapie-einheit 5.3.2	Behandlung der Bulimie

16.5.3 Modul 5.3: Gewichtsnormalisierung und Normalisierung des Essverhaltens

Modul 5.3 beinhaltet zwei Therapieeinheiten, die im Folgenden dargestellt sind (□ Tab. 16.2).

Indikation: Intensität und Aufwand der Therapiemaßnahmen richten sich nach dem jeweiligen Ausprägungsgrad der Symptomatik.

Ziel: Reduktion/Beseitigung der „Grundsymptomatik", Schaffung der Voraussetzungen für weiterführende, längerfristige Therapiemaßnahmen.

Die Normalisierung des Gewichts, sei es als Gewichtsanhebung bei der Anorexia nervosa oder als Gewichtsregulation bei der Bulimia nervosa, stellt den ersten und kardinalen Zielbereich in der Behandlung von Essstörungen dar. Die Vernachlässigung dieses primären Therapieziels kann insbesondere im Fall der Anorexie-Behandlung als Kunstfehler bezeichnet werden. Ziel der Behandlung ist in jedem Fall das Erreichen und dauerhafte Halten eines bestimmten, individuell festgelegten Mindestgewichtes bzw. Mindestgewichtsbereiches. Danach kann die gesamte Behandlung grob eingeteilt werden in eine „Zunahmephase" und eine „Haltephase". Ausdrücklich sei gegenüber dem Patienten noch einmal betont, dass das Ziel der Behandlung nicht darin besteht, das „Zunehmen zu lernen". Vielmehr besteht das eigentliche Lernziel darin, ein bestimmtes Gewicht ohne größere Schwankungen dauerhaft und eigenverantwortlich halten zu können. In Abbildung 16.4 sind die Wesentlichen Komponenten und Abfolgen dieses Prozesses der Gewichtsnormalisierung aufgeführt (□ Abb. 16.4). Alle Schritte der Behandlung können in einem „Therapieplan" schriftlich festgehalten werden (s. Arbeitsblatt 16-3.1 „Beispiel für Therapieplan").

Therapieeinheit 5.3.1
Die Behandlung der Anorexie

Die Therapieeinheit 5.3.1 besteht aus den Behandlungsschritten:

— Vereinbarung/Festlegung eines Mindestgewichtsbereiches,

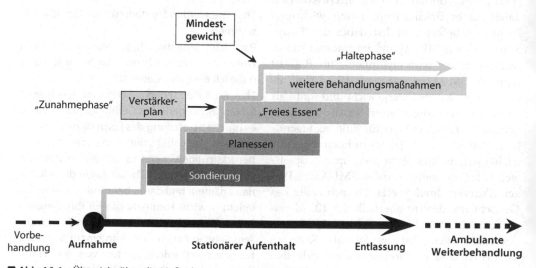

□ Abb. 16.4 Übersicht über die Maßnahmen zur Gewichtsanhebung

- Sondierung (falls erforderlich),
- Essensplan/„Planessen",
- Beurteilung des Essverhaltens,
- Rückmeldung und „Freies Essen".

■ ■ **Therapieeinheit: Vereinbarung/
Festlegung eines Mindestgewichtsbereichs (25 Min)**

Es hat sich in der Behandlung bewährt, nicht
ein punktuelles Zielgewicht festzulegen, sondern einen „vorläufigen Mindestgewichtsbe-
reich" zu bestimmen, der zudem im Verlauf der
Behandlung noch angepasst werden kann.
Nicht unwesentlich ist in diesem Zusammenhang die Sprachregelung: Ein „Zielgewicht"
legt beispielsweise die Interpretation nahe, dass
mit dem Erreichen eines bestimmten punktuel-
len Gewichts eine weitere Gewichtszunahme
nicht intendiert ist. Darüber hinaus legt die
punktuelle Festlegung eines Zahlenwertes die
unrealistische Vorstellung nahe, dass der Körper auf diesen Punktwert eingestellt werden
könnte. Demgegenüber wird bei dem Terminus
„Mindestgewicht" bzw. „Mindestgewichtsbe-
reich" zum einen deutlich, dass es sich dabei um
eine Gewichtsuntergrenze handelt, oberhalb
derer durchaus normale Schwankungen vorkommen können.

Bei der Festlegung eines Mindestgewichts
ist keineswegs schematisch bzw. formelhaft
vorzugehen, sondern es sind mehrere Kriterien
dabei zu berücksichtigen. Einen wichtigen
Richtwert liefert zunächst dabei der Body-
Mass-Index (BMI = kg/m², im Internet zu berechnen unter www.mybmi.de). Im ICD-10
wird ein BMI-Wert von unter 17,5 kg/m² als
klinisch relevantes Untergewicht und somit als
eines der Diagnosekriterien für die Anorexie
definiert. Da dieser Wert für jüngere, jugendliche Patienten (< 18 Jahre) zu hoch angesetzt
ist, hat sich für diese Personengruppe beispielsweise die Orientierung an den BMI-Alters-Per-
zentilkurven durchgesetzt. Danach sollte das
Gewicht mindestens oberhalb der 10. Alters-
perzentile, optimal im Bereich der 25. Alters-
perzentile liegen. Über diese formalen Kriterien
hinaus ist aber eine Reihe von individuellen
Faktoren unbedingt zu berücksichtigen. Dazu

zählt einmal das prämorbide Ausgangsgewicht,
das auf die Bedeutung des konstitutionellen
Faktors verweist. Wenn beispielsweise ein er-
rechneter Gewichtswert deutlich oberhalb des
jemals prämorbid erreichten Gewichts liegt,
sollte diese Festlegung hinterfragt und gegebenenfalls korrigiert werden. Auch der körperliche Entwicklungszustand ist zu berücksichtigen. So können bei ausgewachsenen Personen
engere Gewichtsgrenzen festgelegt werden,
während bei sich noch im Wachstum befindlichen, jugendlichen Patienten flexiblere Grenzen sinnvoll sind, die das Längenwachstum
berücksichtigen. Und nicht zuletzt ist bei den
weiblichen Patienten das Wiedereinsetzen der
Menstruation nach sekundärer Amenorrhoe
ein wesentlicher Hinweis darauf, dass das erreichte Körpergewicht ausreichend ist. Da das
Thema „Gewicht" im weiteren Verlauf der
Therapie immer wieder diskutiert wird, ist das
Führen einer Gewichtsverlaufskurve als objektive Referenz sinnvoll (s. Arbeitsblatt 16-3.2
„Beispiel für Gewichtsverlaufskurve").

Beispiel „Vereinbarung eines
Mindestgewichts"

Th.: Ich möchte mit Ihnen über ein wichtiges
Ziel der Behandlung sprechen. Es geht um das
Gewicht, das wir erreichen wollen.
Pat.: Ich dachte, das Gewicht kann ich bestimmen.
Th.: Wie würden Sie denn dieses Gewicht bestimmen?
Pat.: Ich würde danach gehen, wann ich mich
wohl fühle. Wenn ich mich wohl fühle, dann
habe ich ein gutes Gewicht.
Th.: Wir haben schon gesehen, dass „sich wohl
fühlen" ein trügerisches Gefühl sein kann, wenn
es um die Beurteilung des körperlichen Zustandes geht. Von daher sollte man andere Kriterien
berücksichtigen, wenn es um die Festsetzung
eines Gewichts geht. Ich will Ihnen diese Kriterien erläutern und damit begründen, wie wir zu
einem Gewicht kommen, das für Ihre Gesundheit unerlässlich ist. Wir sprechen in diesem Zusammenhang auch nicht von einem punktuell
festgelegten Gewicht, sondern von einem Min-
destgewichtsbereich. Das Mindestgewicht, das

eine Untergrenze darstellt, ergibt sich zum einen aus dem sogenannten BMI (steht für „Body-Mass-Index"), der Körpergröße und Körpergewicht in Beziehung setzt. Der BMI ist aber nicht das alleinige Kriterium. Weiterhin spielt es eine Rolle, wie hoch Ihr jemals erreichtes Gewicht vor Ausbruch der Erkrankung war. Dieser konstitutionelle Faktor berücksichtigt die Tatsache, dass es dünne und dicke Leute gibt, d. h. dass es individuelle Gewichtsunterschiede zwischen den Menschen gibt. Schließlich findet bei Ihnen als Frau noch die Hormonsituation Berücksichtigung. Solange die Menstruation ausbleibt, kann davon ausgegangen werden, dass der Körper noch nicht das angemessene Gewicht erreicht hat.

Wenn wir von einem Bereich für das Mindestgewicht sprechen, dann bedeutet das, dass der Körper nicht auf ein punktuelles Gewicht eingestellt werden kann – der Körper ist keine Maschine –, sondern dass es einen Bereich gibt, in dem Gewichtsschwankunen normal sind und dass man mit diesen Schwankungen leben muss. Haben Sie noch Fragen dazu?
Pat.: Was passiert, wenn ich nicht mit diesem Gewicht einverstanden bin?
Th.: Ich darf Sie in diesem Fall an die Behandlungsbedingungen erinnern, mit denen Sie sich einverstanden erklärt haben und denen Sie zugestimmt haben. Das Mindestgewicht gehört zu den dort festgelegten Bedingungen.

Zusammenfassung:
Festlegung eines Mindestgewichtsbereichs
- Die Festlegung eines Mindestgewichtes sollte sich nicht nur am BMI orientieren, sondern das prämorbide Gewicht und die hormonelle Situation ebenfalls berücksichtigen.

■ ■ Mögliche Probleme und Lösungen
Problem: Der Patient ist nicht mit dem festgelegten Mindestgewicht einverstanden.

Lösung: Dem Patienten kann noch einmal das Zustandekommen des Mindestgewichts erläutert werden, er kann zudem auf die Ausgangsbedingungen der Behandlung verwiesen werden, in denen die Bedeutung eines Min-

destgewichts festgelegt worden war. Unter Umständen kann es auch hilfreich sein, von einem vorläufigen Mindestgewicht zu sprechen, das im Verlauf der Therapie noch einmal überprüft wird.

■ ■ Therapieeinheit:
Sondierung (falls erforderlich) (25 Min)
Die Ernährung und Gewichtsanhebung über eine Sondierung kann aus unterschiedlichen Gründen indiziert sein. Zunächst – im häufigsten Fall – als „Anfangsmaßnahme" bei extremem Untergewicht und extrem gestörtem Essverhalten. In derartigen Fällen, in denen meist nach kurzer ein- bis zweitägiger Beobachtungszeit abzusehen ist, dass die Patienten die Gewichtszunahme keinesfalls durch ein – wie auch immer unterstütztes – selbstständiges Essen schaffen können, stellt die Sondierung als initiale Maßnahme für die meisten Patienten eine Entlastung dar. Auch wenn das Vorgehen aktuell als unangenehm, teilweise auch als entmündigend erlebt wird, steht retrospektiv fast immer der Aspekt der Entlastung im Vordergrund. Mitunter wird den Patienten auch angeboten, die Sondennahrung zu trinken. Was in begründeten Einzelfällen durchaus sinnvoll und hilfreich sein mag, steht allerdings einem der wichtigsten Therapieziele, dem langsamen Aufbau eines normalen Essverhaltens entgegen bzw. ist diesem nicht förderlich. Für die Dauer der Sondierung gibt es keine klaren Zeitvorgaben. Sie hängt von der psychischen Verfassung der Patienten ab (z. B. der Motivation, wieder mit dem Essen zu beginnen). Das Beenden der Sondierung sollte nicht abrupt erfolgen, sondern durch „Sondenaustausch". Dabei wird ein Teil der Sondennahrung weggelassen und durch kleine, „einfache" Mahlzeiten ersetzt. Dieses Vorgehen kann verhaltenstherapeutisch als Shaping- oder Chaining-Prozedur aufgefasst werden, bei dem zunächst schrittweise einzelne Verhaltensweisen geformt werden (z. B. Essen eines Imbisses bestehend aus einem Joghurt), die dann zu größeren ausführlicheren Mahlzeiten „verkettet" werden. Bei diesem Vorgehen, das individuell sehr gut zu steuern ist, wird von einfachen Mahlzeiten hin zu „schwie-

rigen" (meist das warme Mittagessen) vorgegangen. Außer als Initialmaßnahme kann eine Sondierung auch angebracht sein als „Zwischensondierung" bei Gewichtsstagnation oder als „indirekte Maßnahme", um beispielsweise andere Verhaltensweisen wie Erbrechen zu verhindern oder zumindest zu erschweren.

Zusammenfassung: Sondierung

- Die Sondierung kann in Fällen mit stark ausgeprägter Symptomatik dazu führen, dass die Gewichtszunahme schneller und kontinuierlicher erfolgt.
- Darüber hinaus stellt sie bei erheblich gestörtem Essverhalten in aller Regel eine Entlastung dar, wenn der Patient vorübergehend nicht mehr essen muss.

■ ■ Mögliche Probleme und Lösungen

Problem: Das Abgeben von Kontrolle über die Nahrungszufuhr fällt vielen Patienten ausgesprochen schwer.

Lösung: Unter Umständen kann es hilfreich sein, bereits während der Sondierung kleinere Imbisse einzuführen, sodass der Patient wieder selber essen kann.

■ ■ Therapieeinheit:
Essensplan/„Planessen" (25 Min)

In denjenigen Fällen, in denen das Essverhalten nicht extrem gestört ist, kann dessen Regulierung und Normalisierung durch eine Strukturierung mittels eines vorgegebenen Essensplanes („Planessen") erfolgen. Die Aufstellung eines derartigen Essensplanes wird meist durch Fachkräfte wie Ökotrophologen oder erfahrenes Pflegepersonal vorgenommen. In ihm wird die Zahl der Mahlzeiten, die Essensmenge (Kalorienzahl) und die Essenszusammensetzung festgelegt. In dieses Vorgehen können die Patienten durchaus mit einbezogen werden, indem sie innerhalb der vorgegebenen Rahmenangaben Wünsche und Vorschläge äußern. Therapietechnisch handelt es sich dabei um Stimuluskontrolle, die neben der Strukturierung noch weitere Funktionen erfüllt:

- Sicherung einer ausreichenden Essensmenge,
- Sicherung der Ausgewogenheit bzw. Zusammensetzung von Mahlzeiten/Nahrung,
- Reduktion von Unsicherheit auf Seiten des Patienten und Entlastung für ihn (es sind noch keine eigenen Entscheidung bezüglich des Essens zu treffen),
- Vorbereitung auf das „freie Essen" (in der Zeit des Planessens sollen die Patienten eine Orientierung und damit mehr Sicherheit für das spätere selbstständige Essen bekommen).

Ergänzende und bewährte Hilfestellungen in dieser Phase können beispielsweise regelmäßige *Feedback-Sitzungen* mit erfahrenen Pflegekräften im Anschluss an die Mahlzeiten sein. Die Patienten bekommen dabei diejenigen Aspekte ihres Essverhaltens rückgemeldet, die korrekturbedürftig sind. Dazu gehören auch konstruktive Hinweise, was und wie sie etwas verbessern können. Geschick und Einfühlungsvermögen der Rückmeldenden spielen dabei eine entscheidende Rolle. Dabei kann sich an den Kriterien zur Beurteilung des Essverhaltens orientiert werden, die im nächsten Abschnitt aufgeführt werden. Dennoch fühlen sich die Patienten leicht missverstanden, ungerecht behandelt oder gegängelt. Eine komplexere Form der Rückmeldung stellt das „*Modellsen*" dar, bei dem Mahlzeiten gemeinsam mit einer oder mehreren anderen Person eingenommen werden. Ausdrücklich sei auf das in dieser Phase häufig auftretende Problem hingewiesen, dass durch die vorgegebenen Esspläne die Patienten (sofern sie dies nicht schon vorher im Verlauf der Erkrankung getan haben) auf das „Kalorienzählen" fixiert werden. Deshalb noch einmal der Hinweis: Die Patienten können durchaus die gesamte Kalorienzahl eines Tages erfahren, ansonsten sollen sie aber lernen, die Menge und Zusammensetzung der einzelnen Mahlzeiten ohne dieses „Hilfsmittel" einzuschätzen, um darin intuitiv sicherer zu werden.

Zusammenfassung: Essensplan/„Planessen"

- Die Strukturierung der Mahlzeiten durch Essenspläne soll den Patienten entlasten und Unsicherheiten reduzieren,
- sie soll ein mengenmäßig ausreichendes und ausgewogenes Nahrungsangebot zur Verfügung stellen
- und zudem Orientierung bieten für die folgende Phase des „freien Essens".

▪▪ Mögliche Probleme und Lösungen

Problem: Dem Patienten fällt es schwer, sich an den Plan zu halten, und der Gewichtsverlauf ist nicht zufriedenstellend.

Lösung: Durch Ergänzungen und Modifikationen des Plans kann dem Patienten entgegengekommen werden. Beispielsweise können in einem sogenannten „Ausschlussplan" einige (wenige) Nahrungsmittel weggelassen oder durch andere ersetzt werden.

▪▪ Therapieeinheit: Beurteilung des Essverhaltens und Rückmeldung (25 Min)

Eine zentrale Schwierigkeit beim Aufbau des Essverhaltens stellt sicherlich die Frage dar, was Kriterien eines angemessenen, annähernd „normalen" Essverhaltens sind. In die Beantwortung dieser Frage gehen natürlich normative Aspekte mit ein wie auch eine starke individuelle Varianz. Dennoch ist es sinnvoll und praktikabel, eine Reihe von „Essensregeln" und Kriterien zur Beurteilung des Essverhaltens zu entwickeln. Dazu können beispielsweise zählen:

- Die Zeitdauer (Essgeschwindigkeit) der Mahlzeiten kann vorgegeben werden (z. B. begrenzt je nach Mahlzeit auf 20 oder 30 Minuten).
- Kein Spielen mit dem Essen, d. h. kein „Zerbröseln", „Zerkleinern", „Schmieren" etc.
- Kein Überwürzen.
- Keine ungewöhnliche Zusammenstellung von Nahrungsmitteln.
- Die Trinkmenge begrenzen („nicht sich satt trinken").

Je nach Setting und Alter der Patienten können natürlich eine ganze Reihe weiterer Essensregeln formuliert werden.

Für die ambulante Therapie von Essstörungen haben etwa Jacobi et al. (2008) die folgenden Essensregeln empfohlen:

- „Verteilen Sie Ihr Essen auf 3 Hauptmahlzeiten und 2 kleinere Mahlzeiten.
- Nehmen Sie sich Zeit beim Essen (mind. 30 Min. pro Mahlzeit).
- Richten Sie sich einen festen Platz zum Essen ein (nicht im Stehen essen).
- Wenn Sie essen, tun Sie nichts anderes (fernsehen, lesen, arbeiten, etc.).
- Essen Sie langsam und kauen Sie gründlich.
- Planen Sie vor dem Essen, was Sie essen wollen.
- Überlegen Sie vor dem Essen, was Sie im Anschluss daran tun werden.
- Legen Sie keine Vorräte an.
- Machen Sie vor dem Einkaufen eine Liste mit Lebensmitteln."

Besonderheiten des Essverhaltens können nicht nur darin bestehen, dass (zu) wenig, d. h. restriktiv, gegessen wird, sondern auch in einem einseitigen, unausgewogenen Ernährungsverhalten. Dabei werden bestimmte Nahrungsmittel (z. B. alles – vermeintlich – „Fetthaltige" oder „Süße") gemieden und nur bestimmte (z. B. vermeintlich „kalorienarme") in geringen Mengen zu sich genommen. Ziel der Therapie ist es, diese Einseitigkeiten aufzuheben und ein ausgewogeneres Nahrungsangebot zu sich zu nehmen. Umgesetzt wird dies häufig dadurch, dass „schwarze Listen" angelegt werden, die „erlaubte" und „verbotene" Nahrungsmittel enthalten. Schrittweise werden im Verlauf der Therapie die „verbotenen" in „erlaubte" Nahrungsmittel überführt und in die regelmäßigen Mahlzeiten integriert. Eine weitere Auffälligkeit des Essverhaltens kann darin bestehen, dass die Patienten nicht in Gegenwart (bestimmter) anderer Personen oder in der Öffentlichkeit essen können. Hier spielen unter Umständen auch sozialphobische Befürchtungen eine Rolle. Ein therapeutisches Ziel sollte es in jedem Fall sein, dieses

Rückzugs- und Vermeidungsverhalten abzubauen und schrittweise das Essen in Gegenwart anderer Menschen und in der Öffentlichkeit (z. B. in Restaurants, bei Feiern) wieder einzuüben.

Zusammenfassung: Beurteilung des Essverhaltens

- Obwohl es sich beim Essen um eine Verhaltensweise mit großer interindividueller Varianz handelt und obwohl normative Gesichtspunkte bei der Beurteilung eine Rolle spielen, lassen sich eine ganze Reihe von Kriterien formulieren, die den Rahmen dafür abstecken, was unter „normalem" Essverhalten zu verstehen ist.

■■ **Mögliche Probleme und Lösungen**
Problem: Die Vorstrukturierung des Esssituation führt dazu, dass die Patienten ausweichendes (z. B. sehr langsames) oder gar manipulatives Essverhalten (z. B. Verschwinden lassen von Nahrungsmitteln) zeigen.

Lösung: Eine direkte, korrigierende Rückmeldung über das gezeigte Essverhalten direkt im Anschluss an die Mahlzeit kann in diesem Fall hilfreich sein. Das manipulative Verhalten ist unter dem Aspekt der mangelnden Kooperation im Gespräch zu thematisieren.

■■ **Therapieeinheit: „Freies Essen" (25 Min)**
Ziel der gesamten Behandlung ist die Fähigkeit der Patienten, bei „freiem", eigenverantwortlichem Essen mit keinen oder allenfalls minimalen Hilfestellungen ihr Gewicht bei normalen Alltagsbelastungen und Aktivitäten zu halten. Der Übergang vom strukturierten Planessen zum „freien Essen" sollte wiederum schrittweise erfolgen (ähnlich wie beim „Sondenaustausch"). Zunächst werden kleine, „einfache" Mahlzeiten wie Imbisse „frei" zu sich genommen. Im weiteren Verlauf werden dann die weiteren Mahlzeiten sukzessive „frei" und eigenverantwortlich zu sich genommen. In der Phase des freien Essens können und sollen die Patienten sich weiterhin am vorausgegangenen Planessen orientieren, wenn es darum geht,

Menge und Zusammensetzung einer Mahlzeit einzuschätzen und selbst zu wählen. Auch hier sei noch mal der Hinweis gegeben, dass die Patienten sich nicht auf Kalorienzahlen beziehen sollen, sondern auf „normale" Portionen.

Zusammenfassung: „Freies Essen"
- Das selbstständige, eigenverantwortliche Essen ohne fremde Hilfen ist wesentliches Ziel der Behandlung
- und muss schrittweise aufgebaut werden.

■■ **Mögliche Probleme und Lösungen**
Probleme: Inkonstantes, instabiles Essverhalten mit größeren Gewichtsschwankungen kann bei „freiem Essen" auftreten.

Lösung: Vorübergehende Hilfestellungen wie Planessen können (für bestimmte Mahlzeiten, z. B. das problematische Mittagessen) wieder eingeführt werden. Durch Ernährungsprotokolle können sich die Patienten selbst Rückmeldung verschaffen.

Die Behandlung der Bulimie
Die Therapieeinheit 5.3.1 besteht aus den Behandlungsschritten:
- Unterbrechen von Heißhungerattacken und Erbrechen,
- Normalisierung des Essverhaltens und Stabilisierung des Gewichts,
- Einführung von Strukturierungsmaßnahmen.

■■ **Therapieeinheit: Unterbrechen von Heißhungerattacken und Erbrechen (50 Min)**
Bei der Behandlung der Bulimia nervosa stehen als vorrangige Ziele das Unterbrechen von Heißhungerattacken und des anschließenden Erbrechens sowie die Normalisierung von Essverhalten und Gewicht an erster Stelle.

Das *Unterbrechen von Heißhungerattacken* und anschließendem *Erbrechen* wird stationär zunächst durch Kontrolle der Auslösebedingungen durch das Personal, d. h. durch Fremdkontrolle gewährleistet und geht erst später in die eigenverantwortliche Selbstkontrolle über.

Im Einzelnen kann die Kontrolle der Auslöse-bedingungen folgende Punkte beinhalten:
— Ausgang zunächst nur in Begleitung von Stationspersonal,
— Einzelbetreuung, die über den ganzen Tag hinweg oder nur zu bestimmten Zeiten (z. B. „Ruhezeiten" nach den Mahlzeiten) bestehen kann,
— kein freier Zugang zu Nahrungsmitteln (vorgegebene Mahlzeiten, Planessen s. Therapieeinheit 5.3.1),
— kein freier Zugang zu Toiletten oder Duschen, sondern nur in Begleitung,
— u. U. Sondierung.

Im späteren Verlauf der stationären Behandlung und von Beginn einer ambulanten Behandlung an steht der Selbstkontrollaspekt deutlich im Vordergrund. Dieser beinhaltet:
— Selbst durchgeführte Stimuluskontrolle (z. B. Einkaufen und Vorratshaltung von Nahrungsmitteln),
— eine Therapievereinbarung in Form eines „Vertrages" (s. Arbeitsblatt 16-3.3 „Beispiel für Therapievertrag"),
— Identifikation „kritischer" Situationen, d. h. Auslösesituation für Heißhunger-attacken,
— Aufbau inkompatibler Alternativverhal-tensweisen (z. B. „sich ablenken", „jemand anderen ansprechen" etc.).

Ein besonderes Problem in der Behandlung der Bulimie kann der *Umgang mit dem Symptom „Erbrechen"* darstellen, weil dieses Symptom zum einen in seiner Funktionalität sehr vielfältig ist und zum zweiten eine deutliche Tendenz zur Habitualisierung aufweist, was wiederum zur Folge hat, dass es völlig losgelöst von den ursprünglichen Ursachen und Entstehungsbe-dingungen auftreten kann. Betrachtet man die unterschiedlichen Funktionen des Erbrechens, dann ist es zunächst natürlich im Zusammenhang mit der Essstörung zu sehen. Das Erbrechen im Anschluss an die Heißhungerattacke soll die unkontrolliert zu sich genommene Nahrungs- bzw. Kalorienmenge wieder reduzieren. Weiterhin soll es das mit dem Essen von

großen Mengen entstandene „Völlegefühl" reduzieren und über die „Entleerung" zum Verschwinden bringen. Ist das Erbrechen – drittens – oft genug durchgeführt worden, kann es sich völlig automatisieren und zu einem habitualisierten Verhalten werden, das unabhängig vom Essstörungskontext auftritt und andere Funktionen übernimmt. Dazu zählt beispielsweise – viertens –, dass es beim Auftreten von aversiven Affekten zur Affektregulation eingesetzt wird. Nicht zuletzt kann es auch – fünftens – die Funktion haben, die Zuwendung anderer Menschen auf sich zu ziehen und soziale Beachtung zu erfahren. Die therapeutischen Strategien zum Umgang mit diesem Symptom müssen natürlich je nach Funktionalität ausdifferenziert sein.

So reduzieren regelmäßig eingenommene Mahlzeiten mit vorgegebenen Mengen („Plan-essen") die Wahrscheinlichkeit des Auftretens von Heißhunger und der darauf folgenden Ess-attacken. Zugleich fördert die regelmäßige Nahrungszufuhr die Gewöhnung an das Gefühl der Sättigung, das nach und nach – dieser Prozess kann Wochen dauern – nicht mehr als „Völlegefühl" oder „Druck" empfunden wird. Damit setzt auch eine (Gegen-)Habitualisie-rung ein, in deren Verlauf normales Essen, Gewicht und Figur besser toleriert werden können. Wird Erbrechen zur Affektregulation oder zur Erlangung von Zuwendung eingesetzt, dann handelt es sich dabei meist schon um mittel- bzw. langfristige Folgesymptome. In diesem Fall sind therapeutische Techniken angebracht, die weiter unten beschrieben werden in den Abschnitten über (alternative) Affektregulation und Soziale Kompetenztrainings.

Zusammenfassung: Unterbrechen von Heißhungerattacken und Erbrechen

— Heißhungerattacken können häufig schon durch die Strukturen eines stationären Settings (z. B. regelmäßige Mahlzeiten) verhindert werden.
— Darüber hinaus können weitere Einschränkungen und Kontrollen hilfreich sein, die im Verlauf der Behandlung vom Patienten selbst übernommen werden.

— Das Symptom Erbrechen kann sehr unterschiedliche Funktionen haben, die jeweils bei der Behandlung zu berücksichtigen sind.

■■ Mögliche Probleme und Lösungen

Problem: Das Erbrechen kann soweit automatisiert sein, dass die Patienten es nicht mehr als behandlungsbedürftig ansehen und als Teil ihrer „normalen" Affektregulation verteidigen.

Lösung: In solchen Fällen sind mit den Patienten die Ober-Ziele einer Behandlung zu diskutieren und es ist zu klären, wie es um die Gesamtmotivation und Bereitschaft zur Mitarbeit in der Therapie bestellt ist, d. h. ob die Fortführung der Therapie bei einer derartigen Haltung sinnvoll ist.

■■ Therapieeinheit:
Normalisierung des Essverhaltens und Stabilisierung des Gewichts (50 Min)

Zur *Normalisierung des Essverhaltens* und der *Stabilisierung des Gewichts* gehören eine Reihe von Punkten und Maßnahmen, die im Abschnitt über die Behandlung der Anorexie schon ausführlicher dargestellt worden sind, und an dieser Stelle kurz zusammengefasst werden:

— An erster Stelle steht dabei die Einführung regelmäßiger Mahlzeiten, einer zeitlich klar geregelten Mahlzeitenstruktur (z. B. mindestens 3 Hauptmahlzeiten und 2 Imbisse).
— Diese Mahlzeitenstruktur kann noch weiter durchstrukturiert werden durch die Einführung von „Planessen" (siehe dazu Anorexia nervosa).
— Aufbau von „normalem Essverhalten" (Kriterien dafür s. Anorexia nervosa).
— Einführung eines Mindestgewichtsbereiches (Gewichtskorridors) und regelmäßiges Wiegen (s. Wiegemodalitäten bei Anorexia nervosa).
— Je nach gewähltem Zielverhalten (z. B. Untergewicht, Essverhalten oder Aspekte davon) kann auch ein Therapieplan i.S. eines operanten Verstärkerplans zur Gesamtstrukturierung hilfreich sein.

— Ernährungsschulung/-Beratung s. Anorexia nervosa).
— Ggf. Selbstbeobachtung/Ernährungsprotokoll (z. B. Registrierung von Mahlzeiten, Nahrungsmitteln, Befindlichkeiten wie „Völlegefühl", Kognitionen, Gefühle etc.).

■■ Therapieeinheit: Einführung von Strukturierungsmaßnahmen (50 Min)

Wenn man, wie in Abbildung 16.5 verdeutlicht, die Bulimie nicht nur als eine Störung des Essverhaltens auffasst, sondern allgemeiner als eine „Störung der Fähigkeit zur Selbstorganisation und Selbststrukturierung", dann geht es in der Therapie auch darum, einen desorganisierten, ungeordneten Alltag so zu organisieren, dass Abläufe und Aktivitäten eine Tages- bzw. Wochenstruktur ergeben, in die die Mahlzeiten eingebettet sind.

Anhand von Abbildung 16.5 können mit dem Patienten Zusammenhänge zwischen seiner Essstörungssymptomatik und anderen Bereichen, in dem ihm Strukturen fehlen, erarbeitet werden (◘ Abb. 16.5). So kann beispielsweise die fehlende Mahlzeitenstruktur als Teilproblem eines desorganisierten Alltags gesehen werden, der wiederum mit einer strukturlosen „inneren Leere" korrespondiert.

Die häufig geäußerte „innere Leere" verlangt nach einer „intrapsychischen Strukturierung", d. h. nach Möglichkeiten und Techniken der Affektregulation. In diesem Prozess des Erlernens neuer Wege der Affektregulation geht es zunächst darum, die aversiven „Innere Leere"-Zustände per Selbstbeobachtung rechtzeitig zu erkennen und in einen situativen Zusammenhang zu stellen, sodass sie benannt und eingeordnet werden können. Gemeinsam mit dem Patienten können dann alternative, funktionalere Umgangsformen und Regulationsmechanismen für diese Zustände entwickelt werden. Diese alternativen Strategien können individuell sehr unterschiedlich aussehen. Während bei dem einen Patienten intrapsychische, kognitive Strategien (z. B. „sich ablenken") im Vordergrund stehen, sind es beim anderen Aktivitäten (z. B. Sport) oder interpersonale Strate-

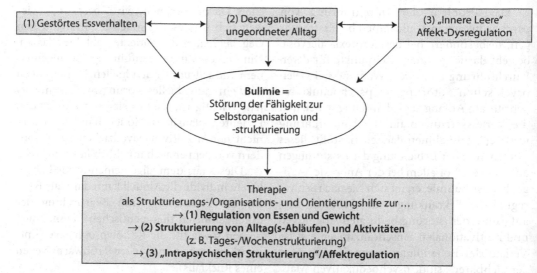

◘ Abb. 16.5   Die Bulimia nervosa als Störung der Fähigkeit zur Selbstorganisation und -strukturierung

gien (z. B. „mit anderen Menschen Kontakt aufnehmen", „sich mit anderen austauschen").

Ganz allgemein und zusammenfassend geht es bei der Fähigkeit zur Selbststrukturierung um Folgendes:

- Sich begrenzen können (z. B. Handlungen, Tätigkeiten, Abläufe beenden),
- bei Problemen, Wünschen, Konflikten Prioritäten setzen können und diese gewichten bzw. gliedern,
- sich einen Überblick über Handlungen/ Abläufe, aber auch intrapsychische Phänomene verschaffen und sich nicht in Details verlieren,
- Ereignisse und Abläufe (zeitlich) antizipieren und somit eine zeitliche Dimension für sich zu entwickeln.

Zusammenfassung:
Einführung von Strukturierungsmaßnahmen

- Die Bulimie ist nicht nur gekennzeichnet durch ein gestörtes Essverhalten,
- sondern durch einen desorganisierten Alltag der Patienten
- und intrapsychisch durch eine dysfunktionale Affektregulation.

▪ ▪ Mögliche Probleme und Lösungen:
Problem: Die bulimische Symptomatik kann Züge eines selbstschädigenden Verhaltens im Rahmen einer sich entwickelnden Borderline-Persönlichkeitsstörung annehmen.

Lösung: Wie bei der Behandlung komorbider Störungen (s. Modul 5.7) ist in diesem Fall die Therapie zu erweitern und Techniken zur Behandlung der Borderline-Störung sind mit einzubeziehen.

16.5.4   Modul 5.4: Psychoedukation (je nach Fall mehrfach 25 Min)

Indikation: Das Modul „Psychoedukation" sollte möglichst frühzeitig in der Therapie (d. h. wenn die Patienten dazu in der Lage sind) mit allen essgestörten Patienten durchgeführt werden.

Ziel: Entlastung und Perspektive durch Informationsvermittlung, Förderung der Bereitschaft zur aktiven Therapieteilnahme, Förderung der Kompetenz bezüglich der eigenen Erkrankung.

Das Problem der Durchführung von psychoedukativen Maßnahmen bei Essstörungen, insbesondere bei der Anorexia nervosa, besteht darin, geeignete Zeitpunkte für deren Durchführung zu finden. Während bei vielen psychischen Störungen psychoedukative Schritte am Anfang der Behandlung stehen und die Voraussetzungen für die Durchführung weiterer Maßnahmen darstellen, stößt dieses Vorgehen in der Behandlung der Essstörungen an Grenzen. Vor allem bei der Anorexie, weniger bei der Bulimie, ergibt sich – je nach Schweregrad der Erkrankung – das Problem, dass aufgrund der störungsbedingten kognitiven und motivationalen Einschränkungen erst im Verlauf der Behandlung, wenn die Patienten „erreichbarer" sind, psychoedukativen Maßnahmen eingesetzt werden können. Dies hat zur Folge, dass je nach Zustand der Patienten derartige Maßnahmen individualisiert eingeführt und u. U. häufiger wiederholt werden müssen. Auch kann es sinnvoll sein, zunächst nur Teile oder Komponenten eines Psychoedukationsprogramms durchzuführen.

Im Einzelnen können folgende Komponenten oder Bereiche von Psychoedukation unterschieden werden:

— Entwicklung eines Störungs-/Ätiologiemodells,
— Vermittlung (weiterer) störungsrelevanter Informationen,
— Ernährungsschulung/-beratung.

In der Entwicklung eines *Störungs- bzw. Ätiologiemodells* geht es darum, den Patienten ein Verständnis ihrer Essstörung zu ermöglichen unter Berücksichtigung der beteiligten Bedingungs- und Einflussfaktoren sowie der Wirkmechanismen. In der Therapie soll gemeinsam mit dem Patienten aus dem allgemeinen Störungsmodell ein individuelles Modell abgeleitet und entwickelt werden (s. Arbeitsblatt 16-5.4 „Allgemeines multifaktorielles Störungsmodell").

Zunächst wird dem Patienten das allgemeine Störungsmodell anhand eines Schaubildes dargestellt und die Funktion einzelner Komponenten erläutert und an Beispielen illus-

triert. Davon ausgehend wird überprüft, inwieweit sich in diesem Modell die individuellen Gegebenheiten des Patienten abbilden lassen. Durch diese Zusammenführung von allgemeinem Modell und individuellen Bedingungen wird ein individuelles Störungsmodell entworfen. Wichtig ist, dass es sich um ein für den Patienten plausibles Modell handelt, das er nicht nur kognitiv nachvollziehen kann, sondern von dem er auch inhaltlich überzeugt ist.

Dieses aus dem allgemeinen Modell abgeleitete individuelle Modell kann dann als Basis für die Erläuterung und Begründung der durchgeführten therapeutischen Maßnahmen dienen sowie für die Rezidivprophylaxe (Entwicklung von individuellen Frühwarnzeichen eines Rückfalls).

Über das Störungsmodell hinaus sollten die Patienten *weitere störungsrelevante Informationen* präsentiert bekommen, die folgenden Themen beinhalten:

— Zusammenhänge zwischen Diätverhalten/Hungern und Essstörung,
— die Bedeutung eines bestehenden Körpergewichtes („Set-point-Theorie"),
— Folgeschäden im Zusammenhang mit Essstörungen.

Informationen über die einzelnen Bereiche kann der Therapeut aus der Symptomatik ableiten oder den einschlägigen Manualen (z. B. Jacobi et al. 2004) entnehmen.

Inwieweit diese Informationen zur Motivierung und Förderung der Kooperation des Patienten dienen, ist individuell allerdings höchst unterschiedlich.

Die *Ernährungsberatung bzw. -schulung* gilt als unerlässliche psychoedukative Komponente in der Behandlung von Essstörungen. Allerdings ist ausdrücklich darauf hinzuweisen, dass die therapeutische Wirksamkeit dieser Maßnahmen vom Behandlungsverlauf bzw. dem Zustand des Patienten abhängig ist. Beispielsweise scheint der Schweregrad der Erkrankung eine nicht unerhebliche Rolle zu spielen: Was bei leicht essgestörten Patienten psychoedukativ durchaus Wirksamkeit zeigt, ist bei schwerer gestörten Patienten häufig unergiebig und nicht hilfreich. Innerhalb des Bereichs der Ernährungsberatung/Schulung können verschiedene Bereiche unterschieden werden. Die Ernährungsschulung im engeren Sinne verfolgt das allgemeine Ziel einer Informations- und Wissensvermittlung zu den Grundlagen einer ausgewogenen nährstoff- und energiedeckenden Ernährung. Sie sollte durch eine Ökotrophologin durchgeführt werden, der behandelnde Therapeut sollte aber über Inhalte und wesentliche Punkte informiert sein. Einzelne Themen, die dabei behandelt werden, sind im Folgenden aufgelistet.

Liste der Ernährungsschulungsthemen:
- Was macht die Nahrung in und mit meinem Körper?
- Was steckt in Lebensmitteln (Nährstoffe, Zusatzstoffe, Gewürze, Aromen)?
- Welche Funktion haben die einzelnen Lebensmittelbestandteile?
- Wie werden Lebensmittel verdaut?
- Woher weiß ich, wie viel Energie mein Körper braucht (Einflussfaktoren)?
- Vollwertig Essen und Trinken, aber was? (Vorstellung der Lebensmittelgruppen, Lebensmittelkreis der DGE, 10 Regeln der DGE für gesunde Ernährung).
- Folgen von Fehlernährung (Essen ohne Struktur, Brechen, Unterernährung, Abführmittel).
- Verbrauchernahe Themen: Kennzeichnung von Lebensmitteln, Zusatzstoffe, Diäten.

Über die Informations- und Wissensvermittlung hinaus beinhaltet die Ernährungsberatung auch eine Reihe von *praktischen Übungen*, die auf die Umsetzung der erworbenen Kenntnisse durch aktives praktisches Training abzielt. Diese praktischen Übungen, die ebenfalls von Fachpersonal (Ökotrophologin oder erfahrenes Pflegepersonal) durchgeführt werden, können beispielsweise wie folgt aussehen:
- Eigenverantwortliche Gestaltung des Essens in einer Gruppe.
- Planung, Einkaufen, Kochen/Backen, Essen, Aufräumen und Spülen.

- Berücksichtigen und Einbau von Schwierigkeiten der Patienten bei bestimmten Lebensmitteln/Gerichten (Förderung der Eigenaktivitäten in der Gruppe).
- Reflexion der Gruppenaktion und Interaktion in Vor- und Nachbesprechung.
- Sensorische Sensibilisierung, die auf eine Schulung von Geruchs- und Geschmackssinn abzielt, die Beschreibung von Lebensmitteln beinhaltet und auf eine Erweiterung des Lebensmittelspektrums abzielen soll.
- Essen an verschiedenen Orten, Plätzen, Situationen (Imbissständen, Restaurants, Eisdielen, Cafés).

Informationen zu diesen Bereichen findet der Therapeut in den einschlägigen Behandlungsmanualen (Jacobi et al. 2004, 2008; Legenbauer u. Vocks 2017). Sehr bewährt haben sich in der praktischen Arbeit Informationsbroschüren für Therapeuten und Patienten (z. B. „Die bzfe 2018).

Zusammenfassung: Psychoedukation
- Die Psychoedukation besteht in der Entwicklung und Vermittlung eines individuellen Störungsmodells,
- in der Vermittlung störungsrelevanter Informationen und
- in der Ernährungsschulung und -beratung, die durch ökotrophologisches Fachpersonal durchgeführt werden sollte.

■■ **Mögliche Probleme und Lösungen**
Problem: Die psychoedukative Informationsvermittlung scheitert an den kognitiven Einschränkungen der Patienten bzw. wird durch diese stark beeinträchtigt.

Lösungen: In solchen Fällen ist ein späterer, günstiger Zeitpunkt für die Durchführung von psychoedukativen Maßnahmen zu wählen, wenn die Patienten kognitiv „erreichbarer" sind.

16.5.5 Modul 5.5: Die Behandlung weiterer spezifischer Essstörungssymptome (Dauer ist abhängig von Anzahl und Ausprägungsgrad der Symptome)

Indikation: Bei allen Patienten, bei welchen einzelne oder mehrere dieser Symptome stark ausgeprägt sind, sodass die gesamte weitere Behandlung und die Rezidivprophylaxe beeinträchtigt sind.

Ziel: Symptomreduktion bzw. -beseitigung, um die Gesamtbehandlung zu sichern.

Über die initiale Behandlung von Untergewicht und gestörtem Essverhalten hinaus gibt es eine Reihe weiterer spezifischer Essstörungssymptome, die Ziel von spezifischen therapeutischen Interventionen sein müssen bzw. können. Es handelt sich dabei vor allen Dingen um die *Körperschemastörung*, die *Gewichtsphobie* und eine Reihe von sogenannten *gegensteuernden Maßnahmen* wie *Bewegungsdrang, Erbrechen* und *manipulative Verhaltensweisen*. Des Weiteren zählen dazu *dysfunktionale Kognitionen* (über die Körperschemastörung hinaus), die sich vor allen Dingen in ausgeprägtem Grübeln und hoch automatisierten Gedanken niederschlagen, z. B. der fortwährenden gedanklichen Beschäftigung mit den Themen Essen und Gewicht.

Die *Körperschemastörung* oder auch Körperbildstörung stellt eines der hartnäckigsten und langwierigsten Essstörungssymptome dar. Dessen Bedeutung für die Behandlung ergibt sich auch daraus, dass das Fortbestehen dieses Symptoms die Rezidivgefahr deutlich erhöht. Dies hat dazu geführt, dass sich mittlerweile eine ganze Reihe von Techniken zur Behandlung von Körperbildstörungen etabliert hat, deren Wirksamkeit allerdings – was auch dem klinischen Eindruck entspricht – nur unzureichend belegt ist. An dieser Stelle seien an Techniken nur die Körperkonfrontation per Spiegel und Video genannt, Expositionsübungen zur Reduktion des körperbezogenen Vermeidungs- und Kontrollverhaltens, Übungen zur Körper-

erfahrung, zum Körperausdruck und zur Verbesserung der Körperakzeptanz.

Auch wenn die Spiegelkonfrontation in der Regel nicht vom Therapeuten selber, sondern durch Fachpersonal, meist im Rahmen der Physiotherapie, durchgeführt wird, ist Folgendes zu beachten. Die Konfrontation sollte nicht so ablaufen, dass der Patient in Unterwäsche vor einen Ganzkörperspiegel gestellt wird und dann mit ihm „darüber gesprochen" wird. Die Konfrontation sollte lege artis durchgeführt werden. Das bedeutet, dass eine Phase der kognitiven Vorbereitung unbedingt vorangehen muss. In dieser Phase geht es zunächst um die Motivation der Patienten, ihre Bereitschaft, sich diesem Vorgehen freiwillig zu unterziehen. Fördernd auf die Motivation wirkt sich fast immer eine Erläuterung des Rationals aus. Auch ist auf Ängste und Befürchtungen einzugehen und der Patient kognitiv auf das einzustellen, was auf ihn zukommt und was von ihm erwartet wird. Dazu gehört beispielsweise, den Fokus der Konfrontation zu klären. Worauf ist zu achten? Gibt es bestimmte Körperregionen und Figuraspekte, die besonders heikel und „schwierig" sind? Und schließlich ist das Verhalten während der Durchführung der Konfrontation zu vereinbaren. Worauf soll der Patient achten? Was soll er verbalisieren? Was ist die Aufgabe des Therapeuten? Daran schließt sich die Phase der Nachbesprechung und Auswertung an. Was war der Effekt? Was sollte verändert werden? Wie (intensiv) wird fortgefahren?

Die Körperschemastörung bzw. Körperbildstörung stellt ein zwar prägnantes, aber keineswegs das einzige kognitive Symptom dar. Als weiteres, äußerst schwer zu behandelndes kognitives Symptom sind *dysfunktionale Gedanken* in Form von fortwährendem Grübeln, sich aufdrängenden Gedanken über Gewicht und Essen zu nennen. Ebenso wie die Körperschemastörung erweisen sich diese dysfunktionalen Kognitionen gegenüber den herkömmlichen, traditionellen kognitiven Maßnahmen und Techniken (z. B. kognitive Umstrukturierung) als weitgehend resistent und unbeeinflussbar. Daher sind u. U. andere Schritte wie etwa eine medikamentöse Behandlung (z. B. mit Zyprexa/Olanzapin) zu bedenken.

Die *Gewichtsphobie*, d. h. die Furcht vor einer bestimmten Gewichtszahl oder die katastrophisierende Befürchtung, weiter unkontrolliert zuzunehmen, muss häufig nicht gesondert behandelt werden. Ihre Behandlung „ergibt" sich bei der Durchführung anderer Maßnahmen, sie ist gewissermaßen in diese eingebettet. So stellt das regelmäßige Wiegen und die fortlaufende Auseinandersetzung mit der sich verändernden Figur und den sich verändernden Körperproportionen im Grunde genommen ein Konfrontationsvorgehen dar, in dessen Verlauf eine schrittweise Habituation an den Normalzustand erfolgt. In einzelnen Fällen, in denen die Gewichtsphobie besonders starke Ausmaße annimmt (wenn beispielsweise das Überschreiten der 50-kg-Grenze hochgradig angstbesetzt ist), kann aber auch hier an spezifische, weitergehende Maßnahmen zur Angstreduktion gedacht werden. Dazu kann ein – zeitlich begrenztes – „Blindwiegen" zählen, bei dem der Patient das Gewicht nicht erfährt. Assoziationen und Gedanken, die mit einer bestimmten Gewichtszahl verbunden sind, können verbalisiert und aufgeschrieben werden. In einer Konfrontation in sensu kann sich der Patient imaginativ das Überschreiten eines Gewichts und die damit verbundenen katastrophisierenden Gedanken vorstellen.

Manipulatives Verhalten auf Seiten der Patienten stellt nicht nur ein nebensächliches Ärgernis oder ein Problem der technischen Überwachung dar. Das Auftreten derartiger Verhaltensweisen sagt etwas über den „Druck" aus, unter dem die Patienten stehen. Häufig auftretende gegensteuernde Maßnahmen mit manipulativem Charakter können Bewegungsdrang („Turnen"), Erbrechen, Wasser auftrinken, Laxantienabusus oder auch heimliches zusätzliches Essen (z. B. Süßigkeiten) sein. All diese Verhaltensweisen sind jenseits der technischen Kontrolle und des Unterbindens auch im Hinblick auf die therapeutische Beziehung, die grundsätzliche Motivation und die Kooperationsbereitschaft der Patienten zu sehen und

daher in die therapeutische Kontaktgestaltung mit einzubeziehen.

Beispiel „Umgang mit manipulativem Verhalten"

Th.: Ich möchte ein unangenehmes Thema mit Ihnen ansprechen. Wenn wir den unregelmäßigen, sprunghaften Verlauf Ihrer Gewichtskurve betrachten, dann ergeben sich für uns Hinweise darauf, dass Sie sich nicht an die therapeutischen Absprachen halten, sondern Dinge tun, die man als manipulativ bezeichnen kann. Wie sehen Sie das?

Pat.: Was meinen Sie denn mit manipulativ?

Th.: Zum Beispiel Wasser auftrinken vor den Wiegeterminen, Erbrechen, vermehrtes Turnen und Ähnliches.

Pat.: Ich kann Ihnen versichern, dass ich nichts von dem gemacht habe. Ich habe mich immer an alles gehalten. Haben Sie denn Beweise dafür?

Th.: Ich habe keine „Beweise" dafür und betrachte es auch nicht als unsere Aufgabe, Sie zu überwachen und zu kontrollieren. Ich wollte Ihnen nur mitteilen, dass wir skeptisch sind, was Ihre Bereitschaft zur Mitarbeit angeht. Ich möchte betonen, dass die Hauptverantwortung für Ihre Genesung bei Ihnen liegt. Wenn es zu manipulativem Verhalten kommt, dann hintergehen Sie damit nicht andere, sondern schaden sich selbst.

Technische Maßnahmen, die diesem manipulativen Verhalten (begrenzt) entgegenwirken können, sind etwa folgende: Zur Reduzierung des Bewegungsdranges kommt natürlich immer auch eine medikamentöse Mitbehandlung (mit Diazepam oder Olanzapin) infrage. Darüber hinaus haben sich dabei feste Ruhe- bzw. Liegezeiten (z. B. nach den Mahlzeiten) bewährt. Die Dauer dieser Liegezeiten beträgt 45–60 Minuten. Der kontrollierte Zugang zu Bad- und Toilettenräumen kann hilfreich sein, wenn es darum geht, das Auftrinken von Wasser oder auch die Möglichkeit des Erbrechens zu reduzieren. Insbesondere die Einrichtung einer direkten Einzelbetreuung stellt nicht nur für die Patienten, sondern auch für das Pflegepersonal ein hohes Maß an interpersoneller Belastung dar. Die Einzelbetreuung soll ein verstärktes Maß an Fremdkontrolle gewährleisten und dem Patienten eine Hilfestellung geben. Im Einzelnen kann es dabei um folgende Ziele gehen:

- Kontrolle der Sondierung,
- Verhinderung von Manipulationen an der Sonde,
- Reduktion und Unterbrechung des Bewegungsdranges bzw. „Turnens",
- Einhalten von „Liegezeiten" gewährleisten,
- Erbrechen unterbinden bzw. verhindern,
- Zusätzliches Essen unterbinden,
- Strukturierung von Essenssituationen und Rückmeldung über Essverhalten bei gemeinsamen Mahlzeiten (s. Therapieeinheit 5.3.2 *Modellessen* und *Feedback*).

Zusammenfassung: weitere spezifische Essstörungssymptome
- Wesentliche weitere Symptome der Essstörungen sind die Körperschemastörung,
- die Gewichtsphobie,
- dysfunktionale Kognitionen (v. a. Grübeln)
- und eine gegensteuernden Maßnahmen wie Bewegungsdrang, Erbrechen und manipulative Verhaltensweisen.

■ ■ **Mögliche Probleme und Lösungen:**
Problem: Körperschemastörung und Grübeln persistieren hartnäckig.

Lösung: Körperschemastörung und Grübeln bessern sich meist mit ansteigendem Gewicht, bestehen aber in abgeschwächter Form auch noch lange nach Erreichen des Mindestgewichts. Trotz gezielter Interventionen (z. B. Spiegelkonfrontation) scheint die langfristige Gewöhnung an Figur und Gewicht der entscheidende Wirkmechanismus zu sein.

◘ **Tab. 16.3** Übersicht über die Therapieeinheiten in Modul 5.6

Therapieeinheit 5.6.1	Kognitive Interventionen
Therapieeinheit 5.6.2	Intervention zur Affektregulation
Therapieeinheit 5.6.3	Training sozialer Kompetenzen

16.5.6 Modul 5.6: Mittel-/Langfristige Behandlungsstrategien: Veränderung von Selbstbild, Selbstkontrollfähigkeit, sozialer Kompetenz

Modul 5.6 beinhaltet drei Therapieeinheiten, die im Folgenden dargestellt sind (◘ Tab. 16.3).

Indikation: Prädisponierende, auslösende und aufrechterhaltende Faktoren und pathogenetische Mechanismen, die über die Essstörung im engeren Sinne hinausgehen.

Ziel: Veränderung/Beseitigung von störungsfördernden Faktoren, Aufbau neuer Kompetenzen und Bewältigungsfähigkeiten.

Erst wenn die Patienten körperlich und psychisch in der Lage sind, sich Themen und Inhalten zuzuwenden, die über den engeren Kreis der Essstörungssymptome hinausgehen, können andere therapeutische Strategien und Ziele verfolgt werden. Vom Setting her ist dies in der Regel mit der Intensivierung der Einzeltherapie verbunden. Inhaltlich stehen dabei folgende Ansatzpunkte im Mittelpunkt der Therapie:

1. Intrapsychisch kann die Essstörung als dysfunktionale Strategie zur Selbstwertverbesserung und Affektregulation aufgefasst werden. Dementsprechend sollten Interventionen sowohl auf kognitive wie emotionale Veränderungen abzielen.
2. Interpersonell handelt es sich um eine dysfunktionale Strategie zur „Lösung" von zwischenmenschlichen Konflikten, insuffi-

zienten Kontakt- und Abgrenzungsversuchen sowie den Versuch, Zuwendung zu erlangen. Daher sind an dieser Stelle vor allem Techniken zur Verbesserung von sozialen Kompetenzen einzusetzen.

Kognitive Interventionen

Die Therapieeinheit 5.6.1 besteht aus den Behandlungsschritten:
- Grundannahmen identifizieren und benennen,
- Grundannahmen prüfen und verändern.

■■ Therapieeinheit: Grundannahmen identifizieren und benennen (25 Min)

Bei der Entstehung und Aufrechterhaltung von Essstörungen spielen Grundannahmen und sogenannte Kernüberzeugungen („core beliefs") eine wichtige Rolle. Zum einen stehen sie in engem Zusammenhang mit den oben bereits diskutierten kognitiven Essstörungssymptomen, dem intensiven Grübeln und den automatischen essensbezogenen Gedanken. Zum anderen sind diese Kernüberzeugungen ganz wesentlich an der Aufrechterhaltung von Selbstwertproblemen beteiligt.

Im individuellen Störungsmodell können Grundannahmen als prädisponierende psychische Faktoren aufgefasst werden. Es handelt sich dabei um in langjährigen Lernprozessen erworbene Kognitionen, die im Krankheitsverlauf – abhängig vom Chronifizierungsgrad – mit essstörungsspezifischen Inhalten gekoppelt wurden.

Beispiele für Grundannahmen von essgestörten Patienten:
- „Ich bin nur etwas wert, wenn ich dünn bin."
- „Ich muss meinen Körper immer unter völliger Kontrolle haben."
- „Wenn ich zu viel esse, bin ich ein Versager."

Die Veränderung dieser hartnäckigen Kognitionen ist sehr mühsam und meist nur in einem längeren therapeutischen Prozess zu erreichen. Voraussetzung für eine derartige Modifikation ist zunächst die Erfassung und das Explizit-

machen der Grundannahmen, was entgegen manch anderer Darstellung keineswegs eine triviale und einfache Aufgabe darstellt. Die wenigsten Patienten sind dazu in der Lage, ihre Grundannahmen ohne Weiteres zu benennen und in einer Liste aufzuführen. Vielmehr handelt es sich um einen oft mühsamen Prozess, in dem die Grundannahmen erst erarbeitet, konstruiert und formuliert werden müssen. Da die explorierten Angaben der Patienten oft unzureichend sind, muss über die Verhaltensbeobachtung konkreter Situationen erst das „Material" für diesen Analyseprozess bereitgestellt werden. Typische Situationen, in denen sich Grundannahmen aktualisieren, können vom Patienten schriftlich registriert werden (s. Arbeitsblatt 16-5.6-1 „Erweitertes ABC-Schema zur Erfassung von Gefühlen"). Dieses Arbeitsblatt erfasst nach einem vereinfachten verhaltensanalytischen Schema vorausgehende und nachfolgende Bedingungen sowie die jeweils entsprechenden kognitiven und emotionalen Komponenten des Zielverhaltens.

Unter Hilfestellung des Therapeuten prüft der Patient, ob es thematische Gemeinsamkeiten und Inhalte gibt, die in einfachen Sätzen formuliert werden können, und als Grundannahmen, d. h. als überdauernde Handlungsorientierungen und -anweisungen infrage kommen. Der konstruktivistische Aspekt ist dabei offenkundig, Grundannahmen können mehr oder weniger geschickt formuliert sein, sie müssen zum Patienten und seiner Problematik passen. Sinnvoll ist es auch, sich auf ganz wenige, dafür zentrale, sich in möglichst vielen Situationen aktualisierende Grundannahmen zu beschränken.

■■ Therapieeinheit: Grundannahmen prüfen und verändern (25 Min)

Die Prüfung der Grundannahmen kann auf verschiedene Art und Weise erfolgen (siehe dazu auch das Kap. 7 *Depression*). Zum einen können die Pro- und Kontraargumente, die sich bezüglich einer Grundannahme formulieren lassen, aufgeschrieben und direkt gegenübergestellt werden. Neben derartigen rationalen Prüfungstechniken ist die Überprüfung in der Realität von besonderer Bedeutung. Dies kann in Form von Verhaltensexperimenten geschehen. Gemeinsam erstellen Therapeut und Patient eine Sammlung von konkreten Situationen, in welchen Grundannahmen zum Tragen kommen. Diese Situationen können analog zu den im folgenden Abschnitt über Soziale Kompetenztrainings beschriebenen Vorgehensweisen durchgearbeitet werden. Vom Rollenspiel im geschützten therapeutischen Rahmen bis hin zu Hausaufgaben, die der Patient eigenständig umsetzt, können die relevanten Grundannahmen und deren mögliche Alternativen thematisiert werden.

Zusammenfassung: Kognitive Interventionen
- Grundannahmen identifizieren und formulieren.
- Prüfung über rationale Techniken wie Pro- und Kontra-Argumente.
- Prüfung über realitätsnahe Verhaltensaufgaben.

Intervention zur Affektregulation

Die Therapieeinheit 5.6.2 besteht aus den Behandlungsschritten:
- Gefühle identifizieren und benennen,
- Zusammenhänge herstellen zwischen Gefühlen, Situationen und Gedanken,
- Neue Umgangsformen für Gefühle entwickeln und umsetzen.

Indikation: Bei unzureichender Wahrnehmung eigener Gefühle und Bedürfnisse, dysfunktionalem Umgang mit Gefühlen.

Ziel: Angemessene Wahrnehmung von Gefühlen und Bedürfnissen, rechtzeitiger Einsatz von regulativen Bewältigungsmaßnahmen bei aversiven Gefühlszuständen.

■■ Therapieeinheit: Gefühle identifizieren und benennen (50 Min)

Ein weiterer Schwerpunkt der Therapie besteht in der Veränderung von dysfunktionalen Affektregulationsmechanismen. Beispielsweise können aversive Affekte durch restriktives Essverhalten oder auch Erbrechen reguliert wer-

den. Ganz allgemein kann die Essstörung als „insuffizientes" Kontrollsystem zur Bestätigung und Verstärkung der Selbstwirksamkeit aufgefasst werden.

Anhand des individuellen Störungsmodells kann dem Patienten aufgezeigt werden, wie z. B. eine Kränkung oder Zurückweisung durch andere Insuffizienzgefühle auslösen und zu symptomatischen Verhaltensweisen wie restriktivem Essen oder Erbrechen führen kann. In diesem Zusammenhang spielen nicht nur Insuffizienzgefühle, sondern auch andere Affekte und Emotionen eine zentrale Rolle. Es ist dabei davon auszugehen, dass sich die „emotionale Welt" der Patienten durchaus nicht mit der des Therapeuten deckt, sondern u. U. erheblich davon abweicht. Dies bedeutet praktisch, dass, selbst wenn Therapeut und Patient dieselben Begriffe für Gefühle verwenden, beide über sehr unterschiedliche Inhalte sprechen können. Eine weitere „emotionale Auffälligkeit" kann darin bestehen, dass manchen Patienten bestimmte emotionale Kategorien und Benennungen gar nicht zur Verfügung stehen.

Fallbeispiel
Auf einer Station wird eine Pflegekraft zufällig Zeuge einer heftigen verbalen Auseinandersetzung zwischen einer essgestörten Patientin und ihrem Partner. Dieser Streit, der für den außenstehenden Beobachter durchaus von erheblicher Aggressivität geprägt war, wird hinterher von der essgestörten Patientin gänzlich anders dargestellt. Auf die Auseinandersetzung angesprochen, gibt sie sich ganz erstaunt, dass die Interaktion auf den Beobachter aggressiv gewirkt habe. Die Konflikthaftigkeit wird von der Patientin schlicht infrage gestellt, Aggressionen habe sie dabei nicht verspürt.

Derartige Beobachtungen verweisen darauf, dass zwischen Therapeut und Patient erst eine gemeinsame Basis für den Umgang mit Gefühlen geschaffen werden muss. Dazu kann der Therapeut gemeinsam mit dem Patienten eine Liste von dessen Gefühlen anfertigen und sie sich vom ihm beschreiben und „erklären" lassen. Ausgehend von dieser Liste kann der Therapeut weitere Gefühlsbezeichnungen in das Gespräch einbringen und fragen, was der Patient mit diesen verbindet. Als Hilfestellung und Vorlage kann dazu beispielsweise die Liste der „Gefühlswörter" aus dem Kapitel über Depression dienen. Neben der Beschreibung und Definition von Gefühlen kann auch eine Gewichtung vorgenommen werden. Welche Gefühle sind für den Patienten wichtig, welche spielen in seinem Leben eine besondere Rolle?

Der nächste Schritt hat das Ziel, die Gefühle zu identifizieren und zu bemerken. Wie und woran kann der Patient diese Gefühle erkennen. Sehr bewährt hat sich dabei die Verankerung von Gefühlen in bestimmten körperlichen Reaktionen. Dem Patienten wird erklärt, dass Gefühle immer auch einen „körperlichen Anteil" haben, der bei jedem Menschen unterschiedlich ist. An Beispielen wird dem Patienten gezeigt, dass der Körper stets „mitreagiert". Dem einen Menschen beispielsweise „zieht Ärger den Magen zusammen", der andere reagiert darauf mit Kopfschmerzen. Auf diese Weise können die für den Patienten wesentlichen Gefühle körperlich lokalisiert werden. Diese körperlichen Indikatoren können sehr hilfreich sein, wenn es zum einen darum geht, Gefühle überhaupt wahrzunehmen. Zum anderen können auf diese Weise Hinweisreize ausgebildet werden, die über das frühzeitige Identifizieren von Gefühlen Ansatzpunkte für den Einsatz alternativer Bewältigungsstrategien sind.

■ ■ Therapieeinheit: Zusammenhänge herstellen zwischen Gefühlen, Situationen und Gedanken (25 Min)

Diese Therapieeinheit hat zum Ziel, das Auftreten von Gefühlen in Zusammenhang zu bringen mit dem Lebensumfeld des Patienten und seinen Gedanken. Gefühle treten nicht auf als losgelöste, unabhängige Phänomene, sondern sind gekoppelt und abhängig von bestimmten, meist sozialen Situationen und den Bewertungen und Gedanken, die der Patient diesen Situationen entgegenbringt. Praktisch umgesetzt wird dies über einen Selbstbeobachtungsbogen, der ein erweitertes ABC-

Schema darstellt, das die emotionale Komponente beinhaltet (s. Arbeitsblatt 16-5.6-1 „Erweitertes ABC-Schema zur Erfassung von Gefühlen"). Die mit diesem Bogen erfassten Situationen werden gemeinsam mit dem Patienten daraufhin analysiert, ob es typische, häufig auftretende Situationen mit unangemessener Affektregulation gibt. Beispielsweise kann sich dabei herausstellen, dass Leistungs- bzw. Anforderungssituationen mit Versagensängsten verbunden sind, die sich wiederum nachteilig auf das Essverhalten auswirken.

■ ■ Therapieeinheit: Neue Umgangsformen für Gefühle entwickeln und umsetzen (25 Min)

Diese sind individuell zu gestalten und hängen von den Wünschen, Vorlieben, Fähigkeiten und Möglichkeiten des einzelnen Patienten ab. Es geht also darum, ein spezielles Maßnahmenpaket zusammenzustellen. Die in diesem Paket enthaltenen Maßnahmen müssen oft erst ausprobiert und für den Einzelfall angepasst werden.

Bewährt haben sich dabei etwa Kurzformen der Progressiven Muskelentspannung. Weiterhin sind sportliche und körperliche Aktivitäten dafür geeignet (Hinweis: Bei Patienten mit starkem Bewegungsdrang kann dies kontraindiziert sein!) oder zwischenmenschliche Formen des emotionalen Abreagierens (wie z. B. Schimpfen, sich beschweren, u. Ä.).

Zusammenfassung:
Intervention zur Affektregulation
- Gefühle identifizieren und benennen.
- Zusammenhänge herstellen zwischen Gefühlen einerseits und Situationen und Gedanken andererseits.
- Neue Umgangsformen für Gefühle entwickeln und umsetzen.

Training sozialer Kompetenzen

Die Therapieeinheit 5.6.3 besteht aus den Behandlungsschritten:
- Interpersonale Konflikte identifizieren,
- Sammlung von relevanten spielbaren Situationen,

- Problemverhalten im Rollenspiel darstellen,
- Sozial kompetente Alternativverhaltensweisen entwickeln und umsetzen.

Die Verbesserung sozialer Fertigkeiten und interpersoneller Kompetenzen bezieht sich auf die zwischenmenschlichen Defizite im Kontakt mit anderen Personen. Vom Vorgehen her geht es dabei zunächst einmal darum, interpersonale Konflikte zu identifizieren und den Zusammenhang mit der Essenssituation bzw. der Essstörung herzustellen. Im Adoleszentenbereich oder bei jungen Erwachsenen zeigt sich beispielsweise häufig, dass die alterstypischen Konflikte um Autonomie, Selbstständigkeit und Abgrenzung bzw. Entwicklung einer eigenen Identität über das Essverhalten und die Essenssituation ausgetragen werden. Auch kann es vorkommen, dass in Familien oder Partnerschaftsbeziehungen die fortwährenden Auseinandersetzungen um das Thema „Essen und Gewicht" die Beschäftigung mit anderen Konflikten „verhindert".

In all diesen Fällen geht es um die Entwicklung von alternativen Konfliktlösungsstrategien und die Entwicklung von konstruktiven Kommunikations- und Interaktionskompetenzen. Dabei können durchaus standardisierte und in Manualform vorliegende Techniken wie soziale Kompetenztrainings (z. B. Hinsch u. Pfingsten 2015) oder Kommunikationstrainings (z. B. Schindler et al. 2016) sehr hilfreich sein.

▪▪ Therapieeinheit: Interpersonale Konflikte identifizieren (25 Min)

Interpersonale Konflikte lassen sich in der Regel im Explorationsgespräch erfassen, da sich die betroffenen Personen aufgrund ihrer affektiven Beteiligung die einschlägigen Situationen und Ereignisse gut merken können. Sollte dies nicht gelingen bzw. – was häufiger der Fall ist – sollten die genauen Umstände und Abläufe unklar oder unvollständig sein, ist es erforderlich, fehlende Informationen über einen Beobachtungsbogen zu registrieren (s. Arbeitsblatt 16-5.6-2 „Protokollbogen zur Erfassung interpersoneller Konflikte"). Auf diesem Bogen werden nicht nur die situativen Umstände und

beteiligten Personen aufgeführt, sondern auch der Ablauf des Geschehens (möglichst mit „Text"), das Ende der Interaktionssequenz und die dadurch ausgelösten Gedanken und Gefühle auf Seiten des Patienten.

Voraussetzung für dieses Vorgehen ist allerdings, dass der Patient derartige Situationen identifizieren und als Konflikte einordnen kann. Dies kann über die auftretenden Affekte geschehen und über die Auflistung der divergenten Interessen der beteiligten Personen

▪▪ Therapieeinheit: Sammlung von relevanten spielbaren Situationen (25 Min)

Liegt eine Reihe von Konfliktsituationen vor, dann können diese daraufhin überprüft werden, ob sie „spielbar", d. h. im Rollenspiel darstellbar, sind. „Spielbar" bedeutet in diesem Zusammenhang realistisch, konkret und (für die Problematik des Patienten) relevant. Zu dieser Prüfung gehört auch, ob Situations- und Handlungsmerkmale (v. a. beteiligte Personen und deren „Texte") hinreichend sind.

Sind gemeinsam mit dem Patienten eine Reihe derartiger Situationen erarbeitet worden, kann es zusätzlich sinnvoll sein, diese zu hierarchisieren. Die Situationen werden dabei in eine Rangreihe gebracht, wobei als Skalierungsparameter das Ausmaß der Angst oder die „Schwierigkeit" der Bewältigung dienen können.

Ausdrücklich sei darauf hingewiesen, dass es hier nicht darum geht, ausführliche, lange Diskussionen zu rekonstruieren. Bei den ausgewählten Situationen handelt es sich fast immer nur um kurze, sehr schnell ablaufende Interaktionssequenzen, die nur aus wenigen Sätzen und Wortwechseln bestehen.

▪▪ Therapieeinheit: Problemverhalten im Rollenspiel darstellen (25 Min)

Die Initiierung eines Rollenspiels wird oft als schwierig empfunden. Als Einstieg hat es sich bewährt, sich zu Beginn nur am „Text" zu orientieren. Es geht zunächst nur darum, wer was zu wem gesagt hat und dies im Dialog nachzustellen und zu wiederholen. Im Anschluss daran kann über die genaue Einführung und Erläuterung der situativen Umstände (der „Einrichtung der Szene") die Rollenspielsequenz realistischer gestaltet werden.

Zunächst geht es in diesem Behandlungsschritt darum, das zu verändernde Problemverhalten darzustellen und durch genaues Feedback Ansatzpunkte für Alternativen zu schaffen. Das Feedback kann direkt vom Therapeuten vorgenommen werden, als wertvolle Hilfe haben sich Videoaufnahmen etabliert, die gemeinsam von Therapeut und Patient betrachtet und analysiert werden können. Das Feedback kann sich beziehen auf nonverbale Aspekte des Verhaltens (z. B. Stimme, Lautstärke, Blickkontakt, äußeres Erscheinungsbild, u. Ä.), im Weiteren dann auf die Inhalte des Gesagten. Was will der Patient auf andere Art und Weise sagen? Was ist sozial angemessen? Was ist hilfreich bei der Formulierung eigener Wünsche, Interessen und Anliegen? Was ist eher ungeschickt, stößt den Interaktionspartner vor den Kopf oder ist nachteilig für den Patienten?

■ ■ **Therapieeinheit: Sozial kompetente Alternativverhaltensweisen entwickeln und umsetzen (25 Min)**

Aufbauend auf der Analyse der Problemsituationen werden (für die jeweilige spezifische Situation) alternative Verhaltensweisen entwickelt. Dabei steht an erster Stelle wiederum der „Text". Welchen Inhalt will der Patient ausdrücken? Welche sprachlichen Wendungen, Sätze und Begriffe sind dafür geeignet? Wie passt dies zur sprachlichen Kompetenz des Patienten? Der erarbeitet „Text" kann dann im Rollenspiel schrittweise ausprobiert und eingeübt werden. Auch hier spielt das direkte oder über Videoaufnahmen geleistete Feedback sowohl für die nonverbalen wie die verbalen Aspekte der Interaktion eine zentrale Rolle.

Sind sich Therapeut und Patient darüber einig, dass das im geschützten therapeutischen Setting erprobte Alternativverhalten umsetzbar ist, dann kann die Realerprobung über „Hausaufgaben" eingeleitet werden.

Als Beispiel für den Einsatz eines derartigen Vorgehens können die Konflikte dienen, die sich in Familien bei gemeinsamen Mahlzeiten

um das Essverhalten der Patienten drehen. Das restriktive Essen der Patienten wird von anderen Familienmitgliedern häufig so kommentiert, dass Streit entsteht. Sei es, dass die Patienten zum (vermehrten) Essen aufgefordert werden oder sei es, dass abfällige Kommentare abgegeben werden. Dies führt schnell zu Eskalationen und Kontaktabbrüchen. Die Patienten verlassen die Mahlzeitensituation, nehmen schließlich gar nicht mehr an gemeinsamen Mahlzeiten teil.

Zusammenfassung:
Training sozialer Kompetenzen
- Interpersonale Konflikte identifizieren.
- Relevante spielbare Situationen sammeln.
- Problemverhalten im Rollenspiel darstellen.
- Sozial kompetente Alternativverhaltensweisen entwickeln und umsetzen.

16.5.7 Optionales Modul 5.7: Die Behandlung von komorbiden Störungen (Dauer ist abhängig vom Ausprägungsgrad der komorbiden Störung)

Indikation: Auftreten von behandlungsrelevanten komorbiden Störungen.

Ziel: Behandlung der komorbiden Störung – entweder im Zusammenhang mit der Essstörung oder als gesonderte Therapiemaßnahme.

Das Auftreten von komorbiden Erkrankungen bei Essstörungen ist keine Seltenheit, sondern recht häufig. Diese Tatsache ist von großer Behandlungsrelevanz, da sich die Komorbidität erheblich auf Planung und Umsetzung von Therapiemaßnahmen auswirkt. Ein praktisches Dilemma ergibt sich allerdings daraus, dass die Vielzahl der möglichen auftretenden Kombinationen von Störungen eine systematische evidenzbasierte Überprüfung der Kombinationsbehandlungen sehr erschwert.

Fasst man die Prävalenzdaten kurz zusammen, dann ist davon auszugehen, dass bei 91–97 % der essgestörten Patienten die Lebenszeitdiagnose einer *Major-Depression* oder *Dysthymie* aufweist. Die Punktprävalenz ist dabei noch höher, wenn eine akute Essstörung vorliegt. Zwischen 35 und 70 % der essgestörten Patienten leiden zusätzlich unter einer oder mehreren *Angststörungen*. Dabei ist an eine Lebenszeitprävalenz bei zusätzlich auftretenden Zwangsstörungen von 40 %, bei sozialen Phobien von 20 %, bei posttraumatischen Belastungsstörungen von ca. 15 % und bei Panikstörungen von etwa 10 % auszugehen. Behandlungsrelevant ist in diesem Zusammenhang auch der Hinweis, dass ausgeprägter Perfektionismus bzw. übermäßige Leistungs- und Ehrgeizhaltungen sowohl bei Angststörungen wie auch bei Essstörungen häufig assoziierte Persönlichkeitszüge sind (Schwaiger 2008).

Etwa 20–80 % der essgestörten Patienten weisen eine oder mehrere Persönlichkeitsstörungsdiagnosen auf. Am häufigsten finden sich dabei die vermeidend-selbstunsichere, die zwanghafte und die Borderline-Persönlichkeitsstörung. Die Angaben über das Auftreten von Substanzmissbrauch schwanken in Abhängigkeit von der untersuchten Population sehr stark, sie liegen zwischen 3 und 52 %. Ein Überblick über die Vielfalt der komorbiden Erkrankungen bei Essstörungen ist durch Clusteranalysen erreicht worden. Dabei konnten drei Gruppen von essgestörten Patienten unterschieden werden. Die erste und größte Gruppe zeichnet sich durch die Abwesenheit von wesentlichen komorbiden Störungen aus. Eine zweite Gruppe ist am ehesten assoziiert mit einer Cluster-C-Persönlichkeitsstörung. Die am stärksten beeinträchtigte Gruppe weist eine Komorbidität mit einer Borderline-Persönlichkeitsstörung auf. Im Zusammenhang mit der Komorbidität ist auch die differenzialdiagnostische Fragestellung zu sehen. Dabei geht es beispielsweise darum, eine depressive Symptomatik, die starvationsbedingt auftritt, differenzialdiagnostisch abzugrenzen von einer depressiven Störung, die bereits vor Ausbruch der Essstörung bestand. Für die Behandlung bedeutet dies, dass komorbide Störungen als Komplikation einer Essstörung auftreten und die Behandlung dementsprechend komplexer

machen. Da es bislang kaum Studien gibt, die die Auswirkung von Komorbidität auf die Therapie bei Essstörungen berücksichtigen, beruhen die Strategien für den Umgang mit komorbiden Störungen im Wesentlichen auf klinischen Erfahrungen und Eindrücken. Eine dieser Strategien kann als „additives Modell" bezeichnet werden. Dabei werden Therapieverfahren „aneinander gereiht", die das jeweilige Störungsbild adressieren. Eine essstörungsspezifische Behandlung kann etwa bei entsprechender komorbider sozialer Phobie mit einem sozialen Kompetenztraining kombiniert werden. Dieses schlichte Modell berücksichtigt allerdings nicht oder nur unzureichend die möglichen Wechselwirkungen zwischen den unterschiedlichen Störungsformen. Als weitere Strategie schlägt daher Schweiger (2015) die Konzentration auf einen „wichtigen gemeinsamen Risikofaktor" vor. Dies könnte beispielsweise Perfektionismus sein oder eine extrem ausgeprägte Leistungsbezogenheit und Ehrgeizhaltung. Des Weiteren schlägt er vor, eine pragmatische Hierarchisierung von Therapiezielen vorzunehmen. Danach würden Symptome und Verhaltensweisen, die den Therapieprozess gefährden, die Lernprozesse beeinträchtigen oder die die Umsetzung und Ausführung anderer therapeutischer Schritte behindern, zuerst angegangen werden. Auf der Störungsebene schlägt Schweiger (2015) folgende Vorgehensweisen vor: Bei einer komorbid bestehenden *Depression* sollte immer erst die Essstörung behandelt werden, da eine Überwindung der Depression ohne Normalisierung von Gewicht und Essverhalten wenig wahrscheinlich ist. Liegt komorbid eine *Cluster-C-Persönlichkeitsstörung* vor, dann sind Behandlungsprogramme zu empfehlen, die vor allem über soziale Kompetenztrainings auf die Zielverhaltensweisen Perfektionismus und Selbstunsicherheit gerichtet sind. Als besondere Problemgruppe gelten diejenigen essgestörten Patienten, die zusätzlich eine *Cluster-B-Persönlichkeitsstörung* aufweisen. Für diese Patientengruppe empfiehlt sich eine Kombination aus Elementen der Dialektisch-Behavioralen-Verhaltenstherapie (DBT) sowie aus Kompo-

nenten einer essstörungsspezifischen Essstö-
rungsbehandlung. Bei komorbid auftretenden
Panikstörungen, sozialen Phobien und *spezifischen Phobien* stehen der zusätzliche Einsatz
von Expositionsverfahren und das Training
sozialer Kompetenzen im Vordergrund. Liegt
komorbid eine *Zwangsstörung* vor, dann sind
entsprechende, auf die Zwangsstörung zuge-
schnittene Elemente von kognitiver Therapie
und Expositionsverfahren empfehlenswert. Für
den therapeutischen Umgang mit komorbid
auftretenden *Abhängigkeitserkrankungen* stellt
Abstinenz von Substanzgebrauch eine wesentliche Voraussetzung für das Wirksamwerden
von weiteren psychotherapeutischen Maßnahmen dar. Insbesondere bei entsprechendem
Ausprägungsgrad der Abhängigkeitserkrankung ist als primäre Maßnahme eine abstinenz-
orientierte Therapie in einer entsprechenden
Klinik zu empfehlen.

Zusammenfassung:
Behandlung von komorbiden Störungen
- Komorbide Störungen treten bei essgestörten Patienten sehr häufig auf.
- Am häufigsten sind Depressionen, gefolgt
  von Angststörungen und Persönlichkeitsstörungen.
- Komorbide Störungen sind in die Behandlung mit einzubeziehen, je nach Schweregrad haben sie auch Vorrang in der Behandlung.

▪▪ Mögliche Probleme und Lösungen
Problem: Im Verlauf der Behandlung der
Essstörung stellt sich heraus, dass eine komorbide Störung massiv mit der Therapie inter-
feriert.

Lösung: Fallkonzept/Störungsmodell und
Behandlungsplanung sind auf die komorbide
Störung abzustimmen und die Behandlung ist
umzustellen.

16.5.8 Optionales Modul 5.8: Einbeziehung von Familie und Umfeld

Indikation: Bei essgestörten Patienten, deren
Symptomatik durch Interaktions- und Kommunikationsprobleme geprägt ist.

Ziel: Reduktion/Veränderung der dysfunktionalen Interaktionsstrukturen und Kommunikationsmuster.

Die Einbeziehung von Familienmitgliedern
oder anderen Personen aus dem sozialen Umfeld von Patienten hängt sehr stark vom Alter
und Entwicklungsstand der betroffenen Patienten ab. Je jünger diese sind, desto größere Bedeutung hat in den meisten Fällen das familiäre
und weitere personale Umfeld (z. B. Schulklas-
sen). Aber auch bei erwachsenen Patienten
kann es im Einzelfall ausgesprochen sinnvoll
sein, Bezugsperson in die Therapie mit einzubeziehen. Beispielsweise kann es sehr hilfreich
sein, wenn Familienmitglieder oder Verwandte
hinter der oft mühseligen und langwierigen
Therapie stehen, sodass durch deren Einbeziehung Abbrüchen vorgebeugt werden kann.
Wenn möglich sollten Bezugspersonen in regelmäßigen Abständen etwa 14-tägig mit einbezogen werden. Der Therapeut kann diese
Gespräche anhand der folgenden Punkte inhaltlich strukturieren. Im einen Fall können
dabei psychoedukative Themen im Vordergrund stehen, im anderen geht es um die Vermittlung in familiären Konflikten. Beispielsweise ist es eine häufige Frage, wie der essgestörte Patient mit seinen Besonderheiten in das
Familienleben (re-)integriert werden kann.
Wenn die familiären Konflikte sehr heftig sind,
hat es sich bewährt, die Familiengespräche mit
zwei Therapeuten zu führen, die sich wechselseitig unterstützen können.

Die Arbeit mit Eltern oder Angehörigen hat
folgende Punkte zu berücksichtigen:
- Informationen über das Störungsbild und
  die Therapie.
- Erwartungen und Ziele für die Behandlung.

— Hinweise auf Schwierigkeiten und Komplikationen im weiteren Therapieverlauf.
— Reduktion von Schuldgefühlen, die vor
allem bei den Angehörigen jüngerer
Patienten eine Rolle spielen.
— In Abhängigkeit vom Alter der Patienten
und der jeweiligen individuellen Problematik kann es sinnvoll sein, einzelne
Angehörige in die Therapie mit einzubeziehen (z. B. wenn es sich um sehr enge
Mutter-Tochter-Beziehungen handelt).
— Darüber hinaus können beim Vorliegen
familiärer Konflikte und Interaktions-
störungen auch mehrere Familienmitglieder in einem familientherapeutischen
Setting mit einbezogen werden.
— Sofern Eltern- und/oder Angehörigengruppen existieren, ist eine Anbindung in
diese Gruppen sinnvoll.

Zusammenfassung:
Einbeziehung von Familie und Umfeld
— Wenn die Symptomatik des Patienten stark
durch familiäre Faktoren beeinflusst wird
(s. individuelles Störungsmodell, ▶ Abschn.
16.2) sollten die betroffenen Bezugspersonen in die Therapie mit einbezogen werden.
— Die Inhalte der Familiengespräche können
psychoedukative Themen sein, aber auch die
Interaktionsproblematik berücksichtigen.

■■ Mögliche Probleme und Lösungen
Problem: Die betroffenen Familienmitglieder
sind nicht bereit, an einem gemeinsamen Gespräch teilzunehmen.

Lösung: Zum einen kann diesen Familienmitgliedern ein Einzelgespräch angeboten werden,
zum anderen kann diese Verweigerung in der
Einzeltherapie des Patienten behandelt werden.

16.5.9   Modul 5.9: Rückfall-
prophylaxe (50 Min)

Indikation: Bei allen essgestörten Patienten,
insbesondere aber bei solchen mit langen, chronifizierten Verläufen und Rückfällen.

Ziel: Verminderung der Rezidivgefahr, Rückfallprophylaxe durch Aufbau von entsprechenden Kompetenzen.

Die Hartnäckigkeit der Erkrankung, der
lange, häufig chronifizierte Verlauf und die
damit verbundenen Rückfallgefahren machen
eine intensive Rezidivprophylaxe erforderlich.
Das bedeutet zunächst einmal, dass ausreichend lange behandelt wird. Im stationären
Setting sollte dies möglichst mit einer „Haltephase" erfolgen und anschließender ambulanter Nachbetreuung. Im ambulanten Bereich
empfiehlt es sich, die Therapietermine gegen
Ende der Behandlung auszudünnen und aus-
zuschleichen, sodass ein ausreichend langer
Behandlungszeitraum vorhanden ist.

Die Rezidivprophylaxe umfasst mehrere
Schritte. In einem ersten Schritt, in dem es um
die Zusammenfassung und Bilanzierung, also
um die retrospektive Bewertung des bisherigen
Therapieverlaufs, geht, können die positiven
Veränderungen, die im Verlauf der Therapie
erreicht worden sind, hervorgehoben und aufgezeigt werden. Im Zusammenhang damit
werden noch einmal die Vor- und Nachteile
der Essstörung und ihre verschiedenen Funktionen sowie die langfristigen negativen Konsequenzen betrachtet. Dies kann mit Hilfe einer Zielerreichungsskalierung umgesetzt werden (s. Arbeitsblatt 16-5.9-2 „Bilanz der Therapie"). Dabei werden einzelne Ziele in einem
Arbeitsblatt schriftlich aufgelistet und in einer
Spalte daneben wird festgehalten, inwieweit
diese Ziele erreicht worden sind. Auch die Hindernisse und Fehlschläge können auf diese
Weise erfasst und mitberücksichtigt werden.
Davon ausgehend kann abgeschätzt werden,
was an weiteren Maßnahmen noch erforderlich ist.

Auch für die Rezidivprophylaxe ist das im
Rahmen der Psychoedukation gemeinsam entwickelte und schriftlich fixierte Störungsmodell unerlässlich (s. Arbeitsblatt 16-5.4 „Allgemeines multifaktorielles Störungsmodell").
Einmal dient das Störungsmodell dazu, die
individuellen Vulnerabilitätsfaktoren und Risikosituationen abzuschätzen sowie weiterbeste-
hende dysfunktionale Verhaltensweisen und

Symptome zu überprüfen. Weiterhin kommt im Rahmen des Störungsmodells der Erarbeitung und Zusammenstellung von Frühwarnzeichen eine zentrale Bedeutung zu. Diese Frühwarnzeichen können individuell ganz unterschiedlich aussehen. Während es in einem Fall ausreicht, sich auf das Absinken des Gewichts zu beziehen, können in anderen Fällen – oft bevor sich am Gewicht etwas ändert – andere Anzeichen wie ein sozialer Rückzug oder ein vermehrtes Lernen für die Schule oder Arbeit, die entsprechenden Signale sein. In einem Arbeitsblatt werden schriftlich sowohl allgemeine, häufig auftretende Frühwarnzeichen (z. B. Veränderungen im Essverhalten) aufgeführt wie auch individuelle, nur für einen bestimmten Patienten gültige (s. Arbeitsblatt 16-5.9-1 „Liste von Frühwarnzeichen"). Zudem wird mit dem Patienten ebenfalls festgehalten, welche gegensteuernde Maßnahmen er beim Auftreten von Frühwarnzeichen hat. Neben den reflektierenden und diagnostischen Aspekten der Rezidivprophylaxe ist es unerlässlich, Kompetenz- und Bewältigungsverhalten für kritische Situationen aufzubauen.

Dazu zählen zum einen Hilfen zur Beibehaltung eines stabilen Essverhaltens. Hier kann zurückgegriffen werden auf das, was die Patienten in der Therapie, insbesondere auch in der Psychoedukation, gelernt haben. An Strategien zur Bewältigung von allgemeinen Risikosituationen werden von Legenbauer u. Vocks (2017) folgende Maßnahmen empfohlen:

- „Versuchen Sie, im Alltag genügend Ruhephasen einzuplanen.
- Versuchen Sie, mögliche Risikosituationen im Voraus zu erkennen und Bewältigungsstrategien zu planen.
- Sehen Sie Ihre Essstörung als persönliche Achillesferse, die Ihnen anzeigt, wenn etwas nicht stimmt: Häufige Gedanken über Figur und Gewicht können einen Hinweis auf mögliche, bislang unbemerkte Schwierigkeiten in ihrem Leben sein (z. B. in der Partnerschaft, am Arbeitsplatz oder bei steigender Alltagsbelastung).
- Nehmen Sie sich nicht zu viel auf einmal vor.

- Notieren Sie sich Ihre Fortschritte in den von Ihnen definierten Zielbereichen und versuchen Sie herauszufinden, was genau hilfreich für Sie war, um erfolgreiche Strategien schneller zur Verfügung zu haben."

Für die Bewältigung von individuellen Konflikt- und Belastungssituationen schlagen Legenbauer u. Vocks (2006) vor:
- „Versuchen Sie, wenn es in der jeweiligen Situation angemessen ist, direkt zu sagen, was Sie fühlen und wollen.
- Nehmen Sie sich jeden Abend Zeit und denken Sie über Ihren Tag nach.
- Notieren Sie sich, wenn es schwierige Situationen gab, und überlegen Sie eine Lösung. Beachten Sie auch die Dinge, die Ihnen gut gelungen sind. Versuchen Sie, bei Ihren Überlegungen zur Lösung von Problemsituationen immer konkrete Handlungen bzw. Vorgehensweisen zu planen. Das erleichtert das Vorgehen und hilft zudem, bereits kleine Erfolge zu erkennen."

Die *ambulante Nachbetreuung* sollte in jedem Fall regelmäßige Gewichtskontrollen und Wiegetermine beinhalten. Am Anfang nach der stationären Entlassung sollten mindestens einmal wöchentlich Termine stattfinden, u. U. auch als Gruppentherapie. Gewichtsüberwachung und Psychotherapie sollten in der Hand eines einzigen Therapeuten liegen. Sofern erforderlich sollten Eltern und Bezugspersonen mit einbezogen werden.

In jedem Fall ist ein „Notfallplan" zu vereinbaren, der ggf. schriftlich auch in Vertragsform fixiert werden kann, indem beispielsweise festgelegt wird, welche Konsequenzen erfolgen, wenn bestimmte Gewichtsmarken unterschritten werden. Dazu zählt beispielsweise auch die Vereinbarung eines „Wiederaufnahmegewichtes" (s. Arbeitsblatt 16-5.9-3 „Beispiel für Vereinbarung eines Wiederaufnahmegewichts").

Zusammenfassung: Rückfallprophylaxe
- Die Rezidivprophylaxe soll den Patienten auf das rechtzeitige Erkennen von Problemsitua-

tionen vorbereiten und ihm Kompetenzen im Umgang damit vermitteln.

- Dabei geht es sowohl um die Etablierung von störungsspezifischen und individuellen Frühwarnzeichen wie um den Umgang mit allgemeinen Belastungen und Stress.
- Die gegensteuernden Maßnahmen, die der Patient einsetzen kann, werden in einem „Notfallplan" zusammengefasst.

■ ■ Mögliche Probleme und Lösungen

Problem: Obwohl Frühwarnzeichen auftreten, „wartet" der Patient zu lange und reagiert erst mit erheblicher Verzögerung.

Lösungen: Im Umgang mit Frühwarnzeichen kann der Patient verschiedene Hilfestellungen erfahren. So sollte sich an eine stationäre Behandlung in der Regel eine längere ambulante Therapie anschließen, in deren Rahmen Frühwarnzeichen thematisiert werden können. Im Falle einer ambulanten Therapie kann es sinnvoll sein, am Ende der Behandlung in größeren zeitlichen Abständen katamnestische Sicherungstermine einzuplanen.

16.6   Literatur

AWMF (2011) S3-Leitlinie Essstörungen (Reg.-Nr. 051-026). http://www.awmf.org/leitlinien/detail/ll/051-026.html (Abrufdatum: 31.5.2018)

Bundeszentrum für Ernährung - bzfe (2018) Die Ernährungspyramide. http://www.bzfe.de/inhalt/eine-pyramide-viele-moeglichkeiten-632.html (Abrufdatum: 31.5.2018)

DGKJP – Deutsche Gesellschaft für Kinder- und Jugendpsychiatrie und Psychotherapie (Hrsg) (2003) Leitlinien zu Diagnostik und Therapie von psychischen Störungen im Säuglings-, Kindes- und Jugendalter. 2. Aufl. Deutscher Ärzte Verlag, Köln

Herpertz S, de Zwaan M, Zipfel S (Hrsg) (2015) Handbuch Essstörungen und Adipositas. Springer, Heidelberg

Hinsch R, Pfingsten U (2015) Das Gruppentraining sozialer Kompetenzen (GSK). Grundlagen, Durchführung, Anwendungsbeispiele. 5. Aufl. Beltz/PVU, Weinheim

Jacobi C, de Zwaan M (2012) Essstörungen. In: Wittchen H-U, Hoyer J (Hrsg) Klinische Psychologie und Psychotherapie. 2. Aufl. Springer, Berlin, S 1053–1079

Jacobi C, Paul T, Thiel A (2004) Essstörungen. Hogrefe, Göttingen

Jacobi C, Thiel A, Paul T (2008) Kognitive Verhaltenstherapie bei Anorexia und Bulimia nervosa. 3. Aufl. Beltz/PVU, Weinheim

Legenbauer T, Vocks S (2017) Manual der kognitiven Verhaltenstherapie bei Anorexie und Bulimie. 2. Aufl. Springer, Heidelberg

Schindler, L., Hahlweg K, Revenstorf D (2016) Partnerschaftsprobleme. Beziehungsprobleme meistern – Ein Handbuch für Paare. Springer, Berlin

Schweiger, U (2015) Psychische Komorbidität und Persönlichkeitsstörungen. In: Herpertz S, de Zwaan M, Zipfel S (Hrsg) Handbuch Essstörungen und Adipositas. Springer, Heidelberg, S 329–333

Thiel A, Paul T (2015) Zwangsbehandlung bei Anorexia nervosa. In: Herpertz S, de Zwaan M, Zipfel S (Hrsg) Handbuch Essstörungen und Adipositas. Springer, Heidelberg, S 329–333

16.6.1   Folgende Arbeitsblätter finden Sie auf http://extras.springer.com

Arbeitsblatt 16-3.1 „Beispiel für Therapieplan"

Arbeitsblatt 16-3.2 „Beispiel für Gewichtsverlaufskurve"

Arbeitsblatt 16-3.3 „Beispiel für einen Therapievertrag"

Arbeitsblatt 16-4.2-1 „Wochenprotokoll Mahlzeiten"

Arbeitsblatt 16-4.2-2 „Selbstbeobachtungsbogen Essverhalten"

Arbeitsblatt 16-5.4 „Allgemeines multifaktorielles Störungsmodell"

Arbeitsblatt 16-5.6-1 „Erweitertes ABC-Schema zur Erfassung von Gefühlen"

Arbeitsblatt 16-5.6-2 „Protokollbogen zur Erfassung interpersoneller Konflikte"

Arbeitsblatt 16-5.9-1 „Liste von Frühwarnzeichen"

Arbeitsblatt 16-5.9-2 „Bilanz der Therapie"

Arbeitsblatt 16-5.9-3 „Beispiel für Vereinbarung eines Wiederaufnahmegewichts"

Insomnien

Ina Kluge, Bernd Kundermann

© Springer-Verlag GmbH Deutschland, ein Teil von Springer Nature 2019
T. Kircher (Hrsg.), *Kompendium der Psychotherapie*
https://doi.org/10.1007/978-3-662-57287-0_17

Dieses Kapitel bezieht sich auf die Behandlung der Insomnien, definiert als wiederholt auftretende Ein- und Durchschlafstörungen mit abnormer Schlafdauer oder -qualität und damit assoziierten Einschränkungen in der Tagesbefindlichkeit. Die hier beschriebenen Module sind sowohl geeignet für Patienten mit Insomnien ohne relevante Komorbidität als auch für insomnische Patienten, bei denen ebenso eine psychische (z. B. depressive oder schizophrene) oder eine (v. a. mit Schmerz einhergehende) körperliche Erkrankung vorliegt. Zur diagnostischen Einteilung der Schlafstörungen siehe Stuck et al. (2018).

17.1 Besonderheiten in der Interaktion/Beziehung

Patienten mit Schlafstörungen erleben in der Regel eine hohe symptomatische Belastung, wobei sie in der Vorgeschichte nicht selten frustrane Behandlungserfahrungen machten, in denen die Beschwerden aus Patientenperspektive bagatellisiert, als unspezifische Stressfolgen oder allenfalls als Epiphänomen einer anderen „noch aufzudeckenden" psychischen Störung betrachtet wurden. Oftmals resultiert hieraus, dass sich diese Patienten in ihren Symptomen nicht ernst genommen fühlen. Insofern ist es für den Aufbau einer vertrauensvollen therapeutischen Beziehung von Beginn an wichtig, den Schilderungen der Schlafbeschwerden genügend Raum zu geben und diese in einer aktiven Weise entgegenzunehmen, was zusätzlich durch die frühzeitige Einweisung in das Führen eines Schlaftagebuchs (▶ Abschn. 17.4.1) unterstützt werden kann.

Für die Therapieerfolgserwartung ist auf Therapeutenseite wichtig, dass durch gezielte Fragen und Erklärungen *Kompetenz* vermittelt wird. Dies verlangt sehr gutes – über die Diagnosekriterien hinausgehendes – Störungswissen, wobei dies in der Gesprächsführung nicht durch Dozieren umgesetzt werden sollte, sondern stets in enger Anlehnung an die vom Patienten berichteten Beschwerden. Hierzu bietet sich an, konkret berichtete oder im Schlaftage-buch aufgezeichnete Beschwerden (bzw. Kognitionen oder Verhaltensweisen) der vergangenen Nächte direkt aufzugreifen, um dann hypothesengeleitet (z. B. vor dem Hintergrund „typischer" kognitiver Verzerrungen bei Insomnien) nachzufragen, ggf. Ergänzungen zu machen oder individuelle Charakteristika herauszustellen und in das Störungsbild einzuordnen („Was Ihnen da – nachts wach liegend – durch den Kopf geht, ist geradezu typisch für schlafgestörte Patienten"). Dieser aktive und „direktivere" Akzent in der Interaktion ist besonders in der initialen Behandlungsphase (z. B. bei psychoedukativen Maßnahmen) von Relevanz, während er im fortgeschrittenen Verlauf der Therapie durchaus in eine weniger direktive Haltung übergehen kann.

17.2 Psychotherapeutisch relevantes Modell zur Entstehung und Aufrechterhaltung

Das für die Insomnien konzeptualisierte Modell eines **Hyperarousals** dient als Basis für die störungsspezifische Diagnostik und Behandlung. Hierbei wird davon ausgegangen, dass Patienten vor dem Hintergrund zeitlich überdauernder prädisponierender Faktoren (z. B. Neurotizismus) und der dysfunktionalen Verarbeitung von Stressoren eine Überaktivierung auf unterschiedlichen Reaktionsebenen ausbilden. Als charakteristisch äußert sich dies auf *kognitiver Ebene* in Form einer Grübelneigung in Bezug auf belastende Tagesereignisse oder gar auf die eigene – als kaum kontrollierbar erlebte – Schlaflosigkeit und deren Folgen. Insbesondere Letzteres, d. h. die antizipierten negativen Konsequenzen der Schlaflosigkeit selbst, stellt auf kognitiver Ebene einen kritischen und häufig auftretenden aufrechterhaltenden Mechanismus dar. Kompensatorisch findet man typischerweise auch ein „Erzwingen-Wollen" des Schlafs, was eng verwoben ist mit einem erhöhten *emotionalen* (Angst oder gar Ärger über die eigene Schlaflosigkeit) und *physiologischen* (muskulär, vegetativ oder neuroendo-

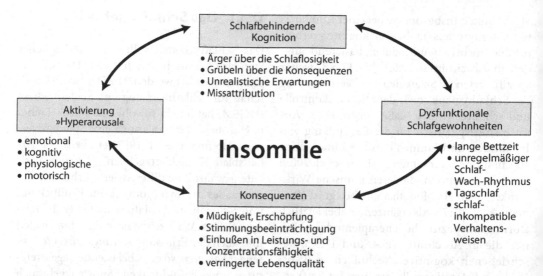

Insomnie

Schlafbehindernde Kognition
- Ärger über die Schlaflosigkeit
- Grübeln über die Konsequenzen
- Unrealistische Erwartungen
- Missattribution

Aktivierung »Hyperarousal«
- emotional
- kognitiv
- physiologische
- motorisch

Dysfunktionale Schlafgewohnheiten
- lange Bettzeit
- unregelmäßiger Schlaf-Wach-Rhythmus
- Tagschlaf
- schlafinkompatible Verhaltensweisen

Konsequenzen
- Müdigkeit, Erschöpfung
- Stimmungsbeeinträchtigung
- Einbußen in Leistungs- und Konzentrationsfähigkeit
- verringerte Lebensqualität

◘ **Abb. 17.1** Psychophysiologisches Insomniemodell (aus: Riemann et al. 2003, Springer Nature)

krin) *Arousal*, das im Zusammenspiel mit *behavioralen Faktoren* – zumeist dysfunktionale Schlafgewohnheiten – in einen *circulus vitiosus* und somit einer Verselbständigung der Störung mündet (◘ Abb. 17.1).

Fallbeispiel Frau W.

Frau W., beruflich tätig als PTA in einer Apotheke, berichtet von Ein- und Durchschlafstörungen, als sie im Frühjahr letzten Jahres Kritik ihres Chefs ausgesetzt war, nachdem ihr ein Fehler bei der Arbeit unterlief. Anfangs lag sie nach dem Zubettgehen mindestens drei Stunden wach, grübelte dabei immer wieder über ihr Missgeschick und fragte sich, ob ihr Chef ihr nun nicht mehr vertraue. Seit drei Monaten habe sich die Symptomatik weiter verschlimmert, sie habe auch schon ganz Nächte wach gelegen. Sie erlebe infolge ihres Schlafmangels vermehrt Müdigkeit und Unkonzentriertheit, habe auch Sorge, dass hierdurch folgenschwerere Fehler begünstigt würden, z. B. bei der Herstellung von Rezepturen. Aus Furcht vor unwillkürlichem Einschlafen fahre sie mittlerweile mit dem Bus (anstatt Auto) zur Arbeit. Im Bett zwinge sie sich zum Schlafen, aber es gelinge ihr einfach nicht. Ablenkungsversuche durch nächtliches Fernsehen hätten nichts bewirkt. Sie liege wach, schaue immer wieder auf

den Wecker und sorge sich um ihr „Funktionieren" am nächsten Tag.

Das integrierende psychophysiologische Modell (◘ Abb. 17.1) greift diese Faktoren und deren Interdependenzen auf und bietet die Basis für das eigene (d. h. von Therapeutenseite geplante) diagnostische wie therapeutische Vorgehen. Darüber hinaus eignet es sich auch – in vereinfachter Form und insbesondere unter Berücksichtigung individueller Besonderheiten und Erklärungsschemata (s. Arbeitsblatt 17-2 „Mein Teufelskreis") – für die Vermittlung eines plausiblen Erklärungsmodells, die der *kognitiven Vorbereitung* für die weiteren (unter Modul 5.1. bis 5.5. vorgestellten) Therapiemodule dient.

17.3 Evidenzbasierte Grundlagen zur Auswahl der Therapiemodule

Die Effektivität der hier vorgestellten – auf Methoden der kognitiven Verhaltenstherapie basierenden – Behandlungsstrategien (Perlis et al. 2005; Spiegelhalder et al. 2011, Crönlein 2013) ist bevorzugt an Patienten mit **primärer Insomnie** dokumentiert. Meta-Analysen belegen die

Wirksamkeit insbesondere bei einer Kombinationstherapie aus mehreren kognitiv-verhaltenstherapeutischen Modulen, basierend auf – den in Abschnitten 17.5.1. bis 17.5.3. weiter spezifizierten – Strategien zur Verbesserung der Schlafhygiene sowie der Stimuluskontrolle und schlafrestriktive Maßnahmen. Diese Ansätze sind spezifisch für die Behandlung von Insomnien und können darüber hinaus auch als „first line interventions" (Perlis et al. 2005) bezeichnet werden, da deren klinische Wirksamkeit auch als Monotherapie belegt ist (Riemann et al. 2017). Als ergänzende, aber letztlich störungsunspezifische Therapiemodule können die in Abschnitt 17.5.4. und 17.5.5. beschriebenen kognitiven Techniken (z. B. bei Fokus auf ständigem Ruminieren im Bett) sowie Entspannungsverfahren einbezogen werden. Neuere Studien und Meta-Analysen lassen ebenso eine Wirksamkeit bei **sekundären Insomnien** im Rahmen einer körperlichen und/oder psychiatrischen Erkrankung erkennen (Wu et al. 2015). Die Therapieplanung und -durchführung stellt sich hierbei komplexer dar, da die Besonderheiten der jeweiligen Begleiterkrankung zu beachten sind. Hierzu gehören auch **Kontraindikationen**, so etwa bei der Anwendung von schlafrestriktiven Maßnahmen, die z. B. bei Patienten mit gegenwärtig depressiver Episode im Rahmen einer bipolaraffektiven Störung den Übergang in eine manische Episode begünstigen oder bei Patienten mit Epilepsie die Krampfschwelle senken können (Smith u. Perlis 2006).

17.4 Psychotherapierelevante Dokumentation

Eine korrekte diagnostische Einordnung der Schlafstörung als Insomnie vorausgesetzt, werden im Folgenden diejenigen Instrumente und Vorgehensweisen beschrieben, die von Bedeutung für die Durchführung der störungsspezifischen Psychotherapie sind und/oder Möglichkeiten für deren Evaluation bieten.

17.4.1 Das Schlaftagebuch

Das Schlaftagebuch sollte als unerlässlicher Standard bereits in der initialen Diagnostikphase eingeführt werden. Die Deutsche Gesellschaft für Schlafforschung und Schlafmedizin (DGSM) hat hierzu sowohl eine Kurz- (Liendl u. Hoffmann 1999) als auch eine Standardversion (Hoffmann et al. 1997) erarbeitet (a. Arbeitsblatt 17 „Schlaftagebuch"). Letztere Variante gewährt eine differenzierte Erhebung des Ausmaßes der Symptomatik im Hinblick auf unterschiedliche Schlafparameter (z. B. Einschlaflatenz, Wachzeiten nach Einschlafen etc.) und auch der Erfassung *störungsaufrechterhaltender Faktoren*, so etwa belastende Tagesereignisse und -befindlichkeit, Substanzgebrauch (Medikamente, Koffein, Alkohol, Nikotin etc.), nächtliches Verhalten bei Wachheit oder auch Tagschlaf. Um etwaigen Adhärenzproblemen bei den engmaschigen (d. h. täglichen abends vor dem Zubettgehen sowie morgens nach dem Aufstehen) und über einen empfohlenen Zeitraum von zwei Wochen durchzuführenden Protokollierungen vorzubeugen, sollte die Notwendigkeit des Verfahrens für das Verständnis der eigenen Schlafstörung und den daraus folgenden Therapiemaßnahmen vermittelt werden. Bei der Protokollierung ist zu beachten, dass der Patient den Nachtschlaf erst am nächsten Morgen beurteilen soll. Damit wird verhindert, dass Versuche der genauen Aufzeichnung während der Nacht erfolgen, was den Patienten zusätzlich vom Einschlafen abhalten kann. Um anderen Missverständnissen vorzubeugen, empfiehlt es sich, die dem Schlaffragebogen vorausgehende Instruktion gemeinsam mit dem Patienten durchzugehen. Die Kurzvariante bietet ebenso ein Beispiel für eine Abend- und Morgenaufzeichnung, ggf. kann probehalber eine Protokollierung für die letzte Nacht innerhalb der Sitzung und mit Hilfestellung des Therapeuten erfolgen.

Die aus dem Schlaftagebuch hervorgehenden individuellen Charakteristika – z. B. nächtliche Grübelphasen oder aktivierende „Ablenkungsstrategien" wie Fernsehen im Bett – können als störungsaufrechterhaltende Faktoren

bei der Vermittlung eines plausiblen Erklärungsmodells integriert werden, sodass der
Patient sich in „seiner Schlafstörung" wiederfinden kann (anstatt sich einem abstrakten
„Aufschaukelungs-Konstrukt" gegenüberzuse-
hen), was ebenso förderlich für die Akzeptanz
der hieraus abzuleitenden therapeutischen
Maßnahmen ist.

Zusammenfassung: Schlaftagebuch
- Praktikables Selbstbeurteilungsinstrument
  zur Erfassung von Ausmaß und Charakteristika einer Schlafstörung, einschließlich
  deren aufrechterhaltender Faktoren in der
  alltäglichen Umgebung des Patienten.
- Grundlage zur Erarbeitung eines individuellen Störungsmodells zur Ableitung spezifischer therapeutischer Maßnahmen.
- Dokumentation des Therapieverlaufs.

17.5 Praktische Therapie-durchführung

Im Folgenden werden neben der Psychoedukation vier verschiedene verhaltenstherapeutische Module beschrieben: Schlafrestriktion,
Stimuluskontrolle, Entspannungstraining und
kognitive Umstrukturierung (Abb. 17.2). Das
Modul Psychoedukation mit dem Schlafhy-
gieneteil ist obligatorisch für alle Patienten, da
bei vielen eine verbesserte Schlafhygiene bereits zu entscheidender Verbesserung des
Schlafs führt. Welches der anderen Module für
den jeweiligen Patienten sinnvoll ist, hängt
auch stark von der jeweiligen Symptomatik ab.
Da fast alle Patienten mit einer Insomnie berichten, dass sie zwar vor dem Zubettgehen
meist sehr müde seien, aber sobald sie im Bett
lägen, nicht einschlafen könnten bzw. nach dem
Aufwachen im Rahmen einer Durchschlafstörung hellwach im Bett liegen und nicht mehr
einschlafen können, ist auch das Modul Stimuluskontrolle obligatorisch. Wenn von Anfang
an Durchschlafstörungen im Vordergrund der
Symptomatik stehen oder die beiden vorher genannten Module zu keiner Verbesserung des
Schlafs geführt haben, sollte zusätzlich das

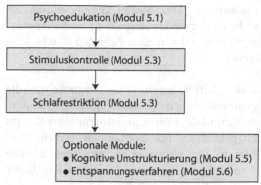

 Abb. 17.2   Ablaufschema Therapiedurchführung

Modul Schlafrestriktion durchgeführt werden.
Die Module Stimuluskontrolle und Schlafrestriktion müssen nicht klar voneinander abge-
grenzt hintereinander durchgeführt werden. Je
nach kognitiver und körperlicher Leistungsfähigkeit des Patienten kann der Therapeut mit
Stimuluskontrolle beginnen, aber bereits in die
zweite oder dritte Sitzung 25 Minuten Stimuluskontrolle und 25 Minuten Schlafrestriktion
einbringen. Additiv können bei Patienten die
Module der kognitiven Umstrukturierung und
Entspannungsverfahren angewendet werden.

17.5.1 Modul 5.1: Psychoedukation

Modul 5.1 beinhaltet drei Therapieeinheiten,
die im Folgenden dargestellt sind (Tab. 17.1).

 Tab. 17.1   Übersicht über die Therapieeinheiten in Modul 5.1

Therapie-einheit 5.1.1	Besprechung der Diagnose und Vorstellung von Behandlungs-optionen
Therapie-einheit 5.1.2	Erarbeitung eines plausiblen Erklärungsmodells und Ver-mittlung von Basiswissen über Schlaf
Therapie-einheit 5.1.3	Psychotherapie der Insomnie und Vermittlung von Maßnahmen zur Verbesserung der Schlafhygiene

Indikation: Das Modul „Psychoedukation" steht zu Beginn der kognitiven Verhaltenstherapie und soll von allen Patienten durchlaufen werden.

Ziel: Aufklärung über die Diagnose und die grundsätzlichen Behandlungsmöglichkeiten. Aufgrund der individuellen Symptomatik wird ein plausibles Erklärungsmodell erarbeitet und hieraus ein Therapieplan abgeleitet. Ebenso werden Basiswissen zum Schlaf und Regeln zur Schlafhygiene vermittelt.

Therapieeinheit 5.1.1: Besprechung der Diagnose und Vorstellung von Behandlungsoptionen (25–50 Min)

Nach Abschluss der Eingangsdiagnostik (unter Einbezug etwaiger somatischer Faktoren bzw. Erkrankungen, der psychiatrischen Anamnese, der speziellen Schlafanamnese unter Berücksichtigung störungsspezifischer Schlaffragebögen und -checklisten) sollte die Diagnose einer Insomnie mitgeteilt und anhand des vom Patienten gebotenen Beschwerdebildes erörtert werden. Zur Gewährleistung der Transparenz kann bereits das Schlaftagebuch (s. Arbeitsblatt 17 „Schlaftagebuch") einbezogen werden, da aus diesem in der Regel die Kernsymptome aus *Einschlaf- und/oder Durchschlafschwierigkeiten* in Verbindung mit *Tagesmüdigkeit* und *Beeinträchtigungen in sozialen, beruflichen oder anderen wichtigen Funktionsbereichen* am deutlichsten hervorgehen. Bei der Vermittlung ist wichtig, dass sich die Diagnose (entgegen häufig formulierter Patientenvorstellungen) letztlich nicht über eine verkürzte Schlafdauer – bei impliziter Annahme einer zeitlichen Norm („Acht Stunden Schlaf braucht der Mensch.") für die Menge an Schlaf (um Gesundheit, Erholsamkeit oder Leistungsfähigkeit zu erhalten) – stützt, sondern auf Beschwerden eines nicht-erfolgreichen Bemühens ein- und/oder durchzuschlafen und einer beeinträchtigten Tagesbefindlichkeit beruht. Anhand der Besprechung des Zeitkriteriums sollte der Patient zwischen einer Phase mit „einer oder ein paar schlechten Nächten" und einer Insomnie zu unterscheiden wissen.

Neben der Psychoedukation im Hinblick auf die Diagnose sollte der Patient orientierend über die grundsätzlich zur Verfügung stehenden Behandlungsoptionen informiert werden, einschließlich der Möglichkeit einer pharmakologischen Behandlung auf der Basis von entweder Benzodiazepin-Rezeptor-Agonisten, neueren Nicht-Benzodiazepin-Agonisten (insbesondere Zolpidem und Zopiclon) oder Antidepressiva. Hierbei sind Vor- und Nachteile gegenüberzustellen (z. B. Benzodiazepine effektiv zur Kurzzeitbehandlung, aber auch große Risiken wie erhöhte Sturzneigung oder Missbrauchs-/Abhängigkeitsgefahr), unterstützend kann auch das Informationsblatt (s. Arbeitsblatt 17-5.1-1 „Pharmakotherapie") ausgehändigt und besprochen werden. Bei der Vorstellung der kognitiv-behavioralen Therapie ist neben einer Kurzbeschreibung der Behandlungselemente die gut belegte langfristige Wirksamkeit hervorzuheben.

Zusammenfassung:
erste Psychoedukationseinheit
- Vermittlung der Diagnose, in der sich der Patient in seiner berichteten und bis dahin dokumentierten Symptomatik wiederfindet.
- Aufklärung über Behandlungsmöglichkeiten, einschließlich der Erörterung von Vor- und Nachteilen (unter Berücksichtigung der Anamnese, z. B. im Hinblick auf Medikamentenabusus) sowie Prognose eines Therapieverfahrens.

Therapieeinheit 5.1.2: Erarbeitung eines plausiblen Erklärungsmodells und Vermittlung von Basiswissen über Schlaf (50 Min)

Dieses Behandlungsmodul zielt auf die (gemeinsam mit dem Patienten zu erarbeitende!) Entwicklung eines Modells zur Entstehung und Aufrechterhaltung. Die Grundlage hierfür bietet das psychophysiologische Aufschaukelungsmodell (◘ Abb. 17.1), das neben den darin aufgeführten Faktoren der Aufrechterhaltung und Stabilisierung auch im Hinblick auf auslösende bzw. prädisponierende Faktoren („Stress", Persönlichkeit) erweitert werden sollte, womit insbesondere die Klärung von Fragen wie „Warum ich?" oder „Wie kam es dazu?" aufgegriffen werden. Auf Therapeutenseite ist bei der Wissensvermittlung auf einen interaktiven Stil zu achten, der individuelle Erklärungsschemata der Patienten mitberücksichtigt, jedoch durch gezieltes Nachfragen auch ein kritisches Überdenken bzw. die Erwägung anderer Sichtweisen ermöglicht.

Fallbeispiel Herr A.

Th.: Entsprechend Ihres Schlaftagebuchs ist es so, dass Sie Freitag- und Samstagnacht viel schneller einschliefen. Was ist da anders als an den anderen Tagen, wo Sie sehr viel länger wachliegen?

Pat.: Wenn ich die ganze Woche über so gut wie kein Auge zugemacht habe, dann muss sich der Körper doch irgendwann das zurückholen, was zuvor geraubt wurde.

Th.: Ja, in gewisser Weise wird auch beim Schlaf versucht, eine Art „inneres Gleichgewicht" zu verteidigen. Auch sehen wir viele Patienten, die dieses veränderte Bild am Wochenende erleben. Aber dann berichten sie häufig, dass die Nacht auf Montag die schlimmste sei. Von daher könnte es auch noch andere Gründe geben, weswegen sich Nächte zu den arbeitsfreien Tagen von den anderen unterscheiden. Was denken Sie?

Pat.: Genau, spätestens Sonntagnachmittag denke ich schon an die bevorstehende Nacht und dass ich am nächsten Tag erneut durchhänge, mich nicht konzentrieren kann und regelrecht gereizt auf andere reagiere.

Th.: Wieso denken Sie an einem Samstag nicht daran, dass Sie in der anstehenden Nacht eventuell schlecht schlafen könnten?

Pat.: Wenn es am Folgetag für mich egal ist, wie ich mich fühle, mit Kunden umgehe etc., dann denke ich weniger darüber nach und dann gehe ich mit weniger Sorge vor der Nacht ins Bett.

Th.: Könnte man das so verstehen: Je mehr Sie sich anstrengen, je mehr Sie gedanklich von negativen Folgen für den nächsten Tag eingenommen sind, desto schwerer gelingt es Ihnen einzuschlafen?

Das Fallbeispiel schlägt einen Einstieg in das Erklärungsmodell über die „kognitive Ebene" vor. Dies kann als Ausgangpunkt gelten, auch auf der Gefühlsebene (z. B. Angst oder Ärger) zu fahnden und Wechselbeziehungen zu körperlichen (z. B. vegetativen) Reaktionen und Verhaltensweisen bei Nacht zu explorieren. Das Erklärungsmodell sollte klar und einfach strukturiert sein, hierfür kann das Arbeitsblatt „Mein Teufelskreis" (s. Arbeitsblatt 17-2 „Mein Teufelskreis") integriert werden. Es unterstützt den Patienten im Verständnis der wechselseitigen Beeinflussung von Gedanken, Gefühlen, Physiologie und Verhalten in den für die Insomnie vulnerablen Zeitfenstern (d. h. nach dem Zubettgehen und auch grob am Folgetag bis abends) und erlaubt zeitlich überdauernde und im Hinblick auf Schlaf dysfunktionale Erwartungen und Standards einzubeziehen. Auf dem Arbeitsblatt können ebenso prädisponierende Persönlichkeitsmerkmale und psychosoziale Belastungsfaktoren berücksichtigt werden, die zur Entstehung und Verselbstständigung der Störung beigetragen haben können. Wie in dem oben angeführten Beispiel kann der Dialog mit dem Patienten „angereichert werden" mit Basiswissen zu Schlaf, sofern sich dieses als relevant für die Aufrechterhaltung „seiner" Schlafstörung und den daraus abzuleitenden Interventionsmethoden erweist. So hat bei Patienten mit bevorzugt unregelmäßigem Schlaf-Wach-Rhythmus und „Tagesnickerchen" die Informationsvermittlung über Schlafregulation (z. B. homöostatische Komponente i. R. des Borbélyschen Zwei-Faktoren-Modells) einen größeren Stellenwert als bei Patienten mit bevorzugt „kognitivem Bias".

Zusammenfassung:
zweite Psychoedukationseinheit

- Erarbeitung eines individuellen Erklärungsmodells im Zusammenspiel von prädisponierenden, auslösenden Faktoren und aufrechterhaltenden Faktoren.
- Informationsvermittlung zu Schlaf.

Therapieeinheit 5.1.3: Psychotherapie der Insomnie und Vermittlung von Maßnahmen zur Verbesserung der Schlafhygiene (50 Min)

In dieser Einheit geht es um den Vorschlag eines Therapieplans, der sich für den Patienten nachvollziehbar aus dem zuvor erarbeiteten Störungsmodell ableiten lässt. Die in der ersten psychoedukativen Einheit grob vorgestellten Maßnahmen sind nun unter Berücksichtigung der individuellen aufrechterhaltenden Bedingungen vorzustellen. Das allgemeine Ziel der Insomnie-Psychotherapie, nämlich eine Senkung der Anspannung oder Aktivierung auf unterschiedlichen Reaktionsebenen, ist auf den Einzelfall zu übersetzen, d. h. an das erarbeitete Erklärungsmodell und die Behandlungsmöglichkeiten anzupassen.

Fallbeispiel Frau W. (Fortsetzung)

Pat.: Ich weiß ja, dass das mit den nächtlichen Gedanken ein Problem ist und ich diese am liebsten auch sofort weg hätte. Dass dies aber das Ganze auch in Gang hält, habe ich so nicht gesehen.

Th.: Das ist ein wichtiger Punkt für unser psychotherapeutisches Angebot, dass sie dieses Grübeln nicht „nur" als belastendes Symptom sehen, sondern auch als eine Art Motor in der Verselbstständigung Ihrer Schlafstörung.

Pat.: Ja, dass ich grundsätzlich die Dinge „lockerer" sehen sollte, sagen mir auch viele Freunde. Aber wenn ich nachts da wach liege, da kann ich einfach nicht anders.

Th.: Ja, das geht auch nicht auf „Knopfdruck", zumal sie dieses nächtliche Muster über Monate „gelernt" haben, es nun geradezu automatisiert abläuft. Deswegen versuchen wir schrittweise, diesen Gedanken und Sorgen zu entgegnen, auch mal etwas Neues auszuprobieren, um zu schauen, wie angemessen ihre Befürchtungen eigentlich sind. Wenn Sie sich „Ihren Teufelskreis" noch mal anschauen, fallen Ihnen da noch andere Dinge ein, an denen man ansetzen könnte?

Die Therapieziele sollten gemeinsam festgelegt, möglichst konkret operationalisiert (z. B. auf Verhaltensebene: „möchte – einschließlich an Wochenenden und Feiertagen – einen Rhythmus mit regelmäßigen Zubettgeh- und Aufstehzeiten wiedererlangen") und schließlich auch schriftlich festgehalten werden, um dem Patienten die eigene Überprüfung der Zielerreichung im Therapieverlauf zu erleichtern. Wie im Fallbeispiel angedeutet, sollte auch vermittelt werden, dass Therapiefortschritte in der Regel zeitlich verzögert (u. U. erst nach 2–4 Wochen), aber dafür anhaltender auftreten.

Im Anschluss an diesen Teil können bereits erste konkrete – unter dem Modul „Schlafhygiene" zu fassende – Interventionen vorbereitet werden. Diese sollten initial sein, da sie in der Regel leichter umzusetzen sind bzw. deren Nichtbefolgung sich limitierend auf andere – im späteren Therapieprozess umzusetzende – Therapiemodule auswirken kann. Einige schlafhygienische Regeln sind dem Arbeitsblatt (s. Arbeitsblatt 17-5.1-2 „Schlafhygieneregeln") zu entnehmen, wobei solche Regeln betont (und begründet!) werden sollten, die – entsprechend den Aufzeichnungen aus Tagebuch und Teufelskreis – für den Patienten tatsächlich relevant sind, anstatt diese nur global zu dozieren. Bei Adhärenzproblemen angesichts einer subjektiv großen Einschränkung bei gleichzeitig wenig Einsicht in die Bedeutsamkeit der Maßnahme (z. B. kein „schweres" Essen am späten Abend) bietet sich eine Art „graduelle Annäherung" an, indem man sich mit dem Patienten auf ein bestimmtes Zeitfenster für die konsequente Einhaltung dieser Maßnahme einigt, um sie dann auf deren Relevanz zu bewerten.

Zusammenfassung: Psychotherapie und Maßnahmen zur Verbesserung der Schlafhygiene

- Vorbereitung des Patienten auf die störungsspezifischen Behandlungsmodule unter Bezugnahme auf das Erklärungsmodell („Teufelskreis") und gemeinsames Festlegen auf Therapieziele.
- Vermittlung von schlafhygienischen Regeln.

◻ Tab. 17.2 Übersicht über die Therapieeinheiten in Modul 5.2

Therapieeinheit 5.2.1	Modell und praktisches Vorgehen
Therapieeinheit 5.2.2	Evaluation/Probleme

17.5.2 Modul 5.2: Stimuluskontrolle

Modul 5.2 beinhaltet zwei Therapieeinheiten, die im Folgenden dargestellt sind (◻ Tab. 17.2).

Indikation: Das Modul „Stimuluskontrolle" sollte bei Patienten mit Ein- und Durchschlafstörungen durchgeführt werden.

Ziel: Den die Schlafstörung aufrechterhaltenden Konditionierungsprozess auflösen.

Therapieeinheit 5.2.1: Modell und praktisches Vorgehen (25–50 Min)

Das Grundprinzip der *Stimuluskontrolle* basiert auf einfachen Konditionierungsprozessen. Man geht davon aus, dass bei Personen ohne Schlafstörungen das Bett und die Schlafumgebung mit positiven Gedanken an Schlaf, Erholung, Ruhe, eventuell sexuelle Aktivitäten assoziiert ist. In der Folge kommt es als Reaktion des Körpers auf den Stimulus „Bett" zu körperlicher Entspannung (Absinken der Herzfrequenz und des Blutdrucks, Vasodilatation der peripheren Gefäße etc.), was wiederum eine Voraussetzung für schnelles Einschlafen darstellt. Bei Patienten mit Schlafstörungen hat sich hingegen im Verlauf der Krankheit meist eine pathologische Verknüpfung des Bettes und der Schlafumgebung mit Grübeln, negativen Gefühlen und Ängsten („Bettangst") gebildet, was zu Anspannung führt und das Einschlafen weiter erschwert (◻ Tab. 17.3).

Häufig wird diese negative Konditionierung bereits in der Anamnese deutlich, wie im folgenden Fallbeispiel dargestellt ist.

Fallbeispiel Frau I.
Frau I. (30 Jahre, Pharmazeutin in einer Klinikapotheke) leidet seit 4 Jahren unter Einschlafstörungen; Beginn 3 Monate vor dem Staatsexamen.
Th.: Frau I., berichten Sie mir bitte, wie ein typischer Abend bei Ihnen verläuft.
Pat.: Wenn ich von der Arbeit komme, gehe ich meistens zum Sport, koche dann etwas und dann lese ich meistens oder sehe fern. Aber lange halte ich das meistens nicht durch, auch wenn ich das Buch oder die Fernsehsendung spannend finde und es mich interessiert. So ab 21 Uhr bin ich todmüde und mir fallen fast die Augen zu.
Th.: Und wann gehen Sie dann ins Bett?
Pat.: Ich quäle mich meistens noch bis 22 Uhr, dann fange ich an mich fürs Bett fertig zu machen und bin dann so um 22.30 Uhr im Bett. Aber sobald ich dann im Bett liege, bin ich wieder hellwach, wälze mich dann herum und ärgere mich darüber, dass ich schon wieder nicht schlafen kann, ich versteh das einfach nicht.

Um die Verhaltensregeln, die der Patient befolgen soll, für ihn logisch und transparent zu machen, ist es essentiell, dass er das gerade erläuterte Störungsmodell gut verstanden hat. Für den Patienten ist das Störungsmodell dann besonders plausibel, wenn man die Symptomatik des Patienten zur Erläuterung heranzieht:

◻ Tab. 17.3 Assoziationen bei „Bettangst"

Verknüpfung bei:	Stimulus	Assoziierte Erfahrungen	Reaktion des Körpers
Gesundem	Bett	Schlafen, Erholung, Ruhe	Entspannung
Patienten mit Schlafstörung	Bett	Grübeln, Ärger, Sorgen, Angst	Anspannung

Fallbeispiel Frau I. (Fortsetzung)

Th.: Gerade haben sie schon erwähnt, dass Sie sich darüber ärgern, dass Sie nicht schlafen können, zu was führt dieser Ärger denn bei Ihnen?

Pat.: Ich bin total verspannt und kann erst recht nicht einschlafen.

Th.: Wann fangen Sie an, sich zu ärgern?

Pat.: Wenn das Einschlafen nicht klappt, aber ich habe abends vor dem Zubettgehen manchmal schon Angst, dass das wieder nicht klappt mit dem Schlafen und gehe schon mit einem schlechten Gefühl ins Bett.

Th.: War das vor dem Beginn der Schlafprobleme auch schon so?

Pat.: Nein, da hab ich mich nach einem langen anstrengenden Tag direkt aufs Bett gefreut und bin dann auch sofort eingeschlafen. Erst als ich angefangen hab fürs Examen zu lernen, hat sich das geändert, da hab ich abends im Bett oft noch über den Lernstoff nachgedacht und mir auch viele Gedanken übers Examen, und ob ich das überhaupt schaffe, gemacht.

Th.: Ich fasse das mal zusammen: Vor dem Examen war das Bett also ein angenehmer Ort für sie, an dem sie entspannen konnten, durch die Sorgen und Ängste während der Examensphase hat sich das dahin verändert, dass Sie das Bett jetzt eher mit negativen Gefühlen verbinden und das ist im Verlauf der Schlafstörung immer schlimmer geworden, sodass sie jetzt sogar fast Angst vor dem Bett haben.

Ziel der Stimuluskontrolle ist es, den pathologischen Lernprozess rückgängig zu machen und wieder zu der ursprünglich vorhandenen Verknüpfung von „Bett" mit „Schlaf" zu kommen („Stimuluskontrolle"). Um dies zu erreichen, muss der Patient sich konsequent an folgende Regeln (s. Arbeitsblatt 17-5.2 „Regeln zur Stimuluskontrolle") halten:

1. Der Patient darf erst ins Bett gehen, wenn er/sie wirklich müde ist.
2. Das Bett ist nur zum Schlafen da! Nicht im Bett fernsehen, lesen, sich nur ausruhen etc. (Ausnahme sexuelle Aktivitäten).
3. Wenn der Patient bemerkt, dass er/sie nicht einschlafen kann, aufstehen und in einen anderen Raum gehen. Erst wieder ins Bett gehen, wenn er/sie erneut müde ist.
4. Falls der Patient erneut nicht einschlafen kann, Regel 3 wiederholen.
5. Jeden Tag (auch am Wochenende und im Urlaub!) zur selben Zeit aufstehen.
6. Am Tag nicht schlafen.

> ❗ **Cave**
>
> **Wenn Patienten aufstehen, weil sie nicht einschlafen können, sollen sie sich zwar anderweitig beschäftigen, aber nichts tun, womit sie negative Gefühle/Aufregung erzeugen würden (Steuererklärung, aufregenden Film ansehen …).**

Gerade in der ersten Zeit der Therapie wird es dem Patienten sehr schwer fallen durchzuhalten, da es ihm aufgrund erhöhter Müdigkeit tagsüber vorübergehend schlechter als vorher geht. Über diese Problematik muss der Therapeut unbedingt aufklären, um die Adhärenz zu erhalten, auch da sich am Anfang oft nur kleine Fortschritte zeigen.

Fallbeispiel Frau I. (Fortsetzung)

Pat.: Ob ich das durchhalte, weiß ich noch nicht! Bestimmt werde ich tagsüber völlig müde und fertig sein, weil ich ja nicht mal mehr meinen kleinen Mittagsschlaf machen und mich auch nicht zum Ausruhen ins Bett legen kann!

Th.: Ich kann sehr gut verstehen, dass Sie sich Sorgen darüber machen, wie Sie den Tag überstehen können, und ich werde Sie dabei so gut es mir möglich ist unterstützen. Können Sie mir noch einmal sagen, wie lange Sie schon unter Schlafstörungen leiden?

Pat.: Seit über 4 Jahren.

Th.: Das ist eine ganz schön lange Zeit! Im Vergleich dazu wird die Zeit, in der Sie aufgrund der Therapie tagsüber müder und nicht ganz so leistungsfähig sind, sehr viel kürzer sein, nämlich nur einige Wochen, und auf lange Sicht gesehen würden sie sehr von diesem „Opfer" profitieren.

Pat.: Wenn man das so betrachtet, haben Sie recht, und ich schlafe eigentlich auch seit 4

Jahren in den meisten Nächten kaum und bin morgens müde.

Zusammenfassung:
Modell und praktisches Vorgehen
- Schlafstörungen verursachen einen pathologischen Konditionierungsprozess.
- Der Stimulus Bett/Schlafumgebung führt zu Anspannung.
- Der Konditionierungsprozess soll dem Patienten bewusst gemacht werden.
- Durch Verhaltensregeln pathologische Konditionierung rückgängig machen.

▪▪ **Mögliche Probleme und Lösungen**
- **Situation 1:**

Problem: Der Patient weiß nicht, was er nachts tun soll/kann, wenn er wieder aufstehen muss, falls er nicht einschlafen kann. Evtl. auch, weil er Angst hat, den schlafenden Partner bzw. die Kinder zu stören.

Lösung: Mit dem Patienten eine Liste mit Tätigkeiten erarbeiten, die er durchführen kann, wenn er wieder aufstehen muss.

- **Situation 2:**

Problem: Der Patient versteht nicht, warum er keinen Mittagsschlaf machen soll, obwohl ihm das gut tut.

Lösung: Mit dem Patienten besprechen, dass schon sehr wenig Schlaf tagsüber den Schlafdruck stark reduziert und so das Einschlafen erheblich erschwert.

Therapieeinheit 5.2.2: Evaluation/Probleme (10–25 Min)

In weiteren kurzen Therapieeinheiten sollte evaluiert werden, ob der Patient sich an die Regeln halten konnte und ob es Probleme oder auch erste Erfolge dieser Intervention gab. Die Therapie sollte mindestens über 8 Wochen regelmäßig evaluiert werden, die Kontakte sollten einmal wöchentlich stattfinden. Bereits wenn der Patient es konsequent geschafft hat, die vereinbarten Maßnahmen durchzuführen und sich noch keine Fortschritte die

Schlafstörung betreffend zeigen, muss dem Patienten rückgemeldet werden, dass er sich auf dem richtigen Weg befindet und seine Sache gut macht, es aber durchaus noch einige Wochen dauern kann, bis sich eine bedeutsame Verbesserung des Schlafs einstellt. Ebenso müssen dem Patienten auch sehr kleine Therapieerfolge als echte Erfolge vor Augen geführt werden, da diese von den Patienten oft nicht als solche wahrgenommen werden. Sollte der Patient Probleme gehabt haben (z. B. „Ich bin immer um 21 Uhr vor dem Fernseher eingeschlafen"), muss die Ursache hierfür erörtert werden und gemeinsam eine Lösung erarbeitet werden.

Fallbeispiel Frau I. (Fortsetzung)
Th.: Konnten Sie die in der letzten Sitzung besprochenen Regeln einhalten oder gab es hierbei Schwierigkeiten, die wir heute besprechen sollten?
Pat.: Ich konnte mich tatsächlich an fast alle Regeln durchgängig halten, aber abends bin ich manchmal so müde, dass ich bei der Tagesschau einfach einschlafe, ohne dass ich es verhindern kann. Wenn ich dann aufwache und ins Bett will, bin ich nicht mehr müde.
Th.: Schlafen Sie auch bei anderen Tätigkeiten ein oder gelingt es Ihnen sonst gut, tagsüber nicht zu schlafen?
Pat.: Nur abends beim Fernsehen.
Th.: Beschreiben Sie mir die Situation genauer, in der Sie einschlafen.
Pat.: Nach dem Essen liege ich dann so um 20 Uhr auf dem Sofa und schaue wie immer die Tagesschau und dabei schlafe ich dann ein.
Th.: Vielleicht könnten ein paar kleine Veränderungen schon helfen, das Einschlafen zu verhindern: Legen Sie sich nicht hin, sondern setzen Sie sich aufs Sofa, im Sitzen schläft man nicht so leicht ein. Und vielleicht können Sie sich noch eine Kleinigkeit zu Essen mit aufs Sofa nehmen, z. B. etwas Obst, um sich aktiv mit etwas zu beschäftigen.
Pat.: Das ist eine gute Idee, das werde ich probieren.

Zusammenfassung: Evaluation/Probleme
- Therapie evaluieren.
- Kleine Erfolge positiv verstärken.
- Bei Problemen: Ursache finden und Lösung erarbeiten/Motivation prüfen.

■ ■ Mögliche Probleme und Lösungen

Problem: Patienten nehmen die Regeln oft nicht mehr so genau, sobald sich die ersten Therapieerfolge zeigen.

Lösung: Der Therapeut muss immer wieder daraufhin weisen, dass die Einhaltung der Regeln auch noch nach dem Eintreten von ersten Erfolgen und auch über das Ende der Therapie hinweg essentiell ist, um den Erfolg der Therapie auch längerfristig zu gewährleisten.

17.5.3   Modul 5.3: Schlafrestriktive Maßnahmen

Modul 5.3 beinhaltet drei Therapieeinheiten, die im Folgenden dargestellt sind (◘ Tab. 17.4).

Indikation: Das Modul ist sowohl für Patienten mit Ein- oder Durchschlafstörung geeignet. Als Voraussetzung für den Beginn der Therapie muss der Patient die über 14 Tage vollständig ausgefüllten Nacht- und Tagprotokolle (► Abschn. 17.4.1) mit in die Sitzung bringen.

Ziel: Erhöhung des Schlafdrucks, Verminderung der Bettzeit und hierüber eine Steigerung der Schlafqualität.

◘ Tab. 17.4   Übersicht über die Therapieeinheiten in Modul 5.3

Therapie-einheit 5.3.1	Prinzip der Schlafrestriktion und Festlegen des ersten Schlaffensters
Therapie-einheit 5.3.2	Strategien gegen Müdigkeit
Therapie-einheit 5.3.3	Reevaluation des Schlaffensters

Therapieeinheit 5.3.1: Prinzip der Schlafrestriktion und Festlegen des ersten Schlaffensters (50 Min)

Da es bei der Anwendung dieser Methode zur Behandlung von Schlafstörungen zunächst sehr oft zu einer Zunahme von Tagesmüdigkeit, gereizter oder gedrückter Stimmung und schlechtem Allgemeinbefinden kommt und vom Patienten eine hohe Bereitschaft für Veränderungen des Lebenswandels sowie große Disziplin verlangt werden, ist eine ausführliche und verständliche Aufklärung des Patienten über die Prinzipien, die dieser Therapie zugrunde liegen, besonders wichtig, um eine hohe Adhärenz zu erreichen (s. Arbeitsblatt 17-5.3-2 „Prinzipien der Schlafrestriktion")! Patienten mit insomnischen Beschwerden neigen dazu, möglichst viel Zeit im Bett zu verbringen, mit der Hoffnung, dadurch auch länger zu schlafen. Es entsteht ein erhebliches Missverhältnis zwischen der Zeit im Bett und der tatsächlichen Schlafzeit. Dies ist in mehrerer Hinsicht dysfunktional und trägt sogar zur Erhaltung der Insomnie bei. Durch die vom Patienten angewandte Strategie nimmt der physiologische Schlafdruck ab, das Einschlafen dauert länger, der Schlaf wird oberflächlicher; hierdurch kommt es zusätzlich zu häufigerem Erwachen in der Nacht. Durch das lange Wachliegen im Bett entsteht zudem ein Gefühl der Hilflosigkeit, welches den im Psychoedukationsmodul beschriebenen Teufelskreis der Schlafstörung aufrechterhält und verstärkt. Außerdem kommt es, ähnlich wie in Modul 5.2 erörtert, auch hier zunehmend zu einer „Fehlkonditionierung".

Wirkmechanismen der Schlafrestriktion:
- Durchbrechen der Teufelskreises der Schlafstörung (► Abschn. 17.5.1)
- Erzeugen von erhöhtem Schlafdruck (Model von Borbély, ► Abschn. 17.5.1)
- Stabilisierung des circadianen Rhythmus (► Abschn. 17.5.1)

Um diese drei Mechanismen dem Patienten nahezubringen, bezieht der Therapeut sich auch auf die beiden vorgeschalteten Module Psychoedukation (5.1) und Stimuluskontrolle (5.2).

> Ziel ist es, am Ende des Trainings eine deutlich verbesserte Schlafqualität zu erreichen, nicht unbedingt die Quantität zu erhöhen.

Der Patient soll schneller einschlafen und deutlich weniger wach liegen. Zudem soll dem Patienten das Gefühl, dass er seinen Schlaf auch kontrollieren kann und der Schlafstörung nicht wie im „Teufelskreis" völlig hilflos ausgeliefert ist, zurückgegeben werden. Als Maß für die Schlafqualität dient die *Schlafeffizienz*, die ausdrückt, wie viel Prozent der Zeit, die der Patient im Bett gelegen hat, er auch mit Schlafen verbracht hat. Im Falle eines gesunden Schläfers liegt die Schlafeffizienz zwischen 85 % und 95 %.

Um diese zu berechnen, muss der Patient über den gesamten Zeitraum der Therapie die Schlafprotokolle ausfüllen. Am Ende jeder Therapiesitzung wird mit dem Patienten seine Schlafeffizienz errechnet. Hierzu werden die Schlafprotokolle der letzten 7 Nächte verwendet. Der Patient rechnet zusammen, wie viel Zeit (in Minuten) er insgesamt im Bett verbracht hat und wie viel Zeit (in Minuten) er tatsächlich geschlafen hat. Die beiden Summenwerte werden anschließend durch 7 geteilt, um einen Mittelwert zu erhalten und nach folgender Formel wird die Schlafeffizienz (%) errechnet: **Schlafeffizienz = (Schlafzeit x 100)/ Bettzeit.**

Im Gegensatz zu den folgenden Sitzungen wird in der ersten Sitzung das Schlaffenster nicht nach der Schlafeffizienz, sondern nach der tatsächlichen Schlafdauer festgelegt. Wenn der Patient also insgesamt 5 Stunden 45 Minuten geschlafen hat, ist dies sein Schlaffenster für die erste Woche. Das Schlaffenster sollte jedoch generell nicht kleiner als 4 Stunden 30 Minuten sein. Beim definitiven Festlegen der Zeiten, zu denen der Patient ins Bett gehen/aufstehen muss, ist es sinnvoll sich nach der Aufstehzeit zu richten.

Beispiel
Schlaffenster 5h 30 min, Patient muss um 7:30 Uhr zu Arbeit fahren, braucht 30 Minuten, um sich fertig zu machen, muss also um 7 Uhr aufstehen.
Bettgehzeit: 1:30 Uhr
Aufstehzeit: 7:00 Uhr

Die Ergebnisse werden im Protokoll (s. Arbeitsblatt 17-5.3-1 „Protokoll Schlafrestriktion") vom Patienten und vom Therapeuten festgehalten.

Zusammenfassung: Prinzip der Schlafrestriktion und Festlegen des ersten Schlaffensters
- Insomniepatienten verbringen zu viel Zeit im Bett.
- Hierdurch verschlechtert sich die Schlafqualität.
- Der physiologische Schlafdruck nimmt ab.
- Durch Restriktion der Bettzeit erfolgt eine Erhöhung der Schlafqualität/-effizienz.
- Festlegen eines Schlaffensters.

■■ **Mögliche Probleme und Lösungen**
■ **Situation 1:**
Problem: Patient hat Angst, durch zu wenig Schlaf seiner Gesundheit zu schaden.

Lösung: Dem Patienten erklären, dass nicht die Schlafzeit verkürzt wird, sondern die Zeit, die er im Bett verbringt. Zudem sollte der Patient darüber aufgeklärt werden, dass es in bisherigen Studien zur Schlafrestriktionstherapie und auch zur totalen Schlafdeprivation zu keinen negativen Konsequenzen für die körperliche und psychische Gesundheit gekommen ist.

■ **Situation 2:**
Problem: Patient hat Angst vor völliger Schlaflosigkeit.

Lösung: Ein oder zwei schlaflose Nächte sind evtl. sogar erwünscht, um den Schlafdruck zu erhöhen. Physiologisch ist es jedoch unmöglich mehrere Nächte und Tage hintereinander gar nicht zu schlafen, ohne künstlich wachgehalten zu werden.

Therapieeinheit 5.3.2: Strategien gegen die Müdigkeit (25 Min)

Fast allen Patienten fällt es schwer, bis zur besprochenen Bettgehzeit wach zu bleiben und tagsüber nicht zu schlafen. Besonders schwierig wird dies in den letzten Stunden, da hier keine geregelte Struktur (Beruf, Haushalt, Familie …) mehr greift und die meisten anderen Personen aus der Umgebung des Patienten bereits schlafen. Aus Sicht des Patienten sind die Stunden, die sie wachbleiben müssen und nicht wie sonst im Bett verbringen sollen, „verlorene Zeit", die sie irgendwie überbrücken müssen. Diese negative Einstellung führt leicht zu Frustration in Bezug auf die Therapie. Um dies zu vermeiden, wird in der zweiten Sitzung das Bewusstsein dafür, dass diese Stunden auch gewonnene Zeit sein können und man diese sinnvoll nutzen kann, gestärkt. Zudem sollen Strategien gegen die Müdigkeit entwickelt werden, die der Patient anwenden kann, wenn er merkt, dass er kurz vor dem Einschlafen ist, obwohl er noch einige Zeit aufbleiben muss. Hierfür soll der Patient erzählen, auf welche angenehmen Tätigkeiten er in letzter Zeit aufgrund der Schlafstörung verzichtet hat, um früh genug ins Bett gehen zu können. Diese Tätigkeiten sollen reaktiviert werden, da sie einerseits helfen, die Zeit bis zum Zubettgehen zu überbrücken, andererseits als positiver Verstärker dienen.

Fallbeispiel Herr W.

Th.: Herr W., Sie haben mir ja erzählt, dass Sie versucht haben, täglich spätestens um 21 Uhr im Bett zu sein, um genug Schlaf zu bekommen. Das schränkt ja das Sozialleben ganz schön ein.

Pat.: Ja, früher habe ich oft Freunde eingeladen und für die gekocht oder war in Konzerten und sehr oft im Kino, das hab ich auch immer sehr gerne gemacht, aber seit ich so schlecht schlafe, hab ich es gar nicht mehr gemacht.

Falls dem Patienten spontan keine Ideen einfallen, kann die Liste angenehmer Tätigkeiten aus dem Depressionskapitel (s. Kap. 7 *Depression*, Arbeitsblatt 7-5.2-1 „Liste angenehmer Aktivitäten") als Inspiration dienen. Ähnlich wie bei der Depressionstherapie sollen konkrete Pläne für die nächsten Abende/Nächte entworfen und schriftlich festgehalten werden. Dies ist Bestandteil jeder Sitzung. Um gute Strategien gegen „Müdigkeitskrisen" zu finden, soll der Patient eine Art Tagebuch (s. Arbeitsblatt 17-5.3-3 „Strategien gegen die Müdigkeit") führen, in dem er notiert, in welcher Situation und zu welcher Zeit die Müdigkeit besonders schlimm war, was er dagegen unternommen hat und ob die unternommene Maßnahme effektiv war oder nicht. So hat er für die folgende Zeit eine kleine Sammlung an Strategien, die er anwenden kann, wenn er sich besonders müde und schläfrig fühlt.

Zusammenfassung:
Strategien gegen die Müdigkeit

- Langes Wachbleiben ist für Insomniepatienten sehr schwierig.
- Planung angenehmer Aktivitäten für den Abend/die Nacht.
- Strategien für Krisen mit starker Müdigkeit entwickeln.

■■ **Mögliche Probleme und Lösungen**

Problem: Patienten trinken große Mengen koffeinhaltiger Getränke, um sich wachzuhalten.

Lösung: Den Patienten bereits im Vorfeld darüber aufklären, dass Koffein den Schlaf massiv stört und dass der Konsum von Kaffee, Cola, schwarzem Tee etc. zwar wach hält, aber insgesamt kontraproduktiv ist.

Therapieeinheit 5.3.3: Reevaluation des Schlaffensters (jeweils 25 Min)

In den folgenden 4–5 Sitzungen werden mit dem Patienten die geplanten Aktivitäten besprochen und das jeweils neue Schlaffenster für die folgende Woche berechnet. Wie oben angegeben, wird die Schlafeffizienz der letzten Woche berechnet. Sollte die Schlafeffizienz > 85 % sein, wird das Schlaffenster um 15 Minuten verlängert, sollte sie < 85 % sein, wird das Schlaffenster um 15 Minuten verkürzt. Um den Therapieerfolg zu halten, ist es wichtig, dass der

Patient nach Ende der Therapie, die erlernte Methode selbstständig über mehrere Wochen (mindestens 12) weiterführt!

■■ Mögliche Probleme und Lösungen

Problem: Der Patient befürchtet, ohne direkte Begleitung durch den Therapeuten die selbstständige Weiterführung der Therapie nicht durchzuhalten.

Lösung: Dem Patienten anbieten kurze E-Mail-/Telefonkontakte zu machen.

17.5.4 Modul 5.4: Kognitive Techniken

Therapieeinheit 5.4.1: Identifizierung, Prüfung und Neubewertung dysfunktionaler Gedanken (50 Min)

Indikation: Dieses Modul eignet sich besonders für Patienten, die dem Schlaf eine irreale Funktion zuschreiben und durch diese dysfunktionalen Gedanken die Schlafstörung weiter verstärken.

Ziel: Auflösung dysfunktionaler Gedanken in Zusammenhang mit Schlaf.

> ❯ Als Hintergrund zu dieser Therapieeinheit sollten die Module 5.3 Denkfallen und 5.4 Denkfallen für Fortgeschrittene aus dem Depressionskapitel (s. Kap. 7.5.3 und Kap. 7.5.4) gelesen werden, da die hier angewandte Technik dort ausführlich beschrieben wird.
> Oft schreiben Patienten mit Schlafstörungen dem Schlaf unrealistische und übermächtige Funktionen zu und die Konsequenzen von fehlendem Schlaf werden häufig katastrophisiert. Diese dysfunktionalen Gedanken erhöhen den Druck, unbedingt schlafen zu müssen, zusätzlich und verstärken hierdurch die Schlafstörung.

Fallbeispiel Herr W.

Herr W. (45 Jahre, Manager im Medienbereich) hat bereits seit Jahren immer wieder Einschlafprobleme, aber nach einer Beförderung im letzten Jahr liegt er fast täglich Stunden wach, bis er einschlafen kann. Im Erstgespräch äußert er dem Therapeuten gegenüber Folgendes:

Pat.: „Wissen Sie, ich kann so schlecht einschlafen, und man braucht ja mindestens acht Stunden Schlaf pro Tag, ansonsten hat das erhebliche negative gesundheitliche Konsequenzen. Hierüber mache ich mir viele Sorgen, obwohl mein Herz noch ganz in Ordnung ist. Außerdem bin ich nach einer Nacht, in der ich nicht so gut geschlafen habe, ja überhaupt nicht mehr leistungsfähig, vor allem kognitiv, und morgens habe ich oft wichtige Meetings, da muss ich absolut fit sein! Die Schlafstörung könnte mich meine Karriere kosten!"

Hier finden sich bereits zwei dysfunktionale Gedanken:

- „Man muss mindestens acht Stunden Schlaf pro Nacht haben."
- „Wenn man eine Nacht nicht gut schläft, ist man am nächsten Tag nicht leistungsfähig."

Besonders wichtig vor Beginn der kognitiven Umstrukturierung ist die ausführliche Psychoedukation, da durch diese bereits viele dysfunktionale Gedanken wie „Man muss mindestens acht Stunden pro Nacht schlafen" relativiert werden. Wie im oben genannten Fallbeispiel äußern viele Patienten automatische schlafbehindernde Gedanken bereits im Anamnesegespräch. Falls dies nicht der Fall ist, sollte gezielt nachgefragt werden.

■■ Hilfreiche Fragen zur Identifikation dysfunktionaler Gedanken:

- „Denken Sie häufig über Ihren Schlaf/Ihre Schlafstörung nach?"
- „Beschäftigen Sie sich gedanklich oft mit den negativen Folgen Ihrer Schlafstörung?"
- „Wenn Sie nicht einschlafen können, gibt es dann schlafbezogene Gedanken, die Sie immer wieder beschäftigen/über die sie grübeln?"

Beispiele für häufige dysfunktionale Gedanken:
- Man braucht mindestens acht Stunden Schlaf pro Nacht.
- Nur der Schlaf vor 24 Uhr ist guter Schlaf.
- Wenn man nicht lange genug/tief genug schläft, ist man am nächsten Morgen überhaupt nicht leistungsfähig.
- Bereits mehrere Nächte ohne guten Schlaf führen zu körperlichen Schäden.
- Andere haben doch auch keine Schlafprobleme, warum kann ich nicht schlafen?
- Wenn ich um 24 Uhr noch nicht schlafe, wird die Nacht auf alle Fälle miserabel.

Die identifizierten Gedanken sollen in eine Tabelle mit zwei Spalten eingetragen werden.

Oft ist es für die Patienten nicht ersichtlich, dass es sich um „dysfunktionale Gedanken" handelt. Deshalb kann es sinnvoll sein, ähnlich wie bei der Depressionsbehandlung ein ABC-Schema aufzustellen (s. Kap. 7.4.2 *Depression* und Arbeitsblatt 7-4.2 „Das ABC-Schema").

Fallbeispiel Herr W. (Fortsetzung)
Erstellen des ABC-Schemas:
- *A (Auslöser):* Ich kann nicht einschlafen.
- *B (Bewertung/dysfunktionaler Gedanke):* Wenn ich nicht schlafen kann, bin ich morgen früh nicht leistungsfähig und verbaue das Meeting.
- *C (Konsequenzen):* Ich werde nervös, mache mir Sorgen und kann noch schlechter einschlafen.

Anhand der in der Psychoedukation erworbenen Informationen über Schlaf und Insomnien wird nun mit dem Patienten gemeinsam geprüft, ob seine Gedanken realistisch und hilfreich sind. Im nächsten Schritt werden diese in eine zweispaltige Tabelle eingetragen und zu jedem dysfunktionalen Gedanken eine funktionale Alternative erarbeitet, die dann in die gegenüberliegende Spalte eingetragen wird.

⊕ Cave
Die Probleme des Patienten sollen nicht abgestritten oder bagatellisiert werden!

Fallbeispiel Herr W. (Fortsetzung)
Erarbeiten einer funktionalen Alternative:
- *A (Auslöser):* Ich kann nicht einschlafen.
- *B (Bewertung/dysfunktionaler Gedanke):* Wenn ich nicht schlafen kann, bin ich morgen früh nicht leistungsfähig und verbaue das Meeting.
- *B-neu (Funktionale Alternative):* Wie leistungsfähig ich bin, hängt nicht nur davon ab, wie ich geschlafen habe, und auch nach einer schlaflosen Nacht habe ich in der Vergangenheit schon gute Leistungen gebracht.

Die alternativen funktionalen Gedanken müssen unbedingt schriftlich festgehalten werden und für den Patienten griffbereit sein, sobald er wieder in die Situation gerät, in der es zu dysfunktionalen Gedanken kommt, da er die neue Alternative ganz bewusst anwenden muss. Im Fall von Insomniepatienten sollte die erarbeitete Tabelle neben dem Bett liegen. Für einige Patienten ist es auch sinnvoll, das erweiterte ABC-Schema (s. Kap. 7 *Depression*, Arbeitsblatt 7-4.2 „Das ABC-Schema") auszufüllen, um sich die positiven Konsequenzen ihrer alternativen Gedanken klar vor Augen zu führen und auch dieses griffbereit neben dem Bett liegen zu haben.

Zusammenfassung: Identifizierung, Prüfung und Neubewertung dysfunktionaler Gedanken
- Identifizierung dysfunktionaler Gedanken.
- Gedanken darauf prüfen, ob sie hilfreich und realistisch sind.
- Erarbeiten eines funktionalen Alternativgedankens.
- Schriftlich im ABC-Schema festhalten.
- Positive Konsequenzen des Alternativgedankens immer wieder vergegenwärtigen.

▪▪ Probleme und Lösungen
S. Kap. 7 *Depression*, Modul 5.3 *Denkfallen* und Modul 5.4 *Denkfallen für Fortgeschrittene*.

17.5.5 Modul 5.5: Entspannungsverfahren

Indikation: Entspannungsverfahren sind für Patienten geeignet, denen es schwerfällt, abends zur Ruhe zu kommen und den Tag entspannt ausklingen zu lassen.

Ziel: Zuverlässig einen entspannten, schlaffördernden Zustand erreichen zu können.

Es existiert eine Vielzahl von Entspannungsverfahren (z. B. Yoga, autogenes Training, Progressive Muskelrelaxation nach Jacobsen). Der Therapeut gibt einen Überblick über verschiedene Entspannungsverfahren (Durchführung, Schwierigkeitsgrad etc.), um mit dem Patienten gemeinsam – unter Verweis auf entsprechende Literatur oder Materialien (z. B. CD's) – eine Vereinbarung über die zu erlernende Entspannungstechnik zu treffen. Anregungen hierzu finden Sie im anhängenden Literaturverzeichnis. Deshalb erfolgen in diesem Kapitel nur einige allgemeine Hinweise, die bei der Anwendung von Entspannungsfaktoren im Rahmen einer Insomnie unbedingt zu beachten sind.

Ziel der Entspannungsverfahren ist es, den Körper in einen entspannten, schlafbereiten Zustand zu versetzten. Wichtig ist, dass zunächst tagsüber und außerhalb des Bettes geübt wird. Erst wenn das erlernte Verfahren zuverlässig beherrscht wird – üblicherweise nach einigen Wochen – soll der Patient es direkt vor dem Schlafengehen auch im Bett anwenden.

⊖ Cave
Wenn der Patient von Anfang an im Bett übt, kann der Erwartungsdruck den Entspannungseffekt zunichtemachen und die Insomnie sogar noch verschlimmern.

⊗ Zwischen den einzelnen Sitzungen muss der Patient täglich das erlernte Verfahren üben!

Zusammenfassung: Entspannungsverfahren
- Ziel: Körper in schlafbereiten Zustand versetzten.
- Zunächst außerhalb des Betts üben.
- Täglich üben.

▪▪ Mögliche Probleme und Lösungen
Problem: Patienten erwarten oft, dass sie durch die Entspannungsverfahren direkt einschlafen und sind enttäuscht, wenn dies nicht funktioniert.

Lösung: Dem Patienten von Anfang an vermitteln, dass das unmittelbare Ziel der Entspannungsübungen nicht das Einschlafen ist, sondern dass durch diese der Körper in einen schlafbereiten Zustand versetzt werden soll.

17.6 Literatur

Crönlein T (2013) Primäre Insomnie. Ein Gruppentherapieprogramm für den stationären Bereich. Hogrefe, Göttingen

Hoffmann RM, Müller T, Hajak G, Cassel W (1997) Abend-Morgenprotokolle und Schlafmedizin – Ein Standardinstrument für den deutschsprachigen Raum. Somnologie 1:103–109

Liendl S, Hoffmann RM (1999) Compliance-Probleme bei der Bearbeitung von Abend-Morgen-Protokollen – Entwicklung einer Kurzversion der Standardprotokolle der DGSM. Somnologie 3: 73–77

Perlis ML, Jungquist C, Smith MT, Posner D (2005) Cognitive behavioral treatment of insomnia: A session-by-session guide. Springer Publishing, New York

Riemann D, Voderholzer U, Berger M (2003) Nichterholsamer Schlaf und Insomnie. Diagnostische und therapeutische Optionen für Psychiatrie und Psychotherapie. Nervenarzt 74; 456–469

Riemann D, Baum E, Cohrs S, Crönlein T, Hajak G et al. (2017) S3-Leitlinie Nichterholsamer Schlaf/Schlafstörungen. Somnologie 21: 2–44

Smith MT, Perlis ML (2006) Who is a candidate for cognitivebehavioral therapy for insomnia? Health Psychol 25: 15–19

Spiegelhalder K, Backhaus J, Riemann D (2011) Schlafstörungen. Hogrefe, Göttingen

Stuck B, Maurer JT, Schlarb A, Schredl M, Weeß HG (2018) Praxis der Schlafmedizin. Diagnostik, Differenzialdiagnostik und Therapie bei Erwachsenen und Kindern. Springer, Heidelberg

Wu JQ, Appleman ER, Salazar RD, Ong JC (2015) Cognitive behavioral therapy for insomnia comorbid with psychiatric and medical conditions: A meta-analysis. JAMA Internal Medicine 175; 1461–1472

17.6.1 Literaturanregung zum Thema Entspannungs- verfahren

Anleitung und Erklärung der Methode für den Therapeuten:

Derra C (2017) Progressive Relaxation. Neurobiolo- gische Grundlagen und Praxiswissen für Ärzte und Psychologen. 2. Aufl. Springer, Heidelberg

Anleitung für Patienten und Therapeuten

Krapf G, Krapf M (2004) Autogenes Training. 6. Aufl. Springer, Heidelberg

Auch für Patienten als Handbuch geeignet:

Schultz JH (2016) Autogenes Training: Das Original Übungsheft. 26. Aufl. Trias, Stuttgart

17.6.2 Folgende Arbeitsblätter finden Sie auf http://extras.springer.com

Arbeitsblatt 17-2 „Mein Teufelskreis"
Arbeitsblatt 17-4 „Schlaftagebuch"
Arbeitsblatt 17-5.1-1 „Pharmakotherapie"
Arbeitsblatt 17-5.1-2 „Schlafhygieneregeln"
Arbeitsblatt 17-5.2 „Regeln zur Stimuluskon- trolle"
Arbeitsblatt 17-5.3-1 „Protokoll Schlafrestrik- tion"
Arbeitsblatt 17-5.3-2 „Prinzipien der Schlaf- restriktion"
Arbeitsblatt 17-5.3-3 „Strategien gegen die Müdigkeit"

Serviceteil

© Springer-Verlag GmbH Deutschland, ein Teil von Springer Nature 2019
T. Kircher (Hrsg.), *Kompendium der Psychotherapie*
https://doi.org/10.1007/978-3-662-57287-0

Sachverzeichnis

A

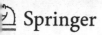
Weitere Titel

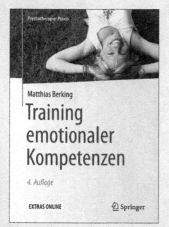

Matthias Berking
Training emotionaler Kompetenzen
4., aktualisierte Aufl. 2017, IX, 190 S. 163 Abb.,
144 Abb. in Farbe. Mit Online-Extras.
44,99 € (D) | 46,25 € (A) | *CHF 46,50
ISBN 978-3-662-54272-9

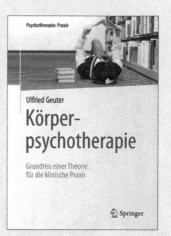

Ulfried Geuter
Körperpsychotherapie
Grundriss einer Theorie für die klinische Praxis
2015, XV, 380 S., 12 Abb., Hardcover
49,99 € (D) | 51,39 € (A) | *CHF 51,50
ISBN 978-3-642-04013-9

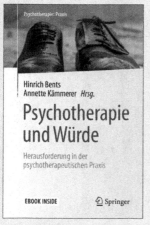

Hinrich Bents, Annette Kämmerer (Hrsg.)
Psychotherapie und Würde
Herausforderung in der psychotherapeutischen Praxis
1. Aufl. 2018, XIII, 123 S., 2 Abb., Book + eBook,
Hardcover
29,99 € (D) | 30,71 € (A) | *CHF 30,50
ISBN 978-3-662-54309-2

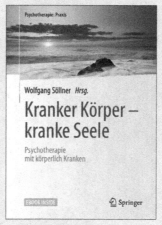

Wolfgang Söllner (Hrsg.)
Kranker Körper – kranke Seele
Psychotherapie mit körperlich Kranken
1. Aufl. 2018, XVIII, 149 S., 9 Abb., Book + eBook,
Hardcover
34,99 € (D) | 35,83 € (A) | *CHF 35,50
ISBN 978-3-662-54657-4

Jetzt bestellen: springer.com/shop

Printed in the United States
by Baker & Taylor Publisher Services